临床影像诊断与介入治疗

（上）

马辉福等◎主编

吉林科学技术出版社

图书在版编目（CIP）数据

临床影像诊断与介入治疗 / 马辉福等主编. -- 长春：
吉林科学技术出版社，2017.9
ISBN 978-7-5578-3278-0

Ⅰ．①临… Ⅱ．①马… Ⅲ．①影象诊断②介入性治疗
Ⅳ．①R445②R459.9

中国版本图书馆CIP数据核字(2017)第232653号

临床影像诊断与介入治疗
LINCHUANG YINGXIANG ZHENDUAN YU JIERU ZHILIAO

主　　编	马辉福等
出版人	李　梁
责任编辑	许晶刚　陈绘新
封面设计	长春创意广告图文制作有限责任公司
制　　版	长春创意广告图文制作有限责任公司
开　　本	787mm×1092mm　1/16
字　　数	580千字
印　　张	46
印　　数	1—1000册
版　　次	2017年9月第1版
印　　次	2018年3月第1版第2次印刷

出　　版	吉林科学技术出版社
发　　行	吉林科学技术出版社
地　　址	长春市人民大街4646号
邮　　编	130021
发行部电话/传真	0431-85635177　85651759　85651628
	85652585　85635176
储运部电话	0431-86059116
编辑部电话	0431-86037565
网　　址	www.jlstp.net
印　　刷	永清县晔盛亚胶印有限公司

书　　号	ISBN 978-7-5578-3278-0
定　　价	180.00元（全二册）

编 委 会

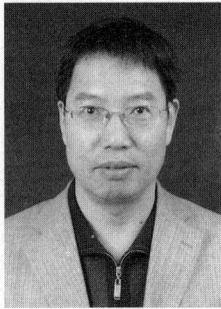

马辉福,男,生于 1971 年 11 月,济宁医学院附属医院副主任医师,副教授。现任山东省脑血管病防治协会脑血管病介入专业委员会委员,山东省脑血管病防治协会疾病与健康管理分会委员,山东省脑血管病防治协会脑血管病规范化诊疗与质量控制专业委员会常委,山东省卫生人力资源管理协会第一届临床医师感控专业委员会委员,山东省肿瘤协会神经肿瘤分会委员。自 1995 年从事神经外科工作以来,擅长微侵袭显微神经外科手术和神经介入手术,在脑血管病、胶质瘤、脑膜瘤、椎管内肿瘤、脑积水、烟雾病、脑出血、重型颅脑损伤等疾病的诊治方面具有丰富的临床经验,特别在颅内动脉瘤、脑血管畸形、颅内外血管狭窄、动静脉瘘等脑血管病的开颅手术及介入治疗方面具有独特建树。在国内外期刊发表论文 20 余篇,著作 1 部,发明专利 3 项。

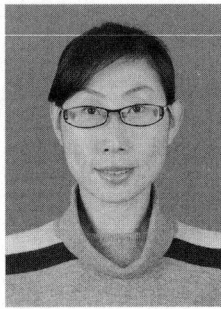

王文莉,女,1981 年 7 月,现就职于青岛市商业职工医院影像科,主治医师。毕业于青岛大学医学院影像医学与核医学专业,硕士研究生。主要担任医学影像诊断工作。具有扎实的理论基础,掌握 CT、普通放射线常见病、多发病诊断,尤其对于 CT 检查中的疑难复杂病例具有独到见解。对胸部、腹部、妇科等恶性疾病的 CT 筛查、治疗后复查、随访具有丰富影像诊断经验。熟练配合临床进行 CT 引导下穿刺、放射性粒子植入等诊疗工作。以第一作者发表专业论文 5 篇。

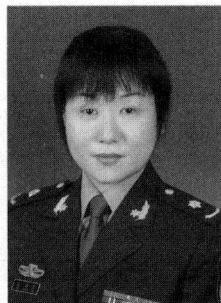

徐朝霞,女,1967 年 2 月出生,解放军第 451 医院医学影像科,副主任医师,1987 年毕业于第四军医大学。毕业后一直从事临床医学影像诊断、教学及科研工作。主要擅长神经、消化、泌尿系统及乳腺的 X 线、CT、MRI 诊断。曾获国家实用新型专利 2 项,参编专著 2 部,在国家级科技部统计源期刊、核心期刊上发表专业学术论文 30 余篇。工作中,在普通 X 线、CT、MRI 诊断、影像综合分析及介入治疗方面具有丰富的临床经验。对本专业各项检查及操作技术熟练,对常见病、多发病诊断准确,在疑难、多发病的影像诊断方面具有较高水平。在放射介入治疗方面,对输卵管性不孕症再通术有较深的研究,从输卵管再通术适应症入手研究对策,从而大大减少和避免术中、术后并发症,提高了再孕率。掌握乳腺、前列腺疾病 MRI 诊断,对早期乳腺、前列腺癌的诊断有独到之处。

前　言

医学影像学在医学诊断领域是一门新兴的学科,不仅在临床的应用上非常广泛,对疾病的诊断提供了很大的科学和直观的依据,可以更好的配合临床的症状、化验等方面,为最终准确诊断病情起到不可替代的作用;同时像介入放射在治疗方面也有很好的应用。随着医学科技的发展,临床医学影像技术也不断提升,各种新型影像技术层出不穷并且逐渐广泛运用于临床诊断与治疗之中。鉴于临床医学影像学的飞速进展,本编委会特编写此书,以供临床医学影像科相关医务人员参考借鉴。

本书共分为十五章,介绍了临床常用影像技术、临床疾病诊断中的应用以及介入治疗技术,包括:X线摄影技术、CT临床检查技术、磁共振临床检查技术、中枢神经系统疾病的CT诊断、五官及颈部疾病的CT诊断、骨关节、四肢及脊柱疾病的CT诊断、呼吸疾病的影像诊断、消化疾病的影像诊断、临床疾病超声诊断、脑血管病介入治疗、胸部疾病的介入放射治疗、腹部疾病的介入放射治疗、脊柱骨关节疾病的介入放射治疗、外周血管疾病的介入治疗以及肿瘤介入治疗。

为了进一步提高医学影像科医务人员诊疗水平,本编委会人员在多年临床经验基础上,参考诸多书籍资料,认真编写了此书,望谨以此书为广大医学影像科临床医务人员提供微薄帮助。

本书在编写过程中,借鉴了诸多医学影像科相关临床书籍与资料文献,在此表示衷心的感谢。由于本编委会人员均身负一线临床工作,故编写时间仓促,难免有错误及不足之处,恳请广大读者见谅,并给予批评指正,以更好地总结经验,以起到共同进步、提高医学影像科临床诊治水平的目的。

《临床影像诊断与介入治疗》编委会

2017年9月

目　　录

第一章　X线摄影技术

第一节　普通X线摄影技术

本节主要叙述了普通X线摄影技术,分别介绍了普通X线设备的构造、X线摄影条件、X线摄影的基础知识、高千伏摄影、乳腺X线摄影和口腔X线摄影以及普通X线的质量控制。

一、普通X线设备

普通X线设备是指普通X线透视、摄影及常规造影检查的各种X线设备。本节重点介绍X线机的基本结构和几种专用X线机的构成及特点。X线机基本结构决定着X线的性能,附属结构决定着X线机的功能及应用范围。

（一）设备分类

医用诊断X线机以功能划分,由X线发生装置(主机)和辅助装置构成。X线发生装置完成X线的产生。辅助装置主要指为配合各种检查专门设计的装置,如X线摄影专用床、多功能诊视床、专用X线管支架以及影像装置等。

医用诊断X线机以部件划分,由控制器、高压发生器、辅助装置等构成。医用诊断用X线机有多种分类方式:

1. 按结构类型　可分为便携式、移动式和固定式三种。
2. 按输出功率　可分为小型机、中型机和大型机三种。
3. 按使用范围　可分为综合性、专用性两种。
4. 按整流方式　可分为工频直接升压式、逆变式、电容充放电式等。
5. 按高压变压器工作频率　可分为工频、中频和高频三种。
6. 按用途分类主要有以下几种类型

（1）摄影专用机:30～50kW X线发生装置,配有活动滤线器摄影床和专用X线管支架。

（2）胃肠专用机:50～80kW X线发生装置,配有多功能诊视床。多设有影像增强电视系统,或数字处理功能(数字胃肠)。

（3）心血管专用机:80～100kW X线发生装置,配有C形臂支架和专用导管床,以及数字处理系统。

（4）泌尿专用机:30～50kW X线发生装置,配有适合泌尿系统检查的专用床,具有适时摄影装置以及增强电视系统。

（5）床边摄影专用机:10～30kW X线发生装置,在各种电源条件下能正常工作。配流动台车,搭载X线发生装置和X线管支架。

（6）手术X线机:3～5kW X线发生装置,配有小型C臂。整个机座设有走轮,用于骨折复位和手术中透视定位。

（7）乳腺专用机:3～5kW 低能X线发生装置,kV调节范围20～40kV,配有乳腺压迫功能的专用支架。

（8）口腔专用机:2～5kW X线发生装置,分牙片机和口腔全景两种,分别配有专用摄影支架。

(二)基本结构

1.X线管　X线管是X线机产生X线的终端元件,由阴极、阳极和玻璃壳三部分组成,基本作用是将电能转换为X线能。X线管分为固定阳极X线管和旋转阳极X线管,两者除了阳极结构有明显差异外,其余部分基本相同,目前主要使用旋转阳极X线管。下面叙述其基本结构及其功能。

(1)阳极:阳极的作用是吸引和加速电子,使高速运动的电子轰击阳极靶面受急剧阻止而产生X线;同时把产生的热量传导或辐射出去,还可以吸收二次电子和散乱射线。

靶面的工作温度很高,一般都选用钨制成钨靶。钨的熔点高,蒸发率低,原子序数大,又有一定机械强度。但钨导热率低,受电子轰击后产生的热量不能很快的传导出去,故常把钨靶焊接在导热系数大的铜体上以提高阳极头散热效率。

(2)阴极:由灯丝、阴极头、阴极套和玻璃芯柱组成,其作用是发射电子并使电子束聚焦,使轰击在靶面上的电子束具有一定的形状和大小。

大多数X线管灯丝由钨绕制成螺管状。钨具有较大的电子发射能力,熔点较高,其延展性好便于拉丝成形,抗张性好在强电场下不易变形,是最佳的灯丝材料。灯丝通电后,温度逐渐上升,到一定温度(约2100K)后开始发射电子。功率大的X线管为了协调不同功率与焦点的关系,阴极装有长短、粗细各不相同的两个灯丝,长的灯丝加热电压高,发射电流大,形成大焦点;短的灯丝加热电压低,发射电流小,形成小焦点,即为双焦点X线管。

阴极头又称为聚焦槽、聚焦罩或集射罩,灯丝装在其中,作用是对灯丝发射的电子进行聚焦。玻璃壳用来支撑阴、阳极和保持X线管内真空度。

(3)旋转阳极X线管特点:阳极X线管的阳极主要由靶面、转轴、轴承、转子组成(图1-1)。

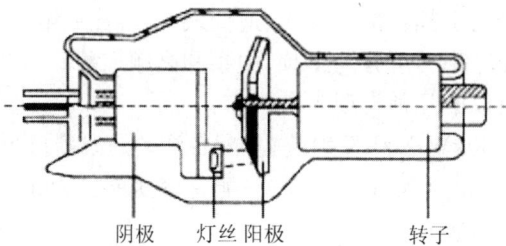

图1-1　阳极X线管的阳极结构

1)靶盘与靶面:靶盘为直径在70～150mm的单凸状圆盘,中心固定在转轴上,转轴的另一端与转子相连。靶面具有一定的倾斜角,角度在6°～17.5°。现在多采用铼钨合金做靶面,钼或石墨做靶基制成钼基铼钨合金复合靶及石墨基铼钨合金复合靶。铼钨合金靶面晶粒细,抗热胀性提高,靶面不易龟裂。钼和石墨热容量大,散热率比钨好,而质量比钨小,这样靶体重量轻而热容量大,有效地提高了X线管连续负荷的能力。

2)转子:转子是由无氧铜制成的,表面黑化使热辐射提高1倍。转轴装入无氧铜或纯铁制成的轴承套中,两端各有一个轴承。转子转速越高,电子束在某点停留的时间越短,靶面温度差越小,X线管功率就越大。

3)轴承:轴承由耐热合金钢制成,可以承受较高的工作温度,但不能超过460℃。轴承的润滑剂通常采用固体金属润滑材料,如银、铅、二氧化钼等。

(4)X线管的焦点

1)实际焦点:它是高速电子经过聚焦后在阳极靶面上的实际轰击面积。实际焦点的大小主要取决于聚焦罩的形状、宽度和深度,实际焦点大,X线管容量就大。

2)有效焦点:它是指实际焦点在X线摄影方向上的投影。实际焦点垂直于X线管长轴方向的投影又称为标称焦点。X线管规格特性表中标注的焦点为标称焦点。

(5)X线管管套:它是安放和固定X线管的一种特殊密闭容器,可防辐射和电击,为油浸式。

(6)特殊X线管

1)金属陶瓷旋转阳极X线管:它将普通旋转阳极X线管的玻璃壳改为由金属和陶瓷组合而成,金属与陶瓷之间的过渡采用铌,用铜焊接。金属部分位于X线管中间部位并接地,以吸收二次电子。对准交点处开有铍窗以使X线通过。金属靠近阳极的一端嵌入玻璃壳中,金属靠近阴极的一端嵌入陶瓷内,X线管中的玻璃和陶瓷起绝缘作用,金属部分接地以捕获二次电子。金属陶瓷旋转阳极X线管可将灯丝加热到较高温度,以提高X线管的负荷。

2)三极X线管:三极X线管是在普通X线管的阴极与阳极之间加一个控制栅极,故又称为栅控X线管。与其他普通X线管类似,只是阴极的结构比较特殊。阴极灯丝的前方设有一个栅极,当栅极上加一个对阴极而言是负电位或负脉冲的电压时,可使阴极发射的热电子完全飞不到阳极上,不会产生X线;当负电位或负脉冲消失时,阴极发射的热电子穿过栅极飞向阳极,产生X线。由于点脉冲信号无机械惯性延时,控制灵敏,可以实现快速脉冲式X线曝光。三极X线管主要应用在血管造影X线机、电容充放电X线机等方面。

3)软X线管:软X线管有以下特点:①软X线管输出窗采用低原子序数的铍制成。②软X线管的阳极靶材料一般由钼或铑制成。③软X线管的极间距离短。④软X线管的焦点很小。主要用于乳腺等软组织X线摄影。

2.高压发生装置　高压发生装置由高压变压器、X线管灯丝变压器、高压整流器和高压交换闸等高压元件构成。这些高压元件组装于钢板制成的箱体内,箱内充以高压绝缘油,以加强各元件之间的绝缘。箱体接地,以防止高压电击。

(1)高压变压器:是产生高压并为X线管提供高压电能的器件。高压变压器有铁心、初级绕组、次级绕组、绝缘物质及固定件等组成。要求结构紧凑、体积小、重量轻,具有良好的绝缘性能,负载时内部不产生过大的电压降。

高压变压器与普通变压器的工作原理一样,若空载损耗不计,初、次级之间电压和匝数之间的关系应为:

$$U_1/U_2 = N_1/N_2 = K(1-1)$$

初级电压 U_1 与次级电压 U_2 之比等于初级线圈匝数 N_1 与次级线圈匝数 N_2 之比,K 称为变压器常数。当变压器的输出电压为定值时,要获得较高的输出电压,须增加次级绕组线圈匝数;反之,则要减少次级绕组线圈匝数。

(2)高压元器件

1)灯丝变压器:由铁心和绕组组成,是专为X线管灯丝提供灯丝加热电压的降压变压器,一般功率为100W左右。灯丝变压器的次级在电路中与高压变压器次级的一端相连,电位很高,故初、次级绕组间应具有很高的绝缘强度,灯丝变压器的绝缘强度应不低于高压变压器最高输出电压的一半。

2)高压整流器:是将高压变压器次级输出的交流电压变成脉动直流电压的电子元件。都采用半导体器件,利用它将高压变压器刺激输出的交流电变成脉冲直流电压。高压整流器供电给X线管两极,使X线管式中保持阳极为正、阴极为负。

3)高压电缆、高压插头及插座:大中型X线机的高压发生器和X线管需要特制的高压电缆将高压发生器产生的直流高压输送到X线管两端。同时把灯丝加热电压输送到X线管的阴极。高压插头及插座是连接高压电缆、高压发生器和X线管的器件。

3.控制装置　X线机的控制装置可以是单纯的控制面板,也可以是包含控制电路在内的整个低压部分。

(1)曝光条件控制:常见曝光条件控制方式有以下四种:

1)三钮控制方式:kV、mA、sec 三项单独调整。

2)两钮控制方式:kV、mAs 两种调整。

3)一钮控制方式:kV 需要人工调整,自动衰减负荷、自动曝光控制。

4)零钮控制方式:通过选择解剖部位、体型,自动确定 kV,使用自动曝光控制。

(2)台次和技术控制:X线发生器可带有两个X线管,用于不同用途的摄影,X线管的选择称为台次选择。X线的各种功能,如透视、普通摄影、滤线器摄影、立位滤线器等,称作技术方式选择或控制。

(三)主要附属装置

1.X线管头支持装置　X线管头支持装置用于X线管头锁定在摄影所需的位置和角度上,使X线管在一定距离和角度上进行摄影。在X线摄影中,根据不同的被检部位,要求X线中心线以不同的入射方向和规定的距离进行摄影。为了尽量避免移动患者,要求X线管头能做上下、左右和前后三维移动,并能绕X线管长轴和短轴转动,这些功能都由X线管头支持装置来完成。X线管头的结构形式有立柱式、悬吊式和C形臂式等。

(1)立柱式支持装置:立柱式支持装置多用于中、小型X线机管头的支持,按结构不同分为天地轨立柱式和双地轨立柱式两种。

(2)悬吊式支持装置:悬吊式支持装置主要用于大型固定式X线机,主要组件有天轨、滑车、伸缩器和管头横臂等。悬吊式支持装置能充分利用空间,不占地面位置,有利于诊视床、X线电视系统的组合,方便工作人员操作。由于X线管能在较大范围内做纵横、上下移动和转动,从而能满足X线摄影检查中各种位置和方向的需要。

(3)C形臂式支持装置:C形臂的一端装有X线管头和遮线器,另一端则装有X线影像转换和记录系统。C形臂也可以和悬吊式装置结合,组成悬吊式C形臂支持装置,还可以与专用底座结合,组成落地式C形臂支持装置。C形臂结构紧凑,占据空间少,优点是检查时无需移动患者。

2.滤线器　滤线器是为了消除散射线的影响,减轻X线图像的灰雾度,提高影像质量而设计的一种摄影辅助装置。滤线栅是滤线器的主要组件,也称为滤线板,有平行式、聚焦式和交叉式三种。目前X线设备所用滤线栅多为聚焦式。

(1)滤线栅的结构:聚焦式滤线栅的结构是由许多薄铅条和纸条交替排列而成的平板。聚焦式铅条排列成聚焦状,即中心两侧的铅条向中心倾斜一定的角度,将这些铅条延长后会聚成一条直线,该线与滤线栅中点垂直线的交点叫做聚焦式滤线栅的焦点。滤线栅的两面用薄铝板封闭固定。

（2）滤线栅的技术参数：滤线栅的技术参数主要有：焦距、栅比和栅密度。

1）焦距：是指聚焦式滤线栅的焦点与滤线栅中心的垂直距离。X线摄影时，焦点至探测器距离与滤线栅的焦距应相等或接近，X线则可顺利通过滤线栅，否则将被吸收。常用滤线栅的焦距有 80cm、90cm、100cm 和 120cm。

2）栅比：是滤线栅铅条高度和铅条间距离之比。栅比越大，吸收散射线的效果越好。目前常用的滤线栅栅比有 10∶1、12∶1、14∶1 等。

3）栅密度：是指每 1cm 中所含铅条数目。常用滤线栅的栅密度为 40～80 条/cm。

（3）滤线器的种类：滤线器可分为固定滤线器和活动滤线器两大类。

1）固定滤线器：固定滤线器是指在摄影时固定不动的滤线器。固定滤线器的使用比较方便，但栅密度较小时，图像上会留有铅条阴影。

2）活动滤线器：活动滤线器是指滤线栅在摄影前瞬间开始运动，直至摄影结束为止。运动方向与铅条方向垂直，这样既能吸收散射线，探测器上又不会留下铅条阴影。活动滤线栅一般都安装在摄影床的床面下方或立于胸片架上。基本组件有滤线栅、驱动装置、暗合托盘和控制电器等。活动滤线器有电动和弹簧振动两种。

（4）使用滤线器的注意事项

1）使用滤线栅的基本原则是：当被照体厚度超过 10cm、组织密度主要为骨密度、管电压高于 60kV 时就有必要使用滤线栅。

2）使用聚焦式滤线栅时，要避免滤线栅反置。

3）X线中心线应该对准滤线栅中线，左右偏移不超过 3cm。

4）需要倾斜 X 线球管摄影时，倾斜方向应该与铅条排列方向一致。

5）使用聚焦式滤线栅时，焦点至滤线栅的距离应在允许的范围内。

6）使用调速活动滤线器时，预调运动速度一般比曝光时间长 1/5。

7）根据所用管电压的高低来选择合适的滤线栅，常规 kV 摄影选用栅比在 5∶1～8∶1，高 kV 摄影多选用栅比在 10∶1～12∶1 的滤线栅。

3.检查台　常见检查台主要有以下三种：滤线器摄影床、胸片架以及多功能检查床。

（1）滤线器摄影床：滤线器摄影床由床体、床面、活动滤线器组成。床面用于承担患者重量，可以纵、横活动。床面用易透 X 线、承重能力大、质地均匀的材料制成。床面到滤线器片盒托盘间形成距离一般在 50～70mm。滤线器在床面下方，可以沿摄影床长轴方向移动，以减少移动患者。床面高度一般设计在距地面 70cm 左右。

（2）立位摄影架：立位摄影架由立柱、滑架和活动滤线器组成。立柱内腔有滤线器平衡砣，滑架可以上下移动，以适应不同高度的患者。

（3）多功能检查床：多功能检查床主要用于钡餐透视检查，也用于其他造影检查，具有透视和适时摄影功能。床身能从水平位转动到直立位，向另一个方向能转动一定负角度，一般 -45°～-25°。

二、X线摄影条件

（一）影响 X 线摄影条件的因素

X线摄影条件的选择对获得一幅优质 X 线图像起着重要作用，除了受一些相对固定因素的影响外，它主要受管电压、管电流、曝光时间、焦—片距等因素影响。可用感光效应（E）公式表示：

$$E = \frac{K \cdot kV^2 \cdot I \cdot T}{R^2} \quad (1-2)$$

式中 K 是常数，kV 代表管电压，I 代表管电流，T 代表曝光时间，R 代表焦—片距。感光效应与管电压（kV）的 n 次方成正比，与照射量（mAs）成正比，与焦—片距（R）的平方成反比。

1. 固定因素　固定因素一般指在一段时间内不会变动的因素，如 X 线设备、电源情况、滤过板、滤线器、冲洗的药液以及增感屏、探测器种类等。这些因素在最初制定摄影条件表时，总的考虑一次，以后在每次具体部位的摄影中可以省略。

2. 变换因素　变换因素是指在具体选择摄影条件时，主要对管电压、管电流、时间和摄影距离四大因素的调节。

(1) 管电压：管电压是影响图像影像密度、对比度以及信息量的重要因素。管电压表示 X 线的穿透力，管电压高产生的 X 线穿透力强，管电压低产生 X 线穿透力弱。管电压控制图像影像对比度，随着管电压的升高，X 线能量加大，康普顿效应增加，散射线含有率增加，图像对比度下降。当管电压较低时，光电效应所占比例加大，图像影像对比度加大。

(2) 管电压和管电流的关系：其他因素固定，X 线感光量（E）与管电压和管电流的关系可用下式表示：

$$E = kV^n \cdot Q = kV^n \cdot mAs \quad (1-3)$$

如摄取某部位所需的管电压为 V_1，管电流量为 Q_1。若所用新管电压为 V_2，则新的管电流量 Q_2 可用下式求出：

$$Q_2 = \frac{V_1^n}{V_2^n} \cdot Q_1 = kV \cdot Q_1 \quad (1-4)$$

显然，若求出管电压系数 kV，知道原来的 Q_1，则新的管电流量 Q_2 可求出。

管电压指数 n，在 40～100kV 取 n＝4；在 100～150kV 取 n＝3，如图 1-2 所示。

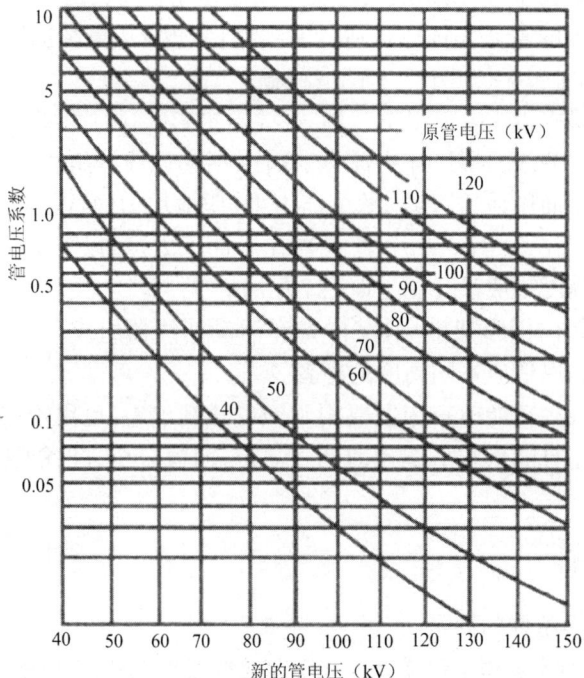

图 1-2　管电压系数

另外,管电压波形不同,其输出也有差异。若在图像的密度获得基本一致的效果,三相十二脉冲所需管电压比三相六脉冲和单相全波整流方式低。例如,用60kV的单相全波整流管电压摄影,若改用三相六脉冲,只需55kV,用三相十二脉冲,仅需要52kV就可以了。

选择摄影条件时,经常需在管电流与管电压之间进行换算,"管电压增加一成,mAS减少一半;管电压减少一成,mAs增加一倍"。这个一成法则就说明了管电压与管电流之间的关系,为选择摄影条件提供了很大方便。

(3)管电流和摄影时间:从X线管的瞬时负载曲线上,可找出对应于管电压和摄影时间的最大管电流,在此限制下可选择适当的摄影时间或确定容许管电流量。摄影时间的选择,一般由被检体的动度决定,身体运动幅度大,所产生的运动模糊大,尽量采用短的曝光时间,使影像模糊控制在最小限度。

(4)摄影距离:焦点至探测器间的距离,简称焦一片距(Focus Film Distance,FFD)。在摄影的有效范围内,探测器上得到的X线量与FFD的平方成反比。

摄影距离r和管电流量Q之间的关系,可用下式来表示:

$$Q_2 = \frac{r_1^2}{r_2^2} \cdot Q_1 = K_1 Q_1 (1-5)$$

式中的Q_1代表原管电流mAs,r_1代表原来FFD,Q_2代表新管电流量mAs,r_2代表新FFD,$Kr = r_2^2/r_1^2$即距离系数(图1-3)。

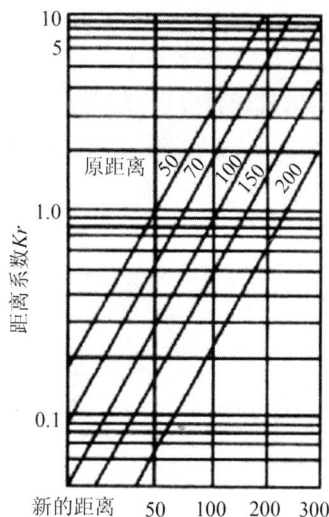

图1-3 距离系数

求出距离系数Kr和已知管电流量,就能求出新的管电流量。

(5)摄影条件与被照体厚度:人体不同的厚度和密度,照射量不一样。

3. X线摄影条件制定方法

(1)变动管电压法:1926~1927年Jermen介绍了按每厘米体厚改变管电压的摄影方法,这就是变动管电压技术。它将摄影中各因素作为常数,管电压地随着被检体的厚度而变化的方法,其数值关系可用下式来表示:

$$V = 2d + C (1-6)$$

式中 V 代表管电压的 kV 数,d 代表被检体的厚度(cm),C 代表常数可由实验求出。例如,当管电流是 100mA,摄影距离为 100cm 时,四肢骨的常数 C=30,腰椎骨的 C=26,头部的 C=24。

这个方法的特点是,被检体厚度增减 1cm,管电压就增减 2kV。一般都将系数作为 2 来计算。

(2)固定管电压法:1955 年 Funchs 创造了固定管电压法。在 X 线摄影中管电压值固定,mAs 随着被摄体的厚度和密度而变化。固定管电压法所用的管电压值,比变动管电压法对同一身体组织使用的管电压值一般要高 10~20kV,mAs 值成倍下降。例如,摄取头颅侧位条件时用 70kV、40mAs;若改用 80kV,则仅用 15mAs 就能得到相应效果。

另外,固定管电压技术所采用的管电压值高,产生的散射线多。在 X 线摄影中,一般都要用滤线栅来吸收散射线。

(二)X 线自动曝光控制技术

目前有两种自动曝光控制,即以荧光效应控制的光电管自动曝光控制和以 X 线对空气的电离效应为基础的电离室自动曝光控制。共同机制是采用对 X 线敏感的探测器,它们把 X 线剂量转换成电流或电压,并正比于 X 线剂量率,在时间积分后的电压就正比于所接受的 X 线剂量。当把积分电压与一个正比于图像密度的设定电压进行比较,由一个门限探测器给出剂量到达设定值的曝光终止信号,以切断高压,就形成了自动曝光控制。

1. 光电管自动曝光系统 图 1-4 是利用光电倍增管构成的自动剂量控制原理图。由影像增强器输出屏发出的可见光经分光采样送至光电倍增管,它的输出信号经放大后变为控制信号。这种控制信号正比于光电倍增管所接受的光强度,因而信号也正比于影像增强器所接收的 X 线剂量率。控制信号经过一个积分器按曝光时间积分后的电压,正比于剂量率对曝光时间的积分-X 线剂量。当它达到某一定值时,便由门限探测器给出曝光结束信号,切断高压,就形成了自动剂量控制。

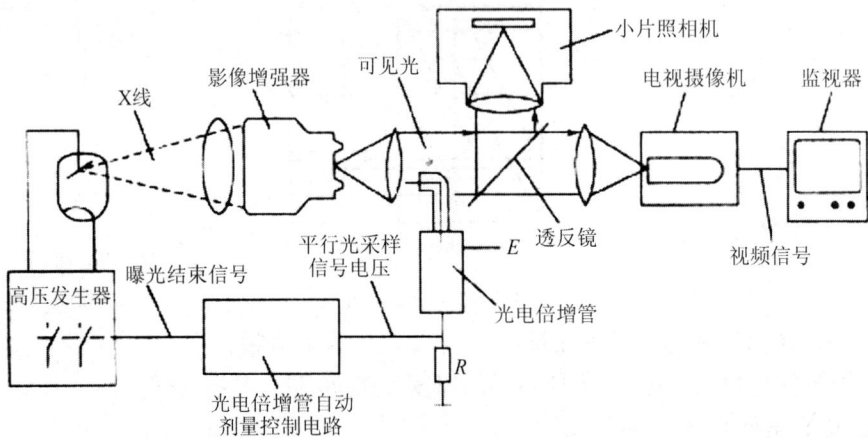

图 1-4 光电倍增管自动剂量控制原理图

这种自动曝光控制(automatic exposure control, AEC)系统主要利用锑-铯光电阴极和二次发射的多级光电倍增管。

2. 电离室自动曝光系统 电离室(ionization chamber)自动曝光系统是利用电离室内气

体电离的物理效应,电离电流正比于X线强度。当探测器达到理想密度时,通过电离电流的作用,自动切断曝光。它比光电管自动曝光技术应用广泛。

电离室的结构包括两个金属平行极,中间为气体。在两极间加上直流高压,空气作为绝缘介质不导电。当X线照射时,气体被X线电离成正负离子,在强电场作用下,形成电离电流。利用这一物理特性,将电离室置于人体与探测器之间。在X线照射时,穿过人体的X线使电离室产生电离电流,此电流作为信号输入到控制系统。电离室输出的电流正比于所接受的X线剂量率,经过多级放大后,在积分器内进行时间积分。这种积分后的电压就正比于电离室接受的X线剂量率与时间的乘积,积分电压经放大后送到门限探测器。当积分电压到达预设的门限时,X线剂量达到设定值,输出信号触动触发器,送出曝光结束信号,立即切断高压。

为了提高电离室控时的准确性和稳定性,要选用高原子序数的金属作为电极材料,使金属吸收X线量子后释放出来的电子再次激发气体电离;电离室的厚度尽量小,表面积稍大,过厚增加患者至探测器之间的距离,造成影像的几何模糊。需要前置放大器,将微弱的电离电流放大。在电离室表面装2~3个测量野,测量野用喷雾法将导电物质喷涂在塑料薄片上,夹一些密度低的泡沫塑料之中,周围的保护环与连接线也都喷涂导电物质,以保证在图像上不留任何阴影。整个电离室除测量野外,都用泡沫塑料填充,然后用两块很薄的铜块夹住,以保证电离室的表面机械强度(图1—5)。

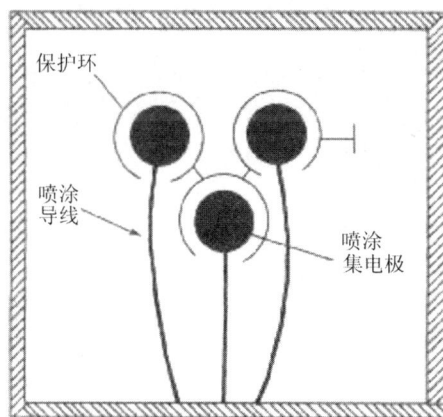

图1—5　三野电离室基本结构

三、X线摄影的基础知识

(一)解剖学基准线

1.标准姿势(解剖学姿势)　身体直立,面向前,两眼向正前方平视,两足并立,足尖及掌心向前,两上肢下垂置于躯干两侧,手掌向前。在X线摄影中,无论患者处于何种体位或动作,均应以解剖学姿势为定位的依据。

2.解剖学方位

(1)近头侧为上,近足侧为下。

(2)近正中矢状面者为内侧,远正中矢状面者为外侧。

(3)近心脏侧为近端,远心脏侧为远端。

（4）近身体腹面为腹侧（前面），近身体背面为背侧（后面）（图1-6）。

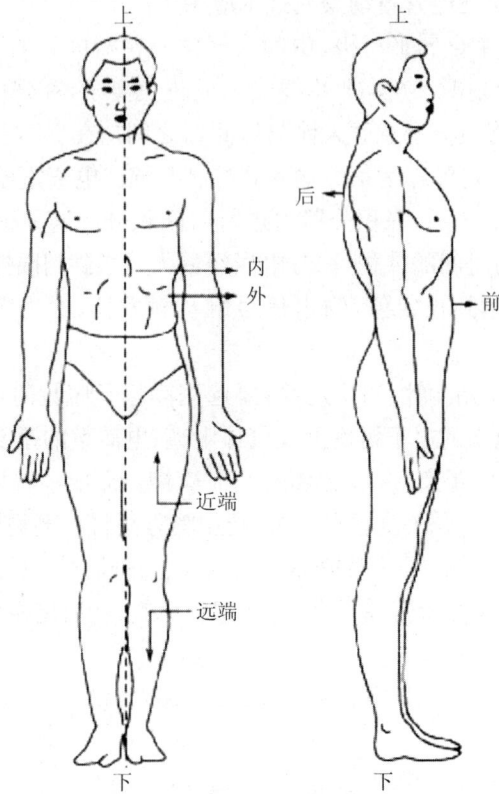

图1-6　人体标准姿势与方位

3. 解剖学关节运动

（1）屈伸运动：关节沿腹背轴运动，组成关节的上下骨骼相互靠近或远离，角度减小时为"屈"，相反为"伸"。

（2）内收、外展运动：关节沿冠状面运动，骨向正中矢状面靠近者为"内收"，反之者为"外展"。

（3）旋转运动：骨环绕矢状轴做旋转运动时称"旋转运动"。骨的前面向内旋转时为"旋内"，相反为"旋外"。

4. 解剖学基准线（面）（图1-7）

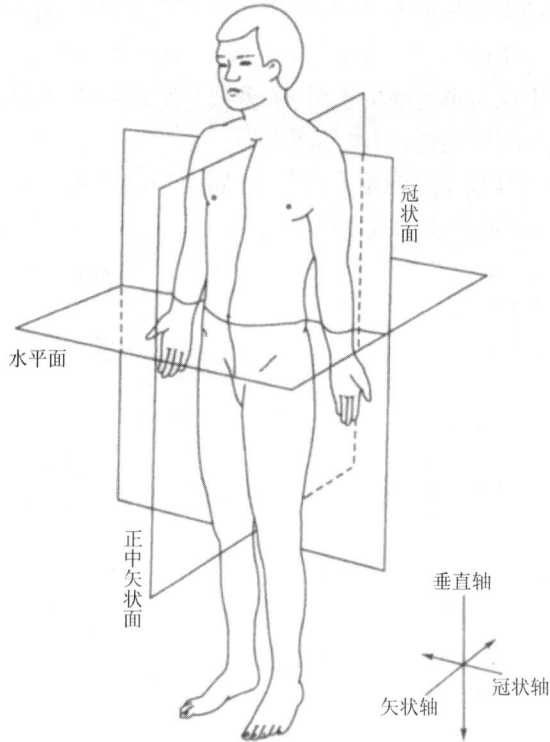

图 1-7　解剖学基准面

（1）矢状面：将人体纵断为左右两部分的面称"矢状面"。

（2）正中矢状面：将人体左右等分的面称"正中矢状面"。

（3）水平面：与地平面平行且将人体横断为上下两部分的断面称"水平面"。

（4）冠状面：将人体纵断为前后两部分的断面称"冠状面"，冠状面与矢状面垂直。

（5）水平线：人体直立时，与地面平行的线。

（6）正中线：将人体左右等分的线。

（7）矢状线：与水平线相交，与正中线平行的线。

（8）冠状线：与矢状面垂直相交，将人体前后分开的线。

（9）垂直线：与人体水平线垂直的线。

（二）X线摄影学基准线

1.头颅体表定位线（图 1-8）

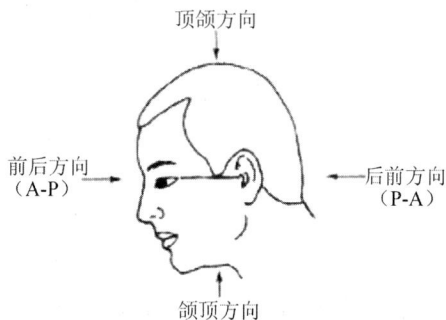

图 1-8　头颅摄影方向

（1）听眶线（ABL）：即人类学的基准线（ABL），外耳孔上缘与眼眶下缘的连线。

（2）听眦线（OMBL）：外耳孔中点与眼外眦的连线，听眦线与听眶线呈 12°～15°角。

（3）听鼻线：外耳孔中点与鼻前棘的连线，听鼻线与听眦线约呈 25°角。

（4）瞳间线：两侧瞳孔间的连线，与水平面平行。

（5）听眉线（SML）：外耳孔中点与眶上缘的连线，听眉线与听眦线约呈 10°角。

（6）眶下线（IOL）：两眼眶下缘的连线（图 1—9）。

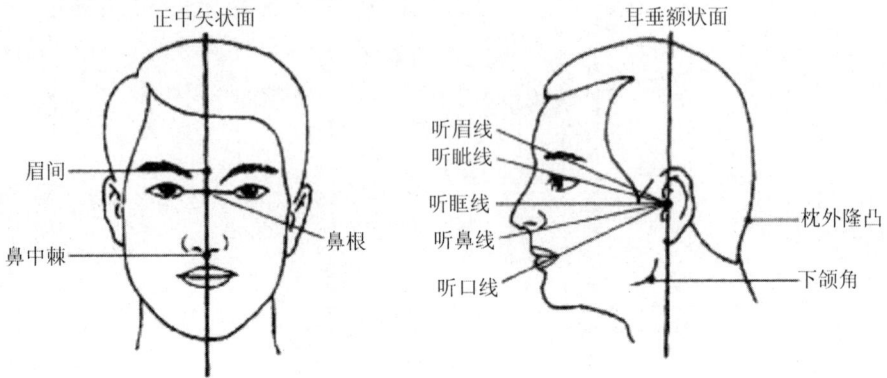

图 1—9　头颅摄影基准点、线、面

2.摄影用线及距离

（1）中心线：X 线束中，居中心部分的那一条线称"中心线"。

（2）斜射线：在 X 线束中，中心线以外的线称"斜射线"。

（3）焦—片距：X 线管焦点到探测器的距离。

（4）焦—物距：X 线管焦点到被照体的距离。

（5）物—片距：被照体到探测器的距离。

（三）X 线摄影体位与方向

1.命名原则

（1）根据中心线入射被照体时的方向命名：如中心线经胸部后方第 6 胸椎水平垂直射入探测器的体位称为胸部后前正位。

（2）根据被照体与探测器的位置关系命名：如左胸部紧贴探测器的体位称为左前斜位。

（3）根据被照体与摄影床的位置关系命名：如人体的上身左侧紧贴摄影床称为左侧卧位。

（4）根据被照体与摄影床的位置关系及中心线入射被检体时与探测器的关系命名：如人体仰卧摄影床，中心线经人体一侧水平射入探测器的体位称为仰卧水平侧位。

（5）根据被照体姿势命名：如胸部前凸位，小儿双髋的蛙式位。

（6）根据某部的功能命名：如颈椎的过伸过屈位，下颌关节的张口与闭口位。

（7）根据摄影体位创始人的名字：命名如乳突劳氏位、髋关节谢氏位等。

2.摄影体位

（1）立位：被检者身体呈站立位姿势，矢状面与地面垂直。

（2）坐位：被检者身体呈坐位姿势。

（3）半坐位：在坐位姿势下，背部向后倾斜时称"半坐位"。

（4）仰卧位：为被检者背侧向摄影床的卧位姿势。

（5）俯卧位：为腹部向摄影床的卧位姿势。

（6）右侧卧位：人体右侧向摄影床的卧位姿势称为右侧卧位。

（7）左侧卧位：人体左侧向摄影床的卧位姿势称为左侧卧位。

（8）右前斜位（RAO第1斜位）：人体右侧面向前靠近探测器倾斜的体位姿势。

（9）左前斜位（LAO第2斜位）：人体左侧面向前靠近探测器倾斜的体位姿势。

（10）左后斜位（LPO第3斜位）：人体左侧背向后靠近探测器倾斜的体位姿势。

（11）右后斜位（RPO第4斜位）：人体右侧背向后靠近探测器倾斜的体位姿势。

（12）外展位（ABD）：手或足沿冠状面运动，远离体轴向外侧（左或右）展开的肢体位。

（13）内收位（ADD）：手或足沿冠状面向体轴方向移动的肢体位。

（14）外旋位：以手或足的纵轴（中轴）为轴心，向外旋转的肢体位。

（15）内旋位：以手或足的纵轴（中轴）为轴心，向内旋转的肢体位。

（16）屈曲位：形成关节的两块骨骼之间，做减小角度的屈曲运动的肢体位。

（17）伸展位：形成关节的两块骨骼之间，做增大角度的伸展运动的肢体位。

3. 摄影方向　中心线入射被照体时的方向称为摄影方向。

（1）矢状方向：为中心线与身体矢状面平行的入射方向，例如，前后方向为中心线经被照体的前方射入，从后方射出；腹背方向为中心线经被照体的腹侧射向背侧。

（2）冠状方向：为中心线与身体冠状面平行的入射方向，例如，左右方向是中心线经被照体的左侧射向右侧的方向；右左方向是中心线经被照体的右侧射向左侧的方向。

（3）斜射方向：为中心线从被检体的矢状面与冠状面之间入射，从另一斜方向射出的方向。例如，左前斜方向是中心线经被照体的右后方射向左前方的方向；右后斜方向是中心线经被照体的左前方射向右后方的方向。

（4）上下方向（轴）：为中心线经被照体的头侧射向尾侧的方向。

（5）切线方向：为中心线入射被照部位时与病灶边缘相切的方向。

（6）内外方向：为中心线经被照体的内侧射向外侧的方向。

（7）外内方向：为中心线经被照体的外侧射向内侧的方向。

（8）背底方向：为中心线经被照体的足背射向足底的方向。

（9）掌背方向：为中心线经被照体的手掌射向手背的方向。

（10）前后方向：为中心线经被照体的前方射向被照体的后方的方向。

（11）后前方向：为中心线经被照体的后方射向被照体的前方的方向。

4. 摄影体位

（1）正位：被照体矢状面与探测器的长轴平行，中心线经被照体的前方或后方入射，同时从后方或前方射出的体位，如头颅的前后或后前位、脊柱各椎体段的前后或后前位、胸部的前后或后前位，腹部和盆腔的前后位、四肢的前后位等。

（2）侧位：被照体冠状面与探测器长轴平行，中心线经被照体的一侧入射，从另一侧射出的体位，如头颅的左右侧位、脊柱各椎体段的左右侧位、胸部的左右侧位、四肢的侧位等。

（3）斜位：被照体与探测器呈一定的摄影角度，中心线经被照体的左、右后方或左、右前方入射，从左、右前方或左、右后方射出的体位。如胸部左前斜位、胸部右前斜位、腰椎右前斜位、胸骨斜位、颈椎右后斜位等。

（4）轴位：中心线与被照体长轴平行的摄影体位，如髌骨轴位、跟骨轴位等。

（5）特殊位：枕顶位、鼻颏位、额鼻位、前凸位、切线位等。

（6）一般体位

1）仰卧位（supine）：摄影台水平，被检者平卧台上，背侧在下，腹侧在上。

2）俯卧位（prone）：与仰卧位相反，腹侧在下，背侧向上，头部可偏向一侧。

3）立位（erect）：身体直立，分站立位和坐立位两种。

4）卧位（recumbent）：摄影台水平，被检者以任何姿势卧于台面上，包括仰卧、俯卧和侧卧。

5）头低足高位（trendelenburg）：被检者仰卧于台面上，台面倾斜使头侧比足侧低。

（7）专用体位

1）侧位（lateral position）：身体左侧或右侧靠近探测器，矢状面与探测器平行。

2）斜位（oblique position）：身体前部或后部贴近探测器，冠状面或矢状面不与探测器平行或垂直而呈一定角度。

3）右前斜位（又称第一斜位）（right anterior oblique position）：身体右前部贴近探测器。

4）左前斜位（又称第二斜位）（left anterior oblique position）：身体左前部贴近探测器。

5）右后斜位（right posterior oblique position）身体右后部贴近探测器。

6）左后斜位（left posterior oblique position）身体左后部贴近探测器。

7）水平位（decubitus，decub）：被检者仰卧、俯卧或侧卧于台面上，X线水平摄影。

8）左侧卧水平正位（left lateral decubitus position）：被检者左侧卧于台面上，X线水平摄影。

9）右侧卧水平正位（right lateral decubitus position）：被检者右侧卧于台面上，X线水平摄影。

10）仰卧水平侧位（dorsal decubitus position）：被检者仰卧于台面上，X线水平摄影。

11）俯卧水平侧位（ventral decubitus position）：被检者俯卧于台面上，X线水平摄影。

（四）体表解剖标志

体表解剖标志是指在人体的表面上看到或扪到的固定标志点，这些标志点与体内的某一解剖部位或脏器有对应的关系。摄影时根据人体体表的固定标志点，可以确定肉眼不可见的人体内部的解剖部位。

1. 颈部

（1）颈部的边界：颈部上方以下颌下缘、乳突至枕外粗隆连线与头面部分界。下方自胸骨上窝、锁骨、肩峰向后到第7颈椎棘突为界。

（2）颈部体表标志：颈部体表标志因年龄、性别和个体而异。第7颈椎棘突儿童和妇女呈圆形，成人男性骨性标志突出。

（3）舌骨：位于颈中线上方，相当第4颈椎水平。

（4）甲状软骨：成人男性在上缘处构成高突的喉结，其后方正对第5颈椎。

（5）环状软骨：位于甲状软骨下方。临床上常在此处做急救气管切开或用粗针头穿入，以解救窒息。它的后方对第6颈椎，它是喉与气管、咽与食管的分界点。

（6）胸骨颈静脉切迹：相当于第2、3颈椎水平；锁骨上窝位于锁骨中1/3分界处上方。

2. 胸部

（1）边界：胸部的上界是由胸骨颈静脉切迹沿锁骨到肩锁关节，以此连线往后到第7颈椎棘突。胸部下界相当胸廓的下口,胸部和上肢的界限是三角肌的前缘。

(2)形状:胸部外形与骨骼、肌肉和内脏发育状况有关。一般可分为两种类型,宽短型和狭长型。宽短型胸部特点是胸骨下角较大(最大到120°),肋骨近于水平,胸骨较宽,胸骨上凹不明显,胸围较大。狭长型胸部特点是胸骨角较小(90°~100°),肋骨倾斜角较大,胸骨狭长,胸骨上凹明显,胸围较小。

(3)体表标志:胸骨柄与胸骨体处形成向前突的胸骨角,两侧连接着第二肋骨,可作为计数肋骨的标志。胸骨角相当于第4、5胸椎水平,后方对着气管分叉处。

胸骨柄中分处相当于主动脉弓的最高点。剑胸关节相当于第9胸椎水平,剑胸关节可表示胸膜正中线的分界,也可作为心下缘膈肌和肝上面的前分界线。

锁骨外1/3处下方为锁骨上窝,窝内可触及喙尖。肩关节做屈伸运动时,可感到喙突在移动。锁骨下方自第二肋骨开始可摸到各肋。由胸锁关节到第10肋软骨角稍后划一线,即可标出肋骨与肋软骨的交点。

第2、3肋骨呈水平,往下各肋骨逐渐斜行,第2前肋间最宽,第5、6肋骨最狭。肋骨的最低点相当于第3腰椎水平。

男性乳头对第4肋骨,相当第7、8胸椎水平。女性乳头位置低,个体差异较大,不宜做体表定位点。

在左侧第5肋骨间锁骨中线内侧约2cm处,可见心尖搏动点。当左侧卧位时,心尖位置移往左侧,仰卧位心尖搏动点可升高一肋。肩胛骨根部对第3胸椎棘突,下角对第7胸椎。

(4)有关胸部的径线

前正中线—通过胸骨两外侧缘中点的垂线。

肋骨线—通过胸骨两侧最宽处的两条垂线。

锁骨中线—通过锁骨中点的垂线。

腋前线—通过腋窝前缘的垂线。

腋中线—通过腋窝中点的垂线。

腋后线—通过腋窝后缘的垂线。

肩胛线—当两臂下垂,通过肩胛下角的垂线。

脊柱旁线—相当于各椎体横突尖端的连线。

后正中线—相当于各棘突的连线。

3. 腹部

(1)边界:腹部包括腹壁、腹腔及其内脏器官。上界从前向后为胸骨剑突、肋弓、第11肋前端与第12胸椎。下界从前向后为耻骨联合下缘、耻骨结节、腹股沟韧带、髂嵴与第5腰椎下缘。腹壁在后方为脊柱的腰部,前外侧壁均为扁平肌构成。

(2)个体差异:腹部外形与腹腔器官的位置随年龄、体型、性别以及肌肉、脂肪发育程度而异。矮胖型的人,腹部上宽下狭,膈、肝、盲肠与阑尾等位置较高,胃趋于横位;瘦长型的人则与此相反。小儿因各系统发育不平衡,膈位置较高,肝比成人比例大,骨盆在比例上小于成人,因此腹部外形比例较成人大。老年人因肌肉乏力,韧带松弛,故内脏下垂,位置低下,下腹部呈明显隆凸状。体位改变对腹腔器官位置的影响也很明显,卧位器官上移、膈上升。直立时,则相反。

(3)体表标志:骨性标志有剑突、肋弓、第11肋前端。下方有耻骨联合、坐骨结节、髂前上棘、髂嵴。脐的位置不恒定,约相当第3、4腰椎之间。

(五)X线摄影的原则和步骤

1.摄影原则

(1)焦点的选择:摄影时,在不影响X线球管负荷的原则下,尽量采用小焦点,以提高X线图像的清晰度。小焦点一般用于四肢、鼻骨、头颅的局部摄影。大焦点一般用于胸部、腹部、脊椎等较厚部位的摄影。

(2)焦—片距及肢—片距的选择:焦点至探测器的距离称为焦—片距,肢体至探测器的距离称为肢—片距。摄影时应尽量使肢体贴近探测器,并且与探测器平行。肢体与探测器不能靠近时,应根据X线机负荷相应增加焦—片距,同样可收到放大率小、清晰度高的效果。不能平行时,可运用几何学投影原理尽量避免影像变形。

(3)中心线及斜射线的应用:中心线是X线束的中心部分,它代表X线摄影的方向。斜射线是中心线以外的部分。一般来说,中心线应垂直于探测器摄影,并对准摄影部位的中心。当摄影部位不与探测器平行而成角时,中心线应垂直肢体和探测器夹角的分角面,利用斜射线进行摄影。

(4)滤线设备的应用:按照摄片部位的大小和焦—片距离,选用合适的遮线器。体厚超过15cm或应用60kV以上管电压时,需加用滤线器,并按滤线器使用的注意事项操作。

(5)X线球管、肢体、探测器的固定:X线球管对准摄影部位后,固定各个旋钮,防止X线球管移动。为避免肢体移动,在使肢体处于较舒适的姿势后给予固定。同时向患者解释,取得密切配合,保持肢体不动。探测器应放置稳妥,位置摆好后迅速曝光。

(6)千伏与毫安秒的选择:摄影前,必须了解患者的病史及临床诊断,根据摄影部位的密度和厚度等具体情况,选择较合适的曝光条件。婴幼儿及不合作患者应尽可能缩短曝光时间。

(7)呼气与吸气的应用:患者的呼吸动作对摄片质量有一定影响。一般不受呼吸运动影响的部位如四肢骨,不需屏气曝光;受呼吸运动影响的部位如胸腹部,需要屏气曝光。摄影前应训练患者。

1)平静呼吸下屏气:摄影心脏、上臂、肩、颈部及头颅等部位,呼吸动作会使胸廓肌肉牵拉以上部位发生颤动,故摄影时可平静呼吸下屏气。

2)深吸气后屏气:用于肺部及膈上肋骨的摄影,这样可使肺内含气量加大,对比更鲜明,同时膈肌下降,肺野及肋骨暴露于膈上较广泛。

3)深呼气后屏气:深吸气后再呼出屏气,这样可以增加血液内的氧气含量,延长屏气时间,达到完全不动的目的。此法常用于腹部或膈下肋骨位置的摄影,呼气后膈肌上升,腹部体厚减薄,影像较为清晰。

4)缓慢连续呼吸:在曝光时,嘱患者做慢而浅的呼吸动作,目的是使某些重叠的组织因呼吸运动而模糊,而需要摄影部位可较清楚的显示。例如,胸骨斜位摄影。

5)平静呼吸不屏气:用于下肢、手及前臂躯干等部位。

(8)照射野的校准:摄影时,尽量缩小照射野,照射面积不应超过探测器面积,在不影响获得诊断信息前提下,一般采用高电压、低电流、厚过滤,可减少X线辐射量。

2.摄影步骤

(1)阅读会诊单:认真核对患者姓名、年龄、性别,了解病史,明确摄影部位和检查目的。

（2）摄影位置的确定：一般部位用常规位置进行摄影，如遇特殊病例可根据患者的具体情况加照其他位置，如切线位、轴位等。

（3）摄影前的准备：摄影腹部、下部脊柱、骨盆和尿路等部位平片时，必须清除肠道内容物，否则影响诊断。常用的方法有口服泻药法，如口服番泻叶或25％甘露醇，或清洁灌肠。

（4）衣着的处理：摄影前除去衣物或身体部位上可能影响图像质量的任何异物，如发卡、纽扣、胸罩、饰物、膏药等。

（5）肢体厚度的测量：胸部摄片的千伏值是依据人体厚度决定的，根据体厚选择摄影条件。

（6）训练呼吸动作：摄胸部、头部、腹部等易受呼吸运动影响的部位，在摆位置前，做好呼气、吸气和屏气动作的训练，要求患者合作。

（7）摆位置、对中心线：依摄片部位和检查目的摆好相应的体位，尽量减少患者的痛苦。中心线对准摄影部位的中心。

（8）辐射防护：做好患者局部X线的防护，特别是性腺的辐射防护。

（9）选择焦—片距离：按部位要求选好X线球管与探测器的距离。如胸部为180cm，心脏为200cm，其他部位为90～100cm。

（10）选定曝光条件：根据摄片部位的位置、体厚、生理、病理情况和机器条件，选择大小焦点、千伏、毫安、时间（秒）、距离等。

（11）曝光：以上步骤完成后，再确认控制台各曝光条件无误，然后曝光。

四、高千伏摄影

高千伏摄影（high kV photography）是用120kV以上的管电压（tube voltage）进行X线摄影，此时产生能量较大的X线能量，以此获得成像范围内影像层次丰富的图像。主要用于胸部的摄影。

（一）成像原理

当用90kV以下管电压（常规千伏）进行X线摄影时，人体对X线的吸收以光电效应为主，各组织影像密度的高低受原子序数和身体厚度的影响较大，骨骼、软组织、脂肪和气体有明显的影像密度差异，图像的对比度好。但各种组织结构重叠在一个平面时，影像密度低的组织就会被影像密度高的组织所遮盖。

当用120kV以上管电压（高千伏）进行X线摄影时，人体组织对X线的吸收以康普顿散射为主，各部分结构影像密度的高低受原子序数和身体厚度的影响减小。骨骼、软组织、脂肪和气体的密度差异相应减小，各种组织间相互重叠的影像都能显示出来，出现层次丰富和细节清晰的图像。

胸部高千伏摄影可以显示肺纹理、心脏、肋骨以及被心脏和膈肌遮盖的肺组织影像。

（二）应用评价

高千伏摄影要求是中、高频大容量的X线机，管电压可达120kV以上，X线球管窗口附加滤过3.5mmAl；使用栅比在12∶1以上高栅比滤线器。

高千伏摄影的优点有：①可获得层次丰富的图像，提供更多的诊断信息。②降低毫安秒，减少患者接受的X线辐射剂量。③缩短曝光时间，减轻因患者运动造成的影像模糊。④减轻X线球管的负荷，延长X线机的使用寿命。⑤曝光宽容度提高，有利于摄影条件的选择。

高千伏摄影的缺点主要是散射线增多,图像的灰雾度增加,图像的对比度下降。所以,实施高千伏摄影必须在 X 线球管窗口前增加滤过和使用滤线设备,消除散射线,以获得高质量的 X 线图像。

五、乳腺 X 线摄影

乳腺 X 线摄影(mammography)最早于 1913 年由德国的 Saloman 开始进行研究,1930 年美国的 Warren 采用钨靶 X 线机、细颗粒探测器及增感屏技术进行乳腺摄影。I960 年美国的 Egan 采用大 mAs、低 kV、无增感屏方法进行乳腺摄影,图像质量又有所提高。1970 年法国首先推出专供乳腺及其他软组织摄影用的钼靶 X 线机,使乳腺图像的细微结构更加丰富,对比度明显提高。

(一)设备与成像原理

乳腺 X 线摄影系统由高压发生器、X 线管(铍窗、附加滤过)、X 线摄影机架、操作控制台、辐射防护屏等构成。

乳腺 X 线摄影机架包括 C 形臂或球形臂、准直器、探测器、滤线器、自动曝光控制系统、压迫器等。作为乳腺 X 线数字摄影系统还应包括数字探测器和图像采集工作站等部件。

1.高压发生器　乳腺摄影系统高压发生器的设计性能与常规 X 线摄影装置类似。采用逆变式高频高压发生器是现代乳腺摄影系统设计的标准。逆变式高压发生器的高频状态是 50Hz 的上千倍。电感可以减小上千倍,变压器的铁芯截面积相应减小,从而使变压器体积和重量大幅减小。此外,逆变式高压发生器可以获得平稳直流高压,高压波纹率降低,短时间曝光不受电源同步的影响,kVp 控制精度提高。一般乳腺摄影系统的逆变频率在 20~100kHz。乳腺摄影系统的最大高压输出功率在 3~10kW,管电压范围在 22~35kVp,调节档次为 1kVp,管电流调节范围在 4~600mAs。

2.X 线管　乳腺摄影系统的 X 线管要求设计两个焦点,大、小焦点的尺寸一般为 0.3/0.1,大焦点最大管电流为 100mA,小焦点最大管电流为 25mA。小焦点是为乳腺放大摄影而设计的,以便将高频信息放大变成低频信息加以识别。X 线管焦点越小,分辨力越高,信息传递功能也越高。在放大率为 1.5 的情况下,0.3 焦点下的极限分辨力为 10 lp/mm,而在 0.1 焦点下的极限分辨力为 20 lp/mm。

乳腺 X 线摄影设备的 X 线管标准靶物质是钼。但是钼与铑或者钼与钨组合而成的双靶轨道 X 线管正被应用,特别是新近发展的装备又开始采用钨靶 X 线管。15~25keV 是产生乳腺 X 线吸收差异的最佳能谱范围。然而,从 X 线管发射出来的是一束混合射线,其中光谱的高能 X 线大部分穿透乳腺组织,将使对比度降低;而光谱的低能 X 线不能充分的穿透,将造成乳腺组织辐射剂量增加。因此,去除高能和低能 X 线是乳腺 X 线摄影必然要达到的目的,而其中最重要的一步就是选择合适的靶物质/滤过的组合。

通常靶物质/滤过的组合包括:钼靶/钼滤过、钼靶/铑滤过、铑靶/铑滤过和钨靶/铑滤过。通常总滤过必须相当于 0.5mm 铝或者 0.03mm 钼。附加 0.025 铑时,总滤过相当于 0.5mm 铝。从图像质量和患者接受辐射剂量两方面综合考虑,使用钼靶时能够通过一定能谱范围内的钼特征放射得到较大强度的 X 线。

另外,附加具有 20keV 吸收端的钼滤过时,能够将 X 线频谱中的低能成分和使对比度降低的吸收端以上的高能成分同时过滤,并且选择性的保留特征 X 线。铑滤过的吸收端比钼滤过高 3.2keV,20～23keV 的高能连续 X 线不易吸收,其结果是增加了 X 线穿透力,实现了使用更少的 X 线量进行摄影的可能性。对于更加致密或者厚度很大的乳腺,可以选择使用铑靶/铑滤过或者钨靶/铑滤过的组合。钨靶/铑滤过的能谱没有低能的特征 X 线,在低能范围内强度较低,在能量为 20～23keV 时强度增加,K 边缘以上的光子经滤过后显著减少。

按钼靶/钼滤过、钼靶/铑滤过、铑靶/铑滤过、钨靶/铑滤过的顺序,X 线质逐渐变硬,穿透力逐渐增强。因此,在临床应用中,必须根据乳腺密度、厚度以及要达到的技术目的合理的选择组合(表 1-1)。

表 1-1　不同靶物质、滤过组合下管电压的选择

乳腺厚度	靶物质/滤过组合	管电压
<3cm	钼靶/钼滤过	25～26
3～5cm	钼靶/钼滤过	26～28
5～6cm	钼靶/铑滤过	28～30
>6cm	钼靶/铑滤过(铑靶/铑滤过)	>30

美国的临床试验和科学调查发现,采用数字乳腺摄影拍摄所有厚度的乳腺,钨靶 X 线管配合铑和银滤过是最佳选择,既能保持现有数字乳腺摄影系统出色的影像质量,同时辐射剂量也能减少 30%。

3. 自动曝光控制　乳腺 X 线摄影系统均配备有自动曝光控制(automatic exposure control,AEC),其目的是获取稳定、适宜的影像密度。AEC 装置位于影像接收器(探测器、IP、平板探测器等)下方,标准配置由 1～3 个半导体探测器构成的传感器和放大器、电压比较器组成控制系统。AEC 装置预置了相关的技术参数,以便达到乳腺影像的适宜密度。

全自动曝光控制(automatic optimize parameter,AOP)是 GE 公司推出的全自动曝光系统,它的特点是自动为每一位患者设定个性化的 kVp、靶物质及滤过。AOP 通过最初的 15ms 的预曝光,自动测量乳腺的厚度、密度,由此自动选择靶物质、滤过、kVp 等参数,控制 mAs,结束曝光。

4. 乳腺摄影系统支架装置　乳腺摄影系统支架装置可以在患者处于立位或者坐位时,获取不同角度和放大倍数的图像。乳腺摄影系统的支架分为 C 形臂和球形臂两种,一般采用 C 形臂的较多。

C 形臂由乳腺摄影系统立柱上的滑架支持,可通过手动或者电动进行上下移动和旋转运动。C 形臂的一个设计特点是等中心旋转,以患者乳腺为转动中心,无论头尾位(craniocaudal,CC)、内外斜位(medio-lateral oblique,MLO)还是侧位摄影,都无需改变 C 形臂的高度和患者的位置。它的另一个设计特点是镜像记忆功能,能进行一侧 MLO 位摄影和变换到另一侧摄影时,C 形臂自动旋转到与前一次摄影相对称的位置,如此可确保两侧体位的对称性,且简化操作,提高效率。C 形臂的设计结构保证了任何情况下 X 线中心线永远垂直于影像探测器(屏/片、IP 或 FPD),射线源到影像探测器的距离一般为 60cm。

球形臂设计的最大特点是患者体位舒适、技师操作空间大。球形臂的设计益于患者身体的稳定,便于乳腺固定,且胸部肌肉放松,乳腺自然下垂,有利于更多的乳腺组织和靠近胸壁处乳后组织及腋尾区病变进入照射野。同时,技师可面对患者,拥有更广的操作区域,方便观察、定位;正面观察,与患者正面交流,可随时观察患者状态。双手操作,对于乳腺的牵拉、压迫、定位更为准确、方便,使乳腺在照射野中的定位更易于控制。球形臂的设计结构为三维移

动,即垂直升降、同心旋转、前后倾斜。

5.探测器　在乳腺托盘和滤线器下方是影像探测器。对于传统乳腺 X 线摄影机来说,它以暗合仓的方式装载屏－片系统胶片进行影像的获取、检测。对于数字乳腺摄影系统来说,它可以装载乳腺摄影专用的 IP、数字平板探测器等。

数字乳腺摄影探测器按照原理可以分为 3 类:光激励存储荧光体(photostimulable storage phosphor,PSP)、全野有源矩阵探测器(full－field active matrix detector)和扫描系统(scanning system)。从 X 线光子转换为电荷的形式来讲,又可分为间接转换和直接转换两种类型。间接转换探测器有 CR 所用的光激励存储荧光体成像板、碘化铯/非晶硅平板探测器、间接转换"狭缝扫描"系统。直接转换探测器有非晶硒平板探测器和直接光子计数技术(直接转换"多狭缝"扫描系统)。

6.准直器　准直器(collimation)的窗口通过手动或自动调整,以获取与所选用的影像接收器尺寸一致的广野。广野与照射野的误差应在焦点－影像接收器距离(SID)的 2% 以内。

7.滤线栅　影像探测器上面是一个可以移动的活动滤线栅,当不需要滤线栅时,可以很容易地取下。乳腺摄影中使用的滤线栅有线型滤线栅(liner grid)和高通多孔型滤线栅(high transmission cellular,HTC),也称为蜂窝状滤线栅。乳腺摄影使用的典型的线型聚焦滤线栅栅比(grid ratio)为 4:1～5:1,栅焦距为 65cm,栅密度为 30～50 l/cm。活动滤线栅曝光倍数(Bucky factor)为 2～3。线型滤线栅栅板一般为铅,栅板间的充填材料有木、碳纤维、铝,当前采用较多的是碳纤维和铝。

8.压迫装置　压迫器通常用边缘增强的有机玻璃板制成,可以在立柱上上下运动,运动方式可以是手动或者电动。电动方式由微机控制,提供连续变化的柔性压迫速率,根据腺体大小和弹性自动感应压力,使腺体压迫更加均匀适度。压迫装置应具有安全保护措施,保证患者不受到伤害。

适宜的压迫是乳腺 X 线摄影程序中非常重要的组成部分,压迫的主要目的是减少乳腺厚度,以利于 X 线束容易穿透乳腺组织。压迫减小了乳腺到影像探测器的距离,降低了几何模糊,空间分辨力得到提高;压迫还使乳腺内的结构分离,降低病变模糊带来的假阴性或者正常组织重叠而导致的假阳性;压迫减小了适宜曝光所需要的乳腺平均腺体剂量,同时散射线减少,提高了对比度;适当的压迫固定了乳腺,减少了产生运动模糊的概率。

9.工作站　乳腺 X 线摄影工作站由计算机硬件和软件构成,用于乳腺影像的后处理、诊断评价以及影像的硬拷贝和存储传输。常见的处理一般有窗宽、窗位的调节,灰度调节,影像黑白反转,放大,距离测量等。硬件配置包括高性能的 CPU,大容量的内存和硬盘,光存储设备,DICOM 接口,高分辨、高亮度显示器等。

10.乳腺 X 线摄影的附加器件　乳腺 X 线摄影系统的附件根据各公司设备的型号和配置不同而异。一般配有一套乳腺压迫板,包括一套腋窝板、一套放大平台、乳腺支持器、带刻度的活检压缩版、光线定位器、外置 X 线防护板、X 线遥控手动开关、液压座椅、四功能组踏板、条码扫描仪等。

(二)摄影体位

乳腺摄影时被检者通常取立位和坐位。在乳腺摄影体位的选择中,内外斜位(MLO)和头尾位(CC)是所有乳腺摄影常规采用的体位。

1.内外斜位(MLO)　内外斜位显示的乳腺组织比较全面。患者的常规体位为立位,如

不能站立,也可采取坐位。内外斜位的操作步骤如下:

(1)嘱患者面对摄影设备站立,两足自然分开,探测器托盘平面与水平面成 30°～60°角,使探测器与胸大肌平行。X线束方向从乳腺的上内侧面到下外侧面。

(2)为了确定胸大肌的角度,技师将手指放置在肌肉后方的腋窝处,患者肩部松弛,技师将胸大肌轻轻向前推移,使可移动的外侧缘更加明显。高瘦患者所需较低为 50°～60°,矮胖患者以 30°～40°为宜,一般身高体重的患者所需角度为 40°～50°。探测器与胸大肌的角度不平行将导致乳腺成像组织减少。双侧乳腺的体位角度通常相同。

(3)运用可移动组织向固定组织运动原理,提升乳腺,然后向前、向内移动乳腺组织和胸大肌。

(4)患者成像乳腺侧的手放在手柄上,移动患者肩部,使其尽可能靠近滤线栅的中心。

(5)探测器托盘的拐角放在胸大肌后面腋窝凹陷的上方,即滤线器拐角处定位在腋窝的后缘,但要在背部肌肉的前方。

(6)患者的手臂悬在探测器托盘的后面,肘弯曲以松弛胸大肌。向探测器托盘方向旋转患者,使托盘边缘替代技师的手向前承托乳腺组织和胸大肌。

(7)向上向外牵拉乳腺,离开胸壁以避免组织影像相互重叠。

(8)然后开始压迫,压迫板经过胸骨后,连续旋转患者使她的双臂和双足对着乳腺摄影设备。压迫器的上角应稍低于锁骨。当将手移开成像区域时,应该用手继续承托乳腺,直至有足够压力能保持乳腺位置为止。

(9)向下牵拉腹部组织以打开乳腺下皮肤褶皱。整个乳腺从乳腺下褶皱到腋窝,都应位于暗合托盘的中心。

(10)非检侧乳腺对检查有影响时,让患者用手向外推压,然后嘱患者保持身体不动,平静呼吸中屏气曝光。

2.头尾位(CC)　头尾位作为常规摄影体位,应确保在 MLO 体位中可能漏掉的组织在 CC 位中显示出来。如果 MLO 体位有组织漏掉的话,最有可能是内侧组织。因此,在 CC 摄影体位上要求显示所有内侧组织,同时应该尽可能多的包含外侧组织。CC 位的操作步骤如下:

(1)技师站在患者所检查乳腺的内侧,以便自如地控制被检者体位。

(2)按乳房的自然运动性高度,提高乳腺下褶皱升高暗合托盘与提升的乳腺下褶皱缘接触。一只手放在乳房下,另一只手放在乳房上,轻轻将乳腺组织牵拉远离胸壁,并将乳头置于探测器托盘中心。

(3)用一只手将乳房固定在此位置上,提升对侧乳房,转动患者,直至滤线器的胸壁缘紧靠在胸骨上,将对侧乳房放在暗合托盘的拐角上,而不是暗合托盘后面。患者头部向前放在球管一侧,这样患者身体可以向前倾,使乳房组织摆在影像探测器上。

(4)为了提高后外侧组织的可显示性,用乳房上方的手经过暗合托盘胸壁缘,将乳房后外侧缘提升到暗合托盘上,使患者在无旋转的情况下完成。

(5)使患者未成像侧的手臂向前抓住手柄,技师手臂放在患者背后,这样有助于协助患者保持肩部松弛。同时用手轻推患者后背,以防止患者从乳腺摄影设备中脱离出来。用手牵拉锁骨上皮肤,以缓解在最后压迫过程中患者皮肤的牵拉感。

(6)在进行压迫时,固定乳房的手向乳头方向移动,同时向前平展外侧组织以消除褶皱;

患者成像一侧的手臂下垂,肱骨外旋。此种上臂摆位可以去除皮肤褶皱。如果皮肤褶皱依然存在,则用一根手指在压迫装置外侧缘滑动,以展平外侧的皮肤褶皱。

(7)嘱患者保持身体不动,平静呼吸中屏气曝光。

3.乳腺X线摄影中的特殊体位 乳腺X线摄影中除了常规的MLO和CC位,还有许多常规的附加体位可以进行选择,以便更好地对病变进行定位、定性诊断。

(1)90°侧位:也称直侧位,是最常用的附加体位,包括外内侧位和内外侧位。90°侧位与标准体位结合成三角形来定位乳腺病变。90°侧位能提供最小的物片距,以减小几何模糊。当在MLO/CC位中的一个体位上有异常发现,而另一个体位上看不见时,应首先确定它是否真实存在,是否为重叠组织或者探测器或者皮肤上的伪影,加拍一张90°侧位会提供这些信息。在斜位或90°侧位上病变相对于乳头位置的改变,可用来确定病变是位于乳腺的内侧、中间、还是外侧。当临床触诊已经确定病变在乳房的内侧时,则首选外内侧位。

外内侧位的操作步骤:球管臂旋转90°,暗合托盘顶部在胸骨上切迹水平。患者胸骨紧贴暗合托盘边缘,颈部前伸,下颌放在托盘顶部。向上向中牵拉可运动外侧和下部组织。向暗合托盘方向旋转患者,使压迫板经过前部肌肉。患者手臂高举过暗合托盘,肘部弯曲以松弛胸肌。继续旋转患者直至乳腺呈真正侧位,且位于暗合托盘中央。向下轻轻牵拉腹部组织以打开乳房下褶皱。

内外侧位的操作步骤:球管臂旋转90°,患者手臂外展90°跨越暗合托盘顶部放置。同样使用相对固定组织的运动原理,向前向内牵拉乳腺组织和胸大肌,向上向外提升乳房,且轻轻牵拉使其离开胸壁,使患者身体向暗合托盘旋转并开始压迫。当压迫板经过胸骨后,继续使患者旋转直至乳腺成真正侧位位置,且位于暗合托盘中央。继续进行压迫直至组织紧张为止。然后轻轻向下牵拉腹部组织打开乳房下褶皱。

(2)定点压迫位:定点或锥形压迫位是一个较多应用的技术,有助于密集组织区域的模糊或不明确组织病变的发现。与整体乳腺压迫相比,定点压迫能允许感兴趣区厚度有更大幅度减小,提高乳腺组织的分离程度。定点压迫用来对感兴趣区内正常与异常组织结构的区分,可产生更高的对比度和对发现物更精确的评估。

各种尺寸的定点压迫设备,尤其是较小的设备,均可进行较为有效的定点压迫。根据最初的乳腺X线影像,技师通过确定病变的具体位置来确定小的压迫装置的放置位置。为了确定病变的具体位置,需要测量乳头至病变的垂直距离。用手模拟加压,将三种测量值转换成标记来确定病变的具体位置,然后将中心的定点压迫装置放在病变上方。

定点压迫位通常结合小焦点放大摄影来提高乳腺细节的分辨力。

(3)放大位:放大位有助于对病灶密度或团块的边缘和其他结构特征进行更精确的评估,有利于对良恶性病变的区分。放大位还对钙化点的数目、分布和形态有更好的显示。此技术还可用于在常规体位中不易发现的病变。

放大位一般使用0.1的小焦点,同时需要一个放大平台来分离被压乳腺和探测器,其放大率为1.5倍。由于放大位乳腺摄影采用空气间隙和微焦点技术,将会导致患者曝光的时间相对增加,从而增加了辐射剂量。

(4)夸大头尾位:夸大头尾位能显示包括大部分腋尾的乳腺外侧部分的深部病变。患者的起始体位同常规的CC位,在提升完乳房下部褶皱后,转动患者直至乳腺的外侧位于暗合托盘上。如果肩部稍微挡住了压迫板,可使球管向外侧旋转5°,以保证压迫器越过胸骨头,不要向下牵拉肩部,从而使双肩位于同一水平上。

(5)乳沟位:乳沟位(双乳腺压迫位)是用于增加乳腺后内深部病变显示的体位。患者头转向兴趣侧的对侧,技师可以站在患者背后,弯曲双臂环绕患者,双手触及患者双侧乳腺,也可以站在患者被检乳腺内侧的前方。确保提升乳房下褶皱,将双乳放在暗合托盘上。向前牵拉双侧乳房的所有内侧组织,以便于乳沟成像。如果探测器位于乳沟开放位置的下面,必须使用手动曝光技术。如果能将被检侧乳房放置在探测器上方,且乳沟轻微偏离中心,则可以使用自动曝光技术。

(6)人工植入物乳腺成像:可采取常规的头尾位和内外斜位,需要手动设置曝光参数,压迫程度受植入物的可压迫性限制。除常规体位外,人工乳腺患者应该有修正的头尾位和修正的内外斜位。在修正体位中,植入物相对于胸壁向后向上移动,轻轻牵拉乳腺组织向前放置至影像探测器上,同时用压迫装置固定此位置。

对于头尾位来说,相对于植入物的上方和下方的组织与前方组织一起向前牵拉。对于内外斜位来说,上内核下外方组织与前部组织一起向前牵拉。此过程可以大大改善乳腺组织的可视性。

(三)乳腺导管造影与穿刺活检

1.乳腺导管造影　乳腺导管造影(mammary ductography)是经乳头上的导管开口,注入对比剂以显示乳腺导管形态及邻近组织结构改变的检查方法。

(1)适应证:有乳头溢乳的患者,无乳头溢乳的某些乳腺癌患者。

(2)禁忌证:急性乳腺炎患者,乳腺脓肿、哺乳期、碘过敏者。

(3)操作步骤:患者取仰卧位或坐位,操作者取坐位。常规消毒乳头,仔细检查乳头,轻轻挤压患侧乳头使乳头有少量溢液流出,直至明确异常导管开口。如果挤出溢液过多则可能掩盖导管开口,使分辨异常导管开口更加困难。明确溢液的导管开口后,将30G钝头直针顶端对准导管开口位置,缓慢竖直进针,进针时不要施加太大压力。如果进针过程中患者感到疼痛,应停止操作,调整位置。进针后停留几秒观察是否有对比剂回流到注射器中,而且注射对比剂时可见到溢液集中在针头周围,即说明进针的导管是病变导管。确定针头插入正确的导管后,注入0.2~0.4mL对比剂(对比剂可用水溶性碘对比剂,如50%复方泛影葡胺或相应浓度的非离子型对比剂),同时压迫乳头以避免对比剂漏出。当对比剂反流时,擦净乳头并让患者自己压迫乳头。随后进行CC位和90°侧位加压放大摄影,并查看影像,如需要的话可将剩余对比剂注入后再摄片。

如果进针过程困难,可以采取以下措施:①在乳头部位热敷数分钟有助于乳头肌肉松弛。②酒精棉球擦拭乳头特别是导管开口的角质物质。③轻轻将乳头上提,使乳晕区导管变直。④进针时让助手轻轻牵拉乳头。⑤改变进针角度。⑥用拇指和食指缓慢地旋转进针。

(4)摄影技术:摄影位置采用CC位及90°侧位,曝光条件要稍高于乳平片摄影。可以采用放大摄影,使用小焦点放大1.5~2倍,有利于支导管病变的显示。

2.乳腺X线立体定向引导穿刺活检　乳腺X线立体定位穿刺活检是20世纪90年代在计算机辅助下开展起来的一种新的针对乳腺微小病变的活检方法,包括弹射式空心针活检和X线立体定位真空辅助空心针活检。原理是X线在垂直于压迫平面时拍摄一张定位像,再分别于±15°拍摄两幅图像,根据所造成的视差偏移,数字乳腺机工作站可自动计算病灶深度,即穿刺深度,并可把深度值直接转换成与具体操作相关的数据,准确地定位病灶。目前的立体定位系统均采用立体坐标。计算机系统在 X、Y 和 Z 轴平面上，计算出病灶的精确位置，定位精度在 0.1～0.2mm，所获得的标本材料能做出正确的病理诊断。

操作步骤：①向被检者解释整个操作过程以及取样时穿刺枪发出的声音，以减轻被检者的恐惧感。②采用专门的俯卧检查床和附加装置(也可以使用标准的乳腺 X 线摄影单元和附加的立体定位装置)，穿刺路径采用病变与皮肤的最近距离，固定乳腺，并用带窗的加压板压迫，采集定位像，如果病变位于加压板有窗的部分内，则进行立体定向摄影(中线右侧和左侧 15°分别摄影)。③确定参考点，并在立体定位片上选择坐标，计算机计算出立体定位片所选穿刺目标的横轴、纵轴和深度坐标。④采用 1％利多卡因进行局部麻醉，采用 11 号手术刀在皮肤表面做一小切口以利于 11G 或 14G 穿刺针进入，所有操作均从一个皮肤切口进入。⑤穿刺针从皮肤切口进入预定深度，取样前摄片以确定穿刺针与病变的关系，确认位置正确后打开穿刺针保险，提示被检者将进行穿刺取样，据所采用的穿刺取样方法，将穿刺针轻微撤出，然后取样。⑥穿刺枪取样后摄片确定穿刺针最终位置。⑦取出穿刺针，将穿刺标本浸入 10％福尔马林缓冲液。如果穿刺目标为钙化，需行标本 X 线摄片以确定是否所有钙化都被取出，否则，应该再次穿刺。

(四)图像质量控制

乳腺摄影质量控制是乳腺摄影质量管理的主要内容，它涉及乳腺摄影检查中所有的技术环节，是获得稳定的高质量的乳腺 X 线图像的前提条件。根据美国放射学会(ACR)的质控要求，对乳腺质量控制内容做扼要的介绍。

1.暗室清洁　在每个工作日开始进行图像冲洗之前，要对暗室进行清洁，尤其是冲洗机的送片托盘要重点保洁，以防止灰尘在乳腺图像上形成粒状的白色伪影。ACR 的建议标准是：暗室清洁度的判断标准是乳腺图像上白色伪影的数目。

2.增感屏清洁　每周至少 1 次对乳腺摄影专用增感屏进行清洁和维护，以减少灰尘和污物导致的伪影。ACR 的建议标准是：在常规灯光下观察乳腺图像上的白点伪影作为增感屏清洁频率的指标。

3.洗片机的质控　在每个工作日进行任何图像冲洗之前，要了解洗片机的运行及药液性能的稳定性。控制内容与普通摄影洗片机的质控内容一致，如显影液的温度情况和冲洗时间；定影液的残留测试和 pH 测定；补充量的添加等。

4.暗室灰雾　暗室灰雾检测目的是保证安全灯的正常工作，不使乳腺图像产生灰雾，图像灰雾会降低影像的对比度。检测的方法是拍摄一张模体影像，在全黑的暗室里取出探测器，乳剂面朝上放在工作台上，用遮光板挡住探测器一半，打开安全灯 2min 后，冲洗图像。ACR 的建议标准是：有灰雾产生的密度应小于 0.05，即图像两部分的密度差。

5.屏-片密着状态　屏-片密着状态测试用一块 15.75 线/cm 的铜网，放在装有胶片的片夹合上进行摄影，铜网影像密度掌握在 0.7～0.8，每半年检测一次。ACR 的建议标准是：屏-片密着不良的暗区面积$>$1cm^2 时，片夹合不能使用；屏-片密着不良的暗区面积$<$1cm^2 时，片夹合可以使用。

6.压迫　压迫技术是提高乳腺摄影质量的重要措施。恰当的压迫可以减少 X 线照射剂量，降低散射线，改善影像的对比度、锐利度及模糊度。压迫检测是测试在手动和电动模式下，压迫系统能提供足够的压力。ACR 的建议标准是：压迫系统所提供的压力应在 111～200N(牛顿)。

7.乳腺体模成像 使用乳腺模型对影像质量的稳定性进行监测。ACR 推荐用 RMI－156 型乳腺体模,每月一次或在怀疑影像质量发生变化时,对乳腺影像的密度、对比度和一致性进行评估。

此外,乳腺摄影质量控制还包括每月一次的设备运行检查、废片和重拍片分析、观片灯箱监测等内容。

六、口腔 X 线摄影

(一)普通口腔 X 线机

普通牙科 X 线机是拍摄牙及其周围组织 X 线影像的设备,主要用于拍摄根尖片、牙片咬片和咬翼片。牙片机的优点是体积小、输出功率小、功能简单、控制面板简单,机械的关节与多节关节臂相连,便于根据不同的摄影角度设定球管方向和位置。

1.基本结构 常见牙片机有壁挂式和座式两种类型。

壁挂式牙片机固定于墙壁上或悬吊于顶棚上,如图 1－10。座式牙片机又分为可移动型和不可移动型两种:可移动型座式牙片机底座上安装有滑轮,可多方向滑动;不可移动型座式牙片机则固定于地面某一位置。

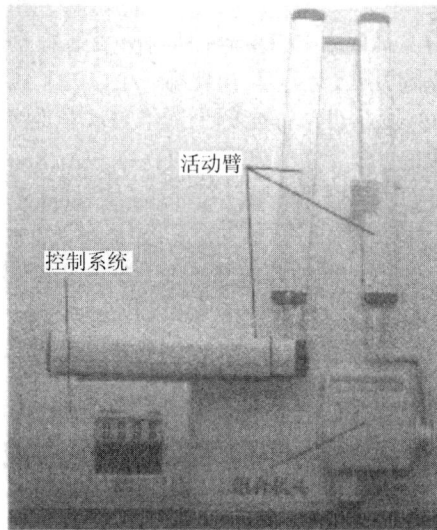

控制系统

活动臂

图 1－10 壁挂式牙片机

牙片机由机头、活动臂和控制系统三部分组成。机头由 X 线管、高压变压器等组成;活动臂由数个关节和底座组成;控制系统是对 X 线管曝光参数进行调整的电脑控制系统。

2.使用方法和操作规程

(1)接通外电源,打开牙片机电源开关。

(2)根据拍摄部位选择曝光条件。

(3)对患者摆位,按要求放置好探测器,将 X 线管对准摄影部位后开始曝光。

(4)曝光完毕后将机头复位,冲洗探测器。

(5)每天下班前关闭牙片机电源及外电源。

3.注意事项

(1)X 线管在连续使用时应间歇冷却,管头表面温度应低于 50℃,过热易损坏阳极靶面。

（2）使用时避免碰撞和震动。

（3）发现有异常应立即停止检查，防止损伤人员及机器。

4.维护和保养

（1）保持机器清洁、干燥。

（2）定期检查接地装置，经常检查导线，防止导线绝缘层破损漏电。

（3）定期给活动关节加润滑油。

（4）定期校准管电压和管电流，调整各仪表的准确度。

（5）定期全面检修，及时消除隐患，保证机器正常工作。

（二）口腔数字 X 线摄影

1989 年法国人 Dr Francis Monyen 首次将直接数字化成像系统引用于牙科学，由此第一个口内 X 线摄影术 radio visio graphy（RVG）被发明，同年 FDA 核准将其应用于口内成像。而后又出现了 FlashDent、Sens Aray 及 Vi－sualix，四者均以带电荷耦合器（charge coupled device，CCD）为基础而统称为 CCD 系统。CR 最初只用于颌面影像。为了显示口内的细小解剖结构，一种采用较其他领域更高分辨的 Digora 计算机化放射照相系统于 1994 年被开发出来。目前国内使用最广泛的机型是法国 Trophy 公司的 RVG 系统及芬兰 Orion 公司的 Digora 系统。

1.数字化口腔 X 线设备的组成及其工作原理　数字化口腔 X 线机可分为直接和间接数字成像系统，前者以 CCD 系统为代表，后者以 CR 系统为代表。

（1）CCD 系统：它是利用 CCD 传感器接受 X 线信号，传感器面积如牙片大小，厚度为 5mm 左右，中间或边缘有一连接线，如图 1－11 所示。传感器边缘圆钝、光滑，避免损伤口腔黏膜。传感器上有一个接收 X 线的敏感区，敏感区内有一稀土屏闪烁体将 X 线信号转变成光信号。位于连接线内的光导纤维有 4 万余支紧贴闪烁体，将可见光信号传输给纤维另一端的 CCD 摄像头，CCD 将光信号转换成电信号，电信号输入计算机影像处理器。影像处理器再将 CCD 传来的信号经过 12bit 模/数转换成数字影像，影像可以在计算机上完成后处理、存储、管理和输出等。

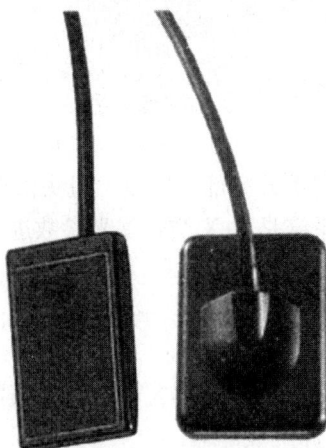

图 1－11　CCD 传感器

（2）CR 系统：它以成像板（IP）作为载体，如图 1－12。IP 发射荧光的量依赖于一次激发的 X 线，IP 具有良好的线性，动态范围比传统的屏－片系统宽很多。芬兰产的 Digora 系统是目前国内最广泛使用的间接口腔 X 线摄影系统,该系统由影像板和与电脑连接的读出装置组成。影像板与一般牙片大小相同,容易放入口内。摄影时,透过人体的 X 线以潜影形式存储于影像板中,通过激光扫描可将影像板的潜影激发而释放出来,用光探测器记录影像板释放出来的荧光,实现光电转换,再经模/数转换后成为数字影像。Digora 系统极大改善了 RVG 的不足。

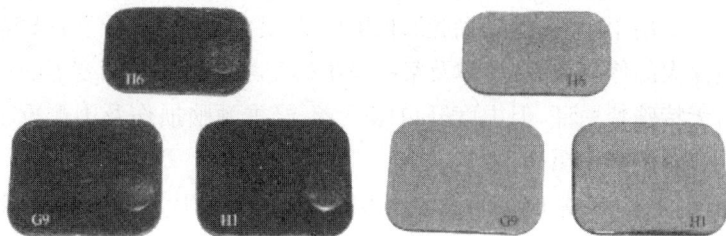

图 1−12　IP

2.数字化牙片机的操作步骤及注意事项

(1)操作步骤

1)接通外电源,打开数字影像系统和数字牙片机开关。

2)对患者摆位,将 CCD 传感器或者 IP 放入配置的塑料袋内,然后放入患者口腔内所需拍摄部位,在 X 线机控制板上选择适当曝光参数,并调整摄影角度。

3)按下曝光控制阀,CCD 系统将直接在监视器上显示影像,CR 系统则需将 IP 取出放入激光扫描器扫描后显示。

4)在计算机上录入患者姓名、性别、影像号等资料。

5)根据需要调整影像亮度、对比度等后打印。

6)下班前关闭机器及外电源。

(2)注意事项

1)设备运行环境要适宜,严格控制温度和湿度。

2)保持机器清洁、干燥,严格防尘。

3)注意通风散热,定期检查主机内散热风扇是否正常运转。

4)严格按照开关机顺序操作,使用设备时要轻柔,避免传感器损坏或连线断裂。

5)定期对成像板进行校准。

6)选择正确的摄影条件,尽量减少噪声。

7)防止交叉感染,保证塑料袋一次性使用。

8)影像资料及时存储,以防资料遗失。

9)RVG 探头及 IP 妥善保存以防损坏。

10)出现故障时及时停机检修。

(3)RVG 探头的保护和消毒:为了最大程度确保患者的卫生和安全,每次使用 RVG 探头时,都必须对探头进行保护。具体办法就是在探头上使用一个可抛弃的卫生护套,并且对每一个患者都必须使用新的护套。

RVG 探头的消毒程序:脱去探头上的护套,确认探头上是否沾有血液、唾液、分泌物或组织残余。如果有,则把探头和连接线的一部分以及定位器浸入消毒液内保持一定时间。根据设备制造商的提示选择消毒液。常用的消毒液有苯氧基丙醛、N−coco、N−pro−pyl、丁二酸二醛等。

（三）局部摄影

牙齿 X 线摄影是将专门制作的牙片放入口腔中，X 线从面部射入口中，经牙齿、牙龈及齿槽骨等组织到达牙片进行摄影的方法。牙片按摄影部位分为根尖片、咬颌片和咬翼片三种。

1.根尖片

（1）适应证：主要用于龋病、牙髓钙化、牙内吸收、根尖周围病、牙发育异常、牙周炎、牙外伤、牙根断裂、较深大的修复体、种植体及某些系统病变累及牙周骨病变等的检查。

（2）禁忌证：无特殊禁忌证，但中度开口困难者、严重颅脑损伤及因严重系统病变或其他病情严重无法配合者不宜拍摄。

（3）操作程序及方法：最常应用的根尖片摄影方法为根尖片分角线技术，其具体操作方法如下：

1）患者位置：患者坐在专用口腔摄影椅上，椅座呈水平位，背托呈垂直位，调节椅子高度，使患者口角与操作者腋部相平。患者呈直立坐姿，头部靠在头托上，矢状面与地面垂直。摄影上颌后牙时，听鼻线与地面平行。摄影上颌前牙时，头稍低，使前牙的唇侧面与地面平行。摄影下颌前牙时，头稍后仰，使前牙的唇侧与地面垂直。

2）胶片分配：成年人进行全口牙齿检查时，需用 14 张 3cm×4cm 胶片，其分配法如图 1-13。儿童进行全口牙齿检查时，一般用 10 张 2cm×3cm 胶片，其分配法如图 1-14。

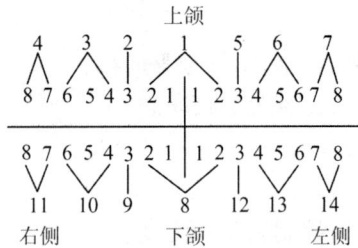

图 1-13 成年人进行全口牙齿探测器分配

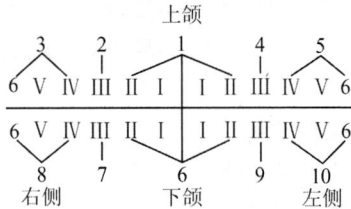

图 1-14 儿童进行全口牙齿探测器分配

3）胶片放置及固定：胶片放入口内应使胶片感光面紧靠被检牙的舌侧面。摄影前牙时，胶片竖放，边缘要高出切缘 7mm 左右，摄影 12 时，应以 1 的切缘为标准；摄影后牙时，胶片横放，边缘要高出𬌗面 10mm 左右。留有边缘的目的是使图像形成明显的对比度及避免牙冠影像超出胶片。胶片放好后，嘱被检者用手指固定或用持片夹固定。

4）X 线中心线

①X 线中心线角度：使 X 线中心线与被检牙的长轴和胶片之间的分角线垂直。为了精确显示每个牙根的长度，应对每个牙根的情况采用不同的 X 线中心线摄影角度。表 1-2 为目

前临床工作中最常应用的 X 线中心线摄影角度,可显实比较正确的牙影像。

表1-2　摄影上、下颌牙齿时 X 线倾斜平均角度(垂直角度)

部位	X 线倾斜方向	X 线倾斜角度
上颌切牙位	向足侧倾斜	42°
上颌单尖牙位	向足侧倾斜	45°
上颌前磨牙及第一磨牙位	向足侧倾斜	30°
上颌第二、三磨牙位	向足侧倾斜	28°
下颌切牙位	向头侧倾斜	-15°
下颌单尖牙位	向头侧倾斜	-18°~20°
下颌前磨牙及第一磨牙位	向头侧倾斜	-10°
下颌第二、三磨牙位	向头侧倾斜	-5°

　　X 线中心线与被检牙长轴和胶片之间夹角的分角线的角度称为垂直角度,应尽量成直角摄影。X 线中心线向牙近、远中方向所倾斜的角度称为 X 线水平角度。由于个体之间牙弓形态可以有较大区别,X 线水平角必须随患者牙弓形态进行调整。其目的是使 X 线与被检查牙的邻面平行,以避免牙影像重叠。

　　②X 线中心线位置:摄影根尖片时,X 线中心线需要通过被检查牙根的中部。摄影上颌牙时,听鼻线为假象线,X 线中心线通过部位分别为摄影上中切牙通过鼻尖;摄影上单侧中切牙及侧牙通过鼻尖与摄影侧鼻翼连线中点;摄影上单尖牙时,通过摄影侧鼻翼;摄影上前磨牙及第一磨牙时,通过摄影侧自瞳孔向下的垂直线与听鼻线的交点;摄影第二磨牙和第三磨牙时,通过摄影侧自外眦向下的垂线与听鼻线的交点及颧骨下缘。在摄影下颌骨时,X 线中心线均沿下颌骨下缘上 1cm 的假象连线上,然后对准被检查牙的部位射入。

　　5)注意事项:如果牙列不整齐、颌骨畸形或口内有较大肿物妨碍将胶片放在正常位置上时,可根据牙的长轴和胶片所处的位置改变 X 线中心线倾斜角度。如遇腭部较高或口底较深的患者,胶片在口内的位置较为垂直,X 线中心线倾斜角度应相应减少;面全口无牙、腭部低平、口底浅的患者,则胶片在口内放置的位置较平,X 线中心线倾斜角度应增加。儿童因牙弓发育尚未完全,X 线中心线倾斜角度应增加 5°~10°。

　　2.咬翼片

　　(1)适应证:主要用于检查邻面龋、髓石、牙髓腔的大小、邻面龋与髓室是否穿通及穿通程度、充填物边缘密合情况、牙槽嵴顶部病变及儿童滞留乳牙根的位置、恒牙胚的部位和乳牙根吸收类型等。

　　(2)禁忌证:同根尖片。

　　(3)操作程序及方法

　　1)切牙位

　　①患者体位:坐于牙科椅上,听鼻线与地面平行,头矢状面与地面垂直。

　　②胶片:由 3cm×4cm 根尖片改制而成。拍摄时请患者张口,将胶片长轴与切牙长轴平行,放于上下颌切牙舌侧,胶片长轴位于两中切牙之间,短轴在上颌切牙下缘,请患者用上下切牙缘咬住翼片。

③X线中心线：以8°角对准两中切牙之间，通过上颌切牙缘上方0.5cm处射入，并使X线水平方向与被检查牙邻面平行。

2）磨牙位

①患者体位：坐于牙科椅上，听口线与地面平行，头矢状面与地面垂直。

②胶片：由3cm×4cm根尖片改制而成。拍摄时请患者张口，将胶片短轴与磨牙长轴平行，放于上下颌磨牙舌侧，将翼片放于被检查牙骀面上，请患者用正中骀位咬住翼片。

③X线中心线：以8°角对准胶片中心，通过上颌磨牙面上方0.5cm处射入，并使X线水平角度与被检查牙邻面平行。

3.咬颌片

(1)适应证：主要用于上、下颌骨骨质病损、骨折等的检查。

(2)禁忌证：同根尖片。

(3)操作程序及方法

1）上颌咬合片摄影方法

①患者体位：坐于牙科椅上，听鼻线与地面平行，头矢状面与地面垂直。

②胶片：使用6cm×8cm胶片。胶片长轴与头矢状面平行，放置于上、下颌牙之间，嘱患者于正中位咬住胶片。

③X线中心线：向足侧倾斜65°对准头矢状面，由鼻骨和鼻软骨交界处射入胶片中心。

2）下颌咬合片摄影方法：下颌咬合片摄影有口底咬合片摄影和颏部咬合片摄影，两者体位相同。

①患者体位：坐于牙科椅上，头部后仰，头矢状面与地面垂直，使胶片与地面呈55°角。

②胶片：使用6cm×8cm胶片，将胶片置于上、下颌牙之间且尽量向后放置，胶片长轴与头矢状面平行，并使胶片长轴中线位于两下中切牙之间，嘱患者于正中骀位咬住胶片。

③X线中心线：中心线以0°对准头矢状面，由颏部射入胶片中心。

(四)全景曲面体层摄影

口腔全景体层摄影(oral panorama tomography)又叫口腔曲面体层摄影，一次曝光就可在一张探测器上获得全口牙齿的体层影像。

1.全景曲面体层摄影的数字化　目前，全景曲面体层摄影的数字化方式主要有直接数字化成像方式和间接数字化成像方式，前者以平板探测器为媒介，把X线直接转换成数字信号，后者以计算机X线摄影(CR)方式为代表。平板探测器采用CCD，故又称CCD系统。

2.成像原理　如图1-15两个大小相同的圆盘，以O_1、O_2为中心，沿箭头方向以相同的角速度ω旋转，自右方X线球管发出一束细的X线通过O_1、O_2。在旋转圆盘的O_1到γ的α_1点处放置被照体，在O_2到γ的α_2点处放置探测器，则α_1点和α_2点的速度V相等。

即：V＝角速度×到中心点的速度＝$\omega \cdot \gamma$

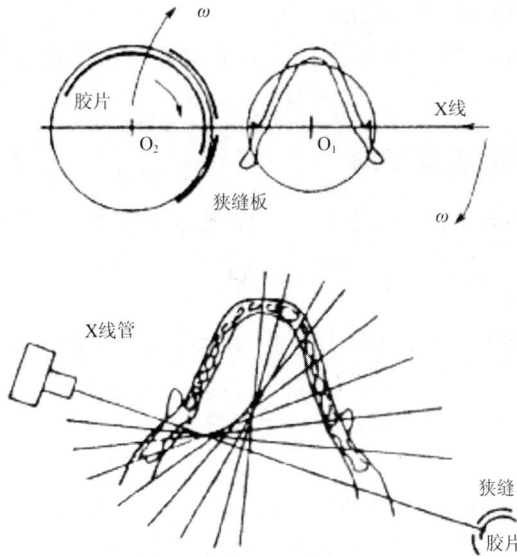

图 1—15　口腔曲面体层摄影原理

因为角速度相等，所以被检牙列部分与探测器的相对速度等于零。这样在 α_1 点的牙列部分能够清晰地显示在 α_2 点的探测器上，α_1 点以外的被检者的身体组织部分与探测器的速度不同，影像模糊。见图 1—16。

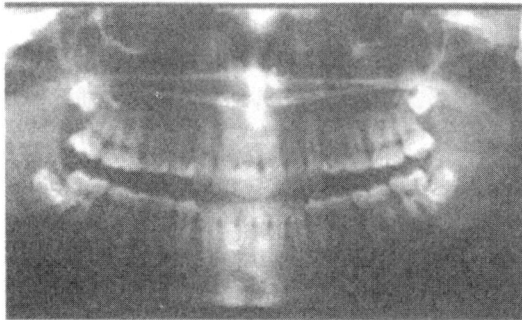

图 1—16　口腔全景影像

3.成像方式　口腔曲面体层摄影有单轨旋转体层、双轴体层和三轴体层三种方式。目前多用三轴转换体层摄影，患者静止不动，探测器与 X 线机头做相对运动。

4.摄影方法

(1)适应证：主要用于上、下颌骨外伤、畸形、肿瘤、炎症及血管性病变、牙及牙周组织疾病（阻生牙、牙周炎等）、错颌畸形、颞下颌关节紊乱以及观察牙发育及萌出状况。

(2)禁忌证：呼吸、循环障碍及严重颅脑损伤或存在其他危及生命体征的患者。

(3)操作程序及方法：曲面体层摄影可分为上颌、下颌及全口牙位三种，以全口牙位最为常用。

1)全口牙位曲面体层：摄影时患者取立位或坐位，颈椎呈垂直状态或稍向前倾斜，下颌颏部置于颏托正中，用前牙切缘咬在𬌻板槽内，头矢状面与地面垂直，听眶线与听鼻线的分角线与地面平行，用额托和头夹将头固定。层面选择在颏托标尺零位。

2)下颌骨位曲面体层：摄影时患者下颌颏部置于颏托正中，上、下切牙缘咬在𬌻板槽内，头矢状面与地面垂直，听鼻线与地面平行。层面选择在颏托标尺向前 10mm 处。

3)上颌骨位曲面体层：嘱患者颏部置于颏托上，头矢状面与地面垂直，听眶线与地面平行。层面选择在颏托标尺向前 10～15mm 处。

(4)曝光条件:70～90kV,15mAs。数字全景曲面体层机选择程序后,根据患者个体差异适当增减默认曝光条件。

七、普通 X 线摄影的质量控制

影像质量是成像链的各个质量环节的综合体现,其中任何一个环节出问题都会影响最终的图像质量。

(一)质量控制的内涵

普通 X 线图像影像质量是密度、对比度、模糊度、噪声、伪影等多种因素的综合体现,它取决于设备性能、摄影参数以及被检者配合等因素。在医学影像技术管理工作中,质量应包括三个层次的内容,即影像质量、工程质量和工作质量。

1.影像质量 不同的设备成像方法各异,最终形成的影像要通过显示器或图像反映出来。对此,评价的内容和标准也不尽相同。如普通 X 线图像的密度、对比度、清晰度、图像斑点等;CT 影像的密度分辨率、空间分辨率、噪声与伪影、容积效应与周围间隙现象等;MR 影像的信噪比、空间分辨率、均匀度及畸变率、对比度与噪声比等;CR、DR 影像的分辨率、线性度、灵敏度、动态范围等;DSA 影像质量取决于减影方式、电视链特性、蒙片选择、采集帧率、造影参数等;PACS 虽然不直接产生影像,但它影响影像储存与传输的质量,取决于图像格式标准、存储设备容量、网络集成特性、系统的兼容性等。

总之,影像质量的确定和评价是建立在信息理论及多种学科基础上的复杂的系统工程。

2.工程质量 "工程"是指为保证获得高质量影像而必须具备的全部条件和手段,工程质量则是指它们实际达到的水平,影响因素包括影像技术人素质、影像设备性能、材料的选择、评价方法、检测手段和环境等,其中人的因素最重要。

3.工作质量 工作质量就是指影像技术人员的技术工作、组织管理工作和思想工作对获得高质量影像的保证程度。影像质量管理应该运用组织行为学等科学管理手段,建立科学的影像技术人员综合素质评价体系。围绕影像质量这个中心,全面推进质量管理工作。

(二)质量控制的方法

质量保证(QA)和质量控制(QC)是医学影像质量管理(quality management,QM)的两个重要组成部分,它们既有一定的分工,又有密切的联系。QA 是一个整体性概念,包含制定的所有管理实践,即通过有计划的系统活动,力求在尽可能减少 X 线辐射剂量和医疗费用的同时,不断改进医学影像技术,以获得最佳影像质量来满足临床诊断的需要。QC 是质量保证的一个完整部分,是一系列独立的技术步骤,以确保影像质量的满意。即通过特定的方法和手段,对影像诊断设备及其附属设备的各项性能指标进行检测和维修,以及对影像制作过程进行监测和加以校正,从而保证获得高质量的影像。

1.建立质量保证体系

(1)成立组织机构:为了有效地开展质量管理工作,应成立相应规模的质量管理组织。质量管理组织人员应包括:科室行政管理者、影像诊断医师、主管质量工作的技术人员、工程师和医学影像物理师等。QA 程序的首要部门是质量保证委员会(QAC),此组织负责 QA 程序的整体规划,制定目标和方向,决定政策,以及评估 QA 活动的效用等。

(2)建立质量信息系统:质量信息是质量保证体系的基础,据此做出决策、组织实施,并通过质量控制,达到提高影像质量的目的。信息反馈来源包括:日常评片的分析结果、影像设备的运行质量检测、有关影像质量管理和放射防护的文献、文件、法规等。

(3)制定质量保证计划：为执行 QA 所制定的一个详细计划，称 QA 计划(quality assurance plan，QAP)，主要包括质量目标、功效研究、继续教育、质量控制、预防性维护、设备校准和改进措施等。

通过制定质量保证计划并组织实施，应达到以下目的：①改善影像诊断信息，确保影像质量符合临床诊断要求的标准，提高诊断质量。②在达到医学诊断目的的情况下，确保患者和工作人员的辐射剂量达到规定的最低水平。③有效地利用资源，节约医疗费用，获得较好的经济效益。④确保有关影像技术质量管理及放射防护的各项法令、法规严格执行。

(4)实行管理工作的标准化、程序化：包括：①科室全体人员参与，根据岗位责任制的内容，明确各级各类人员的责任分工及职责和权限。②对各类诊断设备及其附件必须实行质量控制，包括质量参数的选定及参数的评价标准、测试方法和频率、允许误差限、使用测试工具和记录表格等。③购买新设备的程序及验收要求。④对设备使用期间的检测和维修计划。⑤技术资料档案的保存和各种数据的收集与汇总分析。⑥规定各类专业人员的培训与考核。⑦对检测结果的评价及采取的行动。⑧制定相关影像质量标准与被检者的辐射剂量限值。⑨对质量保证计划实施情况的检查和效果的最终评价。

2 实施质量控制技术　质量控制的主要内容包括：设备的检测、影像质量标准的监测、质量控制效果的评价几部分。

(1)设备检测的内容：主要包括以下三种检测：

1)验收检测(acceptance test)：设备安装调试或大修后，应根据要求对设备的各项性能指标按设备的检收规范进行检测验收。

2)状态检测(status test)：设备在使用过程中应讨其基本性能进行确定，同时要进行状态检测，即对其现状定期进行各种性能指标的检测。

3)稳定性检测(constancy test)：设备在影响放时诊断以前性能改变的判断，即在使用期对其稳定性进行检测(一致性检测)。

每一种检测都有一定的具体要求和适用范围及听需的测试工具。检测后，必须对设备性能的劣化原因进行分析并加以校正。

(2)影像质量标准的监测：制定医学影像质量标准的目的，是以最优的成像技术条件为保证，达到合理的最低辐射剂量水平，为临床提供满足诊断要求的高质量影像。

X线影像质量标准包括两部分内容：人体各部位影像质量标准和标准图像必须遵循的一般准则。

1)人体各部位影像质量标准：包括影像显示标准、重要的影像细节显示标准、体位显示标准、患者剂量标准、图像影像特定点的密度值、成像技术标准等。

2)标准图像必须遵循的一般准则：①影像显示必须能够满足临床的诊断学要求。②图像影像中的注释完整、齐全、无误。包括检查日期、影像序号、定位标志及单位名称等。③无任何技术操作缺陷，包括无划伤、污染、粘片、脱膜、指痕、漏光、静电及伪影等。④用片尺寸合理，分格规范，照射野大小控制适当。⑤影像整体布局美观，无失真变形。⑥对检查部位之外的辐射敏感组织和器官应尽可能加以屏蔽。⑦图像影像的诊断密度值范围应控制在 0.25～2.0。

对于人体各摄影部位的影像应按照相应的标准进行检验，并和标准图像遵循的准则逐一核对，加以分析和总结。

(3)质量控制效果的评价：通过检测发现设备性能超过了所规定的误差限，必须及时维修，重新检测，并对检测结果加以评价，使设备保持良好的稳定状态。

通过对人体各摄影部位影像质量标准的检验并加以评价，进行分析和总结，找出工作中的失误并加以改进，不断提高影像质量。

3.运用 PDCA 循环方法，实施全面质量管理　全面质量管理方法是由密切相关的四个阶段组成的，即计划(plan)、实施(do)、检查(check)、总结(action)，简称 PDCA 循环方法，并把它应用于影像质量管理活动中，效果显著。

(1)计划(plan)阶段：包括工作目标、人员组织分工、设备材料购置方案、技术路线与方法、质量控制标准和目标管理项目等。计划的制定要保证可行性、科学性、稳定性、可定量性和严肃性。

(2)实施(do)阶段：按计划内容进行具体工作，形成惯性运行。必须做到：各级各类人员在整个计划中的任务、职责要明确具体，规章制度合理可行，人员任务配置合理，工作作风良好。

(3)检查(check)阶段：利用客观的物理评价和统计学手段，将实施结果与计划相比较，了解进展情况，及时发现问题。

(4)总结(action)阶段：根据上一阶段提供的数据、图表及反映出的问题进行分析，找出问题的主次并加以纠正。对于暂时不能解决的问题，拟定改进措施向下一级 PDCA 转移，反馈到新的计划中去。按照 PDCA 循环方法，上一级 PDCA 是下一级的依据，而下一级 PDCA 又是上一级的具体化和落实。每循环一次，就向新的水平迈进一步，循序渐进，从而达到全面质量管理的目的。

(马湘乔)

第二节　头部 X 线摄影

一、头颅后前位(PA Skull)(图 1—17)

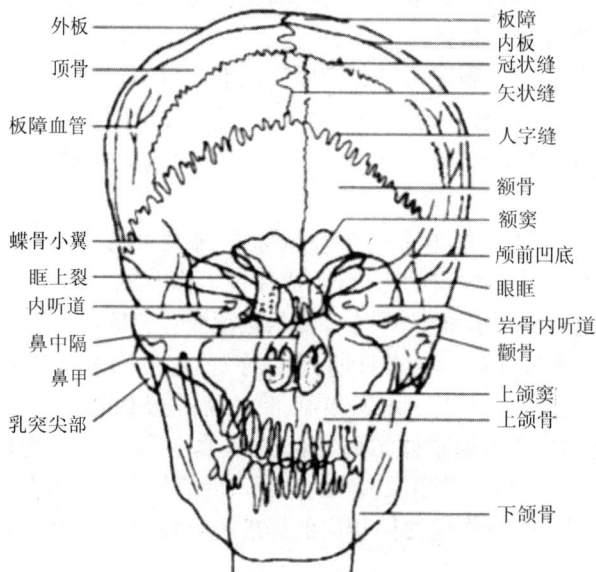

图 1—17　颅骨正位像结构示意图

1.体位

(1)患者俯卧于摄影台上,两臂放于头部两旁,使头颅正中矢状面垂直台面并与台面中线重合。

(2)下颌内收,听眦线与台面垂直,两侧外耳孔与台面等距。

(3)探测器上缘超出头顶3cm,下缘包括部分下颌骨。

(4)探测器置于滤线器托盘内,摄影距离为100cm。

2.中心线　垂直对准枕外隆凸,经眉间垂直射入探测器。

3.标准影像显示

(1)显示头颅正位影像,照片包括全部颅骨及下颌骨升支。

(2)矢状缝及鼻中隔影像居中,眼眶、上颌窦、筛窦等左右对称显示。

(3)顶骨及两侧颞骨的影像对称,距照片边缘等距离。

(4)颞骨岩骨上缘位于眼眶内正中,或内听道显示于眶正中。内听道显示清楚,两侧无名线距颅板等距离。

(5)颜骨骨板及骨质结构显示清晰。

二、头颅侧位(lateral skull)(图 1—18)

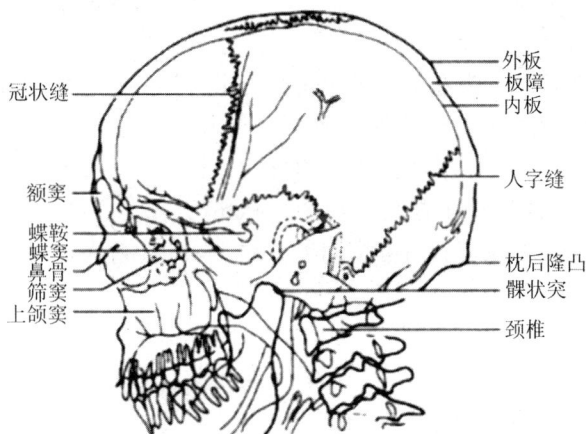

图 1—18　颅骨侧位像结构示意图

1.体位

(1)患者俯卧于摄影台上,头部侧转,被检侧贴近台面。

(2)头颅矢状面与台面平行,瞳间线与台面垂直,下颌稍内收,听眦线与台边垂直。

(3)探测器上缘超出头顶,下缘包括部分下颌骨。

(4)探测器置于滤线器托盘内,摄影距离为100cm。

2.中心线　对准外耳孔前、上各 2.5cm 处,垂直射入探测器。

3.标准影像显示

(1)显示头颅侧位整体观影像,照片包括全部颅骨及下颌骨升支。

(2)照片的上缘包括顶骨,前缘包括额骨、鼻骨,后缘包括枕外隆凸。

(3)蝶鞍位于照片正中略偏前,蝶鞍各缘呈单线的半月状阴影,无双边影。

(4)前颅窝底线重叠为单线,两侧乳突外耳孔、下颌骨小头基本重叠。

(5)听眦线与照片长轴平行。

(6)颅骨内、外板和板障及颅缝影显示清晰。

三、头颅前后半轴位(AP axial cranium position 或 Townes 位)(图 1—19)

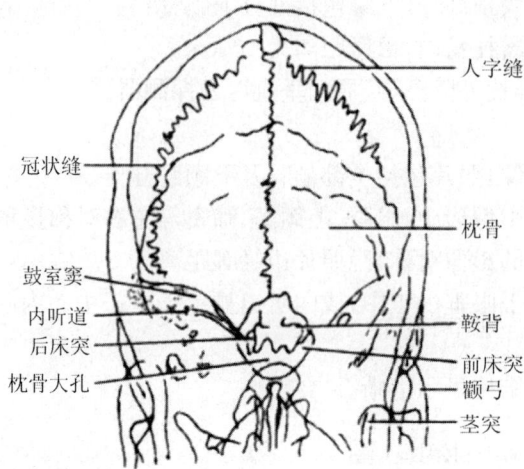

图 1—19　颅骨前后半轴位(Townes 位)像结构示意图

1. 体位

(1)患者仰卧于摄影台上,头部正中矢状面垂直于台面并与台面中线重合。

(2)下颌内收,使听眦线垂直台面,两侧外耳孔与台面等距。

(3)探测器上缘与头顶平齐,下缘低于下颌骨。

(4)探测器置于滤线器托盘内,摄影距离为 100cm。

2. 中心线　向足侧倾斜 30°角,对准眉间上方约 10cm 处射入,从枕外隆凸下方射出。

3. 标准影像显示

(1)照片位包括全部枕骨、岩骨、眶骨及下颌骨升支。

(2)矢状缝与鼻中隔连线位于照片正中,诸骨以此左右对称显示。

(3)两侧内听道位于岩骨正中清晰显示。

(4)鞍背于枕骨大孔内 1/2 处清晰显示。

四、副鼻窦华氏位(water's 或 parietoacanthial)(图 1—20)

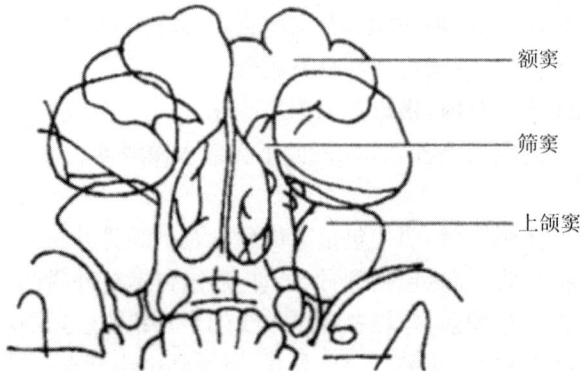

图 1—20　副鼻窦华氏位像结构示意图

1.体位

(1)患者俯卧,额部紧贴台面,头部正中矢状面垂直于台面并与台面中线重合。

(2)头稍后仰,使听眦线与台面成 37°角。

(3)两侧外耳孔与台面等距,鼻尖对准探测器中心。

(4)探测器置于滤线器托盘内,摄影距离为 100cm。

2.中心线　对准鼻尖与上唇间连线中点,垂直射入探测器。

3.标准影像显示

(1)两侧上颌窦对称显示于眼眶之下,呈倒置的三角形。

(2)颞骨岩部的投影位于上颌窦影的下方。

(3)后组筛窦及额窦显示良好。

五、副鼻窦柯氏位(Caldwell's)(图 1-21)

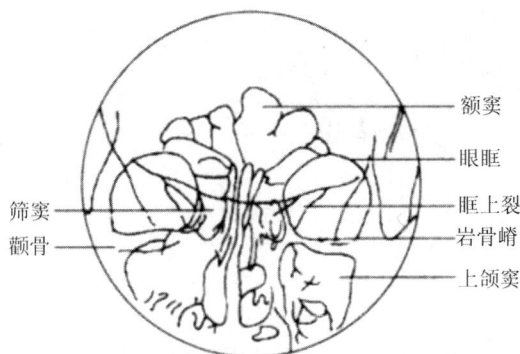

图 1-21　副鼻窦柯氏位像结构示意图

1.体位

(1)患者俯卧,两上肢放于头部两侧,鼻额紧贴台面。

(2)头部正中矢状面垂直台面并与台面中线重合。

(3)听眦线垂直台面,鼻根处置于探测器中心。

(4)探测器置于滤线器托盘内,摄影距离为 100cm。

2.中心线　向足侧倾斜 23°角,经鼻根部射入探测器中心。

3.标准影像显示

(1)额窦投影于眼眶的内上方。

(2)眼眶投影于照片的中部,两侧对称,其内可见眶上裂。

(3)前组筛窦显示于两眼眶影之间。

六、面骨后前 45°位(PA facial bones-parietoacanthial)

1.体位

(1)患者俯卧于摄影台上,双上肢上举肘部弯曲置于头部两旁。

(2)头部正中矢状面垂直台面并与台面中线重合。

(3)头稍仰起,听眦线与台面成 45°角,鼻尖对准探测器下 1/3 横线上。

(4)探测器置于滤线器托盘内,摄影距离为 100cm。

2.中心线 通过鼻根部垂直射入探测器。

七、下颌骨后前位（PA mandible）

1.体位

（1）患者俯卧，头部正中矢状面垂直台面并与台面中线重合。

（2）鼻尖及额部紧贴台面，听眦线垂直台面，上唇与下颌联合下缘连线中点对探测器中心。

（3）探测器上缘平外耳孔上 1cm，下缘包括颏部。

（4）探测器置于滤线器托盘内，摄影距离为 100cm。

2.中心线 对准两下颌角连线中点，垂直射入探测器。

八、下颌骨侧位（mandible－axiolateral）（图 1－22）

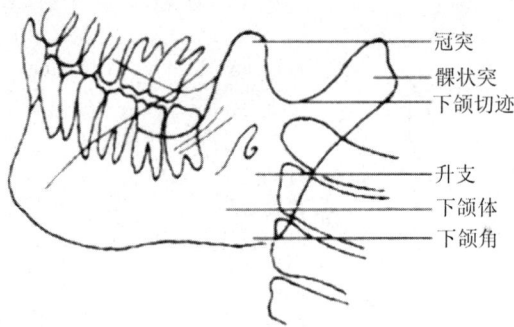

图 1－22 下颌骨侧位像结构示意图

1.体位

（1）患者仰卧于摄影台上，头面部转向被检侧，探测器置于颏高头顶低（倾斜 15°角）的木质角度板上。

（2）头部后仰下颌前伸，使下颌骨体部下缘与探测器横轴平行。

（3）头部正中矢状面与探测器平行，探测器前缘包括颏部，后缘包括外耳孔。

（4）摄影距离为 65～100cm。

2.中心线 向头侧倾斜 15°角，通过两下颌角连线中点射入探测器。

九、颞颌关节侧位（lateral tempor－omandibular joint 或 closed mouth and opened mouth）

1.体位

（1）患者俯卧，头部成标准头颅侧位，被检侧紧贴台面。

（2）患侧外耳孔前下各 2cm 处位于探测器中心。

（3）探测器置于滤线器托盘内，摄影距离为 100cm。

（4）左右两侧各照一张开口（尽量张大）及闭口像。

2.中心线 向足侧倾斜 25°角，对准对侧颞颌关节上方约 5cm 处射入探测器中心。

十、鼻骨侧位(lateral nasal bones)(图 1－23)

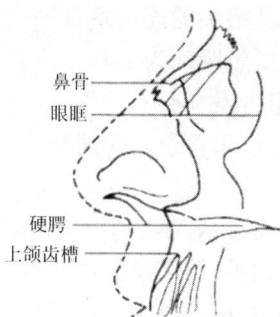

图 1－23 鼻骨侧位像结构示意图

1.体位

(1)患者俯卧,头颅成标准侧位,鼻根部下方 2cm 处位于探测器中心。

(2)探测器置于颧骨外侧(亦可用纸包片,曝光条件选用低毫安,长时间,高千伏)。

(3)摄影距离为 90～100cm。

2.中心线 对准鼻根下方 2cm 处垂直射入探测器。

十一、眼眶后前位(PA orbital)

1.体位

(1)患者俯卧,头部正中矢状面垂直台面,并与台面中线重合,鼻根部位于探测器中心。

(2)前额和鼻尖紧贴台面,使听眦线垂直台面。

(3)探测器置于滤线器托盘内,摄影距离为 100cm。

2.中心线 向足侧倾斜 20°角,通过鼻根部射入探测器。

3.标准影像显示

(1)鸡冠与鼻中隔连线位于照片正中,两眼眶以此左右对称显示。

(2)岩骨上缘投影于上颌窦内上 1/3 处。

(3)诸眶骨边界锐利,颅前窝底线清晰可见。

(马湘乔)

第三节 脊柱与骨盆 X 线摄影

一、第一、二颈椎张口位(AP"open mouth",C1－2)(图 1－24)

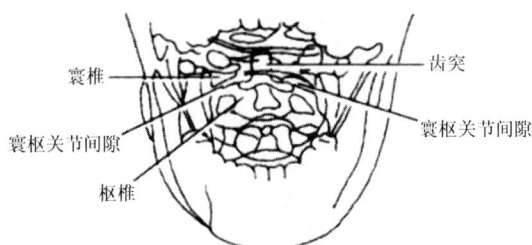

图 1－24 第一、二颈椎张口位像结构示意图

1.体位

(1)患者仰卧于摄影台上,双上肢放于身旁,头颅正中矢状面垂直台面并与台面中线重合。

(2)头后仰,使上颌门齿咬面至乳突尖的连线垂直于台面。

(3)探测器置于滤线器托盘内,摄影距离为100cm。

(4)曝光时嘱患者口张大或令患者发"啊……"声。

2.中心线　通过两嘴角连线中点,垂直射入探测器。

3.标准影像显示

(1)第1、2颈椎于上、下齿列之间显示,第2颈椎位于其正中。

(2)上、中切牙牙冠与枕骨底部相重,第2颈椎齿突不与枕骨重叠,单独清晰地显示。

(3)齿突与第1颈椎两侧块间隙对称,寰枕关节呈切线状显示。

二、颈椎正位 AP(cervical spine)

1.体位

(1)患者站立于摄影架前,颈背部靠近摄影架面板,人体正中矢状面垂直摄影架面板并与面板中线重合。

(2)头稍后仰,使上颌门齿咬合面至乳突尖的连线垂直于探测器。

(3)胶片上缘与外耳孔平齐,下缘包括第一胸椎。

(4)探测器置于滤线器托盘内,摄影距离为100~150cm。

2.中心线　向头侧倾斜10°~15°角,对准甲状软骨下方射入探测器中心。

3.标准影像显示

(1)显示第3~7颈椎正位影像,第3~7颈椎与第1胸椎显示于照片正中。

(2)颈椎棘突位于椎体正中,横突左、右对称显示。

(3)颈椎骨质、椎间隙与钩椎关节显示清晰。

(4)第1肋骨及颈旁软组织包括在照片内。

(5)气管投影于椎体正中,其边界易于分辨。

(6)下颌骨显示于第2、3颈椎间隙高度。

三、颈椎侧位(lateral cervical spine)(图1-25)

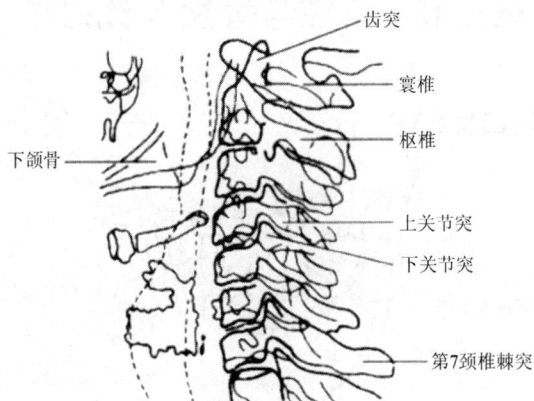

图1-25　颈椎侧位像结构示意图

1.体位

(1)患者侧立于摄影架前,两足分开使身体站稳,外耳孔与肩峰连线位于探测器中心。

(2)头部后仰,下颌前伸,头颈部正中矢状面平行于摄影架面板,上颌门齿咬合面与乳突尖端连线与水平面平行。

(3)双肩尽量下垂,必要时辅以外力向下牵引。

(4)探测器上缘包括外耳孔,下缘包括肩峰。

(5)探测器置于滤线器托盘内,摄影距离为100~150cm。

2.中心线 经甲状软骨平面颈部的中点,水平方向垂直射入探测器中心。

3.标准影像显示

(1)显示全部颈椎侧位影像,第1~7颈椎显示于照片正中。

(2)各椎体前后缘均无双缘现象。

(3)椎体骨质、各椎间隙及椎间关节显示清晰。

(4)下颌骨不与椎体重叠。

(5)气管、颈部软组织层次清楚。

四、颈椎后前斜位(anterior oblique cervical spine)(图1—26)

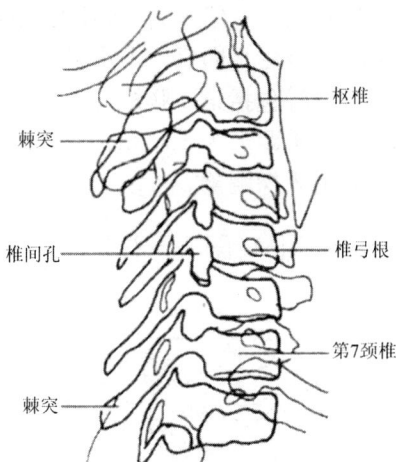

图1—26 颈椎后前斜位像结构示意图

1.体位

(1)患者取站立位,面向摄影架,被检侧靠近摄影架面板,使人体冠状面与摄影架面板成55°~65°角。下颌稍前伸,上肢尽量下垂。

(2)颈椎序列长轴,置于探测器长轴中线。

(3)探测器上缘包括外耳孔,下缘包括第一胸椎。

(4)探测器置于滤线器托盘内,摄影距离为100~150cm。

2.中心线 对准甲状软骨平面颈部中点,水平方向垂直射入探测器中心。

此体位用于检查颈椎椎间孔和椎弓根病变,应摄左右两侧,以做对比。

3.标准影像显示

(1)显示颈椎斜位影像,第1~7颈椎显示于照片正中。

(2)近胶片侧椎间孔、椎弓根显示清楚,椎间孔显示于椎体与棘突之间,椎弓根投影于椎体正中。

(3)诸椎体骨质清晰,椎间隙清晰。

(4)下颌骨不与椎体重叠。

五、颈胸椎正位(AP cervical spine and thoracic spine)

1.体位

(1)患者仰卧于摄影台上,人体正中矢状面垂直台面并与台面中线重合。

(2)头部稍后仰,双上肢置于身体两侧。

(3)探测器上缘包括第4颈椎,下缘包括第4胸椎。

(4)探测器置于滤线器托盘内,摄影距离为100cm。

2.中心线 对准第1胸椎垂直射入探测器。

六、颈胸椎侧位(swimmers lateral)

1.体位

(1)患者侧卧于摄影台上,近台侧上肢上举,肘部弯曲抱头。肱骨枕于头下。颈胸部尽量向前挺出。

(2)头部垫以棉垫,使颈椎与胸椎成一直线序列,并置于台面中线。

(3)远台侧上肢肩肱关节外旋,手臂尽量向后下方牵引,使两肩能上下方向错开。

(4)探测器上缘包括第4颈椎,下缘包括第4胸椎。

(5)探测器置于滤线器托盘内,摄影距离为100cm。

2.中心线 对准锁骨上窝垂直射入探测器。

七、胸椎正位(AP thoracic spine)(图1-27)

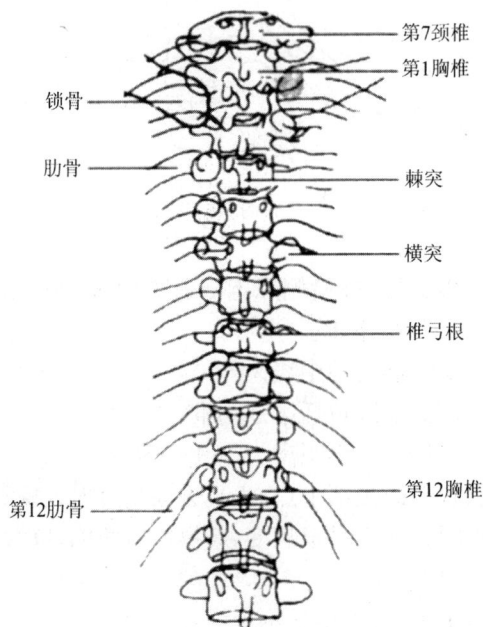

图1-27 胸椎正位像结构示意图

1.体位

(1)患者仰卧于摄影台上,人体正中矢状面垂直台面,并与台面中线重合。

(2)头稍后仰,双上肢放于身体两侧。

(3)探测器上缘包括第7颈椎,下缘包括第1腰椎。

(4)探测器置于滤线器托盘内,摄影距离为100cm。

2.中心线　对准胸骨角与剑突连线中点,与探测器垂直。

3.标准影像显示

(1)上部胸椎及第7颈椎或下部胸椎及第1腰椎,于照片正中显示。

(2)棘突序列于椎体正中,两侧横突、椎弓根对称显示。

(3)各椎体椎间隙清晰锐利,椎骨纹理显示明了。

八、胸椎侧位(lateral thoracic spine)(图1—28)

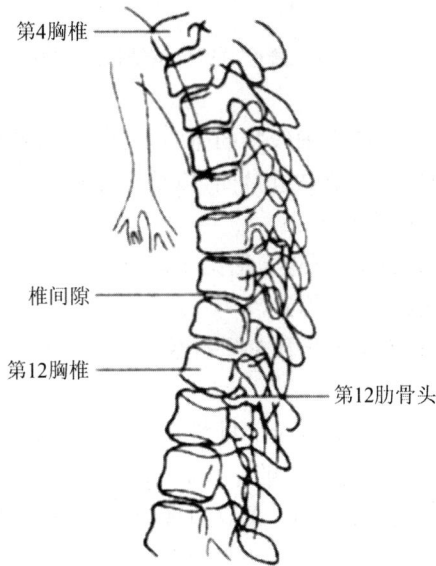

图1—28　胸椎侧位像结构示意图

1.体位

(1)患者侧卧于摄影台上,双侧上肢尽量上举抱头,双下肢屈曲,膝部上移。

(2)腰部垫以棉垫,使胸椎序列平行于台面,并置于台面中线。

(3)探测器上缘包括第7颈椎,下缘包括第1腰椎。

(4)探测器置于滤线器托盘内,摄影距离为100cm。

2.中心线　对准胸7椎体,垂直射入探测器(腰部如不垫棉垫,中心线应向头部倾斜5°～10°角,使中心线与胸椎长轴垂直)。

3.标准影像显示

(1)第3～12胸椎呈侧位显示于照片正中,略有后突弯曲,不与肱骨重叠。

(2)椎体各缘呈切线状显示,无双边现象,椎间隙清晰明确。

(3)肺野部分密度均匀与椎体对比调和。

(4)各椎体及其附件结构易于分辨,骨纹理清晰显示。

九、腰椎前后位（AP lumbar spine）（图1－29）

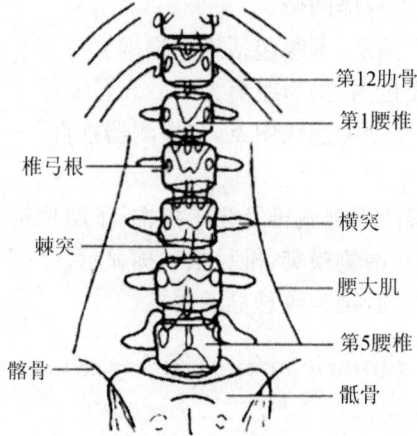

图1－29　腰椎前后位像结构示意图

1.体位

(1)患者仰卧于摄影台上,人体正中矢状面垂直台面,并与台面中线重合。

(2)两侧髋部和膝部弯曲,使腰部贴近台面,以矫正腰椎生理弯曲度,减少失真。

(3)双上肢放于身体两侧或上举抱头。

(4)探测器上缘包括第12胸椎,下缘包括第1骶椎。

(5)探测器置于滤线器托盘内,摄影距离为100cm。

2.中心线　对准脐上3cm处,垂直射入探测器。

3.标准影像显示

(1)照片包括第11胸椎至第2骶椎全部椎骨及两侧腰大肌。

(2)锥体序列于照片正中,两侧横突、椎弓根对称显示。

(3)第3腰椎椎体各缘呈切线状显示,无双边现象,椎间隙清晰可见。

十、腰椎侧位（lateral lumbar spine）（图1－30）

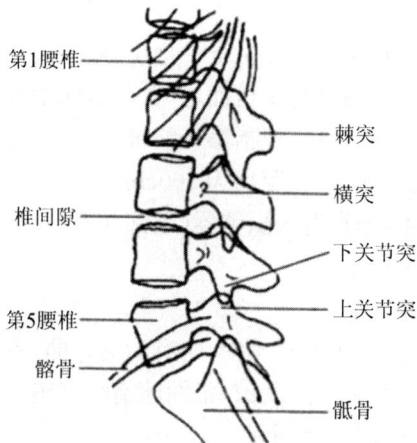

图1－30　腰椎侧位像结构示意图

1.体位

(1)患者侧卧于摄影台上,双上肢自然上举抱头,双下肢屈曲,膝部上移。

(2)腰部用棉垫垫平,使腰椎序列平行于台面,并置于台面中线。

(3)探测器上缘包括第11胸椎,下缘包括上部骶椎。

(4)探测器置于滤线器托盘内,摄影距离为100cm。

2.中心线　对准第3腰椎与探测器垂直。

3.标准影像显示

(1)照片包括第11胸椎至第2骶椎椎骨。

(2)腰椎椎体各缘无双边现象,尤其是第3腰椎。

(3)椎体骨皮质和骨小梁结构清晰可见。

(4)椎弓根、椎间孔和邻近软组织可见。

(5)椎间关节、腰骶关节及棘突可见。

十一、腰椎斜位(posterior oblique lumbar spine)(**图** 1－31)

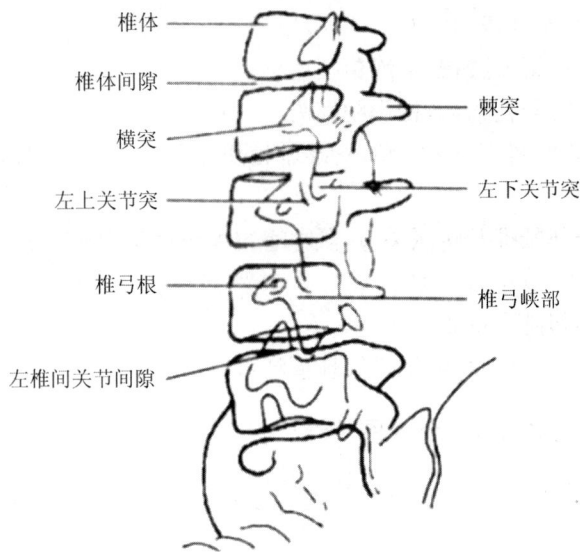

图1－31　腰椎斜位像结构示意图

1.体位

(1)患者侧卧于摄影台上,近台面侧髋部及膝部弯曲,对侧下肢伸直。

(2)身体后倾,使冠状面与台面约成45°角。腰椎长轴对准台面中线。

(3)探测器上缘包括第11胸椎,下缘包括上部骶椎。

(4)探测器置于滤线器托盘内,摄影距离为100cm。

2.中心线　对准第3腰椎与探测器垂直(此位常规照左右两后斜位,便以两侧对比观察)。

3.标准影像显示

(1)第1～5腰椎及腰骶关节呈斜位,于照片正中显示。

(2)各椎弓根投影于椎体正中或前1/3处,检测椎间关节间隙呈切线状的单边显示,投影于椎体后1/3处。

(3)椎间隙显示良好,第3腰椎上、下面的两侧缘应重合为一致密线状影。

(4)与椎体相重叠的椎弓部结构,应显示清晰分明。

十二、骶椎正位(AP sacrum)(图1-32)

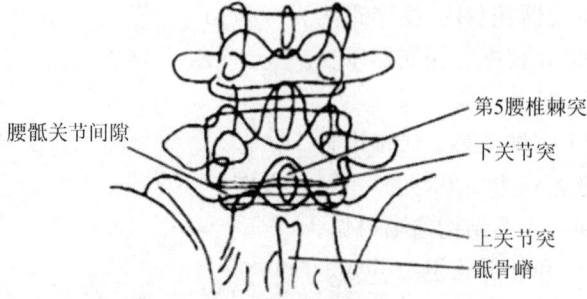

图1-32 骶椎正位像结构示意图

1.体位

(1)患者仰卧于摄影台上,人体正中矢状面垂直台面,并与台面中线重合。

(2)双下肢伸直,两趾并拢。

(3)探测器上缘包括第4腰椎,下缘包括尾椎。

(4)探测器置于滤线器托盘内,摄影距离为100cm。

2.中心线 向头侧倾斜15°~20°角,对准耻骨联合上缘3cm处射入探测器。

3.标准影像显示

(1)照片应包括全部骶椎及腰骶关节,骶中嵴位于照片正中显示。

(2)骶椎孔及骶髂关节左右对称。

(3)耻骨联合部不与骶椎重叠。

(4)无肠内容物与骶椎重叠,骶椎骨纹理清晰可见。

十三、尾椎正位(AP coccyx)(图1-33)

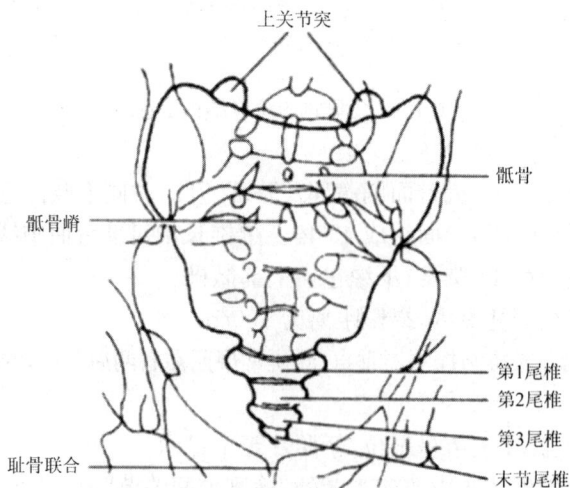

图1-33 尾椎正位像结构示意图

1.体位

(1)患者仰卧于摄影台上,人体正中矢状面垂直于台面,并与台面中线重合。

(2)双下肢伸直,两踇趾并拢。

(3)探测器上缘包括髂骨嵴,下缘超出耻骨联合。

(4)探测器置于滤线器托盘内,摄影距离为100cm。

2.中心线 向足侧倾斜10°角,对准两侧髂前上棘连线中点,射入探测器。

十四、骶尾椎侧位(lateral sarum and coccyx)(图1—34)

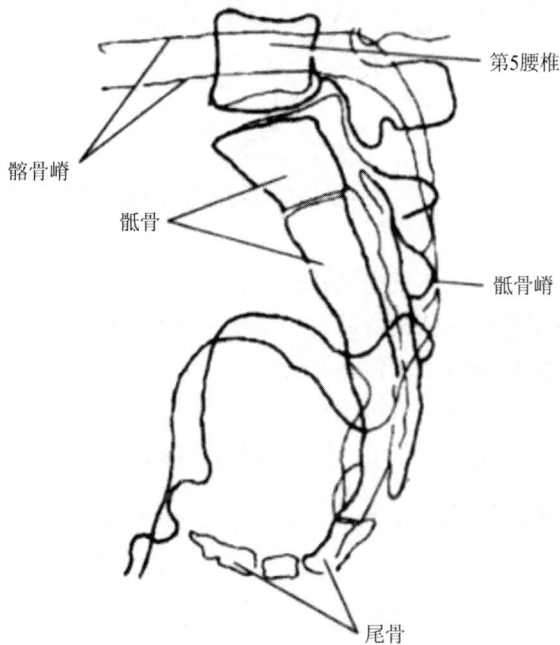

图1—34 骶尾椎侧位像结构示意图

1.体位

(1)患者侧卧与摄影台上,双下肢屈曲,膝部上移。

(2)骶尾部后平面垂直于台面,腰部垫以棉垫。使骶、尾骨正中矢状面与台面平行,并置于探测器范围内。

(3)探测器上缘包括第5腰椎,下缘包括全部尾椎。

(4)探测器置于滤线器托盘内,摄影距离为100cm。

2.中心线 对准髂后下棘前方8cm处,垂直射入探测器。

3.标准影像显示

(1)骶尾椎及腰骶关节位于照片正中显示,边界明确,其椎体各节易于分辨。

(2)骶椎两侧无名线应重叠为单一致密线。

(3)腰骶关节及骶尾关节间隙清晰可见。

十五、骶髂关节前后位（AP axial sacroiliac joints）（图 1—35）

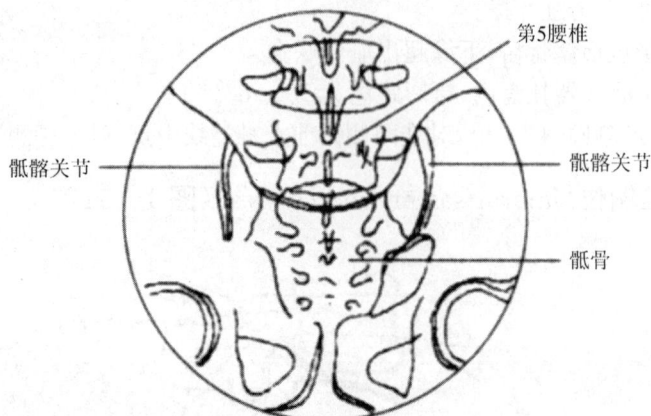

第5腰椎

骶髂关节

骶髂关节

骶骨

图 1—35　骶髂关节前后斜位像结构示意图

1. 体位

(1)患者仰卧于摄影台上,人体正中矢状面垂直台面,并与台面中线重合。

(2)双下肢伸直,或双髋和双膝稍弯曲并用棉垫稍垫高,使腰椎摆平。

(3)探测器上缘超出髂骨嵴,下缘包括耻骨联合。

(4)探测器置于滤线器托盘内,摄影距离为 100cm。

2. 中心线　向头侧倾斜 10°～25°角,对准两髂前上棘连线中点,射入探测器中心。

十六、骶髂关节前后斜位（posterior oblique sacroiliac joints）（图 1—36）

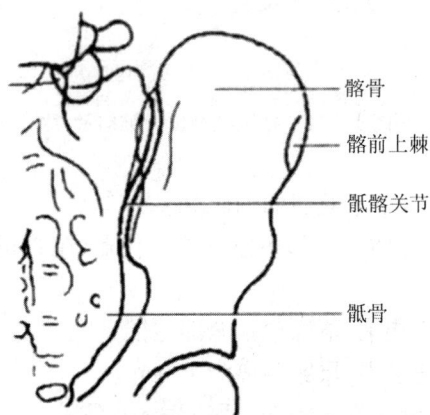

髂骨

髂前上棘

骶髂关节

骶骨

图 1—36　骶髂关节前后斜位像结构示意图

1. 体位

(1)患者仰卧于摄影台上,被检侧腰部及臀部抬高,使人体冠状面与台面成 20°～25°角。

(2)将被检侧的髂前上棘内侧 2.5cm 处的纵切面对准台面中线。

(3)两髂前上棘连线平面置于探测器上下的中线。探测器上缘包括髂骨嵴,下缘包括耻骨。

(4)探测器置于滤线器托盘内,摄影距离为 100cm。

2. 中心线　对准被检侧髂前上棘内侧 2.5cm 处,垂直射入探测器。

十七、骨盆前后正位（AP pelvis）（图1—37）

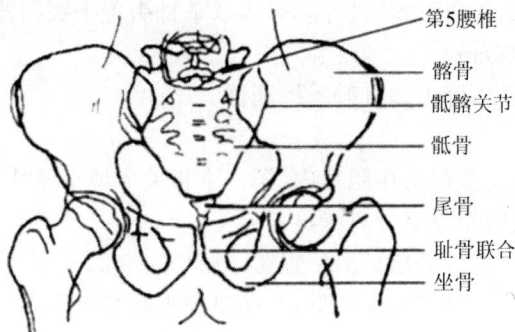

图1—37　骨盆前后正位像结构示意图

1. 体位

(1)患者仰卧于摄影台上,人体正中矢状面垂直台面,并与台面中线重合。

(2)两下肢伸直,双足轻度内旋(10°～15°),踇趾并拢。两侧髂前上棘至台面的距离相等。

(3)探测器上缘包括髂骨嵴,下缘达耻骨联合下方3cm。

(4)探测器置于滤线器托盘内,摄影距离为100cm。

2. 中心线　对准两髂前上棘连线中点下方3cm处,垂直射入探测器。

3. 标准影像显示

(1)照片包括全部骨盆诸骨及股骨近端1/4,且左右对称,骨盆腔位于照片正中显示。

(2)耻骨不与骶椎重叠,两侧大粗隆内缘与股骨颈重叠1/2。

(3)两侧髂骨翼与其他诸骨密度均匀,且骨纹理清晰可见。

（郭侨阁）

第四节　四肢X线摄影

一、手掌后前位（PA hand）（图1—38）

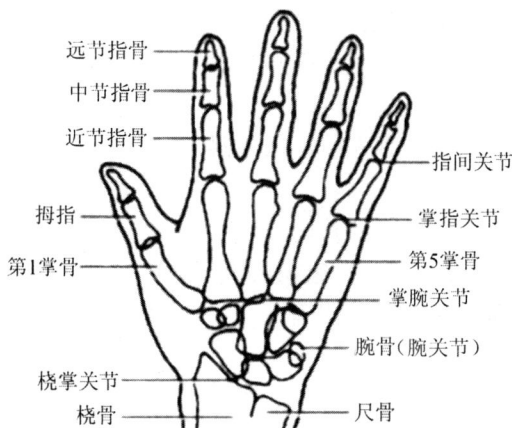

图1—38　手掌后前位像结构示意图

1.体位

(1)患者侧坐于摄影台一端,屈肘约90°角。

(2)五指自然分开,掌心向下紧贴探测器,第3掌骨头置于探测器中心。

(3)摄影距离90~100cm。

2.中心线　对准第3掌骨头垂直射入探测器。

3.标准影像显示

(1)全部掌指骨及腕关节包括在照片内,第三掌指关节位于照片正中。

(2)五个指骨以适当的间隔呈分离状显示。

(3)二至五掌指骨呈正位,拇指呈斜位投影。

(4)掌骨至指骨远端,骨纹理清晰可见,并能呈现出软组织层次。

二、掌下斜位(oblique hand)(图1—39)

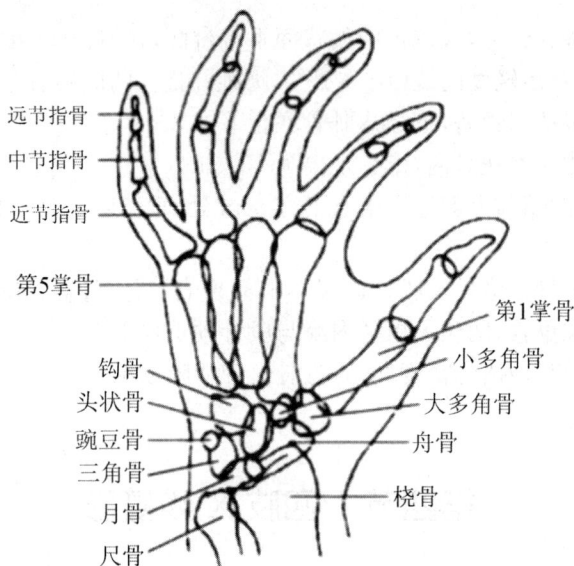

图1—39　掌下斜位像结构示意图

1.体位

(1)患者侧坐于摄影台一端,屈肘约90°角。

(2)五指均匀分开,稍弯曲,指尖触及探测器。手指内旋,使掌心面与探测器约成45°角。

(3)摄影距离为90~100cm。

2.中心线　对准第5掌骨头,垂直射入探测器。

3.标准影像显示

(1)全部掌指骨及腕关节包括在照片内,呈斜位投影,第三掌指关节位于照片正中。

(2)全部掌指骨骨纹理清晰可见,软组织层次显示良好。

(3)大多角骨与第一掌指关节间隙明确。

三、拇指正位(掌上位)(AP thumb)(图1-40)

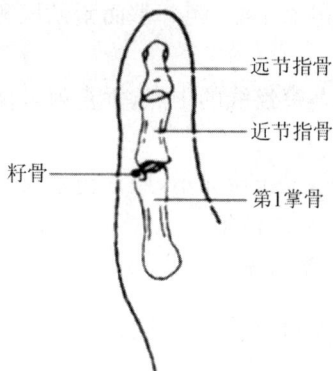

图1-40 拇指正位像结构示意图

1.体位

(1)患者坐于摄影台一端,手背内旋使掌心向上,拇指背侧紧贴探测器。

(2)患者自己用健侧手将其余四指抓住并背屈。

(3)摄影距离为90~100cm。

2.中心线 对准拇指的指掌关节,垂直射入探测器。

四、拇指侧位(lateral thumb)

1.体位

(1)患者侧坐于摄影台一端,肘部弯曲,约成直角,拇指外侧缘紧贴探测器,使拇指背面与探测器垂直。

(2)其余手指握拳,用以支持手掌,防止抖动。

(3)摄影距离为90~100cm。

2.中心线 对准拇指的指掌关节,垂直射入探测器。

五、腕关节后前位(PA wrist)(图1-41)

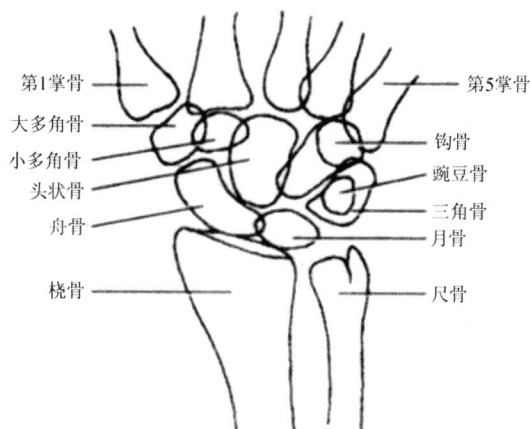

图1-41 腕关节后前位像结构示意图

1.体位

(1)患者坐位,腕关节成后前位,肘部弯曲约成90°角。

(2)手半握拳,腕关节置于探测器中心,腕部掌面紧贴探测器。

(3)摄影距离为90～100cm。

2.中心线　对准尺骨和桡骨茎突连线的中点,垂直射入探测器。

3.标准影像显示

(1)腕关节诸骨位于照片正中,呈正位显示,照片包括尺、桡骨远端及掌骨近端。

(2)掌腕关节及桡腕关节间隙显示清晰。

(3)诸骨纹理及周围软组织清晰可见。

六、腕关节侧位(lateral wrist)(图1－42)

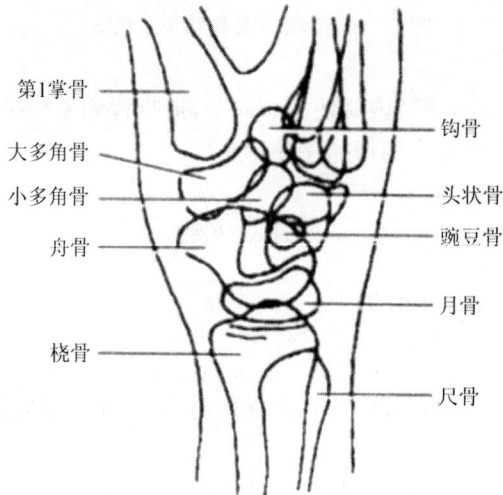

图1－42　腕关节侧位像结构示意图

1.体位

(1)患者侧坐于摄影台旁,肘部弯曲,约成直角。

(2)手指和前臂侧放,将第五掌骨和前臂尺侧紧贴探测器,尺骨茎突置于探测器中心。

(3)摄影距离为90～100cm。

2.中心线　对准桡骨茎突,垂直射入探测器。

3.标准影像显示

(1)腕关节呈侧位显示,位于照片正中。

(2)尺、烧骨远端重叠良好。

(3)诸骨纹理及周围软组织清晰可见。

七、腕关节外展位(PA wrist－ulnar flexion)(图 1－43)

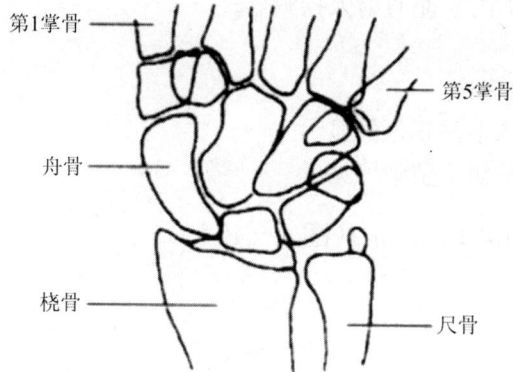

图 1－43 腕关节外展位像结构示意图

1.体位

(1)患者面向摄影台一端就坐,自然屈肘,掌心向下。

(2)探测器置于一个 20°角度板上(或用沙袋垫高 20°)。

(3)腕部平放于探测器上,手掌尽量向尺侧偏移。

(4)摄影距离 90~100cm(用于观察舟状骨)。

2.中心线 对准尺骨和桡骨茎突连线中点,垂直射入探测器。

八、前臂正位(AP forearm)(图 1－44)

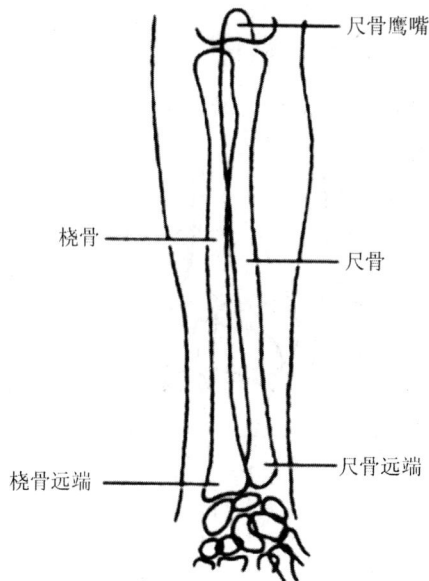

图 1－44 前臂正位像结构示意图

1.体位

(1)患者面向摄影台一端就坐,前臂伸直,掌心向上,背面紧贴探测器。

(2)前臂长轴与探测器长轴平行。

(3)探测器上缘包括肘关节,下缘包括腕关节。

(4)摄影距离 90～100cm。

2.中心线　对准前臂中点,垂直射入探测器。

3.标准影像显示

(1)显示尺、桡骨正位影像。

(2)腕关节和(或)轴关节呈正位像显示。

(3)诸骨纹理及周围软组织清晰可见。

九、前臂侧位(lateral forearm)(图 1—45)

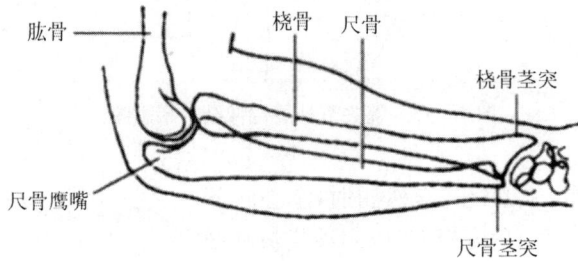

图 1—45　前臂侧位像结构示意图

1.体位

(1)患者面向摄影台一端就坐,屈肘约成 90°角。

(2)前臂呈侧位,尺侧紧贴探测器,肩部下移,尽量接近肘部高度。

(3)探测器上缘包括肘关节,下缘包括腕关节。

(4)摄影距离为 90～100cm。

2.中心线　对准前臂中点,垂直射入探测器中心。

十、肘关节正位(AP elbow)(图 1—46)

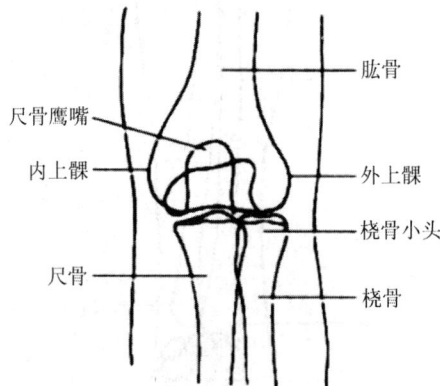

图 1—46　肘关节正位像结构示意图

1.体位

(1)患者面向摄影台一端就坐,前臂伸直,掌心向上。

(2)尺骨鹰嘴突置于探测器中心并紧贴探测器。

(3)摄影距离为 90～100cm。

2.中心线 对准肘关节(肘横纹中点)垂直射入探测器。

3.标准影像显示

(1)照片包括肱骨远端及尺、桡骨近端,其关节间隙位于照片正中显示。

(2)肘关节面呈切线位显示,明确锐利。

(3)鹰嘴窝位于肱骨内外髁正中稍偏尺侧。

(4)肘关节诸骨纹理及周围软组织清晰可见。

十一、肘关节侧位(lateral elbow)(图1—47)

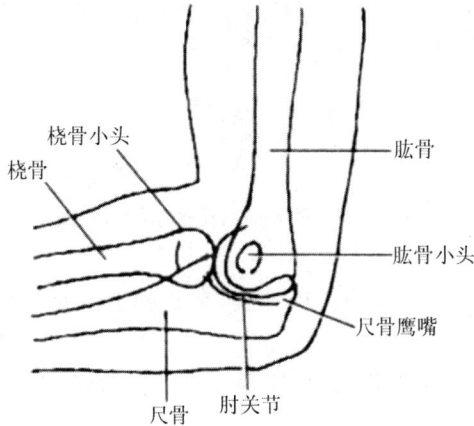

图1—47 肘关节侧位像结构示意图

1.体位

(1)患者面向摄影台一端侧坐,屈肘成90°角,肘关节内侧紧贴探测器。

(2)手掌心面对患者,拇指在上,尺侧朝下,成侧位姿势。

(3)肩部下移,尽量接近肘部高度。

(4)摄影距离为90～100cm。

2.中心线 对准肘关节间隙,垂直射入探测器。

3.标准影像显示

(1)肱骨远端与尺、桡骨近端呈90°～120°角。

(2)尺骨与肱骨的关节间隙显示明确、锐利。

(3)肱骨外髁重叠,呈圆形投影。

(4)肘关节诸骨纹理清晰,周围软组织层次分明。

十二、肱骨前后位（AP supine humerus）（图1-48）

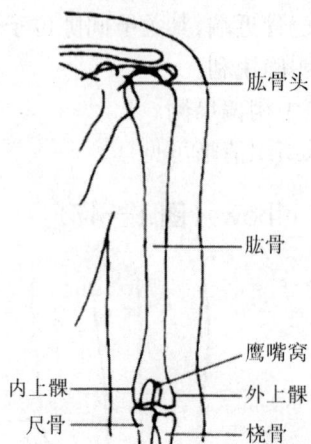

图1-48　肱骨前后位像结构示意图

1.体位

（1）患者仰卧于摄影台上，手臂伸直稍外展，掌心朝上。对侧肩部稍垫高，使被检侧上臂尽量贴近探测器。

（2）肱骨长轴与探测器长轴保持一致，探测器上缘包括肩关节，下缘包括肘关节。

（3）摄影距离为90~100cm。

2.中心线　对准肱骨中点，垂直射入探测器。

3.标准影像显示

（1）显示肱骨正位影像

（2）软组织影像显示良好。

十三、肱骨侧位（supine lateral humerus）（图1-49）

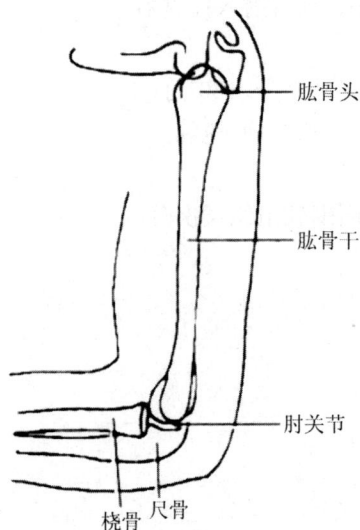

图1-49　肱骨侧位像结构示意图

1.体位

(1)患者仰卧于摄影台上,对侧肩部稍垫高,使被检侧上臂尽量贴近探测器。

(2)被检侧上臂与躯干稍分开,肘关节弯曲成90°角,成侧位姿势置于胸前。

(3)肱骨长轴与探测器长轴平行一致。

(4)探测器上缘包括肩关节,下缘包括肘关节。

(5)摄影距离为90～100cm。

2.中心线　对准肱骨中点,垂直射入探测器。

3.标准影像显示

(1)显示肱骨侧位影像。

(2)软组织影像显示良好。

十四、肩关节前后正位(AP supine shoulder)(图1—50)

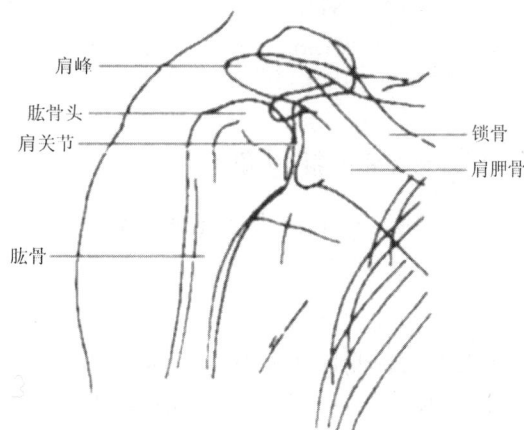

图1—50　肩关节前后正位像结构示意图

1.体位

(1)患者仰卧于摄影台上,被检侧肩胛骨喙突置于台面正中线上。

(2)被检侧上肢向下伸直,掌心向上。对侧躯干稍垫高,使被检侧肩部紧贴台面。

(3)探测器上缘超出肩部,外缘包括肩部软组织。

(4)探测器置于滤线器托盘内,摄影距离为100cm。

2.中心线　对准喙突垂直射入探测器。

3.标准影像显示

(1)照片包括肩关节诸骨,其关节位于照片正中或稍偏外显示。

(2)肩关节盂前后重合,呈切线位显示,不与肱骨头重叠,关节间隙显示清晰明了。

(3)肱骨小结位于肱骨头外1/3处显示。

(4)肱骨头、肩峰及锁骨纹理显示清晰,周围软组织层次可辨。

十五、肩关节穿胸侧位(erect transthor—aciclateral)

1.体位

(1)患者侧立于摄影架前,被检侧上臂外缘紧贴摄影架面板。

(2)被检侧上肢及肩部尽量下垂,掌心向前,对侧上肢高举抱头。

(3)被检侧肱骨外科颈对准探测器中心。

(4)探测器置于滤线器托盘内,摄影距离为100cm。

2.中心线 水平方向通过对侧腋下,经被检侧上臂的上1/3处,垂直射入探测器。

十六、锁骨后前正位(PA clavicle)(图1—51)

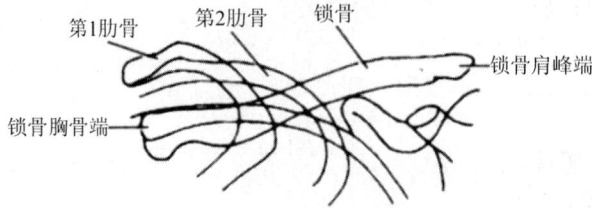

图1—51 锁骨后前正位像结构示意图

1.体位

(1)患者俯卧于摄影台上,被检侧锁骨中点对探测器上1/3横线中点。

(2)头面部转向对侧,使锁骨与台面贴近,被检侧手臂内旋,掌心向上。

(3)肩部下垂,使肩部与胸锁关节相平。

(4)摄影距离为90～100cm。

2.中心线 通过锁骨中点,向足侧倾斜10°角。

十七、肩锁关节后前位(PA acromioclavicular(AC)joints)

1.体位

(1)患者直立于摄影架前,面向探测器,两足分开,使身体站稳。

(2)两臂下垂,两侧肩锁关节对探测器横轴中线,人体正中矢状面对探测器纵轴中线。

(3)两手各握重量相等的沙袋一只,使肩部下垂,锁骨成水平状。

(4)摄影距离为90～100cm。

2.中心线 对准第三胸椎,水平方向与探测器垂直(深吸气后屏气曝光)。

十八、足前后正位(AP foot)(图1—52)

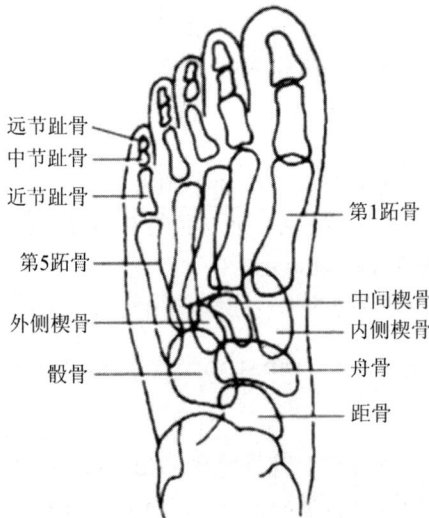

图1—52 足前后正位像结构示意图

1. 体位

(1)患者仰卧或坐于摄影台上,被检侧膝关节弯曲,足底部紧贴探测器。

(2)探测器上缘包括足趾,下缘包括足跟,第三跖骨基底部放于探测器中心,并使探测器中线与足部长轴一致。

(3)摄影距离为 90～100cm。

2. 中心线　通过第三跖骨基底部,垂直(或向足跟侧倾斜 15°角)射入探测器。

3. 标准影像显示

(1)照片包括蹠、趾及跗骨,第 3 跖骨基底部位于照片正中。

(2)跗骨到趾骨远端密度适当,骨纹理清晰可见。

(3)舟距关节与骰跟间隙清晰可见。

十九、足内斜位(oblique foot)(图 1—53)

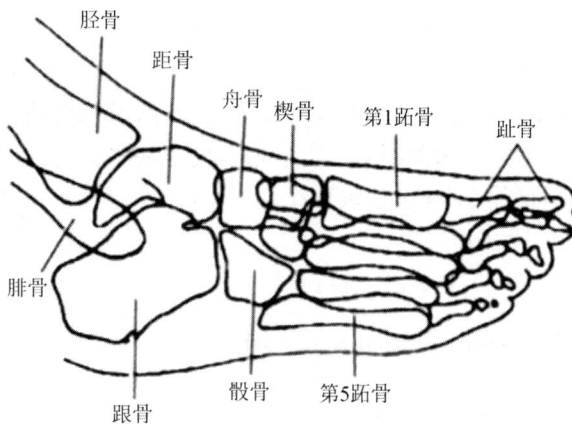

图 1—53　足内斜位像结构示意图

1. 体位

(1)患者仰卧或坐于摄影台上,被检侧膝部弯曲,足底部紧贴探测器。

(2)探测器前缘包括足趾,后缘包括足跟。

(3)第三跖骨基底部放于探测器中心,将躯干和被检侧下肢向内倾斜,使足底与探测器成 30°～50°角。

(4)摄影距离为 90～100cm。

2. 中心线　通过第三跖骨基底部,垂直射入探测器。

3. 标准影像显示

(1)全足诸骨呈斜位,第 3、4 跖骨基底部位于照片正中。

(2)第 1、2 跖骨部分重叠,其余均单独显示。

(3)距跟关节、楔舟关节及第 3、4 跗跖关节间隙显示明确。

(4)全足诸骨密度基本均匀,骨纹理清晰。

二十、足侧位（mediolateral foot）（图 1－54）

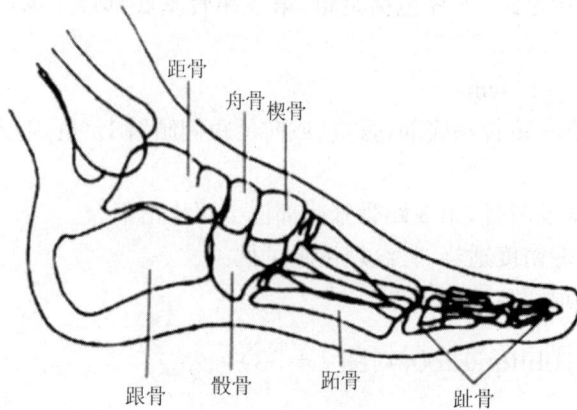

图 1－54　足侧位像结构示意图

1.体位

(1)患者侧卧于摄影台上,被检侧下肢外侧缘靠近台面,膝部弯曲。

(2)被检侧足部外侧缘紧贴探测器,足部呈侧位,使足底平面与探测器垂直。

(3)探测器上缘包括足趾,下缘包括跟骨。

(4)摄影距离为 90～100cm。

2.中心线　通过足部中点,垂直射入探测器。

二十一、跟骨侧位（lateral calcaneus）（图 1－55）

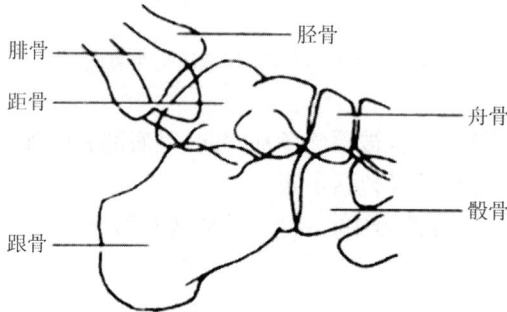

图 1－55　跟骨侧位像结构示意图

1.体位

(1)患者侧卧于摄影台上,被检侧下肢外侧缘紧贴台面,膝部弯曲。

(2)被检侧足部外侧紧贴探测器,使足底平面垂直探测器。

(3)跟骨置于探测器中心。

(4)摄影距离为 90～100cm。

2.中心线　对准跟距关节,垂直射入探测器。

3.标准影像显示

(1)照片包括踝关节及部分距骨,跟骨位于照片正中,呈侧位显示。

(2)距骨下关节面呈切线位显示,其关节间隙清晰可见。

（3）跟骨纹理显示清晰。

二十二、跟骨轴位（plantodorsal）（图 1-56）

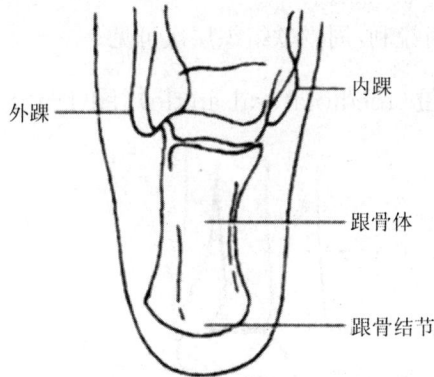

图 1-56 跟骨轴位像结构示意图

1.体位

（1）患者仰卧或坐于摄影台上,被检侧下肢伸直。

（2）小腿长轴与探测器长轴一致,踝关节置于探测器中心,踝部极度背屈。

（3）摄影距离为 90～100cm。

2.中心线 向头侧倾斜 35°～45°角,通过第三跖骨基底部射入探测器中心。

二十三、踝关节前后位（APankle）（图 1-57）

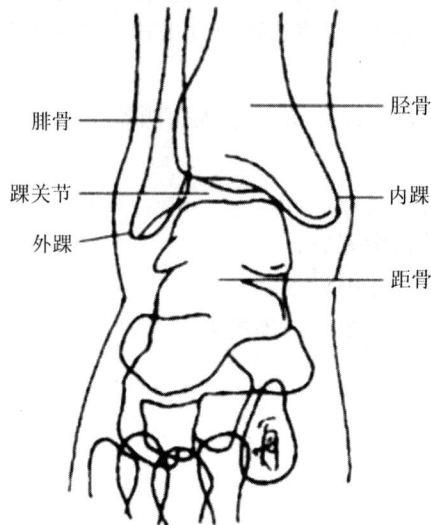

图 1-57 踝关节前后位像结构示意图

1.体位

（1）患者仰卧或坐于摄影台上,被检侧下肢伸直,将踝关节置于探测器中心。

（2）小腿长轴与探测器中线平行,足稍内旋,足尖下倾。

（3）摄影距离为 90～100cm。

2.中心线　通过内、外踝连线中点上方1cm处,垂直射入探测器。

3.标准影像显示

(1)踝关节位于照片下 1/3 中央,关节面呈切线位,其间隙清晰可见。

(2)胫腓联合间隙不超过 0.5cm。

(3)踝关节诸骨纹理清晰锐利,周围软组织层次可见。

二十四、踝关节外侧位(mediolateral ankle)(图 1-58)

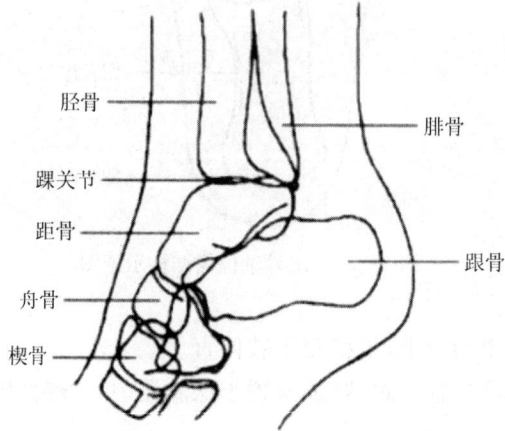

图 1-58　踝关节外侧位像结构示意图

1.体位

(1)患者侧卧于摄影台上,被检侧靠近台面。

(2)被检侧膝关节稍屈曲,外踝紧贴探测器,足跟摆平,使踝关节成侧位。

(3)小腿长轴与探测器长轴平行,将内踝上方 1cm 处置于探测器中心。

(4)摄影距离为 90~100cm。

2.中心线　对准内踝上方 1cm 处,垂直射入探测器。

3.标准影像显示

(1)距骨滑车面内外缘重合良好。

(2)腓骨小头重叠于胫骨正中偏后。

(3)踝关节位于照片下 1/3 正中显示。

(4)踝关节诸骨纹理及周围软组织清晰可见。

二十五、胫腓骨前后位（AP leg 或 tibia and fibula）（图 1－59）

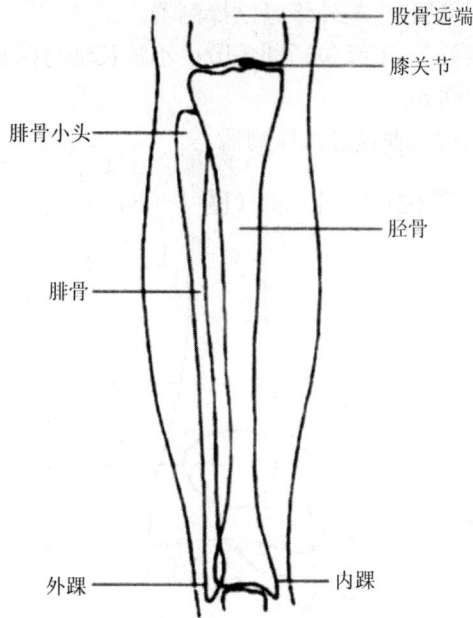

图 1－59　胫腓骨前后位像结构示意图

1. 体位

(1)患者仰卧或坐于摄影台上,被检侧下肢伸直,足稍内旋。

(2)小腿长轴与探测器长轴一致,上缘包括膝关节,下缘包括踝关节。

(3)摄影距离为 90～100cm。

2. 中心线　对准小腿中点,垂直射入探测器。

二十六、胫腓骨侧位（lateral leg 或 tibia and fibula）（图 1－60）

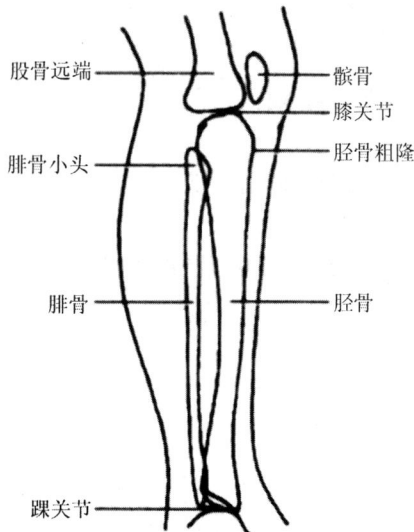

图 1－60　胫腓骨侧位像结构示意图

1.体位

(1)患者侧卧于摄影台上,被检侧靠近台面。

(2)被检侧下肢膝关节稍屈,小腿外缘紧贴探测器。

(3)探测器上缘包括膝关节,下缘包括踝关节。小腿长轴与探测器长轴一致。

(4)摄影距离为 90～100cm。

2.中心线　对准小腿中点,垂直射入探测器。

二十七、膝关节前后正位(AP knee)(图 1-61)

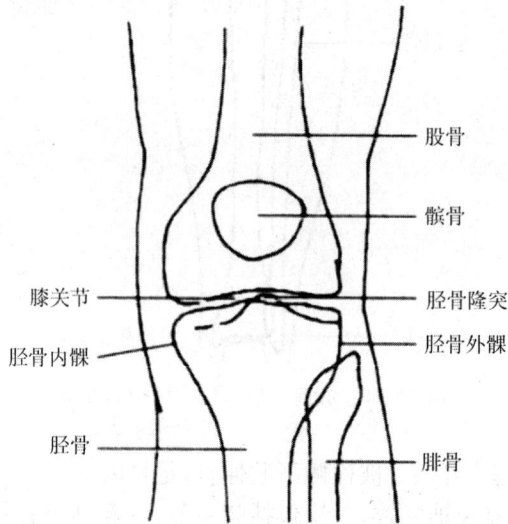

图 1-61　膝关节前后正位像结构示意图

1.体位

(1)患者仰卧或坐于摄影台上,下肢伸直,探测器放于被检侧膝下,髌骨下缘对探测器中心。

(2)小腿长轴与探测器长轴一致。

(3)摄影距离为 90～100cm。

2.中心线　对准髌骨下缘,垂直射入探测器。

3.标准影像显示

(1)照片包括股骨两髁,胫骨两髁及腓骨小头,其关节面位于照片正中。

(2)腓骨小头与胫骨仅有少许重叠。

(3)膝关节诸骨纹理清晰可见,周围软组织层次可见。

二十八、膝关节外侧位(lateral knee)(图 1-62)

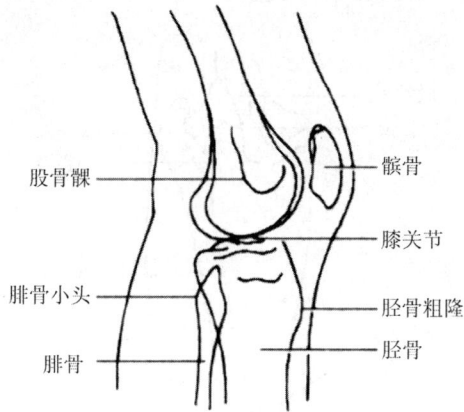

图 1-62 膝关节外侧位像结构示意图

1. 体位

(1)患者侧卧于摄影台上,被检侧膝部外侧靠近台面。

(2)被检侧膝关节屈曲成 120°~135°角。

(3)髌骨下缘置于探测器中心,前缘包括软组织,髌骨面与探测器垂直。

(4)摄影距离为 90~100cm。

2. 中心线　对准胫骨上端,垂直射入探测器。

3. 标准影像显示

(1)膝关节间隙位于照片正中,股骨内、外髁重叠良好。

(2)髌骨呈侧位显示,其与股骨间隙分离明确,关节面边界锐利,无双边。

(3)股骨与胫骨平台重叠极小。

(4)膝关节诸骨纹理清晰可见,周围软组织可以辨认。

二十九、髌骨轴位(tangential patella)(图 1-63)

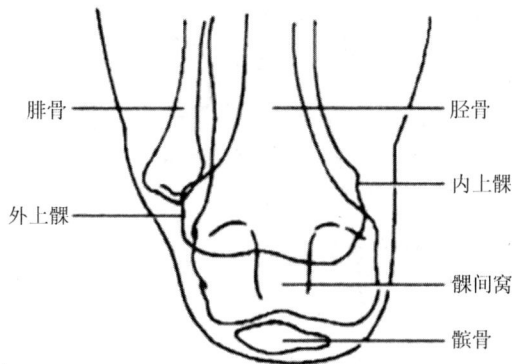

图 1-63 髌骨轴位像结构示意图

1. 体位

(1)患者俯卧于摄影台上,被检侧膝部尽量弯曲,对侧下肢伸直。

(2)被检侧股骨长轴与探测器中线一致。髌骨下缘置于探测器下 1/3 处。

(3)摄影距离为 90~100cm。

2.中心线　向头侧倾斜 15°～20°角,对准髌骨下缘射入探测器。

三十、股骨前后正位(AP femur)(图 1-64)

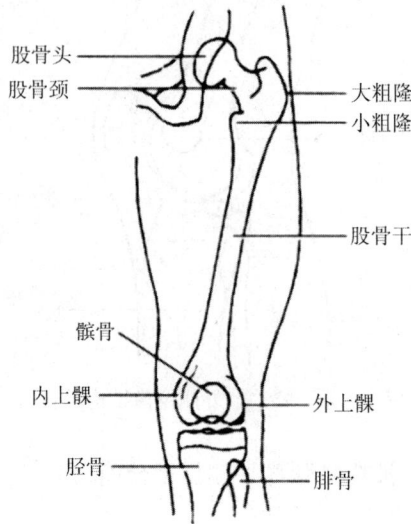

图 1-64　股骨前后正位像结构示意图

1.体位

(1)患者仰卧于摄影台上,下肢伸直足稍内旋,使两足趾内侧互相接触。

(2)探测器置于被检侧股骨下面,股骨长轴与探测器中线一致。

(3)探测器上缘包括髋关节,下缘包括膝关节。

(4)摄影距离为 90～100cm。

2.中心线　对准股骨中点,垂直射入探测器。

三十一、股骨侧位(lateral femur)(图 1-65)

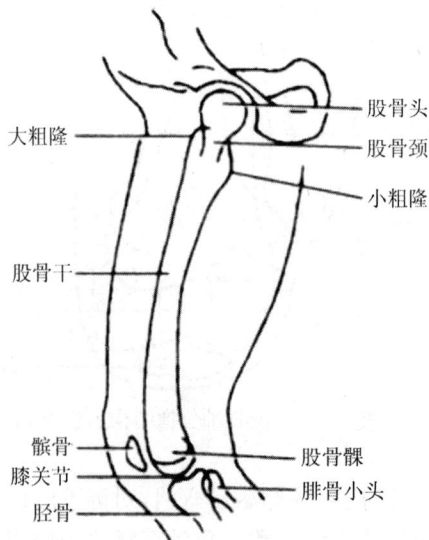

图 1-65　股骨侧位像结构示意图

1.体位

(1)患者侧卧于摄影台上,被检侧贴近台面。

(2)被检侧下肢伸直,膝关节稍弯曲,探测器置于股骨外侧缘的下方,股骨长轴与探测器长轴一致。

(3)摄影距离为 90～100cm。

2.中心线　对准股骨中点,垂直射入探测器。

三十二、髋关节正位(AP hip)(图 1－66)

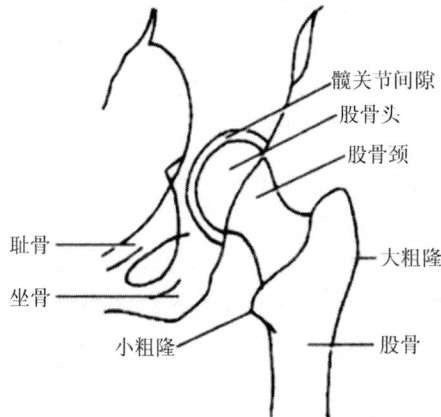

图 1－66　髋关节正位像结构示意图

1.体位

(1)患者仰卧于摄影台上,被检侧髋关节置于台面中线。

(2)下肢伸直,双足跟分开,两侧足趾内侧相互接触。

(3)股骨头放于探测器中心,股骨长轴与探测器长轴平行。

(4)探测器上缘包括髂骨,下缘包括股骨上端。

(5)探测器置于滤线器托盘内,摄影距离为 100cm。

2.中心线　对准股骨头(髂前上棘与耻骨联合上缘连线的中点垂线下方 2.5cm 处),垂直射入探测器。

3.标准影像显示

(1)照片包括髋关节、股骨近端 1/3,同侧耻、坐骨及部分髂骨翼。

(2)股骨头大体位于照片正中,或位于照片上 1/3 正中,大粗隆内缘与股骨颈重叠 1/2,股骨颈显示充分。

(3)股骨颈及闭孔无投影变形,沈通氏线光滑锐利,曲度正常。

(4)髋关节诸骨纹理清晰锐利,坐骨棘明显显示,周围软组织也可辨认。

三十三、髋关节水平侧位(axiolateral hip)(图 1—67)

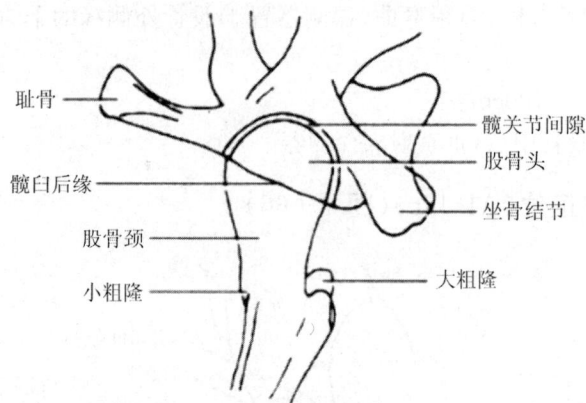

图 1—67 髋关节水平侧位像结构示意图

1.体位

(1)患者仰卧于摄影台上,被检侧下肢伸直,足尖稍内旋。

(2)健侧髋关节和膝关节屈曲外展,避免遮挡 X 线束射入。

(3)探测器垂直台面竖放于被检侧髋部外侧,上缘紧贴髂骨嵴,下缘远离股骨,使探测器长轴与股骨颈长轴平行。

(4)固定滤线栅置于肢体与探测器间,并紧贴探测器。

(5)摄影距离为 100cm。

2.中心线　水平方向,向头侧倾斜,从被检侧股骨内侧向外上方垂直股骨颈射入探测器。

（牛军杰）

第五节　胸部 X 线摄影

一、胸部后前位(PA chest)(图 1—68)

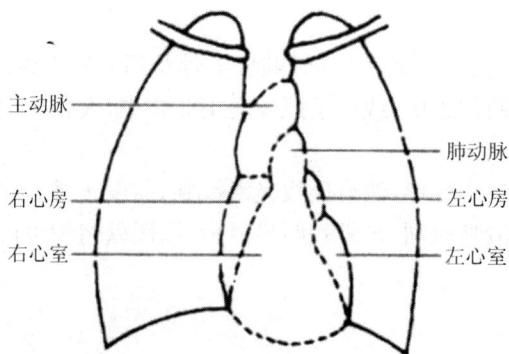

图 1—68 胸部后前位像结构示意图

1.体位

(1)患者面向摄影架站立,前胸紧靠探测器,两足分开,使身体站稳。

（2）人体正中矢状面对探测器中线，头稍后仰，将下颌搁于胸片架上方，探测器上缘超过两肩 3cm。

（3）两手背放于髋部，双肘弯曲，尽量向前。两肩内转，尽量放平，并紧贴探测器。

（4）探测器置于滤线器托盘内，摄影距离为 150～180cm（观察心脏时，摄影距离为 180～200cm）。

（5）深吸气后屏气曝光。

2. 中心线　水平方向，通过第 6 胸椎，垂直射入探测器。

3. 标准影像显示

（1）肺门阴影结构可辨。

（2）锁骨、乳房、左心影内可分辨出肺纹理。

（3）肺尖充声显示。

（4）肩胛骨投影于肺野之外。

（5）两侧胸锁关节对称。

（6）膈肌包括完全，且边缘锐利。

（7）心脏、纵隔边缘清晰锐利。

二、胸部侧位（lateral chest）（图 1—69）

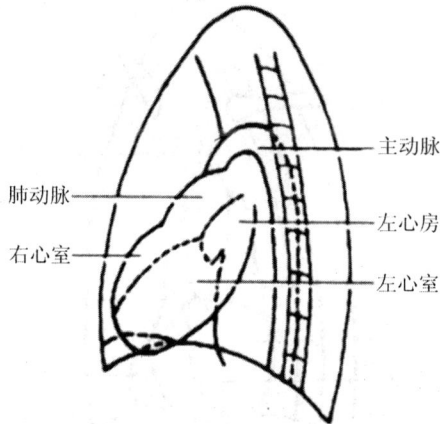

图 1—69　胸部侧位像结构示意图

1. 体位

（1）患者侧立摄影架前，被检侧胸部紧靠探测器，探测器上缘应超出肩部。

（2）胸部腋中线对准探测器中线，前胸壁及后胸壁投影与探测器边缘等距。

（3）两足分开，身体站稳，双上肢上举，环抱头部，收腹，挺胸抬头。

（4）探测器置于滤线器托盘内，摄影距离为 150～180cm（观察心脏时，摄影距离为 180～200cm）。

（5）深吸气后屏气曝光。

2. 中心线　水平方向，经腋中线第 6 胸椎平面垂直射入探测器。

3. 标准影像显示

（1）照片中无组织遮盖部分呈漆黑。

（2）第 4 胸椎以下椎体清晰可见,并呈侧位投影。

（3）从颈部到气管分叉部,能连续追踪到气管影像。

（4）心脏、主动脉弓移行部、降主动脉影像明了。

（5）胸骨两侧缘重叠良好。

三、胸部前弓位(APlordotic chest)

1.体位

（1）患者背靠摄影架,取前后位,人体正中矢状面对探测器中线。

（2）两足分开,使身体站稳。手背放于髋部,肘部弯曲并尽量向前。

（3）身体稍离开摄片架,上胸后仰,使上背部紧贴摄影架面板,腹部向前挺出,胸部冠状面与探测器成 15°～20°角。

（4）探测器上缘超出肩部约 7cm。

（5）探测器置于滤线器托盘内,摄影距为 150～180cm。

（6）深吸气后屏气曝光。

2.中心线　水平方向,对准胸骨角与剑突连线的中点,垂直射入探测器中。

四、胸部右前斜位(right anterior oblique,RAO)(图 1－70)

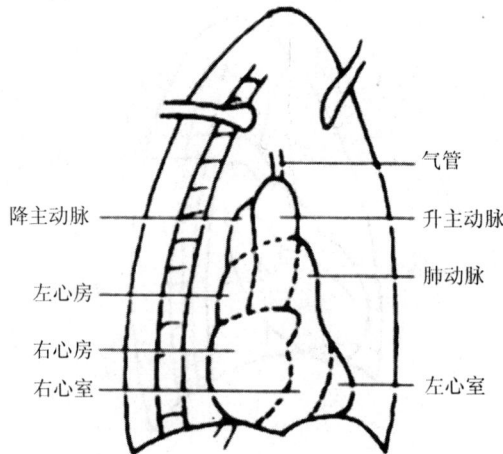

图 1－70　胸部右前斜位像结构示意图

1.体位

（1）患者直立于摄影架前,胸壁右前方靠近摄影架面板,两足分开,使身体站稳。

（2）右肘弯曲内旋,右手背放于髋部,左手上举抱头。

（3）左胸壁离开探测器,使人体冠状面与探测器成 45°～55°角。探测器上缘超出肩部 3cm,左右缘包括左前及右后胸壁。

（4）探测器置于滤线器托盘内,摄影距离为 150～180cm。

（5）服钡剂后,平静呼吸状态下屏气曝光。

2.中心线　水平方向,对准左侧腋后线经第 7 胸椎高度垂直射入探测器。

3.标准影像显示

（1）胸部呈斜位投影,心脏大血管投影于胸部左侧,不与胸椎重叠,胸椎投影于胸部右后

1/3处。

(2)心脏、升主动脉弓影像清晰可见,胸部周边肺纹理能追踪到。

(3)肺尖显示清楚,食管的胸段钡剂充盈良好。

五、胸部左前斜位(left anterior oblique,LAO)(图1-71)

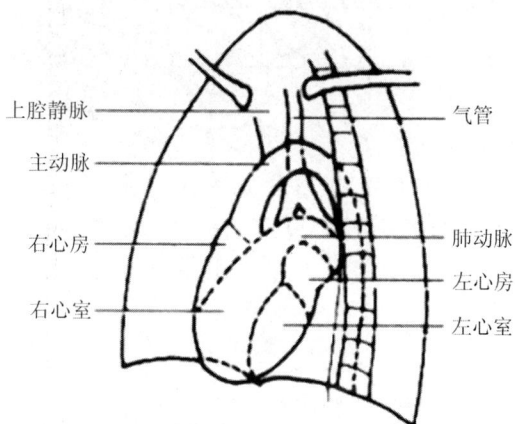

图1-71 胸部左前斜位像结构示意图

1. 体位

(1)患者直立于摄影架前,胸壁左前方靠近摄影架探测器。

(2)左肘关节弯曲内旋,左手背置于髋部,右手高举抱头。

(3)人体冠状面与探测器成65°~75°角,探测器上缘超肩部上方3cm。右前、左后胸壁与探测器边缘等距。

(4)探测器置于滤线器托盘内,摄影距离为150~180cm。

(5)平静呼吸状态下屏气曝光。

2. 中心线 水平方向,对准右侧腋后线经第7胸椎高度垂直射入探测器。

3. 标准影像显示

(1)胸部呈斜位投影,心脏大血管于胸椎右侧显示,胸椎投影于胸部左后方1/3偏前处。

(2)下腔静脉基本位于心影底部中央显示。

(3)胸主动脉全部展现,边缘清晰。

(4)胸部周边肺纹理追踪到,肺尖显示清楚。

六、胸骨后前斜位（right anterior oblique sternum）（图 1－72）

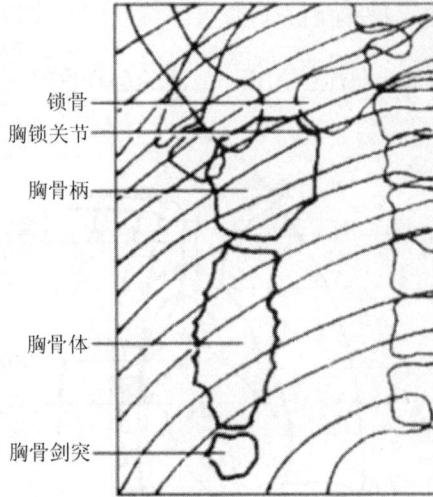

图 1－72　胸骨后前斜位像结构示意图

1.体位

（1）患者俯卧于摄影台上，人体长轴与摄影台长轴垂直，双上肢内旋置于身旁。

（2）两肩尽量内收，使胸骨紧贴台面探测器，头转向右侧。

（3）探测器上缘达胸锁关节上 1cm，下缘包括剑突。

2.中心线　倾斜中心线，自背部脊柱右后射向左前方，经过胸骨达探测器中心。

中心线倾斜角度，视胸廓前后径而定，一般在 20°左右。采用此体位是使 X 线的倾斜方向与滤线栅的铅条排列方向一致。摄影条件宜用低千伏、低毫安、长时间、近焦一片距。曝光时嘱患者均匀呼吸。

七、胸骨侧位（lateral sternum）（图 1－73）

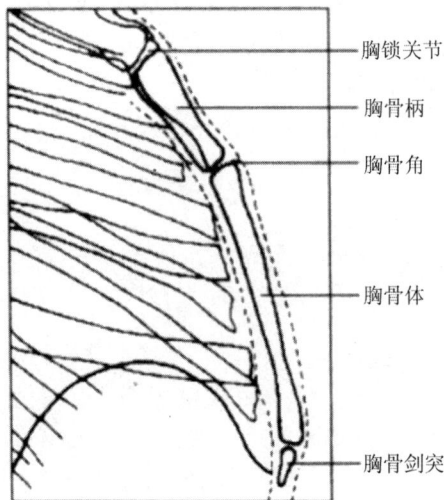

图 1－73　胸骨侧位像结构示意图

1.体位

(1)患者侧立于摄影架前,两足分开,使身体站稳。

(2)两臂在背后交叉,胸部向前挺出,两肩尽量后倾,胸骨成侧位。

(3)探测器上缘超胸骨颈切迹,下缘包括剑突。胸骨长轴对探测器中线。

(4)探测器置于滤线器托盘内,摄影距离为100cm。

2.中心线　水平方向,经胸骨中点,垂直射入探测器。

八、膈上肋骨前后位(AP—above diaphragm ribs)(图1-74)

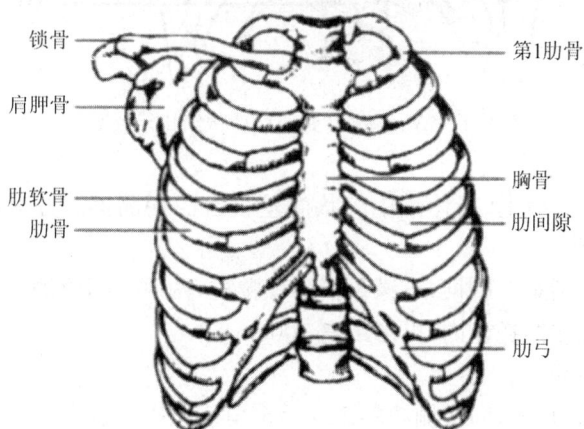

图1-74　膈上肋骨前后位像结构示意图

1.体位

(1)患者站立于摄影架前,背部紧贴摄影架探测器,两足分开,使身体站稳。

(2)身体正中矢状面垂直摄影架探测器并对准探测器中线,下颌稍仰,探测器上缘超出两肩。

(3)双肘屈曲,手背放于臀部,肘部尽量向前。

(4)探测器置于滤线器托盘内,摄影距离为100cm。

(5)深吸气后屏气曝光。

2.中心线　水平方向,通过第7胸椎垂直射入探测器。

3.标准影像显示

(1)第1~6前肋与第1~9后肋投影于照片中,且包括两侧肋膈角。

(2)纵隔后肋骨边缘也应清晰显示。

(3)以上肋骨骨纹理显示清晰。

九、膈下肋骨前后位（AP—below diaphragm ribs）（图 1—75）

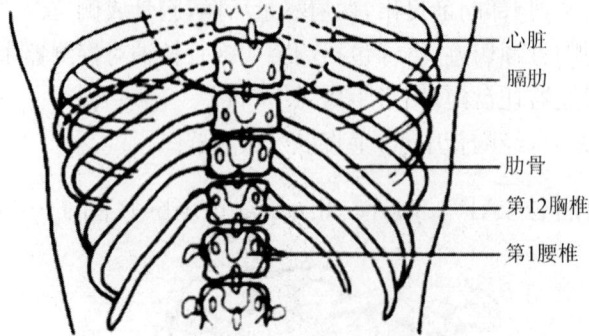

图 1—75　膈下肋骨前后位像结构示意图

1. 体位

（1）患者仰卧于摄影台上，身体正中矢状面垂直台面探测器。并对探测器中线。双上肢置于身体两侧，稍外展。

（2）探测器上缘包括第 5 胸椎，下缘包括第 3 腰椎，两侧包括腹侧壁外缘。

（3）探测器置于滤线器托盘内，摄影距离 100cm。

（4）呼气后屏气曝光。

2. 中心线　通过脐孔上，向头侧倾斜 10°～15°角射入探测器中心。

3. 标准影像显示

（1）第 8～12 肋骨在膈下显示，并投影于腹腔内。

（2）以上肋骨骨纹理清晰可见。

（郭侨阁）

第六节　腹部 X 线摄影

一、肾、输卵管及膀胱（KUB）平片（AP abdomen）

1. 体位

（1）患者仰卧于摄影台上，下肢伸直，人体正中矢状面垂直台面并与台面中线重合，两臂置于身旁或上举。

（2）探测器上缘超出胸骨剑突，下缘包括耻骨联合下 2.5cm。

（3）探测器置于滤线器托盘内，摄影距离为 100cm。

（4）呼气后屏气曝光。

2. 中心线　对准剑突与耻骨联合上缘连线中点垂直射入探测器。

3. 标准影像显示

（1）腹部全部包括在照片内。腰椎序列投影于照片正中并对称显示。

（2）两侧膈肌、腹壁软组织及骨盆腔均对称性地显示在照片内，椎体棘突位于照片正中。

（3）膈肌边缘锐利，胃内液平面及可能出现的肠内液平面，均应辨认明确。

(4)肾、腰大肌、腹膜外脂肪线及骨盆影像显示清楚。

二、膀胱区平片（AP bladder）

1. 体位

(1)患者仰卧摄影台上，两臂放于身旁，身体正中矢状面垂直台面并与台面中线重合。

(2)探测器上缘与髂骨嵴相齐，下缘超过耻骨联合下缘。

(3)探测器置于滤线器托盘内，摄影距离为100cm。

2. 中心线　对准探测器中心垂直射入。

三、前后立位腹部平片（erect AP abdomen）

1. 体位

(1)患者站立于摄影架前，背部紧贴摄影架探测器，双上肢自然下垂稍外展。

(2)人体正中矢状面与摄影架探测器垂直，并与探测器中线重合。

(3)探测器上缘包括横膈，下缘包括耻骨联合上缘。

(4)探测器置于滤线器托盘内，摄影距离为100cm。

(5)呼气后屏气曝光。

2. 中心线　水平方向，经剑突与耻骨联合连线中点，垂直射入探测器。

3. 标准影像显示

(1)两侧膈肌、腹壁软组织及骨盆腔均对称性地显示在照片内，椎体棘突位于照片正中。

(2)膈肌边缘锐利，胃内液平面及可能出现的肠内液平面，均应辨认明确。

(3)肾、腰大肌、腹膜外脂肪线及骨盆影像显示清楚。

四、腹部倒立侧位（standing upside down AP and lateral abdomen）

1. 体位

(1)利用立位摄影架，由协助者用一手提婴儿的两腿，另一手托住患儿头，使患儿成倒立姿势，肛门处放一密度较高的金属标记，如铅号。

(2)矢状面平行探测器，侧腹壁靠近探测器。

(3)探测器上缘超出肛门上方5cm，包括前腹壁。

(4)探测器置于滤线器托盘内，摄影距离为100cm。

2. 中心线　水平方向，通过腹部正中垂直探测器。

本体位主要用于观察小儿先天性肛门闭锁。

（郭侨阁）

第二章 CT 临床检查技术

本章主要叙述 CT 的临床检查技术，分别介绍了扫描前准备，人体各部位的平扫、增强扫描和 CT 血管造影技术。

第一节 扫描前准备

一、设备准备

1.查看检查室内温度、湿度是否适宜，温度在 20℃左右，湿度在 50％～70％，以保证机器正常运行。

2.检查前依次开启 UPS 电源和 CT 机，预热 CT 球管，并进行空气校正。空气校正时应先将检查床移出扫描机架。

3.清理磁盘空间，使磁盘有足够存储能力。

4.开启压力注射器和激光胶片打印机，做好 CT 检查前所有相关设备的准备。

5.定期做好 CT 机的检测、保养和维护，可避免因设备硬件原因产生的图像伪影和 CT 值的漂移。

6.CT 室应配备常规急救器械和药品。急救物品由专人负责管理，每日需维护急救器械，定期更换急救药品。

在患者发生对比剂过敏或其他意外情况时急救。所有工作人员都需经过严格培训，并能熟练掌握各种急救技术。冠状动脉检查应根据检查设备的特点选择最佳扫描模式和参数，确保图像质量，降低辐射剂量。

二、患者准备

1.CT 检查的患者应脱去影响扫描的衣物和鞋帽，穿鞋套入机房，防灰、防尘；去除被检部位的金属饰品或可能影响 X 线穿透力的物品，防止可能产生的伪影影响图像质量。

2.不合作患者，如婴幼儿、躁动不安或意识障碍者，在 CT 扫描前应做镇静或麻醉处理。

3.根据检查部位做好患者检查前相关准备。如胸腹部检查前的呼吸屏气训练，胃肠道检查前饮水，颈部和喉部检查前应告知患者不能做吞咽动作，眼异物检查前应告知患者闭上双眼，同时眼球不能转动等。

4.依据 CT 设备的性能特点做好患者检查前相关准备。如普通多层螺旋 CT 的冠状动脉检查，以及采用前门控的冠状动脉 CT 检查，常常需要患者在检查前服用倍它乐克降低心率。

5.向患者做好解释工作，消除其顾虑和紧张情绪，取得检查时患者的配合。

三、对比剂及急救物品准备

1.提前把对比剂加热至 37℃，准备好高压注射针筒及连接管，确保无菌操作。

2.详细询问患者有无碘过敏史，碘过敏患者严禁做增强检查。

3. 增强患者,肾功能损害、糖尿病、年龄＞70岁等高危人群慎用碘对比剂,或选用小剂量等渗对比剂。

4. 患者注射对比剂检查后留观 30min 后方可离开,并提示患者适量多饮水。

5. CT 室应配备常规急救器械和药品。急救物品由专人负责管理,每日需维护急救器械,定期检查急救药品的有效期,定时添补更新。

四、操作者准备

1. 熟练掌握 CT 机的性能和特点,能排除简单的设备故障。

2. 具备一定的临床知识,能看懂与疾病相关的其他辅助检查报告。

3. 落实"查对"制度,预防差错事故的发生。

4. 强化服务意识,确保患者检查安全。

5. 掌握基本的影像诊断知识,能根据患者的特点、诊断的需要设置个性化的扫描序列与参数,并能初诊图像。

6. 了解临床前沿的诊疗技术,能熟练应用 CT 图像后处理软件重建出 3D 图像,以满足临床对疾病进行诊断、治疗和疗效评价的需要。

7. 熟练掌握各种急救技术。放射科所有工作人员都需经过严格的急救培训,在患者发生对比剂过敏或其他意外情况时能及时进行抢救。

(徐朝霞)

第二节　颅脑 CT 扫描技术

一、适应证与相关准备

(一)适应证

头部主要有急性出血、梗死、外伤、畸形、积水、肿瘤、炎症以及脑实质变性和脑萎缩等疾病,其中以颅脑外伤和颅内出血病情最为危急,需即时明确诊断。MDCT 扫描速度快,对于意识不清或不配合的患者能快速完成检查,是颅脑外伤和颅内出血的首选检查方法。

(二)相关准备

1. 检查前,向患者说明扫描床移动和机架倾角的安全性。

2. 去除患者头部的耳环和发夹等金属饰物。

3. 要求患者在扫描过程中保持体位不动,必要时请患者家属或陪伴予以辅助。对不合作的患者采用药物镇静,婴幼儿可口服水合氯醛或待其熟睡时进行检查。

4. 对患者非被检部位和陪同检查的陪护人员用铅衣进行辐射防护。

二、检查技术

颅内出血、梗死、脑萎缩以及颅脑外伤等疾病,用非螺旋常规平扫检查;颅内肿瘤、炎症、积水以及脑实质变性等疾病,用非螺旋常规平扫加增强扫描检查;颅脑畸形用多层螺旋平扫检查,三维重建成像。

（一）常规平扫

1.扫描体位　患者采取仰卧位，头部位置于检查床头架内，听眦线垂直于检查床，头部正中矢状面与定位灯中线重合，使头部位于扫描野的中心。特殊患者的扫描体位需适当矫正，若矫正不满意，可倾斜扫描机架予以弥补。头部 CT 检查常规以听眦线为扫描基线，扫描范围从颅底至颅顶（图2—1）。

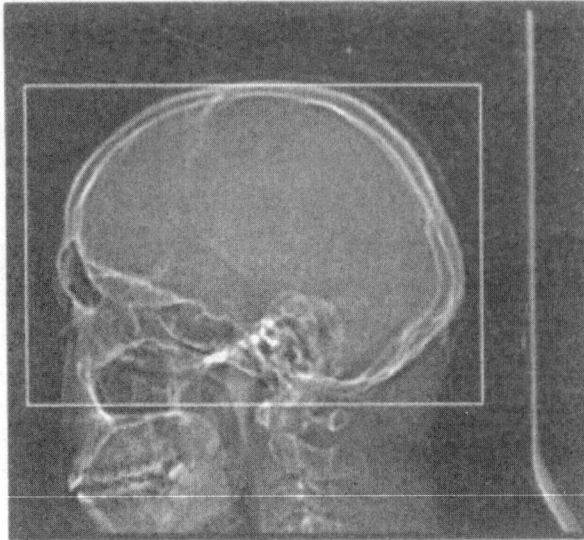

图2—1　颅脑横断位扫描定位图

2.扫描参数　扫描参数为管电压100～120kV，管电流200～250mA；根据机型的不同探测器组合为 $16\times1.5,32\times1.2,64\times0.625,128\times0.6,320\times0.5$；层厚 5～8mm，层间距 5～8mm。

（二）增强扫描

1.常规增强扫描　对于颅内肿瘤、炎症、血管性疾病及脑损伤慢性期病变，采用增强扫描，在平扫基础上加做增强扫描序列，扫描参数与常规平扫相同。对比剂用量为 50mL，用高压注射器进行团注，速率为 1.5～2.0mL/s。观察血管病变（如动脉瘤、动静脉畸形等），注射速率可达 2.5～3mL/s。小儿可采用手工推注。患者体弱或 BMI 小于 18，对比剂用量酌减；长期化疗或心功能差的患者，可适当降低对比剂的注射速率。由于血脑屏障使碘对比剂到达颅脑血管和脑组织的时间相差较大，可根据病变的性质设置头部增强的延迟扫描时间。血管性病变25s；感染、囊肿 3～5min；转移瘤、脑膜瘤5～8min。

2.颅脑 CT 血管扫描　当怀疑颅内血管病变，如动脉瘤、动静脉畸形等，应行颅脑 CT 血管造影。颅脑CTA 对诊断脑动脉瘤及血管畸形具有较高的阳性检出率和确诊率，特别是直径在 5～32mm 的动脉瘤均能清晰显示，且与 DSA 结果一致。对比剂用量 1.5～2mL/kg，总量 60～80mL。采用生理盐水（6.0mL/s，20mL）＋对比剂（4.0～5.0mL/s，60～80mL）＋生理盐水（4.0mL/s，30mL）的注射方式。患者体弱或 BMI 小于18，对比剂用量酌减；长期化疗或心功能差的患者，可适当降低对比剂的注射速率。

MDCT 血管成像常采用自动触发扫描方式，阈值为 100～150HU，兴趣区 ROI 置于主动脉弓层面或者颈总动脉分叉处颈内动脉内，由于颈内动脉管径较细，平扫不容易辨别，故 ROI 置于主动脉内成功率较高，当患者体位移动，ROI 不在目标血管内，应观察对比剂在主动脉内达到阈值时,手动触发扫描。扫描序列为先行常规平扫,确定病变位置,再行血管增强扫描,血管扫描采用螺旋扫描方式,重建层厚 0.7～1mm,重建间隔 0.7～1mm。

3.脑血流灌注成像　在脑缺血性卒中发作的超早期,头部 CT 灌注成像可显示病灶,定量分析颅内缺血性病变的程度、动态观察脑血流动力学变化以及病变的位置和范围等。CT 灌注检查是在注入碘对比剂后,对设定区域作 10～15 次相同范围的扫描。目前 320 层 CT 的 Z 轴宽度 160mm,球管旋转一周可以覆盖整个脑组织,获得全脑 0.5mm 层厚各向同性全脑信息,可行全脑灌注。

灌注扫描必须关注过量 X 线对患者的辐射危害,不能随意增加扫描次数或调高 X 线剂量;在确保采集数据能满足疾病信息分析的前提下,尽可能减少灌注扫描次数。在保证灌注图像质量满足诊断需要的前提下采用低剂量扫描,降低 X 线辐射剂量;采用 70kV 的低剂量灌注可大大降低患者的辐射剂量。对比剂注射方式为生理盐水(6.0mL/s,20mL)+对比剂(5.0～7.0mL/s,50mL)+生理盐水(4.0mL/s,30mL),扫描延迟时间为注射对比剂后 10s。注射对比剂时,需要密切观察患者注射部位和高压注射器监视屏上压力线的变化,预防对比剂外渗。灌注扫描层厚 5mm,重建间隔 5mm。

4.低剂量扫描　婴幼儿处于生长发育期,过量的 X 线辐射对其危害较大。小儿 CT 检查时,可在不影响影像诊断质量的前提下采用低剂量扫描技术,即降低扫描 kV 或 mAs。小于 10 岁患儿,管电压用 70～100kV,扫描基线选用听眉线,减少 X 射线对患儿的辐射损伤。

5.颅底凹陷症 CT 扫描　原发性颅底凹陷症由先天性枕骨和寰枢椎骨骨质发育不良及畸形所致,是枕大孔区最常见的畸形,占位 90% 以上,常合并颅底颈椎交界区畸形,包括颈椎融合、寰枢椎脱位、寰椎枕化与枕骨椎化以及齿状突发育不良等。这种病例需要采用薄层螺旋扫描和颅底高分辨重建,并通过图像后处理进行三维重建,多方位、多角度地观察病变,为临床术前和术后评估提供更多的信息。

(三)图像处理

1.窗宽窗位调节　用脑窗和骨窗显示图像。脑窗窗宽 70～90HU,窗位 35～50HU,骨窗窗宽 250～300HU,窗位 1200～1300HU。

2.常规三维图像重组　用薄层横断面数据进行多平面重组(MPR),可获得脑组织的冠状面、矢状面、斜面图像,从不同角度显示肿瘤与周围软组织的相互位置关系。运用表面遮盖法(SSD)显示颅骨的骨折线、病变与周围解剖结构的关系等。颅底凹陷症手术治疗常采用经口咽入路齿突切除,以解除压迫,图像后处理采用冠、矢状面多平面重组,并结合 VR,多角度旋转,重点显示颅底部的解剖关系和病变的范围(图 2-2)。

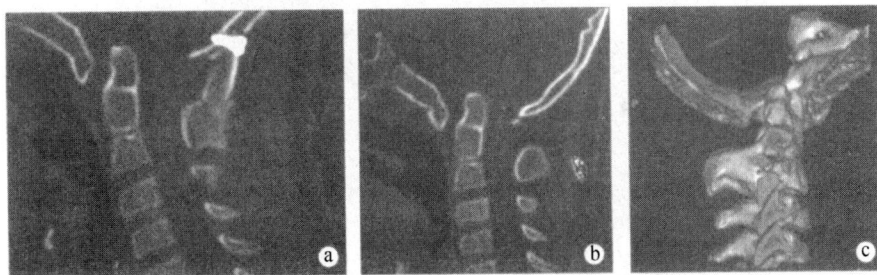

图 2-2　颅底凹陷症后处理图像
a.术前;b.术后;c.成像

3. CTA 三维图像重组 头部血管图像后处理常包括 MPR(CPR)、MIP、VR 及 SSD。由于头部血管走形迂曲,CPR 用得较少。不同平面的 MIP 能清晰显示血管的走形、钙化情况。利用去骨软件去掉颅骨,使血管的走形清晰明了地显示出来。颅内动脉瘤时,VR 可以三维立体观察血管情况,多角度多方位旋转显示瘤体的大小、瘤颈的位置以及动脉瘤与周围血管的关系,此时保留一定的颅骨结构,更能方便外科医生准确进行病变的定位(图 2—3)。

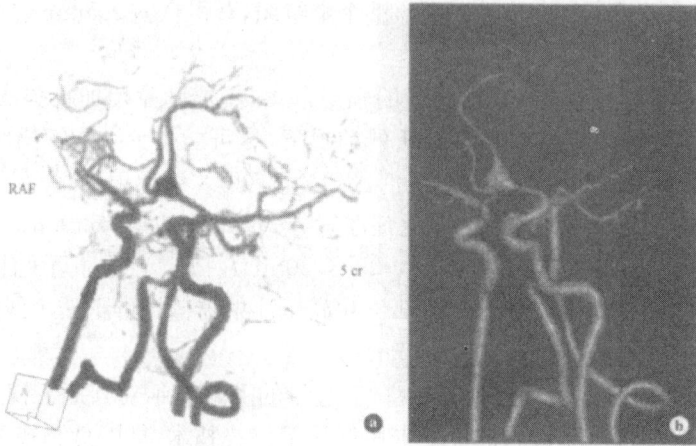

图 2—3 头部 CTA 图

4. 脑血流灌注成像 使用 CT Perfusion 专用软件进行后处理,在病变侧及相应对侧部位选取感兴趣区(ROI),获得每一兴趣区的时间—密度曲线(time—density curve)。根据数学模型计算局部脑组织的血流灌注量,观察毛细血管内对比剂浓度变化。可测量的参数有脑血流速度(CBF)、脑血容量(CBV)、造影剂平均通过时间(MTT)和造影剂达到峰值时间(TP)等,通过测量和计算进行头部灌注量化分析(图 2—4)。

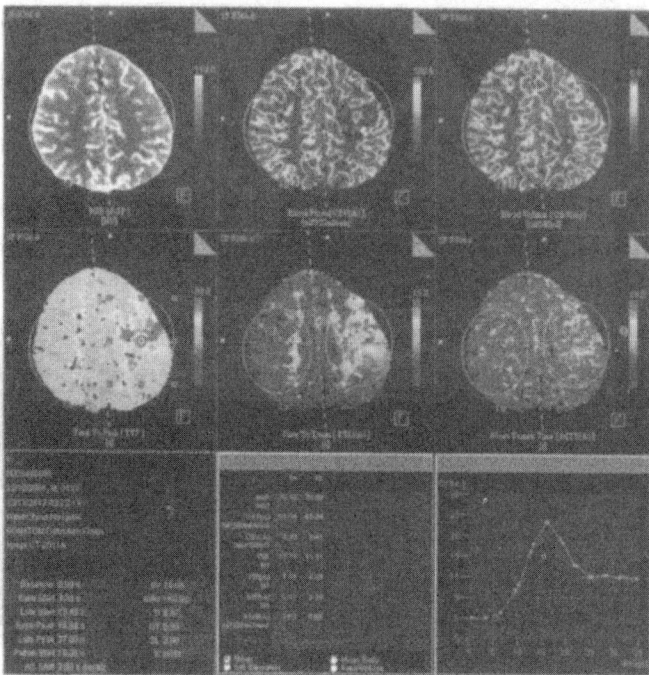

图 2—4 头部低剂量灌注

（四）注意事项

1.体位规范 头部放置于头架内，扫描图像应左右对称。

2.时效性 头部外伤和危重的CT检查应快速，不合作者除了需要家属制动外可选择螺旋扫描。脑干损伤患者搬动时需注意风险。

3.密切观察 危重和不合作患者进行CT扫描时，密切观察患者和图像。发现图像不能满足诊断时，及时补扫；患者突然躁动时，立即停止扫描，做好必要的安全措施，预防患者跌伤。

4.合理的图像后处理 根据临床需求和诊断的需要进行图像后处理。如头部血管瘤3D图像需要多角度显示瘤颈，利于手术方式的选择。

（徐朝霞）

第三节 鞍区 CT 扫描技术

一、适应证与相关准备

（一）适应证

1.普通 X 线检查发现鞍区形态发生改变，需进一步定位和定性诊断者，如鞍区骨质破坏、钙化、蝶鞍扩大等。

2.临床怀疑垂体肿瘤或与垂体内分泌失调有关的疾病，如垂体微腺瘤等。

3.垂体瘤术后复查。

4.鞍区其他肿瘤，如颅咽管瘤、脑膜瘤等。

（二）相关准备

1.去除患者头部的耳环和发夹等金属饰物。

2.要求患者在扫描过程中保持体位不动。不合作患者采用药物镇静。

二、检查技术

（一）常规平扫

1.扫描体位 患者仰卧于扫描床上，头部置于头架内，患者体位同颅脑轴位，扫描基线可用听眶线，扫描范围从颅底至鞍顶，以包全病变为主。

2.扫描参数 采用螺旋或非螺旋扫描，管电压 100～120kV，管电流 200～250mAs，探测器组合 16×1.5，32×1.2，64×0.625，128×0.6，320×0.5，扫描层厚 3mm，层间距 3mm。

（二）增强扫描

1.对比剂用量及注射流速 对比剂采用 300～370mg I/mL 的非离子型碘对比剂，注射量 1.5～2mL/kg，总量 80～100mL，采用高压注射器团注给药，注射速率 2.0～3.0mL/s。

2.扫描延迟时间 垂体血供丰富，CT 增强检查腺体强化快，垂体微腺瘤表现为垂体中间的低密度影。垂体微腺瘤动态增强 MDCT 检查常用平扫确定扫描范围，选用非螺旋的同层动态或螺旋同范围动态的扫描方式。注入对比剂后 10s 启动扫描，扫描次数 5～8 次。扫描参数同增强检查，常规增强扫描延迟扫描时间一般设为注射对比剂后 35s。

3.垂体微腺瘤放大动态扫描 能清楚地观察垂体微腺瘤及其与周围组织结构的关系。

在增强扫描的早期阶段,在增强的垂体组织内微腺瘤呈局限性低密度影,边界多数清楚;在晚期阶段,微腺瘤可呈等密度或高密度病灶。总之,动态扫描可观察微腺瘤血供的全过程,有利于对微腺瘤的诊断。

（三）垂体瘤术前检查

随着 MRI 设备应用的普及,临床对垂体瘤,特别是垂体微腺瘤的诊断和鉴别诊断常常用 MRI 动态增强检查代替 CT 增强动态扫描;CT 鞍区检查更多用于垂体瘤术前手术路径的选择。垂体瘤术前 CT 检查采用薄层螺旋扫描,层厚 0.6～1.0mm,间隔 0.5～0.7mm;扫描范围从上颌窦下缘至蝶鞍上缘。

（四）图像处理

1. 窗宽窗位调节　鞍区 CT 图像常用软组织窗观察。软组织窗的窗宽 350～400HU,窗位 35～40HU。病变侵犯颅骨时需加照骨窗,骨窗窗宽 250～300HU,窗位 1200～1300HU。

2. 三维图像重组　垂体瘤术前评价时,需重建鞍区冠、矢状位图像,重建层厚及间距不超过 3mm,便于了解蝶窦与鞍区的关系,测量蝶窦前壁和鞍底,显示鼻中隔有无弯曲、副鼻窦有无感染等,为手术入路提供直观且可靠的定位图像(图 2-5)。

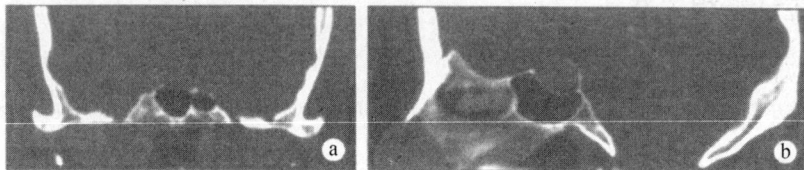

图 2-5　垂体瘤术前 MPR 图像

（徐朝霞）

第四节　眼部 CT 扫描技术

一、适应证与相关准备

（一）适应证

对球内和眶内肿瘤、炎性假瘤和血管性疾病的诊断有特殊价值,对眼外伤、眶内异物炎症及先天性疾病的诊断具有较高临床价值。

（二）相关准备

1. 嘱患者在扫描过程中保持体位不动,不合作患者可采用药物镇静。

2. 去掉患者被检部位的金属物品。

3. 检查时,要求患者闭眼,或尽量保持眼球不动,不能闭眼者,可让其盯住正前方一个目标。

二、检查技术

（一）常规平扫

1. 扫描体位　患者仰卧,下颌稍上抬,听眶线与床面垂直,两外耳孔与床面等距,正中矢状面与床面中线重合。扫描基线为听眶线,扫描范围一般从眶下缘至眶上缘,病变较大时,可根据需要扩大扫描范围。

2.扫描参数　采用螺旋扫描方式,管电压100~120kV,管电流200~250mAs,探测器组合16×0.75,32×1.2,64×0.625,128×0.6,320×0.5,扫描层厚3mm,层间距3mm。重建层厚0.75mm,重建间距0.75mm。

(二)增强扫描

1.对比剂用量　对比剂采用300~370mgI/mL的非离子型碘对比剂,注射量1.5~2mL/kg,总量80~100mL,采用高压注射器团注给药,注射速率2.0~3.0mL/s。

2.扫描延迟时间　普通增强检查延迟35~45s扫描,血管性病变时可采用动静脉双期扫描,动脉期25s,静脉期70s。

(三)图像处理

1.窗宽窗位调节　眼部图像显示常用软组织窗,但眼部有金属异物、钙化或病变侵犯眶壁时,则加照骨窗。眼眶是放大后摄影,但放大的CT图像应包括一个完整的解剖结构和适当的邻近组织,避免病变定位困难而失去诊断价值。软组织窗的窗宽350~400HU,窗位35~40HU;骨窗窗宽250~300HU,窗位1200~1300HU。

2.常规三维图像重组　眼部外伤常规采用MPR进行多平面的观察,眶壁细小部位的骨折常需结合多方位薄层图像观察。眼球内异物定位时,通常需采用横断面和冠状面结合定位。怀疑视神经病变或者视神经管细小解剖部位骨折时,需采用薄层重建,以免遗漏病变。与视神经相关的病变,取平行于患侧视神经走行方向进行斜矢状面MPR图像重组,能更好地显示视神经的走行,以及病变与视神经的关系(图2-6)。

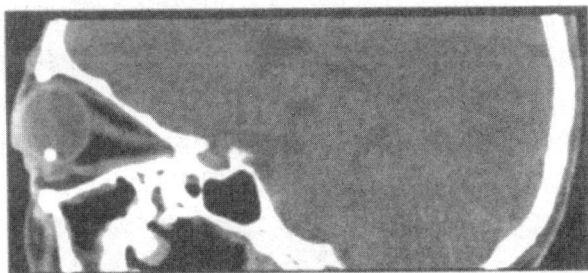

图2-6　眼异物MPR图像

(徐朝霞)

第五节　耳部CT扫描技术

一、适应证与相关准备

(一)适应证

耳部病变主要包括先天性耳道畸形、肿瘤(如听神经瘤、胆脂瘤等)、炎症、外伤等。MDCT空间分辨率高,利于耳部细小结构的观察。

(二)相关准备

1.嘱患者在扫描过程中保持体位不动,不合作患者可采用药物镇静。

2.去掉患者被检部位的金属物品。

二、检查技术

（一）常规平扫

1.扫描体位　人仰卧于扫描床中间，头部置于头架内，两外耳孔与床面等距，使患者的体位成标准的头颅前后位。

2.扫描范围　从外耳道下缘至岩骨上缘。

3.扫描方式　炎症、外伤等用薄层非螺旋高分辨扫描，外耳道畸形、听骨链以及面神经管成像用薄层螺旋扫描。

4.扫描参数　管电压100～120kV，管电流250～300mAs。探测器组合16×0.75，64×0.625，128×0.6，320×0.5。中内耳结构的层厚与层间距用0.6～1.0mm，内听道的层厚与层间距用3～5mm。

（二）增强扫描

1.对比剂用量　采用高压注射器团注给药的方式，对比剂总量60～80mL。

2.注射速率与延迟时间　注射速率2.0～3.0mL/s，普通增强检查延迟时间40～50s扫描。

（三）图像处理

1.窗宽窗位调节　耳部图像需单侧局部放大或重建放大后摄影，外耳道闭锁的放大图像应包全耳部皮肤。增强扫描图像用软组织窗摄影；HRCT图像用特殊的窗技术，窗宽3000～4000HU，窗位350～450HU。

2.常规三维图像重组　了解中内耳结构使用高分辨重建，观察听神经瘤的大小或范围可用软组织模式重建。重建层厚0.7～1mm，间隔0.5～0.7mm。观察听骨链和耳内情况，常在横断面薄层图像基础上重组冠状面，并结合曲面重建方法、仿真内镜对内耳的病变进行显示。面神经管图像重组可选择患侧图像数据，以面神经管中段为中心旋转，直至面神经管全程显示；或用曲面重组方法，沿着面神经管走行重建图像（图2-7）。

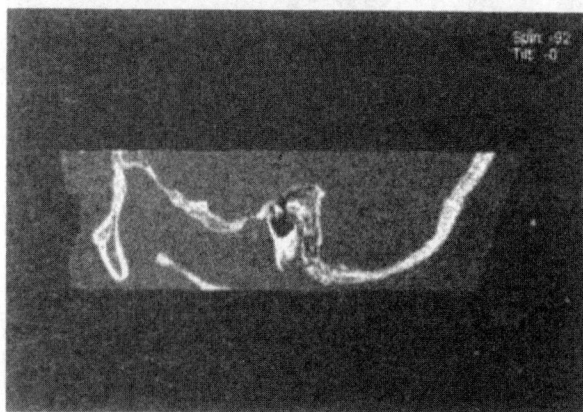

图2-7　面神经管图像

3.内耳骨迷路三维图像重组　将原始图像进行薄层重建，层厚0.5～0.75mm，间距0.5～0.75mm，并采用单侧放大的方式进行重建，以提高空间分辨率。听骨链整体显示可采用三维容积再现（VR）的方法。

（徐朝霞）

第六节　鼻与鼻窦 CT 扫描技术

一、适应证与相关准备

（一）适应证

鼻窦包括左右两侧额窦、筛窦、上颌窦和蝶窦。副鼻窦常见疾病有炎症、肿瘤、外伤等。MDCT 能较好地显示鼻部骨折、鼻窦炎症、肿瘤大小、范围及与周围组织的关系。

（二）相关准备

1. 嘱患者在扫描过程中保持体位不动，平静呼吸，不能有张口动作。不合作患者可采用药物镇静。

2. 去掉患者被检部位的金属物品。

3. 外伤患者出血较多时，必须经临床对症处理后才行 CT 检查。

二、检查技术

（一）常规平扫

1. 扫描体位　患者采取仰卧位，头部置于头架内，扫描层面平行于上颌窦后缘或与听眦线垂直，扫描范围从蝶窦后壁至额窦前壁。

2. 扫描参数　采用螺旋扫描方式，扫描管电压 100～120kV，管电流 250～300mAs。探测器组合 16×1.5，32×1.2，64×0.625，128×0.6，320×0.5，扫描层厚 3～5nun，层间距 3～5mm，采用高分辨重建算法。

（二）增强扫描

采用高压注射器团注给药的方式，对比剂总量 60～80mL，注射速率 2.0～3.0mL/s。普通增强检查延迟 40～50s 扫描。

（三）图像处理

1. 窗宽窗位调节　鼻窦图像可放大摄影，窗技术用软组织窗。外伤或肿瘤侵犯骨组织时，需加照骨像。观察蝶窦、筛板及额窦有无分隔时，图像窗宽用 2000～3000HU，窗位－200～100HU。

2. 三维图像重组　将原始图像进行薄层重建，重建层厚 0.75mm，重建间距 0.75mm。鼻窦冠状面图像可显示窦腔病变，窦口复合体区域病变以及解剖结构是否异常。鼻部外伤患者，MPR 及 SSD 三维重组有助于观察鼻部骨折的位置、类型及与邻近解剖结构的关系（图 2－8）。

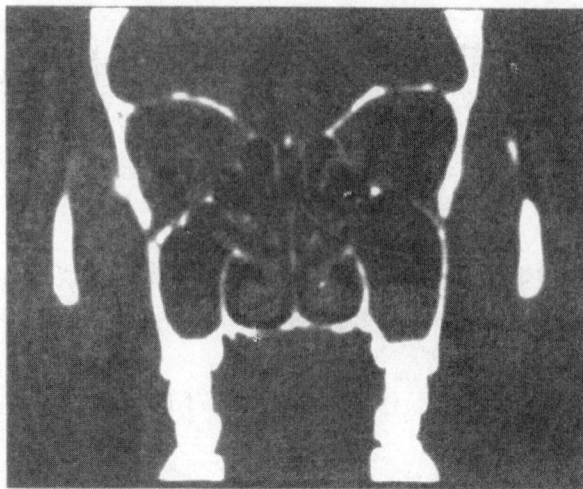

图 2—8　副鼻窦冠状位图像

（徐朝霞）

第七节　口腔颌面部 CT 扫描技术

一、适应证与相关准备

（一）适应证

1. 口腔颌面部囊肿、肿瘤及肿瘤样病变　如颌骨囊肿、颌面牙源性及非牙源性良性肿瘤和肿瘤样病变、口腔颌面部恶性肿瘤。

2. 涎腺疾病　如涎腺发育异常、涎腺炎症、涎石病、涎瘘、舍格伦综合征和涎腺肥大等。

3. 颌面部外伤　如牙、牙槽骨、上下颌骨、颧骨及鼻骨等骨折。

4. 牙及牙周疾病　如龋病、根尖周病、牙发育异常及牙周炎等。

5. 颞下颌关节疾病　如颞下颌关节紊乱、强直及脱位等。

6. 颌面骨发育不良或畸形　如骨质缺如、短小或偏斜。

7. 整形或正畸术前检查　如颌面部牵张成骨术、牙种植术以及颜面部的美容整形等。

（二）相关准备

1. 扫描前,嘱患者去掉头、耳及颈部饰物。

2. 嘱患者扫描中保持不动,禁止做吞咽动作。

3. 如需增强扫描,需做碘过敏试验。

二、检查技术

（一）常规平扫

1. 扫描体位　患者仰卧,下颌稍内收,必要时咬合纱布卷以避免上下牙重叠。

（1）定位扫描:头部侧位定位像。

（2）扫描基线:为听眶下线。

（3）扫描范围:面部从眉弓至整个下颌;牙齿从上牙床上缘 1cm 至下牙床下缘 1cm。

2.扫描参数　横断面螺旋扫描,管电压≥120kV,管电流≥200mA;采集层厚≤1.25mm,螺距≤1.5。源图像重组层厚等于采集层厚,层间距小于扫描层厚的50%。

(二)增强扫描

颌面部血管病变、肿瘤,以及了解有无转移时,需做增强扫描。扫描范围、层厚及层间距同颌面部平扫。扫描方式为螺旋扫描。

1.对比剂用量　1.5～2.0mL/kg。

2.注射流速　2.0～3.0mL/s。

3.扫描延迟时间　20～25s。

(三)影像处理

1.窗宽窗位调节　骨算法和(或)软组织算法重组(对于外伤和怀疑有骨质改变的患者均应采用两种算法重组)。骨窗窗宽2000～3000HU,窗位400～700HU;软组织窗窗宽300～400HU,窗位35～45HU。

2.三维图像重组　在工作站上进行,采用容积再现技术(volume rendering technique,VRT)结合多平面重组技术(multi-planar reformation,MPR)对原始数据进行重建,并根据需要进行多方位旋转观察、切割和储存图像(图2-9);如在牙齿重组中,可通过适当调节阈值,以去除牙齿以外的骨组织,必要时可行牙齿曲面重建(图2-10)。

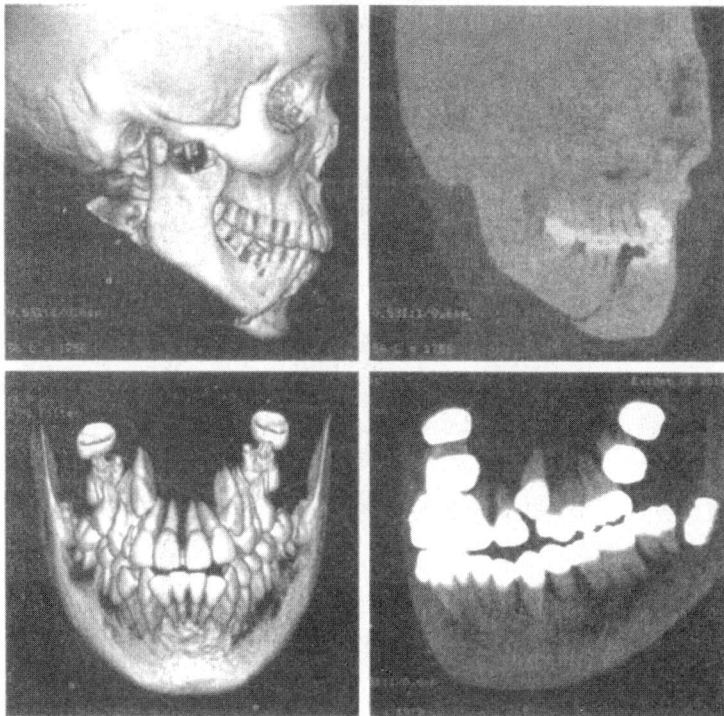

图2-9　同一患者的颌面骨三维重建图像,显示下颌骨体右侧骨折,断端错位,骨折线累及邻近下牙槽骨

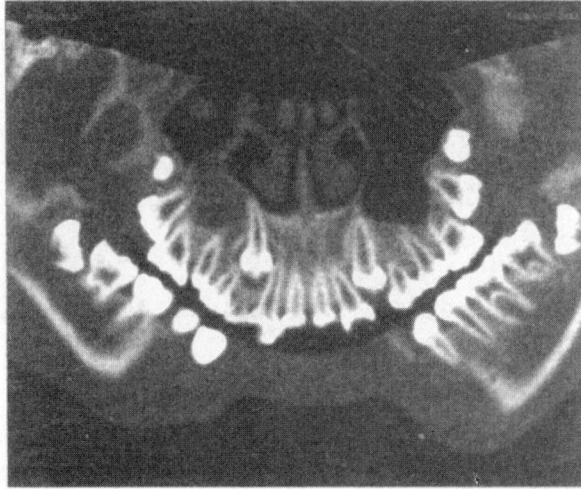

图 2-10　牙齿三维及曲面重建图像,清晰显示左、右上颌尖牙埋伏阻生牙情况

目前,口腔颌面锥形束 CT(cone beam computed tomography,CBCT)亦在临床得到广泛应用,此种成像技术对牙及牙周疾病、颌骨囊肿及肿瘤、颞下颌关节及上颌窦疾病的诊断,茎突形态、长度、毗邻关系的观察,以及在正畸治疗、牙种植学等方面的应用具有其特殊、重要的价值。与多层螺旋 CT 比较,其优势在于费用低、辐射剂量小,显示牙及牙周组织等细小解剖结构、颌面骨骨质结构的图像质量较高,更适合口腔专科的临床需求。

(徐朝霞)

第八节　咽喉部 CT 扫描技术

一、适应证与相关准备

(一)适应证

适用于咽喉部肿瘤、鼻咽腺样体肥大、喉息肉、外伤及放疗后损伤等。

(二)相关准备

扫描前,嘱被检者去掉头、颈及耳部的金属饰物。要求患者在扫描中保持不动,平静呼吸,不能说话或做吞咽动作。

二、检查技术

(一)常规平扫

咽喉部的常规扫描方法为横断面非螺旋平扫。

1.扫描体位　患者取仰卧位,下颌稍内收,使听眦线与床面垂直,两外耳孔与床面等距,正中矢状面与床面中线重合。先取咽喉部侧位定位片,扫描基线分别与咽部或喉室平行。扫描范围依检查部位而定:鼻咽部从鞍底到硬腭平面,口咽部从硬腭到会厌游离缘,喉咽部从会厌游离缘或舌骨平面至环状软骨下缘,喉部从舌骨平面至环状软骨下 1cm。如欲了解声带活动,需嘱患者发"E"音(图 2-11)。若发现肿瘤可扫描至颈根部,以了解淋巴结受累情况。

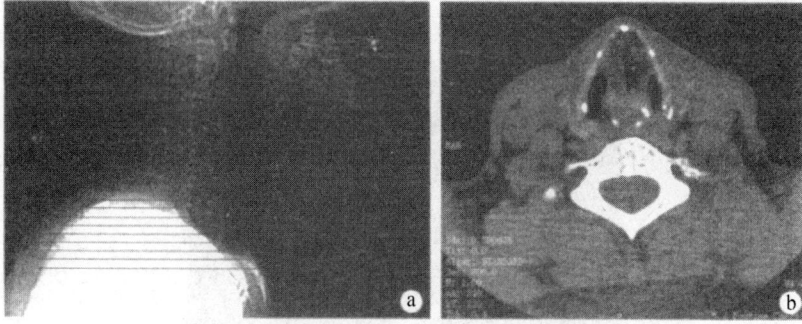

图 2—11 喉部 CT 定位图及轴位图

a 喉部定位图；b. 喉部轴位图

2.扫描参数 咽部选择层厚与层间距为 5mm，小病灶可用 2～3mm，矩阵 512×512，视野 25cm。喉部的扫描条件为管电压 120kV，管电流 170mA，层厚与层间距 5mm。

(二)特殊扫描

薄层螺旋扫描可明确喉内结构有无病变或肿瘤侵犯喉腔、声门下腔的程度，螺旋扫描图像经仿真内镜软件处理后，可观察梨状窝、喉室、声带、声门下、会厌前间隙等结构，是纤维喉镜的辅助手段。

1.扫描体位 患者体位与扫描范围同常规扫描。

2.扫描参数 层厚 0.5～1mm，间隔 1mm，螺距 0.6～1，矩阵 512×512，软组织算法。

(三)增强扫描

咽喉部肿瘤或血管性病变需做增强扫描，以确定肿瘤侵犯范围及分期，了解淋巴结有无转移。

1.对比剂用量 团注法经肘静脉注入对比剂 1.5～2.0mL/s。

2.注射流速 2.5～3mL/s。

3.延迟扫描时间 20～25s。

(四)影像处理

1.窗宽窗位调节 咽喉部图像的显示一般用软组织窗，外伤患者需加骨窗。咽部软组织窗宽 240～300HU，窗位 30～40HU；骨窗窗宽 1000～1500HU，窗位 350～400HU。喉部软组织的窗宽 300～350HU，窗位 35～40HU；骨窗窗宽 1000～1500HU，窗位 300～350HU。

2.三维图像重组 咽喉部 CT 扫描的重组技术主要有：咽喉部横断面图像经冠状面、矢状面进行多平面重组(multi—planar reformation，MPR)，可以更好地显示解剖结构和病变(图 2—12)；咽喉部 CT 仿真内镜(CT virtual endoscopy，CTVE)可提供咽喉腔表面解剖及病变的信息，对声门及声门上区可作为喉镜的补充(图 2—13)，对声门下区可弥补喉镜的不足，但它还不能替代喉咽内镜检查。

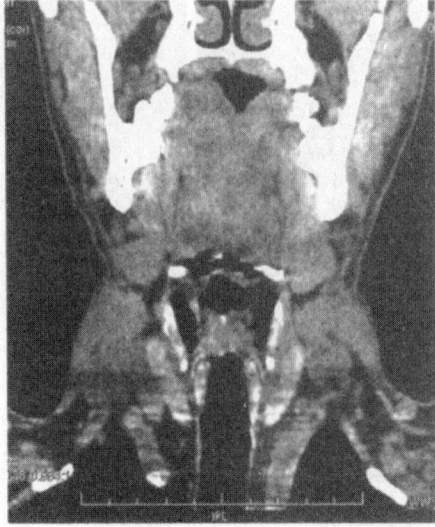

图 2—12 喉部 MPR 图

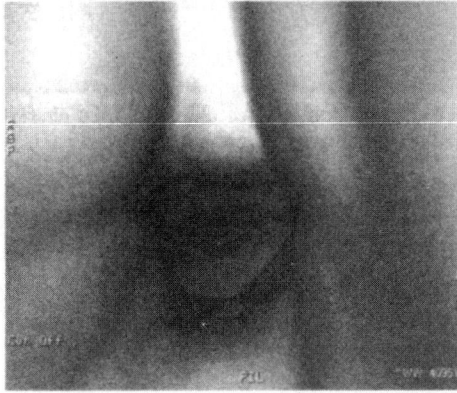

图 2—13 咽喉部仿真内镜图

（徐朝霞）

第九节　颈部 CT 扫描技术

一、适应证与相关准备

（一）适应证

1.颈部占位性病变　如甲状腺肿瘤及颈部各种肿块等。

2.颈部淋巴结肿大　各种原因引起的淋巴结肿大。

3.颈部血管性病变　如颈总动脉狭窄或扩张、颈动脉体瘤、动脉畸形及大血管栓塞等。

4.颈部气管病变　了解颈部肿瘤是否对气管有挤压及颈部气管是否受到骨刺伤害。

5.外伤　可确定颈部外伤后有无血肿和骨折等。

（二）相关准备

扫描前,嘱被检者去掉颈部金属饰物,并要求在扫描时平静呼吸,不能做吞咽动作。增强扫描者,应在扫描前完成碘过敏试验,并建立好静脉通道。

二、检查技术

(一)常规平扫

1.扫描体位 患者仰卧,身体置于床面上,头稍后仰,使颈部与床面平行,同时两肩部放松,两上臂置于身体两侧,两外耳孔与床面等距。

(1)定位扫描:先摄取颈部侧位定位像,在定位像上选择从胸腔入口至下颌角区域进行扫描。

(2)扫描范围:甲状腺扫描范围从第5颈椎下缘至第1胸椎。喉部扫描范围从第4颈椎向下扫,或直接对准喉结扫描,扫描时嘱被检者连续发字母"E"音,使声带内收,梨状窝扩张,此时可较好地显示声带、梨状窝、咽后壁及杓会厌襞的形态及病变。鼻咽部扫描范围从海绵窦至口咽部。

2.扫描参数 螺旋扫描,层厚0.5~1mm,间隔1mm,螺距0.6~1,管电压120kV,管电流200mA,矩阵512×512,软组织算法。

(二)增强扫描

1.常规增强 扫描颈部检查常规增强扫描。颈部软组织,如肌肉、筋膜、淋巴结及血管等,CT平扫多呈中等密度,不易区别。增强扫描可区别颈部淋巴结与颈部血管,了解病变的侵犯范围,有助于对占位性病变的定位和定性。增强检查可在平扫基础上进行。对比剂用量成人60~80mL,儿童按体重用量为2mL/kg,静脉注射的流速2.5~3mL/s(儿童可适当减小流速),延迟扫描时间20~25s。

2.颈部血管成像

(1)扫描体位:患者仰卧,头后仰,使下颌支与扫描床面垂直。

(2)扫描范围:在颈部侧位定位像上,设定从主动脉弓上缘至颅底的扫描区域。

(3)扫描方式:常规螺旋扫描。

(4)扫描参数:管电压120kV,管电流200mA,矩阵512×512,采集层厚0.6~1mm,重建层厚1mm,间隔0.6~1mm。

(5)对比剂:静脉注射对比剂90~120mL,流速3~4mL/s,对比剂注射完后再以相同流速注射10~20mL生理盐水,延迟扫描时间15~18s。

3.甲状腺CT灌注

(1)平扫定位:层厚与层间距为5mm,扫描范围应包括全部甲状腺,以确定甲状腺有无病变。

(2)灌注扫描:对比剂50mL,流速4~5mL/s,肘正中静脉团注对比剂。管电压80kV,管电流200mA,选甲状腺病变中心(无病变时选甲状腺中央)作为扫描层面,层厚5mm,电影扫描方式,注射对比剂后立即扫描,扫描45~80层。

(3)常规增强扫描:扫描范围包括全颈部,层厚与层间距可用5~8mm。

(三)影像处理

颈部图像常用软组织窗显示,一般取窗宽250~300HU,窗位30~50HU;若病变侵犯骨组织时,需加骨窗像,窗宽1000~1500HU,窗位500~700HU。定位像的窗宽和窗位,调至颈部软组织和椎体等结构显示清楚即可。平扫与增强的图像,需分别按解剖顺序打印。小病灶可选病灶中心层面,进行测量或放大。

颈部图像多平面组(MPR)在工作站上对超薄层横断面图像进行后处理,重组获得冠状面和矢状面图像,获得的图像可补充横断面的不足。如颈椎骨折、颈部肿瘤对气管挤压情况和颈部肿瘤与周围血管关系等。

颈部CTA可用MIP、SSD、VRT等后处理技术,显示颈部血管,旋转CTA的角度,进行多方位观察(图2—14)。也可对鼻咽部及喉部气管行二维或三维重组,了解鼻咽部及气管壁情况(图2—15),并选择显示病变最佳的图像打印。

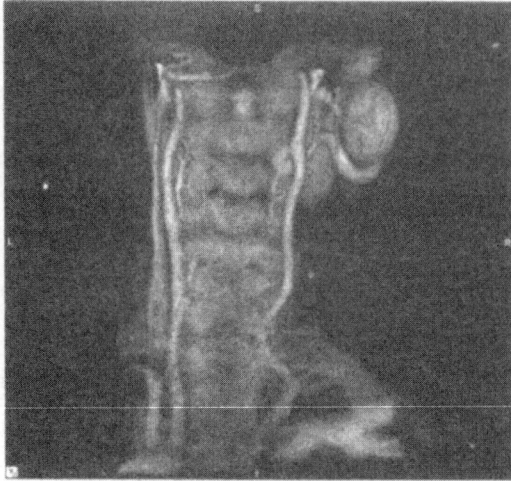

图2—14 颈部CTA图像

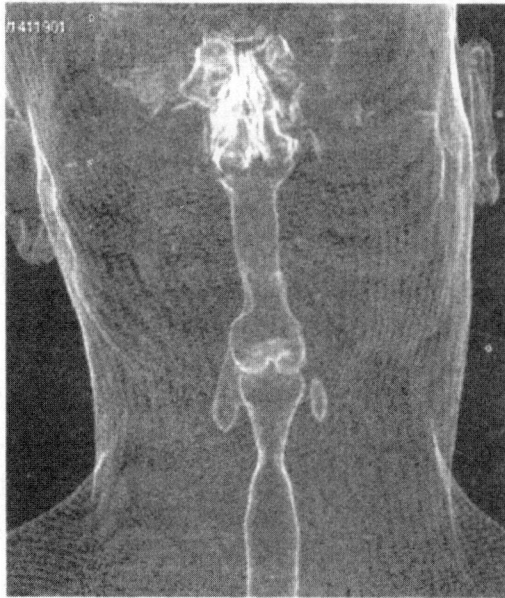

图2—15 咽喉部Min—IP图

甲状腺CT灌注图像需用特殊的灌注软件进行处理,方法同头部CT灌注图像的处理程序。

(徐朝霞)

第十节 胸部 CT 扫描技术

一、适应证与相关准备

(一)适应证

1.纵隔 纵隔肿瘤、肿大淋巴结、血管病变等。

2.肺 肺内的良恶性肿瘤、结核、炎症和间质性、弥漫性病变等。对肺门的增大,可区分血管性结构、淋巴结肿大和肿块。

3.胸膜和胸壁 定位胸膜腔积液和胸膜增厚的范围与程度,鉴别包裹性气胸与胸膜下肺大泡,了解胸壁疾病的侵犯范围及肋骨和胸膜的关系,了解外伤后有无气胸、胸腔积液及肋骨骨折等情况。

4.心包和心脏 明确心包积液、心包肥厚及钙化程度。增强扫描可以对心脏的原发或继发肿瘤做出一定的诊断。

5.大血管病变 发现和诊断各种胸部大血管病变,包括主动脉瘤、夹层动脉瘤、肺动脉栓塞、大血管畸形等,对病变的程度、范围、并发症能较好显示。

(二)相关准备

1.认真审阅申请单,了解患者检查的目的和要求,详细阅读临床资料及其他影像学资料。

2.向患者解释扫描全过程,取得患者的配合并训练呼吸。

3.去除检查部位的金属饰物和异物,如发卡、纽扣、钥匙、膏药等,防止产生伪影。

4.对不合作的患者,包括婴幼儿、躁动不安和意识丧失的患者要给予镇静剂,必要时给予麻醉。

5.对于耳聋和不会屏气的患者,在病情许可的情况下,可训练陪伴帮助患者屏气。方法是当听到"屏住气"的口令时,一手捏住患者鼻子,一手捂住患者口部,暂时强制患者停止呼吸,等曝光完毕后,听到"出气"的口令后立即松手。

6.如果呼吸困难不能屏气或婴幼儿,扫描中应适当加大管电流,加大螺距,缩短扫描时间,以减少运动伪影。

二、检查技术

(一)常规平扫

1.扫描体位 患者仰卧、头先进,两臂上举抱头,身体置于床面正中。为了区别少量胸腔积液与胸膜肥厚,可以改为俯卧位,驼背患者或不宜仰卧者也可改为俯卧位。

(1)定位扫描:侧面定位线对准人体正中冠状面,常规扫描一个胸部前后正位像,既可作为定位扫描用,又能给诊断提供参考。

(2)扫描基线:扫描基线从肺尖开始(图 2—16)。

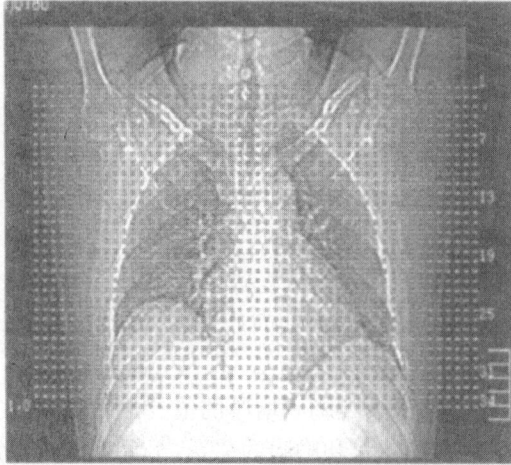

图 2－16　胸部横断位扫描定位图

（3）扫描范围：从肺尖开始，一直扫描到肺底。

2.扫描参数　常规胸部 CT 扫描采用螺旋扫描方式，采集层厚≤1mm，重建层厚 5～7mm，重建间隔 5～7mm。

（二）高分辨率成像

对于肺的弥漫性、间质性病变，特别是怀疑支气管扩张时可采用高分辨率扫描模式，常规将层厚和间隔均设 0.6～1.0mm，采用高分辨率算法重建（图 2－17）。

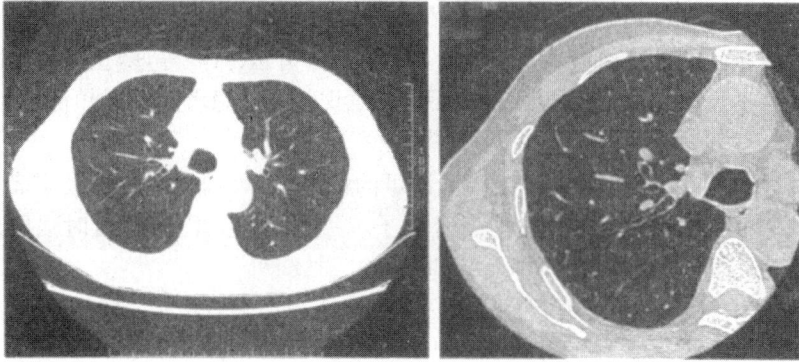

图 2－17　肺部 HRCT 图

（三）增强扫描

1.常规增强扫描　对胸膜、纵隔病变及肺内实性病灶的诊断及鉴别诊断具有重大意义，还可发现胸片上不能显示的非肺大泡、支气管扩张等。静脉注射对比剂 60～70mL，流速 2～2.5mL/s，延迟扫描时间 30～35s。扫描范围和扫描参数同常规平扫。

2.胸部血管成像　对于怀疑肺栓塞或肺隔离症的患者，可进行肺动脉 CT 血管增强扫描（图 2－18）。若怀疑胸主动脉夹层或胸主动脉瘤，可进行胸主动脉 CT 血管增强扫描（图 2－19、图 2－20）。对比剂用量 80～100mL，静脉注射的流速 3～3.5mL/s，延迟扫描时间可用对比剂示踪技术自行测定，通常为 12～18s。

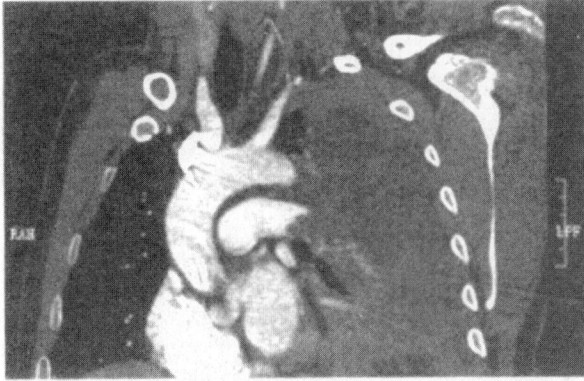

图 2—18　肺动脉 CTA 图

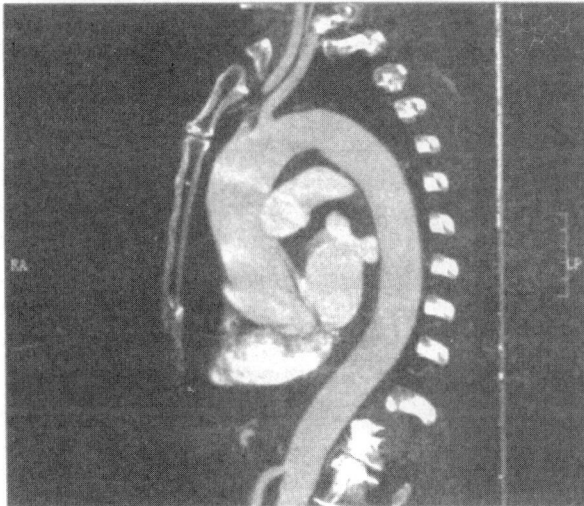

图 2—19　胸主动脉 MPR 图

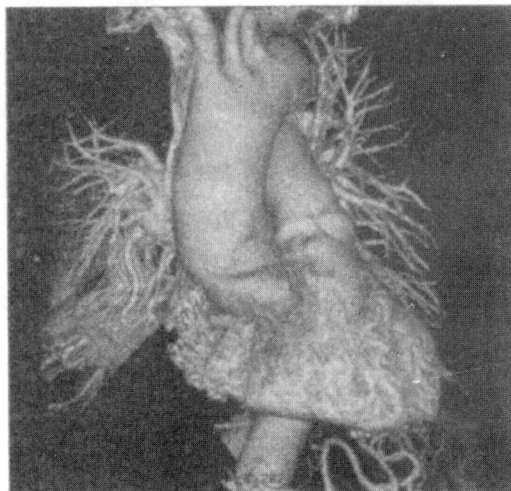

图 2—20　胸主动脉 VRT 图

(四)影像处理

胸部图像的显示常规用双窗技术,即肺窗和纵隔窗。纵隔窗窗宽 300～500HU,窗位 30

～50HU(图2-21)。肺窗窗宽800～1500HU,窗位-600～-800HU(图2-22)。对于外伤患者,应观察骨窗。对肺部的片状影、块状影及结节病灶,可加大窗宽,选择最佳的中间窗观察。必要时可进行多平面及支气管血管束重建,以便于病灶定位、定性(图2-23、图2-24)。对气管异物可用CT仿真内镜及支气管三维重建,可较好显示支气管及亚段支气管(图2-25、图2-26),同时可多方位显示管腔内外的解剖结构,对于气管肿瘤者亦能对壁外肿瘤精确定位、确定其范围。

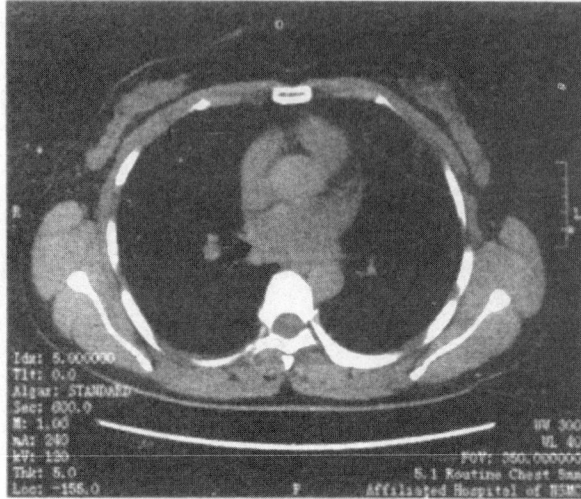

图2-21 胸部CT纵隔窗图

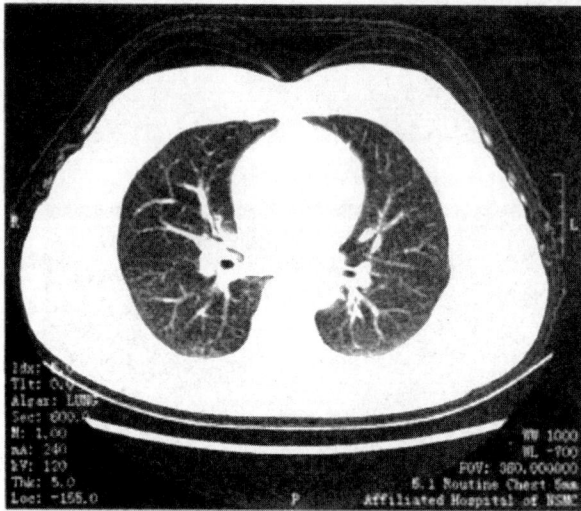

图2-22 胸部CT肺窗图

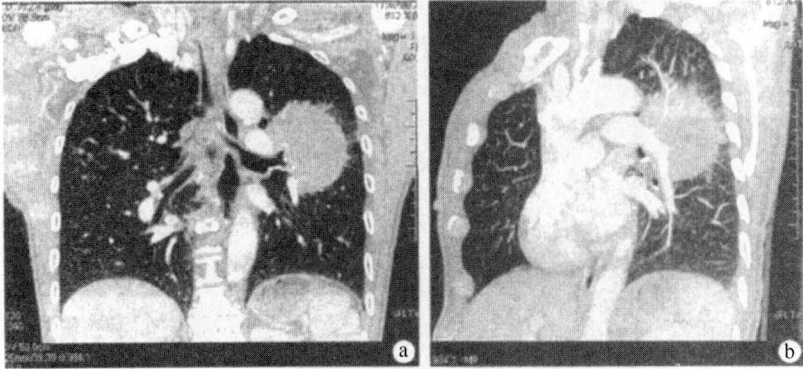

图 2－23　胸部 MPR 图

a. 正位；b. 侧位

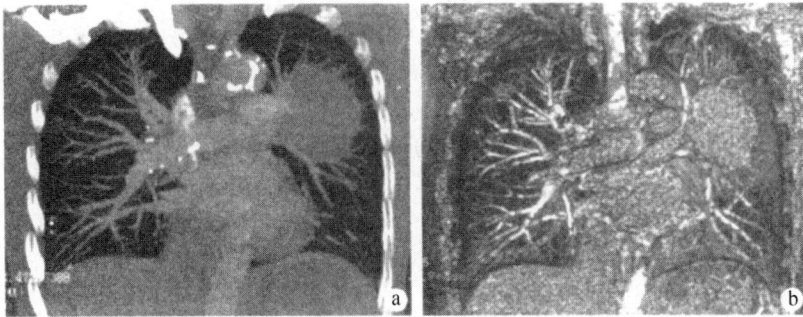

图 2－24　胸部血管束 MPVR 图

a. 黑白图；b. 彩色图

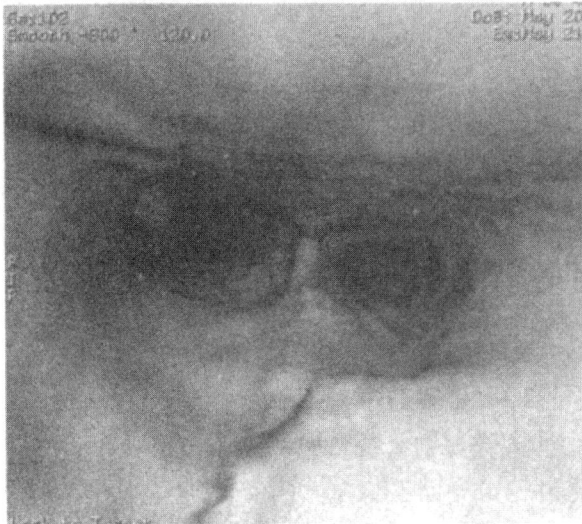

图 2－25　气管仿真内镜图

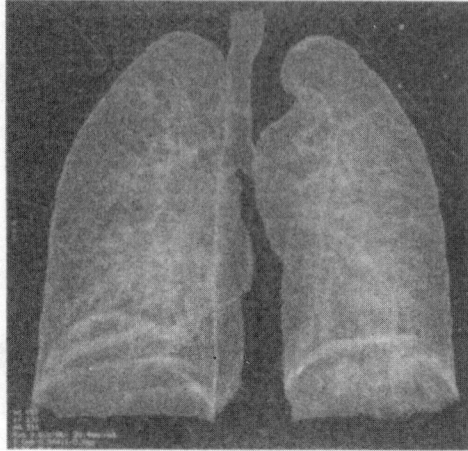

图 2-26　支气管 Min-IP 图

（徐朝霞）

第十一节　先天性心脏病 CT 扫描技术

一、适应证与相关准备

（一）适应证

先天性心脏病（先心病）或怀疑先天性心脏病，例如房间隔缺损、单心房、左侧三房心、室间隔缺损、动脉导管未闭、主动脉-肺动脉间隔缺损、法洛四联症、完全性大动脉错位、先天性主动脉缩窄。

（二）相关准备

1.镇静　新生儿或者不能配合的检查者在病房于右下肢静脉留置 24G 套管针后到 CT 室，从口腔或肛门按 $0.4\sim0.5\text{mL/kg}$ 给予 10% 的水合氯醛镇静。

2.心电电极的位置　对于新生儿或者不方便的小儿，电极可以贴在双臂和腿上（图 2-27）。

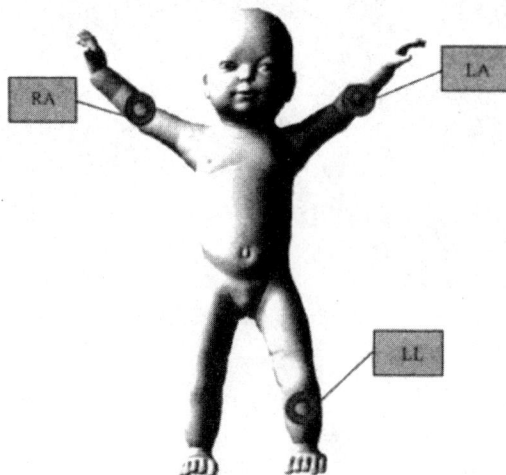

图 2-27　小儿心脏 CT 检查电极片的位置

3.呼吸训练 需要对检查者进行呼吸训练,通常根据扫描的时间进行训练,如果扫描时间长,需要屏气的时间就长,以64层螺旋CT为例,扫描时间为5s,屏气时间要达到8～10s对于进行镇静状态不能进行屏气的检查者可以通过捆扎胸部束带抑制胸式呼吸情况下扫描。

4.辐射防护 由于先心病CT检查的通常为新生儿或者小儿,对于辐射损伤带来的风险增加,可以在头颅、颈部和盆腔分别用铅衣片进行防护。

二、检查技术

(一)对比剂用法

1.对比剂浓度 通常采用350mg I/mL即可达到良好的增强效果,对超重或心功能不全者可增加碘浓度,如采用370mg I/mL的对比剂。婴幼儿可根据体重和先天畸形特点等,稀释为150～250mg I/mL或者减少注射的速率。

2.对比剂用量 根据扫描方式不同成人用量为30～80mL;婴幼儿的用量按公斤体重计算,不超过1.5～2.0mL/kg。

3.注射速率 通常按1～3mL/s的速率进行注射,5岁以下可以根据体重选择1～2mL/s,5岁以上选择2～3mL/s。为避免无名静脉内高浓度对比剂干扰周围结构显示,尽量选择右侧上肢静脉或右侧下肢静脉注药。

4.扫描起始时间的确定 扫描起始时间是指从注射对比剂到开始曝光扫描的时间,它是获得良好增强扫描效果的关键,可通过三个方法确定扫描延迟时间。

(1)经验值法:2岁内患儿,若对比剂经头皮或手背静脉注射,延迟时间为11～14s,经足外周静脉注射,延迟时间为14～16s;2岁以上患儿在上述基础上适当延长2～5s。

(2)小剂量同层扫描时间曲线测定法(bolus-test):自肘静脉以小剂量注射碘对比剂,进行兴趣区同层动态扫描,测量兴趣区的时间-密度曲线(time-density curve,T-D曲线),曲线峰值时间即为扫描延迟时间。对于复杂先心病的检查者,需要在肺动脉层面测量肺动脉和主动脉两个兴趣区域,都强化后即为扫描延迟时间。

(3)实时血流检测法(bolus-tracking):设定肺动脉层面作为连续曝光层面,并选择对比剂观察感兴趣区(肺动脉和主动脉两个兴趣区域),注射对比剂后,采用实时观察感兴趣区造影剂CT值上升情况,当CT值达预定值后,手动触发扫描。

对存在心内结构复杂畸形者(如心内膜垫缺损、单心室等)加扫第二期,扫描延迟时间为注药后35～45s,即第一期扫描后的8～15s。

(二)扫描体位与参数设置

1.扫描体位 检查者仰卧,根据静脉针的位置选择头先进或足先进,两臂上举抱头,身体置于床面正中,侧面定位像对准人体正中冠状面。如果检查者系镇静后的小儿,可以将上臂自然放于体侧。

2.扫描范围 由胸廓上口向下到左膈下5cm。

3.扫描参数 层厚1.25～2.5mm,层间隔同层厚。出于对儿童辐射防护的考虑,5岁以下的儿童使用100kVp,5岁以上使用120kVp;管电流可以使用自动管电流调制技术。

(三)图像后处理

回顾性心电门控加单扇区重建是保证图像质量的主要方法,对于不能配合屏气的小儿来说,可以避免呼吸带来的图像质量变差。图像重建成亚毫米的薄层图像,如果噪声较大,可以适当增加重建层厚。然后进行图像后处理。后处理的方法有 VR 显示，薄层 MIP 显示，心脏长短轴的多平面重组(图 2—28)。

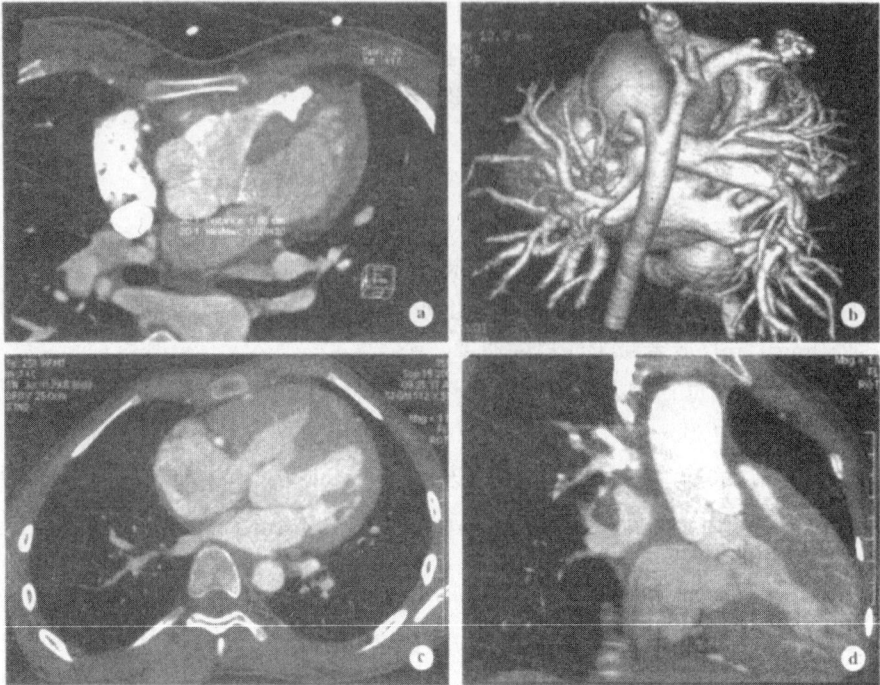

图 2—28 a.薄层 MIP 显示室间隔缺损伴主动脉骑跨；b.VRT 显示整个肺动脉和主动脉的走行和动脉导管未闭的情况；c、d.MRP 图像显示法洛四联症的房间隔缺损和室间隔缺损

1.VR 显示 可以系统观察整个心脏和大血管的关系以及空间位置，显示直观立体，通过不同的体位可以观察到相应的血管变异，例如长轴斜位(左前斜 60°～70°＋足头位 20°～25°)用于观察室间隔缺损、房室瓣、大血管骑跨、心室大血管连接等。

2.薄层 MIP 显示 可以观察局部的解剖结构和变异，层厚通常选择 5～10mm。例如四腔位(左前斜 40°～45°＋足头位 30°～40°)用于显示房室间隔缺损、房室瓣骑跨、单心室等。

3.多平面重组后的图像

(1)横断位：断面图像与身体长轴垂直，显示人体横断面影像，是显示心脏大血管的常规体位。

(2)短轴位：断面图像与心脏长轴垂直，显示心脏短轴位影像，范围包括心尖至心底部。心脏短轴位可适于观察心室的前、侧、后壁及室间隔，也适于观察主动脉瓣。

(3)长轴位：断面图像与心脏长轴平行，显示心脏长轴位影像。心脏长轴位用于观察二尖瓣、左心室根部、主动脉流出道和心尖部病变。

(四)电子束 CT 检查技术

1.单层容积扫描 使用心电门控采集图像，成人层厚 3～6mm，小儿层厚 1.5～3mm，平扫可初步观察心脏大小形态及心包、瓣膜等有无钙化灶，以及确定增强的扫描范围，增强扫描可观察心室及室壁结构，先心病各个变异血管的情况与周围血管的关系。

2.连续容积扫描 无需使用心电门控，层厚 1.5～3mm，由于扫描时间短，有利于小儿、老人及重症患者不能长时间憋气及心率失常患者的检查，缺点是不利于图像的三维重建。

3.电影扫描　使用心电门控采集图像,层厚7mm,电影序列扫描的主要目的在于分析心功能,除此之外尚可用于心脏解剖结构的分析,可显示心脏瓣膜,是观察心脏瓣膜运动的唯一检查方法。因为先天性心脏病心脏位置变化大,故常用的扫描体位为横断位。

4.血流序列扫描　心电门控RR间期采集图像,层厚7mm,可用于先天性心脏病对左、右心系统分流部位、大小及分流方向的显示,以及对于分流的定量研究。

(徐朝霞)

第十二节　冠状动脉CT扫描技术

一、适应证与相关准备

(一)适应证

1.冠状动脉疾患的筛选　对临床症状表现为不典型胸痛,或典型缺血性心绞痛症状,或心电图异常的患者,可先进行CT冠状动脉造影进行筛选。

2.各种血管重建术的术前定位　如经皮腔内血管成形术(PTCA)及冠状动脉搭桥术(CABG)前,利用本技术可明确病变的位置和范围,观察其与周围结构的关系。

3.术后复查　用于PTCA及CABG等术后复查,创伤小,易耐受,检查方便。

4.其他方面　包括:①其他非冠心病的心脏手术及瓣膜置换术前了解心脏的功能情况,排除冠状动脉狭窄性疾患。②心脏梗死患者稳定期的复查,了解冠状动脉解剖情况及受损害的血管数目,判断预后,指导治疗。③选择性冠状动脉造影前行CT冠状动脉造影,可以起到提示参考作用,减少选择性冠状动脉造影操作的危险性。

(二)特殊准备

1.心理干预　由于患者的心率高会影响图像质量,消除患者的紧张情绪十分重要。检查前需要和患者简单介绍检查的过程和可能出现的正常反应,例如对比剂注药后会出现发热的症状等,以及呼吸屏气的重要性和需要屏气的次数和检查的大体时间,消除患者的畏惧心理,有利于对心率的控制。

2.心率控制　通常64层CT以上的机型心率需要控制在低于70次/min,16层CT需要控制到65次/min以下。对于基础心率过快的患者可使用β受体阻滞剂,如倍它乐克等,服用方法:于检查前10～20min口服12.5～50mg,建议酌情逐渐加量服用,并时刻监测低血压患者血压,测量心率下降后再进行检查。

3.呼吸训练　检查前训练患者做深吸气、屏气及呼气动作。呼吸训练时需要确定检查者是否能屏住气,可通过观察腹部的运动或者用手放到检查者胸前确定。一般经过训练,患者的屏气时间可以大大延长,可在扫描过程中保持屏气不动。

4.安装心电图电极　冠状动脉CT扫描需与心电门控相结合,这样可获得清晰可靠的冠状动脉图像。心电极的安装如图2-29所示,使用三个导联,RA和LA电极分别置于右侧和左侧的锁骨陷凹处,LL电极置于左侧肋下缘肋间隙上。电极片需要在上臂上举后粘贴,并且需要避开骨头,否则会降低心电波形或得到不稳定的信号。

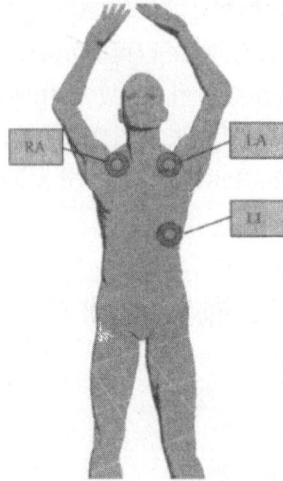

图 2－29　冠状动脉 CTA 检查电极体表位置图

二、检查技术

(一)对比剂注射方案

早期 4 层螺旋 CT 由于扫描时间长,需要有一个长时间对比剂的团注,在扫描时右心有大量的对比剂影响右冠状动脉的观察。随后随着 CT 扫描层数的增加,冠状动脉 CTA 检查的时间不断减少,使用盐水推注可以消除右心伪影,但忽略了室间隔的显示。理想的冠状动脉CTA 的增强效果如图 2－30d 所示。冠状动脉的增强值也越高越好,转变为 300～350HU 的理想状态,既可以有效观察钙化又可以有效观察软斑块。(图 2－30)。

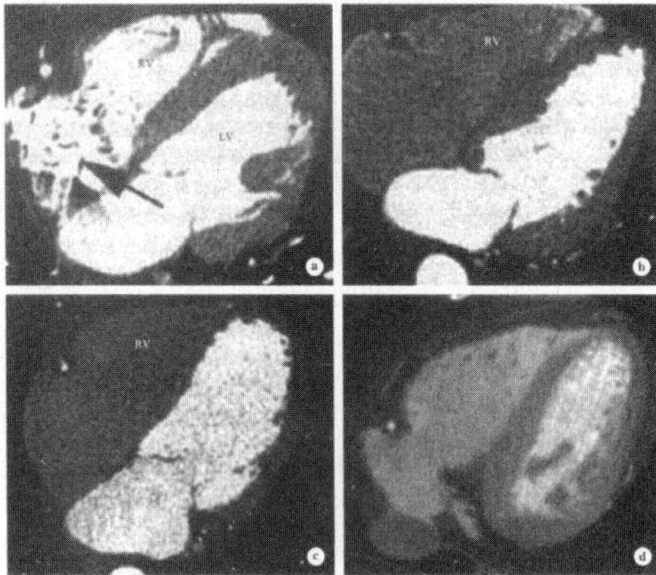

图 2－30　冠状动脉扫描对比剂增强效果的演变

a. 为 4 层螺旋 CT 检查时对比剂的增强效果,右心房和心室内有大量对比剂的高衰减伪影;b. 为 16 层螺旋 CT 扫描的心脏,由于使用了盐水推注,右心的高衰减伪影明显减少;c. 为早期 64 层螺旋 CT 的心脏图像,由于使用的对比剂更少,扫描时间更短,右心被盐水冲刷的更明显;d. 为现在认为的理想心脏图像左心强化明显,右心有适当强化,室间隔显示良好,肺动脉强化不明显

1.生理盐水的使用 生理盐水推注可以增加冠状动脉的增强值以及增强持续的时间,同时可以减少肺动脉增强时间,并减少上腔静脉的高衰减伪影,盐水推注可以代替部分对比剂的效果,减少对比剂总量。

2.对比剂注射方案设定 对比剂的浓度通常使用 350～370mg/mL,要达到理想的冠状动脉 CTA 检查的增强效果,需要使用双筒高压注射器,配合盐水的使用,有两种对比剂注射方案单流速三期和双流速。

(1)单流速三期:单流速 4～5mL/s 的流速,第一期对比剂 50～60mL,第二期 16～20mL 盐水,第三期使用对比剂－盐水混合(混合比为 6∶4)。

(2)双流速:双流速第一期以 4～5mL/s 的流速注射 50～60mL 的对比剂加盐水推注 16～20mL,第二期使用 2.5～3.5mL/s 的流速注射 5～7mL 对比剂加 25mL 盐水推注。总的来看,增强根据扫描时间需要 10s 的对比剂团注,但是随后的肺循环可以用盐水代替并且使肺动脉的增强效果降低,最后需要强化右心并且盐水冲刷上腔静脉,单流速使用盐水和对比剂混合注射,将对比剂在针管中稀释,而双流速是将对比剂流速减少让对比剂在血管中稀释,即方法不同但效果一致。

3.根据体重确定对比剂速率 由于冠状动脉的强化保持在 300～350HU 为最好的观察效果,可根据体重来选择对比剂注射速率,体重＜60kg,速率选择 3.5mL/s,并适当减少对比剂的总量,可以减少对比剂渗漏、过敏以及肾功能损伤的风险。体重＞60kg 且＜75kg,速率选择 4mL/s,体重超过 75kg,速率为 5mL/s。

4.扫描延迟时间 冠状动脉 CTA 扫描延迟时间的确定非常重要,经验时间是延迟 25～30s 启动扫描。通常选择测定靶血管内对比剂峰值变化来选择适当的扫描启动时间,方式有两种。如果要进行 CABG 术后复查,扫描范围增大的扫描时,需要提前计算好延迟时间 2～3s 启动扫描。

(1)小剂量同层扫描时间曲线测定法(test－bolus):用 10～20mL 对比剂使用心脏增强的速率进行由肘静脉注射,注药后延时 8～12s 开始在升主动脉层面连续扫描,测量升主动脉感兴趣区对比剂随时间变化的情况。此时靶血管内对比剂的浓度由低向高迅速增加,连续扫描至目标血管的对比剂浓度下降到接近正常浓度时终止扫描。将所获得的连续图像用软件进行分析,得到靶血管的时间－密度曲线及平均峰值时间。根据平均峰值时间适当增加 3～4s,设定为扫描开始的延迟时间。

(2)实时血流检测法(bolus－tracking):设定升主动脉根部层面(气管隆突下 1cm)作为连续曝光层面,并选择升主动脉作为观察感兴趣区,注射对比剂后 8～10s,连续曝光采用实时观察感兴趣区造影剂 CT 值上升情况,当 CT 值达 150HU 预定值后,自动或手动触发扫描。

这两种方法都可以达到较好的增强效果,相比较 test－bolus 检查时间长,还需要计算,优点是比较可靠和准确,同时小剂量的注射可以观察检查者是否能配合增强检查。bolus－tracking 简单省时,只有一次机会,容易造成检查失败。

(二)扫描体位与参数设置

1.扫描体位 患者仰卧,头先进,两臂上举抱头,身体置于床面正中,侧面定位像对准人体正中冠状面。

2.定位像 常规扫描胸部前后定位像和侧位定位像,双定位有利于将心脏图像定位到显示野中心。

3. 扫描范围　根据检查的需要扫描的范围有所不同：①常规冠状动脉 CTA 扫描从气管隆突下到心底，包括整个心脏。②CABG 术后复查，搭静脉桥的患者，扫描范围从主动脉向下到心底，包括整个心脏大血管。③CABG 术后复查有动脉桥的患者，扫描范围需要从锁骨向下到心底，包括整个胸骨、心脏大血管（图 2—31）。

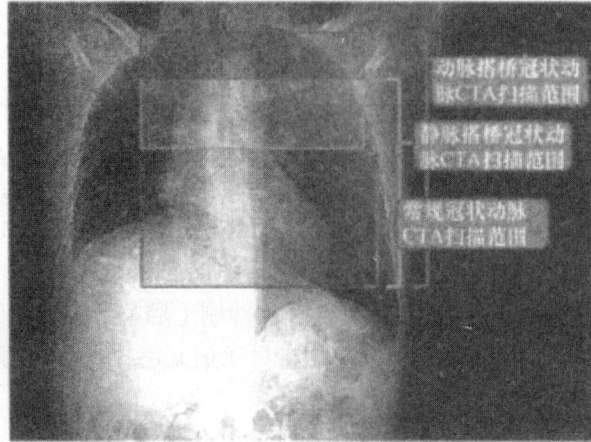

图 2—31　冠状动脉扫描的不同计划线设置

4. 扫描参数　①平扫≤2.5mm 层厚，2.5mm 间距，显示野 25cm，120kVp，选择 ECG 前瞻门控扫描，显示野固定不动。平扫可以解决三个问题：一是观察扫描范围是否合适，如果不合适，可在增强扫描时适当调整；二是进行钙化积分的计算或者进行冠状动脉钙化的观察和评价；三是观察检查者是否能配合屏气。②冠状动脉 CT 血管造影，0.5～1mm 层厚，0.5～1mm 扫描间距。使用 ECG 门控扫描方式进行扫描。

（三）ECG 门控扫描方式

冠状动脉 CTA 检查是扫描不停运动中的心脏，所以需要较高时间分辨率来"冻结"运动的心脏和冠状动脉。由于心脏是有节律的重复运动，可以根据 ECG 有效相对静止的心脏时相来进行扫描。常规扫描方式有两种，ECG 前瞻门控扫描（序列扫描）和 ECG 回顾门控扫描（螺旋扫描）技术来完成检查。

1. ECG 前瞻门控扫描　根据前 3～5 个心动周期的搏动，可以预测下一个心动周期 R 波的位置并在相应的时相触发扫描。由于探测器宽度的限制，需要在下一个心动周期进行移动，扫描方式为步进式床移动（轴扫）。心脏容积通过"踩点触发"技术采集，患者的 ECG 信号用来启动序列扫描。由于 ECG 触发序列扫描需采用先前 RR 间隔的平均值对患者下一个 RR 间隔做出可靠的预测，该方法不应用于心率失常的患者。通常选择 70% 时相为触发扫描时相。

2. ECG 回顾门控扫描　采用螺旋扫描方式，ECG 信号和原始数据被同时记录下来，根据心电图信号采用回顾式图像重建，CT 图像重建至少需要 180°扫描数据，即单扇区扫描，时间分辨率为 145～200ms，当心率较高时，心脏舒张期变短，多层 CT 180°的时间分辨率较长，采集时间长，图像会出现运动伪影。为了提高多层 CT 的时间分辨率，缩短采集时间，可将 2 个心动周期的采集数据重组为一幅图像，即双扇区重建，时间分辨率可减少 1/2。如果将 2 个以上的心动周期数据重组为一幅图像，即多扇区重建，时间分辨率可减少为 1/n。对于 64 层螺旋 CT，心率超过 70 次/min，使用双扇区或多扇区重建的图像质量要好于单扇区重建。

(四)图像处理

1. 心电编辑 ECG 回顾门控扫描由于记录了 ECG 信号和原始数据,所以当 ECG 信号不理想时,可通过对 ECG 信号进行编辑来补救一些图像质量较差的扫描。多层螺旋 CT 心电图编辑方法有消除(delete)、忽略(disable)、插入(insert)、R 波偏移(shift R-peak)等。对于有严重心率失常的患者,可联合使用多种心电图编辑技巧,最终获得理想的冠状动脉图像(图 2-32)。

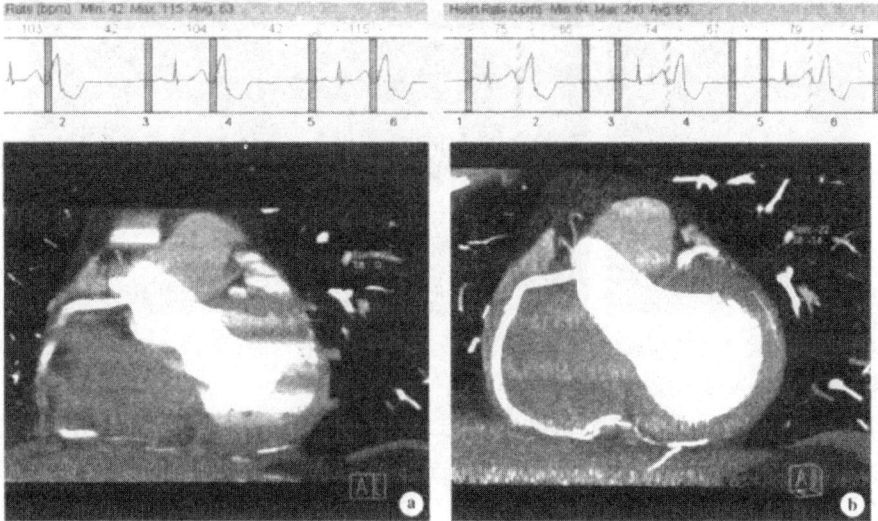

图 2-32 a. 编辑前,由于心电图二联律,无法获得足够的数据重建图像;b. 经过删除添加新的起搏点获得足够重建的数据,图像质量明显改善

2. 图像的显示 平扫的窗宽为 250~350HU,窗位为 35~45HU,增强扫描的窗宽为 600~800HU,窗位 300~400HU。总之,将增强的冠状动脉的 CT 值作为窗位,适当调整窗宽,达到冠状动脉为灰色,钙化为白色,软斑块为黑色。

3. 冠状动脉重建时相的选择 心率决定冠状动脉的重建时相,通常对于 64 层螺旋 CT 来说,由于有限的时间分辨率,心率小于 65 次/min,在舒张末期即 75%~80%时相,右冠状动脉和左冠状动脉都可以得到很好显示。但当心率在 70~80 次/min 时,右冠状动脉的最好时相为 45%~50%,而左冠状动脉为 75%。

4. 三维重组后处理 由于冠状动脉走行不规律,所以三维重组对于冠状动脉的诊断非常重要。常规三维重组的方法有:①整个心脏冠状动脉的 VRT 重组,用于显示冠状动脉的开口、起源和大体解剖,并有助于冠状动脉的命名。②冠状动脉树的 VRT 和 MIP,观察冠状动脉的走行狭窄以及钙化,也可使用薄层 MIP 来进行重组。③曲面重组(CPR),是观察冠状动脉狭窄情况的主要方法,配合横断位以及长轴位可以较准确地评估狭窄的程度。特别是对于 >50%的狭窄,与 DSA 相比,其准确性达到 98%(图 2-33)。

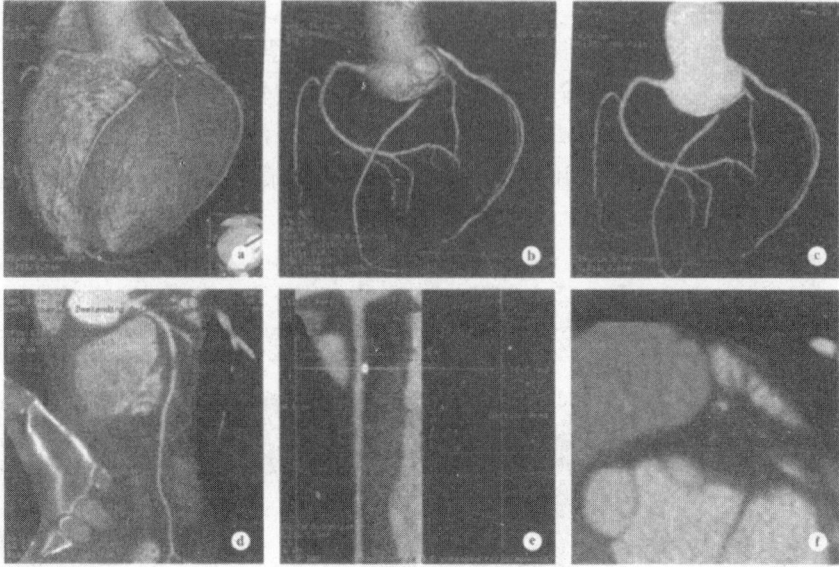

图 2—33　a. 显示整个心肌和冠状动脉的 VRT；b. 显示冠状动脉树的 VRT；c. 显示冠状动脉树的 MIP；d. 显示前降支的 CPR；e、f. 显示冠状动脉狭窄处的横断位测量

5. 心肌灌注成像　心肌灌注成像的扫描方式同冠状动脉 CTA，需要对比剂的总量超过 50mL，通过对增强后的心脏反复扫描得到心肌灌注的数据，在 CT 工作站上使用心肌灌注软件进行分析，软件在确定左心室内外膜边界后可自动计算出各个心肌节段的透壁灌注指数（transmittal perfusion ratio，TPR）。TPR 定义为每个节段心内膜下 1/3 心肌的 CT 值与相应层面整个心包脏层下 1/3 平均 CT 值的比较，并可根据 TPR 自动生成彩色心肌灌注图（图 2—34）。

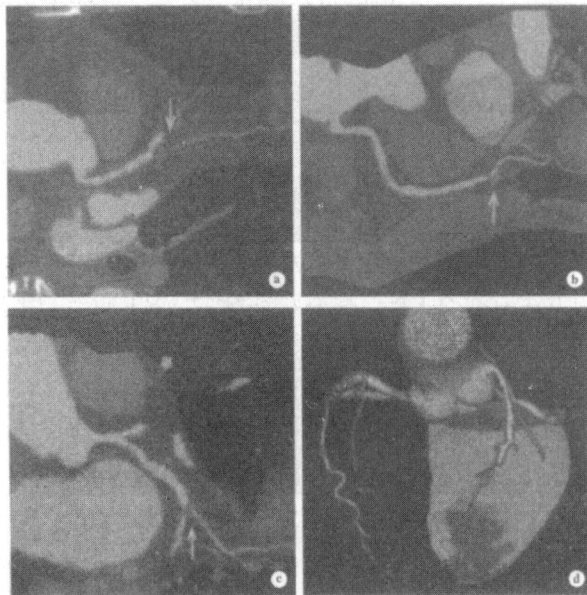

图 2—34　患者 58 岁，男性，运动后胸痛就诊，有家族心血管病史

a. 第二对角支狭窄；b. 后侧支狭窄；c. 钝圆支狭窄；d. 前降支狭窄，并且可以看出心肌灌注成像相对应的区域持续性缺血表现

6.左心室的功能分析　通过回顾性心电门控扫描,可以重建出心脏舒张期和收缩期两个时相的图像。在 CT 后处理工作站,选出左心室容积最小的时相作为收缩期,左心室容积最大的作为舒张期,以主动脉瓣为界,选出左心室的容积,还需要人工确定左心室的边界。确定后可以计算出舒张末容积(end－diastolic volume,EDV)、收缩末容积(end－systolic volume,ESV)、每搏量(stroke volume,SV)和射血分数(ejection fraction,EF),这与超声心动图比较有较好的一致性。但超声心动图简单且无需使用对比剂,作为常规临床应用方面有不可替代的作用(图 2－35)。

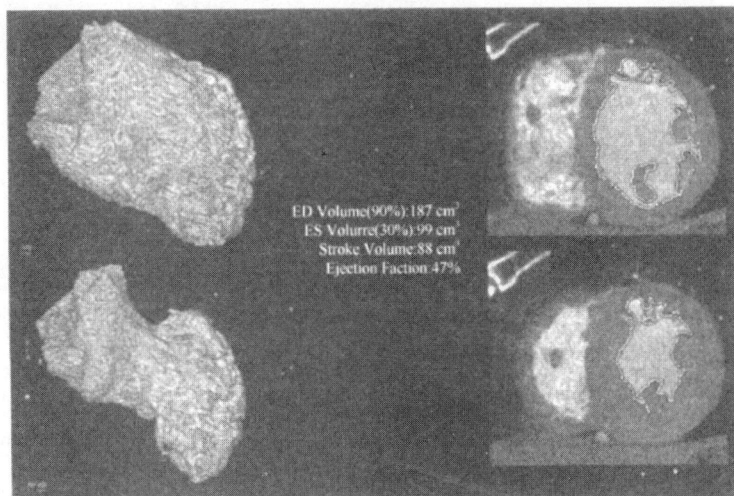

ED Volume(90%):187 cm³
ES Volume(30%):99 cm³
Stroke Volume:88 cm³
Ejection Faction 47%

图 2－35　后处理软件自动计算出左心室的 EDV、ESV 以及 EF 值

三、电子束 CT 检查技术

1.单层容积扫描　使用心电门控采集图像,层厚 1.5～3mm,平扫可显示有无冠状动脉钙化,增强扫描可观察冠状动脉有无狭窄及梗阻等情况。

2.电影扫描　使用心电门控采集图像,层厚 7mm,对比剂用量一般 45～55mL,流率 2.5～4mL/s,可用于心脏大血管解剖结构分析及心功能分析。

3.血流扫描　使用心电门控采集图像,层厚 7mm,对比剂用量一般 30～35mL,流率 7～9mL/s,扫描延迟时间约为 1/2 循环时间,可确定心肌、冠状动脉及搭桥血管的血流灌注情况等。

四、冠状动脉 CTA 的图像质量控制

(一)对于心率过快采取的方法

1.检查时心理紧张,扫描过程中出现心率不稳定,心跳突然加快,导致冠状动脉成像质量欠佳。因此需要检查前与患者充分沟通,缓解紧张情绪。

2.尽量缩短扫描时间,避免患者因屏气时间过长和对比剂用量过大造成心率增快。

3.应用 β 受体阻滞剂可以适当降低心率。

4.应用双扇区重建法,可以获得不同旋转时间的时间分辨率－心率曲线,根据小剂量试验和屏气训练时的心率变化预测患者在检查中可能出现的心率,找到可能获得最高时间分辨率的球管旋转时间,以获得最佳扫描效果。

5.对于过快心率,可以使用变速扫描技术,即随心率的增快而增加螺距和床速,使扫描速度与心率匹配,得到最佳影像质量。

6.为了获得清晰的横断面图像,冠状动脉成像均需要选择心脏舒张中期或收缩中末期进行成像。对于过快心率,需将扫描原始数据按心动周期的不同相位窗进行横断面重建,寻找显示最清晰的冠状动脉不同节段的最佳相位窗,然后对相应横断面进行三维重组。

7.为了提高时间分辨率常常需要使用半扫描重建技术或多扇区重建技术,当扫描速度和心率达到最佳匹配关系时,应用多扇区重建算法能够得到最小的扇区角度,明显提高 X－Y 轴的时间分辨率,可以改善心率过快对图像质量造成的影响。

(二)心律失常造成图像质量下降的处理方法

1.使用绝对延迟方法重建　由于 R 波后紧邻时相为收缩期,受心律变化影响较小,进行收缩末期重建可获得错层伪影较小的图像。

2.对冠状动脉进行分段分时相重建　可以获得冠状动脉各个分支不同相位窗的清晰图像。

3.使用横断面重建不同触发单位进行图像重建　可以部分改善图像质量。百分比法是一种以心动周期的百分比值(%)作为触发单位的方法;固定时间法则是按固定的延迟或提前时间(ms)作为触发单位的方法。通常百分比法可以较明显改善图像质量。

4.自动化最佳期相选择技术　通过计算各支冠状动脉的运动速度从而自动化选择运动速度最低的 2 个时相进行重建,可以获得最佳收缩期和舒张期的冠状动脉图像。

5.进行相应的心电图编辑

(1)单发期前收缩:可导致瞬时心脏运动加快,此时可以应用心电图编辑软件忽略或删除这一心动周期,用下一个心动周期的数据来补足加以纠正。

(2)代偿间歇:可以造成与其他心动周期运动状态不一致的现象,此时需要对其前一个 R 波进行人为调整,对缺失的信号进行人为插入,以保证其运动时相的一致性。

(3)房颤:此时的心动周期长度变化范围更大,心动周期更短,图像质量更差。舒张期重建方法已经无法满足时间分辨率的要求,只能进行收缩末期重建和绝对时间延迟重建。

(4)房室传导阻滞:可引起心动周期延长,改善方法是利用绝对时间延迟进行重建,或个体化心电图编辑,采用手动偏移 R 峰的办法纠正 RR 间期不等造成的数据不匹配,尽量使重建数据保持在心脏搏动的同一相位。

(三)其他因素对成像质量的影响

1.钙化斑块明显者,产生明显伪影,影响冠状动脉的重建效果。

2.检查时身体移动所造成的运动伪影,重建后出现图像模糊。

3.右心房高密度对比剂伪影　缩短扫描时间、减少对比剂用量和采用双筒高压注射器,能有效消除右心房对比剂伪影对 RCA 显示的影响。

4.呼吸运动伪影　检查前对患者进行屏气训练,使用尽可能短的扫描时间,一般能消除呼吸运动伪影。

5.扫描时间及扫描延迟时间　扫描时间越短,图像质量受屏气后心率波动的影响越小;扫描延迟时间确定得越准确则冠状动脉对比剂充盈得越好,图像质量就越好。

(马湘乔)

第十三节 肺静脉与左心房 CT 扫描技术

一、适应证与相关准备

（一）适应证

1. 射频消融术术前评价及术中引导 射频消融术需要通过电极，消融产生房颤的异常兴奋点。由于肺静脉的变异多样，术前可通过 CT 对肺静脉的情况进行评估，选择合适的手术方案，同时还可利用 DICOM 原始数据对射频消融术术中手术进行定位引导。

2. 射频消融术术后的评价 射频消融术后的复查，观察射频后肺静脉的孔径变化。

（二）特殊准备

1. 心理干预 由于患者的心率高会影响图像质量，消除患者的紧张情绪十分重要，检查前需要向患者简单介绍检查的过程和可能出现的正常反应，例如对比剂注药后会出现发热的症状等，以及呼吸屏气的重要性和需要屏气的次数和检查的大体时间，消除患者的畏惧心理，有利于对心率的控制。

2. 心率控制 通常 64 层 CT 以上的机型心率需要控制在低于 70 次/min，16 层 CT 需要控制到 65 次/min 以下。对于基础心率过快的患者可使用 β 受体阻滞剂，如倍它乐克等，服用方法：于检查前 10~20min 口服 12.5~50mg，建议酌情逐渐加量服用，并时刻监测低血压患者血压，测量心率下降后再进行检查。

3. 呼吸训练 检查前训练患者做深吸气、屏气及呼气动作。呼吸训练时需要确定检查者是否能屏住气，可通过观察腹部的运动或者用手放到检查者胸前确定。一般经过训练，患者的屏气时间可以大大延长，可在扫描过程中保持屏气不动。

4. 安装心电图电极 冠状动脉 CT 扫描需与心电门控相结合，这样可获得清晰可靠的冠状动脉图像。心电极的安装如图 2-36 所示。使用三个导联，RA 和 LA 电极分别置于右侧和左侧的锁骨陷凹处，LL 电极置于左侧肋下缘肋间隙上。电极片需要在上臂上举后粘贴，并且需要避开骨头，否则会降低心电波形或得到不稳定的信号。

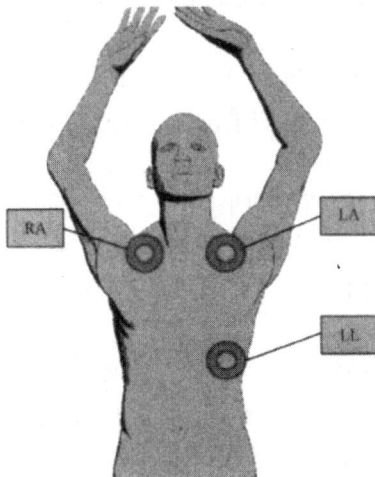

图 2-36 肺静脉 CTA 的电极位置体表图

二、检查技术

（一）对比剂注射方案

1. 对比剂注射方案设定　对比剂的浓度通常使用 350～370mg/mL，肺静脉的增强不需要像冠状动脉 CTA 检查的增强效果那样复杂，只需要肺静脉强化，肺动脉增强值尽量要低于肺静脉，需要使用双筒高压注射器，配合盐水的使用，对比剂注射方案单流速双期即可满足。4～5mL/s 的流速，第一期对比剂 50～60mL，第二期 25～40mL 盐水。肺循环可以用盐水代替并且使肺动脉的增强效果降低，最后需要用盐水冲刷上腔静脉。

2. 扫描延迟时间　经验时间是延迟 25～30s 启动扫描。通常选择测定靶血管内对比剂峰值变化来选择适当的扫描启动时间，方式有两种。

（1）小剂量同层扫描时间曲线测定法（test－bolus）：用 10～20mL 对比剂使用心脏增强的速率由肘静脉注射，注药后延时 8～12s 开始在肺静脉层面连续扫描，测量肺静脉作为感兴趣区的随时间变化的。此时靶血管内对比剂的浓度由低向高迅速增加，连续扫描至目标血管的对比剂浓度下降到接近正常浓度时终止扫描。将所获得的连续图像用软件进行分析，得到靶血管的时间－密度曲线及平均峰值时间。根据平均峰值时间适当增加 3～4s，设定为扫描开始的延迟时间。

（2）实时血流检测法（bolus－tracking）：设定肺静脉层面（气管隆突下 4cm）作为连续曝光层面，并选择升主动脉作为观察感兴趣区，注射对比剂后 8～10s 后，连续曝光采用实时观察感兴趣区造影剂 CT 值上升情况，当 CT 值达 150HU 预定值后，自动或手动触发扫描。

这两种方法都可以达到较好的增强效果，相比较，test－bolus 检查时间长，还需要计算，但是优点是比较可靠和准确，同时小剂量的注射可以观察检查者是否能配合增强检查，是否会出现不良反应。bolus－tracking 简单省时，但只有一次机会，容易造成检查失败。

（二）扫描体位与参数设置

1. 扫描体位　患者仰卧，头先进，两臂上举抱头，身体置于床面正中，侧面定位像对准人体正中冠状面。

2. 定位像　常规扫描胸部前后定位像，双定位有利于将肺静脉图像定位到显示野中心。

3. 扫描范围　从气管隆突上 2cm 向下到心底，包括整个心脏。

4. 扫描参数

（1）平扫：2.5mm 层厚，2.5mm 间距，120kVp，选择 ECG 前瞻门控扫描，显示野固定不动。平扫可以解决两个问题：一是观察扫描范围是否合适，如果不合适，可在增强扫描时适当调整；二是观察检查者是否能配合屏气。

（2）肺静脉 CT 血管造影：扫描范围同平扫，0.5～1.25mm 层厚，0.5～1.25mm 扫描间距。使用 ECG 门控的方式进行扫描。如果患者心率失常或者屏气不良，可以选择使用螺旋扫描，0.5～1.25mm 层厚，0.5～1.25mm 扫描间距，调整螺距和旋转时间，使用最快方式扫描。

（三）ECG 门控扫描方式

肺静脉 CTA 检查同冠状动脉 CTA 一样由于需要扫描不停运动中的心脏，所以需要较高时间分辨率来"冻结"运动的心脏和冠状动脉。常规扫描方式有两种，ECG 前瞻门控扫描（序列扫描）和 ECG 回顾门控扫描（螺旋扫描）技术来完成检查。

1. ECG 前瞻门控扫描　同冠状动脉 CTA 的门控扫描一样，由于 ECG 触发序列扫描需采用先前 RR 间隔的平均值,对患者下一个 RR 间隔做出可靠的预测。因此该方法不适应于心率失常的患者,特别是进行肺静脉检查的患者通常会有房颤,所以 ECG 前瞻门控扫描很容易失败。而且通常只能选择一个时相成像,或者选择肺静脉开口最大的时相 35%～45%,或者选择开口最小的时相 85%～95%。

2.ECG 回顾门控扫描 采用螺旋扫描方式,ECG 信号和原始数据被同时记录下来,根据心电图信号采用回顾式图像重建。CT 图像重建至少需要 180°扫描数据,即单扇区扫描,时间分辨率为 145～200ms,由于肺静脉成像对于运动没有冠状动脉要求高,基本都采用单扇区重建。可以重建两个时相,即肺静脉开口最大的时相 35%～45% 和开口最小的时相 85%～95%。因此,肺静脉扫描使用 ECG 回顾门控扫描更有效,更可靠。

(四)图像处理

1.心电编辑 ECG 回顾门控扫描由于记录了 ECG 信号和原始数据,所以当 ECG 信号不理想时,可通过对 ECG 信号进行编辑来补救一些图像质量较差的扫描。多层螺旋 CT 心电图编辑方法有消除(delete)、忽略(disable)、插入(insert)、R 波偏移(shift R-peak)等,对于有严重心率失常的患者,可联合使用多种心电图编辑技巧,最终获得理想的冠状动脉图像。

2.图像的显示 平扫的窗宽为 250～350HU,窗位为 35～45HU,增强扫描的窗宽 600～800HU,窗为 300～400HU。

3.三维重组后处理

(1)肺静脉的 VRT 重组:用于显示肺静脉的开口、起源和大体解剖。可以在肺静脉后前位测量肺静脉开口处的宽度,多角度显示左、右肺静脉的开口,其变异对于临床手术非常重要。

(2)如果需要,可以测量肺静脉各分支起始处横轴位的最大径和最短径(图 2-37)。

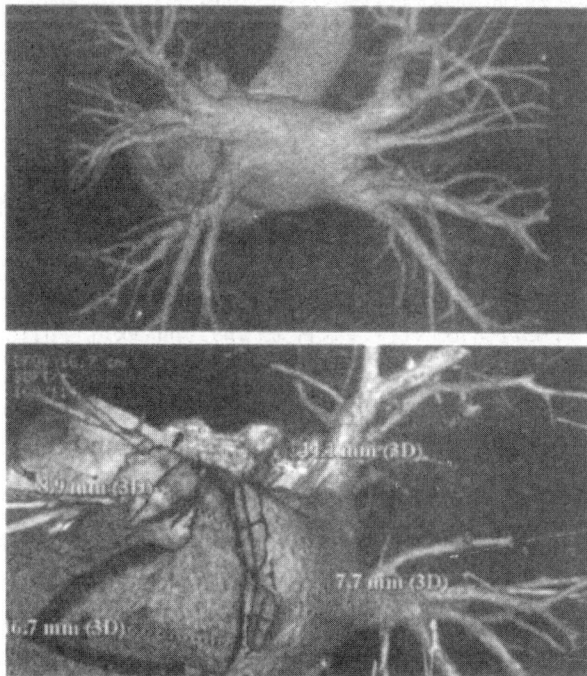

图 2-37 肺静脉后前位显示的 VRT 图像可以很清楚看到肺静脉的分支,可测量肺静脉开口处的最大径和最短径

(牛军杰)

第十四节 腹部 CT 扫描技术

一、适应证及相关准备

（一）适应证

1.肝、胆囊 包括肝肿瘤、肝囊肿、肝脓肿、脂肪肝、肝硬化、胆道占位、胆管扩张、胆囊炎和胆结石等；确定肿瘤的性质及范围，有无转移及门静脉、肝静脉和下腔静脉内有无瘤栓形成等；确定肝囊肿、肝脓肿的部位、范围和大小等；增强检查对鉴别肝癌和肝血管瘤有价值。

2.脾 能确定脾脏的大小、形态、内部结构和先天变异等，区分良、恶性肿瘤、炎症及外伤引起的出血等。

3.胰腺

（1）确定急性胰腺炎的类型、炎症渗出的范围以及有无假性囊肿形成和合并症，为外科治疗提供依据。

（2）可显示慢性胰腺炎微小的钙化、结石，为内科保守治疗或手术后进行随访观察。

（3）能确定有无肿瘤以及肿瘤的来源、部位和范围。

（4）了解外伤后胰腺有无出血等。

4.肾和肾上腺

（1）确定肾有无良、恶性肿瘤及其大小、范围、有无淋巴结转移等。

（2）确定有无肾的炎症、脓肿及结石的大小和位置。

（3）肾动脉 CT 血管造影可显示有无血管狭窄及其他肾血管病变。

（4）显示外伤后有无肾损伤及出血情况。

（5）确定肾上腺有无良、恶性肿瘤的存在，以及功能性疾病如肾上腺皮质功能减退等。

5.腹部及腹膜后腔

（1）可以明确有无良、恶性肿瘤的存在，如血管夹层动脉瘤、脂肪瘤和平滑肌肉瘤等。

（2）观察有无腹部肿瘤及腹膜后腔的淋巴结转移、炎症和血肿等。

（二）相关准备

1.检查前一天，尽可能进少渣饮食，禁服含金属的药品，或进行消化道钡剂造影。

2.检查当日以空腹为宜。

3.患者应携带其他影像学资料及其他临床相关检查资料。

4.CT 增强患者应严格掌握适应证，并做好碘过敏试验。

5.将对比剂如 60% 泛影葡胺加入温开水中配制成 1%～2% 的浓度给患者口服。检查肝、胰腺及脾时，扫描前 15min 口服该浓度对比剂 500mL，使胃及十二指肠壶腹部充盈，形成良好对比。检查前再口服 300～500mL，以便胃充盈，可有效克服部分容积效应，避免伪影，使扫描图像能更好地将胃及其他相邻脏器区别开来。若观察肾及肾上腺则要提前 20～30min 口服与上述相似浓度的对比剂。对于腹膜后腔检查则应提前 2h 分段口服 1%～2% 浓度的对比剂 800～1000mL，以便于充盈整个肠道系统。

6.脱去有金属扣子和挂钩的衣裤，取出口袋中的金属物品，解除腰带，去除腰围、腹带及外敷药物等。

7. 做好耐心细致的解释工作,使患者消除疑虑和恐惧,明白检查的程序和目的。训练患者的呼吸,并保持每次呼吸幅度一致。

二、检查技术

（一）常规平扫

1. 扫描体位　患者仰卧,头先进,两臂上举抱头,身体尽量置于床面正中间,侧面定位线对准人体正中冠状面。有时也采用侧卧位或俯卧位。

（1）定位扫描:为确定扫描基线和扫描范围应摄取一个正位定位像。

（2）扫描基线:在定位像上设定,肝和脾以膈顶为扫描基线,胆囊和胰腺以肝门为扫描基线,肾和肾上腺以肾上极为扫描基线,腹膜后腔以肝门为扫描基线(图2-38)。

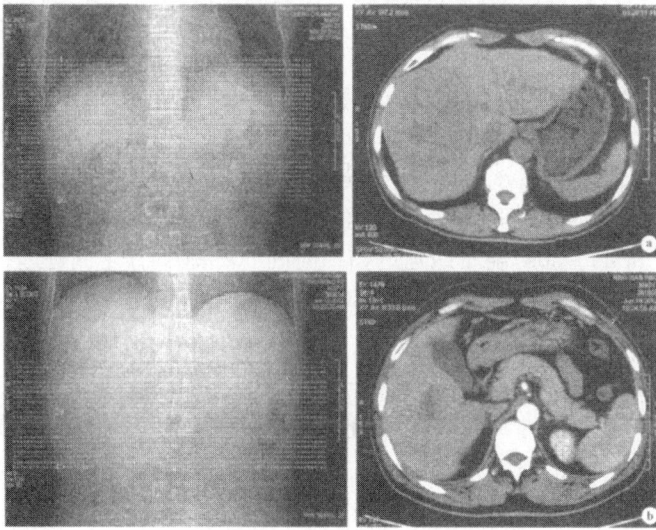

图2-38　腹部脏器CT扫描图

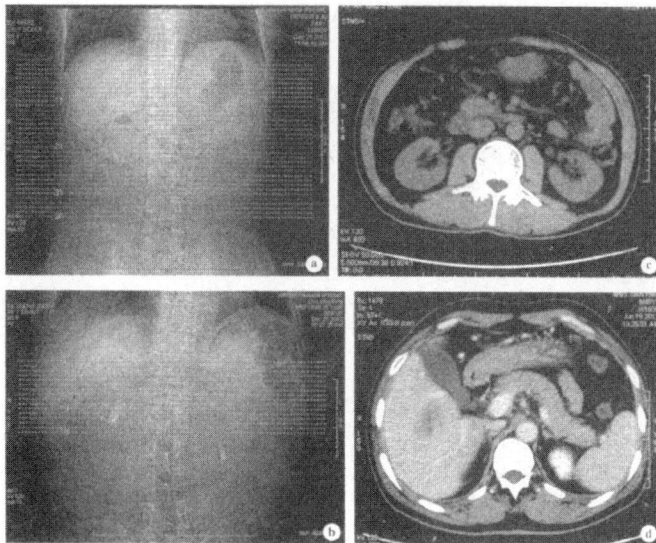

图2-38　腹部脏器CT扫描图(续)

a.肝横断位扫描定位图;b.胰腺横断位扫描定位图;c.肾横断位扫描定位图;d.肾上腺横断位扫描定位图

(3)扫描范围：肝、脾从膈顶扫描至肝右下角；胆囊及胰腺从肝门直至胰腺扫描完整；肾从肾上极扫描到肾下极；肾上腺从起始扫描到肾门；腹膜后腔从肝门扫描到髂前上棘。

2.扫描参数　腹部扫描采用标准或软组织模式，常规螺旋扫描方式，管电压 120kV，管电流 200mA，矩阵为 512×512，采集层厚 0.6～1mm，重建层厚 1mm，间隔 0.6～1mm。肝、脾常规采用 8mm 重建层厚和重建间隔；胆道采用 3mm；肾采用 5～8mm；肾上腺采用 3mm；腹膜后腔采用 8mm。

（二）增强扫描

1.常规增强扫描　腹部脏器的 CT 检查，一般均应做增强扫描。因为腹部各组织结构的密度相近，特别是一些病变的密度与正常结构差别不大，必须依靠增强扫描。

增强扫描通常在平扫后进行，把增强扫描前后的图像互相对比，便于发现病变并做出定性诊断。腹部增强扫描的对比剂注射方法均采用静脉内团注法，对比剂用量 60～80mL，流速 2～3mL/s。

肝、脾增强通常采用三期扫描，动脉期延迟扫描时间 25～25s，门静脉期延迟扫描时间 45～60s，实质期延迟扫描时间 90～120s。若怀疑肝血管瘤，则实质期的延迟扫描时间为 3～5min 或更长，直致病灶内对比剂充满为止；胰腺增强扫描通常采用"双期"，动脉期延迟扫描时间 35～40s，胰腺期延迟扫描时间 65～70s；肾增强扫描通常扫描皮质期、髓质期和分泌期，皮质期延迟扫描时间 25～30s，髓质期延迟扫描时间 60～70s，分泌期延迟扫描时间 2～3min。

2.腹部血管成像　腹部 CT 血管成像（CT angiography，CTA）通常用于腹主动脉及其大分支的血管显示，也可用于诊断腹主动脉夹层、腹主动脉瘤、肝血管异常及肾动脉狭窄等。CT 门静脉成像（CT portal venography，CTPV）常用于临床门静脉高压症的病因诊断，包括慢性活动性肝炎、血吸虫、慢性酒精性肝硬化、门静脉海绵样变以及门静脉系统血栓形成及 Budd－Chiari 综合征等。检查前不宜口服高密度对比剂，以免干扰血管的显影。对比剂总量 80～100mL，流速 3～4mL/s，CTA 延迟扫描时间通常为 15～20s，CTPV 延迟时间的设置要求在门静脉对比剂高峰期扫描，一般为 60s 左右，采集层厚 0.5～1mm，重建间隔 0.5～1mm，软组织函数。对扫描后获得的薄层图像进行 MIP、SSD、VRT 重建（图 2－39 和图 2－40），有助于对病变的显示和诊断。

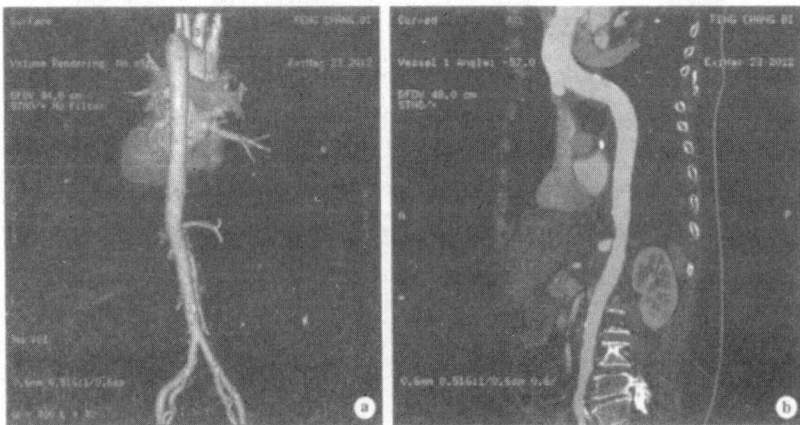

图 2－39　腹部血管 VRT 和 CPR 图

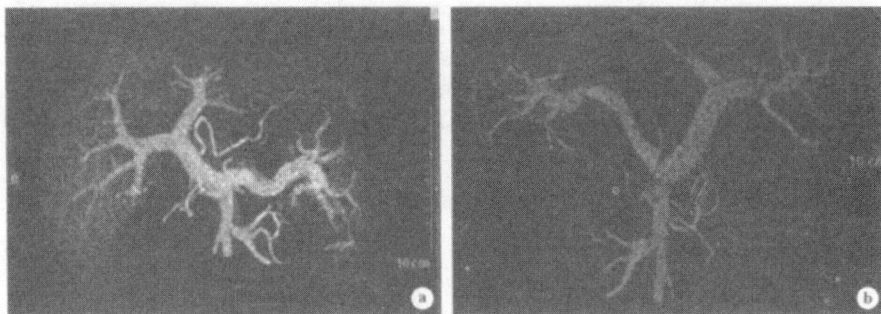

图 2—40　门静脉系统血管成像图

3. 肾、输尿管和膀胱 CTU　检查前患者憋尿,增强后延迟 20～30min,必要时改变体位。对比剂 90～100mL,速率 3～4mL/s,采集层厚 0.5～1.0mm,重建层间距 0.5～1mm。对扫描后获得的薄层轴位图像进行 MIP、SSD、VRT 重组(图 2—41),有助于对病变的显示和诊断。

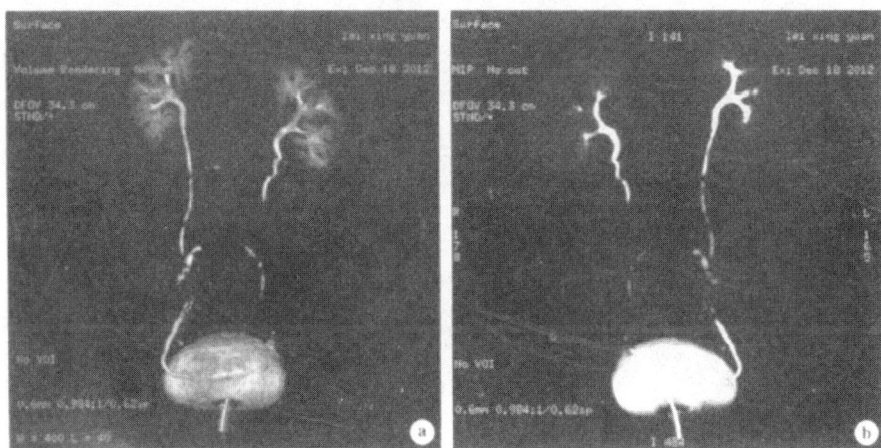

图 2—41　肾、输尿管和膀胱 CTU 图

4. 肝或胰腺灌注成像　CT 灌注成像不同于动态扫描,是在静脉快速团注对比剂时,对感兴趣区层面进行连续 CT 扫描,从而获得感兴趣区时间—密度曲线,并利用不同的数学模型,计算出各种灌注参数值,因此能更有效、并量化反映局部组织血流灌注量的改变。一般情况下,以 6～8mL/s 的速率经静脉团注 50mL 对比剂,灌注时间为 30～40s,以电影方式采集。头部延迟 5s,体部延迟 6s。利用 Perfusion 软件包对扫描后获得的薄层轴位图像进行计算,得到相应的灌注参数及灌注伪彩图(图 2—42)。

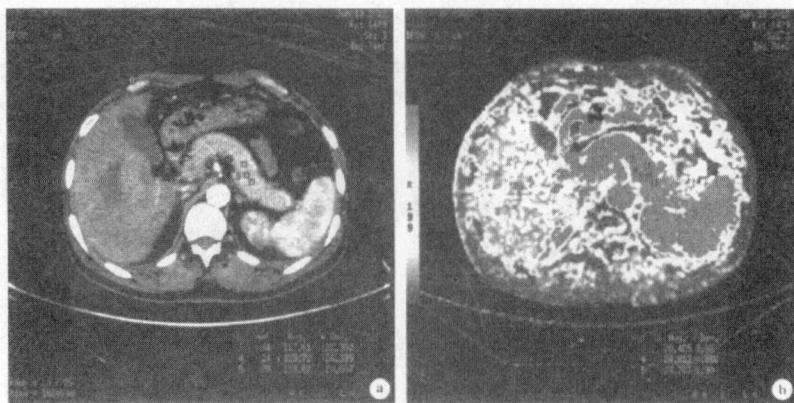

图 2-42　肝或胰腺灌注伪彩图

（三）影像处理

　　腹部 CT 图像的显示一般用软组织窗，根据观察脏器和病变情况，适当调节窗宽和窗位。肝、胆、胰、脾、肾及腹膜后腔的扫描图像，窗宽 200～250HU，窗位 30～50HU；肾上腺窗宽 250～300HU，窗位 30～50HU。腹部 CT 图像在摄影定位像时，应摄影有、无定位线的图像各一幅，便于分析时参考。按解剖顺序将平扫、增强、延迟扫描的图像依时间先后摄影，对肾上腺的图像应放大摄影。有些小病灶除需放大摄影外，还可行矢状位、冠状位重组。

（郭侨阁）

第三章　磁共振临床检查技术

本章主要叙述 MRI 的临床检查技术，分别介绍了 MR 的准备、人体各部位的 MRI 扫描技术，以及 MR 的特殊成像技术。

第一节　磁共振检查准备

一、适应证与禁忌证

（一）适应证

1. MRI 适用于人体的任何部位，包括颅脑、耳、鼻、咽、喉、颈部、心脏、肺、纵隔、乳腺、肝脾、胆道、肾及肾上腺、膀胱、前列腺、子宫及附件、卵巢、四肢关节、脊柱、脊髓、外周血管等。

2. MRI 适用于人体多种疾病的诊断，包括肿瘤性、感染性、结核性、寄生虫性、血管性、代谢性、中毒性、先天性、外伤性等疾病。

3. MRI 在中枢神经系统颅脑、脊髓的应用最具优势。对于肿瘤、感染、血管性病变、白质病变、发育畸形、退行性病变、脑室系统及蛛网膜下隙病变、出血性病变均优于 CT。MRI 具有不产生骨伪影的优点，对后颅凹及颅颈交界区病变的诊断具有独特的优势。目前，MRI 在中枢神经系统的应用，已扩展到分子水平的研究。

4. MRI 具有软组织高分辨特点及血管流空效应，可清晰显示咽、喉、甲状腺、颈部淋巴结、血管及颈部肌肉，对颈部病变诊断具有重要价值。

5. 纵隔内血管的流空效应及纵隔内脂肪的高信号特点，形成了纵隔 MRI 图像的良好对比。MRI 对纵隔及肺门淋巴结肿大、占位性病变的诊断具有特别的价值。根据 MRI 成像原理，MRI 信号强度与质子含量有关，肺为含气器官，相等体积 MRI 成像肺组织质子含量相对少，信号弱，又因呼吸运动伪影的影响，肺的 MR 成像质量相对较差，如钙化及小病灶的检出常不如 CT。

6. 根据心脏具有周期性搏动的特点，运用心电门控触发技术，MRI 可对心肌、心腔、心包病变、某些先天性心脏病做出准确诊断，且可对心脏功能作定量分析。MRI 的流空效应及电影白血技术，可直观地显示主动脉瘤、主动脉夹层等大血管疾患。

7. MRI 多参数技术及快速和超快速序列在肝病变的鉴别诊断中具有重要价值，对典型病例不需用对比剂即可通过 T_1 加权像和 T_2 加权像直接鉴别肝良、恶性病变。磁共振胰胆管造影（MR cholangio Paneretography；MRCP）应用 MRI 水成像技术，不需用对比剂即可获得造影效果，对胆囊、胆道及胰腺疾病的诊断有很大的价值。

8. 肾与其周围脂肪囊在 MR 图像上形成鲜明的对比，肾实质与肾盂内尿液形成良好对比。MRI 对肾疾病的诊断具有重要价值，MRI 可直接显示尿液造影图像（MR urography；MRU），对输尿管狭窄、梗阻具有重要价值。

9. 由于胰腺周围脂肪衬托，MRI 可显示出胰腺及胰腺导管，MRCP 对胰腺疾病亦有一定的帮助，在对胰腺病变的诊断中 CT 与 MRI 两者具有互补性。

10. MRI 多方位、大视野成像可清晰地显示盆腔的解剖结构。尤其对女性盆腔疾病具有重要诊断价值,对盆腔内血管及淋巴结的鉴别较容易,是盆腔肿瘤、炎症、子宫内膜异位症、转移癌等病变的最佳影像学检查手段。

11.对四肢骨髓炎、软组织内肿瘤及血管畸形有良好的显示效果。MRI可清晰显示软骨、关节囊、关节液及关节韧带,对关节软骨损伤、半月板损伤、关节积液等病变的诊断具有其他影像学检查无法比拟的价值。在关节软骨的变性与坏死诊断中,早于其他影像学方法。

12.MRI利用特殊的成像技术和序列,能简便、无创地实施MR血管造影和MR水成像。

(二)禁忌证

由于MRI是利用磁场与特定原子核的磁共振作用所产生信号来成像的,MRI系统的强磁场和射频场有可能使心脏起搏器失灵,也容易使各种体内金属性植入物移位,在激励电磁波作用下,体内的金属还会因发热而造成伤害。因此,MRI检查具有绝对和相对禁忌证。

1.绝对禁忌证 指受检者进入磁孔后,会导致生命危险或伤害的情况。

(1)装有心脏起搏器、心脏磁性金属瓣膜、冠状动脉磁性金属支架者。

(2)装有电子耳蜗者。

2.相对禁忌证 指受检者进入磁孔后,可能导致潜在伤害的情况。

(1)检查部位有金属置入物,如血管止血夹、人工关节、固定钢板等。

(2)带有呼吸机及心电监护设备的危重受检者。

(3)体内有胰岛素泵等神经刺激器的受检者。

(4)妊娠3个月以内的早孕受检者。

投射或导弹效应是指铁磁性物体靠近磁体时,因受磁场吸引而获得很快的速度向磁体方向飞行。可对受检者和工作人员造成灾难性甚至致命性伤害。因此,应禁止将磁性氧气活塞、推车、担架、剪刀、镊子等非MRI兼容性急救设备、监护仪器、呼吸器以及钥匙、硬币、发夹、手机、手表等金属物体带入扫描室内。

对MRI检查的安全性,操作者一定要重视。检查前必须详细询问,弄清楚是否在禁忌范围,严禁将磁性金属物品带入扫描室,以确保人身安全及图像质量。

二、检查前准备

由于MRI设备的特殊性,MRI检查需做相应的检查前工作。

1.认真核对MRI检查申请单,了解病情,明确检查目的和要求。对检查目的、要求不清的申请单,应与临床申请医师核准确认。

2.确认受检者没有禁忌证,并嘱受检者认真阅读检查注意事项,按要求准备。凡体内装有磁性金属置入物者,应严禁MRI检查。

3.进入扫描室前,嘱受检者及陪同家属除去随身携带的任何金属物品(如手机、手表、刀具、硬币、钥匙、发卡、别针、磁卡、推床、轮椅等)并妥善保管,严禁带入检查室。

4.给受检者讲述检查过程,消除恐惧心理,争取检查时的合作。告知受检者所需检查时间、扫描时机器会发出较大噪声;嘱受检者在扫描过程中不要随意运动;按检查部位要求,训练受检者呼吸、闭气;告知受检者若有不适,可通过配备的通讯工具与扫描室外工作人员联系。

5.婴幼儿、烦躁不安及幽闭恐惧症受检者,应给适量的镇静剂或麻醉药物(由麻醉师用药并陪同),以提高检查成功率。

6.急危重受检者,必须做MRI检查时,应由临床医师陪同观察,所有抢救器械、药品必须备齐在扫描室外就近,受检者发生紧急情况时,应迅速移至扫描室外抢救。

（徐朝霞）

第二节　中枢神经系统 MRI 扫描技术

一、颅脑 MRI 扫描技术

(一)适应证

1.颅脑外伤,尤适用于 CT 检查阴性者。

2.脑血管性疾病,如脑梗死、脑出血、脑血管畸形。

3.颅内占位性病变,如良、恶性肿瘤和囊肿等。

4.颅内感染与炎症。

5.脑部退行性病变。

6.脑白质病变。

7.颅脑先天性发育异常、脑积水、脑萎缩。

8.颅骨骨源性疾病。

(二)检查技术

1.线圈与序列　可用头颅正交线圈或多通道磁敏感线圈。常规序列组合:横断面(Tra) T_1WI、T_2WI、$T_2W-FLAIR$ +矢状面(Sag)T_2WI 或 T_1WI 或冠状面(Cor)T_1WI。必要时加作 $T_2^* \uparrow WI$、扩散加权序列(diffusion weighted imaging,DWI)或脂肪饱和(fat saturation,FS)技术。

T_2WI 及 T_1WI 为首选序列,$T_2W-FLAIR$ 序列为抑制自由水信号的加权序列,它可以获得脑脊液为低信号的 T_2 加权像,对病灶更敏感,并能检出被脑脊液掩盖的病灶,如蛛网膜下隙出血。因此,常规应用此三个序列作为颅脑成像。

$T_2^* \uparrow WI$ 对急性脑出血较敏感。$T_2W-FLAIR$ 及 DWI 序列对脑梗死较敏感,尤其 DWI 对早期脑梗死最敏感。对 T_1WI 及 T_2WI 序列均显示为高信号的,应加用脂肪抑制技术的 T_1 加权成像,以鉴别高信号病灶成分是否为脂肪。

Gd-DTPA 对比剂增强扫描,采用 T_1WI 序列行横断面、矢状面及冠状面扫描。由于 T_1WI 像上脂肪及 Gd-DTPA 增强区域均为高信号,因此 GD-DTPA 增强 T_1WI 序列应加用脂肪抑制技术,以抑制脂肪高信号。

2.扫描方法

(1)体位:采用标准头部成像体位,仰卧,头先进,头置于线圈内,眉间线对线圈中心,定位线对线圈中心标线及眉间线。锁定定位线,将定位中心送进磁体扫描中心。MRI 对体位摆置的要求,一般较宽松,以舒适为主,以适应长时间检查。

(2)成像方位:首先采用 3plan 快速定位成像序列同时扫出横断面、矢状面、冠状面三平面定位图,再在上面的定位图上设置不同的成像。

1)横断面成像:在矢状面定位像上设置横断面扫描层面,一般使横断面扫描层面平行于前-后联合连线,在冠状面定位像上使横断面扫描层面平行于两侧颞叶底部连线,在横断面定位像上调整视野范围。横轴面成像范围包含鼻咽、小脑至颅顶。可在扫描层面范围下方设置预饱和带,消除血流搏动伪影(图 3-1)。

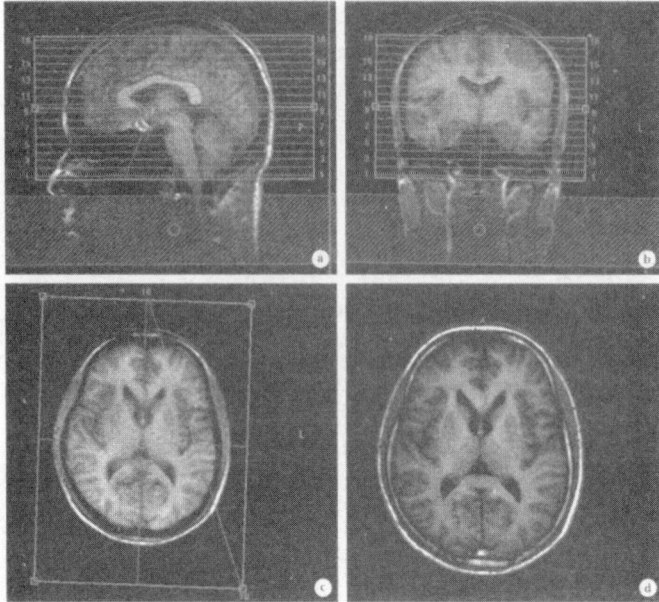

图 3—1　颅脑横断面 MRI

a. b. c. 横断面扫描定位,在扫描野下方设预饱和带,以减少血管搏动伪影;d. 横断面 T_1WI 像

2)矢状面成像:在横断面图像上设置矢状面成像,使成像层面与大脑正中矢状裂平行,在冠状位定位像上与大脑正中矢状裂、脑干及延髓平行,在矢状位定位像上调整视野范围。矢状面成像范围视病情包含病灶或全脑(图 3—2)。

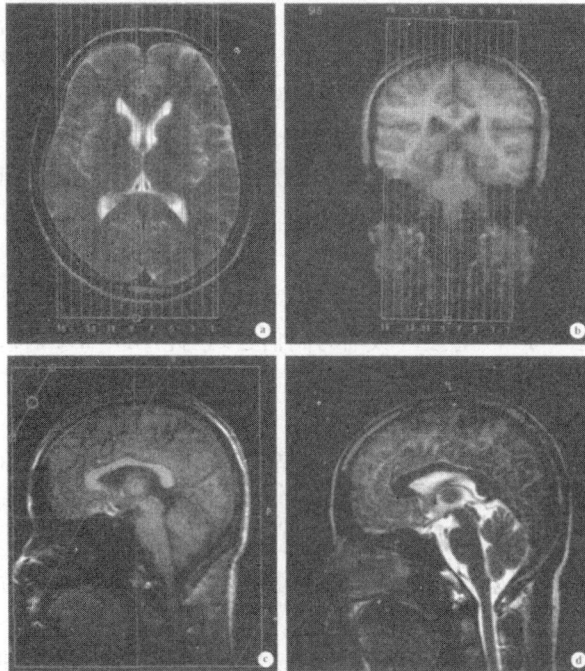

图 3—2　颅脑矢状面 MRI

a～c. 矢状面扫描定位;d. 矢状面 T_2WI 像

3)冠状面成像:在横断面图像上设置冠状面成像,使成像层面与大脑正中矢状裂垂直,在

矢状位像上使冠状成像层面与脑干大致平行(要求较宽松),在冠状位定位像上调整视野。冠状面成像范围视病情包含病灶或全脑(图3-3)。

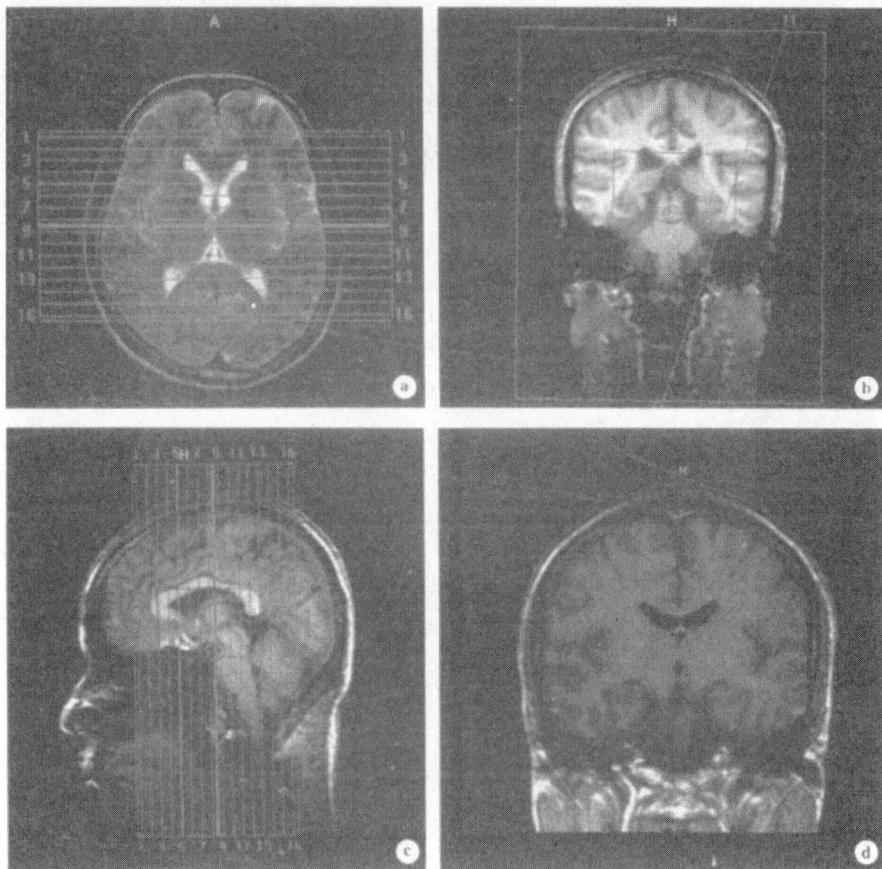

图3-3 颅脑冠状面 MRI

a~c.冠状面扫描定位;d.冠状面 T_1WI 像

(3)增强扫描:常用对比剂 Gd-DTPA,常规剂量为 0.1mmol/kg,以 0.5~1mL/s 速度静脉注射后,作横断面、矢状面、冠状面 T_1WI+脂肪抑制成像。扫描层面保持与平扫一致。

(4)扫描参数:因场强、机型等而有所不同。基本参数:FOV 200~250mm,层厚 5~8mm,层间隔为相应层厚的 10%~20%,矩阵(128~400)×(256~512)。序列参数:SE-T_1WI 序列 TR 300~800ms,TE 5~30ms;SE-T_2WI 序列 TR 2000~4000ms,TE 80~120ms;T_2-FLAIR 序列 TR 2000~4000ms,TE 80~120ms,TI 1500~2500ms;T_1-FLAIR 序列 TI 700~1000ms,余同 SE-T_1WI。相位编码方向:横断面成像取左右向,矢状面成像取前后向,冠状面成像取左右向。

3.图像处理 常规成像一般不需要特殊后处理。

二、颅脑 MRA 扫描技术

(一)适应证

颅脑 MRA 可用于显示动脉瘤、血管狭窄和闭塞、动静脉畸形及其供血动脉和引流静脉;可以显示脑血管内动脉期、毛细血管期和静脉期;可显示肿瘤血管的血供情况及肿瘤压迫邻近血管结构并使之移位的情况,为外科手术方案的制订提供更多的信息。

(二)检查技术

颅脑 MRA 应以颅脑 MRI 为基础,先行 MRI 成像,再行 MRA 成像。颅脑 MRA 成像序列,可采用 3D/2D—TOF—MRA、3D/2D—PC—MRA 及 3D—CE—MRA 技术成像。

1.3D—TOF—MRA 主要用于流速较快的动脉血管成像。

(1)线圈与序列:选用头颅线圈或头颈联合阵列线圈,3D—TOF—FLASH 快速梯度回波序列。

(2)扫描方法

1)体位:同颅脑 MRI。

2)成像方位:在矢状面图像上设置 3D—TOF—MRA 横断面扫描块,层面与多数颅内动脉走行垂直或成角,或与前—后联合连线平行,在冠状面像上与两侧颞叶底部连线平行,在横断面像上调整视野。成像层数根据 MRI 图像所示病情而定。可单个 3D 块,也可多个 3D 块重叠衔接扫描。预饱和带设置在颅顶,以饱和矢状窦及其引流静脉血流。运用流动补偿技术,以增强血流信号及消除流动伪影(图 3—4)。对动静脉畸形病例,取消预饱和带,可同时显示动静脉畸形的动脉、畸形血管及引流静脉(图 3—5)。

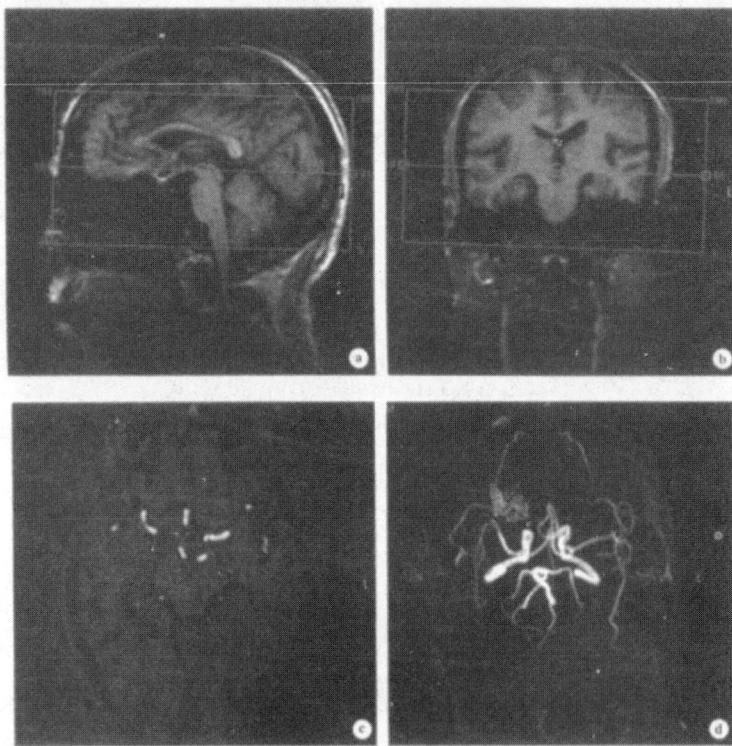

图 3—4 颅脑 3D—TOF—MRA

a、b. 3D—TOF—MRA 的 3D 块定位,在 3D 块上方设置预饱和带,以饱和矢状窦及其引流静脉;c. 3D—TOF—MRA 原始图像;d. 原始图像经 MIP 重键后的血管造影像

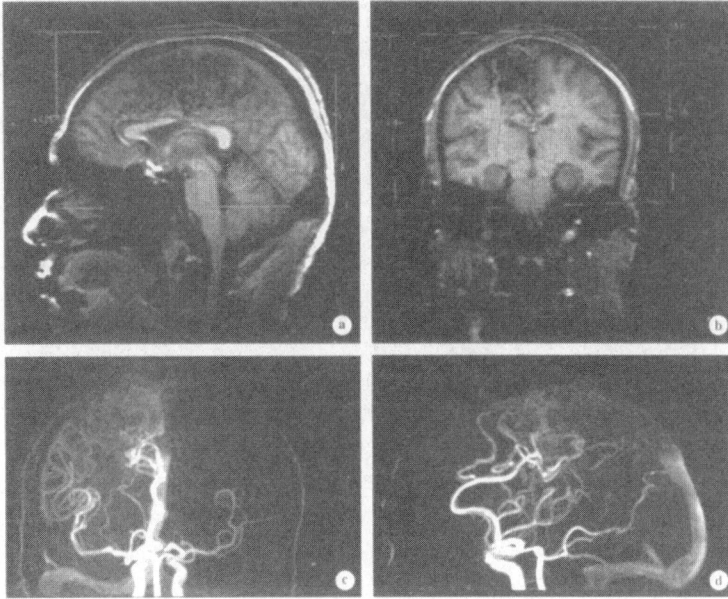

图 3－5 颅脑 3D－TOF－MRA 无预饱和带成像

a、b. 3D 块定位,不设预饱和带,以使静脉显影;c、d. MIP 后三维血管像,显示正常动脉、右侧 AVM 畸形血管、粗大的引流静脉及矢状窦、乙状窦

3D－TOF－MRA 层面设置,一般尽量使层面与成像部位中多数血管相垂直,以使血流达到最高信号强度。3D 块的厚薄及位置应尽量包含病变血管范围。由于受 TR、翻转角及流速的影响,血流流经一定距离后,逐渐产生饱和效应,信号逐渐减弱。因此,3D 块越厚,血管远端及分支信号则越弱。可通过以下几种方法改善这种状况。

A. 信号等量分配技术:在成像过程中逐渐加大翻转角,接近流入方向部分,流入效应较强,血流质子多未饱和,可用小的翻转角激励,逐渐向流出方向,血流质子逐渐饱和,需逐渐加大翻转角,以产生较大的信号,此技术又称倾斜优化无饱和激励(tilted optimized nonsaturating excitation,TONE)。

B. 多薄块重叠血管造影技术(multiple overla－pping thin slab angiography,MOTSA):对较大的扫描范围用多个相对小的 3D 块在衔接处重叠采集。

C. 磁化传递(magnetization transfer,MT):该技术可抑制背景静止组织信号,从而提高血管高信号与周围静止组织信号的对比。

D. 运用三维部分 K 空间技术和层面选择方向内插技术:可提高成像速度及层面选择方向的分辨率。

3)扫描参数:因场强、机型等而有所不同。TR＝20～40ms,TE＝最短。例如,3.34～10ms,FOV 200～220mm,层厚 0.5～2.5mm,层间隔 0,重叠覆盖层面(overlap)1～2mm,矩阵(128～400)×(256～512),激励角 20°～30°。

(3)图像处理:将所得原始图像进行最大强度投影 MIP(maximum intensity projection,MIP)重建,产生三维血管解剖图。重建后 MIP 图可作任意方位、角度旋转重建;亦可对兴趣区进行靶 MIP(targeted MIP)重建,减少背景噪声,提高兴趣区血管病变的检出率(图 3－6)。

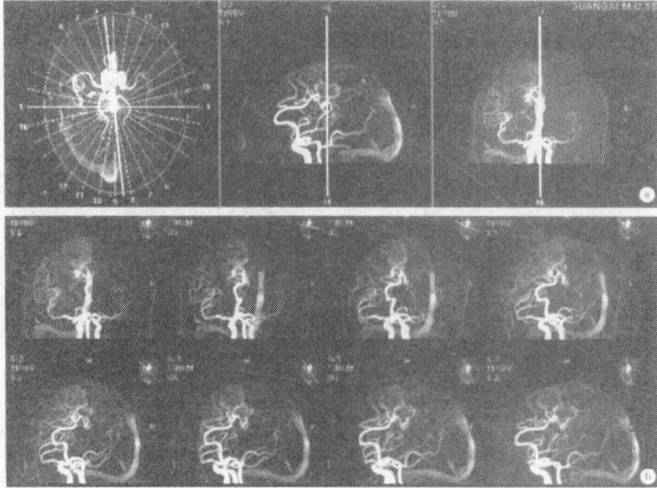

图 3—6　颅脑 3D—TOF—MRA 的 MIP 图多视角旋转

　　a. 在横断面、矢状面、冠状面 MIP 图上，作绕头颅上下轴呈左右方向旋转的多视角旋转设置；b. 旋转后不同视角的 MIP 图

　　2. 2D—TOF—MRA　主要用于矢状窦、乙状窦的静脉血管成像。

　　(1)线圈与序列：2D—TOF—FLASH—快速梯度回波序列。

　　(2)扫描方法

　　1)体位：同颅脑 MRI。

　　2)成像方位：在矢状和横断定位像上设置 2D—TOF—MRA 冠状面扫描层面，范围包含全颅外缘，在冠状定位像上调整视野。在颅底下方设置横断预饱和带，消除动脉影像(图 3—7)。

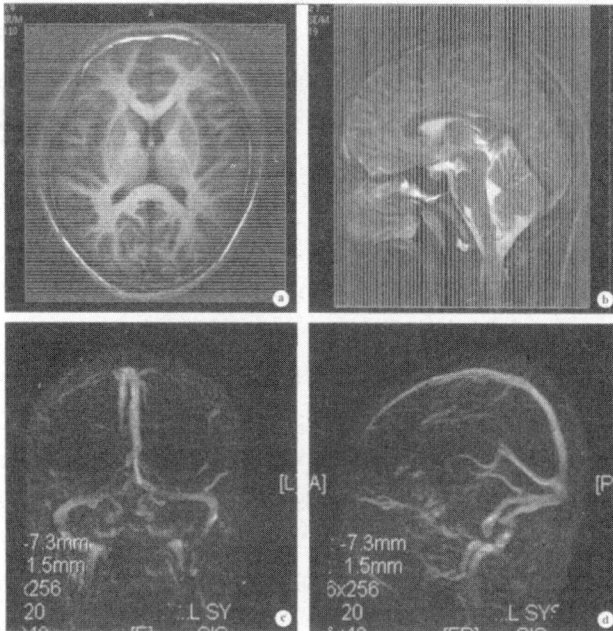

图 3—7　颅脑 2D—TOF—MRA

a、b. 2D—TOF—MRA 冠状面扫描定位；c、d. 2D—TOF—MRA 的 MIP 图

　　3)扫描参数：因场强、机型等而有所不同。TR＝最短，例如，20～40ms，TE＝最短，例如

4.9～10ms,FOV 200～220mm,层厚 1.5～2.0mm,层间隔 0,矩阵(128～400)×(256～512),激励角 40°～60°。

(3)图像处理:与 3D—TOF—MRA 相同。

2D—TOF—MRA 与 3D—TOF—MRA 的比较:①2D—TOF—MRA 流入饱和效应小,可采集较大范围,流动—静止对比好,对慢速血流、血流方向一致的血管显示好;3D—TOF—MRA 流入饱和效应明显,成像块厚受血流速度制约,信噪比好。②2D—TOF—MRA 层面厚,空间分辨力差,相位弥散强,弯曲血管信号有丢失;3D—TOF 层厚较薄,空间分辨力高,对复杂弯曲血管的信号丢失少。③相同容积 2D—TOF—MRA 较 3D—TOF—MRA 成像时间短。

3.3D—PC—MRA

(1)线圈及序列:线圈同 TOF 法。采用 3D—PC 相位对比梯度回波序列。

(2)扫描方法

1)体位:同颅脑 MRI。

2)成像方位:在横断位和冠状位定位像上设置矢状面扫描,层面与大脑正中矢状裂平行,范围包含全颅外缘。在矢状位定位像上调整视野(图 3—8)。

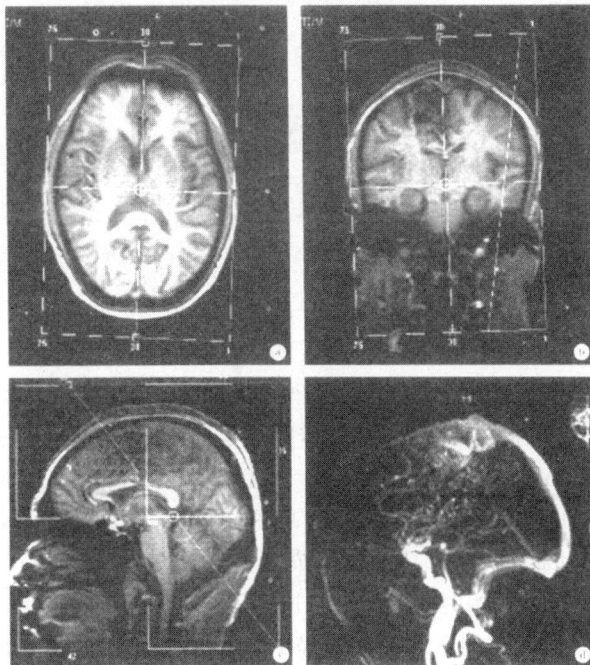

图 3—8 颅脑 3D—PC—MRA

a～c. 3D—PC—MRA 矢状面扫描定位;d. 3D—PC—MRA 的 MIP 图,示异常血管团及引流静脉入矢状窦

3)扫描参数:因场强、机型等而有所不同。TR＝20～40ms,TE＝最短,例如,4.6～10ms,FOV 200～250mm,层厚 1.5～2.0mm,层间隔 0,矩阵(128～400)×(256～512),激励角 10°～20°。PC Velocity 流速编码值,应根据兴趣区血流速度设定,例如 10～30cm/s。比预设值流速高的血流产生高信号,比预设值流速低的血流信号降低或消失。

3D—PC—MRA 具有:①仅血流呈高信号,背景抑制优于 3D—TOF 法。②空间分辨力高。③成像容积内信号均匀一致。④有很宽的流速敏感范围,可显示动脉与静脉。⑤能定量和定性分析,但成像时间较长。可用于分析可疑病变区的细节,检查流量与方向,大量血肿未吸收时,观察被血肿掩盖的血管病变。

(3)图像处理:同 TOF 法。

4.2D-PC-MRA

(1)线圈及序列选择:线圈同 TOF 法。序列为 2D-PC 相位对比梯度回波序列。

(2)扫描方法

1)体位:同颅脑 MRI。

2)成像方位:取冠状面扫描,范围可视兴趣血管而定。

3)扫描参数:因场强、机型等而有所不同。TR=20~40ms,TE=最短,例如,4.6~10ms,FOV 200~250mm,层厚 40~100mm,矩阵(128~400)×(256~512),激励角 10°~20°,1 次激励。PC Velocity 流速编码值,可根据估计兴趣区血流速度设定,例如 10~40cm/s。

(3)图像处理:直接获得血管造影像,无需特殊处理。

2D-PC-MRA 具有:①仅血流成高信号。②采集时间短,可用于显示需极短时间成像的病变,亦可用于筛选流速成像,用于 3D-PC-MRA 的流速预测。对欲行 3D-PC-MRA 的靶血管作 2D-PC-MRA,在短时间内可预测其大致流速,然后再行 3D-PC-MRA。多用于静脉系成像。

5.3D-CE-MRA　主要用于颅脑大面积血管病变。可在不同时相观察到动脉或静脉病变,亦可作减影显示病变。

(1)线圈及序列:线圈同 TOF 法。采用快速动态采集 3D-FLASH 梯度回波序列。

(2)扫描方法

1)体位:同颅脑 MRI。

2)成像方位:取冠状面扫描。

3)扫描参数:因场强、机型而有所差异。一般 TR 选最短,如 5.1~10ms,TE 选最短,1.5~2.0ms。FA=300~400,层厚 1.5~3mm,层间隔 0 或覆盖重叠扫描。FOV 400~440mm,矩阵(110~192)×(400~512)。0.5 或 1 次激励。

4)成像方法:以 19G 静脉滞留针建立肘静脉通道,以 1.2m 三通连接管分别接 50mL 生理盐水及剂量为 0.2mmol/kg 的 Gd-DTPA。先行矢状面 3D 快速扫描(蒙片),受检者体位不变,快速团注剂量为 0.2mmol/kg 的 Gd-DTPA(亦可采用高压注射器),并进行连续 2 次以上的动态多期扫描(动脉期和静脉期)。扫描开始时间是 CE-MRA 成败的关键,一般按 Ts=Tt-1/4Ta(Ts 是扫描开始时间,Tt 为对比剂通过时间,Ta 为数据采集时间)。

(3)图像处理:将注射对比剂后的多期扫描图像对应减去注射对比剂前的图像(蒙片),即得到只有对比剂高信号的血管影像,再将其进行 MIP 重建即可产生连续的三维血管造影像。

三、鞍区 MRI 扫描技术

(一)适应证

垂体微腺瘤和垂体腺瘤、鞍区肿瘤及感染性疾病、血管性病变、骨源性疾病、外伤等。

(二)检查技术

1.线圈及序列　线圈同颅脑 MRI。序列以矢状面 T_1WI、冠状面 T_1WI 及 T_2WI 为主。如需鉴别鞍区病变的出血或脂肪成分,则需加做 T_1WI-FS 序列。

2.扫描方法

（1）体位：同颅脑 MRI。

（2）成像方位：鞍区 MRI 常规采用高分辨、薄层 Sag－T$_1$WI、COr－T$_1$WI、COr－T$_2$WI 扫描。冠状面、矢状面层面分别平行并经过垂体柄（图3－9,图3－10）。

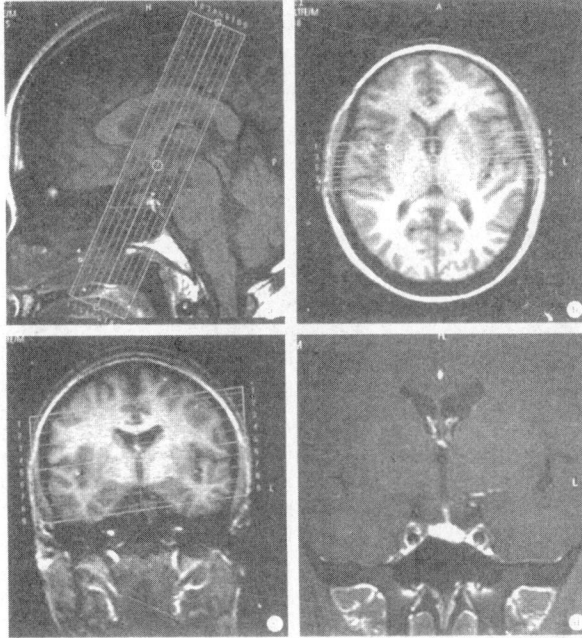

图3－9　垂体冠状面 MRI

a～c.垂体冠状面扫描定位；d.垂体冠状面 T$_1$WI 增强像，图示垂体柄偏歪

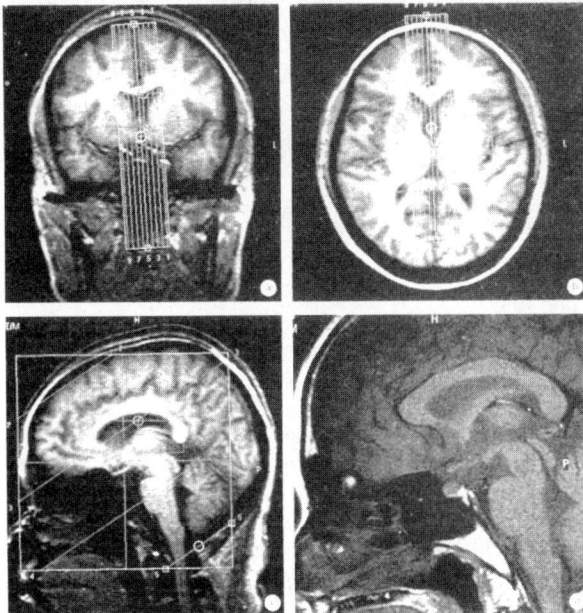

图3－10　垂体矢状面 MRI

a～c.垂体矢状面扫描定位；d.垂体矢状面 T$_1$WI 像

（3）增强扫描：鞍区病变常需作增强扫描，采用 Sag－T$_1$WI 和 Cor－T$_1$WI－抑脂序列，与

平扫同层面,必要时作横断面扫描。

(4)垂体动态增强扫描:对病变很小,如垂体微腺瘤则需作动态增强扫描,即多时相采集,作冠状面 T_1WI 抑脂序列快速动态成像,单次采集时间 10～30s,连续动态采集 10～20 次时相,第一时相采集后,立即快速注射对比剂,连续采集全部时相。

(5)扫描参数:小视野及薄层扫描。FOV 160～200mm,过样采集,以消除小 FOV 产生的卷褶伪影。层厚 2～5mm,层间隔为相应层厚的 10%～20% 或无间隔,矩阵(128～256)×(200～300)。

3.图像处理　对动态增强扫描所获原始图像,可进行 T_1 灌注时间－信号强度曲线分析(图 3－11)。

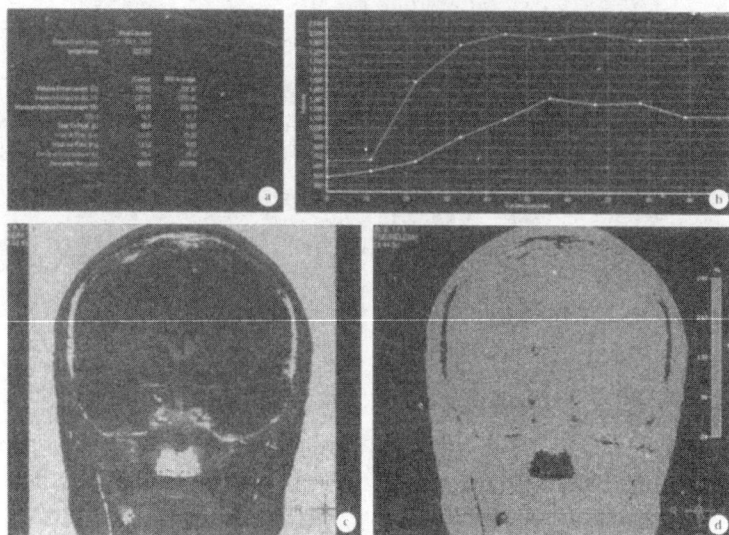

图 3－11　垂体 MRI 动态 T_1 增强时间－信号强度曲线分析

a.分析结果数据显示;b.T_1 灌注时间－信号强度变化曲线显示,横轴为扫描动态周期(s),纵轴为信号强度;c.T_1 动态增强原始图像;d.强化峰值通过时间图(TTP 图)

四、脑桥小脑角区扫描技术

(一)适应证

脑桥小脑角区病变、内耳道病变、颞岩骨病变等。

(二)检查技术

1.线圈及序列　同颅脑 MRI。

2.扫描方法

(1)体位:同颅脑 MRI。

(2)成像方位:常规进行薄层横轴面 T_2WI、T_1WI、T_2W－FLAIR 序列及矢状面、冠状面 T_1WI/T_2WI 序列扫描。必要时(如胆脂瘤)加脂肪抑制。需观察神经与血管毗邻关系者,可进行横断面 3D－T_1WI－MRA、3D－T_2WI－水成像序列成像。观察内耳道病变,可进行 3D－T_2WI 水成像序列成像。扫描基线:横轴面平行于前颅底窝,矢状面平行于头颅矢状面,冠状面平行于头颅冠状面和(或)脑干、延髓(图 3－12)。

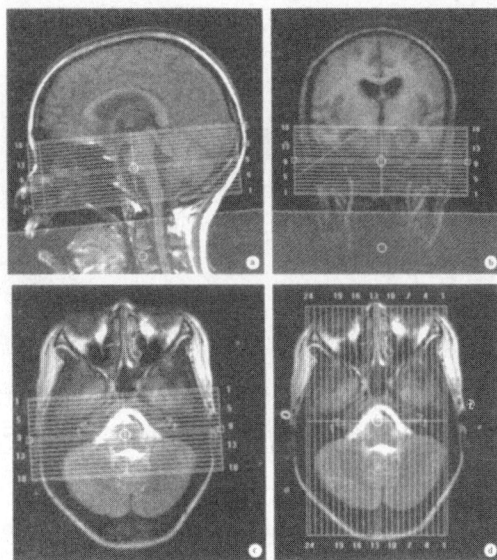

图 3—12 脑桥小脑角 MRI

a,b. 横断面扫描定位,扫描野下方设预饱和;c. 冠状面扫描定位;d. 矢状面扫描定位

(3)增强扫描:按常规剂量静脉注射 Gd—DTPA 对比剂后,进行 T_1WI—FS 序列横断面、矢状面、冠状面扫描,与平扫保持同层。

(4)扫描参数:薄层扫描。FOV 200～250mm,层厚 2～5mm,层间隔为相应层厚的 10%～20%,矩阵(128～256)×(200～300)。

3.图像处理 无需特殊后处理。SD—T_1WI—MRA 序列原始图像可进行血管与神经 MIP 和 MPR(multiple—plan reconstruction;MPR)重建(图 3—13);3D—T_2WI 水成像序列原始图像可进行内耳膜迷路水成像 MIP 重建。

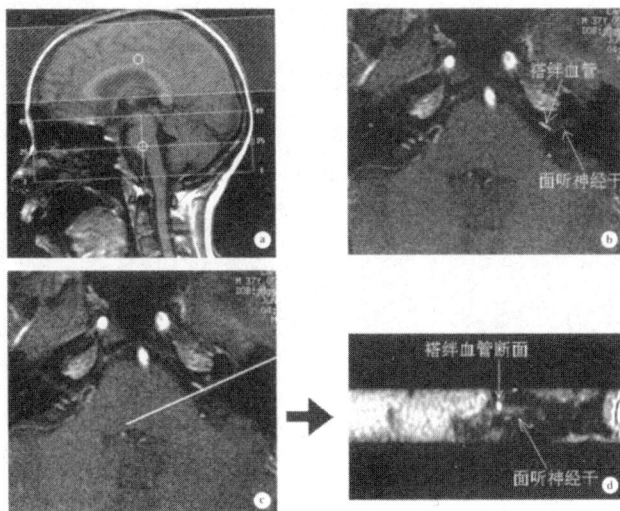

图 3—13 面神经干、血管 3D—T_1WI

a. 3D—T_1WI 横轴面扫描定位;b. 3D—T_1WI 选择厚度 MPR 重键图,示小血管褡绊、跨越面听神经干;c. MPR 重键方向(白色线条)平行于面听神经干的斜矢状面重建;d. 经过面听神经干的斜矢状面 MPR 重建(c)后图像,示褡绊血管断面(箭头)接触面听神经干(箭头)

五、MR 脑扩散加权成像扫描技术

(一)适应证

最适用于早期脑梗死的检查,也用于肿瘤的评价。

(二)检查技术

1.线圈及序列选择　线圈同颅脑 MRI。序列为 EPI—DWI(diffusion weighted imaging,DWI)快速成像序列。

2.扫描方法

(1)体位:同颅脑 MRI。

(2)成像方位:在矢状面定位像上设定横断面扩散加权扫描,扫描方位应采取倾斜层面以尽量避开颅底界面的磁敏感伪影。视病变部位的需要尚可设定矢状面及冠状面扫描(脑干病变)。

(3)扫描参数:基本参数:FOV 200~250mm,层厚 5~8mm,层间隔为相应层厚的 10%~50%或为 0,矩阵(77~128)×(112~128)。序列参数:选择 2 个以上扩散加权系数,即 b 值,通常为 0 和 $1000s/mm^2$。X、Y、Z 三轴方向均加扩散梯度成像。

3.图像处理　两组 b 值的原始图像经 DWI 后处理软件处理,可生成 ADC 图像和(或)eADC 图像(图 3—14)。

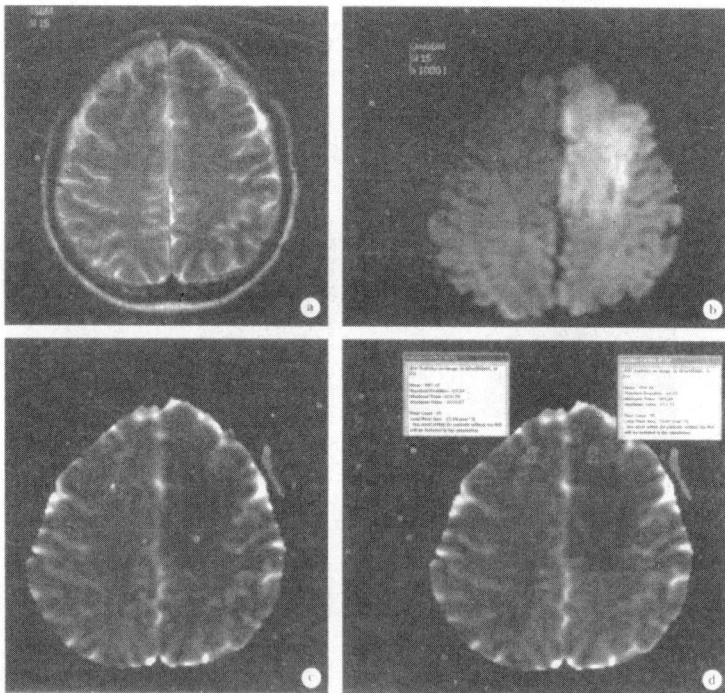

图 3—14　超急性脑梗死 MRI

男,55 岁,连续劳累 1 周后,感觉头晕、恶心 4h 作脑 MRI 检查。a. 常规 T_2WI 像,未见异常;b. b 值=1000 的扩散加权像,示左侧脑实质区片状异常高信号;c. 表观扩散系数 ADC 图,示左侧脑实质病灶(梗死)区低信号;d. ADC 值测量。梗死区 ADC 值为 $(887.19\pm97.24)\times10^{-6}mm^2/s$,比对侧相同区域正常值$(594.10\pm12.52)\times10^{-6}mm^2/s$ 低

六、MR 脑灌注扫描技术

(一)适应证

脑灌注成像(perfusion weighted imaging,PWI)适用于观察颅脑及其他脏器血流灌注情况,如脑梗死、脑肿瘤及肝病变的早期诊断、肾功能灌注等。对比剂引起的 T_1 增强效应适应于心脏的灌注分析,因为对比剂能够进入组织间隙,而且每次成像所需要的对比剂浓度较少,可以多次重复扫描观察整个心脏的灌注情况。

(二)检查技术

1.线圈及序列 头颅正交线圈或多通道线圈。序列:可选用 EPI－自旋回波序列(EPI－SE)、EPI－梯度回波序列(EPI－GRE)、EPI－自由衰减序列(EPI－FID),即 T_2^* 加权快速成像序列。

2.扫描方法

(1)体位:同颅脑 MRI。

(2)成像方位:取颅脑横断面成像。可先作弥散加权成像,作为诊断及病变定位图像。

(3)扫描参数:通常选各向同性的弥散加权序列,b 值＝1000。如果可能,再作一次高分辨力弥散加权,一般层面设为 20～25 层,扫描时间约 4s。灌注扫描:按病变部位设定层面,一般为 4～10 层,扫描次数为连续动态扫描 40～60 次,1～2s/次内扫完所设层面。对比剂在启动扫描 1～4 次后开始快速静脉注射,速度 2～3mL/s。

3.图像处理 在工作站用信号强度－时间变化曲线分析软件,分析血流灌注过程,并计算 T_2^* 图像信号变化率,根据 T_2^* 变化率计算出局部相对脑血容量(rCBV)、局部血流平均通过时间(MTT)和局部脑血流量(rCBF)等参数(图 3－15)。

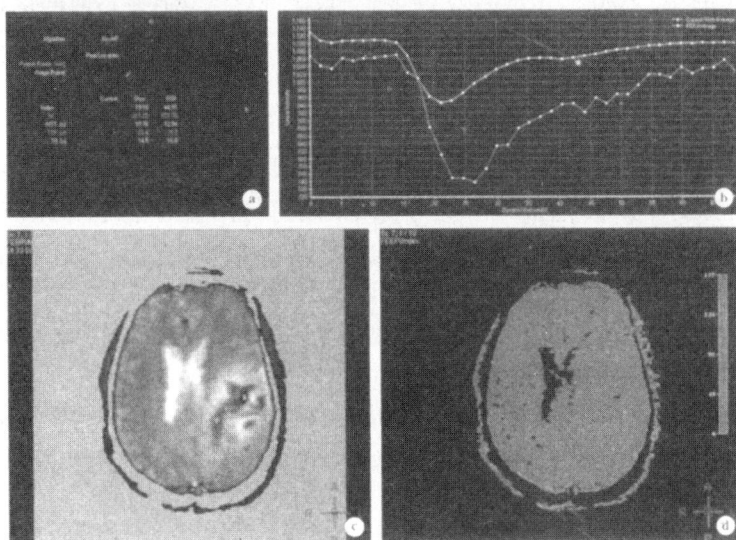

图 3－15 MR 脑灌注强度－时间变化曲线分析

a.分析结果数据显示;b.脑 T_2^*WI 灌注时间－信号强度变化曲线,图示 c 图层面的平均灌注曲线(浅支)及 c 图兴趣区的灌注曲线(深支);c. T_2^*WI 负增强原始图像;d. TTP 图

七、MR 脑活动功能扫描技术

脑功能 MR 成像(function MRI,fMRI),广义上包括脑扩散加权成像、灌注成像、血氧水

平依赖(blood oxygen level dependent，BOLD)测定以及 MR 波谱分析(magnetic resonance spectroscopy，MRS)，狭义上指 BOLD。

（一）适应证

BOLD—fMRI 主要用于功能皮层中枢的定位，包括视觉、运动、听觉、感觉、语言等皮层中枢的定位研究；fMRI 的应用已扩展至类似于记忆等认知功能的研究领域；fMRI 还应用于手术前定位、化学刺激研究以及癫痫的评价等。

（二）检查技术

BOLD—fMRI 成像需做特殊的准备：①根据所观察活动中枢配备适当的刺激工具。②与受检者充分讨论检查过程，使受检者熟悉刺激过程，并做出正确的反应。③注意将受检者头部尽量靠近磁场中心，头前后径小的受检者应将颅后加垫，使头颅前后径中心与正中冠状面一致，因 EPI 成像无中心偏置，用束带固定器将受检者头固定，保持受检者头部无运动。

1.线圈及序列　多通道头颅正交线圈。FID—EPI—T_2^* 加权序列。

2.扫描方法　体位同颅脑 MRI。

（1）受检者被送到磁场中心后，先作多方位投影匀场。

（2）作矢状面、冠状面、横断面三平面定位像。

（3）在矢状位像上设定横断面 SE 序列 T_1WI 成像，10～20 层，层厚 2～6mm，层面应包括目标中枢，作为基础解剖像。

（4）BOLD 图像采集：选 FID—EPI—T_2^* 加权序列，具体扫描参数视场强、机型而有所差异。例如，1.5T 场强，TR＝2000ms，TE＝60～70ms，矩阵 64×64；3.0T 场强，TR＝最短(41ms)，TE＝25ms，矩阵 256×216。扫描层面位置与基础解剖像完全一致，如层面位置、FOV、层厚、层间距、激发顺序、相位编码方向等。设定 60 次扫描，延迟时间设定 3s，每 5 次扫描为一组，共分 12 组。1、3、5、7、9、11 组为刺激活动组(A)，2、4、6、8、10、12 组为休息组(N)。两组交替扫描，每组扫描做出正确反应，直至 60 次扫描全部完成。

3.图像处理

（1）功能图像的产生：将刺激活动的平均像与休息平均图像对应相减，产生每一层的功能图像。在后处理分类计算中，通常只需要将刺激活动组与休息组分类，其余统计计算工作由计算机自动完成，并最终产生功能图像。在此过程中，常涉及一个 Z 分数阈值的设定，通常 Z 分数阈值设定为最大 Z 值的一半或最大 Z 值减去 0.5～1，标准的 Z 分数阈值设定为 2。

（2）功能图像与解剖图像的叠加：运用图像动态处理功能，将功能图像对应叠加在相应功能层面的基础解剖图像上，使解剖关系与活动功能关系达到统一。

（3）信号的统计比较：统计动态曲线分析功能，选取一个有明显信号改变的功能区为兴趣区，将 60 次扫描按时间顺序依次作时间—信号强度曲线，可见 MR 信号呈交替波动曲线(图 3—16)。

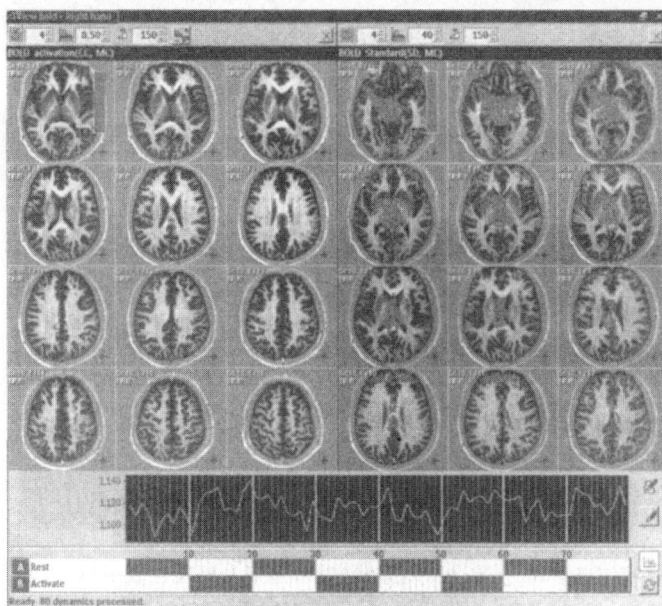

图 3—16 BOLD—fMRI 脑功能图

八、MR 脑波谱扫描技术

（一）适应证

临床主要用于评价脑发育成熟程度、脑瘤代谢、感染性病变、脱髓鞘病变、缺血性病变、系统性疾病的肝受累和肾移植术后的急性排异反应等。

（二）检查技术

1.线圈及序列 线圈同颅脑 MRI。可根据需要选择点解析波谱技术（point—resolved spectroscopy，PRESS）或激励回波技术（stimulated—echo acquisition mode，STEAM）成像。STEAM 序列信噪比较低，对运动较敏感，TE 时间短，适用于观察短 T_2 的代谢产物；PRESS 序列信噪比较高，对运动不敏感，对匀场和水抑制的要求不如 STEAM 严格，但是 TE 时间较长（一般 135～270ms），难以发现短 T_2 的代谢产物。

2.扫描方法

（1）定位技术：为更集中地采集到病变所在部位的病理生理信息，精确的定位技术非常关键。先做平扫，然后根据平扫所得到图像进行空间定位波谱成像。

（2）感兴趣区大小的选择：原则上感兴趣区太小，扫描时间长，所得信号相对低；反之，感兴趣区过大，则易受所测组织之外脂肪、骨骼及液体的污染，谱线变形。目前，1H 谱感兴趣区（VOI）最小可达 1mm。

（3）抑水：是专用于质子波谱的技术，波谱的信号强度与所测物质的浓度成正比。

（4）匀场：波谱的信号和分辨率部分决定于谱线线宽，谱线线宽受原子核自然线宽及磁场均匀度的影响，内磁场的均匀度越高，线宽越小，基线越平整光滑。新一代的磁共振扫描仪都是自动匀场和具有抑水功能。

3.图像处理 获得波谱后主要进行：①选择感兴趣波段。②过虑杂波。③基线、相位校正。④测量各代谢物的峰下面积，进行分析评价（图 3—17）。

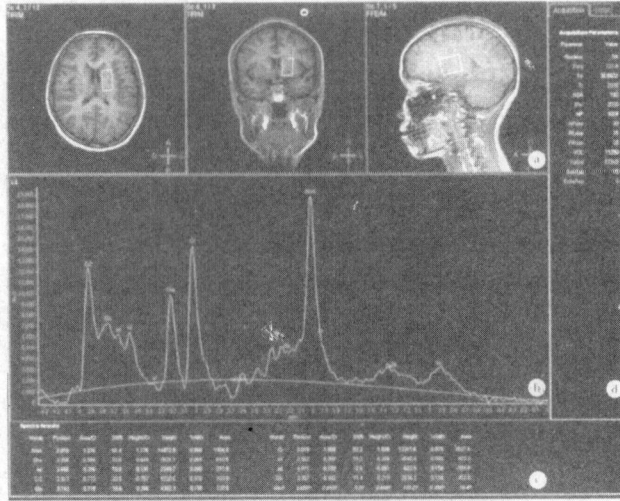

图3—17 STEAM法脑MRS后处理

a.谱线扫描兴趣区定位显示;b.兴趣区物质谱线显示,横轴为谱线位置ppm,纵轴为峰高;c.分析结果数据显示,包括各物质的谱线位置、峰高、半高宽、峰下面积、含量等;d.序列主要扫描参数显示

（徐朝霞）

第三节 脊柱与脊髓MRI扫描技术

一、脊柱与脊髓MRI扫描技术

（一）适应证

1.椎管内肿瘤。

2.椎骨肿瘤。

3.脊椎炎性疾病。

4.脊髓退行性变和椎管狭窄症。

5.脊椎和脊髓外伤。

6.脊椎和脊髓的先天性疾病。

7.脊髓及椎管内病变手术后复查。

（二）扫描技术

1.线圈及序列选择 线圈为脊柱表面线圈。推荐序列:快速$SE-T_2WI$、T_1WI、T_2WI-抑脂、T_1WI-抑脂序列以及$3D-$水激励脂肪抑制序列等。

2.扫描方法

（1）体位:脊柱表面线圈置于检查床上,长轴与床长轴一致受检者仰卧于线圈上,头先进。被检段脊柱中心位于所选线圈中心,并设为定位中心。

（2）成像方位:常规行矢状面T_2WI、T_1WI成像和（或）T_2WI-抑脂或T_1WI-抑脂序列,横断面T_2WI/T_1WI,冠状面T_2WI/T_1WI序列成像。$3D-$水激励序列通常取冠状面成像。

（3）增强扫描:常规作增强T_1WI-抑脂序列矢状面、冠状面及横断面成像。

（4）扫描参数:层厚3～5mm,层间隔为层厚的$10\%～20\%$。矢状面、冠状面成像FOV

250~380mm(视扫描脊柱段范围而定),竖矩形,矩阵(192~300)×(256~512)。横断面成像 FOV 200mm,横矩形,矩阵(160~256)×(256~300)。

　　矢状面、横断面成像时,在成像范围脊柱前方设置预饱和带,以消除伪影。例如颈椎前方的预饱和带可消除吞咽动作引起的运动伪影,胸椎前方的预饱和带可消除主动脉及心脏搏动产生的伪影,腰椎前方预饱和带可消除腹主动脉及腹部呼吸运动引起的伪影。脑脊液搏动伪影一般在胸椎较明显,可使用搏动同步采集技术;在横断面扫描时,由于脑脊液流动方式复杂,易产生脊髓周围流动伪影,采用层面选择方向流动去相位技术,能明显改善此类伪影,或在扫描范围上、下方设置预饱和带,也可消除脑脊液流动伪影(图3—18~图3—20)。

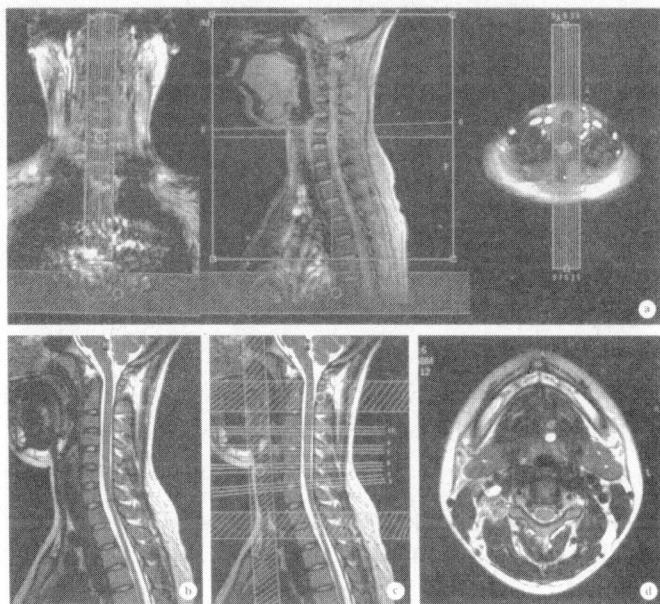

图3—18　颈椎 MRI

　　a.矢状面扫描定位;b.矢状面 T_2WI 像;c.横断面扫描定位,在扫描层上、下、前方设置预饱和带;d.颈椎间盘横断面 T_2WI 像

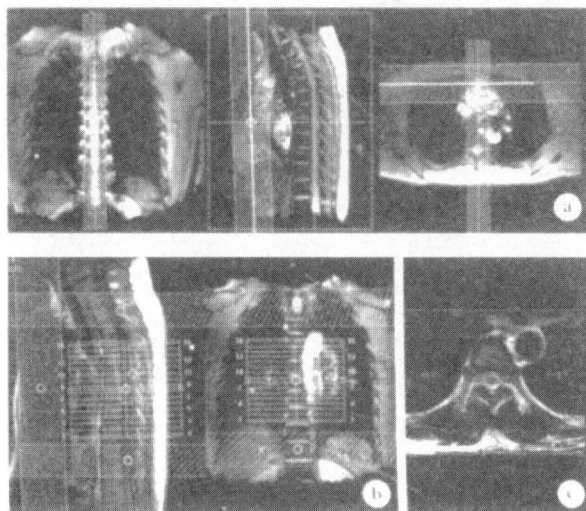

图3—19　胸椎 MRI

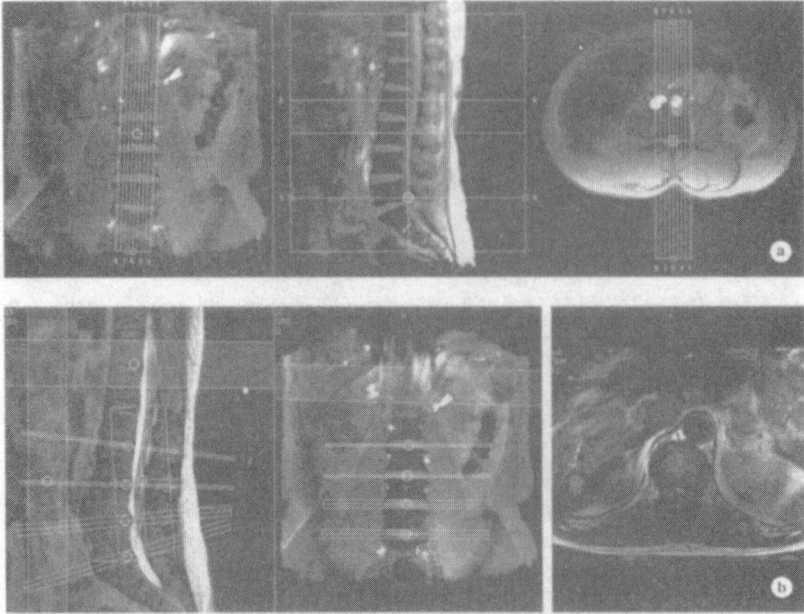

图 3—20 腰椎 MRI

由于脊髓血管极细小，脊髓的血管畸形，常无法进行常规 MRA 成像，可以使用长回波时间（TE＞200ms）的高分辨（512×512）快速 SE—T_2WI 序列，使畸形血管呈流空表现，即"黑血"影像。也可采用流动去相位序列，产生"黑血"效应。

高级成像软件可实现全脊柱 MRI。其主要技术要点为分别进行分段脊柱同层采集后，利用高级软件将各段脊柱采集数据进行无缝拼接而成。

3. 图像处理 3D—水激励脂肪抑制序列可进行 MPR 重建、曲面重建，以显示脊神经根连续走行（图 3—21）。全脊柱 MRI，需进行无缝拼接处理（图 3—22）。

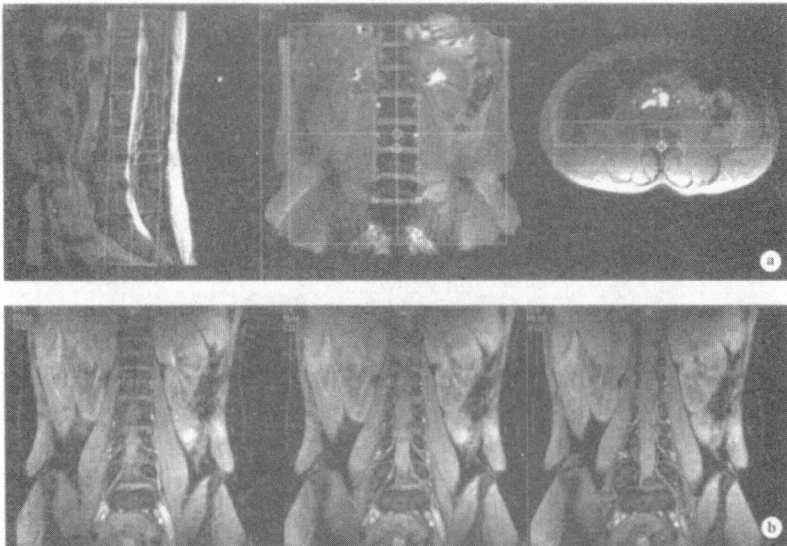

图 3—21 3D—水激励脂肪抑制序列脊神经根 MRI

a. 扫描定位，在矢状面、横断面、冠状面像上设置冠状面 3D 扫描块；b. 3D—水激励序列原始图像经曲面重建软件处理后，最大限度地显示脊神经根连续走行的 MRI 解剖影像

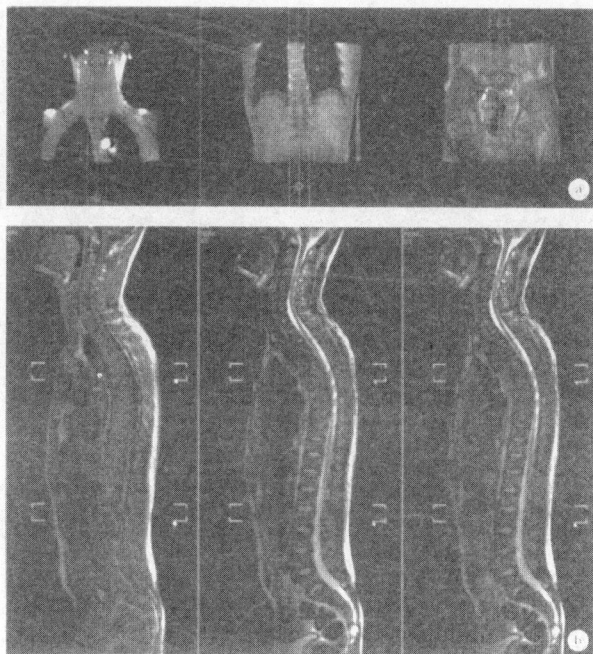

图 3-22　全脊柱 MRI

　　a. 矢状面扫描定位,在定位像上设置上、中、下 3 段扫描野(包含全脊柱)分别扫描;b. 将 3 段原始图像用软件作平滑拼接处理后的 T_1WI、T_2WI 像

二、MR 脊髓造影(MRM)扫描技术

(一)适应证

1. 椎间盘疝。

2. 椎管狭窄。

3. 蛛网膜及神经根囊肿。

4. 神经纤维瘤。

5. 神经源性肿瘤。

6. 椎管内占位性病变。

(二)扫描技术

1. 线圈及序列　线圈同脊椎 MRI。序列同一般水成像。即单次激发-单 3D 块-快速自旋回波 T_2WI 采集序列,及多激发或单激发-多层薄层 2D/3D-快速自旋回波重 T_2WI 序列。

2. 扫描方法　先行脊椎 MRI 常规检查,根据平扫图像,定位进行 MRM 检查。

(1)体位:同脊椎 MRI。

(2)成像方位

1)单次激发-单 3D 块-快速自旋回波 T_2WI 采集序列:以椎管长轴为纵轴,作绕椎管的圆周辐射扫描(图 3-23)。

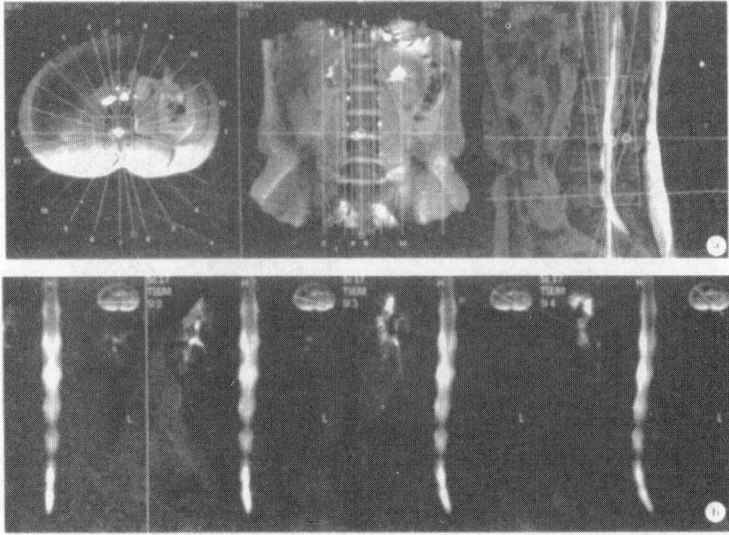

图 3－23　单激发单块扫描水成像

a.扫描定位；b.不同角度单 3D 块扫描获得的脊髓（椎管）造影像

2）多激发或单激发－多层薄层 2D/3D－快速自旋回波重 T_2WI 序列：作平行于椎管的冠状面或矢状面 3D 块成像（图 3－24）。

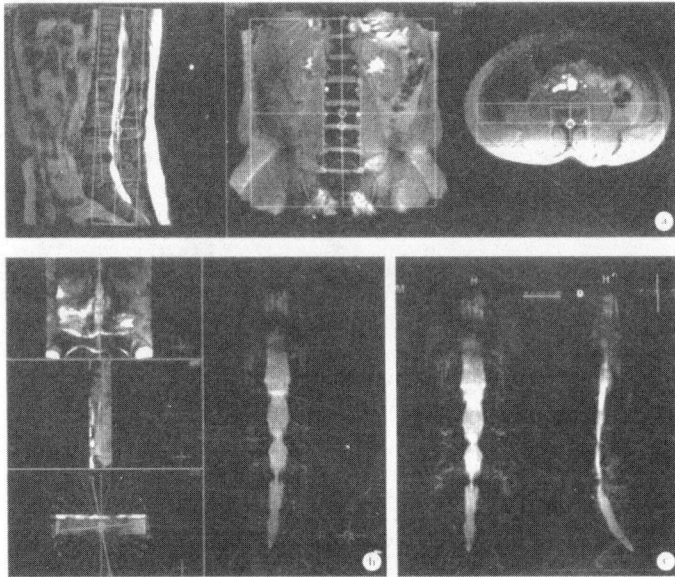

图 3－24　多激发多层薄层三维扫描水成像

a.扫描定位；b.MIP 重建，剪除椎管外结构，重建后设置旋转角度；c.旋转后不同角度的 MIP 图

（3）扫描参数：不需闭气，不需呼吸门控。其余与一般水成像基本相同。

3.图像处理　方法同 MRCP/MRU。多激发或单激发－多层薄层序列原始图像需作 MIP 处理并旋转，获得三维椎管造影像。单激发－单 3D 块序列扫描无需后处理即得相应角度扫描的三维椎管造影像。

（徐朝霞）

第四节 五官及颈部 MRI 扫描技术

一、眼部 MRI 扫描技术

（一）适应证

适用于眶内占位性病变、外伤、炎症、视网膜剥离等。

（二）检查技术

1. 线圈及序列 选择头部线圈、环形表面线圈、眼眶专用线圈。序列为 T_2WI、T_1WI、$T_2W-FLAIR$、$T_2W-STIR$、T_1WI+FS。$T_2W-STIR$ 序列在显示视神经方面具有重要作用。

2. 扫描方法

（1）体位：同颅脑 MRI。注意闭双眼，保持眼球勿动，以免造成运动伪影。

（2）成像方位

1）横断面作 T_2WI，T_1WI，$T_2W-FLAIR$，$T_2W-STIR$ 序列扫描：在矢状、冠状定位像上设定扫描层面，使层面在冠状位定位像上平行两侧眼球晶状体中点连线，在矢状位定位像上平行并经过视神经长轴，在横断位像上调整视野（图 3-25）。

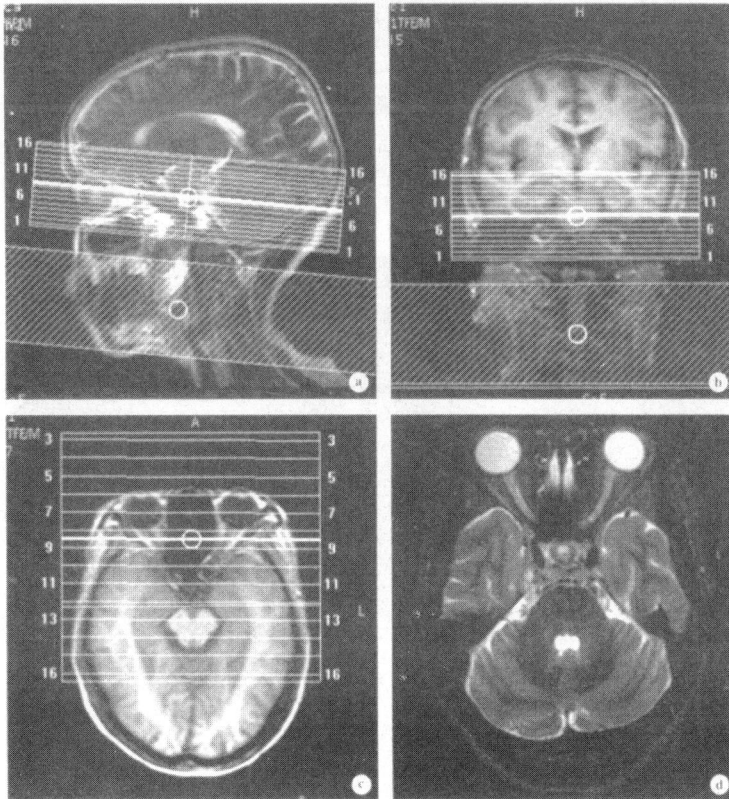

图 3-25 眼部横断面 MRI

a～c.眼部横断面扫描定位，层面下方设预饱和带；d.眼部横断面 T_2WI-FS 像

2)冠状面作 T_1WI/T_2WI 扫描:层面在横断面定位像上平行两侧眼球晶状体连线,在矢状面定位像上垂直视神经长轴,在冠状面定位像上调整视野(图3－26)。

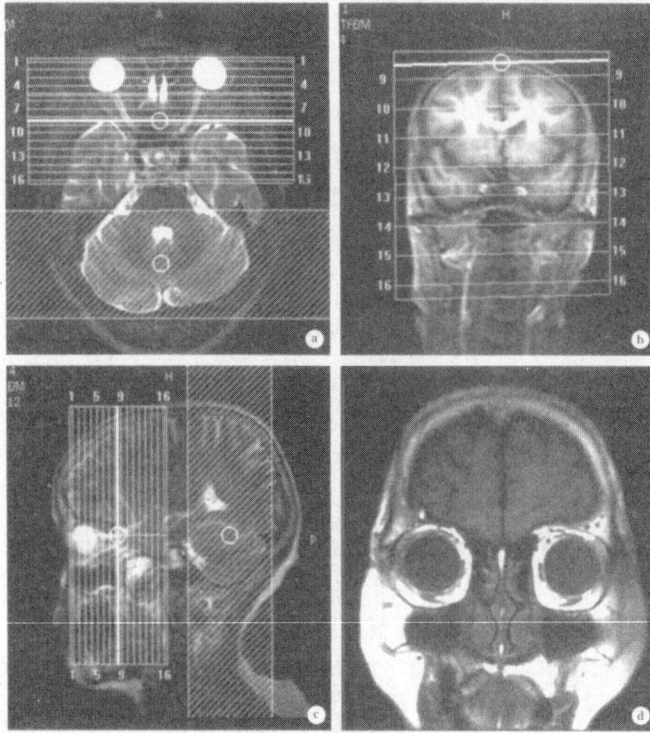

图3－26　眼部冠状面 MRI
a～c.眼部冠状面扫描定位,后方设预饱和;d.冠状面 T_1WI 像

3)斜矢状面作 T_2W－STIR 扫描:层面在横断面定位像上平行并经过该侧视神经长轴,在矢状面像上调整视野(图3－27)。

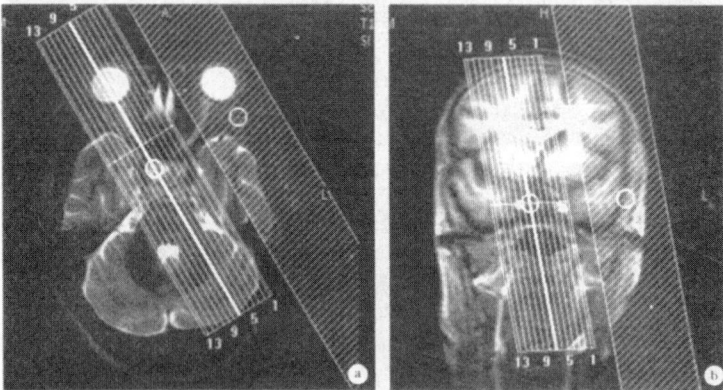

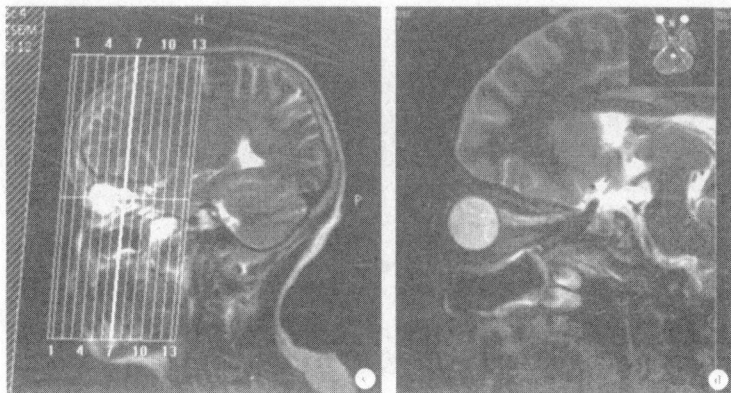

图 3—27 眼部斜矢状面 MRI

a～c.眼部斜矢状面扫描定位,层面平行,经过视神经,预饱和对侧眼眶;d.眼部斜矢状面 T_2WI-FS 像

（3）增强扫描：作 T_1WI-FS 序列横断面、冠状面、斜矢状面扫描。

（4）扫描参数：薄层,小视野。FOV 160～200mm,过样采集,以消除小 FOV 产生的卷褶伪影。层厚 2～5mm,层间隔为相应层厚的 10%～20%,矩阵(128～256)×(200～300)。

3.图像处理 一般不需作特殊后处理。

二、鼻及鼻窦、鼻咽部、耳部、颌面部 MRI 扫描技术

（一）适应证

鼻窦炎、鼻息肉、肿瘤、鼻咽癌、内耳疾病、颌面部疾病等。

（二）检查技术

1.线圈及序列 采用头颅线圈或头颈部联合线圈。序列为 T_2WI、T_1WI,$T_2W-FLAIR$、$T_2W-STIR$、T_2WI-FS 序列。冠状面、矢状面的 T_2WI-FS 或 $T_2W-STIR$,有利于观察有无淋巴结转移。

2.扫描方法

（1）体位：受检者头部应尽量往线圈内移,使线圈中心及定位线对于眉间与鼻尖连线的中点。其余同颅脑 MRI。

（2）成像方位：平扫横断面 T_2WI、T_1WI、$T_2W-FLAIR$,矢状面 T_2WI/T_1WI,冠状面 T_2WI-FS/T_1WI 或 $T_2W-STIR$。扫描范围包含颈部淋巴结(图 3—28)。

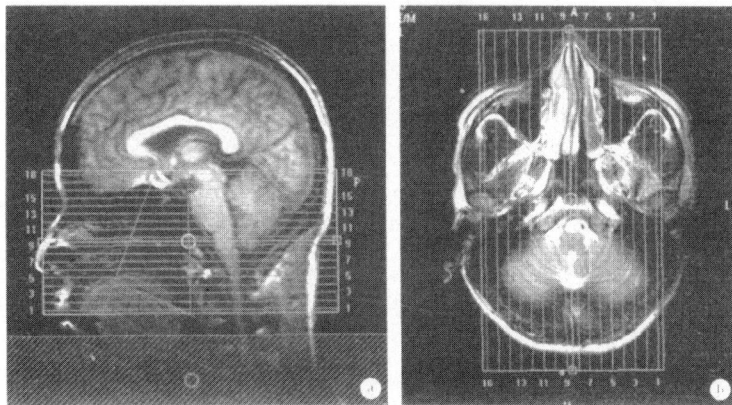

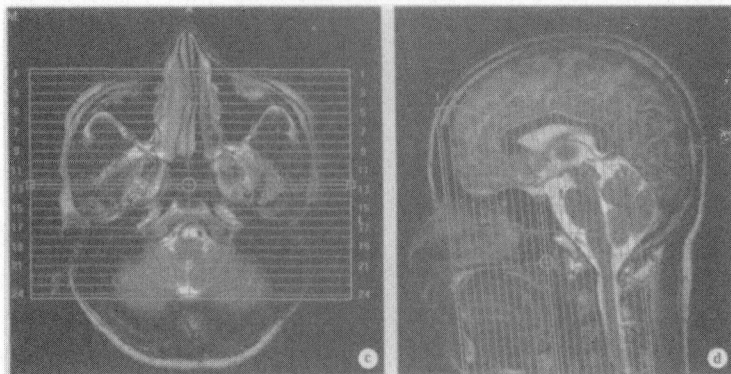

图 3—28 鼻咽部 MRI

a. 横断面扫描定位；b. 矢状面扫描定位；c、d. 冠状面扫描定位

（3）增强扫描：T_1WI—FS 序列横断面、冠状面、矢状面扫描。

（4）扫描参数：层厚 3～8mm，层间隔为相应层厚的 10％～20％，FOV 180～250mm，或根据病变需要设定视野。矩阵（224～256）×（256～300）。

3.图像处理　无需特殊处理。

三、咽喉部及颈部 MRI 扫描技术

（一）适应证

适用于喉与喉咽、气管、甲状腺、甲状旁腺、颈部淋巴结、上段食管及颈部血管、肿瘤性病变。

（二）检查技术

1.线圈及序列　颈部表面线圈、头颈联合线圈。序列为 T_2WI、T_1WI、T_2W—FLAIR、T_2W—STIR、FS 序列。

2.扫描方法

（1）体位：仰卧，头先进。定位线对线圈中心及喉结或颈部中点。嘱受检者在检查过程中平静呼吸，勿张口及做吞咽动作，以免产生运动伪影。其他准备与注意事项同颅脑 MRI。

（2）成像方位：常规作矢状面、冠状面及横断面扫描。矢状面、冠状面扫描层面平行于咽喉及气管长轴；横断面扫描层面垂直咽喉及气管长轴。T_2W—STIR 及 T_2W—FS 序列有利于观察颈部淋巴结（图 3—29）。

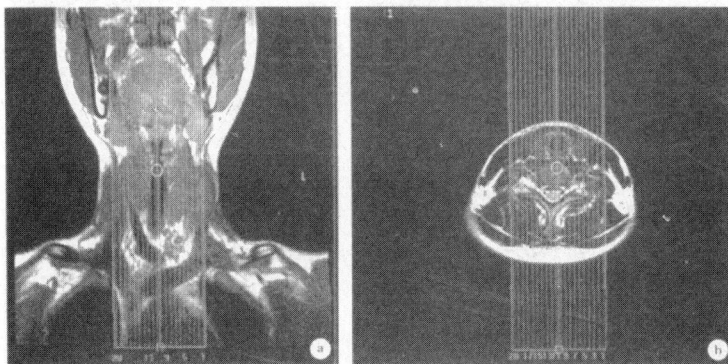

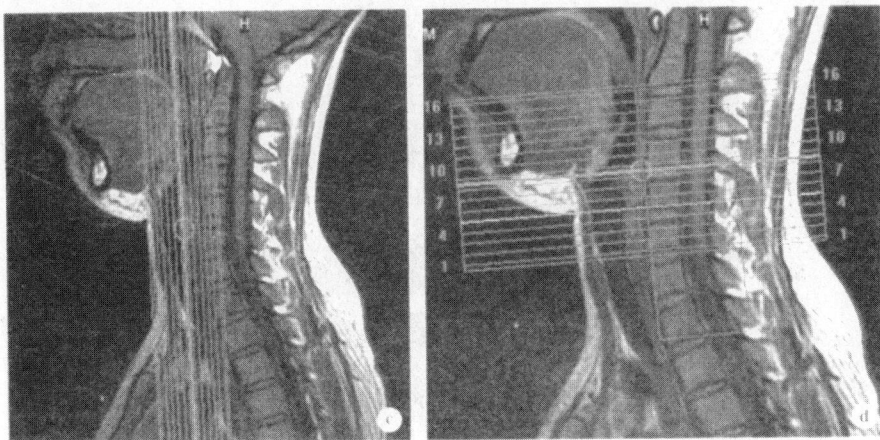

图 3-29　喉部 MRI

a,b.矢状面扫描定位;c.冠状面扫描定位;d.横断面扫描定位

（3）增强扫描：采用 T_1WI+FS 序列作矢状面、冠状面、横断面扫描。

（4）扫描参数：层厚 3～8mm，层间隔为相应层厚的 10%～20%，FOV 180～250mm，或根据病变需要设定视野。矩阵（224～256）×（256～300）。

3.图像处理　无需特殊处理。

四、内耳膜迷路 MR 造影扫描技术

MR 内耳膜迷路造影（MR labyrinthography）是 MR 静态液成像的临床应用,直接显示膜迷路内含液腔,其基本原理亦是利用快速采集序列,获得重 T_2WI 像,使内耳膜迷路中的液体和周围的骨质间形成较强的信号对比。

（一）适应证

内耳先天异常、迷路炎、人工耳蜗移植术前检查等。

（二）检查技术

1.线圈及序列　头部线圈、环型软线圈。采用 3D-重 T_2WI 序列,如 3D-CISS 序列。

2.扫描方法

（1）体位：与颅脑 MRI 相同,但要求头颅方位标准化,左右对称。

（2）成像方位：在内耳 MRI 薄层成像的基础上行内耳膜迷路 3D-重序列水成像。扫描方位取横断面,在矢状面像上内耳截面处设定横断面扫描层,在冠状面像上设定扫描层面平行并经过两侧面听神经干连线内耳膜迷路 MR 水成像应重视层面设定两侧对称并标准（图 3-30）。

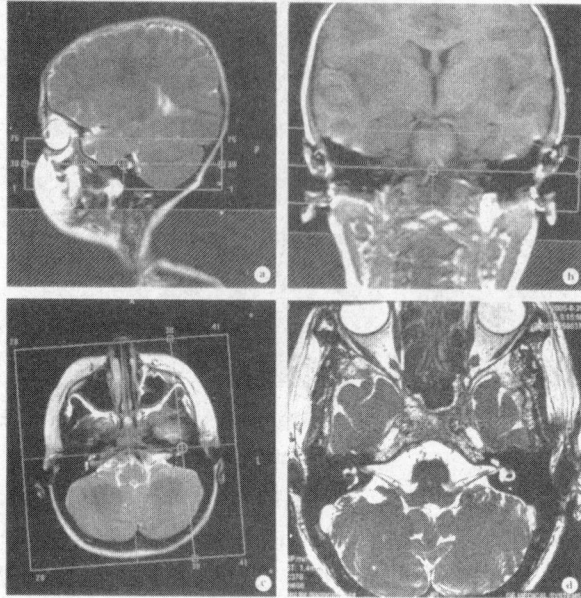

图 3—30　内耳膜迷路 MR 水成像

a～c.扫描 3D 块定位；d.3D—重 T_2WI 序列原始图像

　　(3)扫描参数：薄层、三维、小视野扫描，FOV 160～200mm，矩阵(110～128)×(224～256)，过样采集，以消除小 FOV 产生的卷褶伪影。层厚 0.2～2mm，无间隔或部分重叠 3D 扫描。层面方向内插技术重建。TR＝2000～6000ms，TE＝100～300ms，激励 2～6 次。脂肪饱和技术抑制脂肪高信号。

　　3.图像处理　原始图像经 MIP、MPR 重建，显示内耳的立体解剖形态。原始图像的 MIP 重建非常重要，通常要进行靶 MIP，将内耳无需的背景剪除，多角度旋转，最大程度、最佳状态地显示内耳的立体结构(图 3—31,图 3—32)。

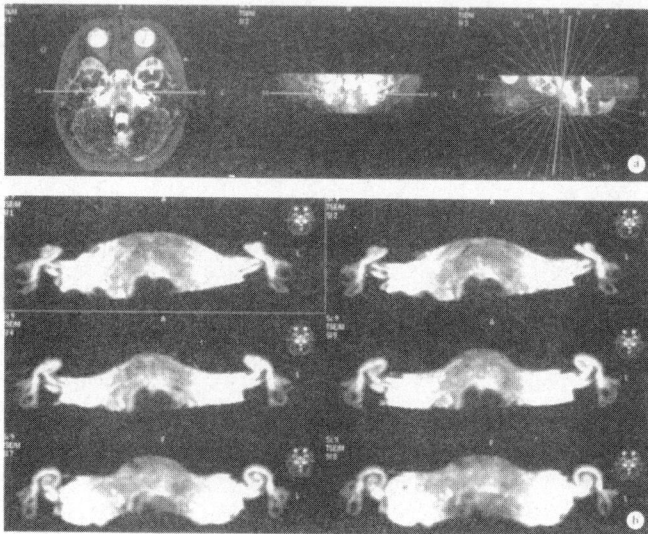

图 3—31　内耳膜迷路 MR 水成像 MIP 重建及多视角旋转

a.MIP 重建，并以头颅左右轴为旋转轴，作前后方向多角度旋转；b.旋转后图像

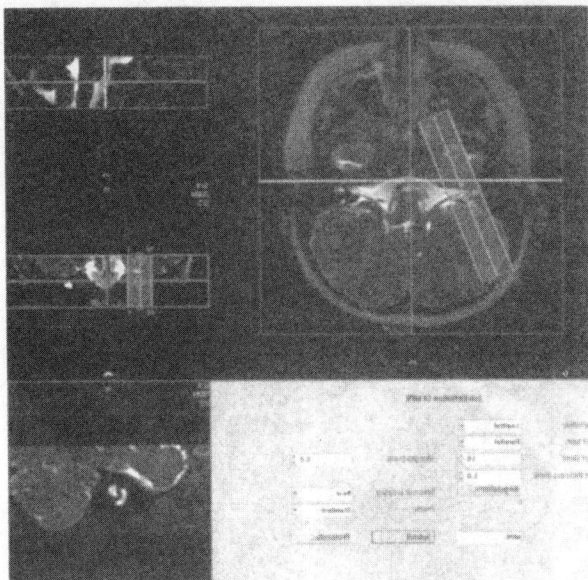

图 3-32 内耳膜迷路 MR 水成像 MPR 重建,作垂直于面听神经干的斜矢状面 MPR 重建

五、颈部 MRA 扫描技术

(一)适应证

颈部 MRA 可显示正常颈动脉及其分叉、椎动脉、基底动脉,亦可显示 Willis 环。用于了解轻至中度颈动脉狭窄与闭塞。但对重度颈动脉狭窄,因狭窄远端快速血流与涡流会使流动氢质子明显失相,显影欠佳。

(二)检查技术

1.线圈与序列 颈部表面线圈、头颈联合阵列线圈。颈部 MRA 成像序列,可根据需要显示动脉或静脉而采用 3D/2D-TOF-MRA、3D/2D-PC-MRA 及 3D-CE-MRA 技术成像。

2.扫描方法

(1)体位:仰卧,头先进。定位线对线圈及颈部上下中心。

(2)成像方位:颈部 MRA 常规采用横断位及冠状位扫描。由于颈部血管大致与横断面垂直,快速采集流入增强效应最强,所以横断位采用 TOF 技术。冠状面扫描因颈部前后径较小,所需扫描层数较少,血流与层面平行,通常采用 PC 技术(图 3-33)。

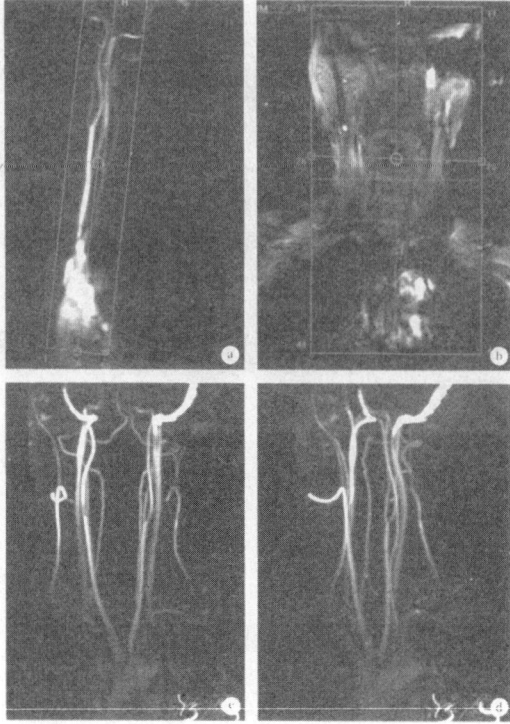

图 3-33　颈部 3D-PC-MRA

a、b. 在 2D-PCA 像(a)上作 3D-PCA 冠状面成像定位,在(b)像上调整视野;c、d. 3D-PCA 的 MIP 重建三维血管图

颈部 MRA 在选择成像技术时应注意:①显示慢流血管宜采用 2D-TOF 或 2D-PC 技术(图 3-34)。②显示快流血管宜采用 3D-TOF 或 3D-PC 技术,但血管病变可使血流缓慢而显影欠佳(图 3-35)。③CE-MRA 技术在不同时相可较好地显示动脉或静脉血管和狭窄区域。

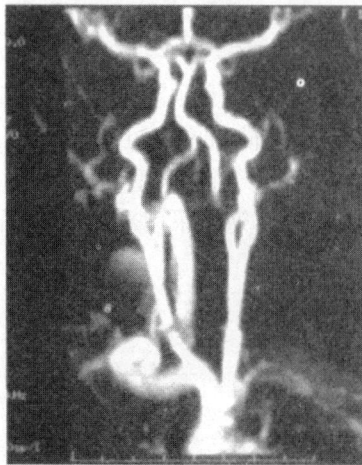

图 3-34　颈部 2D-TOF-MRA

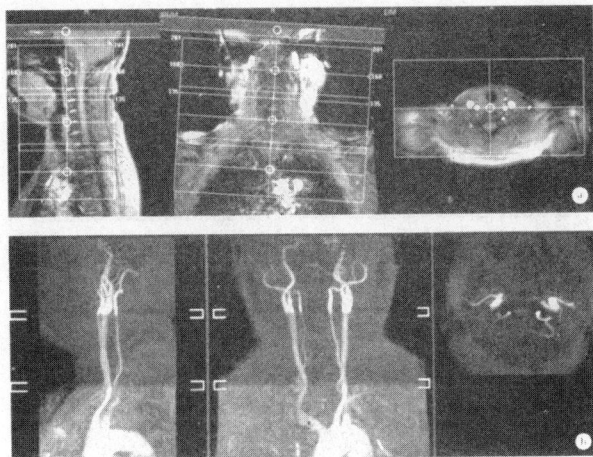

图 3—35　颈部 3D—TOF—MRA

　　a.颈部 3D—TOF—MRA 横断面扫描定位,在矢状面,冠状面定位像上设置 3 段 3D 块,段与段之间叠加衔接,在横断面定位像上调整视野;b.后处理,3 段 3D 块的 MIP 图依序无缝拼接,依然看到接口处上下端信号强弱差异

　　3.图像处理　原始图像可作 MIP 重建并可多视角旋转观察。CE—MRA 分别重建动脉期及静脉期原始图像获取相应的动脉和静脉血管造影像。

（徐朝霞）

第五节　呼吸系统 MRI 扫描技术

一、肺部 MRI 扫描技术

（一）适应证

气管及支气管异物或新生物、肺部肿瘤性病变(尤其中央型肺癌)、肺部渗出性病变,肺栓塞、动静脉畸形等。肺部病变的 MRI 显示不及 CT。

（二）检查技术

1.线圈及序列　采用体部相控阵线圈。序列为 T_2WI 及 T_1WI—呼吸门控序列、梯度回波—T_1WI—闭气序列。

2.扫描方法

（1）体位:将相控阵线圈后片线圈置于检查床上。受检者仰卧,头先进。背部躺于后片线圈上。双手上举平放于头两侧或自然伸直放于身体两侧。呼吸门控感应器绑于或用腹带加压于受检者腹部或胸部随呼吸动作起伏最明显的部位。前片线圈覆盖于胸前,前、后片线圈对齐,长轴与人体及检查床长轴一致,并适度绑紧或加压,以使感应器气囊随呼吸产生气压变化,从而在呼吸监控显示器上显示呼吸波。定位线对线圈中心及胸部上下中心。训练受检者吸气—呼气后闭气,嘱受检者在检查过程中不要咳嗽。

（2）成像方位:肺部 MRI 常规做横断面 T_2WI—呼吸门控序列、梯度回波—T_1WI—闭气序列,斜冠状面 T_2WI—呼吸门控序列或梯度回波—T_1W1—闭气序列成像,斜冠状面扫描层面平行于气管及支气管主干。必要时做矢状面成像(图 3—36)。

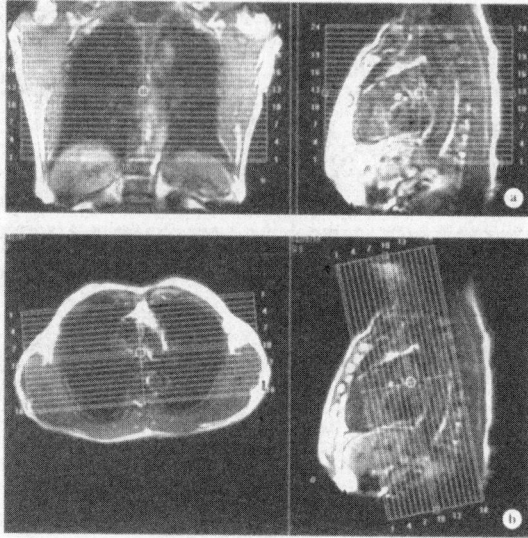

图 3—36　肺部 MRI 扫描定位

a、b. 横断面扫描定位；c、d. 冠状面扫描定位，扫描层面平行于气管、主支气管

（3）增强扫描：可进行普通增强扫描，采用梯度回波－T_1WI＋抑脂－闭气序列，行横、斜冠状面扫描，必要时加矢状面扫描。亦可采用 3D－LAVA－T_1WI/3D－THRIVE－T_1WI 序列作多期动态扫描。

（4）扫描参数：层厚 5～10mm，层间隔为相应层厚的 10％～20％，FOV 360～400mm，矩阵（200～300）×（256～400）。

3. 图像处理　无需特殊处理。3D－LAVA－T_1WI/3D－THRIVE－T_1WI 原始图像可进行时间－信号强度曲线分析、MPR、MIP 多期增强血管重建。

二、纵隔 MRI 扫描技术

（一）适应证

1. 肿瘤性病变

（1）含脂肪组织肿块

（2）淋巴结肿大。

（3）胸腺瘤。

（4）生殖细胞瘤。

（5）胸内甲状腺。

（6）甲状旁腺瘤。

（7）神经源性肿瘤。

（8）食管癌。

（9）纵隔囊肿性病变。

（10）纤维化/肉芽肿性慢性纵隔炎。

2. 放疗后纤维化。

3. 主动脉病变。

4. 肺血管病变。

（二）检查技术

1.线圈及序列　同肺部 MRI。

2.扫描方法　可根据病变范围加做矢状位扫描，其余同肺部 MRI。

3.图像处理　同肺部 MRI。

三、乳腺 MRI 扫描技术

（一）适应证

乳房囊性增生病变、囊肿、乳腺小腺瘤、乳腺癌、乳腺假体等。

（二）检查技术

1.线圈及序列　采用单侧或双侧乳腺专用环形线圈。序列推荐：常规扫描 T_2WI、T_2WI —FS、T_1WI、3D—T_1WI—梯度回波序列；增强扫描 SD—T_1WI—梯度回波—FS 序列，3D— LAVA—T_1WI/3D—THRIVE—T_1WI，T_1WI—FS 序列。

2.扫描方法

（1）体位：将乳腺专用线圈放于检查床上，脚先进，俯卧于线圈支架上，两侧乳房悬垂于支架孔（线圈）内中心。下颌垫于软垫上，两臂上举支撑于软垫上，力求体位舒适，以保证长时间检查过程中勿移动。定位线对支架孔（线圈及乳腺）中心。

（2）成像方位：先行 3plan—三平面定位像扫描。利用获得的横断面、矢状面、冠状面三平面定位像进行单侧或双侧乳腺矢状面、横断面及冠状面扫描。矢状面成像在横断面及冠状面定位像上设置层面，至少有一层经过乳头。横断面成像在矢状面像及冠状面像上设置层面，至少有一层经过两侧乳头。冠状面成像在横断面及矢状面像上设置层面（图 3—37）。

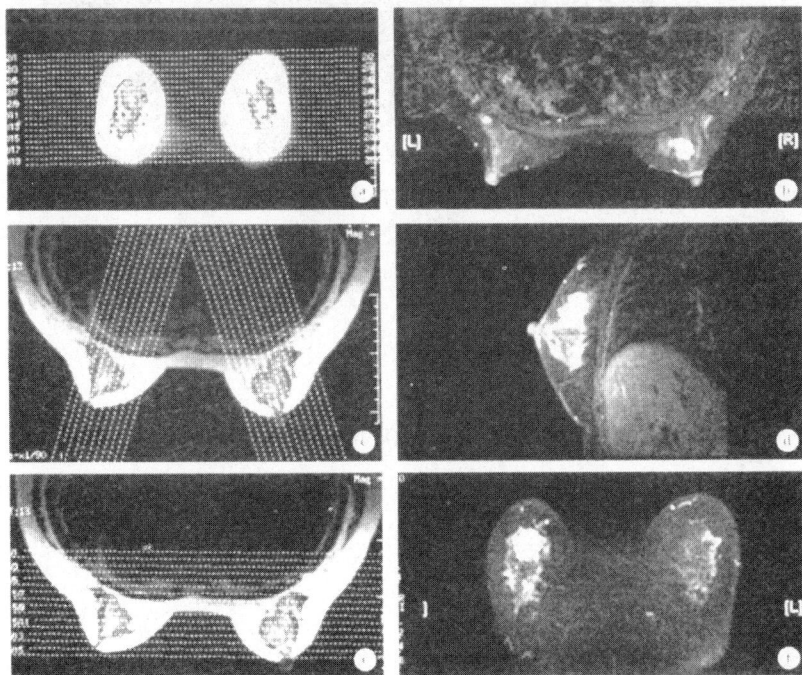

图 3—37　乳腺 MRI

a.横断面扫描定位；b.横断面 T_2WI—FS 像；c.矢状面扫描定位，层面经过乳头；d.矢状面 T_2WI—FS 像；e.冠状面 MR 扫描定位；f.冠状面 T_2WI—FS 像

（3）增强扫描：乳腺疾病通常行横断面动态增强扫描。先用 3D－T_1WI－快速梯度回波序列作增强前扫描，再于注射对比剂后，用同样序列作连续 5～10 次不同时相动态增强扫描。高级 MR 设备，可进行 3D－LAVA－T_1WI/3D－THRIVE－T_1WI/3D－Vibe－T_1WI 序列多期动态增强扫描。

（4）扫描参数：层厚 4～8mm，层间隔为相应层厚的 10%～20%，3D 扫描层厚 1～3mm，层间隔零或覆盖扫描，FOV 360～400mm（双侧乳腺同时成像），矩阵（224～300）×（256～400）。脂肪抑制。乳腺假体成像时应分别使用 TI＝120ms 的人体脂肪抑制及 TI＝400ms 的硅树脂抑制序列作对比，并使用无脂肪抑制序列对照显示假体、隔膜。

3. 图像处理　普通 3D－T_1WI－序列，可作增强前后减影处理。3D－LAVA/3D－THRIVE/3D－Vibe 多期动态扫描可进行 T_1 灌注时间－信号强度曲线分析及 MPR、MIP 多期增强血管重建（图 3－38）。

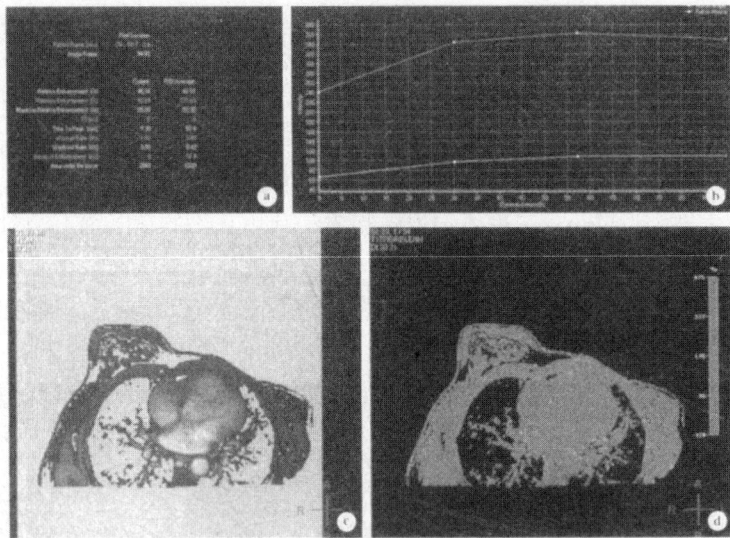

图 3－38　乳腺 3D－T_1W－THRIVE 动态增强时间－信号强度曲线分析

女，42 岁，右侧乳腺癌切除术后一年 MRI 复查，常规 MRI 后，行 3D－T_1W－THRIVE 序列动态增强扫描；a. T_1 动态增强分析结果数据显示；b. T_1 动态增强时间－信号强度变化曲线显示；c. 3D－T_1W－THRIVE 原始图；d. TTP 图

（徐朝霞）

第六节　循环系统 MRI 扫描技术

一、心脏大血管 MRI 扫描技术

（一）适应证

适用于观察心肌形态、运动功能、心输出功能分析、心脏瓣膜功能、心脏大血管解剖形态结构及血流分析。

（二）检查技术

1. 线圈及序列　包裹式心脏表面线圈、体部相控阵线圈或体线圈。根据检查目的不同，

可选用常规 T_1WI、T_2WI 序列、黑血序列、白血序列及电影白血序列等。

2.扫描方法

(1)体位:将相控阵线圈后片线圈置于检查床上。受检者仰卧,头先进。背部躺于后片线圈上。心电门控电极粘贴于胸前二导联相应位置,或外周门控感应器夹于右手食指。呼吸门控感应器绑于或用腹带加压于受检者腹部或胸部随呼吸动作起伏最明显的部位。前片线圈覆盖于胸前,前、后片线圈对齐,长轴与人体及检查床长轴一致,并适度绑紧。定位线对线圈中心及两侧锁骨中线第5肋间水平连线。训练受检者吸气-呼气后闭气。嘱受检者在检查过程中勿动及不要咳嗽。

(2)成像方位:心脏常规做横轴位、冠状位、矢状位、主动脉弓位、平行于室间隔的心脏长轴位、垂直于室间隔的心脏长轴位、垂直于室间隔的心脏短轴位、四腔位等。

1)横断面成像:在冠状位定位像上设定横断面成像层面,与人体上下轴垂直。扫描范围包含主动脉弓至心尖。相位编码取前后方向(图3-39)。

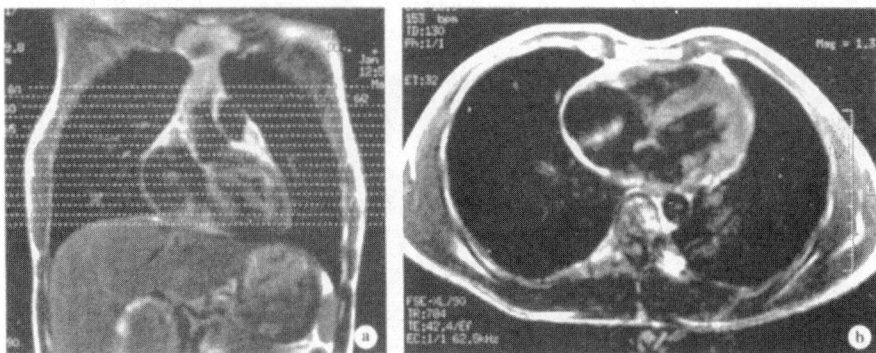

图3-39 心脏横断面成像

a.心脏横断面扫描定位;b.心脏横断面 Double-IR-T_1W 像(黑血序列)

2)冠状面成像:在横断面像上设定冠状面成像层面,与受检者前后轴垂直。相位编码取左右向(图3-40)。

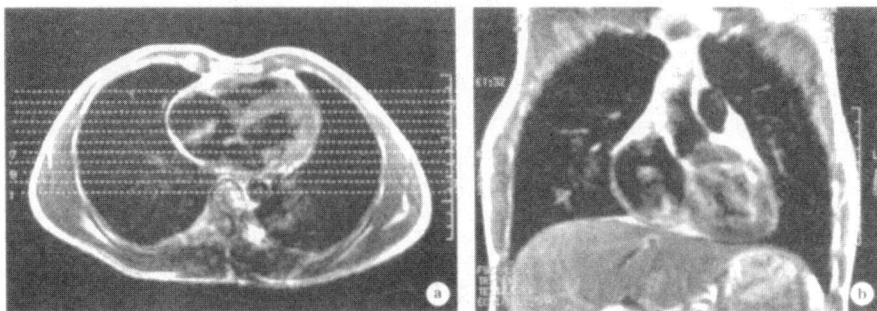

图3-40 心脏冠状面成像

a.冠状面扫描定位;b.冠状面黑血序列像

3)矢状面成像:在横断面像上设定矢状面成像层面,使之与受检者前后轴平行。相位编码取前后方向。

4)平行于室间隔的心脏长轴位成像:即右前斜位(RAO)。在最佳显示左右心室及室间隔的横断面图像上,设定扫描层面与室间隔平行一致。相位编码取前后方向。该方位可观察左心房、左心室、二尖瓣及左心室流出道(图3-41)。

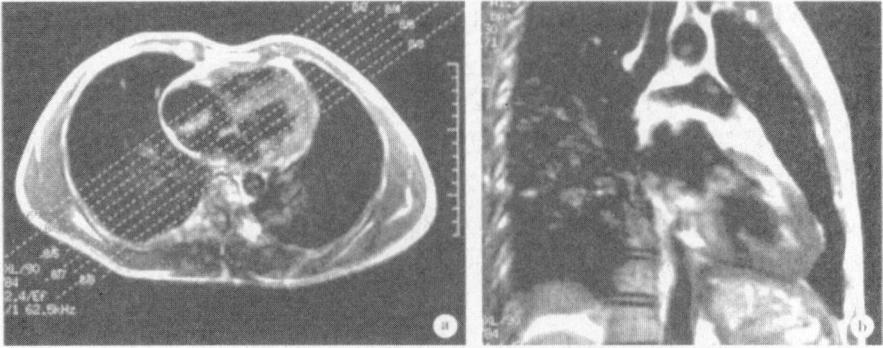

图 3-41　平行于室间隔的心脏长轴位成像(RAO)

a. RAO 位定位,在横断面像上设定扫描层面平行于室间隔;b. RAO 位像

5)垂直于室间隔的心脏短轴位成像:即左前斜位(LAO)。在横断面图像上设定扫描层面,使之沿着房室瓣方向并与房间隔垂直。可显示左、右心室,上、下腔静脉及升主动脉和降主动脉(图 3-42)。

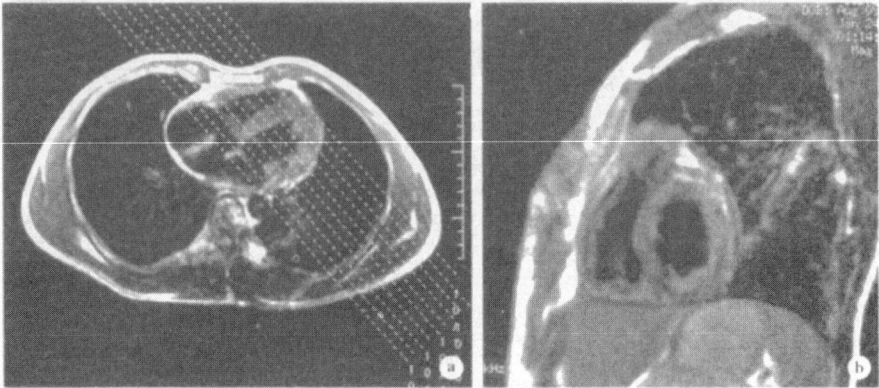

图 3-42　垂直于室间隔的心脏短轴位成像(LAO)

a. LAO 位定位,在横断面图像上设定扫描层面垂直于室间隔;b. LAO 位像

6)左心室短轴位:先作右前斜位成像,以右前斜位像为定位像,使成像层面与心尖－主动脉瓣连线垂直或平行于二尖瓣。主要显示后侧壁、室间隔、乳突肌,适用于心肌血供的评价及心功能分析(图 3-43)。

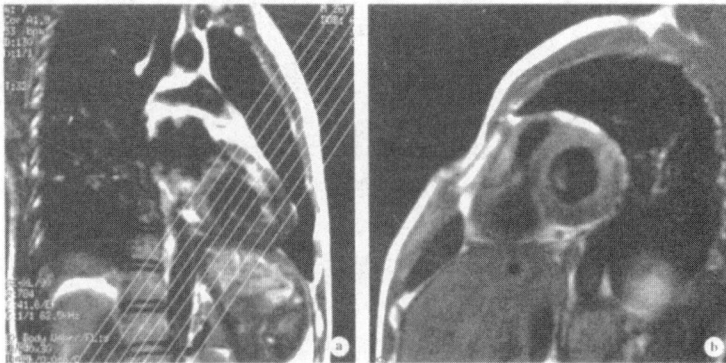

图 3-43　左心室短轴位成像

a. 在 RAO 像上设定扫描层面垂直于心尖－主动脉瓣连线或平行于房室瓣口;b. 左心室短轴位像

7)垂直于室间隔的心脏长轴位成像:先作左心室短轴位成像,在短轴位像上定位,使成像层面与短轴位像层面垂直,并与室间隔垂直。主要用于显示心尖、后侧壁、室间隔及心功能分析(图3—44)。

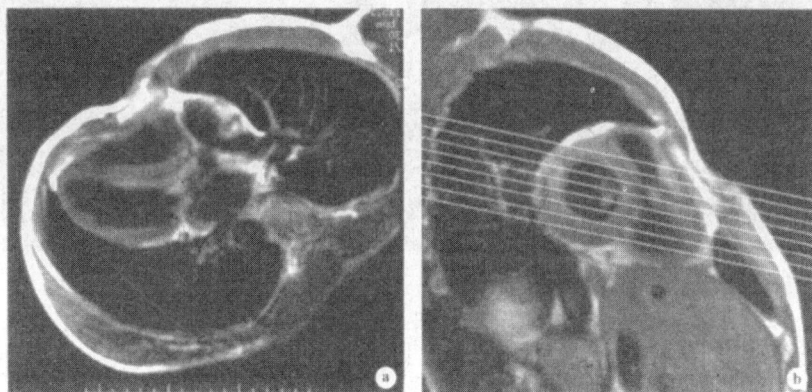

图3—44 垂直于室间隔的心脏长轴位成像

a.在左心室短轴位像上,设定扫描层面垂直于室间隔;b.垂直于室间隔的心脏长轴位像

8)四腔位成像:先作右前斜位成像,在右前斜位像显示心尖及二尖瓣的层面上设定成像层面,使之通过心尖和二尖瓣中心。可显示左、右心房、心室。结合电影技术用于显示房间隔、室间隔缺损及二尖瓣、三尖瓣疾患(图3—45)。

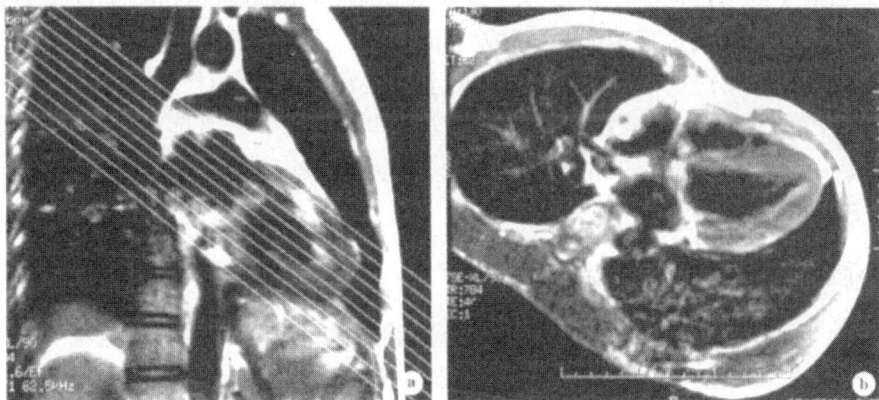

图3—45 心脏四腔位成像

a.在RAO像显示心尖和二尖瓣的层面上,设定扫描层面经过心尖及二尖瓣中心;b.四腔位像,显示左、右心房及左、右心室

9)主动脉弓斜冠状面成像:在横断面图像上设定成像层面经过升主动脉和降主动脉(图3—46)。

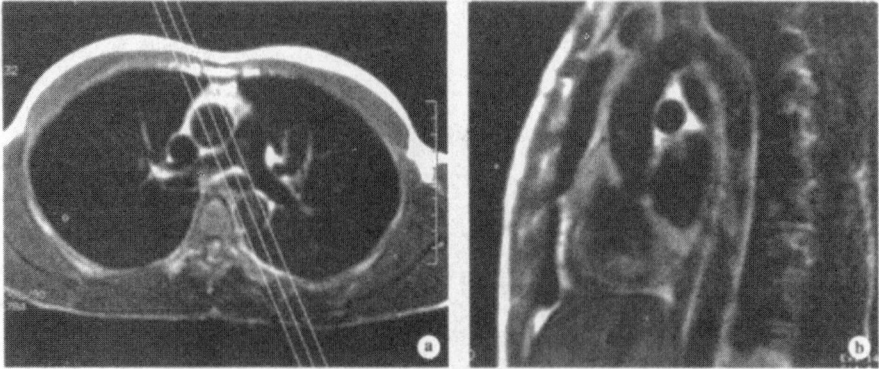

图3—46　主动脉弓位成像

a.在横断面像上设定扫描层面经过升主动脉和降主动脉;b.主动脉弓位像

（3）扫描参数：层厚5～8mm，层间隔为0或为相应层厚的10%～20%，FOV 300～400mm。采用心电门控或外周门控及呼吸门控技术。

1）心电门控技术：心脏MRI通常需要安装心电门控触发采集，用于减少心血管搏动及血流伪影。其基本原理是以心电图R波作为触发点，选择适当的触发延迟时间，即R波与触发脉冲之间的时间，可以获得心动周期任一相位上的图像。心电电极采用Ⅱ导联贴于胸前，外周门控感应器夹于食指或拇指指尖。

2）与心电有关的参数选择：TR在多时相中一个时间间隔单时相扫描序列为一个或数个RR间期。延迟时间（TD）选择"shortest"或"minimum"（最短或最小），或设定于一个RR间期的特定时间。门控不应期值选择决定于TR，且受心律的影响，门控不应期为$(0.7\sim0.9)\times$N，N为TR内含RR间期的个数。心律正常时选$0.9\times$N，心律失常选$0.7\times$N。心律不应期拒绝窗：设定为50%～70%。时相数：GRE中设1～64，SE中设1～8。时间间隔时间可设置"shortest"、"longest"（最长）或根据需要设置。

二、心脏大血管MRA扫描技术

心脏大血管MRA因受生理运动的影响，通常采用CE—MRA，采用超短TR，超短TE（如TR/TE＝5/2ms）的三维梯度回波序列，静脉注射对比剂Gd—DTPA后，血液T_1值明显缩短，而血管周围背景组织的质子由于短TR而明显饱和，加上脂肪抑制技术，两者形成鲜明的对比。这样克服了血液的饱和效应及相位效应引起的信号丢失，不受血流方向的影响。超短TR可采用屏气技术，去除运动伪影，三维成像提高了空间分辨力。

（一）适应证

先天性心脏病、主动脉瘤、主动脉夹层等大血管病变、肺血管畸形等。

（二）检查技术

1.线圈及序列　体部相控阵线圈或体线圈。采用3D—超快速梯度回波序列，如3D—FLASH、3D—FISP等。

2.扫描方法

（1）体位：同心脏大血管MRI。

（2）成像方位：心脏大血管MRA应在常规MRI形态学成像的基础上施行，一般取冠状面成像。

（3）扫描参数：TR选最短（5～7ms），TE选最短（1～6ms），激励角200～450，激励次数0.5或1次，冠状面成像，FOV 400～480mm（矩形），矩阵（100～192）×（400～512），层厚1～3mm，层间隔0，3D块厚及层数以覆盖心脏大血管为准，即包含心脏前缘及降主动脉后缘，脂肪抑制，单次扫描时间约14～25s。重复扫描2～4次，获取不同时间的血管造影像，每次间隔5～8s（供受检者换气）。对比剂Gd－DTPA总用量0.2～0.4mmol/kg体重，高压注射器或手动静脉注射，注射速度3mL/s或前半部3mL/s，后半部1mL/s维持，随后等速、等量或半量注射生理盐水。

（4）成像方法：以19G穿刺针建立肘静脉通道，用1.2m长的连接管相连，其远端接三通开关，三通的另两端分别接上50mL生理盐水和0.2～0.4mmol/kg体重的对比剂，采用高压注射器，以3mL/s速度注射对比剂后，嘱受检者吸气－呼气后屏气，开始造影扫描，可进行多次（多期）扫描。

在成像过程中，注射对比剂后开始扫描的时间是CE－MRA成败的关键。时间的确定，可用公式计算：

$$TA=Tp-Ti/2-Ta/2 \quad (3-1)$$

Td为开始注射对比剂到开始动态扫描的时间，Tp为心脏大血管内对比剂达峰值的时间，Ti为注射对比剂时间，Ta为单次扫描时间。目的是让血管内对比剂浓度达高峰时的数据采集线置于K空间中心，以保持最大的造影对比。每次扫描嘱受检者吸气－呼气后闭气扫描，各次扫描间隔约5～8s，供受检者换气。

也可采用高级智能血管对比剂追踪成像序列。该软件操作者不必估算Td时间，启动造影扫描序列后，开始高压静脉注射对比剂，MR系统自动探测兴趣区（操作者预先设置）血管对比剂浓度，当浓度达到一定预设值。例如，20%血管对比剂浓度时，系统即提示5～8s后开始数据采集。此5～8s为受检者吸气－呼气－闭气的时间，由操作者预先设定，此时间完毕，系统即自动进入血管造影数据采集扫描。

3.图像处理　扫描所得原始数据经MIP重建，可分别得到心脏大血管动、静脉循环过程中的不同时期的影像。可对兴趣区作局部多次再重建（图3－47）。

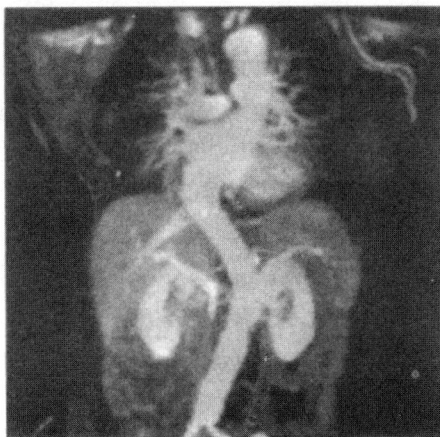

图3－47　心脏大血管CE－MRA造影
主动脉左弓、右降畸形

三、冠状动脉 MRA 扫描技术

冠状动脉细小、弯曲，又受心跳、呼吸的影响。近年来的磁共振超高速成像序列的发展及后处理软件的开发，使冠状动脉 MRA 在临床中得到应用。MRA 能较好地显示左主干、左前降支、左回旋支和右冠状动脉以及一些分支动脉。

（一）适应证

缺血性心脏病、冠状动脉先天畸形、血管成型术后随诊等。

（二）检查技术

1. 线圈及序列　线圈同心脏大血管 MRI。序列可采用二维闭气超快速梯度回波序列或三维自由呼吸导航全心采集快速梯度回波序列。

2. 扫描方法　体位同心脏大血管 MRI。

（1）二维闭气超快速梯度回波序列：该序列主要技术为二维成像、脂肪抑制、心电门控、K 空间分段采，集、超快速梯度回波。

1）成像方位：以显示冠状动脉为目的而设置扫描方位。常规作心脏横断位，垂直于室间隔的心脏短轴位和右前斜 30°横断位，以及能最大程度显示冠状动脉的任意方位成像。

A. 先行横断面、矢状面、冠状面三平面定位像扫描。

B. 以冠状面显示主动脉根部的层面为定位像，进行横断面成像，可显示左右冠状动脉起始部及部分左冠状动脉前降支（LAD），并于左右心室层面显示室间隔。

C. 以冠状面显示室间隔的层面为定位像，自心右缘至室间隔左缘进行平行于室间隔的斜切面扫描。显示心右缘冠状沟（即房室沟）、左冠状动脉前降支。

D. 以 C 中显示冠状沟的图像为定位像，作平行于房室沟的斜切面扫描。可显示左冠状动脉回旋支（LCX）和右冠状动脉（RCA）。

E. 以 C 中显示左冠状动脉前降支的层面为定位像，分别作正切于室间隔层面心表面前缘上部和前缘下部的斜切面扫描。显示左冠状动脉前降支大部。

2）扫描参数：TR 选最短（7～10ms），TE 选最短（1.5～8ms），层厚 1.0～2.0min，层间隔 0，激励角 20°～30°，FOV 280mm，矩阵（128～280）×（256～300），时间分辨力 100～158ms，平面分辨力（1.6～2.0）×（1.1～1.6）mm，心电 R 波触发延迟时间 400～600ms。

（2）自由呼吸导航快速梯度回波序列：该序列主要技术为自由呼吸导航、脂肪抑制、心电门控、快速梯度回波。其优点是受检者可自由呼吸，呼吸导航功能可明显减少呼吸运动伪影。可进行二维或三维全心采集。三维采集可提高冠状动脉的空间分辨力。

1）成像方位：自由呼吸导航快速梯度回波序列成像过程包含三大部分。先行横断面、矢状面、冠状面三平面定位像扫描。为测定心电门控采集间期—舒张早期末至舒张中期时间而作的四腔位电影扫描。

A. 在冠状位定位像上设定横断面白血序列成像，显示室间隔。

B. 在 A 的横断面像上，进行平行于室间隔的心脏长轴位白血序列成像。

C. 在 B 的心脏长轴位像上，作平行于心尖至二尖瓣中心连线的心脏长轴位白血序列成像。

D. 在 C 的心脏长轴位像上，作垂直于室间隔、平行于房室沟的心脏短轴位白血序列成像。

E. 在 D 的短轴位显示左右心室、室间隔的层面上，作垂直于室间隔的四腔位白血电影序列成像。

F. 用电影回放键慢速回放 E 的四腔位所有图像，确定显示冠状动脉血流灌注较好的时间段，即舒张早期末至舒张中期的心电周期时间，作为冠状动脉采集时间。

G. 将 F 选出的 2 个心电周期时间，代入计算软件，算出冠状动脉采集时间心率范围百分比（R－R Window），以备冠状动脉采集序列用。例如，心率为 57 次/min，心电周期全长 1053ms，选出的显示冠状动脉灌注较好的舒张早期末时间（即开始冠状动脉采集时间）为 600ms，舒张中期时间（即结束采集时间）为 900ms，则开始采集时间位于心率的 57％处，结束采集时间位于心率的 85％处（位于心率后半部 15％），采集间期位于 57％～85％。将 57％设为触发窗，15％设为结束窗，作为冠状动脉采集序列参数选项"R－R Window"的 2 个值（图 3－48）。

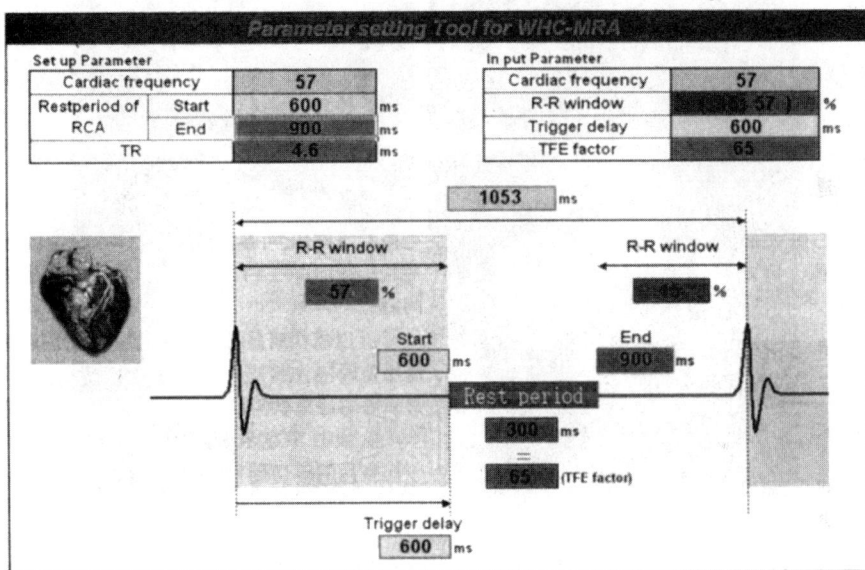

图 3－48　冠状动脉成像心率采集窗

冠状动脉采集序列成像是将 G 得出的冠状动脉采集心率范围百分比用于冠状动脉采集序列，进行二维或三维全心冠状动脉成像。

二维成像方位是以能最大程度显示冠状动脉走行为目的的任意方位，如心脏横断位、心脏长轴位、短轴位、斜位等。也可用 3pps 法（3 点平面定位法）进行成像方位的精确定位。该法主要技术要点为：在四腔位像上逐层翻阅图像，在兴趣血管（右冠状动脉或左冠状动脉）走行上设定 3 个有一定距离的不同点，将这 3 个点连成一个平面，即为成像平面，可最大程度地显示冠状动脉的连续走行。

三维成像方位是三维采集，三维呼吸导航全心冠状动脉采集只需进行横断位成像，而后对 3D 原始图像进行冠状动脉走行方位 MPR 重建或其他处理。3D 块扫描范围应包含升主动脉根部，即冠状窦冠状动脉发出的位置至心尖膈顶。

呼吸导航感应区放置于右侧膈顶最高处，使竖长方形的感应区域 1/3 位于膈顶上方肺野内，2/3 位于膈顶下方。

2)扫描参数：自由呼吸导航梯度回波序列可采用 3D－FISP。TR 选最短（取决于心率，约

7～10ms)，TE 选最短(约 1.5～3ms)，层厚 1.5～2.0mm，层间隔 0 或－1～－0.5mm(重叠、覆盖扫描)，FOV 280～300mm，矩阵(128～280)×(256～300)，3D 块厚或 2D 层数以覆盖冠状动脉走行为准。

3.图像处理　可进行原始图像的手动逐层翻阅、电影连续播放翻阅，也可以进行冠状动脉走行方位 MPR 重建；利用设备自带或第三方研发的各种曲面重建软件，可对二维或三维冠状动脉成像原始图像或 MPR 图像进行三维立体曲面重建(图 3－49)。

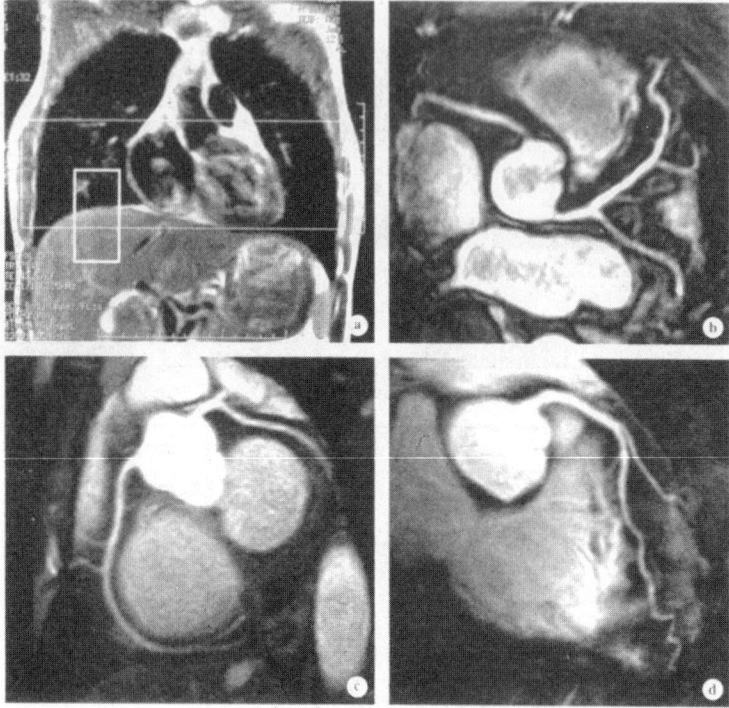

图 3－49　呼吸导航全心三维冠状动脉成像

a.呼吸导航全心冠状动脉成像 3D 块及呼吸导航感应区设置；b～d.经曲面重建软件处理后的冠状动脉血管影像

四、磁共振成像心功能分析技术

采用电影 MR 无创地探测心功能并进行分析，具有直观、解剖结构清晰、人为误差小、测量准确等优点，为心功能分析开拓新的检查方法。

(一)适应证

心肌病，如肥厚型心肌病、扩张型心肌病等，以及其他需做心功能分析的心脏疾患。

(二)检查技术

1.线圈及序列　线圈同心脏大血管 MRI。序列白血序列及电影白血序列。

2.扫描方法

(1)体位：同心脏大血管 MRI。

(2)成像方位

1)定位扫描

A.先作 3plan－横断面、矢状面、冠状面三平面定位扫描。

B. 在横断面像上,作平行于室间隔的左心室长轴位白血序列成像。

C. 在左心室长轴位像上,作垂直于左心室长轴的短轴位白血序列像。

2)心功能分析电影序列扫描:确定 C 所得短轴位像合乎心功能分析所需后,再作相同方位短轴位多层闭气电影白血序列成像,层数一般 8～10 层,包含心尖至心底房室瓣口,以保证心功能分析准确无误(图 3—50)。

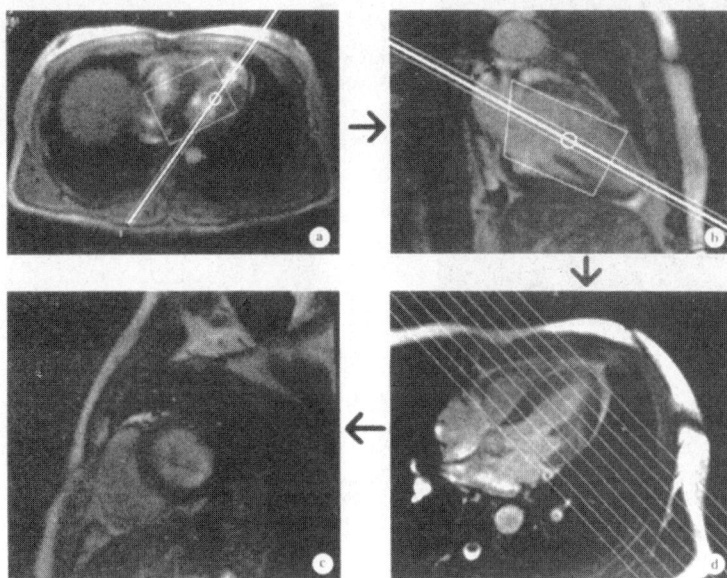

图 3—50　心功能分析成像扫描定位

a. b. d 为定位扫描,最后获取 c 左心室短轴位像

(3)扫描参数:心功能电影序列可采用闭气 2D—快速稳态成像序列,如 2D—FIESTA、2D—B—TFE。TR 选最短(由心律决定,超高场机型可短至 3.8ms),TE 选最短(可短至 1.6ms),激励角 45°,层厚 6～8mm,FOV 280～300mm,矩阵(126～280)×(256～300);30 个 Phase。

3. 图像处理

(1)将整个心动周期的数层短轴位电影图像输入心功能分析软件包,用手动或半自动可分别在舒张期、收缩期对左、右心室的内侧壁勾画轮廓(图 3—51a)。

(2)产生心脏功能报告表,内容包括心肌肌块(平均肌块、肌块标准差)、LV 腔容积(EDV—0 相位、ESV—6 相位、第二 EDV—14 相位)、心功能(射血分数、每搏量、心脏搏出、峰射血率、峰充盈率)、时间数据(收缩期持续时间、舒张期持续时间、峰充盈时间及心率)及舒张末期容积差等(图 3—51b)。

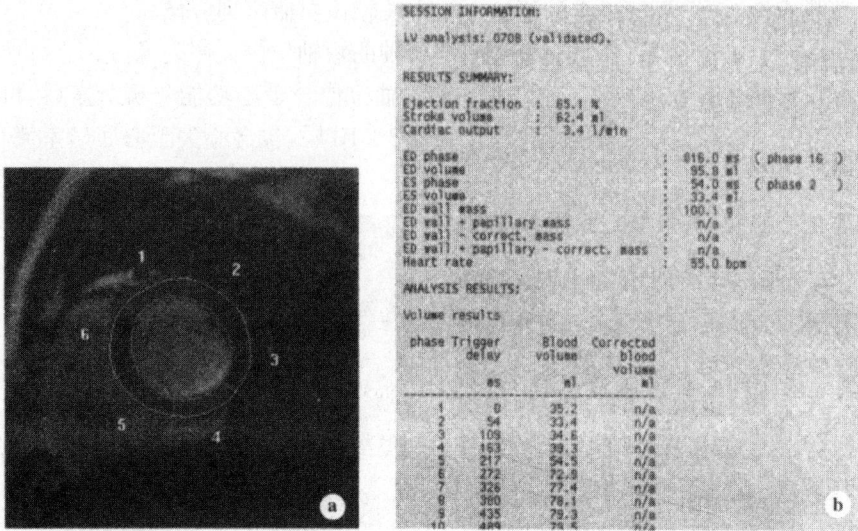

图 3—51 左心室功能分析报告

a. 在左心室短轴位像上,勾画室壁内轮廓;b. 产生功能分析数据报告

(3)产生左心室容积以及容积变化率曲线图(图 3—52)。

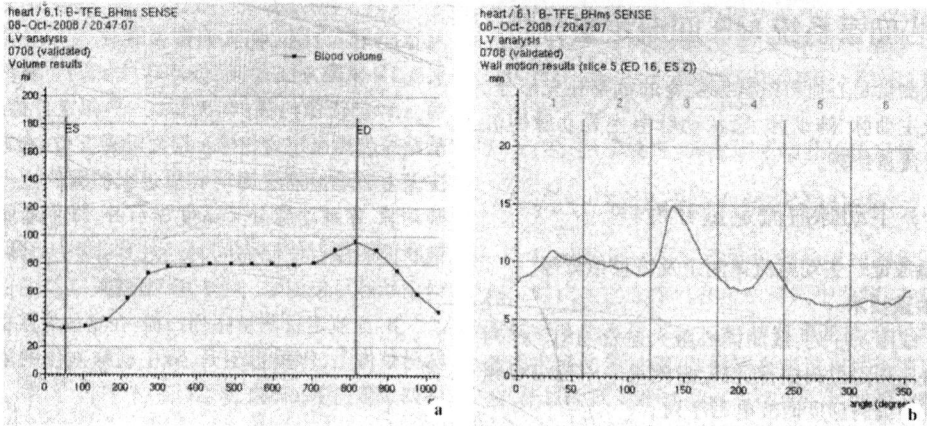

图 3—52 左心室功能分析曲线图

a. 左心室容积以及容积变化率曲线图;b. 心脏运动过程中心肌厚度变化曲线

(4)心肌厚度分析:在已勾画的心室心肌内侧壁的基础上再勾画其外侧壁轮廓,确定放射状区域,并计算结果,以表格或"牛眼"图的形式显示出来,包括心肌厚度的百分比、厚度差和绝对厚度(图 3—53)。

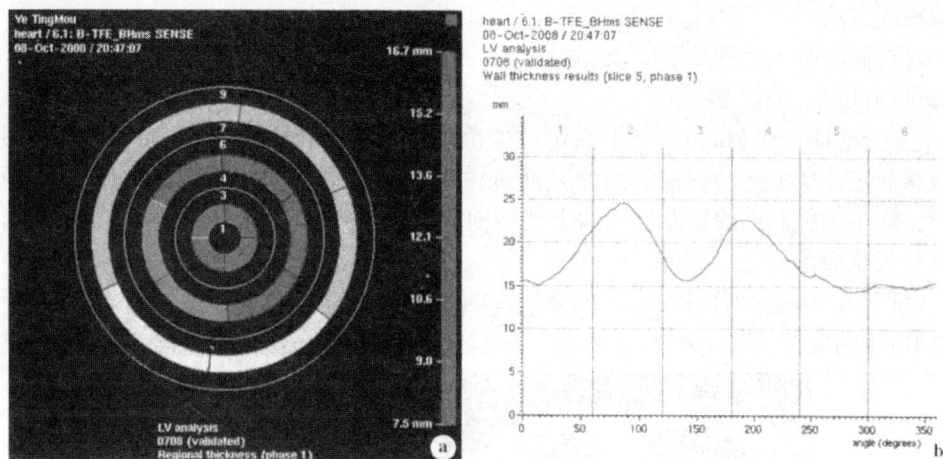

图 3－53　左心室心肌厚度分析
a.勾画室壁内、外轮廓,并描绘心肌厚度"牛眼图";b.心肌厚度曲线图

（5）心脏磁共振几何和功能评价:MR 心脏图像特别适用于几何和功能评价,这主要是基于 MR 心脏图像良好的空间对比度、自由选择层面方位以及良好的心肌和血液对比。而心肌和心室的几何测定在心脏疾病诊断中非常重要,内容包括心室容积、心肌肌块、左心室和心肌的区域功能、心室的时间－容积曲线。

1)心室容积计算:利用短轴位电影多层采集图像可获得舒张末期心室容积（EDV）和收缩末期心室容积（ESV）、每搏量（SV）和射血分数（EF 百分比）,即可计算出:

$$SV＝EDV－ESV \qquad (3-2)$$
$$EF＝(SV/EDV)×100\% \qquad (3-3)$$

2)心肌肌块:正常心肌的密度值为 $1.05g/cm^3$。

3)心脏运动过程时间－压力、容积变化。

4)心脏血流动力学正常值（表 3－1）。

表 3－1　心脏血流动力学正常值

	CO	CI	SV	SVI	EF	EDV	ESV
左心室	3.7～7.5	2.6～2.4	53～83	30～65	55～75	79～154	28～67
右心室	—	—	28～70	—	54～79	48～100	13～37

注:CO,心脏输出量(L/min);CI,心脏指数[L/(min·m²)];SV,每搏量(mL/stroke);SVI,每搏输出指数[mL/(stroke·m²)];EF,射血分数(%);EDV,舒张末期容积(左心室舒张末期容积)(mL);ESV,收缩末期容积(左心室收缩末期容积)(mL);CO=SV×心率(次/min);CI=CO/A;SV=EDV-ESV(左心室);SVI=SV/A;EF=(SV/EDV)×100;A,人体体表面积

五、心血管系统 MR 血流定量分析

流量测量是心血管磁共振检查的重要补充部分。主要涉及主动脉、肺动脉、冠状动脉等主要动脉的流速测定及流量估算。

（一）主动脉血流定量分析

1.适应证　主动脉流速测定及流量估算等。

2.检查技术

（1）线圈及序列:线圈同心脏大血管 MRI 序列采用黑血序列定位扫描,血流定量测量采用 2D－PC 相位对比流速编码梯度回波电影序列。

(2)扫描方法

1)体位:同心脏大血管 MRI。

2)成像方位

A. 定位像扫描:在 3plan－三平面定位像上,作主动脉弓位黑血序列扫描。层面设置方位:在冠状面定位像上转动扫描层面使其通过主动脉的流出道及主肺动脉,在肺动脉分叉高度显示升、降主动脉断面的横断面图像上使层面同时经过升、降主动脉断面,获得主动脉弓位成像(倾斜矢状面像)。

B. 血流定量测量序列扫描:在定位像获得的主动脉弓位像上,作垂直于升、降主动脉方位的流量测量序列成像(图 3－54)。

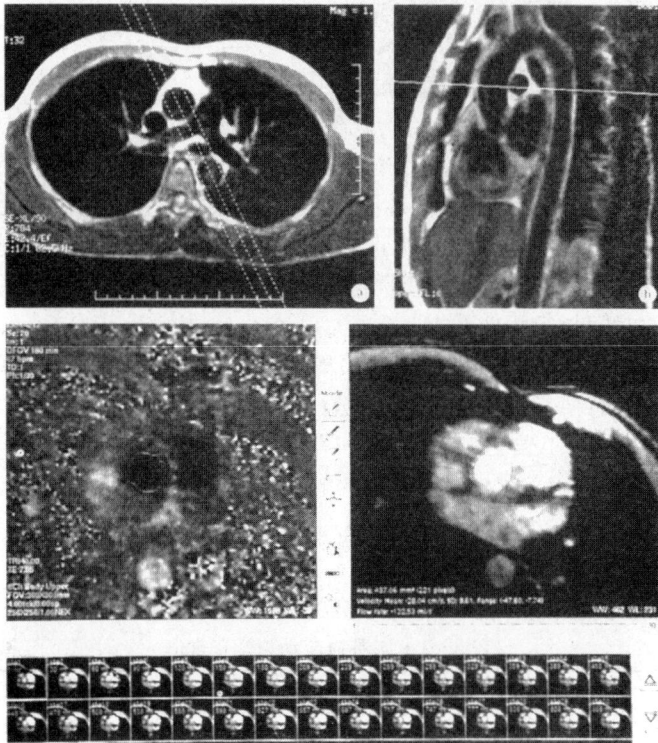

图 3－54　主动脉血流定量分析

a、b. 在主动脉弓位像上作层面垂直于升主动脉的流量分析成像;c. 成像结果定量分析软件处理界面,右上图为幅度图,左上图为相位图(白色为高信号,代表血流正像,黑色为低信号,代表血流逆向),下方为各时相(本例为 30 个时相)的幅度图

3)扫描参数

A. 流体定量测量扫描序列为 2D－PC 相位对比流速编码梯度回波电影序列,例如,2D－FLASH:流速编码(Venc)250cm/s,TR 20～40ms,TE 5～10ms,激励角 20°～30°,层厚 4～6mm,FOV 280～300mm,矩阵(160～256)×(256～300),用以评价每搏量及主动脉瓣功能。

B. 采用上述参数,用冠状位或主动脉弓位,即平行于层面的动态观察图像,Venc 250cm/s,用以显不主动脉夹层。

C. 采用上述参数,用显示主动脉瓣口的冠状位或矢状位,即平行于层面的动态观察图像,Venc 500cm/s。

D. 采用上述参数,垂直于平面的定量测量图,Venc 500cm/s。用于评价、测量主动脉瓣狭窄的近端与远端的流体情况。

（3）图像处理：相位对比流速编码梯度回波电影序列产生 2 组图像，即幅度图像（magnitude imaging）和相位对比流动图像（phase－contrast flow imaging）。扫描所获得的原始数据在一个心动周期内产生一系列时间间隔相等的图像，它代表速度在心动周期内作时间的函数。在相位对比图像上勾画出兴趣区（ROI）的截面轮廓，利用流动分析软件计算出每一心动周期内流体的峰速、平均流速（cm/s）、流量（cm³/s）。

在相位对比图像中，白色（高信号强度）代表正向流体，而黑色（低信号强度）代表逆向流体。

（二）肺动脉血流定量分析

1. 适应证　用于肺动脉流速测定及流量估算、左右心室心搏容积的测量、瓣膜反流的动量分析、流量差的测定、瓣膜和血管狭窄两侧压差的评价等。对肺动脉高压具有一定的诊断价值。

2. 检查技术

（1）线圈及序列：同主动脉血流定量分析。

（2）扫描方法

1）体位：同心脏大血管 MRI。

2）成像方位

A. 定位像扫描：在 3plan－三平面定位像上，作黑血序列扫描。层面设置：在显示部分肺动脉主干及左右肺动脉分叉的横断位定位像上，作平行于肺动脉主干的倾斜矢状面成像，所获的倾斜矢状面图像显示肺动脉瓣及肺动脉主干。

B. 肺动脉流体定量测量扫描：在定位像获得的倾斜矢状位图像上，肺动脉瓣口上 2cm 处作垂直于肺动脉主干的倾斜轴位流体定量测量成像（图 3－55）。

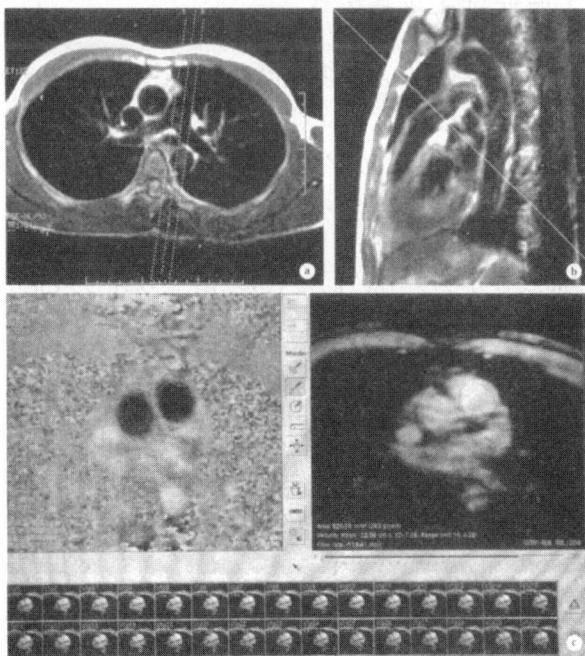

图 3－55　肺动脉血流定量分析

3）扫描参数：与主动脉流量测定基本相同。流速编码比主动脉流量测定低，Venc 150cm/s，TR 20～40ms，TE 5～10ms，激励角 20°～30°，层厚 4～6mm，FOV 300～360mm，矩阵（160～256）×（256～400），30 个时相。

(3)图像处理:方法同主动脉流体定量分析。

(三)冠状动脉血流定量分析

1.适应证　冠状动脉流量和流速测定。磁共振相位对比流速成像可在单次屏气中获得,并用以测定冠状动脉血流速度;运动和血管扩张剂导致心肌对氧需求增加,冠状动脉循环血流量和血流速度增加数倍,此反应称冠状动脉血流储备。在冠状动脉有血流动力学意义的狭窄时,冠状动脉血管扩张储备丧失或减低,屏气 MR 相位对比流速成像图可以显示。作为血管扩张剂如腺苷和双嘧达莫以及等长运动的反应,冠状动脉血流速度增加。MRI 通过定量评价冠状动脉血管扩张储备,而无创显示冠状动脉主干及其主要分支,和检测冠状动脉循环生理完整性的应用具有潜在价值。

2.检查技术

(1)线圈及序列:同主动脉、肺动脉流体定量分析。

(2)扫描方法

1)体位:同心脏大血管 MRI。

2)成像方位:冠状动脉各主干成像扫描见冠状动脉 MRI,分别以显示左右冠状动脉主干、LAD、LCX、RCA 的图像为定位图像,再取与之垂直的层面作定量分析扫描。

3)扫描参数:与肺动脉流量测定基本相同。流速编码比肺动脉流量测定序列低:Venc 75cm/s,TR 125ms,TE 5ms,激励角 30°,层厚 4～6mm,FOV 240mm,矩阵(110～160)×(128～256),30 个时相。

(3)图像处理:方法同主动脉、肺动脉流体定量分析。

六、心肌灌注及心肌活性成像技术

心肌灌注反映心脏生理代谢过程,而诸多的形态学检查和心功能测定则是其结构和活动状态的表现。实验表明,在心肌供血减少 20% 时,心功能仍保持正常。检测心肌灌注是当前冠心病的诊断指标,也是探讨再灌注、评价治疗、观察冠状动脉搭桥或扩张效果的可靠依据。

常规对比剂 Gd—DTPA 静脉注射后,在首次通过中迅速分布于心肌组织的细胞外间隙,引起信号强度改变:EPI 快速、多层成像技术能够定量检测这一变化。分析心肌灌注情况,缺血区的时间—信号强度曲线显示为上升时间延长,峰值信号强度较低。与 CT 对比剂不同,MR 对比剂在一定范围内浓度与信号强度呈现为对数关系。Bock 等依据体外模型的灌注曲线,由下列公式求算组织灌注量:

$$MTT = \int h(t)t\,dt \,/ \int h(t)t\,dt \qquad (3-4)$$

式中 h(t) 为通过时间的频率函数,其结果与实际流量的相关系数 R＝0.98,展示 MR 定量检测心肌血供的又一前景。

(一)适应证

冠心病心肌缺血。

(二)扫描技术

1.线圈及序列　线圈同心脏大血管 MRI。心肌灌注成像序列采用超快速 T_1WI 序列作动态扫描。

2.扫描方法

(1)体位:同心脏大血管 MRI。

（2）相关准备：以19G穿刺针建立肘静脉通道，用1.2m长的连接管相连，其远端接三通开关，三通管的另两端分别接上50mL生理盐水和0.2~0.4mmol/kg对比剂。高压注射器。训练受检者吸气－呼气后屏气。

（3）成像方位：先作常规横断面形态学扫描及短轴位T_1WI、T_2WI扫描，判断病变大致范围，再行灌注成像序列扫描。

取短轴位作灌注成像，静脉团注Gd－DTPA对比剂后行超快速序列如FID－EPI－T_1WI、Turbo－FLASH－T_1WI或SE－EPI－T_1I序列成像，作60次连续动态扫描。对比剂用量0.2~0.4mmol/kg体重，高压注射器或手动静脉注射，注射速度3mL/s，生理盐水与对比剂等量、等速。

（4）扫描参数：EPI序列的有效回波时间受K空间行的影响，通过改变K空间数据采集行数调整有效回波时间，获取适当的T_1对比。Turbo－FLASH序列的对比同样受到K空间及平均次数的影响。

3.图像处理　应用动态分析功能，选取兴趣区及对照区，统计60次扫描的相应信号，并作时间－信号强度变化曲线分析。通过动态曲线可计算TTP及局部灌注量，并可分析、比较不同区域的灌注特征（图3－56）。

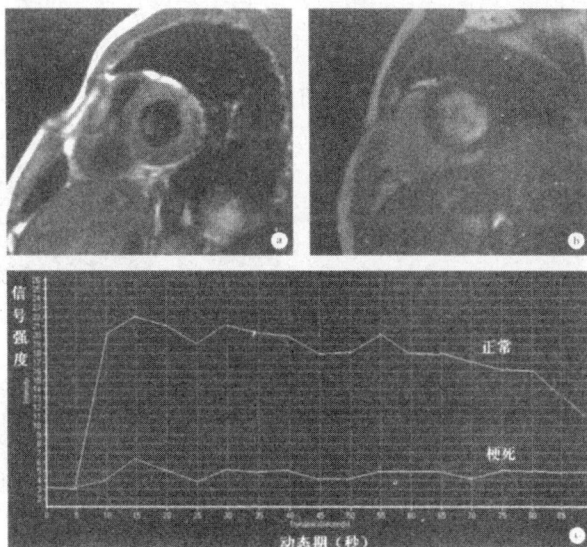

图3－56　心肌灌注及心肌活性成像

（徐朝霞）

第七节　消化系统 MRI 扫描技术

一、肝胆脾 MRI 扫描技术

（一）适应证

磁共振多参数成像的特点决定了其在肝胆脾病变的诊断及鉴别诊断中的重要价值，绝大多数的肝胆脾病变都可以在 MRI 上得到明确的诊断，包括肝的占位性病变，如肝癌、肝血管瘤等;肝内的弥漫性病变,如肝硬化、脂肪肝等。MRI亦对胰胆管病变的诊断有独特的优势。

(二)检查技术

1.线圈及序列 线圈采用相控阵体部线圈或体线圈。平扫横轴位 T_2WI/FS、T_2WI、T_1WI、冠状位 T_2WI/FS,亦可选用双回波序列。增强后常规进行横轴位动态增强 T_1WI、冠状位 T_1WI。序列类型的选择需视被检者的具体状况灵活决定:对于呼吸均匀且能良好屏气的被检者,T_2WI 首选为中短回波链的 FSE 序列,配合呼吸门控或膈肌导航技术,T_1 首选屏气扫描的二维扰相 GRE 序列;对于呼吸不均匀的被检者 T_2 可选择长回波链屏气扫描的 FSE 序列;对于不能良好屏气的被检者,T_2 可选择单次激发序列,例如 SS—FSE、HASTE、T_1WI 可选用施加呼吸补偿技术的 SE 序列,或者二维反转恢复快速梯度回波(IR—FGRE)序列等。增强扫描首选屏气的三维扰相 GRE 序列,例如 LAVA、VIBE、THRIVE 等。

2.扫描方法

(1)体位:受检者仰卧,头先进或脚先进。双手臂置于身体两侧或上举至头颈部两侧,人体长轴与床面长轴重合。将呼吸门控感应器置于被检者胸部或腹部呼吸动作最明显的部位,将线圈中心置于被检者剑突下缘,并设为定位中心。

(2)成像方位:肝的 MRI 检查一般选择横断面为主,辅助以冠状面,必要时可增加矢状面或斜面的扫描。①定位扫描:横断位、冠状位、矢状位定位像成像。②在冠状位及矢状位定位像上设置横断面成像层面,使层面与腹部纵轴垂直,层数范围覆盖全肝、胆、脾及兴趣区,在横断位定位像上调整视野大小及位置。③在横断面像上设置冠状面成像,使层面与腹部左右轴平行,在冠状、矢状定位像上调整视野大小和位置。④可视需要作矢状面成像(图 3—57)。

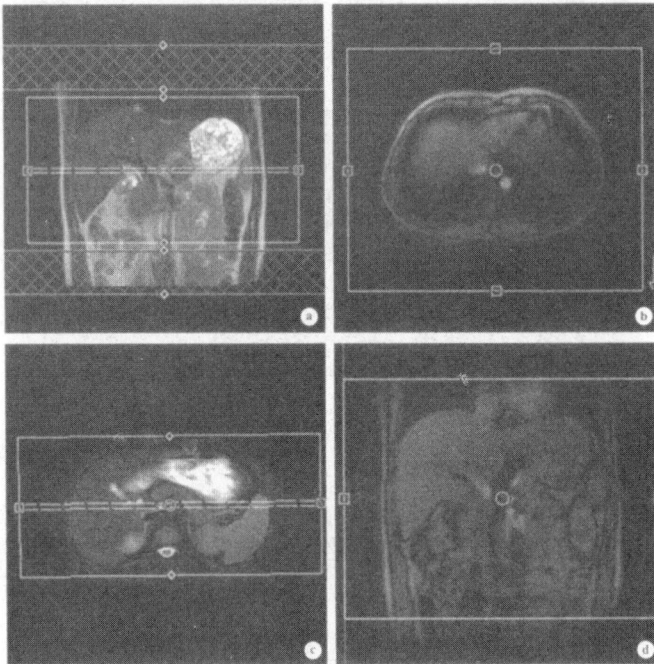

图 3—57 肝胆胰脾 MRI 扫描定位参考

(3)增强扫描:增强扫描常用于 MR 平扫检查不能定性者和鉴别诊断。腹部增强扫描一般采用动态增强扫描,顺磁性对比剂如 Gd—DTPA 等,剂量为 0.2mmol/kg,手推或高压注射器静脉注射,速度 2~3mL/s,注射后开始动态扫描,一般连续扫描 3~4 次,分为动脉期、门脉期、平衡期必要时要加扫延迟期。扫描的重点是在扫描时相的掌握。在循环状态正常的情况下,肝动脉期的时刻一般为注射对比剂后的 23～25s,扫描时原则上要把 K 空间中心数据的采集(决定了图像的对比度)时刻置于开始注射对比剂后的 23～25s。门静脉期的扫描时刻一般在注射对比剂开始后 50～60s,平衡期为 3～4min,相比动脉期,门脉期和平衡期对时相的要求不是很严格,并可根据具体的情况进行延时扫描。成像序列可选三维或二维梯度回波脂肪抑制序列,如 2D－T_1W－FLASH、3D VIBE,3D LAVA 及 3D THRIVE 等(图 3－58)。

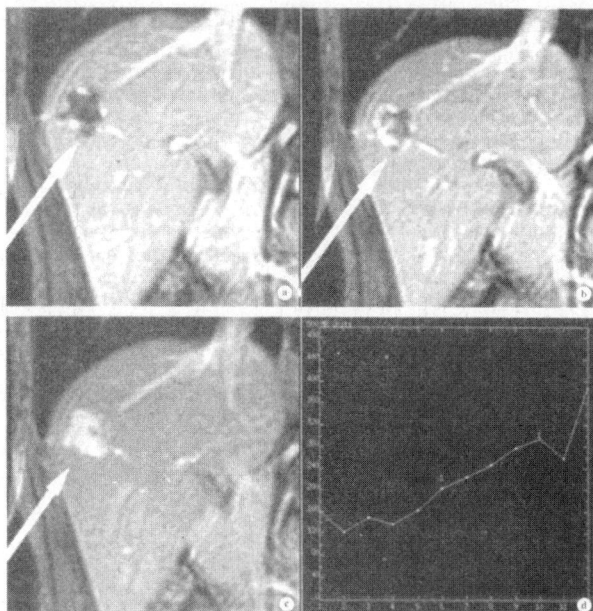

图 3－58 肝脏占位性病变 3D－T_1W－LAVA 动态增强

a.平扫期;b、c.增强期;d.信号强度曲线分析

(4)扫描参数:层厚 5～8mm,层间隔为层厚的 10%～20%,3D 扫描层厚 1～3mm,FOV 320～400mm。相位编码横断面取前后方向,冠状面取左右方向。

3.影像处理 常规平扫及 2D 增强无需特殊处理。3D－LAVA 及 3D－THRIVE 动态增强序列可作时间－信号强度变化分析,并可进行分期 MPR、MIP 重建,了解和观察血管、病灶的灌注情况。

二、胰腺、胃肠和腹膜后 MRI 扫描技术

(一)适应证

碘剂过敏不宜作 CT 增强扫描者;胰腺及胃肠肿瘤;腹膜后病变,如腹膜后原发或继发性肿瘤,腹膜后淋巴结病变等。

(二)扫描技术

1.线圈及序列 同肝胆脾 MRI。

2.扫描方法

(1)体位:同肝胆脾 MRI。

(2)成像方位:基本同肝胆脾 MRI 横断面成像层面中心稍下移,以胰腺水平为中心或以胃肠、腹膜后兴趣区为中心,作覆盖兴趣区范围的扫描。

(3)增强扫描:同肝胆脾 MRI。

(4)扫描参数:与肝胆脾 MRI 基本相同。胰腺 MRI 应薄层无间隔扫描。脂肪抑制序列消除腹腔脂肪信号影像,突出显示胰腺。

胃肠 MRI 因胃肠蠕动而明显受到影响,其诊断价值有限,但对组织较固定的直肠很有诊断价值,可以多方位观察直肠病变。常规作横轴位 T_1WI 和 T_2WI、矢状位或冠状位 T_2WI 扫描。矢状位有助于判断直肠前壁肿瘤或后壁肿瘤对邻近结构的侵犯。腹膜后由于解剖结构比较复杂,脂肪组织较多,在常规 T_1WI 和 T_2WI 上脂肪的高信号往往影响对腹膜后病变的观察,因此,应加脂肪抑制技术,以消除脂肪高信号的影响。

3.影像处理　同肝胆脾 MRI。

三、MR 胰胆管造影(MRCP)扫描技术

(一)适应证

胆道系统病变,如肿瘤、结石、炎症等;明确肝癌、胰腺癌等占位性病变与胆道系统的关系;上消化道手术改建者;不宜或不能进行 ERCP 检查或 ERCP 检查失败者。

(二)扫描技术

1.线圈及序列　线圈同肝胆脾 MRI。序列选择为重 T_2 的 2D 或 3D 序列。

2.扫描方法

(1)检查前准备:受检者需禁食、禁水 6h 以上,必要时可口服胃肠道阴性对比剂以突出胆胰管信号,达到良好的胆胰管造影效果。

(2)体位:同肝胆脾 MRI。

(3)成像方位:MRCP 一般需在肝胆常规 MRI 平扫的基础上进行。MRCP 主要有三种扫描方式,即屏气厚块一次投射 MRCP、呼吸触发 3D MRCP、2D 连续薄层扫描 MRCP,三种方法各有优缺点,临床上一般根据具体情况联合使用两种。扫描层面必需平行于目标胆管走向,需根据横断面图像上胆管的走行方向来定位(图 3－59)。

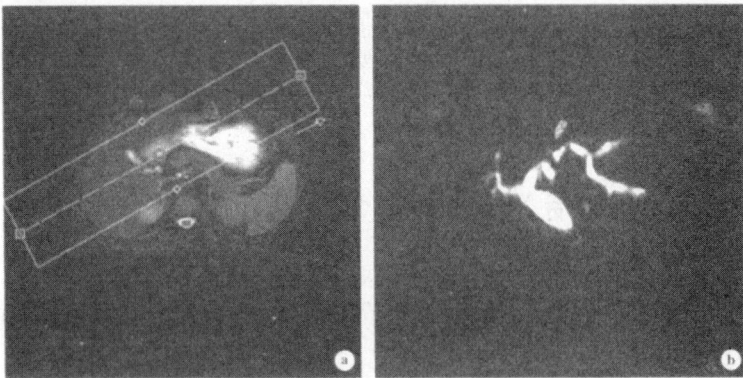

图 3－59　MR 胰胆管造影
a. MRCP 定位;b. 扫描原始图像

(4)扫描参数:MRCP 序列参数以长 TR(2000ms 以上),长 TE(200～800ms)为基础,以抑制背景组织信号,并获得重 T_2 加权对比。采用脂肪抑制技术,抑制脂肪高信号。FOV 300mm,矩阵(150～200)×(256～320)。

3.影像处理　屏气厚块一次投射 MRCP 不能进行图像后处理。呼吸触发 3D MRCP、2D

连续薄层扫描 MRCP 可将原始图像作 MIP 重建,获得胆道系统三维造影像。MIP 重建时,可根据需要剪除与胆道重叠的背景结构,如胃肠、椎管、肾盂等,以充分显示胆系影像,提高图像的质量,并可作多角度旋转,多视角观察胰管、胆管树(图 3-60)。

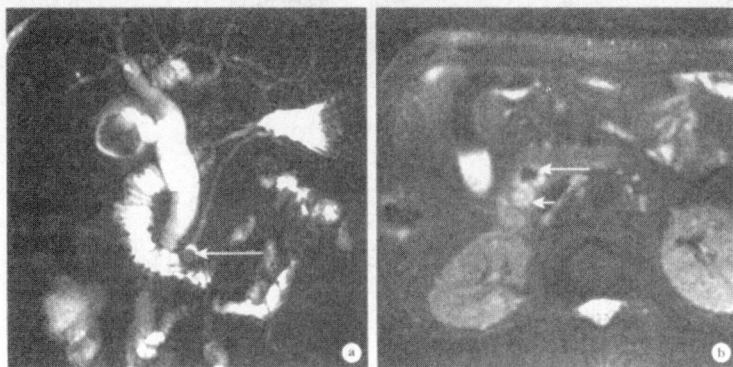

图 3-60　多视角的 MRCP
a. 胰管结石、胆总管扩张;b. 低信号结石影

四、腹部 MRA 扫描技术

(一)适应证

腹部 MRA 主要用于门静脉系统、腹主动脉、腹腔动脉、肾动脉等血管系统的检查。

(二)扫描技术

腹部 MRA 首选方法为对比增强 MRA,对于肾动脉而言亦可以选择非对比剂的 3D 平衡式稳态自由进动序列(3D-True FISP)成像,但因其伪影因素较多,假阳性比例高一般仅作为补充方法。这里重点介绍对比增强法腹部 MRA。

1. 线圈及序列　线圈一般选用体部线圈或心脏线圈等表面线圈。序列选择视成像方法选择 3D 扰相梯度回波或 3D-True FISP。

2. 扫描方法　采用 3D-CE-MRA 技术的超快速三维梯度回波序列,采集成像一般取 3~4 次,也可根据病情而定,可分别得到动脉期、门脉期、静脉期的血管像。扫描成败的关键在于扫描时机的掌握,原则上要在对比剂在靶血管最高浓度时进行 K 空间中心信号的采集。具体的方法也根据扫描时机的决定方法不同而异,一般可分为三种。

(1)时间计算法:①经验估计法:一般成人从肘静脉注射对比剂到达腹主动脉时平均时间为 15s,可结合受检者的实际情况来估计启动扫描时间。②测试法:可试注射少量对比剂(一般为 2mL)记录其到达靶血管的时间从而决定其启动扫描时间。

(2)透视触发法:该技术必须配合空间优先采集技术。透视法是在注射对比剂后同时开启监视序列对靶血管进行监测,当观察到造影剂到达靶血管时立即启动 CE-MRA 的扫描。

(3)自动触发法:在靶血管位置设置感兴趣区,并事先设置好阈值,注射对比剂后启动监测序列,当兴趣区内的信号强度达到阈值高度时,系统将自动切换到 CE-MRA 的扫描。

需要注明的是,腹部 MRA 是需要受检者屏气的,任何扫描方法都需要预留受检者的屏气准备时间。

3. 影像处理　原始图像经 MIP 重建获得相应分期的血管造影像,多视角旋转观察、评价,亦可进行靶 MIP,可明显增加血管与周围背景组织的对比,血管的相互重叠较少(图 3-61)。

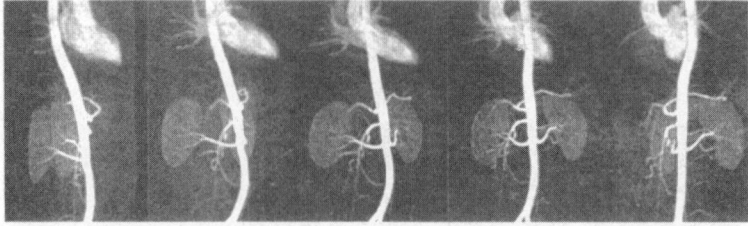

图 3—61　腹部 MRA 3D MIP 图

（徐朝霞）

第八节　泌尿生殖系统 MRI 扫描技术

一、肾及肾上腺 MRI 扫描技术

（一）适应证

肾与其周围脂肪囊在 MRI 上可形成鲜明的对比，肾实质与肾盂内尿液也可形成良好对比。MRI 对肾疾病的诊断具有重要价值，对肾实质及血管病变的显示优势明显。MRI 对肾上腺的形态学改变亦很敏感。

（二）检查技术

1.线圈及序列　同肝胆脾 MRI。

2.扫描方法

（1）体位：同肝胆脾 MRI。肾的定位中心为剑突与脐连线的中点。

（2）成像方位：与肝胆胰 MRI 相似。

常规扫描序列亦同肝扫描。肾上腺 MRI 常作薄层、高分率扫描。需要指出的是同反相位成像可以帮助区分肾上腺腺瘤、髓样脂肪瘤，为发现肾上腺占位时的重要扫描序列（图 3—62）。

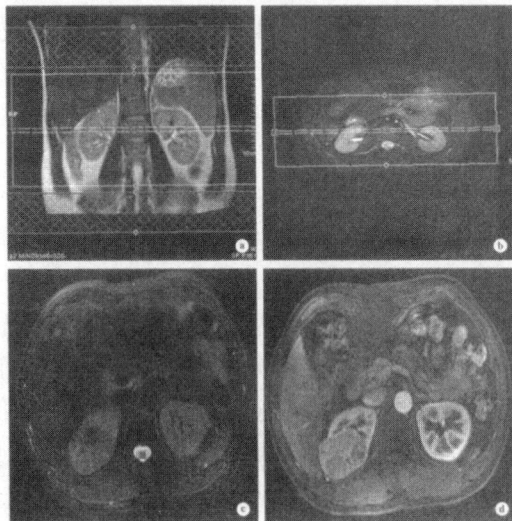

图 3—62　肾及肾上腺 MRI 扫描定位参考

a. 横断位扫描定位；b. 冠状面扫描定位；c. 一肾癌病例横断位 T_2WI FS 可见右肾占位；d. 其增强扫描可见病灶不均匀明显强化

肾增强扫描亦采用动态增强扫描技术,技术要点同肝 MRI。

(3)扫描参数:层厚 4～6mm,层间隔为层厚的 10％,FOV 320～400mm(矩形),矩阵(200～300)×(256～400)。相位编码横断面取前后方向,冠状面取左右方向。

3.影像处理　同肝 MRI。

二、生殖系统及盆腔 MRI 技术

(一)适应证

MRI 多方位、大视野成像可清晰显示子宫的解剖结构。尤其对女性盆腔疾病诊断有价值,对盆腔内血管及淋巴结的鉴别较容易,是盆腔肿瘤、炎症、子宫内膜异位症、转移癌等病变的最佳影像学检查手段。对男性而言,MRI 是诊断前列腺癌、尤其是早期者的有效方法,对于前列腺癌的局部分期也有重大意义。

(二)扫描技术

1.线圈及序列　相控阵线圈、局部表面线圈、体线圈。序列以 FSE 为主,增强扫描一般选择三维扰相 GRE 序列。

2.扫描方法

(1)相关准备:有金属避孕环者,需取出后再行 MR 检查。膀胱中度充盈。

(2)体位:仰卧,头先进或脚先进。线圈中心置于脐与耻骨联合的中点,并设置为扫描中心。盆腔的扫描可不必使用呼吸门控,可适当用沙袋压住中下腹部以减少图像的呼吸运动伪影。

(3)成像方位:横断面行快速自旋回波－T_2WI、T_2WI－抑脂及 T_1WI 成像,矢状面行快速自旋回波－T_2WI－抑脂及 T_1WI 成像,冠状面行 T_2WI 或 T_1WI 成像(图 3－63)。

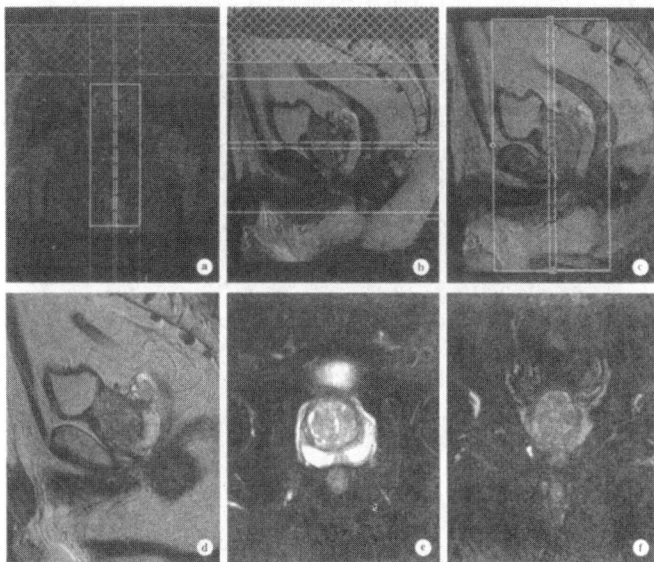

图 3－63　盆腔 MRI 扫描定位参考

a.矢状位扫描定位;b.横断位扫描定位;c.冠状位扫描定位;d～f.为同一病例相应的图像,可见前列腺增大且信号不均匀

(4)扫描参数:层厚 5～8mm,层间隔为层厚的 10％～20％,FOV 300～360(矩形)。矩阵

$(128\sim256)\times(256\sim400)$。

前列腺位于盆腔的底部,体积较小,一般进行小视野高分辨扫描,而对比前列腺癌的病例需加扫大 FOV 序列以观察有无转移及盆腔淋巴结情况。

膀胱扫描采用梯度回波-脂肪抑制 T_1WI 序列,可使膀胱壁微小病变显示更好;观察卵巢病变在 T_2WI 横断面或冠状面较佳。

子宫颈及前列腺病变配合使用腔内线圈,成像效果更优。增强扫描可进行 3D-LAVA 或 3D-THRIVE 序列动态多期扫描。

3.影像处理 平扫无需特殊处理。3D-LAVA 或 3D-THRIVE 序列动态多期扫描可作时间-信号强度变化曲线、多期血管灌注分析。

三、MR 尿路造影扫描技术

(一)适应证

凡是肾盂造影或逆行肾盂造影的适应证均是 MRU 的适应证。尤其是肾功能损害的患者,MRU 的效果明显优于 IVP。

(二)扫描技术

1.线圈及序列 同 MRCP。

2.扫描方法

(1)相关准备:空腹 8h,膀胱中度留尿;视需要选择检查前 30min 口服利尿剂,或体外输尿管压迫带。

(2)体位:同肾的 MRI 扫描,一般需在尿路常规 MRI 平扫的基础上进行。

(3)成像方位:与 MRCP 相同,横断面增加扫描范围,上至肾上极,下包膀胱下缘。需要注意的是在有梗阻的部位加扫薄层扫描明确梗阻原因(图 3-64)。

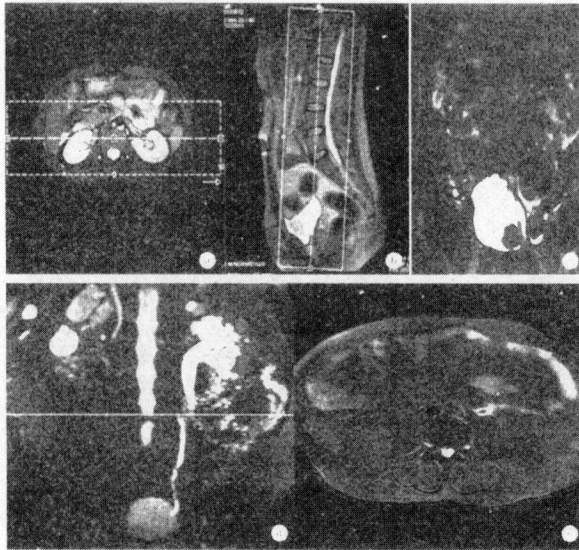

图 3-64 MR 尿路造影

a. 为 MRU 在横断面上的定位;b. 为 MRU 在冠状面上的定位,需包括膀胱下缘;c. 为 MRU 原始图像,可见膀胱下缘充盈缺损;d. 为输尿管结石病例的 MRU 图像,可见左侧输尿管走形中断;为 d 病例中断部位的 T_2WI FS 薄层图像可见低信号结石影

（4）扫描参数：与 MRCP 基本相同，FOV 以覆盖尿路全程为准。

3.影像处理 方法同 MRCP。

（徐朝霞）

第九节 四肢关节及软组织 MRI 扫描技术

MRI 具有较高的软组织分辨力，以及多参数成像的特点，在骨、关节软骨、骨髓及肿瘤病变、韧带损伤及关节周围软组织病变检查中具有重要价值，特别是在在骨关节病变的早期阶段，MRI 比 X 线具有更高的敏感性和特异性。

一、膝关节的 MR 扫描技术

在骨关节系统中，膝关节的 MR 检查是临床上最为普遍开展的，其诊断价值也是临床广泛认可的。

（一）适应证

外伤导致的各种急性或慢性的关节内结构或功能紊乱及关节周围软组织的损伤；对骨髓病变、感染性病变及肿瘤性病变均有较高的诊断价值。

（二）检查技术

1.线圈及序列 多通道膝关节专用表面线圈为最佳选择线圈，亦可灵活选择体部线圈、心脏线圈等，以能实现膝关节高分辨、高信噪比的扫描为选择原则。膝关节的序列选择比较灵活，不同的序列在膝关节均有不同的应用价值，常见的如 SE 序列、短回波链的 FSE 序列，GRE 家族中的扰相梯度回波、自由稳态进动序列等序列由于能够实现较为快速的 3D 扫描也常被选用。

常规序列举例：矢状位 SE T_1WI；矢状位 FSE PDW＋T_2WI（FS），观察前后交叉韧带及半月板。冠状位 FS FSE PDWI，观察内外侧副韧带；横断位 FS TSE PDWI，评价髌后软骨。

可选序列：3D 序列（例如 DESS 序列）。

2.扫描方法

（1）体位：被检者为仰卧位，头先进或脚先进，视被检者实际情况选择被检侧自然伸直，可用沙袋等辅助物品加以固定。相对于 X 线，膝关节的 MR 检查对体位要求不高，以关节处于稳定舒适状态，以利于被检者能长时间配合检查为原则。线圈中心对准髌骨下缘并设为扫描中心。

（2）成像方位：膝关节的 MR 扫描以矢状位为主，但冠状位和横断位也是不可或缺的。在横断面和冠状面定位矢状面，在横断面上应垂直于股骨内外髁后缘的连线，冠位上与胫骨平台垂直。在横断面和矢状面上定位冠状面，在横断面上平行于股骨内外髁后缘的连线，在矢状面上于胫骨平台垂直（图 3－65）。

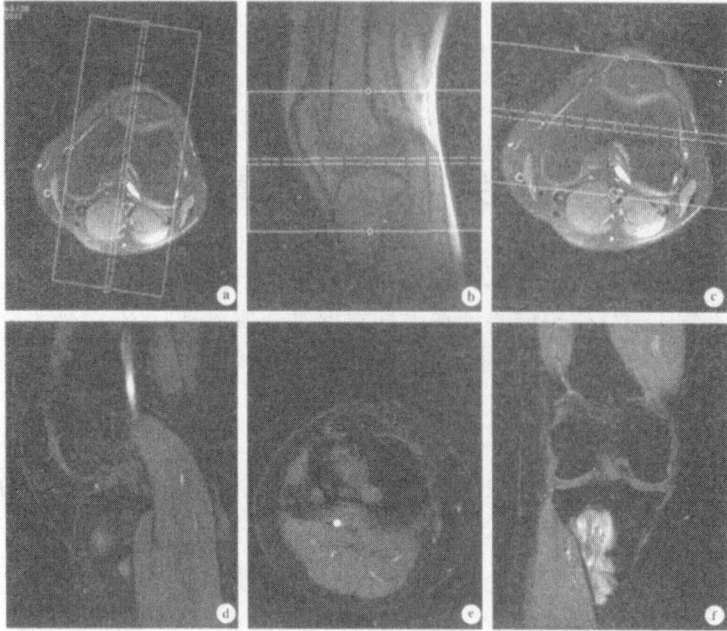

图 3-65　膝关节扫描定位

　　a. 矢状位扫描定位；b. 横断位扫描定位；c. 冠状位扫描定位；d、e、f. 为一转移瘤病例 T_2WI FS 相应位置的图像，可见多个高信号转移灶

　　膝关节的增强扫描亦采用静脉注射对比剂，行三个方位的扫描。

　　(3)扫描参数：层厚 3～4mm，层间隔为层厚的 10%，FOV 150～160mm，矩阵为 256×192 以上。

　　3. 影像处理　一般膝关节图像无需特殊后处理，对于 3D 序列可进行曲面或辐射重建以利于感兴趣区的显示。

二、踝关节的 MR 扫描技术

　　(一)适应证

　　外伤导致的韧带、肌腱以及关节软骨的损伤；感染性病变、肿瘤性病变及脊髓病变等。

　　(二)扫描技术

　　1. 线圈及序列　多通道踝关节专用表面线圈为最佳选择线圈，也可选用包裹式表面线圈。序列选择同膝关节的 MRI 扫描。

　　2. 扫描方法

　　(1)体位：被检者仰卧，脚先进或头先进。下肢伸直，踝关节自然放松置于中立位，并加以固定，线圈中心置于内踝水平，并设为扫描中心。

　　(2)成像方位：通常进行三个方位的扫描，以冠状位和矢状位为主，辅助以横断位。在横断面和矢状面上定冠状面，在横断面平行于内外踝连线，矢状面上平行于胫骨长轴踝关节矢状面应垂直于内外踝连线，横断面通常在冠状面上定位，平行于胫骨下缘关节面(图 3-66)。

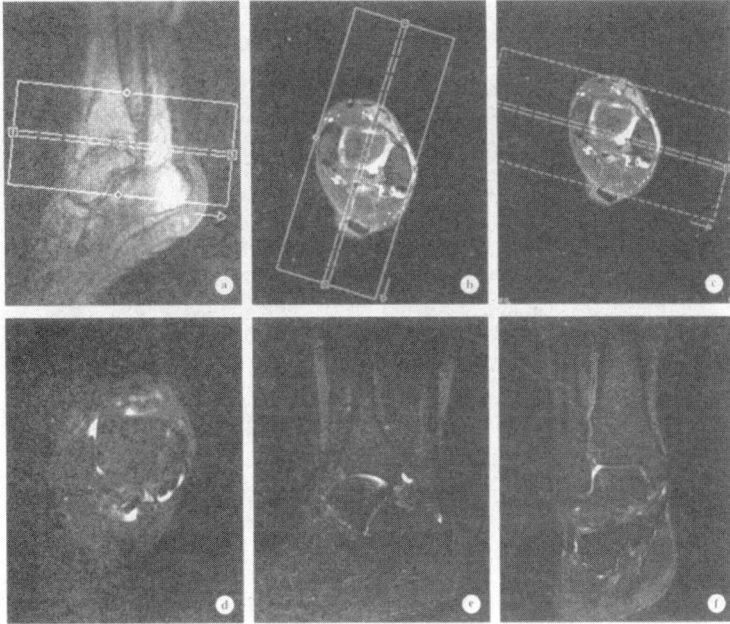

图3-66 踝关节扫描定位

a.横断位扫描定位;b.矢状位扫描定位;c.冠状位扫描定位;d~f.为一外伤患者 T_2WI FS 相应位置图像,距骨上缘可见片状高信号水肿带

增强扫描同膝关节的扫描。

(3)扫描参数:FOV 为 120~160mm,余同膝关节的 MR 扫描。

3.影像处理 同膝关节的 MR 扫描。

三、髋关节的 MR 扫描技术

(一)适应证

髋关节的 MR 检查在临床上开展得比较普遍,主要是因为 MRI 对早期的股骨头缺血坏死有着极高的敏感性和特异性。同时对髋关节的骨髓性病变、周围软组织病变等都有着较高的诊断能力。

(二)扫描技术

1.线圈及序列 髋关节的扫描无特殊要求一般都采取双侧同时扫描,采用体部线圈或心脏线圈行大 FOV 扫描,序列一般采用 SE 序列或 FSE 序列,配合脂肪抑制技术,冠状面的 T_2 压脂可采用 STIR 技术以保证脂肪抑制的均匀性。

2.扫描方法

(1)体位:一般采取仰卧位,头先进或脚先进,保持两侧髋关节对称,一般不需要被检者两脚内旋,自然放松即可,以保证被检者的长时间配合。线圈中心置于两侧髋关节中心连线的中点并设为定位中心。

(2)成像方位:以横断面和冠状面为主,对于股骨头缺血坏死的定量诊断则必须扫描矢状面。在冠状面上定位横断面,层面与两侧股骨头中心连线平行,横断面上定冠状面,使层面与两侧股骨头中点连线平行(图3-67)。

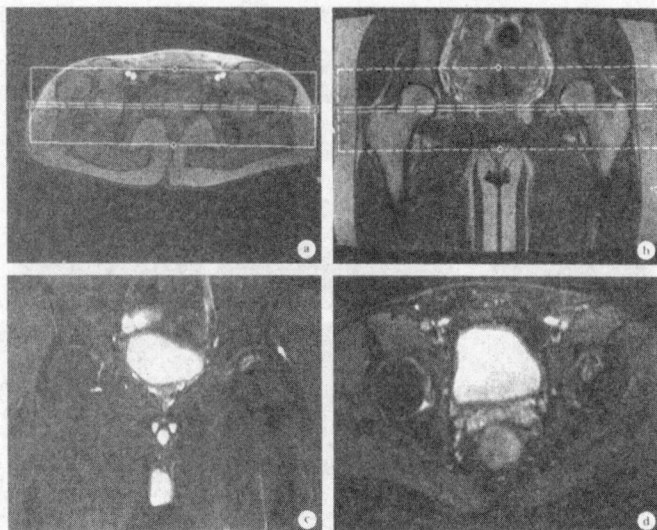

图 3—67 髋关节扫描定位

a.冠状位扫描定位;b.横断位扫描定位;d,e.为一股骨头缺血坏死病例的 T_2WI FS 相应图像,左股骨头可见高信号缺血坏死病灶

增强扫描采用静脉注射对比剂,行冠状位、横断位扫描,必要时可加扫其他位置。

(3)扫描参数:层厚 3～4mm,间距 10％,FOV 350～400mm,矩阵在 256×192 以上。

3.影像处理　一般无需特殊处理。

四、肩关节的 MR 扫描技术

(一)适应证

同膝关节 MRI 检查。

(二)检查技术

1.线圈及序列　专用的肩部表面线圈为首选,也可以采用包绕式软表面线圈等,以能实现肩关节高分辨、高信噪比的扫描为选择原则。序列选择主要是 SE 序列和短回波链的 FSE 序列,配合脂肪抑制技术。

肩关节 MR 序列举例:横断面 FS TSE PDW 序列,观察前后关节盂唇;斜矢状面 TSE 双回波,辅助横断面和斜冠状面;斜冠状面(双斜定位)SE T_1WI、TSE T_2WI(FS),观察冈上肌腱病变(不建议使用 TSE PDWI 序列);FS TSE PDWI,观察解剖、上方盂唇病变。

2.扫描方法

(1)体位:被检者为仰卧位,若用软表面线圈应将线圈包绕住肱骨头,并固定,头先进,身体偏斜卧于检查床上,以既能够保证被检者肩关节靠近检查床中心又能保证被检者的舒适度为原则。被检者上肢自然伸直,掌心对着躯体,亦可采用外旋位,掌心向上,避免内旋位,即掌心向下,以免造成冈上肌和冈下肌的重叠。

(2)成像方位:肩关节的扫描一般需进行三个方位的扫描。横断位在冠状位上定位,扫描层面与关节盂垂直,扫描范围应上包肩关节水平,下达关节盂下缘。在横断面上定斜冠状位和斜矢状位,平行于冈上肌腱长轴扫描即为斜冠状面,垂直于冈上肌腱长轴扫描即为斜矢状面(图 3—68)。

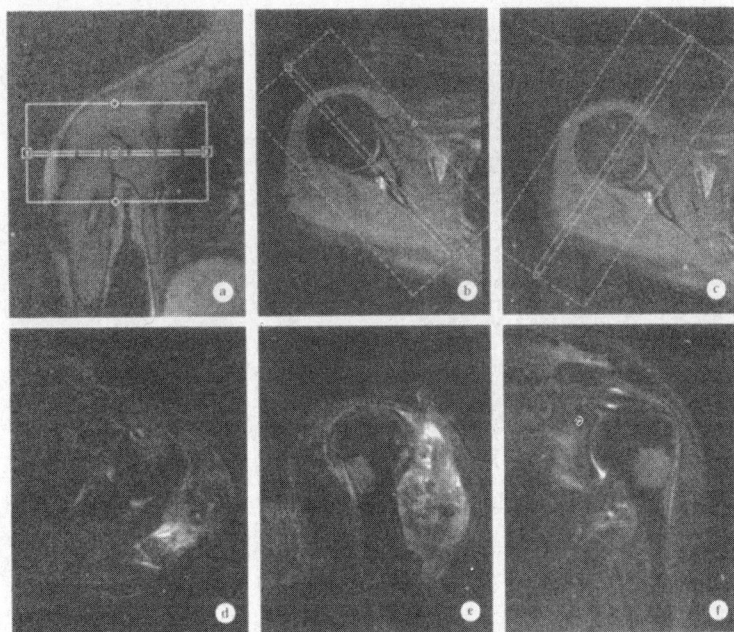

图 3-68 肩关节扫描定位

a. 横断位扫描定位；b. 斜冠状位扫描定位；c. 斜矢状面扫描定；d～f. 为一肩关节恶性肿瘤病 T_2WI FS 相应位置图像，可见高信号病灶并累及三角肌、冈上肌

（3）扫描参数：层厚 3～4mm，层间隔为层厚的 10%，FOV 160mm 以下，矩阵为 256×192 以上。

3.影像处理 一般无需处理。

五、肘关节的 MR 扫描技术

（一）适应证

肘关节的创伤性疾病为 MRI 的主要适应证；亦用于感染性、肿瘤性病变等的排查。

（二）扫描技术

1.线圈及序列 一般选用软表面线圈包绕整个肘关节。序列一般选用 SE 序列或 FSE 序列配合脂肪抑制技术。

2.扫描方法

（1）体位：仰卧位为首选体位，被检侧自然伸直置于躯体旁，掌心向上，手掌可适当垫高，并固定，身体可偏斜卧于检查床上使被检侧尽量靠近检查床中心。当肘关节不能伸直时可采用俯卧位，肘关节 90°曲向头侧进行扫描。

（2）成像方位：通常进行三个方位的扫描，通常先进行横断面扫描，范围上自肱骨干骺端，下达桡骨结节。冠状面和矢状面在横断面上定位，冠状面平行于肱骨内外上髁的连线，矢状面则平行于肱骨内外上髁的连线(图 3-69)。

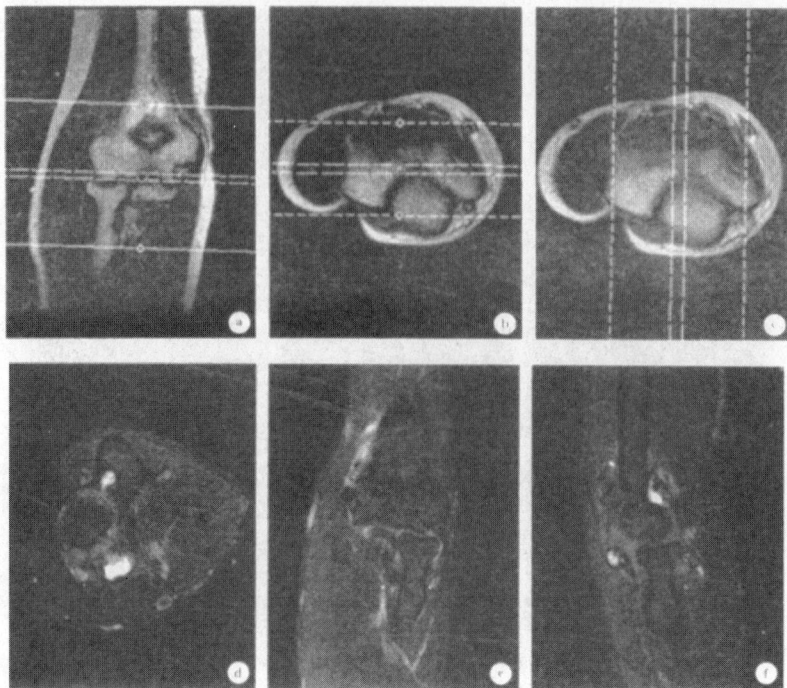

图 3—69　肘关节扫描定位

a.横断位扫描定位;b.冠状位扫描定位;c.矢状位扫描定位;d~f.为色素沉着绒毛结节性滑膜炎病例的 T_2WI FS 相应位置的图像,可见关节滑膜增厚、积液

增强扫描采用静脉注射对比剂三个方位的扫描。

(3)扫描参数:层厚 3~4mm,层间隔为层厚的 10%,FOV 120~160mm,矩阵为 256×192 以上。

3.影像处理　一般无需处理。

六、腕关节的 MR 扫描技术

(一)适应证

腕关节相对较小且结构复杂,为达到足够的空间分辨力一般只在中高场的设备上进行。临床上除了对腕关节的创伤性病变进行检查外,很大部分是早期类风湿关节炎的排查。

(二)扫描技术

1.线圈及序列　腕关节线圈的选择比较灵活,以能实现腕关节的高信噪比高分辨扫描为原则,通常可选择包绕式的软表面线圈,心脏线圈甚至头线圈等。序列选择一般为 SE 序列和 FSE 序列,3D 的 GRE 序列因为能够实现无间距扫描也常被选用。

2.扫描方法

(1)体位:可取俯卧位,被检侧头上伸直,掌心朝下,固定腕关节于检查床中央,线圈中心置于腕关节中心并设置为扫描中心。

(2)成像方位:以冠状面为主要扫描方位,辅助以横断位矢状位的扫描。在横断面上定位冠状面和矢状面,定位线平行于尺桡骨茎突的连线得到冠状面,垂直于尺桡骨茎突连线则得到矢状面(图 3—70)。

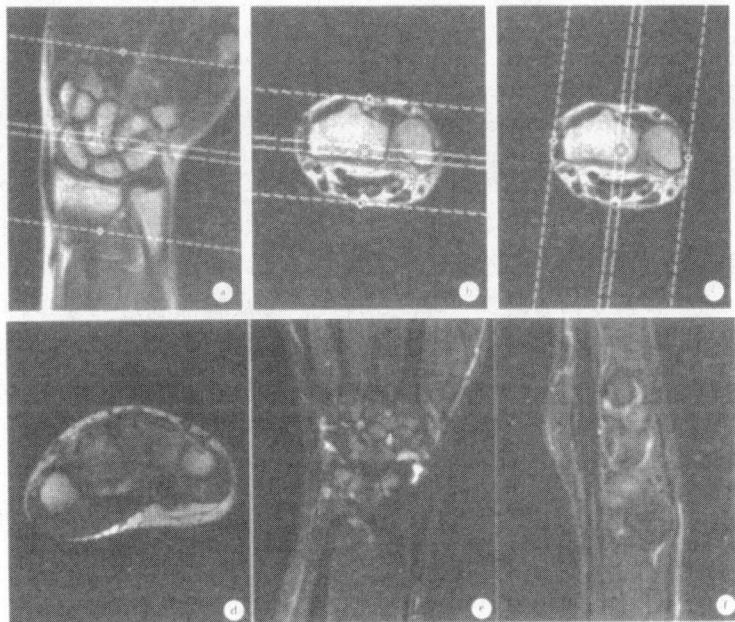

图 3-70　腕关节扫描定位

a.横断位扫描定位;b.矢状位扫描定位;c.冠状位扫描定位;d~f.为一腕关节滑膜炎病例 T_2WI FS 相应位置的图像,可见腕关节结构模糊,关节内多发斑片状高信号并有少量积液

增强扫描采用静脉注射对比剂,行三个方位的扫描。

(3)扫描参数:层厚多为 3mm,间距 10%,FOV 80~120mm,矩阵在 256×256。

3.影像处理　一般无需特殊处理。

(徐朝霞)

第十节　外周血管 MRI 扫描技术

一、全身血管 MRA 扫描技术

全身血管 MRA 采用对比增强 MRA(CE-MRA)方法,一次造影范围可自心脏至小腿血管。由于成像范围大,需要分段扫描,不同的设备和不同的受检者有不同的分段方式,一般可分为胸段、腹段、大腿段、小腿段。其序列选择一般选用短 TE 短 TR 大反转角的 3D 扰相梯度回波序列,使其图像拥有很重的 T_1 权重,以压制背景突出血管,同时采用多种快速扫描技术,以及选择合适的 K 空间填充方式以保证图像的时间分辨力和良好的对比。

全身血管 MRA 扫描成功的关键是保证造影剂在靶血管中达到高浓度时进行该血管的采样。

(一)适应证

血管性病变;其他病变引起的血管改变或侵犯。

(二)扫描技术

1.线圈及序列　根据受检血管部位选择合适的线圈,如体部相控阵线圈、体部线圈、下肢线圈,由于成像范围较大,常需要多种线圈的组合使用。序列为 3D-CE-MRA 超快速梯度回波序列。

2.扫描方法

(1)体位:仰卧,脚先进或头先进。

(2)成像方位:冠状面。

(3)造影方法:此处以智能对比剂追踪血管成像为例。①相关准备:以 16G 穿刺针建立肘静脉通道,与高压注射器连接。在高压注射器控制面板设置注射参数,对比剂总量 0.2～0.4mmol/kg,注射速度 3mL/s,或前半部 2mL/s,后半部 1mL/s。对比剂注射完毕,再等量、等速注射生理盐水。训练受检者吸气－呼气后屏气。②从胸部到足部分 3～4 段扫描血管冠状面、矢断面、横断面三平面定位像。③在各段定位像上设定 CE－MRA 的 3D 块,各段的 3D 块对齐、衔接处应部分重叠。设置对比剂浓度感应区于膈下腹主动脉内。④启动扫描,系统进入数据自采状态,直至系统提示注射对比剂,即启动高压注射器注射。⑤血管内对比剂浓度达到阈值时,系统提示 5～8s 后(供受检者吸气－呼气－闭气用,由操作者设定长短)即开始造影数据采集。⑥第一个 3D 块采集完毕(胸腹部血管),检查床自动进床,进入下一段血管 3D 块采集,直至完成所有 3D 块(小腿段)采集,此为第一轮(动脉期)采集。紧跟着进行第二轮(静脉期)反向采集,检查床自动反向移床,3D 块扫描顺序由小腿至胸部。如此往返,直至完成所设周期的扫描,一般 3～4 期。每期在胸腹部的扫描应嘱受检者闭气。

3.影像处理　同腹部的 MRA 扫描。分段进行 MIP 处理后,可根据需要,运用高级软件进行各段血管造影像的无缝拼接(图 3－71)。

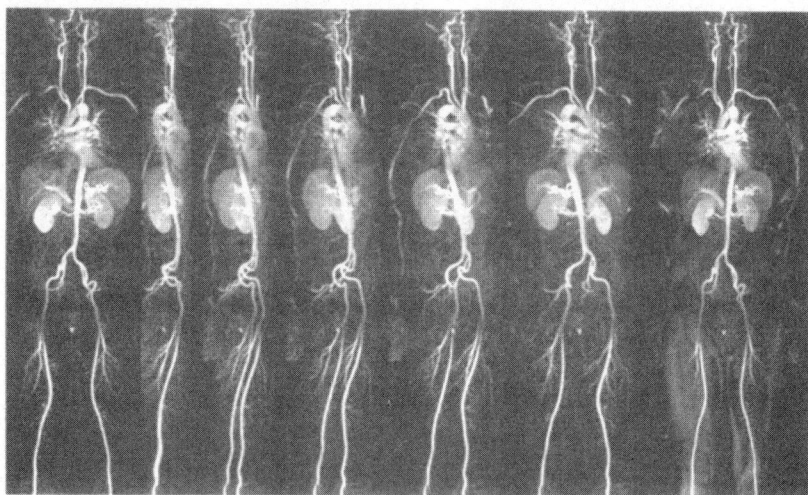

图 3－71　全身血管 MRA 扫描

二、四肢血管 MRA 扫描技术

(一)适应证

四肢血管性病变;其他病变引起的血管改变或侵犯。

(二)检查技术

1.线圈及序列的选择　选用表面线圈、柔韧表面线圈、体部相控阵线圈、下肢线圈等。根据具体扫描方法选择对应的序列。

2.扫描方法　首选方法为 3D－CE－MRA,其次为 PC 法,再次为 TOF 法。TOF 法可根据血流流向设定静脉饱和(显示动脉)或动脉饱和(显示静脉);PC法可根据流速编码选择性显示动、静脉,以动脉显示为佳;CE—MRA则根据对比剂峰值通过时间分别采集动脉期、静脉期图像,并进行减影处理,使血管显示更佳。

(1)TOF法:采用2D—TOF及追踪饱和技术,肢体血管的流动对比很强,但采集范围有限,必须采取分次扫描,所以成像时间较长,空间分辨力较差。使用不同方向的追踪饱和带,可分别使动脉和静脉单独显影。

(2)PC法:PC幅度对比法,常用于肢体动脉血管的检查,其优势在于成像范围大,一般需要配合使用心电同步采集技术,才能获得最佳的流动对比。

(3)3D—CE—MRA:为目前最常用的MR四肢血管成像方法。其原理与一般CE—MRA相同,但肢体无运动倾向,无需屏气。可采用高分辨力采集及减影技术,以充分显示血管。对静脉性血管病变的观察,通常需要采集5～6个周期,以便充分显示静脉。注射对比剂前,应作团注试验,测量对比剂的峰值通过时间,以便获得最佳的成像效果,条件许可的可采用智能血管追踪造影序列。

3.图像处理　同腹部的MRA扫描。

(徐朝霞)

第十一节　外周神经 MRI 扫描技术

神经系统分为中枢神经系统和外周神经系统,外周神经系统(peripheral nervous system),也称周围神经系统,是神经系统的外周部分,它一端与中枢神经系统的脑或脊髓相连,另一端通过各种末梢装置与机体其他器官、系统相联系。周围神经系统包括脊神经、脑神经及内脏神经。周围神经疾病是临床常见病变,各种原因所致的外周神经疾病在临床工作中占有相当的比例。如何直接、有效地显示外周神经及其病变一直是影像学研究的重要内容。MRI新技术的不断发展,在临床诊疗中发挥着越来越重要的作用,为周围神经及其病变的MRI研究提供了广阔的发展空间。外周神经的病变最易累及脊神经的臂神经丛和腰骶神经丛,脊神经有多支,沿途分为神经根、神经干、神经股、神经束及神经丛等。以下将重点阐述臂丛神经(brachial plexus)和腰骶丛神经的MR检查技术。

一、臂丛神经的 MR 扫描技术

(一)适应证

1.外伤

(1)牵拉伤:如上肢被皮带卷入致伤。

(2)对撞伤:如被快速汽车撞击肩部或肩部被飞石所击伤。

(3)切割伤或枪弹伤。

(4)挤压伤:如锁骨骨折或肩锁部被挤压。

(5)产伤:分娩时胎位异常或产程中牵拉致伤。

2.臂丛神经感染。

3.臂丛神经炎症。

4.肿瘤侵犯臂丛神经。

5.放射治疗后臂丛神经损伤。

(二)检查技术

1.线圈与序列选择　根据损伤的位置和要检查的范围,可选择头颈联合相控线圈或腹部相控线圈等。臂丛神经的 MRI 检查主要以自旋回波(SE)序列 T_1WI、T_2WI 为基础(图 3-72),然后再根据具体的情况选择一些相关的特殊技术进一步提高病变显示的灵敏性、特异性和准确性,如应用长 TE STIR 序列的脂肪抑制技术抑制臂丛周围脂肪信号,增加臂丛或其病变与阈围脂肪的对比,联合应用 SPIR 序列的脂肪抑制技术和抑制血管信号的快速自旋回波 FSE 重 T_2WI($T_2W-SPIR$)序列的神经成像术(neurography,MRN),可获得臂丛及其分支的神经纤维束的高分辨率图像(图 3-73),背景抑制弥散加权成像(DWIBS)可以清晰直观地显示臂丛神经和节后神经的大体走行,对臂丛神经干显示尤为清晰(图 3-74)。

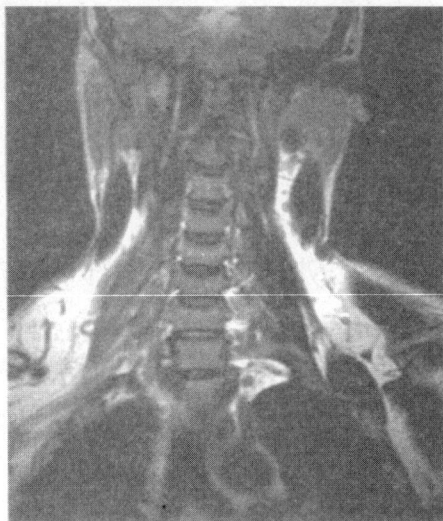

图 3-72　MR 的 T_2WI 图像

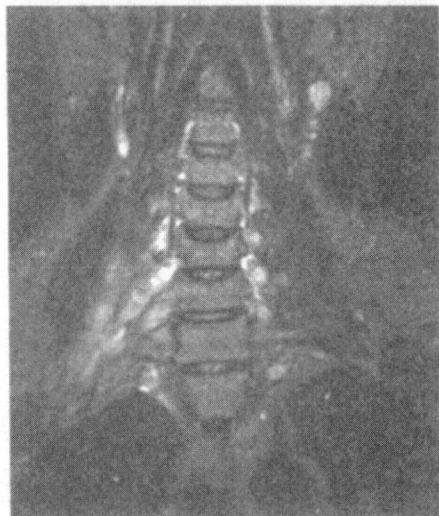

图 3-73　MR 的 $T_2W-SPIR$ 图像

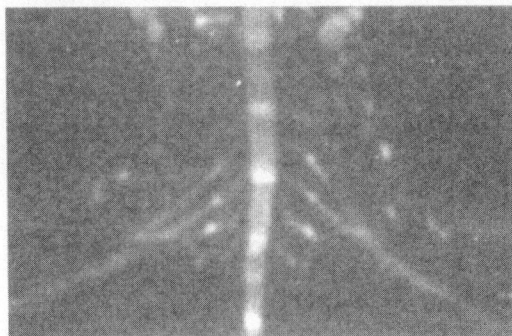

图 3—74 MR 的 DWIBS 图像

2. 扫描方法

(1)体位：患者仰卧位，头先进，肩部或头部稍垫高使颈椎曲度减少。采用头颈联合线圈。

(2)成像方位：为了更好地显示臂丛神经的走行和形态，扫描方位均选择横轴位和冠状位，当颈、胸椎排列连线为直线或类似直线时，扫描标准线与各椎体后缘平行，当它们排列连线为曲线时，冠状位扫描线与 $C_4 \sim T_1$ 后缘平行（即标准线与颈椎生理曲度基本一致），扫描范围包括 C_4 椎体上缘至 T_2 椎体下缘水平，前后包括椎体前缘和椎管后缘（图 3—75），必要时加扫斜冠位。对于臂丛神经节前神经根的观察，采用轴位扫描较为理想，对于节后神经部分采用冠状位扫描最好。

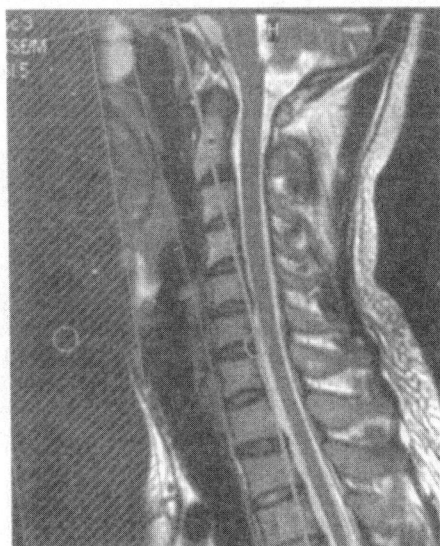

图 3—75 臂丛神经冠状位扫描

(3)扫描参数：常规自旋回波序列 T_1 加权，TR/TE/NSA＝560ms/30ms/4；T_2 加权（TSE），TR/TE/NSA＝2000～3000ms/80～100ms/4；MR 神经成像序列（MRN），TR/TE/NSA＝3000～5000ms/120ms/4，回波链长度 8，采用 SPIR 压脂，矩阵 256×128，层厚、层间距为 4mm/0.4mm，30 层；背景抑制弥散加权成像（DWIBS），TR/TE/NSA＝6800ms/70ms/10，TI＝180ms；单次激发，EPI 因子＝47，b 值＝800s/mm^2；层厚/层距＝4mm/0mm，40 层；矩阵＝160×256；应用 STIR 压脂。

3. 图像处理 3D 成像可做 MIP 或 MPR 等后处理。

二、腰骶丛神经的 MR 扫描技术

（一）适应证

1. 外伤。

2. 椎间盘突出、椎间盘疝、椎管狭窄。

3. 蛛网膜及神经根囊肿。

4. 神经纤维瘤、神经源性肿瘤。

5. 坐骨神经痛。

6. 肿瘤侵犯腰丛神经。

7. 腰丛神经感染、腰丛神经炎症。

（二）检查技术

1. 线圈与序列选择　根据检查的范围，可选择脊柱相控线圈或腹部相控线圈等。腰丛神经的 MRI 检查主要以自旋回波（SE）序列 T_1WI、T_2WI 为基础，然后再根据具体的情况选择一些相关的特殊技术进一步提高病变显示的灵敏性、特异性和准确性，如应用长 TE STIR 序列的脂肪抑制技术抑制腰丛周围脂肪信号，增加腰丛或其病变与周围脂肪的对比，联合应用 SPIR 序列的脂肪抑制技术和抑制血管信号的快速自旋回波 FSE 重 T_2WI（T_2－SPIR）序列的神经成像术（neurography MRN），可获得腰丛及其分支的神经纤维束的高分辨率图像（图 3－76），背景抑制弥散加权成像（DWIBS）可以清晰直观地显示腰丛神经和节后神经的大体走行，对腰丛神经干显示尤为清晰（图 3－77），选择性水激发 PROSET 序列对腰骶丛神经节和节后神经纤维的显示独具优势，并能多平面重建，多角度观察腰骶丛神经的形态及病变情况（图 3－78）。

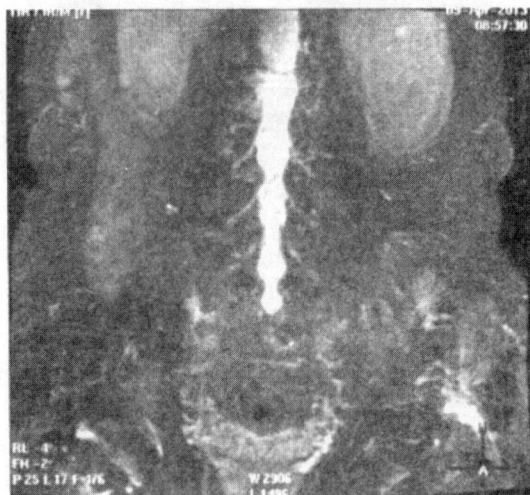

图 3－76　MR 的 T_2W－SPIR 图像

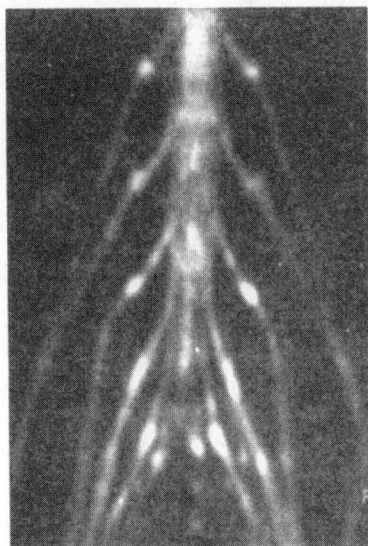

图 3-77　MR 的 DWIBS 图像

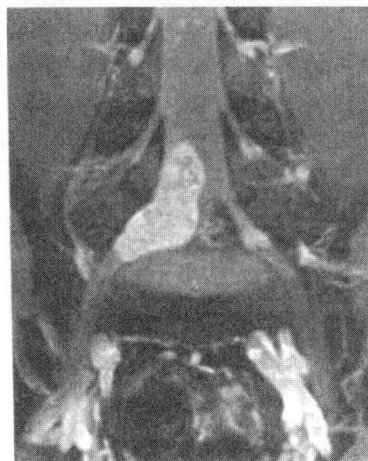

图 3-78　MR 的 PROSET 图像

2. 扫描方法

(1)体位：患者仰卧位，平躺在脊柱相控线圈上，头先进，如腰部疼痛欠合作者可在双膝位置稍垫高使腰椎曲度平直。

(2)成像方位：为了更好地显示腰丛神经的走行和形态，扫描方位为与腰椎长轴平行的直接冠状面，与骶椎管的长轴(S_1 椎体上缘中点至 S_2 椎体下缘中点连线)平行的骶冠状面，位于两者之间的斜冠状面(较常用)，斜冠状位标准线与 $L_3 \sim L_5$ 后缘平行，必要时加扫斜矢状位。骶冠状面对骶$_{1\sim4}$ 神经根显示最好，但三者显示骶$_{1\sim4}$ 神经根无显著性差异；直接横断面是指垂直于直接冠状面，成角横断面(angled axial imaging)指垂直于骶冠状面，斜横断面介于两者之间，三者显示骶丛结构有显著性差异。直接冠状面和直接横断面显示第 4、5 腰神经根腹侧、腰骶干、沿坐骨神经最大长径走行的坐骨神经，坐骨神经在直接横断面显示最好，对坐骨神经扫描还可以采用平行于梨状肌长轴的扫描线，获得坐骨神经斜冠状面，在此断面上，以平行于坐骨神经的扫描线获得坐骨神经斜矢状面，此断面显示坐骨神经盆腔段最好(图 3-79)。

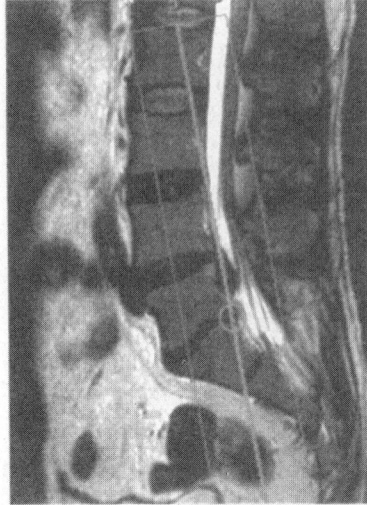

图 3-79　腰骶丛神经冠状位扫描

（3）扫描参数：常规自旋回波序列 T_1 加权，TR/TE/NSA＝560ms/30ms/4；T_2 加权（TSE），TR/TE/NSA＝2000～3000ms/80～100ms/4；MR 神经成像序列（MRN），TR/TE/NSA＝3000～5000ms/120ms/4，间波链长度 8，采用 SPIR 压脂，矩阵 256×128，层厚、层间距为 4mm/0.4mm，30 层；背景抑制弥散加权成像（DWIBS），TR/TE/NSA＝6800ms/70ms/10，TI＝180ms；单次激发，EPI 因子＝47，b 值＝800s/mm²；层厚/层距＝4mm/0mm，40 层；矩阵＝160×256；应用 STIR 压脂，PROSET 序列，TR/TE/NSA＝27ms/18ms/2，层厚/层距＝1mm/0mm，40 层；FOV 280mm，Flip Angle＝8。

3.图像处理　3D 成像可做 MIP 或 MPR 等后处理。

（徐朝霞）

第四章　中枢神经系统疾病的 CT 诊断

第一节　正常头颅 CT 表现

一、颅骨及空腔

颅骨为高密度,颅底层面可见低密度的颈静脉孔、卵圆孔、破裂孔等。鼻窦及乳突内气体呈低密度。

二、脑实质

分大脑额、颞、顶、枕叶及小脑、脑干。皮质密度略高于髓质,分界清楚。大脑深部的灰质核团密度与皮质相近,在髓质的对比下显示清楚。尾状核头部位于侧脑室前角外侧,体部沿丘脑和侧脑室体部之间向后下走行。丘脑位于第三脑室的两侧。豆状核位于尾状核与丘脑的外侧,呈楔形。尾状核、丘脑和豆状核之间的带状白质结构为内囊,分为前肢、膝部和后肢。豆状核外侧的带状白质结构为外囊(图 4—1)。

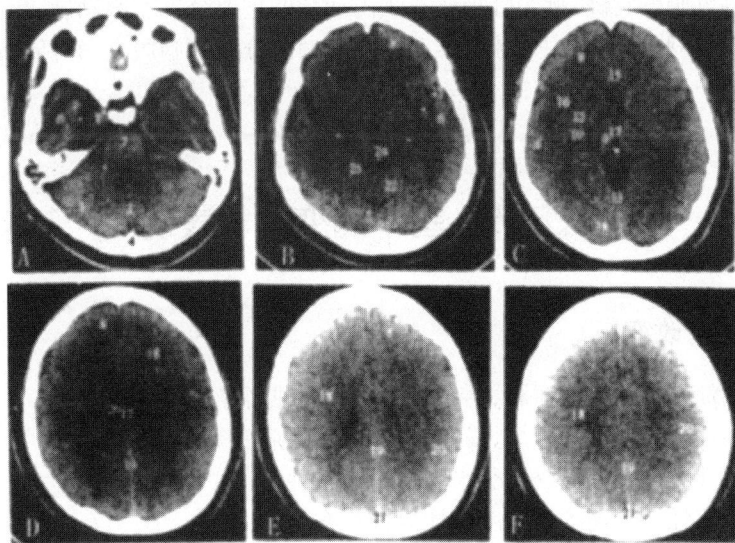

1. 海绵窦;2. 小脑蚓部;3. 小脑半球;4. 枕内隆突;5. 颞骨岩部;6. 颞叶;7. 延髓;8. 额叶;9. 丘脑;10. 内囊后肢;11. 尾状核头部;12. 豆状核;13. 大脑大静脉池;14. 枕叶;15. 胼胝体压部;16. 外囊及岛叶;17. 透明隔;18. 放射冠;19. 大脑镰;20. 顶叶;21. 上矢状窦;22. 小脑幕;23. 四叠体池;24. 下丘;25. 侧裂池;26. 侧脑室中央部

图 4—1　A～F 为脑实质正常 CT 扫描显示

三、脑室系统

包括双侧侧脑室、第三脑室和第四脑室,内含脑脊液,为均匀水样低密度。双侧侧脑室对称,分为体部、三角部和前角、后角、下角。

四、蛛网膜下隙

包括脑沟、脑裂和脑池,充以脑脊液,呈均匀水样低密度。脑池主要有鞍上池、环池、桥小脑角池、枕大池、外侧裂池和大脑纵裂池等。其中鞍上池为蝶鞍上方的星状低密度区,多呈五角形。

五、正常钙化

成人颅内生理性钙斑包括松果体与缰联合钙化、脉络丛球钙化,40 岁以后出现苍白球钙化和 60 岁以后大脑镰钙化。

六、增强扫描

正常脑实质仅轻度强化,血管结构直接强化,垂体、松果体及硬膜明显强化。

七、脑动脉系统

临床上习惯于把脑动脉分为颈内动脉和椎—基底动脉系。两者均从颅底入颅,入颅后颈内动脉分左右两侧,左右椎动脉很快合并成一条基底动脉,并延续为左右大脑后动脉。颈内动脉入颅后根据走行位置,分为岩骨段、海绵窦段、膝段、床突上段和终段,海绵窦段、膝段、床突上段通常合称虹吸部,膝段称为虹吸弯。颈内动脉的重要分支有眼动脉、后交通动脉、脉络丛前动脉、大脑前动脉和大脑中动脉。椎动脉重要颅内分支有脑膜支、脊髓后动脉、小脑后下动脉和延髓动脉。

(王文莉)

第二节 基本病变 CT 表现

一、平扫密度改变

1.高密度病灶　见于急性血肿、钙化和富血管性肿瘤等。
2.等密度病灶　见于某些肿瘤、慢性血肿、血管性病变等。
3.低密度病灶　见于炎症、梗死、水肿、囊肿、脓肿等。
4.混合密度病灶　上述各种密度病灶混合存在。

二、增强扫描特征

1.均匀性强化　见于脑膜瘤、转移瘤、神经鞘瘤、动脉瘤和肿等。
2.非均匀性强化　见于胶质瘤、血管畸形等。
3.环形强化　见于脑脓肿、结核球、胶质瘤、转移瘤等。
4.无强化　见于脑炎、囊肿、水肿等。

三、脑结构改变

1.占位效应　自颅内占位性病变及周围水肿所致,局部脑沟、脑池、脑室受压变窄或闭塞,中线结构移向对侧。

2.脑萎缩 范围可为局限性或弥漫性,皮质萎缩显示脑沟裂池增宽、扩大,髓质萎缩显示脑室扩大。

3.脑积水 变通性脑积水脑室系统普遍扩大,脑池增宽。梗阻性脑积水梗阻近侧脑室扩大,脑池无增宽。

四、颅骨改变

1.颅骨病变 颅骨病变有骨折、炎症和肿瘤等。

2.颅内病变 颅内病变有蝶鞍、内耳道和颈静脉孔扩大,可协助颅内病变的定位和定性诊断。

(王文莉)

第三节 颅脑常见疾病 CT 诊断

一、颅脑外伤

颅脑外伤是脑外科常见病,国内统计占损伤的第 1～2 位,为年轻人第一位死因。颅脑外伤多由直接暴力所致,极少可由间接暴力引起。且受力部位不同和外力类型、大小、方向不同,可造成不同程度的颅内损伤,如脑挫裂伤、脑内、外出血等,脑外出血又包括硬膜外、硬膜下和蛛网膜下隙出血。急性脑外伤病死率高。CT 应用以来,脑外伤诊断水平不断提高,极大降低了病死率和病残率。

(一)脑挫裂伤

1.病理和临床概述 脑挫裂伤是临床最常见的颅脑损伤之一,包括脑挫伤和脑裂伤。脑挫伤是指外力作用下脑组织发生局部静脉瘀血、脑水肿、脑肿胀和散在的小灶性出血。脑裂伤则是指脑膜、脑组织或血管撕裂。二者常合并存在,故统称为脑挫裂伤。

2.诊断要点 CT 表现为低密度脑水肿区内,散布斑点状高密度出血灶。小灶性出血可以互相融合,病变小而局限时可以没有占位效应,但广泛者可以有占位征象(图 4—2)。

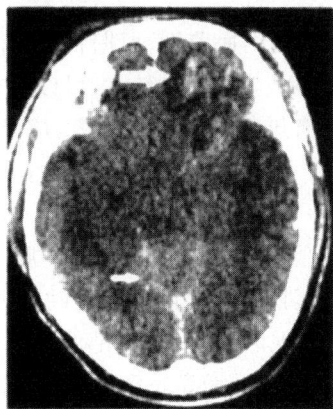

图 4—2 颅脑外伤 2h 后 CT 检查
大箭头所示为左额叶挫裂伤,小箭头为小脑上池蛛网膜下隙出血

早期低密度水肿不明显,随着时间推移,水肿区逐渐扩大,第 3～5d 达到高峰,以后出血

灶演变为低密度,最终形成软化灶。

3.鉴别诊断

(1)部分容积效应,前颅底骨可能因部分容积效应反应到脑额叶高密度影,但薄层扫描后即消失。

(2)出血性脑梗死,有相应的临床表现和病史。

4.特别提示　CT可以快速诊断,病变小者如治疗及时一般能痊愈,不遗留或很少有后遗症。病变较大者形成软化灶。

(二)脑内血肿

1.病理和临床概述　脑内血肿,外伤性脑内血肿约占颅内血肿的5%。多发生于额、颞叶,即位于受力点或对冲部位脑表面区,与高血压性脑出血好发位置不同。绝大多数为急性血肿且伴有脑挫裂伤和(或)急性硬膜下血肿。少数为迟发血肿,多于伤后48~72h内复查CT时发现。

2.诊断要点　CT表现为边界清楚的类圆形高密度灶(图4-3)。血肿进入亚急性期时呈等密度,根据占位效应和周围水肿,结合外伤史,CT仍能诊断。

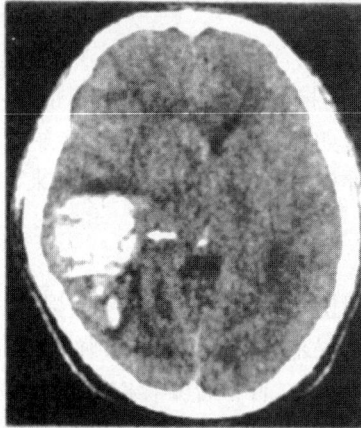

图4-3　颅脑急性外伤后6h行CT检查,可见右颞脑内血肿,周边可见低密度水肿带,右侧侧脑室受压改变,中线结构左移

3.鉴别诊断　主要与高血压性脑出血鉴别,根据有无外伤史很容易鉴别。

4.特别提示　CT可以快速诊断,如果血肿较大,可以进行立体定向血肿穿刺抽吸术。如外伤后CT扫描原来无血肿患者有进行性意识障碍者,应及时进行CT复查,以除外迟发性血肿。

(三)硬膜外血肿

1.病理和临床概述　硬膜外血肿位于颅骨内板与硬膜之间的血肿,临床常见,占30%。主要因脑膜血管破裂所致,脑膜中动脉常见,血液聚集硬膜外间隙。硬膜与颅骨内板粘连紧密,故血肿较局限,呈梭形。临床表现因血肿大小、部位及有无合并伤而异。典型表现为:外伤后昏迷、清醒、再昏迷。此外,有颅内压增高表现,严重者可出现脑疝。

2.诊断要点　CT表现为颅板下见局限性双凸透镜形、梭形或半圆形高密度灶(图4-4),多数密度均匀,但亦可不均匀,呈高、等混杂密度影,主要是新鲜出血与血凝块收缩时析出的血清混合所致。

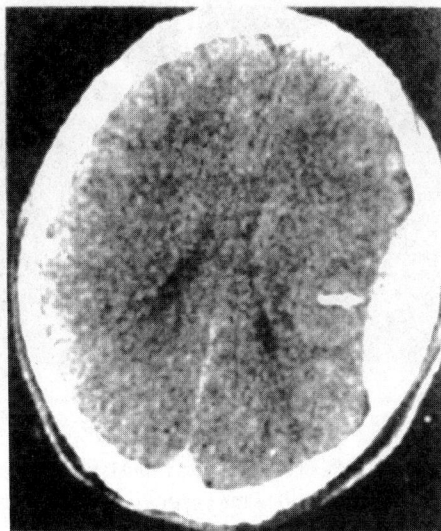

颅脑外伤后 3h 行 CT 检查,左颞可见梭形高密度影,手术证实为硬膜外血肿

图 4—4　硬膜外血肿

硬膜外血肿多位于骨折附近,一般不跨越颅缝。跨越者常以颅缝为中心呈"3"字形。

3.鉴别诊断　主要与高血压性脑出血鉴别,根据有无外伤史很容易鉴别。

4.特别提示　CT 对硬膜外血肿具有很重要的诊断价值,应注意的是硬膜外血肿一般伴有局部颅骨骨折。

(四)硬膜下血肿

1.病理和临床概述　硬膜下血肿是位于硬膜与蛛网膜之间的血肿,临床常见,占颅内血肿 40%。主要因静脉窦损伤出血所致,血液聚集于硬膜下腔,沿脑表面分布。急性期是指外伤后 3d 内发生的血肿,约占硬膜下血肿的 70%。病情多较危重,常有意识障碍;亚急性期是指外伤后 4d~3 周内发生的血肿,约占硬膜下血肿 5%,原发损伤一般较轻,出血较慢,血肿形成较晚,临床表现较急性者出现晚且轻;慢性期是指伤后 3 周以上发生的血肿,约占 20%。慢性硬膜下血肿并非是急性或亚急性硬膜下血肿的迁延,而是有其自身的病理过程。可为直接损伤或间接的轻微损伤,易忽略。好发老年人,为脑萎缩使脑表面与颅骨内板间隙增宽,外伤时脑组织在颅腔内移动度较大所致血管断裂出血。慢性硬膜下血肿常不伴有脑挫裂伤,为单纯性硬膜下血肿。患者症状轻微,多于伤后数周或数月出现颅内压增高、神经功能障碍及精神症状来就诊。

2.诊断要点　急性期见颅板下新月形或半月形高密度影,常伴有脑挫裂伤或脑内血肿,脑水肿和占位效应明显(图 4—5)。亚急性表现为颅板下新月形或半月形高、等密度或混杂密度区。1~2 周后可变为等密度;慢性期表现为颅板下新月形或半月形低密度、等密度、高密度或混杂密度区。血肿的密度和形态与出血时间、血肿大小、吸收情况及有无再出血有关。

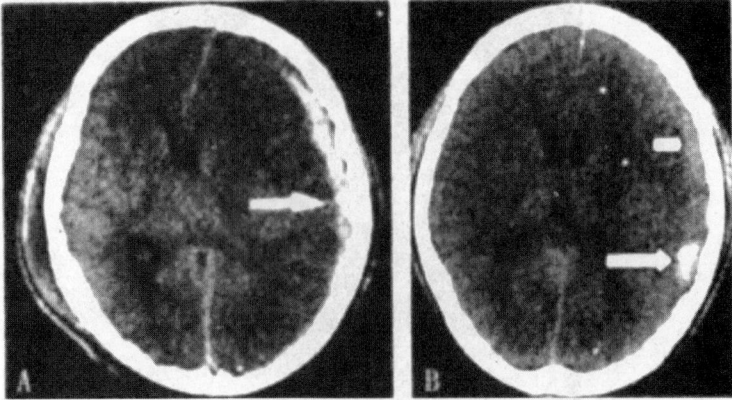

A. 颅脑外伤 5h 后行 CT 检查,可见左侧额、颞、顶颅板下新月形高密度影,手术证实为硬膜下血肿;B. 1 周前有颅脑外伤史的患者,CT 检查发现左侧额、颞、顶颅板下新月形等密度影(小箭头),部分有高密度(长箭头)为新鲜出血,手术证实为慢性硬膜下血肿伴少量新鲜出血

图 4-5 硬膜下血肿 CT 检查

3. 鉴别诊断　主要与硬膜外血肿鉴别,硬膜下血肿呈新月形,可以跨越颅缝。

4. 特别提示　CT 对急性硬膜下血肿诊断很有价值,但对亚急性、慢性硬膜下血肿却显示欠佳,血液因其顺磁性,所以在 MRI 下显示非常清楚,应进一步行 MRI 检查。

(五)外伤性蛛网膜下隙出血

1. 病理和临床概述　外伤性蛛网膜下隙出血,近期外伤史,蛛网膜小血管破裂所致,多位于大脑纵裂和脑底池。脑挫裂伤是外伤性蛛网膜下隙出血的主要原因,两者常并存。

2. 诊断要点　CT 表现为脑沟、脑池内密度增高影,可呈铸形。大脑纵裂出血多见,形态为中线区纵行窄带形高密度影。出血亦见于外侧裂池、鞍上池、环池、小脑上池或脑室内。蛛网膜下隙出血一般 7d 左右吸收。

3. 鉴别诊断　结核性脑膜炎,根据近期外伤史和临床症状容易鉴别。

4. 特别提示　CT 在急性期显示较好,积血一般数日后吸收消失。伤后 5～7d 后,CT 难以显示,血液因其顺磁性,所以在 MRI 下显示非常清楚,故应行 MRI 检查。

(六)硬膜下积液

1. 病理和临床概述　硬膜下积液又称硬膜下水瘤。占颅脑外伤的 0.5％～1％。系外伤致蛛网膜撕裂,使裂口形成活瓣,导致脑脊液聚积。可因出血而成为硬膜下血肿。临床上可无症状,也可以有颅内压增高的临床表现。

2. 诊断要点　呈颅骨内板下方新月形均匀低密度区,密度与脑脊液相似,多位于双侧额部。纵裂硬膜下积液表现为纵裂池增宽,大脑镰旁为脑脊液样低密度区(图 4-6)。

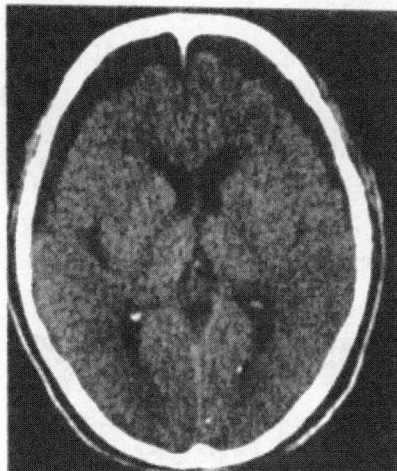

颅脑外伤 7d 后 CT 复查示双侧额、颞部颅板下可见新月形低密度影，为硬膜下积液

图 4-6　硬膜下积液

3.鉴别诊断　老年性脑萎缩，根据年龄情况和其他部分脑实质有无萎缩等情况可以鉴别。

4.特别提示　CT 诊断硬膜下积液时应结合临床病史及年龄等因素。

二、颅内肿瘤

颅内肿瘤是中枢神经系统最常见的疾病之一。原发性颅内肿瘤可以发生在脑组织、脑膜、脑神经、垂体、血管及残余胚胎组织中，继发性颅内肿瘤多来源于身体各个部位的原发性肿瘤。颅内肿瘤的发生以 20～50 岁年龄组最常见，男性稍多于女性。以星形细胞肿瘤、脑膜瘤、垂体瘤、颅咽管瘤、听神经瘤和转移瘤等较常见。胶质瘤、脑膜瘤和垂体腺瘤为颅内三大原发性肿瘤。可以出现以下症状：颅内高压综合征、神经系统定位体征、内分泌功能失调、脑脊液循环障碍等。

CT 检查目的主要在于确定有无肿瘤，并对其做出定位、定量乃至定性诊断。根据病灶所在的位置及其与脑室、脑池和脑叶的对应关系以及同相邻硬膜与颅骨结构的比邻关系多不难做出定位诊断，但临界部位肿瘤，仅轴位扫描可能出现定位困难，需要薄层扫描后再进一步多方位重建。MRI 因多方位扫描，一般定位无困难。

CT 灌注扫描有助于脑瘤内血管生成及血流状态的研究，而脑瘤内血管生成对肿瘤生长、分级、预后有重要影响。CT 灌注可以反映血管生成引起血流量、血容量和毛细血管通透性的改变，从而有助于判断肿瘤的生物学特性，并估计预后情况。

（一）星形细胞肿瘤

1.病理和临床概述　星形细胞肿瘤成人多发生于大脑，儿童多见于小脑。按肿瘤组织学分为 6 种类型，且依细胞分化程度不同分属于不同级别。1993 年 WHO 分类，将星形细胞瘤分为局限性和弥漫性两类。Ⅰ级，即毛细胞型、多形性黄色星形细胞瘤及室管膜下巨细胞型星形细胞瘤，占胶质瘤 5%～10%，小儿常见。Ⅱ级星形细胞瘤，包括弥漫性星形细胞瘤、多形性黄色星形细胞瘤（Ⅱ级），间变性星形细胞瘤为Ⅲ级，胶质母细胞瘤为Ⅳ级。Ⅰ～Ⅱ级肿瘤的边缘较清楚，多表现为瘤内囊腔或囊腔内瘤结节，肿瘤血管较成熟；Ⅲ～Ⅳ级肿瘤呈弥漫浸润生长，肿瘤轮廓不规则，分界不清，易发生坏死、出血和囊变，肿瘤血管丰富且分化不良。

2. 诊断要点

(1) Ⅰ级星形细胞瘤：①毛细胞型常位于颅后窝，具有包膜，一般显示为边界清楚的卵圆形或圆形囊性病变，但内部囊液CT值较普通囊液高，20～25 HU。瘤周水肿和占位效应较轻。部分可呈实质性，但密度仍较脑实质为低(图4-7)。增强扫描无或轻度强化，延迟扫描可见造影剂进入囊内。②多形性黄色星形细胞瘤通常位于大脑皮质的表浅部位，约一半以上为囊性，增强后囊内可见强化结节，囊壁不强化。不足一半为实质性，密度不均，有钙化及出血，增强后不均强化。③10%～15%结节性硬化患者可以发生此瘤，常位于室间孔附近，形成分叶状肿块，并可见囊变及钙化。增强扫描有明显强化。

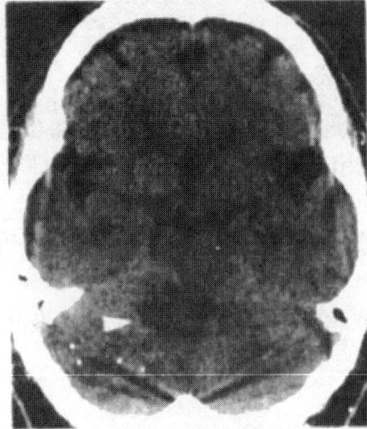

男性患者，63岁，因头昏不适3个月来院就诊，CT显示小脑右侧低密度影，边界尚清；第四脑室受压变形。病变内部CT值约20 HU。手术病理为毛细胞型星形细胞瘤

图4-7　毛细胞型星形细胞瘤

(2) Ⅱ级星形细胞瘤平扫呈圆形或椭圆形等或低密度区，边界常清楚，但可见局部或弥漫性浸润生长，15%～20%有钙化及出血，增强扫描一般不强化。Ⅲ～Ⅳ级肿瘤多呈高、低或混杂密度的囊性肿块，可有斑点状钙化和瘤内出血，肿块形态不规则，边界不清，占位效应和瘤周水肿明显，增强扫描多呈不规则环形伴壁结节强化，有的呈不均匀性强化(图4-8、图4-9)。

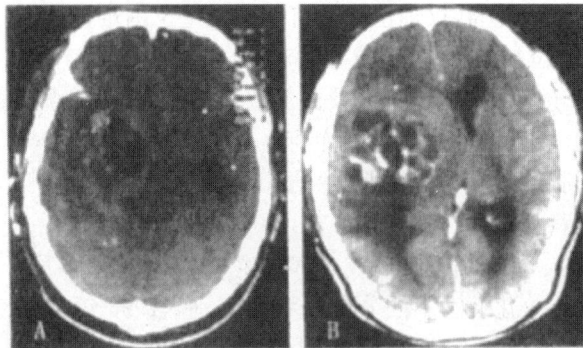

A、B两图为男性患者，26岁，因头昏1个月，癫痫发作2d，行CT扫描示左侧颞叶片状不规则高低混杂密度囊性肿块，边界不清，增强扫描呈不规则环形伴壁结节强化。手术病理为Ⅲ级星形细胞瘤

图4-8　Ⅲ级星形细胞瘤

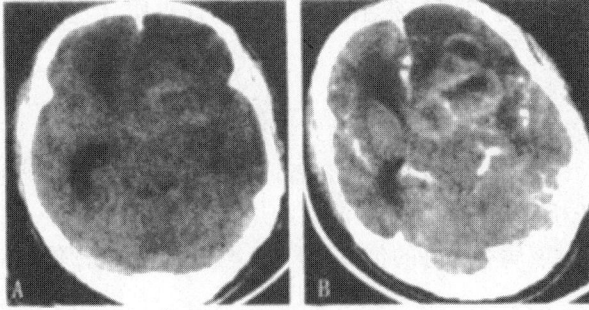

A、B两图为男性患者,17岁,因头痛2个月来院就诊,CT示:左额叶密度不均肿块影,边界不清,中心及周围低密度,侧脑室受压变形,中线结构向右移位,增强呈环状中度不均强化肿块影,环形欠规则,厚薄不均,内为不均低密度,病灶前较大低密度水肿区。手术病理为胶质母细胞瘤

图4-9　胶质母细胞瘤

3. 鉴别诊断

(1)脑梗死:同Ⅱ级星形细胞瘤相鉴别。一般脑梗死与相应供血血管的区域形态相似,如楔形、扇形、底边在外的三角形等,无或轻微占位效应,并且2~3周后增强扫描可见小斑片状或结节状强化。

(2)脑脓肿:有相应的临床症状,增强扫描厚壁强化较明显。

(3)转移瘤一般多发,有明显的水肿。

4. 特别提示　CT对星形细胞瘤诊断价值有限,MRI对颅内病变显示尤为清晰,并可以多方位、多参数成像,应补充MRI检查。

(二)脑膜瘤

1. 病理和临床概述　脑膜瘤多见于中年女性,起源于蛛网膜粒帽细胞,多居于脑外,与硬脑膜粘连。好发部位为矢状窦旁、脑凸面、蝶骨嵴、嗅沟、桥小脑角、大脑镰和小脑幕等,少数肿瘤位于脑室内。肿瘤包膜完整,多由脑膜动脉供血,血运丰富,常有钙化,少数有出血、坏死和囊变。组织学分为上层型、纤维型、过渡型、砂粒型、血管瘤型等15型。脑膜瘤以良性为最常见,少部分为恶性,侵袭性生长。

2. 诊断要点　平扫肿块呈等或略高密度,常见斑点状钙化。多以广基底与硬膜相连,类圆形,边界清楚,瘤周水肿轻或无,静脉或静脉窦受压时可出现中度或重度水肿。颅板侵犯引起骨质增生或破坏。增强扫描呈均匀性显著强化(图4-10)。

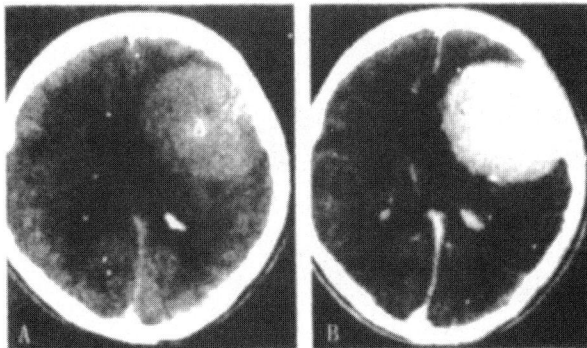

A、B两图CT检查显示肿瘤为卵圆形,均匀的略高密度灶,与硬脑膜相连,邻近脑沟消失,有白质受压征,增强后明显均匀强化。术后病理为纤维型脑膜瘤

图4-10　纤维型脑膜瘤

少数恶性或侵袭性脑膜瘤可以侵犯脑实质及局部骨皮质,但基本也基于局部脑膜向内、外发展。

3.鉴别诊断

(1)转移瘤:一般有大片裂隙样水肿及多发病变,较容易鉴别。

(2)胶质瘤:一般位于脑内,与脑膜有关系者,可见为窄基相接,增强强化不如脑膜瘤。

(3)神经鞘瘤:位于桥小脑角区时较难鉴别,但 MRI 有较大意义。

4.特别提示　CT 对该病有较好的价值,但显示与脑膜的关系不如 MRI。

(三)垂体瘤

1.病理和临床概述　绝大多数为垂体腺瘤。按其是否分泌激素可分为非功能性腺瘤和功能性腺瘤。直径<10mm 者为微腺瘤,>10mm 者为大腺瘤。肿瘤包膜完整,较大肿瘤常因缺血或出血而发生坏死、囊变,偶可钙化。肿瘤向上生长可穿破鞍隔突入鞍上池,向下可侵入蝶窦,向两侧可侵入海绵窦。

2.诊断要点　肿瘤较大时,蝶鞍可扩大,鞍内肿块向上突入鞍上池,或侵犯一侧或者两侧海绵窦。肿块呈等或略高密度,内常有低密度灶,均匀、不均匀或环形强化。

局限于鞍内<10mm 的微腺瘤,宜采取冠状面观察,平扫不易显示,增强呈等、低或稍高密度结节(图 4-11)。间接征象有垂体高度>8mm,垂体上缘隆突,垂体柄偏移和鞍底下陷。

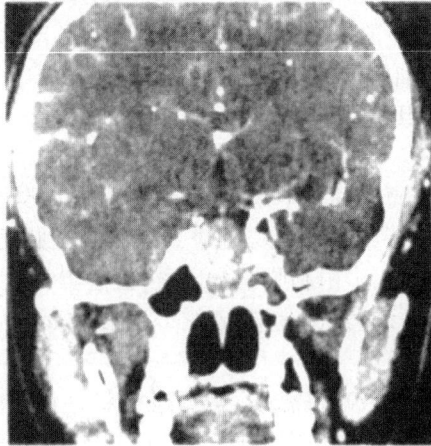

CT 检查示垂体窝内可见类圆形稍高密度影,边界清楚,蝶鞍扩大,鞍底下陷;增强扫描肿瘤均匀强化。术后病理为垂体腺瘤。

图 4-11　垂体腺瘤

3.鉴别诊断

(1)颅咽管瘤:位于鞍区一侧,位于鞍区时鞍底无下陷或鞍底骨质无变化。

(2)脑膜瘤:位于蝶嵴的脑膜瘤与脑膜关系密切。

4.特别提示　注意部分垂体微腺瘤 CT 需要冠状位扫描,可以显示垂体柄偏移,正常垂体柄位正中或下端极轻的偏斜(倾斜角为 1.5°左右),若明显偏移肯定为异常。MRI 矢状位、冠状位扫描对显示正常垂体及垂体病变有重要价值。

(四)听神经瘤

1.病理和临床概述　听神经瘤为成人常见的颅后窝肿瘤。起源于听神经鞘膜,早期位于内耳道内,以后长入桥小脑角池,包膜完整,可出血、坏死、囊变。

2.诊断要点　头颅 X 线平片示内耳道呈锥形扩大,骨质可破坏。CT 示桥小脑角池内等、低或高密度肿块,瘤周轻、中度水肿,偶见钙化或出血,均匀、非均匀或环形强化(图4—12)。第四脑室受压移位,伴幕上脑积水。骨窗观察内耳道呈锥形扩大。

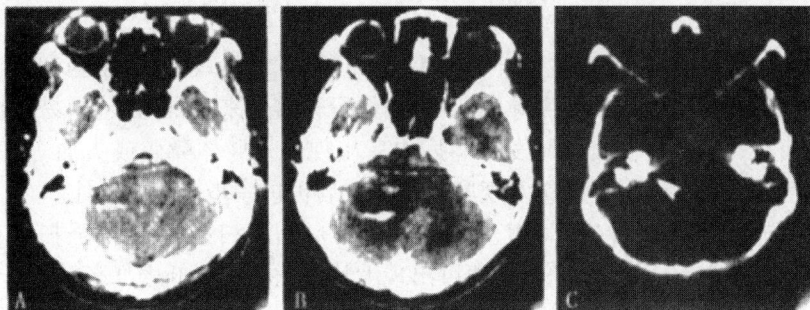

A、B. 女性患者,29岁,右侧耳鸣7个月,近来加重伴共济失调,CT扫描可见右侧桥小脑角区肿块,宽基于岩骨尖,内有大片囊变区。增强呈实质部分明显强化;C. 骨窗观察可见右侧内听道喇叭口扩大(箭头所指),图C"十"字所示为颈静脉孔

图4—12　听神经瘤CT检查

3. 鉴别诊断

(1)桥小脑脚区的脑膜瘤:CT骨窗观察可见内听道无喇叭口样扩大是重要征象。

(2)表皮样囊肿:匍行生长、沿邻近蛛网膜下隙铸型发展、包绕其内神经和血管、无水肿等可以鉴别,MRI对诊断该疾病有很好的优势。

(3)颅咽管瘤:CT可见囊实性病变伴包膜蛋壳样钙化。

4. 特别提示　内听道处应薄层扫描,内耳道呈锥形扩大。高强场MRI行局部轴位、冠状位扫描可以显示位于内听道内较小的肿瘤。

(五)颅咽管瘤

1. 病理和临床概述　颅咽管瘤来源于胚胎颅咽管残留细胞的良性肿瘤,以儿童多见,多位于鞍上。肿瘤可分为囊性和实性,囊性多见,囊壁和实性部分多有钙化,常见为鸡蛋壳样钙化。

2. 诊断要点　鞍上池内类圆形肿物,压迫视交叉和第三脑室前部,可出现脑积水。肿块呈不均匀低密度为主的囊实性改变或呈类圆形囊性灶(图4—13A),囊壁可以有鸡蛋壳形钙化,实性部分也可以不规则钙化,呈高密度。囊壁和实性部分呈环形均匀或不均匀强化,部分颅咽管瘤呈实性见图4—13B。

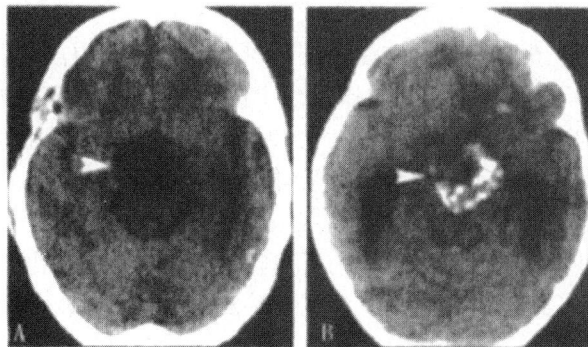

A. 男性患者,13岁,头昏来院检查,CT显示鞍上池内囊性占位,边界清楚。手术病理证实为囊性颅咽管瘤;B. 男性患者,65岁,因双眼复视3年,近来数月有加重来院就诊,CT显示鞍上池区囊实性肿块,壁多发钙化,边界清楚。手术病理为实性颅咽管瘤

图4—13　颅咽管瘤

3.鉴别诊断　垂体瘤及囊变、脑膜瘤等。

4.特别提示　冠状位扫描更有帮助,应补充 MRI 扫描。

(六)转移瘤

1.病理和临床概述　转移瘤多发于中老年人。顶枕区常见,也见于小脑和脑干。多来自肺癌、乳腺癌、前列腺癌,肾癌和绒癌等原发灶,经血行转移而来。常为多发,易出血、坏死、囊变,瘤周水肿明显。临床上一般有原发肿瘤病史后出现突发肢体障碍或头痛等症状,也有部分患者因出现神经系统症状,经检查发现脑内转移灶后再进一步查找原发灶。

2.诊断要点　典型征象是"小肿瘤、大水肿",部分肿瘤平扫无显示,增强扫描有明显强化后显示清晰,可以只有很小的肿瘤病灶,便可出现大片指压状水肿低密度影(图 4-14)。

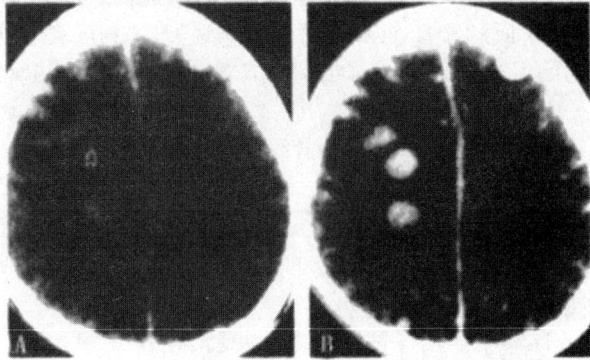

男性患者,68 岁,1 年前右下肺癌手术切除病史,7d 前无明显诱因下出现头痛、呕吐,CT 检查可见双侧额顶叶可见多发类圆形结节灶,周围可见大片水肿带,增强病灶明显均匀强化,边界清晰

图 4-14　转移瘤

3.鉴别诊断

(1)脑猪囊尾蚴病:有疫区居住史,可见壁结节或钙化,脑炎,一般结合临床表现及实验室检查可以做出诊断。

(2)多发脑膜瘤:根据有无水肿及与脑膜关系可以鉴别。

(3)胶质母细胞瘤:瘤内有出血、坏死,显著不均匀强化等。

4.特别提示　须注意的是部分肿瘤要增强扫描才能显示,MRI 显示效果要优于 CT。

(七)少枝神经胶质瘤

1.病理和临床概述　少枝神经胶质瘤多发于 30 岁～50 岁,约占颅内肿瘤 3%。以额叶、顶叶等常见,很少发生于小脑和脑桥。肿瘤发生于白质内,沿皮质灰质方向生长,常累及软、硬膜,可侵及颅骨和头皮。肿瘤乏血供,多钙化,钙化常位于血管壁和血管周围。可以伴囊变和出血。病理上可以分为单纯型和混合型,但影像学上难以区分。

2.诊断要点　好发于额叶。肿瘤位置一般较表浅,位于皮质灰质或灰质下区,边界清楚或不清楚。肿瘤内囊变及钙化使密度不均匀,呈高、低混杂密度。钙化多为条带状、斑块状及大片絮状,囊变可以单或多囊,少见出血。瘤周水肿及占位效应较轻微(图 4-15)。

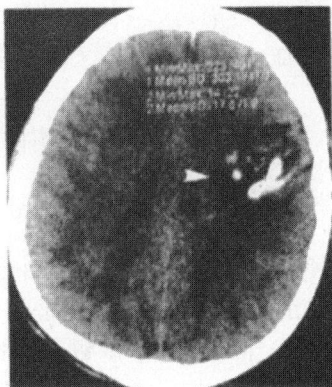

男性患者,42 岁,癫痫偶发 1 年,发作间隔缩短约 2 个月,CT 显示左侧额顶叶边界清楚肿瘤,内可见条片状钙化,钙化 CT 值约 303 HU,占位效应轻微。手术病理结果为少枝胶质瘤

图 4-15　少枝胶质瘤

3.鉴别诊断

(1)星形细胞瘤:常位于脑白质及其深部,而少枝胶质瘤位于脑表浅皮质和皮质灰质下区。

(2)神经颜面综合征:一般为小点状钙化,有明显的三叉神经分布区域颜面部血管痣等。

4.特别提示　需要注意的是与一般钙化和血管畸形的钙化相鉴别。MRI 显示软组织肿瘤的效果要优于 CT,但显示钙化的效果较差。

(八)室管膜瘤

1.病理和临床概述　室管膜瘤为发生于脑室壁与脊髓中央管室管膜细胞的神经上皮瘤,多发于儿童及青少年,占颅内肿瘤 1.9%～7.8%。占小儿颅内肿瘤的 13%,男女比例为 3:2。室管膜瘤为中等恶性程度肿瘤。多于术后通过脑脊液种植转移。好发部位第四脑室底部最为常见,其次为侧脑室、第三脑室、脊髓、终丝和脑实质。临床表现因肿瘤生长部位不同而异。一般主要有颅内高压、抽搐、视野缺损等,幕下肿瘤还可以伴有共济失调。

2.诊断要点　幕下室管膜瘤为等、稍低密度软组织肿块,有时可以在肿瘤周围见到残存第四脑室及瘤周水肿,呈低密度环状影。CT 可以显示瘤内钙化及出血,钙化约占一半,呈点状或位于瘤周。增强扫描肿瘤有轻至中度强化(图 4-16)。

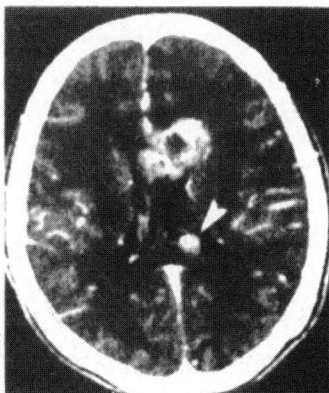

男性患者,19 岁,因头昏 1 个月,抽搐 1d 就诊,CT 扫描可见左侧侧脑室前角肿块,瘤内有囊变,左侧侧脑室体部后壁可见一结节灶。增强扫描肿块及结节有明显强化。手术病理为侧脑室内室管膜瘤伴种植转移幕上室管膜瘤囊变及出血较幕下多见,肿瘤有较显著强化。

图 4-16　侧脑室内室管膜瘤伴种植转移

3.鉴别诊断

(1)髓母细胞瘤:一般位于幕下,应行 MRI 矢状位扫描,可见显示发生部位为小脑蚓部。

(2)毛细胞星形细胞瘤。

4.特别提示　MRI 矢状位及冠状位扫描显示肿瘤与第四脑室关系非常有优势,对诊断有重大价值。

(九)髓母细胞瘤

1.病理和临床概述　髓母细胞瘤好发于颅后窝,以小脑蚓部最常见,多发于男性儿童,约占儿童颅后窝肿瘤的 18.5％。髓母细胞瘤为原始神经外胚层瘤,恶性程度较高。一般认为起源于髓帆生殖中心的胚胎残余细胞,位于蚓部或下髓帆,再向下生长而填充枕大池。本病起病急,病程短,多在三个月内死亡。

2.诊断要点　平扫为边缘清楚的等或稍高密度肿瘤,周边可见低密度第四脑室影(图 4－17)。增强扫描主要呈中等或轻度强化,少部分可以明显强化或不强化。

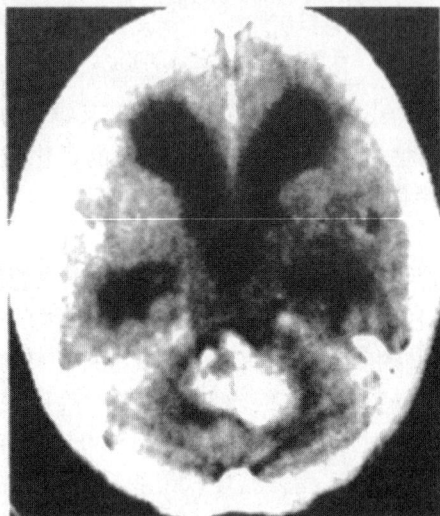

3 岁患者,因呕吐、步态不稳 2 周就诊,CT 增强扫描可见第四脑室内肿块,有中等均匀强化。手术病理为髓母细胞瘤

图 4－17　髓母细胞瘤

3.鉴别诊断　同第四脑室室管膜瘤、毛细胞星形细胞瘤等鉴别。

4.特别提示　MRI 矢状位及冠状位扫描显示肿瘤与第四脑室关系,非常有优势,对诊断有重大价值。

(十)原发性淋巴瘤

1.病理和临床概述　中枢神经系统原发性淋巴瘤是相对罕见的颅内肿瘤,占颅内原发瘤的 0.8％～1.5％。均为非霍奇金病。但近年来由于获得性免疫缺陷综合征(AIDS)及器官移植术后服用大量免疫抑制药的患者增多,淋巴瘤的发生率逐年增高。原发性淋巴瘤恶性程度高,病程短,如不及时治疗,患者将会在短期内死亡。因此早期诊断意义重大。好发于额叶、颞叶、基底核区、丘脑,也可以发生于侧脑室周围白质、胼胝体、顶叶、三角区、鞍区及小脑半球、脑干。临床表现无特异性,主要有:①基底部脑膜综合征,头痛、颈项强直、脑神经麻痹及脑积水等,脑脊液检查可见瘤细胞。②颅内占位症状,癫痫、精神错乱、痴呆、乏力及共济失调等。

2.诊断要点　平扫大多数为稍高密度肿块,也可以表现为等密度,一般密度均匀,呈圆形或类圆形,边界多数较清楚或呈浸润性生长使边界欠清。瘤内囊变、出血、钙化相对少见。肿瘤可以单发亦可以多发,大小不等。病灶占位效应轻微,瘤周水肿轻或中等(图4-18)。

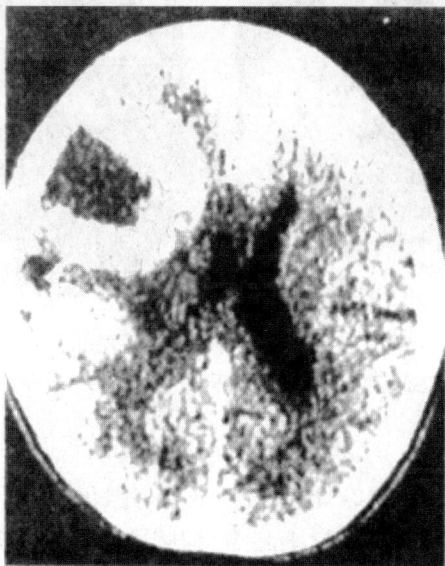

男性患者,36岁,因头痛1周来院就诊,CT平扫见右侧额叶巨大肿块,呈类圆形稍高密度,中央有低密度影,宽基于脑膜。手术病理为原发性淋巴瘤

图4-18　原发性淋巴瘤

继发于AIDS或其他免疫功能缺陷时,病理上常有瘤中心坏死,CT上表现为低密度灶。增强扫描肿瘤大多数均匀强化,少数形态不规则,边缘不清及强化不均匀。沿室管膜种植转移者可见室管膜不均匀增厚并明显强化。侵及脑膜者亦如此。AIDS患者,病灶可见低密度周围的环形强化。

3.鉴别诊断

(1)继发淋巴瘤:临床上有AIDS或器官移植史,一般难以鉴别。

(2)转移瘤:多发,大片水肿。

(3)其他:需要鉴别的还有星形细胞瘤、脑膜瘤等。

4.特别提示　CT与MRI均可以作为首选方法,但MRI增强扫描时剂量增加后可以显示小病变,T_2WI显示瘤周水肿效果非常好。

(十一)血管母细胞瘤

1.病理和临床概述　血管母细胞瘤,又叫成血管细胞瘤,系起源于内皮细胞的良性肿瘤,占中枢神经系统原发性肿瘤的1.1%~2.4%。好发于小脑,亦见于延髓及脊髓,罕见于幕上。发生于任何年龄,以中年男性多见。病理上常为囊性,含实性壁结节,壁结节常靠近软脑膜,以便于接受血供。实性者常为恶性,预后较差。临床症状较轻微或呈间歇性,有头痛、头晕、呕吐、眼球震颤、言语不清等症状。

2.诊断要点　平扫时囊性肿瘤表现为均匀的低密度灶,囊液内因含蛋白及血液,密度较脑脊液稍高,囊性肿瘤的壁结节多为等或稍低密度(图4-19A)。增强后囊性肿瘤壁不强化或轻度强化,壁结节明显强化(图4-19B)。

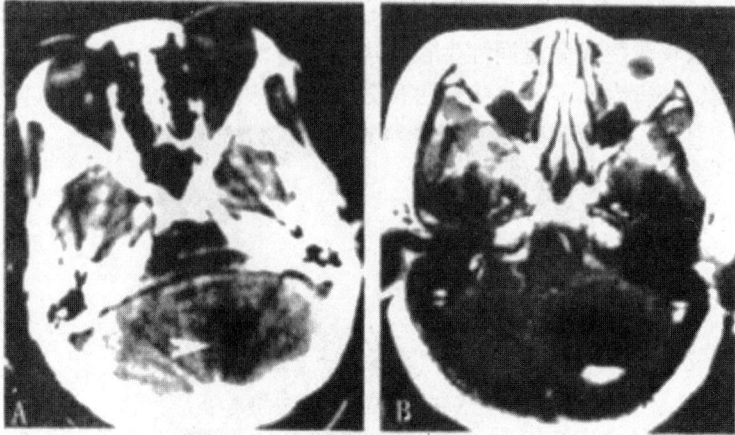

A. 男性患者，48岁，因头痛、呕吐及共济失调来院就诊，CT平扫可见左侧小脑半球可见囊性灶，边界及壁结节显示欠清。手术病理为血管母细胞瘤；B. 与前者为同一患者，MRI增强显示囊性灶，壁轻微强化，后壁上有明显强化的壁结节

图4—19 血管母细胞瘤

实性肿瘤多为等或稍低密度混杂灶，呈轻度或中等强化。

3. 鉴别诊断 囊性肿瘤需要与星形细胞瘤、脑脓肿、转移瘤相鉴别。实性肿瘤需要与星形细胞瘤等相鉴别。

4. 特别提示 CT平扫不容易发现壁结节，增强效果较好，但与MRI比较应以后者作为首选方法，MRI增强多方位扫描，显示壁结节效果极佳。

三、脑血管病变

急性期脑血管疾病（CVD）以脑出血和脑梗死多见，CT和MRI诊断价值大；动脉瘤和血管畸形则需配合DSA、CTA或MRA诊断。

（一）脑出血

1. 病理和临床概述 脑出血是指脑实质内的出血，依原因可分为创伤性和非创伤性，后者又称原发性或自发性脑内出血，多指高血压、动脉瘤、血管畸形、血液病和脑肿瘤等引起的出血，以高血压性脑出血常见，多发于中老年高血压和动脉硬化患者。出血好发于基底核、丘脑、脑桥和小脑，易破入脑室。血肿及伴发的脑水肿引起脑组织受压、软化和坏死。血肿演变分为急性期、吸收期和囊变期，各期时间长短与血肿大小和年龄有关。

2. 诊断要点 呈边界清楚的肾形、类圆形或不规则形均匀高密度影，周围水肿带宽窄不一，局部脑室受压移位。（图4—20）破入脑室可见脑室内积血。

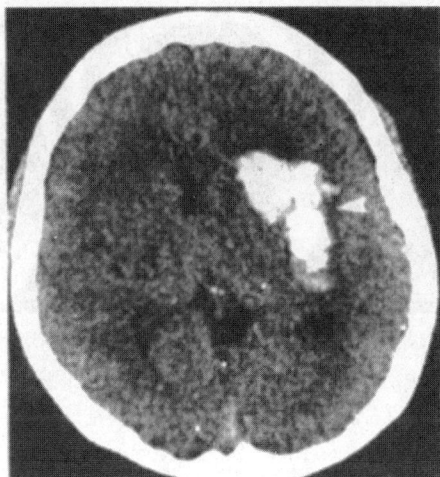

女性患者,68 岁,突发言语不清、左侧肢体偏瘫 4h 就诊,CT 显示左侧基底核区条片状高密度影,左侧侧脑室受压变形

图 4—20　脑出血

急性期表现为脑内密度均匀一致的高密度灶,呈卵圆形或圆形为主,CT 值为 50～80HU;吸收期始于 3～7d,可见血肿周围变模糊,水肿带增宽,血肿缩小并密度减低,小血肿可完全吸收;囊变期始于 2 个月以后,较大血肿吸收后常遗留大小不等的囊腔,伴有不同程度的脑萎缩。

3. 鉴别诊断　脑外伤出血,结合外伤史可以鉴别。

4. 特别提示　血肿不同演变时期 CT 显示的密度不同,容易误诊,应密切结合临床。

(二)脑梗死

1. 病理和临床概述　脑梗死包括缺血性和出血性脑梗死及腔隙性脑梗死。缺血性脑梗死是指脑血管闭塞导致供血区域脑组织缺血性坏死。其原因有:①脑血栓形成,继发于脑动脉硬化、动脉瘤、血管畸形、炎性或非炎性脉管炎等。②脑栓塞,如血栓、空气、脂肪栓塞。③低血压和凝血状态。病理上分为缺血性、出血性和腔隙性脑梗死。出血性脑梗死是指部分缺血性脑梗死继发梗死区内出血。腔隙性脑梗死系深部髓质小动脉闭塞所致,为脑深部的小梗死,在脑卒中病变中占 20%,主要好发中老年人,常见于基底核、内囊、丘脑、放射冠及脑干。

2. 诊断要点

(1)缺血性梗死(图 4—21A):CT 示低密度灶,其部位和范围与闭塞血管供血区一致,皮髓质同时受累,多呈扇形。基底贴近硬膜。可有占位效应。2～3 周时可出现"模糊效应",病灶变为等密度而不可见。增强扫描可见脑回状强化。1～2 个月后形成边界清楚的低密度囊腔。

(2)出血性梗死(图 4—21B):CT 示在低密度脑梗死灶内,出现不规则斑点、片状高密度出血灶,占位效应较明显。

(3)腔隙性梗死(图 4—21C):CT 表现为脑深部的低密度缺血灶,大小 5～15mm,无占位效应。

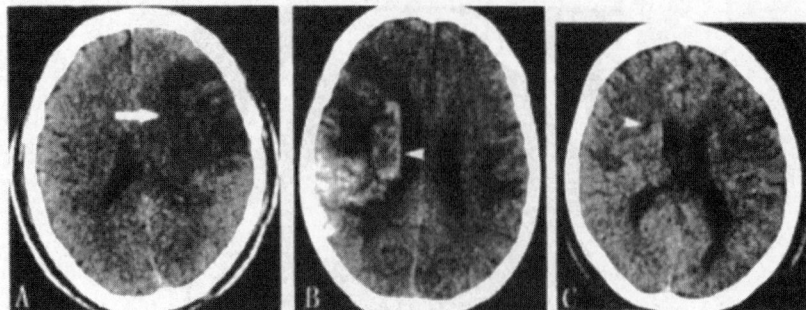

A. 男性患者，75 岁，突发肢体偏瘫 1d，CT 显示左侧额、颞叶大片低密度梗死灶；B. 女性，64 岁，突发肢体偏瘫 5h，经诊断为右颞大片脑梗死后入院后行溶栓治疗。3d 后病情加重，CT 显示右侧颞顶叶大片出血性脑梗死；C. 女性，67 岁，头昏 3d，CT 显示右侧颞叶基底核区腔隙性脑梗死（箭头）

图 4－21　脑梗死

3. 特别提示　CT 对急性期及超急性期脑梗死的诊断价值不大，应行 MRI 弥散加权扫描。病情突然加重时应行 CT 复查，明确有无梗死后出血即出血性脑梗死，以指导治疗。

（三）动脉瘤

1. 病理和临床概述　动脉瘤好发于脑底动脉环及附近分支，是蛛网膜下隙出血的常见原因，发生的主要原因是血流动力学改变，尤其是血管分叉部血液流动对血管壁形成剪切力以及搏动压力造成血管壁退化；动脉粥样硬化也是常见因素；另外常与其他疾病伴发，如纤维肌肉发育异常，马方综合征等。按形态可分为常见的浆果形、少见的梭形及罕见的主动脉夹层。浆果形的囊内可有血栓形成。

2. 诊断要点　分为三型，Ⅰ 型无血栓动脉瘤（图 4－22A），平扫呈圆形高密度区，均一性强化；Ⅱ 型部分血栓动脉瘤（图 4－22B），平扫中心或偏心处高密度区，中心和瘤壁强化，其间血栓无强化，呈"靶征"；Ⅲ 型完全血栓动脉瘤，平扫呈等密度灶，可有弧形或斑点状钙化，瘤壁环形强化。动脉瘤破裂时 CT 图像上多数不能显示瘤体，但可见并发的蛛网膜下隙出血、脑内血肿、脑积水、脑水肿和脑梗死等改变。

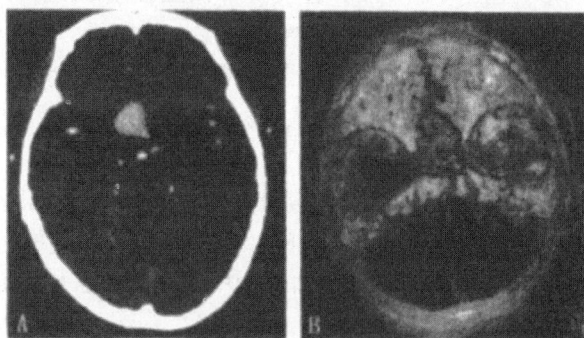

A. 男性患者，24 岁，因不明原因蛛网膜下隙出血而行 CT 检查，增强可见鞍上池前方可见一囊样结节灶，强化程度与动脉相仿；B. CTA 的 VRT 重建显示前交通动脉瘤

图 4－22　前交通动脉瘤

3. 鉴别诊断

（1）脑膜瘤：与脑膜宽基相接。

（2）脑出血：结合病史及临床症状。

4. 特别提示　CTA 对动脉瘤显示价值重大，可以立体旋转观察载瘤动脉、瘤颈及其同周

围血管的空间关系。

(四)脑血管畸形

1.病理和临床概述 脑血管畸形为胚胎期脑血管的发育异常,根据 McCormick 1996 年分类,分为动、静脉畸形、静脉畸形、毛细血管扩张症、血管曲张和海绵状血管瘤等。动、静脉畸形最常见,好发于大脑中动脉、后动脉系统,由供血动脉、畸形血管团和引流静脉构成。好发于男性,以 20～30 岁最常见。儿童常以脑出血、成人以癫痫就诊。

2.诊断要点 显示不规则混杂密度灶,可有钙化,并呈斑点或弧线形强化,水肿和占位效应缺乏(图 4-23A)。可合并脑血肿、蛛网膜下隙出血及脑萎缩等改变。

3.鉴别诊断 海绵状血管瘤,增强扫描呈轻度强化,病灶周围无条状、蚓状强化血管影。MRI 可显示典型的网格状或爆米花样高低混杂信号,周围见低信号环。

4.特别提示 CTA 价值重大,可以立体旋转观察供血动脉和引流静脉(图 4-23B)。MRA 显示更清楚。

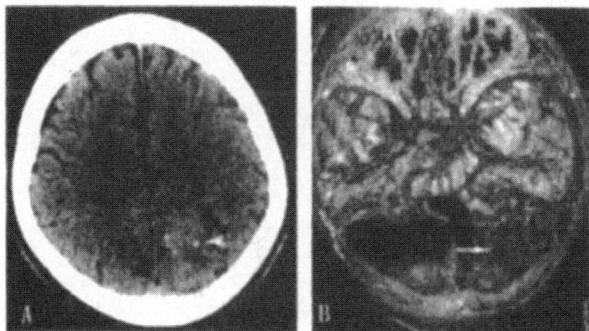

A.男性,患者 19 岁,因癫痫不规则发作 5 年来院检查,CT 平扫显示左侧顶、枕部脑实质内可见多发斑点状钙化影,局部脑实质密度增高。DSA 证实为颅内动静脉畸形;B.CTA 的 VRT 重建显示为左侧顶枕叶 AVM

图 4-23 颅内动静脉畸形

四、颅内感染

颅内感染的病种繁多,包括细菌、病毒、真菌和寄生虫感染,主要通过血行性感染或邻近感染灶直接扩散侵入颅内,少数可因开放性颅脑损伤或手术造成颅内感染。改变包括脑膜炎、脑炎和动静脉炎。

(一)脑脓肿

1.病理和临床概述 脑脓肿以耳源性常见,多发于颞叶和小脑;其次为血源性、鼻源性、外伤性和隐源性等。病理上分为急性炎症期、化脓坏死期和脓肿形成期。

2.诊断要点 急性炎症期呈大片低密度灶,边缘模糊,伴占位效应,增强无强化;化脓坏死期,低密度区内出现更低密度坏死灶,轻度不均匀性强化;脓肿形成期,平扫见等密度环,内为低密度并可有气泡影,呈环形强化,其壁完整、光滑、均匀,或多房分隔(图 4-24)。

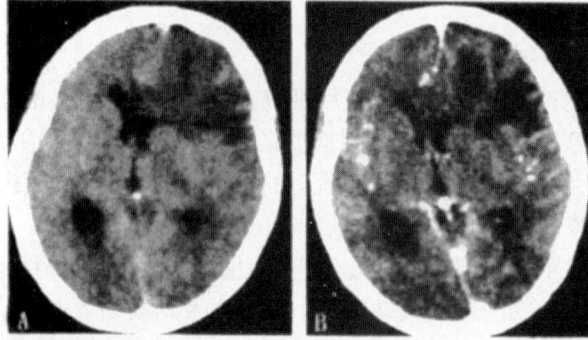

男性患者,24 岁,因头痛、呕吐 2d 入院,CT 平扫显示左额叶不规则低密度灶,占位效应明显。增强可见病灶呈环形均匀强化,未见明显壁结节,中心低密度区无明显变化,周围水肿明显,左侧侧脑室前角明显受压移位变形。考虑为脓肿形成,经抗感染治疗后情况好转

图 4-24　脑脓肿

3.鉴别诊断

(1)胶质瘤:胶质瘤的环状强化厚薄不均,形态不规则,常呈花环状、结节状强化,中心坏死区密度不等,CT 值常大于 20 HU。

(2)脑梗死多见于老年高血压患者,有明确突发病史,经复查随访,占位效应减轻。

(3)与肉芽肿病鉴别。

4.特别提示　CT 诊断该病应结合病史、脑脊液检查。

(二)结核性脑膜脑炎

1.病理和临床概述　结核性脑膜脑炎是结核菌引起脑膜弥漫性炎性反应,并波及脑实质,好发于脑底池。脑膜渗出和肉芽肿为其基本病变,可合并结核球、脑梗死和脑积水。

2.诊断要点　CT 早期可无异常发现。脑底池大量炎性渗出时,其密度增高,失去正常透明度;增强扫描脑膜广泛强化,形态不规则。肉芽肿增生则见局部脑池闭塞并结节状强化。

脑结核球平扫呈等或低密度灶,增强扫描呈结节状或环形强化。

3.鉴别诊断　蛛网膜下隙出血,平扫呈高密度,增强扫描无明显强化,脑底池形态规则,无局部闭塞及扩张改变;此外需同脑囊虫病,转移瘤及软脑膜转移等鉴别,需结合病史。

4.特别提示　CT 诊断应结合脑脊液检查、X 线胸片检查等。

(三)脑猪囊尾蚴病

1.病理和临床概述　脑猪囊尾蚴病系猪绦虫囊尾蚴在脑内异位寄生所致。人误食绦虫卵或节片后,卵壳被胃浊消化后,蚴虫经肠道血流而散布于全身寄生。脑猪囊尾蚴病为其全身表现之一,分为脑实质型、脑室型、脑膜型和混合型。脑内囊虫的数目不一,呈圆形,直径 4~5mm。囊虫死亡后退变为小圆形钙化点。

2.诊断要点　脑实质型 CT 表现为脑内散布多发性低密度小囊,多位于皮、髓质交界区,囊腔内可见致密小点代表囊虫头节。不典型者可表现为单个大囊、肉芽肿、脑炎或脑梗死。脑室型以第四脑室多见;脑膜型多位于蛛用膜下隙,和脑膜粘连,CT 直接征象有限,多间接显示局部脑室或脑池扩大,相邻脑实质光滑受压。常合并脑积水。囊壁、头节和脑膜有时可强化。

3.鉴别诊断

(1)蛛网膜囊肿:常位于颅中窝、侧裂池,边缘较平直,可造成颅骨压迫变薄。

（2）转移癌：呈大小不一的圆形低密度灶，增强扫描环状、结节状强化，病灶周围明显水肿。

（3）脑结核：结合病史、CT特点可以区别。

4.特别提示　需要结合有无疫区居住史、有无生食史等。

（四）急性播散性脑脊髓炎

1.病理和临床概述　急性播散性脑脊髓炎或称急性病毒性脑脊髓炎，可见于病毒（如麻疹、风疹、水痘等）感染后或疫苗（如牛痘疫苗、狂犬病疫苗等）接种后，临床表现为发热、呕吐、嗜睡、昏迷。一般在病毒感染后2~4d或疫苗接种后10~13d发病。发病可能与自身免疫机制有关。

2.诊断要点　CT表现急性期脑白质内多发、散在性低密度灶，半卵圆中心区明显，有融合倾向，增强呈环形强化。慢性期表现为脑萎缩。

急性病毒性脑炎时，主要表现为早期脑组织局部稍肿胀，中、后期可以出现密度减低（图4—25），增强扫描可以有局部软脑膜强化，增厚改变，脑沟显示欠清。

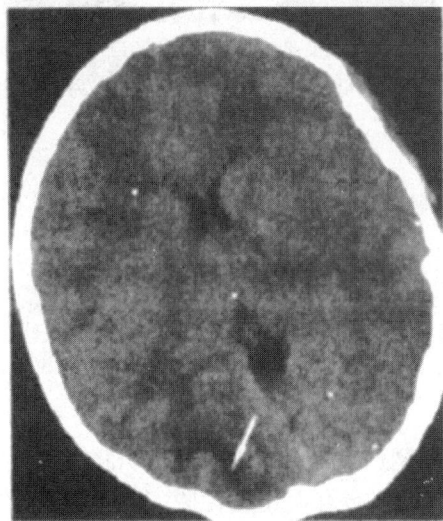

女性患者，11岁，因头昏嗜睡2d，CT可见右侧枕叶局部脑皮质肿胀、白质水肿改变，经脑脊液检查证实为病毒性脑炎

图4—25　病毒性脑炎

3.鉴别诊断　同软脑膜转移、结核性脑膜炎等鉴别。

4.特别提示

应进行脑脊液检查。MRI成像及增强扫描对显示该病有很好的效果。

（五）肉芽肿性病变

1.病理和临床概述　肉芽肿种类繁多，主要有炎症性和非炎症性。侵犯脑内的肉芽肿主要有炎症性，其中以结核性最常见。炎症性肉芽肿是炎症局部形成主要以巨噬细胞增生构成的境界清楚的结节样病变。病因有：结核、麻风、梅毒、真菌及寄生虫、异物、其他疾病等。临床表现与颅内占位类似。

2.诊断要点　CT平扫表现等或稍高密度的边界清楚的结节灶（图4—26）。增强扫描呈结节样强化，也可以因内部发生坏死而呈环形强化，后者常见于结核性肉芽肿。少部分肉芽肿内可见钙化。可以单发或多发。好发于大脑皮质灰质下。

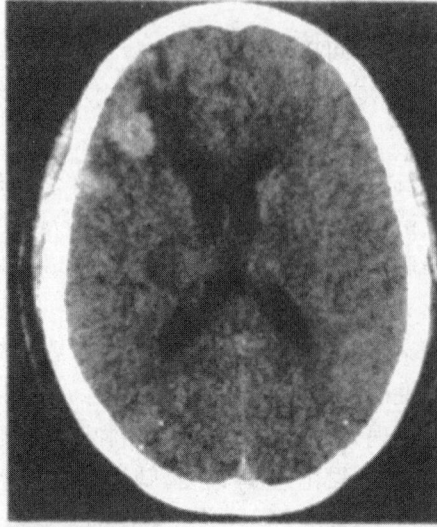

男性患者,32岁,因头晕嗜睡3d就诊,CT平扫显示右侧额、颞叶大脑皮质灰质下及灰质区可见高密度结节灶,右侧侧脑室前角扩大伴局部白质区低密度改变,手术病理检查为结核性肉芽肿

图4—26 结核性肉芽肿

3.鉴别诊断

(1)脑转移肿瘤,水肿较明显,增强扫描呈环状或结节状,一般有原发病史,临床复查随访进展明显。

(2)同部分脑肿瘤鉴别困难。

4.特别提示 应进行脑脊液检查。MRI成像及增强扫描对显示该病有很好的效果。

五、脱髓鞘疾病

1.病理和临床概述 脱髓鞘疾病是一组以神经组织髓鞘脱失为主要病理改变的疾病。可分为原发性和继发性两类。多发性硬化是继发性脱髓鞘疾病中最常见的一种,病因不明,以脑室周围髓质和半卵圆中心多发性硬化斑为主,也见于脑干、脊髓和视神经。20~40岁女性多见,临床上呈多灶性脑损害,或伴有视神经和脊髓症状,病程缓解与发作交替且进行性加重。

2.诊断要点 侧脑室周围和半卵圆中心显示多灶性低或等密度区,也见于脑皮质、小脑、脑干和脊髓,多无占位效应。活动期病灶有强化,激素治疗后或慢性期则无强化。

3.鉴别诊断

(1)老年脑:可以出现脑白质变化,但正常老年人无多发硬化的临床病表现,且很少60岁以后发病。

(2)SLE:患者有时脑白质改变类似多发硬化,但脑室周围白质变化较重,外周部分白质变化较轻,脑皮质常伴萎缩。

4.特别提示 MRI对硬化斑的显示远较CT敏感,尤其是在小脑和脑干。激素治疗效果较好。MRI矢状面上有特征表现,病灶为条状垂直于侧脑室。硬化斑T_1WI呈稍低或等信号,T_2WI和水抑制像均呈高信号。

(王文莉)

第五章　五官及颈部疾病的 CT 诊断

第一节　基本病变 CT 表现

一、眼和眼眶

1. 形态改变　有变形、扩大、缩小甚至消失，可以发生在眼眶、眼球、眼肌等结构，通常提示眼部外伤、畸形、肿瘤等病变的存在。

2. 位置改变　指正常眶内各结构发生移位，表现为上下左右及前后位置的改变，通常提示有占位性病变。

3. 骨质改变　骨质中断为外伤骨折所致，骨质破坏提示恶性肿瘤或转移瘤，骨质增生多见于脑膜瘤或炎性病变。

4. 异常密度　低密度提示含脂肪性病变或积气，等密度多见于炎性或肿瘤性病变，高密度见于骨瘤，钙化见于视网膜母细胞瘤。

二、耳部

1. 颞骨结构及形态改变外耳道狭窄、闭锁，听小骨融合等。

2. 颞骨骨质变化　骨质增生常见炎性病变，骨质破坏常见胆脂瘤及恶性肿瘤。

3. 乳突气房的改变　乳突气房的发育程度，乳突气房密度增高及积液提示急性炎症，低密度的结节影常提示胆脂瘤形成。

三、鼻和鼻窦

1. 鼻窦　正常鼻窦含气，黏膜不显影。黏膜增厚时，提示慢性炎症；窦腔内积液或见液平时，提示急性炎症。鼻窦内肿瘤、息肉表现为窦腔内中等软组织密度影。

2. 骨质改变　鼻窦黏液囊肿可使窦腔扩大，骨质变薄。鼻窦恶性肿瘤及少部分炎性病变引起骨质破坏。

四、鼻咽部

1. 鼻咽部大小形态　改变鼻咽部肿瘤、咽后壁脓肿常致鼻咽部后壁、顶壁增厚，鼻咽腔狭小，咽旁间隙受压变小。

2. 颅底骨质吸收及破坏　常见于鼻咽癌转移瘤。

五、口腔颌面部

1. 形态改变　颌骨可有变形、增大、缩小甚至消失，通常提示面部外伤、畸形、肿瘤等病变的存在。

2. 位置改变　指正常颌面部各结构发生移位，表现为上下左右及前后位置的改变，通常提示有占位性病变或畸形。

3.骨质改变　骨质中断为骨折所致,骨质破坏提示恶性肿瘤或转移瘤等。

4.异常密度　表现为低密度提示含脂肪性病变或积气,等密度多见于炎性或肿瘤性病变,高密度见于骨瘤、钙化等。

六、喉部

1.喉腔结构及形态改变　一侧或双侧声带增厚、肿块可引起喉腔变形,喉室狭窄。

2.喉部周围间隙及软骨　喉部恶性肿瘤向外侵犯时,周围脂肪间隙低密度影消失,软骨破坏。

七、颈部

1.淋巴结肿大　一般正常淋巴结小于5mm,5～8mm提示可疑淋巴结增大,大于8mm则认为是淋巴结增大,常见有炎症、结核、转移瘤、淋巴瘤等。超声表现为类圆形,中央髓质为强回声,周边皮质为低回声。CT为等密度肿块,位于颈部各间隙内,增强后均匀、不均匀或环形强化。颈部淋巴结的全面准确的显示,对恶性肿瘤的分期具有重要价值。

2.软组织肿块与病变的密度　软组织肿块见于各种肿瘤、炎症。CT分病灶囊性与实性有重要价值,增强扫描可以观察病灶的血供及侵犯的范围。

3.正常结构移位和病变部位　正常结构移位见于各种占位性病变。病变所在部位对诊断具有重要价值;颈前区病变常来源于甲状腺;颈外侧区病变有颈动脉体瘤、神经鞘瘤、神经纤维瘤、淋巴管瘤、转移瘤等。

4.气管、血管狭窄闭塞　见于外伤、肿瘤、气管软骨坏死等。

(王文莉)

第二节　常见疾病 CT 诊断

一、眼部常见疾病

(一)眼部外伤

1.眼部异物

(1)病理和临床概述:眼部异物系常见眼部外伤,异物分为金属性(铜、铁、钢、铅及其合金)和非金属性(玻璃、塑料、橡胶、沙石等)。眼部异物可产生较多并发症如眼球破裂、晶状体脱位、眼球固缩、出血和血肿形成、视神经创伤、眶骨骨折、海绵窦动静脉瘘、感染等。临床表现多样。

(2)诊断要点:金属异物CT表现为高密度影,CT值大于2000HU,周围可有明显的放射状金属伪影;非金属异物又分为:①高密度,如沙石、玻璃,CT值大于300HU,一般无伪影。②低密度,如植物类、塑料,CT值为-199～+20HU(图5-1)。

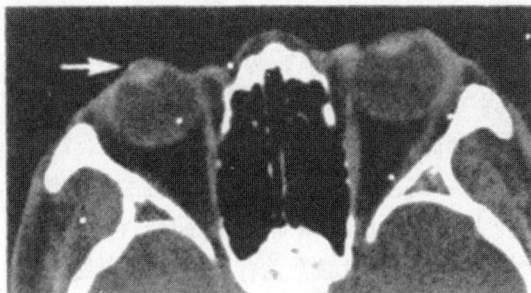

右侧眼角膜见小点状高密度影,临床证实为石头溅入

图 5-1　右眼异物

(3)鉴别诊断:①眼内钙化,分为眼球内钙化和球后眶内钙化,多见于肿瘤、血管性病变,CT可见肿块影,可以区别。②人工晶体,询问病史可以区别。③眶内气肿:异物具有固定的形状,有助于区别。

(4)特别提示:X线不易确定异物位于眼球内或眼球外,CT能准确显示异物的部位、数目及其并发症,并能定位。对于密度同玻璃体相近的异物,CT不能显示,MRI显示良好。

2.眼球及眶部外伤

(1)病理和临床概述:眼球及眶部外伤包括软组织损伤和眼部骨折。前者以晶状体破裂和眼球穿通伤多见。晶状体破裂表现为外伤性白内障,视力下降或丧失;穿通伤致眼球破裂,最终致眼球萎缩,眼球运动障碍,视力丧失。后者以眶壁、视神经管骨折多见。

(2)诊断要点:①晶状体破裂CT表现为晶状体密度减低直至晶状体影像和玻璃体等密度而消失。②穿通伤常伴局部出血(血肿)、少量积气、晶状体脱位、视神经损伤及眼球破裂等表现。③眼眶骨折多发生于骨壁较薄弱部位,如眼眶内侧壁、眶底、眶尖、蝶骨大翼骨折等。表现为骨质连续性中断。④CT还可以确定眼内容物、视神经、眼肌、球后脂肪损伤情况及视神经管骨折情况(图5-2)。

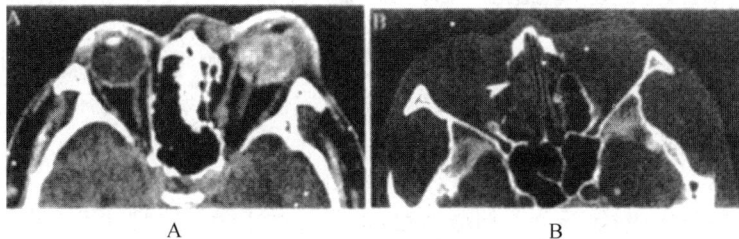

A.左侧眼球密度增高及球内可见少量气体,眼睑软组织肿胀。B右侧眼眶内侧壁骨折,筛窦密度增高,内直肌挫伤肿胀。

图 5-2　眼球及眶部外伤

(3)鉴别诊断:一般多有明确外伤史。正常眼眶内侧壁局部可为膜状结构,需与骨折鉴别,骨折时内直肌常表现挫伤改变。

(4)特别提示:早期诊断眼部外伤情况,对决定治疗方法和预后很重要。CT能充分提供外伤信息。对于眼外肌和其周围纤维化情况CT有时不能区分,MRI显示更好。

(二)眶内炎性病变

1.炎性假瘤

(1)病理和临床概述:炎性假瘤病因不清,可能与免疫功能有关。本病男性多于女性,中年以上为主,一般为单侧发病,少数病例可以双侧发病。根据炎症累及的范围,可分为眶隔前炎型、肌炎型、泪腺炎型、巩膜周围炎、神经束膜炎及弥漫性炎性假瘤。也有人将炎性假瘤分为 4 型:弥漫型、肿块型、泪腺型和肌炎型。急性期主要为水肿和轻度炎性浸润,浸润细胞包括淋巴细胞、浆细胞和嗜酸性细胞,发病急,表现为眼周不适或疼痛、眼球转动受限、眼球突出、球结膜充血水肿、眼睑皮肤红肿、复视和视力下降等,症状的出现与炎症累及的眼眶结构有关。亚急性期和慢性期为大量纤维血管基质形成,病变逐渐纤维化,症状和体征可于数周至数月内缓慢发生,持续数月或数年。对激素治疗有效但容易复发。

(2)诊断要点:按 CT 表现可以一般按后者分型:肿块型、肌炎型、泪腺型和弥漫型。以肌炎型和肿块型较为常见。肿块型表现为球后边缘清楚、密度均匀的软组织肿块。可以同时显示眼环增厚、眼外肌和视神经增粗、密度增高及边缘不整齐等改变;肌炎型表现为眼外肌肥大,边缘不整齐,常累及眼肌附着点,可同时显示泪腺肿大;泪腺型表现为泪腺呈半圆形、扁形、肿块状增大,边界清楚;弥漫型表现为眼外肌肥大和视神经增粗,且密度增高、眼环增厚,泪腺弥漫性增大,球后间隙密度增高,眶内各结构显示欠清(图 5—3)。

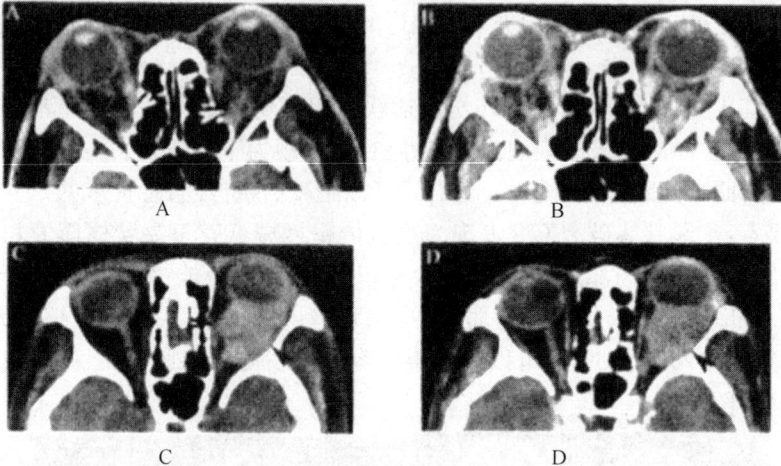

A、B. 为弥漫型炎性假瘤,眼外肌肥大和视神经增粗,且密度增高、眼环增厚,泪腺弥漫性增大,球后间隙密度增高,眶内各结构显示欠清,增强扫描呈不均匀中等强化;C、D. 为肿块型炎性假瘤,左眼眶球后视神经与外直肌间可见一肿块,边界尚清,增强扫描有轻度均匀强化

图 5—3 炎性假瘤

(3)鉴别诊断:格氏眼病,表现为肌腹增粗,附着于眼球壁上的肌腱不增粗,常是双侧下直肌、上直肌、内直肌肌腹增粗,临床有甲状腺功能亢进表现。部分患者横断位扫描眼外肌增粗如肿块样,应行冠状位或 MRI 检查。

(4)特别提示:临床激素治疗可以明显好转。

2.眶内蜂窝织炎

(1)病理和临床概述:眶内蜂窝织炎为细菌引起的软组织急性炎症,病菌多为溶血性链球菌或金黄色葡萄球菌。大多为鼻窦或眼睑炎症蔓延所致,或由于外伤、手术、异物及血行感染等引起。临床表现为发热、眼睑红肿,球结膜充血,运动障碍、视力降低,感染未及时控制,可引起海绵窦及颅内感染。

(2)诊断要点:CT 检查可以明确显示病变范围,区别炎症与脓肿。表现为眼睑软组织肿胀;眼外肌增粗,边缘模糊;眶内脂肪影为软组织密度取代,内见条状高密度影,泪腺增大;骨膜下脓肿表现为紧贴骨壁肿块,见小气泡影或环状强化(图5-4)。

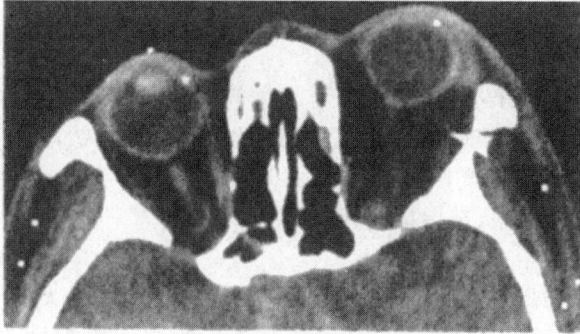

左侧球后脂肪密度增高,可见条状影及模糊改变,左侧眼睑肿胀。眼球突出

图5-4 眶内蜂窝织炎

部分患者有眼球壁增厚,密度同眼外肌或略低,增强后病变明显不均匀强化。

发生骨髓炎表现为眶骨骨质破坏,伴骨膜反应,周围见不规则软组织。

(3)鉴别诊断:眶内转移性肿瘤,发生在眶骨、肌锥内外、眼外肌,其中60%发生在肌锥外,20%为弥漫性,2/3患者伴有眶骨改变,临床有原发病史。

(4)特别提示:眼部 CT 检查可以明确炎症范围、侵袭眼眶途径、观察疗效及有无颅内侵犯。MRI 检查对诊断亦有帮助。

3.格氏眼病

(1)病理和临床概述:甲状腺功能改变可有眼部症状。仅有眼症状而甲状腺功能正常者称为眼型 Graves 病;甲状腺功能亢进伴有眼征者称为 Graves 眼病,多数格氏眼病,有甲状腺功能亢进,甲状腺增大和眼球突出。病理改变眼外肌肥厚、眶脂肪体积增加,镜下表现为淋巴细胞、浆细胞浸润。临床表现:格氏眼病发作缓慢,有凝视、迟落等表现。严重者眼球明显突出固定,视力明显减退。

(2)诊断要点:CT 检查多数为对称性眼外肌增大,眼肌增大呈梭形,肌腹增大为主;边缘光滑清晰,以内直肌、下直肌较多累及(图5-5)。

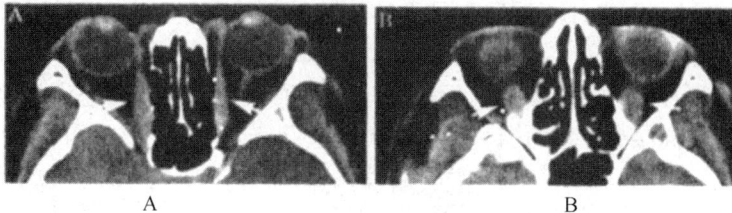

甲状腺功能亢进,眼球突出,A 图双眼内直肌肌腹明显增粗(箭头所指),肌腱未见增粗;B 图双眼下直肌明显增粗(箭头所指)

图5-5 格氏眼病

视神经增粗和眼球突出,球后脂肪体积增加,显示清晰,眶隔前移,可与炎性假瘤鉴别。

少数患者表现为眶内脂肪片状密度增高影,泪腺增大,眼睑水肿,甚至视神经增粗等征象。

(3)鉴别诊断:①炎性假瘤,主要是肌炎型假瘤需鉴别,表现为眼外肌肌腹和肌腱均增粗,上直肌、内直肌最易受累,眶壁骨膜与眼外肌之间脂肪间隙消失。②颈动脉海绵窦瘘,有外伤病史,眼球突出明显,听诊及血管搏动音,增强扫描显示眼上静脉明显增粗,MRI 斜矢状位可以清晰显示。③外伤性眼外肌增粗,表现眼肌肿胀,常见眶壁骨折、眼睑肿胀等征象。

(4)特别提示:CT 和 MRI 均能较好显示增粗的眼外肌,但 MRI 更易获得理想的冠状面和斜矢状面,显示上直肌、下直肌优于CT,并可区分病变是炎性期还是纤维化期。

(三)眼部肿瘤

1.视网膜母细胞瘤

(1)病理和临床概述:视网膜母细胞瘤是儿童常见肿瘤,90％见于3岁以下,单眼多见。该肿瘤起源于视网膜内层,向玻璃体内或视网膜下生长,呈团块状,常有钙化和坏死,病灶可表现一侧眼球内多发结节或两侧眼球发病。临床表现早期多无症状,肿瘤较大可出现白瞳征、视力丧失,晚期出现青光眼、球后扩散、眼球突出等。肿瘤常沿视神经向颅内侵犯,累及脉络膜后可远处转移。

(2)诊断要点:CT表现眼球后半部圆形或椭圆性高密度肿块,大部分见不规则钙化或一致性钙化,钙化呈团块状、斑点状或片状,钙化亦是本病的特征表现(图5-6)。

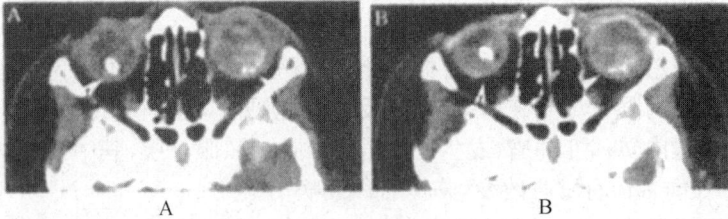

女,4岁,发现左眼瞳孔内黄光反射来院就诊。CT可见双侧眼球内混杂密度肿块,其内有斑点状钙化。手术病理为视神经母细胞瘤(A为平扫,B为增强)

图5-6 视神经母细胞瘤

侵犯视神经时显示视神经增粗,肿瘤非钙化部分增强扫描呈轻、中度强化。

(3)鉴别诊断:①眼球内出血,多有外伤史,无肿块。②眼球内寄生虫病,晚期一般为玻璃体内高密度影,CT有时很难鉴别,B超有助于区分钙化和寄生虫坏死后形成的高密度影。

(4)特别提示:CT是诊断视网膜母细胞瘤的最佳方法,薄层高分辨率CT对肿瘤钙化显示达90％以上。CT和MRI显示肿瘤的球后扩散较清楚,但MRI对于视神经和颅内转移及颅内异位视网膜母细胞瘤的显示率优于CT。

2.视神经胶质瘤

(1)病理和临床概述:视神经胶质瘤是发生于视神经内胶质细胞的肿瘤,儿童多见,发生于成人具有恶性倾向,女性多于男性。本病伴发神经纤维瘤者达15％～50％。

临床最早表现为视野盲点,但由于患者多为儿童而被忽视。95％患者以视力减退就诊,还表现为眼球突出,视盘水肿或萎缩。

(2)诊断要点:视神经条状或梭形增粗,边界光整,密度均匀,CT值在40～60HU之间,轻度强化,侵及视神经管内段引起视神经管扩大(图5-7)。

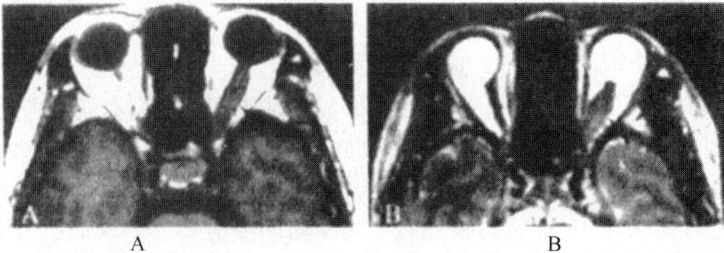

患者女性,39岁,左眼视力减退5个月就诊,MRI显示左侧视神经明显梭形增粗,边界光整,信号基本均匀

图5-7 视神经胶质瘤

(3)鉴别诊断:①视神经鞘脑膜瘤:主要见于成年人:CT表现为高密度并可见钙化,边界

欠光整;MRI上和T_1WI和T_2WI均呈低或等信号,肿瘤强化明显,而视神经无强化,形成较具特征性的"轨道"征。②视神经炎:主要指周围视神经鞘的炎性病变,有时与胶质瘤不易鉴别。③视神经蛛网膜下隙增宽:见于颅内压增高,一般有颅内原发病变。

(4)特别提示:MRI检查容易发现肿块是否累及球壁段、管内段或颅内段;有利于区别肿瘤与蛛网膜下隙增宽,因此为首选检查方法。MRI增强显示更好。

3.皮样囊肿或表皮样囊肿

(1)病理和临床概述:眼眶皮样囊肿或表皮样囊肿由胚胎表皮陷于眶骨间隙内没有萎缩退化形成,可不定期地潜伏,儿童期发病多见。临床表现为缓慢进行性无痛性肿物,伴眼球突出、眼球运动障碍等。

(2)诊断要点:CT表现为均匀低密度或混杂密度肿块,其内含有脂肪密度结构。常伴邻近骨壁局限性缺损,囊壁强化而囊内无强化。眼球、眼外肌、视神经受压移位。

(3)鉴别诊断:应与泪腺肿瘤、组织细胞增殖症等病变鉴别。根据病变特征一般可以鉴别。

(4)特别提示:CT能很好地显示囊肿典型CT密度和骨质缺损,一般容易诊断。若CT诊断困难,MRI能显示肿块信号特点,一般可明确诊断。

4.泪腺良性混合瘤

(1)病理和临床概述:泪腺良性混合瘤又称良性多形性腺瘤。见于成人,平均发病年龄40岁,无明显性别差异。多来源于泪腺眶部,肿物呈类圆形,有包膜,生长缓慢,可恶变。表现为眼眶前外上方相对固定、无压痛的包块,眼球向前下方突出,肿瘤生长较大时可引起继发性视力下降等。

(2)诊断要点:CT表现为泪腺窝区肿块,软组织密度,均匀,少见钙化,边界光整;泪腺窝扩大,骨皮质受压,无骨质破坏征象;明显强化。还可有眼球、眼外肌及视神经受压移位改变(图5-8)。

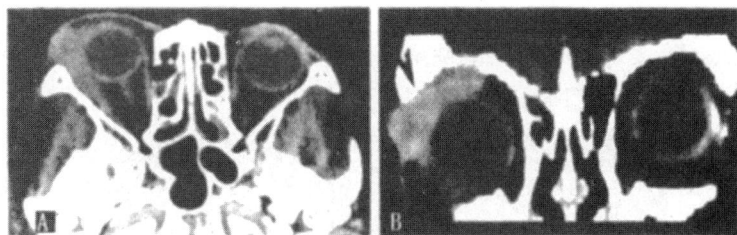

患者男性,52岁,发现右眼眶外侧肿块3年,近来感觉有增大,CT检查显示右侧泪腺区占位,呈等稍高均匀密度,边界欠清,眼球轻度受压移位。手术病理为泪腺良性混合瘤,有恶变倾向

图5-8 泪腺良性混合瘤

(3)鉴别诊断:①泪腺恶性上皮性肿瘤:肿瘤边缘多不规则,常伴有泪腺窝区骨质破坏改变。②泪腺非上皮性肿瘤:形态不规则,一般呈长扁平形,肿块常包绕眼球生长。

(4)特别提示:CT能较好地显示肿块的形态、边缘和眶骨改变,定性诊断优于MRI。但MRI在显示泪腺肿瘤是否累及额叶脑膜或脑实质方面具有优势。

5.海绵状血管瘤

(1)病理和临床概述:海绵状血管瘤是成年人最常见的原发于眶内的肿瘤,约占眶内肿瘤的4.6%~14.5%,发病年龄平均38岁,女性占52%~70%,多单侧发病。本病为良性,进展缓慢。临床表现缺乏特征性。最常见的为轴性眼球突出,呈渐进性,晚期引起眼球运动障碍。

(2)诊断要点:CT 检查肿瘤呈圆形、椭圆形或梨形,边界光整,密度均匀,CT 值平均 55HU。肿瘤不侵及眶尖脂肪。增强扫描有特征的"渐进性强化",即肿瘤内首先出现小点状强化,逐渐扩大,随时间延长形成均匀的显著强化。强化出现时间快,持续时间长也是本病的强化特点,因此,增强扫描对本病诊断有重要临床意义(图 5—9)。

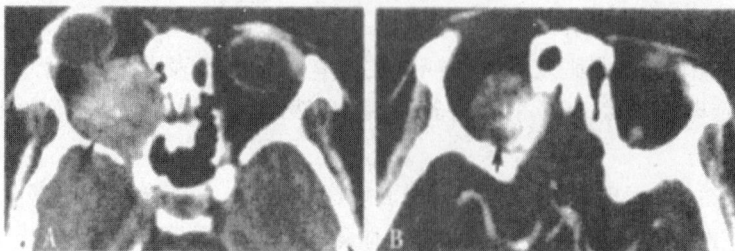

患者女性,43 岁,右眼突出半年就诊,CT 检查见右眼球后方视神经与内直肌间肿块,密度稍高,均匀,筛骨板受压变形(A),增强扫描动脉期有明显片状强化,静脉期呈明显均匀强化(B)

图 5—9　球后海绵状血管瘤

此外有眼外肌、视神经、眼球受压移位,眶腔扩大等征象。

(3)鉴别诊断:①神经鞘瘤:典型的神经鞘瘤密度较低且不均匀,增强后呈轻、中度快速强化。眶尖神经鞘瘤可形成眶颅沟通性肿瘤。MRI 检查更有利于显示神经鞘瘤的病理特征。②海绵状淋巴管瘤:肿瘤内密度不均匀,可并发出血,有时难以鉴别。

(4)特别提示:MRI 显示肿瘤信号。显示"渐进性强化"征象、定位和定性诊断优于 CT。

6.脉络膜黑色素瘤

(1)病理和临床概述:脉络膜黑色素瘤是成年人中最常见的原发性恶性肿瘤,主要发生于 40~50 岁。多起自先天性黑痣,好发于脉络膜后 1/3 部位,肿瘤形成典型的蘑菇状肿物,伴有新生血管,可引起出血和渗血。常向玻璃体内扩展。肿瘤易侵犯血管,较早发生转移。临床表现与肿瘤位置和体积相关。

(2)诊断要点:CT 表现为眼环局限性增厚,肿瘤蘑菇状或半球形,同玻璃体相比为高密度,向球内或球外突出,增强扫描明显强化(图 5—10)。

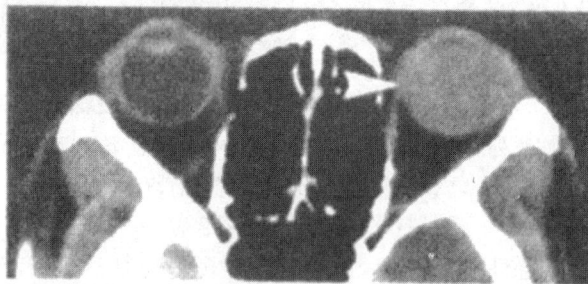

男性,57 岁,因视物变形 3 个月,加重 2d 来院就诊。CT 平扫可见左眼球内等密度球形肿块,密度均匀,边界清楚。手术病理为脉络膜黑色素瘤

图 5—10　脉络膜黑色素瘤

如肿块内有坏死或囊变,则强化不均。典型脉络膜黑色素瘤表现为蘑菇状,基底宽,颈细。不典型可呈半球形或平盘状。

(3)鉴别诊断:①脉络膜血管瘤,一般呈圆形,T_1WI 同脑实质呈低信号或等信号,T_2WI

与玻璃体相比呈等或略高信号,强化不明显。②脉络膜转移瘤,主要根据眼底镜表现和有无原发肿瘤鉴别。③脉络膜剥离出血,通过增强鉴别,无强化。

(4)特别提示:由于黑色素瘤含有顺磁性物质,MRI表现为短T_1短T_2信号,表现较具有特征性,可以首先选择MRI检查。增强扫描有助于清楚显示较小肿瘤,鉴别肿瘤与血肿、视网膜剥离,鉴别恶性黑色素瘤与黑色素细胞瘤。脂肪抑制技术与增强扫描联合运用可更好地显示较小肿瘤。

7.转移性肿瘤

(1)病理和临床概述:转移性肿瘤发生于眼眶、眼球、球后组织和视神经鞘,当侵犯软组织时可位于肌锥内或肌锥外。成人的转移一般多来自于肺癌、乳腺癌、胃癌等,主要表现为眼球突出,疼痛,眼球运动障碍,视力减退等;儿童则多为肾脏恶性肿瘤或其他肉瘤类,如肾母细胞瘤、神经母细胞瘤、尤因肉瘤等,常转移至眼眶,表现为迅速发生的进行性眼球突出,伴有眼睑皮肤淤血。

(2)诊断要点:转移瘤可发生在眶骨、肌锥内外、眼外肌,也可为弥漫性;CT通常表现为单发或多灶性不规则肿块,呈浸润性,与眼外肌等密度,增强后有不同程度强化(图5—11);大多数有肿块效应,可引起突眼;大部分患者有眶骨破坏,为溶骨性改变,少数发生成骨性转移。

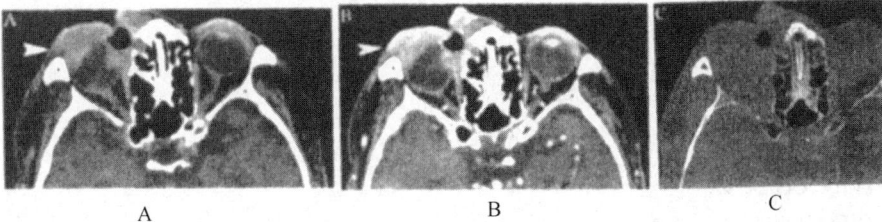

67岁男性患者,发现右眼视物不清伴肿块半年,3年前有结肠癌手术史。CT平扫可见右眼前部分、内直肌及鼻根部肿块影(A),增强扫描肿块有明显强化(B);鼻根部骨质有破坏吸收征象(C)

图5—11 转移瘤

(3)鉴别诊断:①眶内炎症性病变,应与眶骨骨髓炎鉴别,主要根据临床表现,鉴别困难者行活检。②淋巴瘤,常发生于眼睑、结膜、泪腺,并沿肌锥外间隙向后延伸,肿块后缘锐利,常包绕眼球生长,转移瘤大多为多灶性,伴有眶骨改变,多有原发病史。

(4)特别提示:CT和MRI均能清楚显示肿瘤,CT对显示眶骨骨质破坏有优势;MRI对侵犯眶骨的软组织肿块和颅内结构肿瘤侵犯显示较好。

二、耳部常见疾病

(一)耳部外伤

1.病理和临床概述 耳部外伤中颞骨外伤包括颞骨骨折和听小骨脱位。其中乳突部骨折为最多见,多因直接外伤所致,分为纵行骨折、横行骨折、粉碎性骨折。听小骨外伤表现为传导性耳聋。面神经管外伤则于外伤后出现延迟性面神经麻痹。

2.诊断要点 颞骨外伤引起的骨折,须在1～2mm薄层扫描观察,骨折可形成气颅,还可以显示乳突内积液或气液平。岩部骨折分为纵行(图5—12)(平行于岩骨长轴,占80%)、横行(垂直于岩骨长轴,占10%～20%)及粉碎性骨折。骨折好发于上鼓室外侧,常累及上鼓室及面神经前膝。迷路骨折多为横行骨折,但累及岩部的纵行骨折亦可累及迷路,均致感音神经性聋。少见迷路出血机化,表现为膜迷路密度增高。

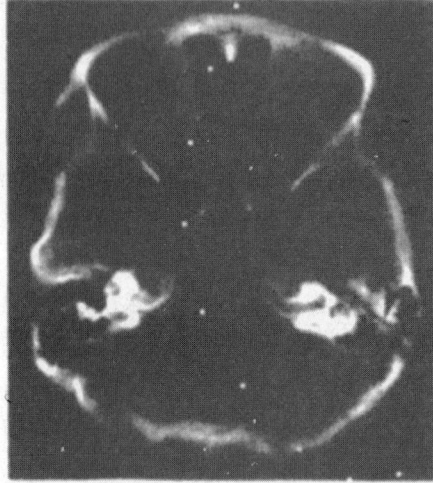

左侧乳突见斜行骨折线,乳突气房密度增高

图 5－12　左侧乳突骨折

听小骨外伤 HRCT 显示听小骨骨折或脱位,因结构细小容易漏诊,三维螺旋 CT 对显示听小骨有独特的优越性,锤砧关节脱位或砧镫关节脱位常见。

3.鉴别诊断　正常耳部,有明确外伤史及乳突积液等情况。

4.特别提示　临床怀疑颞骨部骨折时首选 HRCT,必要时应加扫冠状位;面神经管损伤者,MRI 显示较好。

(二)耳部炎性病变

1.中耳乳突炎

(1)病理和临床概述:中耳乳突炎多见于儿童,为最常见的耳部感染性病变。急性渗出性者鼓膜充血、膨隆,慢性者鼓膜内陷或穿孔。临床常表现为听力减退,耳鸣耳痛,耳瘘等症状。

(2)诊断要点:CT 表现为中耳腔内水样密度增高影,黏膜增厚。部分病例转为慢性,中耳内肉芽组织形成,表现为中耳软组织样密度增高,鼓室、鼓窦开口扩大,乳突密度增高,硬化,听小骨破坏、消失(图 5－13)。

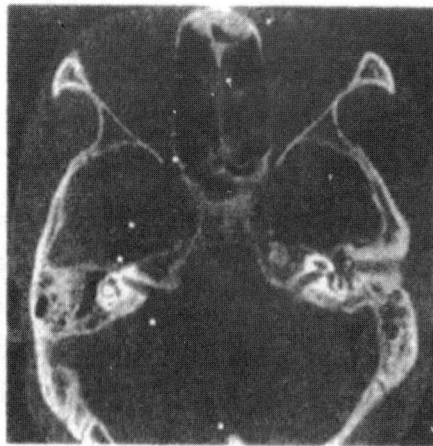

左侧中耳及乳突区密度增高,骨质未见破坏

图 5－13　左侧中耳乳突炎

(3)鉴别诊断:①胆脂瘤,边界清楚甚至硬化,而骨疡型乳突炎边缘模糊不整。②耳部肿瘤,两者骨质破坏有时难以鉴别。

(4)特别提示:中耳炎检查可首选平片检查,怀疑骨疡型或颅内并发症者可选CT检查。

2.胆脂瘤

(1)病理和临床概述:胆脂瘤一般在慢性炎症基础上发生,上鼓室为好发部位,胆脂瘤的发展途径为上鼓室、鼓窦入口、鼓窦,随着角化碎片增多,肿块逐渐增大。由于膨胀压迫,慢性炎症活动导致骨质破坏,上述部位窦腔明显扩大。有长期流脓病史,鼓膜穿孔位于松弛部。

(2)诊断要点:CT表现为上鼓室、鼓窦入口、鼓窦骨质受压破坏,腔道扩大,边缘光滑伴有骨质硬化,扩大的腔道内为软组织密度,增强扫描无强化。CT检查还在于发现并发症:鼓室盖骨质破坏;乙状窦壁破坏;内耳破坏;乳突外板破坏(图5—14)。

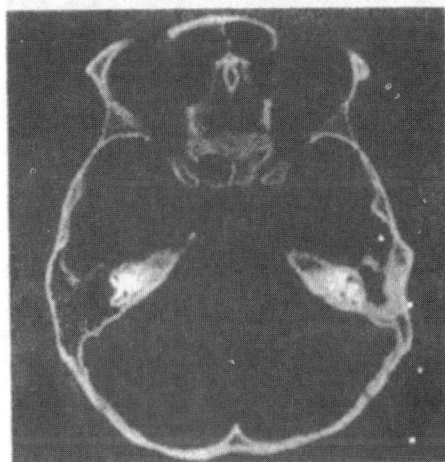

上鼓室及乳突开口扩大,骨质破坏,边缘较光整

图5—14　左侧胆脂瘤

(3)鉴别诊断:①慢性中耳炎,骨质破坏模糊不清,以此鉴别。②中耳癌,中耳癌表现为鼓室内软组织肿块,周边骨壁破坏,增强CT见肿块向颅中窝或颅后窝侵犯。③面神经瘤,MRI增强扫描明显强化,而胆脂瘤扫描无强化。

(4)特别提示:CT除能确定诊断外,还能清晰显示鼓室盖及乙状窦情况,为手术提供良好帮助。

(三)耳部肿瘤

1.颞骨血管瘤

(1)病理和临床概述:颞骨血管瘤包括血管瘤和血管畸形,可发生于外耳道、中耳、面神经管前膝、内耳道底,少见于后膝。临床表现为进行性面肌力弱,搏动性耳鸣及听力障碍等。

(2)诊断要点:①鼓室、上鼓室软组织肿块。②肿块内钙化或骨针。③骨质蜂窝状或珊瑚状结构和骨质膨大。④面神经管前膝破坏或迷路扩大。⑤内耳道壁破坏。⑥岩骨广泛破坏,骨质破坏边缘不整。

(3)鉴别诊断:①面神经肿瘤,首发面瘫,面神经管区占位,局部管腔扩大,骨破坏,CT鉴别困难者,DSA可帮助诊断。②鼓室球瘤,CT增强明显强化,MRI特点为肿块内多数迂曲条状或点状血管流空影,DSA检查可确诊。

(4)特别提示:CT为首选,MRI可确定肿瘤范围,DSA显示异常血管结构,有较大诊断价值。

2. 外中耳癌

(1)病理和临床概述:外中耳癌少见,多见于中老年人,病理为鳞癌,常有慢性耳部感染或外耳道炎病史。少数为基底细胞癌及腺癌。临床表现早期为耳聋,耳道分泌物,或水样或带血或有臭味,多耳痛难忍。晚期常有面瘫。

(2)诊断要点:CT示外耳道、鼓室内充满软组织肿块。外耳道骨壁侵蚀破坏边缘不整。肿块可累及外耳道骨壁、上鼓室、耳蜗、面神经管、颈静脉窝及岩骨尖,增强见肿块向颅中窝、颅后窝侵入破坏(图5-15)。

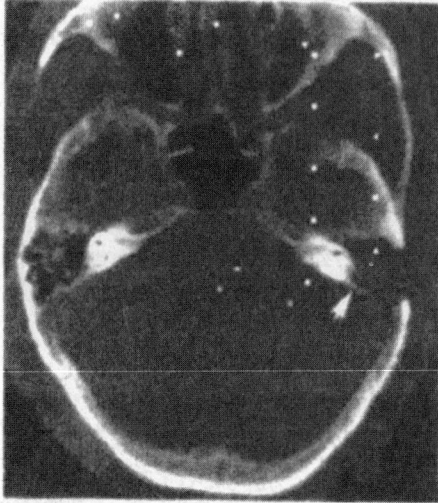

患者男性,78岁,左耳部肿块1年余,CT平扫可见外耳道、鼓室内充满软组织肿块,外耳道、鼓室骨壁侵蚀破坏边缘不整。术后病理为外中耳中分化鳞癌

图5-15 左外中耳中分化鳞癌

(3)鉴别诊断:①恶性外耳道炎,鉴别困难,需活检。②颞骨横纹肌肉瘤,多见于儿童,表现为颞骨广泛破坏,并有软组织肿块,增强有高度强化。

(4)特别提示:CT增强扫描是目前常用检查方法。MRI显示肿瘤范围更佳,T_1加权呈中等稍低信号,T_2加权呈稍高信号,增强有强化。最后确诊需病理活检。

(四)耳部先天性畸形

1. 病理和临床概述 外耳和中耳起源于第一、二鳃弓和鳃沟及第一咽囊,内耳由外胚层的听泡发育而来。这些结构的发育异常常可导致畸形单独发生或同时存在。外耳、中耳畸形临床上较多见。

2. 诊断要点 外耳道闭锁表现为骨性外耳道狭窄或缺如(图5-16);中耳畸形可见鼓室狭小和听小骨排列紊乱或缺如;内耳畸形显示前庭、半规管和耳蜗结构发育不全或完全不发育,呈单纯的圆形膜性腔影或致密骨。

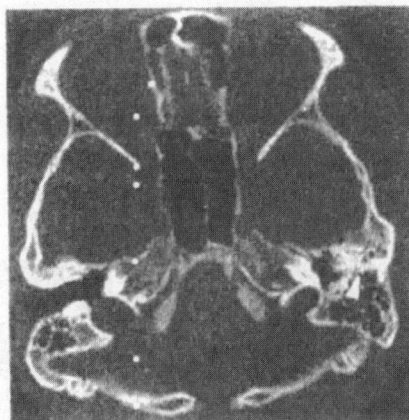

CT高分辨率扫描可见左侧骨性外耳道缺如,但耳蜗、听小骨存在

图5-16 外耳道先天性骨性闭锁畸形

3.鉴别诊断 一般无须鉴别。

4.特别提示 CT为确定骨性畸形的首选,MRI容易观察迷路,很好诊断内耳畸形。

三、鼻窦常见病变

(一)鼻窦炎

1.病理和临床概述 鼻窦炎按病因分有化脓性、过敏性和特源性炎症,炎症可发生于单个窦腔,亦可多个。慢性期黏膜可以肥厚或萎缩,表现为息肉样肥厚、息肉、黏膜下囊肿等。化脓性炎症慢性期骨壁增厚、硬化。

2.诊断要点 CT表现为黏膜增厚和窦腔密度增高,长期慢性炎症可导致窦壁骨质增生肥厚和窦腔容积减小(图5-17)。窦腔软组织影内见不规则钙化提示并发真菌感染。窦腔扩大,窦腔呈低密度影,增强后周边强化,窦壁膨胀性改变提示鼻窦黏液囊肿。

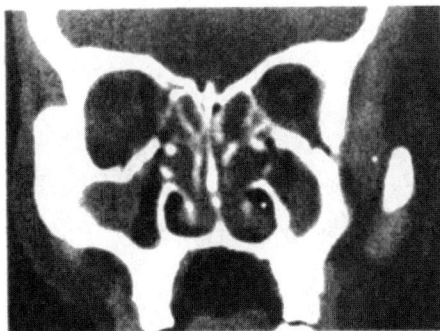

鼻窦炎,双侧上颌窦、筛窦黏膜不规则增厚

图5-17 鼻窦炎

3.鉴别诊断 ①鼻窦内良性肿瘤,鼻窦内肿块密度较高,增强扫描轻中度强化。②而鼻窦炎症积液不会发生强化。③毛霉菌、曲霉菌等真菌感染时,窦腔内密度较高,可见钙化,部分引起骨质破坏,须与恶性病变鉴别。

4.特别提示 鼻窦炎临床无明显症状而影像学检查可有阳性表现,X线平片发现率约20%,CT对鼻窦炎的分型及分期具有重要意义。MRI检查窦腔常为较高信号,增强后只有黏膜呈环形强化。

(二)黏液囊肿

1.病理和临床概述 鼻窦黏液囊肿系鼻窦自然开口受阻,窦腔内黏液潴留,长时间后形成囊肿。黏液囊肿多见于额窦、筛窦,蝶窦较少见。较大的囊肿可产生面部畸形或压迫症状,如头痛、眼球突出及移位等,囊肿继发感染则有红肿热痛等症状。

2.诊断要点 CT表现为窦腔内均质密度增高影,CT值20~30HU,窦腔膨大,窦壁变薄。增强扫描囊壁可有线样强化。若经常继发感染,则出现窦壁骨质毛糙、增生(图5—18)。

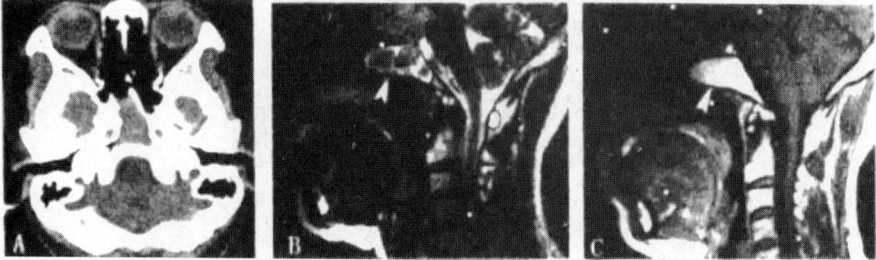

图A.CT横断位平扫显示右侧蝶窦密度明显增高,边缘骨质压迫吸收(箭头)。图B、C.MRI矢状位 T_2、T_1WI扫描,可见蝶窦内蛋白含量较高的囊液,T_2WI图呈等低信号,T_1WI图呈均匀高信号

图5—18 蝶窦黏液囊肿

3.鉴别诊断 ①鼻窦炎症,主要表现为黏膜肥厚和积液,而囊肿主要为局限性有张力的肿块,边界光整规则。②良性肿瘤,根据有无强化鉴别。

4.特别提示 X线片观察以瓦氏位最佳,表现为窦腔内半球形软组织密度减低影,可见弧形边缘。

(三)黏膜下囊肿

1.病理和临床概述 黏膜下囊肿是鼻窦黏膜内腺体在炎症或变态反应后,腺体导管开口阻塞,黏液潴留,腺体扩大所致,或黏膜息肉囊性变,此类囊肿均位于黏膜下。上颌窦好发,额窦、蝶窦次之。

2.诊断要点 CT扫描见鼻窦内类圆形偏低密度影,边缘光滑,基底常位于上颌窦底壁、内壁或外侧壁。增强扫描无强化(图5—19)。

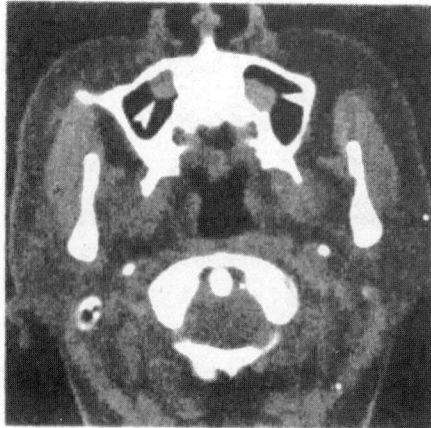

上颌窦见小囊状高密度灶,边缘较光整

图5—19 上颌窦黏膜下囊肿

3.鉴别诊断 鼻窦炎症,良性肿瘤。

4.特别提示 X 线片表现各异,基本表现为窦腔密度减低和窦腔膨大,窦壁受压改变。MRI 扫描因黏液囊肿信号差异较大,应用不多。

(四)鼻和鼻窦良性肿瘤

1.病理和临床概述 最多见的是乳头状瘤。男性多见,多发生于 40～50 岁,主要临床表现有鼻塞、流涕、鼻出血、失嗅、溢泪等。常复发,2%～3%恶变。

2.诊断要点 CT 表现为鼻腔或筛窦软组织肿块,较小时呈乳头状,密度均匀,轻度强化。阻塞窦口引起继发性鼻窦炎改变,增强检查有助于区别肿瘤与继发炎性改变,肿瘤有强化。可侵入眼眶或前颅窝(图 5—20)。

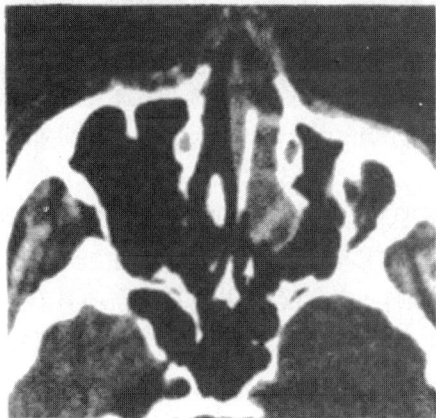

患者男性,45 岁,反复鼻塞、出血半年,CT 显示左侧鼻腔内密度不均匀软组织影,左侧上颌窦壁有受压变形,手术病理为乳头状瘤

图 5—20 左侧鼻腔乳头状瘤

肿瘤迅速增大,骨质破坏明显应考虑有恶变可能。

3.鉴别诊断 ①慢性鼻窦炎鼻息肉,一般骨质破坏不明显。②血管瘤,可有明显强化。③黏液囊肿,窦腔膨胀性扩大。④恶性肿瘤有骨质明显破坏。定性诊断需要病理学检查。

4.特别提示 鼻和鼻窦良性肿瘤少见,但组织学种类众多,准确鉴别比较困难,主要依靠病理检查。首先选择 CT 检查,对于手术后或放疗后纤维瘢痕与复发鉴别困难者,可辅以MRI 检查。

(五)鼻窦恶性肿瘤

1.病理和临床概述 鼻窦恶性肿瘤包括上皮性恶性肿瘤(鳞癌、腺癌和未分化癌等)和非上皮性恶性肿瘤(嗅神经母细胞瘤、横纹肌肉瘤、淋巴瘤和软骨肉瘤等),鳞癌最常见。鼻窦恶性肿瘤较罕见,以上颌窦癌最常见。上颌窦癌大多数为鳞状上皮癌。早期肿瘤局限于窦腔内时,无窦壁骨质破坏,难以明确诊断,需组织学诊断定性。临床常表现血性鼻涕、鼻塞、牙齿疼痛及松动、面部隆起及麻木、眼球运动障碍、张口困难等。

2.诊断要点 CT 表现为鼻腔和(或)鼻窦内软组织肿块,一般密度均匀。肿块较大时可有液化坏死,部分病例还可见钙化,如腺样囊性癌、软骨肉瘤、恶性脊索瘤等。肿物呈侵袭性生长,恶性上皮性肿瘤随肿瘤的发展直接侵及邻近结构如眼眶、翼腭窝、额下窝、面部软组织甚至颅内等。绝大多数有明显的虫蚀状骨质破坏,中度或明显强化。

上颌窦癌向前侵犯时,前壁骨质破坏伴有皮下软组织增厚或肿块隆起;后壁破坏时可累及翼腭窝、颞下窝及翼内外板,翼腭窝见软组织肿块;向上侵犯时,肿瘤破坏眼眶底壁伴有肿块,下直肌和下斜肌可受累;向内上方侵犯时,可破坏筛窦,在鼻腔内形成肿块(图5-21)。

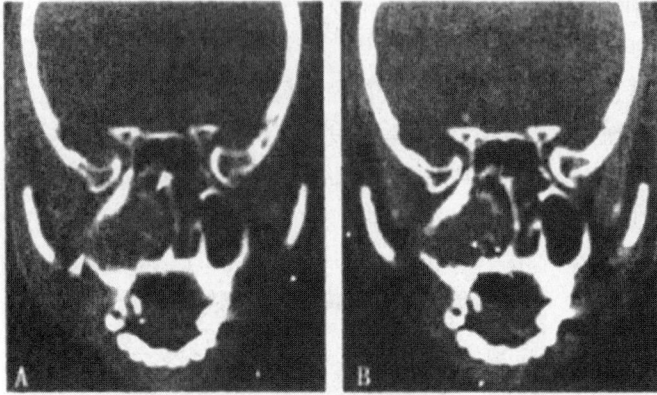

右侧上颌窦内见软组织肿块,内、外侧窦质破坏

图5-21 上颌窦癌

3.鉴别诊断 ①炎症,早期肿瘤局限于窦腔内时,无窦壁骨质破坏,与炎症难以鉴别,明确诊断须组织学诊断定性。②转移瘤,有原发病史,骨质破坏一般范围较广泛。

4.特别提示 不同部位恶性肿瘤的CT表现及诊断各具有一定特点。CT对定位诊断和定量诊断具有重要作用。CT检查对肿瘤侵犯的部位、范围、颈部淋巴结转移情况以及放疗或手术后复查同样具有重要意义。

四、咽部常见疾病

(一)鼻咽腺样体增生

1.病理和临床概述 腺样体(咽扁桃体)是位于鼻咽顶部的一团淋巴组织,在儿童期可呈生理性肥大,腺样体增生5岁时最明显,以后逐渐缩小,15岁左右达成人状态。腺样体肥大可引起呼吸道不畅或反复性上呼吸道感染,临床主要表现有鼻塞、张口呼吸、打鼾,影响咽鼓管时导致渗出性中耳炎。

2.诊断要点 CT表现为顶壁、后壁软组织对称性增厚,表面可不光滑,增强后均匀强化,两侧咽隐窝受压狭窄,咽旁间隙、颈长肌等结构形态密度正常,颅底无骨质破坏(图5-22)。

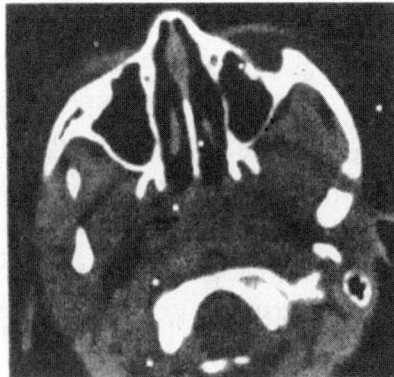

患者男性,8岁,打鼾加重就诊,CT检查可见顶壁、后壁软组织对称性增厚,表面光滑,两侧咽隐窝受压狭窄

图5-22 腺样体肥大

3.鉴别诊断 一般可明确诊断。

4.特别提示 临床检查即可以明确诊断,作X线平片侧位检查有助于了解腺样体大小,CT检查可以明确显示腺样体情况,并有助于鉴别诊断。

(二)鼻咽部纤维血管瘤

1.病理和临床概述 纤维血管瘤是常见的良性肿瘤,多见于男性青少年。组织学上,肿瘤由结缔组织和扩张的血管组成,由于血管缺乏肌层,容易出血,随着年龄增长,病灶可纤维化,部分可自行消退。主要症状为鼻阻塞、鼻出血。

2.诊断要点 肿瘤常位于鼻咽顶壁或后鼻孔,呈软组织密度,边界清晰,呈膨胀生长,周围骨质可压迫吸收,肿块有沿自然孔道、裂隙生长趋势,可经后鼻孔长入同侧鼻腔,蝶腭孔扩大,肿瘤长入翼腭窝、颞下窝,向上可破坏颅底骨质,侵入蝶窦或海绵窦,肿块境界清楚,密度一般均匀,肿瘤强化异常明显(图5-23)。

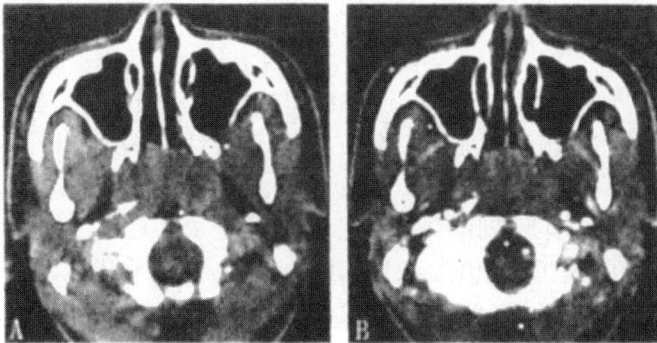

鼻咽部顶后壁软组织肿块(图A),增强扫描明显均匀强化(图B)

图5-23 鼻咽部纤维血管瘤

3.鉴别诊断 ①鼻咽癌,一般年龄较大,临床常见回吸性涕血,咽旁间隙一般显示清晰,DSA检查肿块血管多显著,可作鉴别。②腺样体增生,多发生于婴幼儿,一般15岁后逐渐萎缩,无鼻出血症状。

4.特别提示 MRI T_1WI 呈低信号,T_2WI 呈明显高信号,强化明显,瘤内可见低信号条状或点状影,称为"椒盐征"。DSA肿瘤富含血管,可明确肿瘤供血动脉及引流静脉,同时可进行介入治疗。

(三)鼻咽癌

1.病理和临床概述 鼻咽癌(NPC)占鼻咽部恶性肿瘤的90%,以结节型多见。好发年龄30~60岁,男性较多见。临床常见回吸性涕血,单侧耳鸣及听力减退,不明原因的复视及偏头痛。

2.诊断要点 鼻咽癌病灶较小时,CT表现为咽隐窝变浅或咽鼓管变平;肿瘤较大时,向鼻咽腔生长,顶后壁或侧壁不规则肿块,咽鼓管隆起变厚。咽旁间隙变小。鼻咽癌常侵犯周围结构,颅底骨质破坏多表现为溶骨性,部分病例为成骨性。鼻咽癌淋巴转移常位于颈后三角、颈静脉二腹肌淋巴结等,常显示中央低密度,周围有增强(图5-24)。

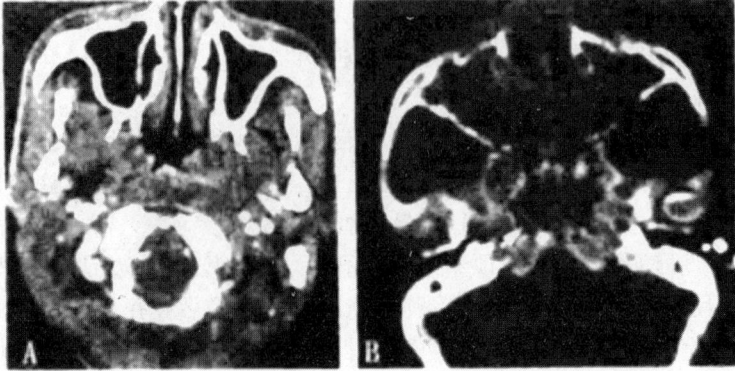

A. 图示左侧咽隐窝变浅，鼻咽部左后壁、咽旁间隙见软组织肿块（箭头），颈部血管旁淋巴结肿大；B. 图示颅底见骨质破坏吸收（箭头）

图 5-24　鼻咽癌

3. 鉴别诊断　需要与鼻咽部慢性炎症、淋巴瘤、颈部淋巴结结核等鉴别。

4. 特别提示　CT 能明确鼻咽癌的侵犯范围及有无转移，并用于放疗后随访。

（四）咽部脓肿

1. 病理和临床概述　咽部脓肿为临床常见疾病。咽周为疏松结缔组织、肌肉、筋膜构成的间隙，这些间隙感染较易形成积脓。根据感染的部位又分为扁桃体周围脓肿、咽后脓肿、咽旁间隙感染或脓肿。急性脓肿多见于儿童，常因咽壁损伤、异物刺伤、耳部感染、化脓性淋巴结炎等引起。慢性脓肿多见于颈椎结核、淋巴结结核所致的脓肿。临床上急性脓肿有全身炎症症状，咽痛，吞咽及呼吸困难等，脓肿破坏血管可引起出血。

2. 诊断要点　CT 显示软组织肿胀，呈略低密度，结核脓肿有时见脓肿壁钙化。脓肿突向咽腔，导致气道变形，脓肿与深部组织分界清或不清。增强呈不规则环形强化（图 5-25）。

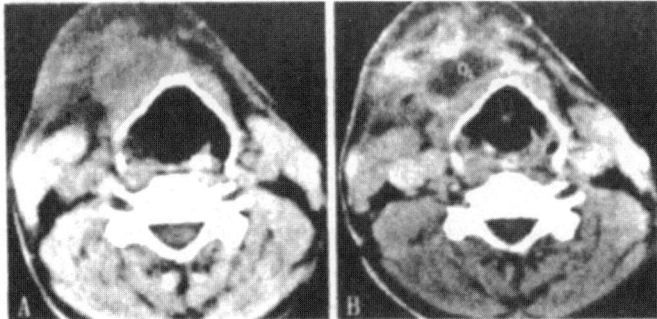

患者男性，12 岁，外伤后 10d，发现右侧咽部肿胀，触之有波动感，CT 检查可见软组织明显肿胀，皮下脂肪间隙模糊，有低密度团块影，增强扫描低密度影呈环形强化，为脓肿

图 5-25　咽部脓肿

3. 鉴别诊断　鉴别诊断包括外伤血肿、咽部囊性淋巴管瘤、鼻咽血管纤维瘤等。血肿 CT 呈高密度，MRI T_1WI，T_2WI 呈高信号。囊性淋巴管瘤为儿童头颈部较常见疾病，范围较广，与脓肿改变不同。鼻咽纤维血管瘤见于男性青少年，DSA 检查呈富血管肿瘤，CT 和 MRI 强化明显。

4. 特别提示　CT 增强扫描有重要价值；MRI T_1WI 见脓肿呈不均匀低信号，T_2WI 呈高信号，脓肿范围显示清楚，压迫周围组织器官移位。增强后脓肿壁强化，脓腔无强化。

五、口腔颌面部疾病

(一)造釉细胞瘤

1.病理和临床概述　造釉细胞瘤是颌面部常见肿瘤,来源于牙板和造釉器的残余上皮和牙周组织的残余上皮。多见于 20～40 岁的青壮年,男女无差异,多发生于下颌骨。生长缓慢,初期无症状,后期颌骨膨大,面部畸形,牙齿松动、脱落。可产生吞咽、咀嚼、语言、呼吸障碍,4.7%恶变。

2.诊断要点　病变呈囊状低密度区,周围囊壁境界清晰,呈锐利高密度囊壁。可清晰观察肿瘤的位置、边缘、内部结构、密度及局部骨皮质情况(图 5-26)。

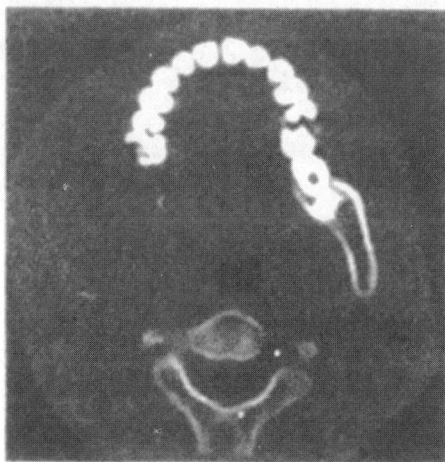

患者男性,18 岁,右侧下颌角肿胀半年,CT 检查显示右侧下颌角区膨胀性病变,内囊状低密度区,周围囊壁境界清晰,呈锐利高密度骨质影

图 5-26　造釉细胞瘤

3.鉴别诊断　包括牙源性囊肿和骨巨细胞瘤等。前者呈圆形低密度影,边缘光滑锐利,囊壁硬化完整,囊内可见牙齿。后者呈分隔状,瘤壁无硬化。

4.特别提示　临床常以 X 线检查为主,分为 4 型:多房型占 59%,蜂窝型占 22%,单房型占 14%,恶变约 5%。表现为单囊状、砂粒状、蜂窝状或多囊状低密度影,内见厚度不一的骨隔,囊壁边缘硬化,囊内有时见到牙齿,局部骨皮质受压变形、膨隆、变薄。MRI 检查有一定的价值。

(二)口腔癌

1.病理和临床概述　口腔癌是颌面部常见肿瘤,其中舌癌最为常见。临床表现为舌痛,肿瘤表面溃疡。病变发展引起舌运动受限,涎液多,进食、言语困难。

2.诊断要点　肿瘤呈低密度,境界不清,侵犯舌根时局部不规则膨突,不均匀强化,常见颈部淋巴结肿大(图 5-27)。

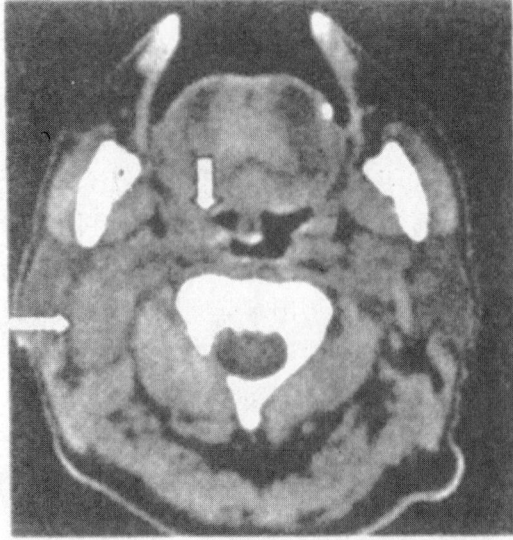

患者男性,78岁,舌右侧放射性痛半年,CT检查显示右侧口咽部肿块(下箭头),右侧颈部淋巴结肿大(横箭头)

图5-27 右侧口腔癌

3.鉴别诊断　需要与炎性包块相鉴别。

4.特别提示　MRI检查:T_1WI呈均匀或不均匀低信号,境界不清,T_2WI呈明显高信号。Gd-DTPA增强肿瘤呈不均匀强化。同时伴颈淋巴结肿大。

(三)腮腺肿瘤

1.病理和临床概述　腮腺肿瘤90%来自腺上皮,良性者以混合瘤多见,多位于腮腺浅部;恶性者以黏液表皮样癌多见。良性病史长,可达30余年,无痛性包块,肿块质软,边界清楚。恶性病史短,侵犯神经引起疼痛和面神经麻痹,侵犯咀嚼肌群发生开口困难。

2.诊断要点　良性肿瘤呈圆形或分叶状边界清楚的等密度或稍高密度影,轻至中等强化。恶性肿瘤呈境界不清稍高密度影,其内密度不均匀,呈不均匀强化,以及下颌骨骨质破坏,常合并颈部淋巴结肿大(图5-28)。

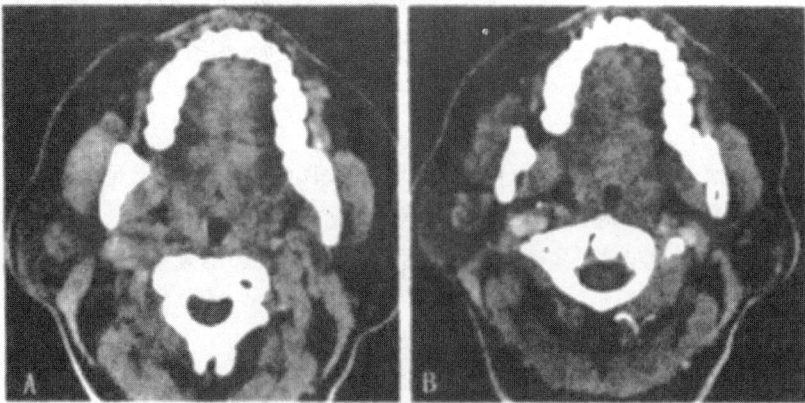

患者男性,45岁,发现右侧腮腺区结节3年,近来感觉有增大,CT检查示右侧腮腺内稍高密度结节影,增强扫描有中度强化,有小片状低密度影

图5-28 右侧腮腺混合瘤恶变

3.鉴别诊断　包括下颌骨升支肿瘤、咽旁间隙肿瘤、淋巴瘤、淋巴结核、腮腺转移瘤等。

4.特别提示　腮腺造影具有重大诊断价值:良性者导管纤细、变直、撑开、聚拢、消失、移位。恶性者导管受压移位、破坏、缺损、中断及对比剂外溢。MRI检查作为补充:良性边界清,呈圆形或分叶状,恶性呈不规则状,伴淋巴结肿大。良性肿瘤强化较均匀者居多,恶性肿瘤不均匀强化者居多,转移淋巴结呈均匀或环状强化。

六、喉部常见疾病

(一)喉癌

1.病理和临床概述　喉癌是喉部常见的恶性肿瘤,大多数为鳞状细胞癌。好发年龄50～70岁,喉癌按位置分为声门下区癌、声门癌、声门上区癌,所有肿瘤均可通过黏膜层、黏膜下层向深部组织扩散。临床上声门上癌早期表现异物感,晚期咳嗽、痰中带血、呼吸困难、声音嘶哑。声门癌早期出现声音嘶哑,逐渐加重。声门下癌早期无症状,晚期出现呼吸困难及颈部淋巴结转移。

2.诊断要点　声门癌多数位于真声带前部,早期表现声带局限性增厚,中、晚期声带显著增厚变形,有软组织肿块,杓状软骨移位,周围软组织及软骨破坏(图5-29)。

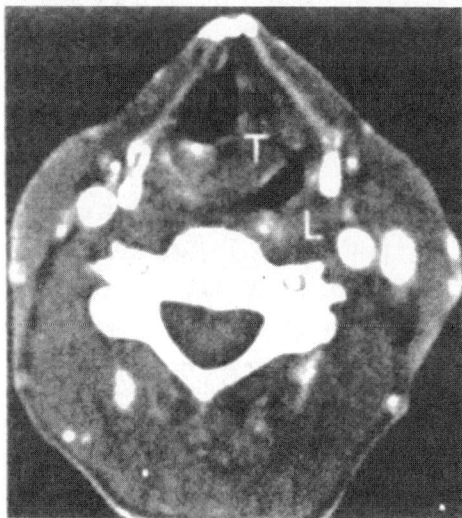

左侧声带增厚,呈团块状高密度影,左侧梨状窝受累(T),颈动脉旁淋巴结肿大(L)

图5-29　喉癌

3.鉴别诊断　喉部息肉,呈小结节状,常见歌手及教师等用嗓子较多的人群,位于声带游离缘前、中1/3处,双侧多见。

4.特别提示　CT检查可以发现甲状软骨、环甲膜及会厌前间隙有无肿瘤侵犯。

(二)甲状舌管囊肿

1.病理和临床概述　甲状舌管囊肿(TDCs)是由于胚胎早期甲状腺舌导管未完全闭合,部分开放管壁所衬之上皮细胞发育成长,并分泌黏液而形成。因此,甲状舌骨囊肿大多数位于颈中线,少数病例也可略为偏向一侧,是颈部常见无痛性肿块,可随伸舌运动而上下移动。

2.诊断要点　表现为颈中线区或略偏一侧可见一囊性病灶,边界清楚,内部密度均匀,偶尔可因囊肿内少量出血或蛋白含量增高,可见密度较高(图5-30)。

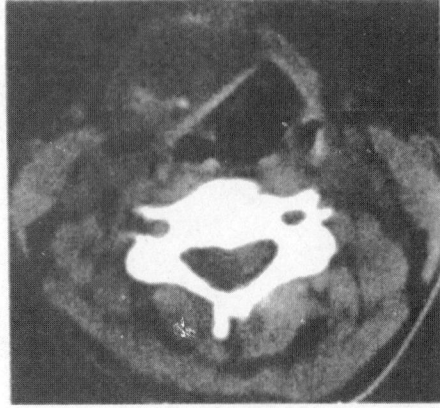

男性,15岁少年,3年前发现颈中线区肿块,近1年来有增大并向右侧略偏移。CT可见中线偏右侧囊性肿块,边界清楚。手术病理为甲状舌管囊肿

图5－30 甲状舌管囊肿

3.鉴别诊断 ①声门癌多数位于真声带前部,早期表现声带局限性增厚,中、晚期声带显著增厚变形,有软组织肿块,杓状软骨移位,周围软组织及喉软骨破坏。②颈前部炎症,起病急,颈前部软组织肿胀,脓肿形成时可见积气及环状强化,实验室检查白细胞增高。

4.特别提示 CT检查增强扫描囊性病变无强化及边界相对清晰者应该考虑本病。CT检查可以发现甲状软骨有无侵犯,观察囊肿边缘是否光整及有无瘘管形成。

七、甲状腺及甲状旁腺常见疾病

CT检查能够清晰显示甲状腺形态、大小、密度的变化,正常甲状腺密度高于周围颈部组织,甲状腺病变时,病变组织含碘量降低,在CT上表现为低密度灶。临床上,影像学检查首先选择超声检查,CT作为二线检查手段,主要应用于:①观察甲状腺肿大的程度并分析可能的原因。②检查甲状腺结节并鉴别良恶性。③对于甲状腺癌,检查有无周围结构侵犯、淋巴结转移或远处转移,治疗过程中有无复发或转移。④区别前上纵隔肿块是否与甲状腺相连。⑤颈部肿块是否为异位甲状腺组织。

(一)弥漫性甲状腺肿大

1.病理和临床概述 弥漫性甲状腺肿大又叫Grave病,其临床3个主要特点:高代谢、弥漫性甲状腺肿大、突眼。在甲状腺功能亢进患者中,Grave病患者约占85％,20～40岁女性多见。临床症状有甲状腺肿大、突眼、心悸、神经质、易激动、畏热多汗、多食、体重减轻等。

2.诊断要点 CT检查时弥漫性甲状腺肿表现为甲状腺侧叶及峡部明显增大,边缘清楚,密度均匀或不均匀,与颈部肌肉密度相仿。增强扫描更明显(图5－31)。

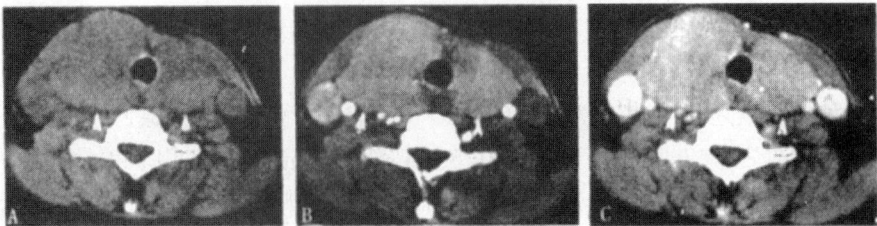

图A～C分别为平扫、动脉期、静脉期扫描图像,双侧甲状腺弥漫性肿大,密度均匀,增强时呈均匀性强化

图5－31 弥漫性甲状腺肿大

3.鉴别诊断　结节性甲状腺肿,甲状腺轮廓呈结节状或波浪状,密度不均,见多发结节状低密度灶。

4.特别提示　临床怀疑有甲状腺肿或甲状腺功能亢进时,慎行CT碘对比剂增强扫描。

(二)结节性甲状腺肿

1.病理和临床概述　结节性甲状腺肿系甲状腺激素合成不足,刺激甲状腺滤泡上皮增生、肥大所致。病理分为弥漫性或结节性甲状腺肿。结节性甲状腺肿镜下可见胶体潴留性结节和腺瘤样结节。临床多无表现,较大者可出现压迫症状。

2.诊断要点　CT表现为低密度结节,较小时密度均匀,较大时密度不均匀,多结节甲状腺肿表现为多发低密度区,有时边缘可见钙化,腺瘤样增生结节可有轻度强化,一般不侵犯邻近器官或结构。有两种结节表现:①胶体潴留性结节表现为边界不清低密度结节,可有囊变或钙化,钙化为弧状或粗斑点状。②腺瘤样结节呈实性,可有轻度强化(图5-32)。

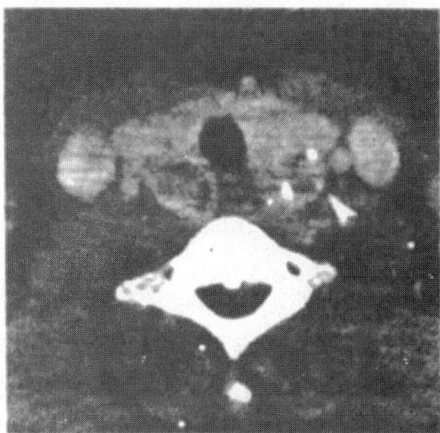

双侧甲状腺增大,密度不均,见结节状低密度灶,边缘见小点状钙化

图5-32　结节性甲状腺肿

3.鉴别诊断　甲状腺腺癌,临床上结节生长迅速,结节边缘不清,病灶侵犯周围结构,颈部淋巴结肿大,需提示甲状腺癌。

4.特别提示　临床怀疑有甲状腺肿或甲状腺功能亢进时,慎行对比剂增强扫描。MRI表现为长T_2信号,T_1信号强度则根据胶体中蛋白质含量而定,信号由低信号到高信号不等。

(三)甲状腺腺瘤

1.病理和临床概述　甲状腺腺瘤是最常见的甲状腺良性肿瘤,好发于30～50岁女性。病理上分为滤泡状和乳头状囊性腺瘤。临床上,患者常无症状,部分有颈部压迫和吞咽困难,通常生长缓慢,出血时明显增大。

2.诊断要点　CT检查腺瘤呈圆形或类圆形低密度灶,多数单发,直径约1～5cm,边缘清晰、光整、锐利,密度均匀,部分病灶可有囊变,急性出血时呈高密度。增强扫描轻度强化,强化程度低于正常甲状腺组织。邻近甲状腺及气管受压、移位(图5-33)。

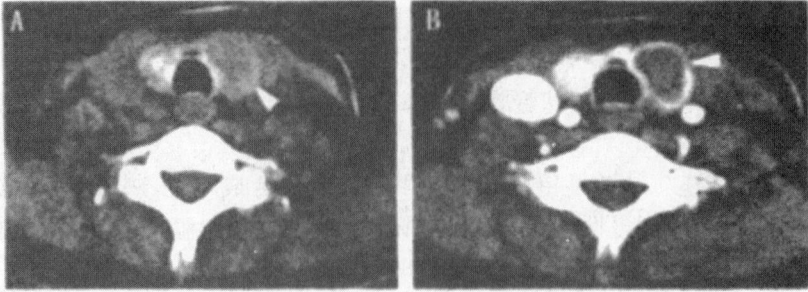

图 A.CT 平扫显示左侧甲状腺见结节状低密度灶,边缘光整,密度较均匀;图 B.增强扫描可见结节无明显强化

图 5-33 甲状腺腺瘤

3.鉴别诊断 甲状腺癌,临床上结节生长迅速,结节边缘不清,病灶侵犯周围结构,颈部淋巴结肿大,需提示甲状腺癌。

4.特别提示 10%的甲状腺腺瘤有癌变危险,且可引起甲状腺功能亢进,一般应早期切除。

(四)甲状腺癌

1.病理和临床概述 甲状腺癌为内分泌系统中最常见的恶性肿瘤,女性多见。组织学上,甲状腺癌分为:乳头状癌、滤泡癌、未分化癌和髓样癌。颈前或颈侧区肿块是其主要临床表现。

2.诊断要点 CT 平扫甲状腺癌大小不一,2~5cm,常单发,部分病例可累及一叶或双侧甲状腺,呈形态不规则、边界不清的不均匀低密度影,约半数可见细盐状钙化及更低密度坏死区,病变与周围组织分界不清,颈部淋巴结肿大。不均匀明显强化,转移淋巴结多呈环状强化。甲状腺肿块生长迅速或侵犯包膜和邻近组织、器官是恶性的较为可靠征象,可伴有局部淋巴结转移。增强扫描不均匀强化,强化程度低于正常组织,病灶边缘变清晰,边界模糊;甲状腺癌侵犯邻近组织包括肌肉、气管、食管及颈部血管。颈部淋巴结转移表现淋巴结肿大,密度不均,可呈环状强化(图 5-34)。

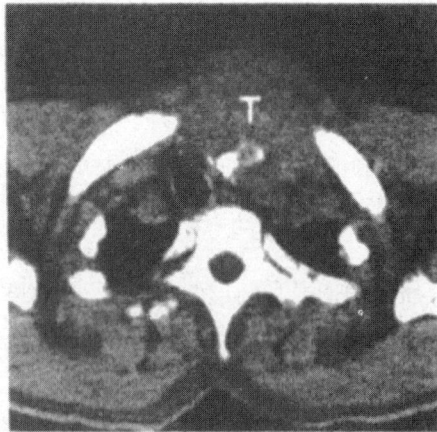

左侧甲状腺不规则肿块,肿块内见不定形钙化,周围间隙不清,气管受压右移

图 5-34 甲状腺癌

3.鉴别诊断 结节性甲状腺肿、甲状腺腺瘤,当甲状腺癌较小时,鉴别诊断困难,需在 B 超引导下活检定性。

4.特别提示 总体上,CT 对甲状腺癌的定性较超声没有明显优势。但 CT 可显示甲状腺癌对周围器官的侵犯、淋巴结转移情况以及肿瘤同血管的关系较佳。MRI 能辨别肿瘤切除术后甲状腺内组织特征,将纤维化和肿瘤复发区别开来,利于随访。

(五)甲状旁腺疾病

甲状旁腺分泌的甲状旁腺激素(PTH)具有调节钙、磷代谢的作用,主要的疾病为甲状旁腺功能亢进和特发性甲状旁腺功能减退,以原发性甲状旁腺功能亢进最多见。甲状旁腺检查方法有:X 线平片、US、PET、CT、MRI 检查以及血管造影和静脉取样等。

1.病理和临床概述 甲状旁腺腺瘤是原发性甲状旁腺功能亢进最常见原因,常单发,肿瘤包膜完整,无分叶表现,与残存甲状旁腺分界明显。甲状旁腺腺瘤约 80% 位于颈部甲状腺区,常位于气管—食管旁沟内,呈软组织肿块,该区正常的脂肪密度消失。小部分甲状旁腺腺瘤位于甲状腺叶下极附近或稍下方。临床上主要有以下两点:①屡发活动性尿结石或肾钙盐沉着。②骨质吸收、脱钙,甚而囊肿形成,特别当累及上述好发部位时,应高度怀疑本病。

原发性甲状旁腺功能亢进的病因还有甲状旁腺增生、甲状旁腺癌等。原发性甲状旁腺功能亢进占 10%~30%,常为多个腺体增生肥大,程度不一。甲状旁腺增生病理表现分两型:主细胞型和亮细胞型,以主细胞型多见,表现为所有的腺体均增大,病变与正常组组分界不清。

在原发性甲状旁腺功能亢进中,甲状旁腺癌少见,仅占 0.4%~3.2%。临床上,血钙及 PTH 明显增高,颈部见增长迅速的肿块,质地较硬,肿瘤细胞排列成小梁状,被厚的纤维束分隔,细胞核大、深染,易出血、纤维化,部分病灶内见显著钙化。

甲状旁腺功能减退是因甲状旁腺分泌不足或先天性肾小管和(或)骨对甲状旁腺素反应不良而引起的疾病,临床常分三种:特发性、继发性、低镁血性。临床特点:手足搐搦,癫痫样发作,儿童常有智力低下、发育畸形、低钙血症、高磷血症。特发性甲状旁腺功能减退病因不明,多认为是自身免疫性疾病,可伴有其他自身免疫性疾病。多数有家族遗传性。

2.诊断要点

(1)甲状旁腺腺瘤(图 5—35):CT 表现为类圆形组织肿块,常 1~3cm,边缘清晰,密度较均匀,CT 值 35~60HU,少部分病灶内见囊变,常为陈旧性出血所致。较大肿瘤表现邻近甲状腺、气管受压或移位。增强扫描,肿瘤强化明显,CT 值 90~105HU。

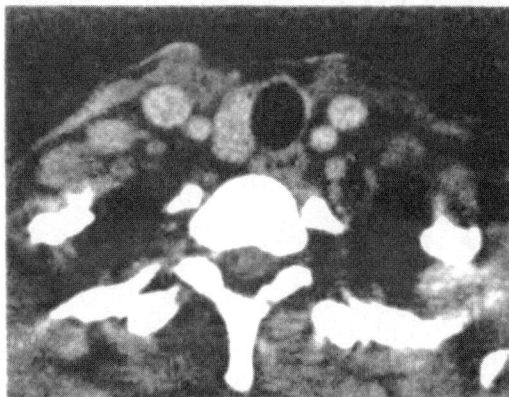

患者有多次尿结石病史,血钙明显升高而行颈部 CT 检查,可见右侧气管食管间隙结节,增强扫描有均匀强化

图 5—35 甲状旁腺腺瘤

（2）增生的甲状旁腺通常很小，只有增生的甲状旁腺明显增大时，方能被影像学检查发现。CT检查能发现的增生性显著增大的腺体的表现与甲状旁腺腺瘤相似，难以鉴别。

（3）CT表现颈部甲状旁腺区较大的软组织肿块，常呈分叶状，肿块密度不均，常见坏死、出血、钙化，增强扫描瘤体实性部分明显强化。较大肿块可压迫或侵犯相邻结构如甲状腺、气管、食管和颈部血管。

（4）甲状旁腺功能减退（图5—36）：甲状旁腺功能减退患者约93％有脑内钙化，而临床症状一般在甲状旁腺素分泌减少到约为正常的50％以下时出现。CT表现：双侧基底节、丘脑、小脑、齿状核、皮质下及皮髓质交界区高密度钙化。钙化常对称性，多发，大小不等。其形态常片状、点状、弯曲条状、条带状。钙化好发于基底节（苍白球、壳核、尾状核），常对称。其次是脑叶、丘脑、小脑、齿状核。脑叶深部钙化多发于额顶叶。

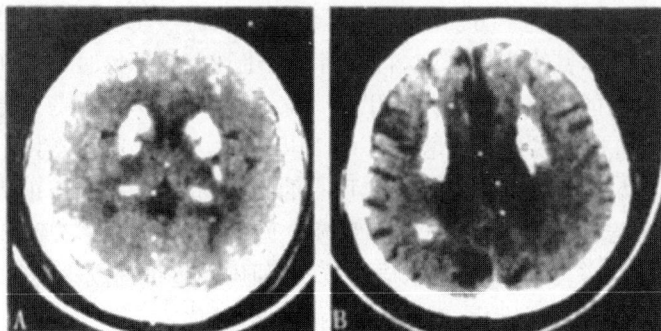

患者反复抽搐就诊，CT检查可见苍白球、壳核、尾状核多发对称性钙化，提示甲状腺功能减退，经血钙、磷检查证实

图5—36　甲状旁腺功能减退

3.鉴别诊断　需要与正常颈部血管和肿大淋巴结相鉴别：颈部血管呈连续性，多层面均可清晰显示，动态增强扫描，血管强化明显，腺瘤强化程度略低。颈部肿大淋巴结，常位于颈部血管旁，增强扫描轻度强化。

4.特别提示　原发性甲状旁腺功能亢进患者行各种影像学检查时，发现甲状旁腺区结节或肿块影，除考虑腺瘤外，也需要想到甲状旁腺增生的可能性，因此，甲状旁腺功能亢进患者手术时，除切除影像学发现的增大腺体外，还需探查其余的腺体并行术中甲状旁腺激素（PTH）测定。在原发性甲状旁腺功能亢进者，如果甲状旁腺区CT检查未发现异常，需继续向上扫描至下颌水平、向下扫描至主动脉根部水平，以寻找移位的甲状旁腺腺瘤。

临床怀疑甲状旁腺功能减退，癫痫样发作或肢体功能障碍伴有低血钙或高血磷者，均应行颅脑CT检查。反之，CT上发现脑内多发钙化的，应结合临床表现，血清钙、磷及甲状旁腺素的检查确定有无甲状旁腺功能减退。

八、颈部常见疾病

（一）颈部动脉体瘤

1.病理和临床概述　颈动脉体瘤是发生动脉体化学感受器的肿瘤，位于颈总动脉分叉处。肿瘤较大时压迫推移颈总动脉及颈内、外动脉，或包绕血管。肿瘤质地中等，切面红褐色，有丰富的滋养血管，组织学难以确定良、恶性，淋巴或远处转移、切除后复发被认为恶性特征。肿瘤多发生于青壮年，肿块多位于下颌角下方和胸锁乳突肌的前侧。肿块可以向侧方推移,上下方向固定。

2.诊断要点　CT表现:平扫时肿瘤为软组织密度肿块,边缘清晰,密度较均匀,一般无钙化及坏死;增强扫描肿块明显强化,与颈动脉密度接近,较大肿瘤为不均匀强化(图5—37A)。

增强后肿瘤明显强化,颈动、静脉受压移位,颈内、外动脉分叉角度增大,CTA可以显示较清楚(图5—37B)。

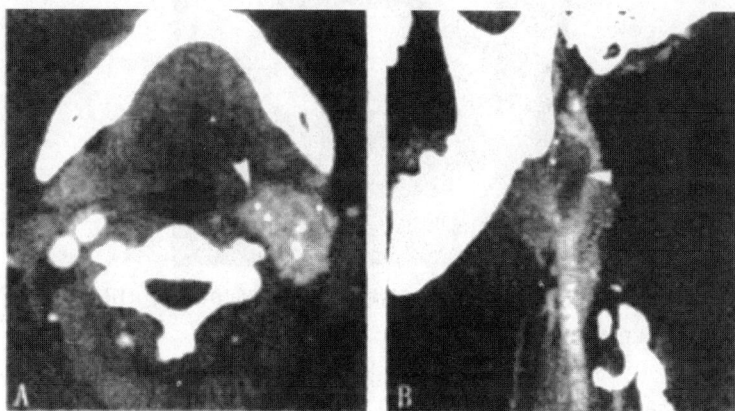

患者男性,36岁,发现左侧颈部肿块1年,近1个月有较明显增大。CT增强扫描可见左侧颈内、外动脉交叉处肿块,明显不均匀强化。CTA可见肿块将颈内、外动脉分叉扩大。手术病理为颈动脉体瘤

图5—37　颈动脉体瘤

3.鉴别诊断　需同神经鞘瘤、转移瘤、淋巴瘤及淋巴结结核等鉴别,肿块位置、增强扫描特征可以帮助诊断。

4.特别提示　MRI T_1WI呈均匀中等或中等偏低信号,T_2WI明显高信号,肿瘤增大时信号不均匀,可见流空信号征。肿瘤强化明显,其内见血管流空影,称为“椒盐征”。DSA见颈动脉分叉加宽,动脉移位,分叉处见血供丰富的肿瘤。

(二)炎性病变

1.颈深部化脓性蜂窝织炎

(1)病理和临床概述:颈深部化脓性蜂窝织炎主要包括咽后脓肿和咽旁脓肿。咽后脓肿多见于1~3岁的儿童。脓肿常由鼻腔或咽周围组织的直接扩散或感染,经附近淋巴管侵入咽后间隙引起。前者临床表现进展迅速,表现为烦躁不安、吞咽困难或呼吸困难、高热等。后者全身症状较轻,但牙关紧闭较明显。

(2)诊断要点:CT表现:椎前软组织、咽前间隙、咽旁软组织肿胀,间隙模糊,脓肿形成时,呈不规则条状、梭形低密度影,增强扫描呈环状强化(图5—38)。

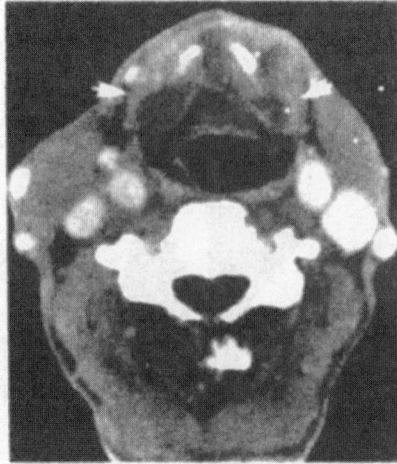

患者女性,79岁,吞咽困难3个月,CT检查发现颈前区及咽前间隙内软组织肿胀,增强扫描可见多发低密度影伴环形强化。经抗感染治疗后好转

图5-38　颈深部化脓性蜂窝织炎

(3)鉴别诊断:与颈部结核、喉癌及淋巴瘤、转移癌等鉴别。

(4)特别提示:CT检查可以排除颈椎骨质破坏,可以观察脓肿穿破附近组织引起的并发症。

2.颈部淋巴结结核

(1)病理和临床概述:颈部淋巴结结核是较常见的肺外结核。结核杆菌进入机体后被巨噬细胞吞噬,经过2~4周产生细胞介导的免疫反应及迟发型变态反应,前者主要使淋巴细胞致敏,巨噬细胞增生,病变局限并产生特征性结核性肉芽肿;后者则引起细胞干酪性坏死,造成组织破坏。以上两种免疫反应共同作用,于病理上表现为渗出、增生及干酪性坏死,在同一病例中,以上3种基本病理改变多以一种或两种为主,混合存在。本病多发生于中青年女性,多不伴有活动性肺结核及全身症状,结核菌素试验亦可为阴性。发病至就医时间为几天至几年,中位时间为1~2个月。临床上主要以颈部肿物为主要就诊原因,可伴有局部疼痛和/(或)压痛,近期曾有发热或盗汗等症状。

(2)诊断要点:CT扫描表现分为3型。Ⅰ型:密度大致均匀,增强后呈均匀等密度强化。Ⅱ型:内部密度不均匀,中央见单发或多发小低密度区,增强后边缘见环状强化。Ⅲ型:正常淋巴结结构消失,病变中央见大的融合低密度区,增强后周边呈环形强化。病变淋巴结边界不清楚或与周围肌肉粘连,周围脂肪间隙不清晰,考虑有淋巴结被膜外受累(图5-39)。

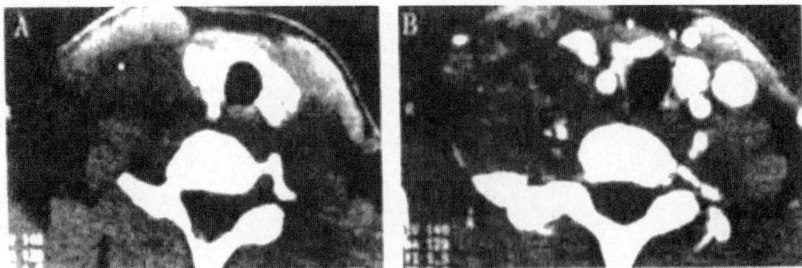

患者女性,48岁,发现右侧颈部肿块半个月就诊,原有肺结核病史,CT检查显示右侧颈部多发淋巴结肿大,增强扫描有环形强化

图5-39　颈部淋巴结结核

（3）鉴别诊断：必须与颈部淋巴结肿瘤性病变及其他炎症鉴别。淋巴瘤可表现为双颈多发密度均匀淋巴结，与Ⅰ型淋巴结结核相仿，两者均可与其他表现的淋巴结同时存在，且好发年龄及临床表现亦有重叠，故应活检明确诊断，以免贻误病情。CT表现为Ⅱ型及Ⅲ型的淋巴结应与转移淋巴结及其他炎症感染鉴别。颈部的化脓性炎症多有明显临床症状，而其他特异性炎症均为罕见。转移淋巴结多数人年龄较大，有原发肿瘤，尤其是头颈部原发肿瘤病史，转移淋巴结多发于上颈部，表现为边缘强化及中央低密度。

（4）特别提示：CT扫描可以清晰显示颈部淋巴结结核大小、形态及位置，还能通过不同组织的密度差别，初步判断干酪性坏死情况。需要注意的是环形强化并非是结核的特异性征象，其他感染、转移瘤亦有此征象。

（三）神经源性肿瘤

1.病理和临床概述　颈部神经源性肿瘤，分为神经鞘瘤及神经纤维瘤，以来源于颈交感神经、迷走神经最多见，所以常见于颈动脉鞘区域。神经鞘瘤起源于施万细胞，呈圆形或卵圆形，有完整包膜，常见囊变区脂肪变性、出血和坏死。镜下有两种组织类型：Antoni A 型。Antoni B 型，Antoni A 型细胞排列紧密，基质为成熟的胶原纤维；Antoni B 型细胞形态不一，排列疏松，常伴各种退行性变，如脂肪变性、色素沉着、黏液样变。神经纤维瘤多发者称神经纤维瘤病，单发者有完整包膜，质地较硬，坏死少见。

2.诊断要点　神经鞘瘤表现为软组织密度肿块，边缘清晰，呈圆形、类圆形或分叶状，小病灶密度均匀，大病灶内见囊变、坏死区域，增强扫描病灶实质部分明显强化，颈内、外动脉向前推移（图5—40、图5—41）。神经纤维瘤密度较均匀，一般无明显坏死及囊变，增强扫描轻度强化。

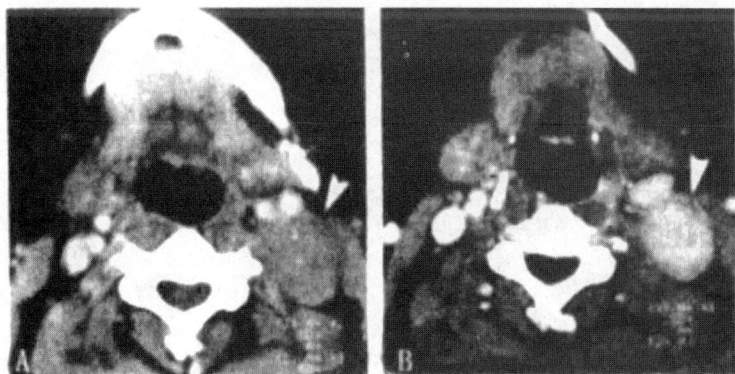

患者女性，36岁，左颈部触及肿块1个月，CT扫描可见左侧颈部类圆形等密度灶，增强扫描病灶均匀强化，动脉期轻度、中等强化，颈动脉受压前移位。手术病理为神经鞘瘤

图5—40　神经鞘瘤

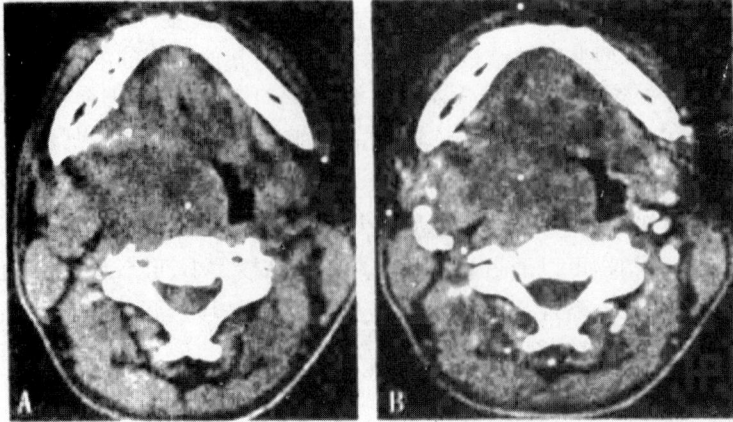

患者为48岁女性,可见右侧口咽部肿块,增强扫描有轻度强化,颈动脉受压向外移位。手术病理为神经鞘瘤

图5-41 神经鞘瘤

3.鉴别诊断 需与转移瘤鉴别。

4.特别提示 CT增强扫描、MRI和B超均有助于了解肿块的部位及其与邻近器官的关系。以CT应用最普遍。MRI有助于显示肿瘤和受累神经及椎管的关系,有无包膜等。

(四)淋巴瘤

1.病理和临床概述 颈部淋巴瘤分为霍奇金病和非霍奇金病,多见于成年人,除颈部淋巴结肿大外,还可见其他位置淋巴结肿大、肝脾大、发热、消瘦等症状。

2.诊断要点 淋巴瘤时淋巴结肿大表现为大血管旁多发结节状软组织影,较大时融合成团块状不规则形态,密度较均匀,增强不明显或以周边增强为主(图5-42)。

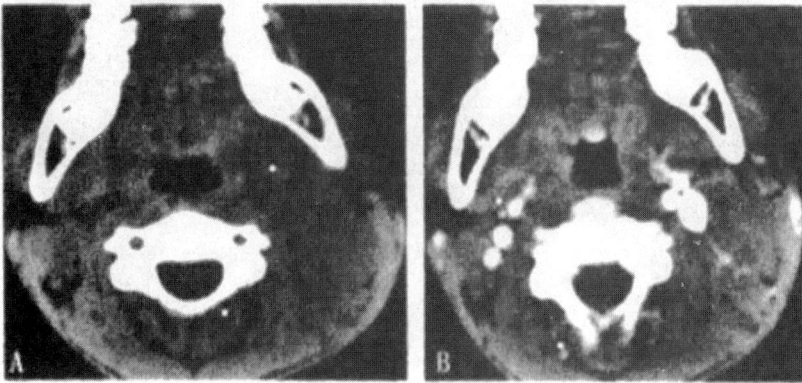

口咽部左后壁及颈部多发淋巴结肿大,部分融合呈团块状,口咽部狭窄

图5-42 淋巴瘤

3.鉴别诊断 ①淋巴结结核,中心区坏死,密度降低,增强扫描呈环状强化,常有肺结核病史,临床PPD试验阳性。②炎性淋巴结肿大,范围局限,不会互相融合,临床疼痛明显。③颈部淋巴结转移癌,有原发病灶,增强扫描有一定鉴别意义。

4.特别提示 以淋巴结大小作为判断淋巴结是否转移的指征时,CT与MRI敏感性相仿。对于判断包膜外是否侵犯,CT优于MRI;而MRI对显示原发肿瘤优于CT。

(王文莉)

第六章 骨关节、四肢及脊柱疾病的 CT 诊断

第一节 基本病变 CT 表现

一、骨与软组织

(一)骨质疏松

骨质疏松是指单位体积内正常钙化的骨组织减少,即骨组织的有机成分和钙盐含量减少,但其比例仍正常。组织学变化是骨皮质变薄,哈氏管扩大和骨小梁减少。骨质疏松的 X 线表现主要是骨密度减低。在长骨可见骨松质中骨小梁变细、减少、间隙增宽,骨皮质出现分层和变薄现象。在脊椎,椎体内结构呈纵形条纹,周围骨皮质变薄,严重时,椎体内结构消失。椎体有时可压缩呈楔状。疏松的骨骼易发生骨折。骨质疏松的 CT 表现和征象评价与 X 线表现基本相同,但可用 QCT 的方法量化测定。骨质疏松见于多种疾病。广泛性骨质疏松主要是由于成骨减少,老年、绝经期后妇女营养不良、代谢或内分泌障碍可继发骨质疏松。局限性骨质疏松多见于骨折后、感染、恶性骨肿瘤等和因关节活动障碍而继发骨质疏松。只根据骨质疏松,难以对病因做出判断。

(二)骨质软化

骨质软化是指单位体积内骨组织有机成分正常,骨矿物质含量减少,因此,骨内的钙盐含量降低,骨发生软化。组织学上显示骨样组织钙化不足,常见骨小梁中央部分钙化,而外面围以一层未钙化的骨样组织。骨质软化主要是由于骨内钙盐减少而引起的骨密度减低,以腰椎和骨盆最为明显。与骨质疏松不同的是骨小梁和骨皮质边缘模糊,系因骨组织内含有大量未经钙化的骨样组织所致。由于骨质软化,承重骨骼常发生各种变形,如膝内翻、三叶形骨盆等。此外,还可见假骨折线,表现为宽 1~2mm 的光滑透明线,与骨皮质垂直,边缘稍致密,好发于耻骨支、肱骨、股骨上段和胫骨等。在成骨过程中,骨样组织的钙盐沉积发生障碍,即可引起骨质软化。造成钙盐沉积不足的原因可以是维生素 D 缺乏,肠道吸收功能减退,肾排泄钙磷过多和碱性磷酸酶活力减低。骨质软化系全身性骨病,发生于生长期为佝偻病,于成年为骨软化症。亦可见于其他代谢性骨疾患。

(三)骨质破坏

骨质破坏是局部骨质为病理组织所代替而造成的正常骨组织消失。可以由病理组织本身或由其引起的破骨细胞生成和活动增强所致,骨松质或骨皮质均可发生破坏。CT 易于区分骨松质和骨皮质的破坏。骨松质的破坏表现为斑片状松质骨缺损区;骨皮质破坏表现为其内的筛孔样破坏和其内外表面的不规则虫蚀样改变、骨皮质变薄或斑块状的骨皮质缺损。骨质破坏见于炎症、肉芽肿、肿瘤或肿瘤样病变。如炎症的急性期或恶性肿瘤,骨质破坏常较迅速,轮廓多不规则,边界模糊。炎症的慢性期或良性骨肿瘤,则骨质破坏进展缓慢,边界清楚,有时还可见致密带状影围绕,且可使局部骨骼轮廓膨胀等。骨质破坏是骨骼疾病的重要 CT 征象,观察破坏区的部位、数目、大小、形状、边界和邻近骨质、骨膜、软组织的反应等,进行综合分析,对病因诊断有较大的帮助。

(四)骨质增生硬化

骨质增生硬化是单位体积内骨量增多,组织学上可见骨皮质增厚、骨小梁增粗增多,这是成骨增多或破骨减少或两者同时存在所致。大多是因病变影响成骨细胞活动所致,属于机体代偿性反应,少数是因病变本身成骨,如肿瘤细胞成骨。骨质增生硬化的X线表现是骨质密度增高,伴有或不伴有骨骼的增大。骨小梁增粗、增多、密集,骨皮质增厚、致密,明显者则难以分清骨皮质与骨松质。发生于长骨者可见骨干粗大,骨髓腔变窄或消失。骨质增生硬化的GT表现与其X线平片的表现相似。骨质增生,硬化见于多种疾病。多数是局限性骨增生,见于慢性炎症、外伤和某些原发性骨肿瘤,如骨肉瘤、成骨性转移瘤。少数为普遍性骨增生,骨皮质与骨松质多同时受累,亦见于某些代谢或内分泌障碍如甲状旁腺功能低下或中毒性疾病,如氟中毒。

(五)骨膜增生

骨膜增生又称骨膜反应,是因骨膜受刺激,骨膜内层成骨细胞活动增加形成骨膜新生骨,通常表示有病变存在。组织学上,可见骨膜内层成骨细胞增多,有新生的骨小梁。骨膜增生的CT表现X线相同,在早期是一段长短不定、与骨皮质平行的细线状致密影,与骨皮质间可见1~2mm宽的透亮间隙。继而骨膜新生骨增厚,常见的有与骨皮质表面平行排列的线状、层状或花边状骨膜反应。骨膜增生的厚度与范围同病变发生的部位、性质和发展阶段有关,一般发生于长骨骨干的较明显,炎症较广泛,而肿瘤较局限。随着病变的好转与痊愈,骨膜增生可变得致密,逐渐与骨皮质融合,表现为皮质增厚。如引起骨膜反应的病变进展,已形成的骨膜新生骨可被破坏,破坏区两侧的残留骨膜新生骨呈三角形,称为Codman三角。痊愈后,骨膜新生骨还可逐渐被吸收。骨膜增生多见于炎症、肿瘤、外伤、骨膜下出血等。只根据骨膜增生的形态,不能确定病变的性质,需结合其他表现才能做出判断。在恶性骨肿瘤中,骨膜增生可受肿瘤侵蚀而被破坏。

(六)骨内与软骨内钙化

骨内与软骨内钙化原发于骨的软骨类肿瘤可出现肿瘤软骨内钙化,骨梗死所致骨质坏死可出现骨髓内钙化,少数关节软骨或椎间盘软骨退行性变也可出现软骨钙化。CT表现为颗粒状或小环状无结构的致密影,分布较局限。

(七)骨质坏死

骨质坏死是骨组织局部代谢的停止,坏死的骨质称为死骨。形成死骨的原因主要是血液供应的中断。组织学上是骨细胞死亡、消失和骨髓液化、萎缩。死骨的CT表现是骨质局限性密度增高。其原因:一是死骨骨小梁表面有新骨形成。骨小梁增粗,骨髓内亦有新骨形成,即绝对密度增高;二是死骨周围骨质被吸收,或在肉芽、脓液包绕衬托下,死骨亦显示为相对高密度。死骨的形态因疾病的发展阶段不同而不同,并随时间延长而逐渐被吸收。骨质坏死多见于慢性化脓性骨髓炎,也见于骨缺血性坏死和外伤骨折后。

(八)矿物质沉积

铅、磷、铋等进入体内,大部沉积于骨内,在生长期主要沉淀于生长较快的干骺端。X线表现为多条横行相互平行的致密带,厚薄不一。于成年则不易显示。氟进入人体过多,可激起成骨活跃,使骨量增多。亦可引起破骨活动增加,骨样组织增多,发生骨质疏松或软化。氟与骨基质中钙质结合称为氟骨症。骨质结构变化以躯干骨为明显,有的X线表现为骨小梁粗糙、紊乱,而骨密度增高。

（九）骨骼变形

多与骨骼大小改变并存,可累及一骨、多骨或全身骨骼。局部病变或全身性疾病均可引起。如骨肿瘤可使骨局部膨大、变形;发育畸形可使一侧骨骼增大;脑垂体功能亢进使全身骨骼增大;骨软化症和成骨不全使全身骨骼变形。

（十）周围软组织病变

骨和肌肉系统的软组织,包括肌肉、血管、神经、关节囊、关节软骨等。对软组织病变的观察,CT明显优于X线。CT上水肿表现为局部肌肉肿胀、肌间隙模糊,密度正常或略低,邻近的皮下脂肪层密度增高并可出现网状影。血肿表现为边界清楚或不清楚的高密度区。软组织肿块在CT上易于观察,肿块的密度可均匀或不均匀,边缘可光整或不规则,肿块的边界常能清楚显示。软组织或软组织肿块的坏死表现为类圆形或不规则形低密度区,单发或多发,并可因出血或坏死组织碎屑的沉积而出现液-液平面,其上层为液体呈水样密度,下层为沉积的坏死组织或血细胞而呈较高密度。脂肪瘤因其密度与脂肪组织相似而易于诊断,肿瘤或病变内含的脂肪成分也可通过测量其CT值而得以确认。开放损伤、产气细菌的感染,于皮下或肌纤维间可见气体。软组织肿瘤或恶性骨肿瘤侵犯软组织,可见软组织肿块影。肢体运动长期受限,可见肢体变细、肌肉萎缩变薄。增强扫描可区别血管和血供丰富的病变。如需做细致地观察,则可做MRI检查。

二、关节

CT能很好显示关节骨端和骨性关节面,后者表现为线样高密度影。关节软骨常不能显示。在适当的窗宽和窗位时,可见关节囊、周围肌肉和囊内外韧带的断面,这些结构均呈中等密度影。膝关节半月板在横断面上可以显示,表现为轮廓光滑、密度均匀的"C"形或"O"形结构,其CT值为60～90HU。正常关节腔内的少量液体在CT上,难以辨认。关节间隙为关节骨端间的低密度影,有的关节在横断像上关节间隙难以显示,在矢状或冠状重建图像上关节间隙则显示得很清楚。关节病变的基本CT表现的病理基础和临床意义与其X线表现相同,但CT是断面显像且密度分辨率高于X线,因此关节病变的基本CT表现的形式和内容与X线表现有所不同。

（一）关节肿胀

关节肿胀常由于关节积液或关节囊及其周围软组织充血、水肿、出血和炎症所致。在CT上可见关节囊肿胀、增厚,关节腔内大量积液CT上表现为关节腔内水样密度影,如合并出血或积脓,其密度可较高。关节附近的滑膜囊积液在CT上呈关节邻近含液的囊状影。关节肿胀常见于关节炎症、外伤和出血性疾病。少量关节积液,关节囊肥厚,滑膜增厚均对关节病诊断有重要意义。

（二）关节破坏

关节破坏是骨性关节面骨质及其覆盖在其表面的关节软骨为病理组织侵犯、代替所致。CT可清晰地显示骨性关节面骨质破坏,表现为骨性关节面连续性中断,能清楚地发现微细改变。对软骨破坏导致的关节间隙狭窄易于发现,尤其是与健侧对比时。对关节半脱位和变形显示更清楚。关节破坏是诊断关节疾病的重要依据。破坏的部位与进程因疾病而异。急性化脓性关节炎的软骨破坏开始于关节持重面,或从关节边缘侵及软骨下骨质,软骨与骨破坏范围可十分广泛。关节滑膜结核的软骨破坏常开始于边缘,逐渐累及骨质,表现为边缘部分的虫蚀状破坏。类风湿关节炎到晚期才引起关节破坏,也从边缘开始,多呈小囊状。

(三)关节退行性改变

关节退行性变早期始于软骨,为缓慢发生的软骨变性、坏死和溶解,并逐渐为纤维组织或纤维软骨所代替。软骨广泛坏死可引起关节间隙狭窄,继而造成骨性关节面骨质增生硬化,并于骨缘形成骨赘,关节囊肥厚、韧带骨化。关节退行性变的 CT 表现,早期主要是骨性关节面模糊、中断、消失。中晚期表现为关节间隙狭窄、软骨下骨质囊变,其大小不等,边缘清晰;骨性关节面局部增厚,边缘骨赘形成。不发生明显骨质破坏,一般无骨质疏松。关节真空是指关节腔内出现异常气体聚积,主要为氮气,腰椎最常见,其次为髋关节、膝关节、肩关节和耻骨联合。CT 的应用使关节真空的诊断率明显提高。主要表现为关节间隙内的低密度影像,CT 值极低,为 $-200HU$ 左右。气体范围大小不等,最大者充满椎间隙,小者如米粒大。故关节真空可以认为是某些关节退变的指征。关节软骨钙化、膝关节半月板,脊柱椎间盘发生率最高。由于 CT 分辨率高,腕关节三角软骨钙化亦能显示。除关节软骨钙化外,关节腔内还可见到滑膜钙化,以膝关节滑膜钙化为常见。关节退行性变多见于老年人,以承受体重的脊柱和骶、膝关节为明显,是机体衰退的表现。

(四)关节强直

关节强直可分为骨性与纤维性两种。骨性强直是关节明显破坏后,关节骨端由骨组织所连接。CT 和 X 线表现相同,关间隙明显变窄或消失,并有骨小梁通过关节连接两侧骨端,多见于急性化脓性关节炎愈合后。纤维性强直也是关节破坏的后果,虽然关节活动消失,CT 能清楚显示与对侧关节间隙相比变狭窄,且无骨小梁贯穿,常见于关节结核。应对各个层面做仔细观察才能对关节强直情况做出全面的评价,诊断需结合对侧比较。

(五)关节脱位

关节脱位是指组成关节骨骼的脱离、错位。有完全脱位(原相对的关节面彼此不接触)和半脱位(相对的关节面尚有部分接触)两种,一般部位的关节脱位 X 线平片可做出诊断。CT 图像避免了组织的重叠,易于显示一些 X 线平片难以发现的关节脱位,如胸锁关节前、后脱位,骶髂关节脱位。任何关节疾病造成关节破坏后都可能发生关节脱位。故关节真空可以认为是某些关节退变的指征。关节软骨钙化、膝关节半月板,脊柱椎间盘发生率最高。由于 CT 分辨率高,腕关节三角软骨钙化亦能显示。除关节软骨钙化外,关节腔内还可见到滑膜钙化,以膝关节滑膜钙化为常见。关节退行性变多见于老年人,以承受体重的脊柱和骶、膝关节为明显,是机体衰退的表现。

(王文莉)

第二节　常见疾病 CT 诊断

一、骨关节常见疾病

(一)创伤

四肢骨与关节创伤 CT 不作为常规的检查方法,但对骨盆、髋关节、肩关节、膝关节等关节以及脊柱、颌面部骨外伤的检查非常重要,可以了解这些解剖结构比较复杂的部位有无骨折和骨折碎片的数目及位置,三维重建可以立体显示骨折的详情,如骨折内固定前的测量,关节骨折后骨块间的关系,关节面及角度的观察,手术前后骨折和关节修复情况的对比等,为临床治疗提供有利的支持。

1.骨折

(1)病理和临床概述:骨折可发于任何年龄,包括外伤性骨折和病理性骨折两类。外伤为骨折的最常见原因,其组织改变包括骨折解剖、骨折对软组织的损伤、软组织对骨折的影响。临床表现为疼痛、肿胀、畸形。本小节主要介绍外伤性骨折的CT表现。

(2)诊断要点。

1)骨窗上线形骨折表现为骨皮质断裂线状密度减低影,边界锐利,常在多层面上显示,可伴有骨小梁的扭曲和紊乱,骨外形正常或有成角、错位、分离和重叠等;嵌入性骨折或压缩性骨折CT可显示线状或带状的密度增高影。对粉碎性骨折和关节附近韧带撕脱性骨折的碎骨片,CT能清楚显示其位置和数目。胸骨骨折轴位扫描易被漏诊,冠状位和矢状位重建容易诊断。髋臼骨折因髋臼解剖复杂,且骨折常为粉碎性。CT扫描能精确描述骨折粉碎程度,骨折片形状及相互立体关系,关节内游离骨块。矢状位和冠状位重建图像可用于显示关节面吻合情况及髋臼负重结构关系恢复情况。

2)软组织窗位片上主要显示骨折线附近软组织改变,如水肿显示为肌间隙模糊,肌肉肿胀,密度正常或略低;局部血肿则为边界清楚或不清楚的高密度区,关节附近的骨折致关节囊内出血,可显示关节囊肿胀,关节囊内密度增高。

3)骨折愈合过程中形成的骨痂,在CT上表现为原骨折线处骨皮质周围软组织内不定形的高密度影,内缘与骨皮质相连,部分病例可形成骨化性肌炎改变(图6-1)。

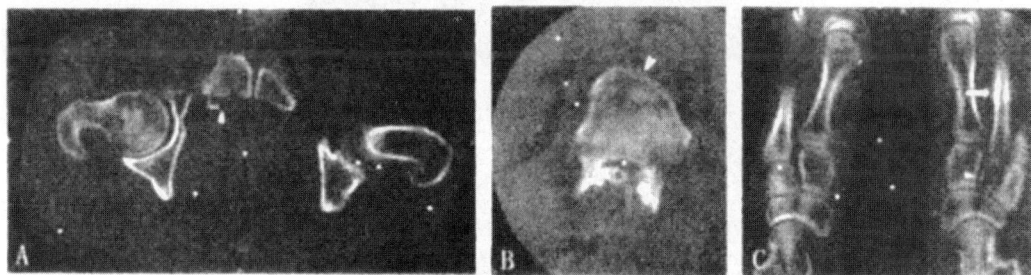

A.骨盆骨折、右侧耻骨上支骨折,并出现骨碎片;B.腰椎爆裂性骨折.腰椎椎体、椎弓、棘突均断裂,骨折端进入椎管内;C.左侧第二跖骨陈旧性骨折(长箭)

图6-1　骨折

(3)鉴别诊断:①骨滋养动脉管影,CT横断位显示条状低密度影,边缘较光整、规则,范围局限,周围软组织无肿胀。②干骺线,为横行低密度带,边缘呈不规则锯齿状,周围软组织间隙清晰。

(4)特别提示:骨折检查首选普通X线摄片,CT常用于对判断解剖结构复杂部位的骨折和严重脊柱外伤、骨盆、髋关节、膝及肩关节的外伤和了解骨折碎片及其移位情况,也用于显示出血、血肿以及发现外伤性的异物并加以定位。对于脊柱骨折特别是寰枢椎骨折,CT能准确确定骨折、碎骨片各种移位及椎管内容物损伤情况。对于骨盆骨折,CT不仅可清楚显示骨折情况,还可显示盆腔内脏器的损伤情况,提供全面的诊断资料。所以,X线平片与CT、三维重建图像结合使用,为骨折提供更全面的资料,可对骨折及其并发症做出更全面的评价,对治疗及愈后有积极的意义。

2.脱位

(1)病理和临床概述:脱位是由于关节囊、韧带、肌腱被暴力损伤,使构成关节的骨端错位而失去正常的解剖关系称脱位,可分为完全脱位和半脱位。临床常表现为肿胀、疼痛、关节畸形、活动障碍等。

(2)诊断要点:对解剖结构复杂关节,CT无影像重叠且具有很高的分辨率,对关节脱位显示非常清楚。尤其对于普通X线难于发现的关节脱位,CT扫描及重建可显示得很清楚,如CT横断面扫描能显示胸锁关节的前、后脱位,CT对显示髋关节、膝关节和肩关节、肘关节和腕关节的脱位也非常好。

环枢椎脱位显示骨折分离和脱位的征象,前后脱位CT图像可见到齿突与环椎前结节距离增大,环椎、枢椎两侧侧块前后移位。

髋关节脱位常合并股骨头或髋臼缘骨折及股骨头圆韧带窝的撕脱骨折,产生小骨片,CT扫描图像能清楚显示股骨头前脱位或后脱位情况,骨折情况,以及很小碎骨片的位置和移位程度。髋关节脱位时,由于关节内骨折,血液及髓内脂肪进入关节囊内形成关节积脂症。如另有气体进入关节囊内,则关节内同时存在三种成分,称为关节积气脂血症,此征象在诊断关节内骨折有重要意义。增强扫描后可显示骨折脱位后周围大血管损伤的情况,尤其后脱位时对大血管的损伤(图6-2)。

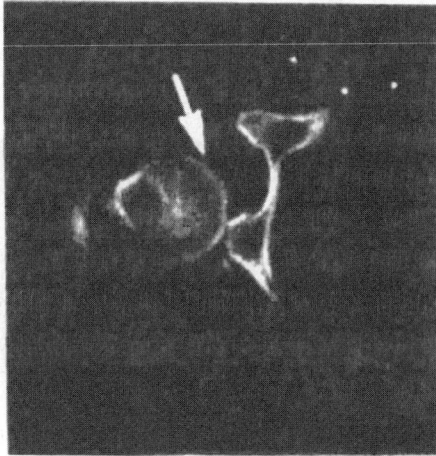

CT显示右侧股骨头向后脱位,髋关节软组织肿胀

图6-2 股骨头半脱位

(3)鉴别诊断:根据病史多可确诊,必要时可以行双侧扫描对照。

(4)特别提示:外伤性脱位多发生在活动范围较大、关节囊和周围韧带不坚韧,结构不稳固的关节,普通X线检查即可确诊,无需进行CT检查。但某些小关节和骨骼未完全骨化的关节脱位,特别是不完全脱位,X线征象不明确,诊断困难,CT能提供十分有益的帮助,并且能发现关节内碎片等,为治疗方案的确定提供依据。

(二)炎性病变

骨关节感染是常见的细菌性骨感染疾患,分血源性和外源性,血源性有化脓性骨髓炎和关节炎;外源性为软组织感染直接侵犯骨和关节。感染细菌为结核杆菌时,则为骨结核和关节结核。骨关节炎症CT检查主要为了提供比一般X线片更多的信息,为早期骨关节感染的诊断提供帮助。

1.化脓性骨髓炎

(1)病理和临床概述：化脓性骨髓炎是骨髓、骨和骨膜的化脓性炎症，较多见于儿童和少年。多侵犯长骨，以胫骨、股骨、肱骨和桡骨多见。病原菌多为金黄色葡萄球菌(占72%～85%)，其他有溶血性葡萄球菌、链球菌、大肠杆菌、肺炎双球菌等。病菌可经血行感染、邻近软组织或关节感染直接蔓延或通过开放性骨折或火器伤进入。根据病情发展和病理改变，化脓性骨髓炎可分为急性和慢性化脓性骨髓炎。前者临床起病急骤，可有寒战、高热、白细胞升高等症状。尚有患肢肿胀，压痛，患处有明显波动感等局部症状。急性化脓性骨髓炎延误诊治或治疗不当不彻底，常转为慢性化脓性骨髓炎。慢性骨髓炎中，有的脓肿病灶局限在骨内，形成慢性骨脓肿(又称Brodie脓肿)；极少数慢性骨髓炎，骨内炎症病变长期存在，发生广泛的骨质增生硬化，称为慢性硬化性骨髓炎(亦称Garre骨髓炎)。

(2)诊断要点：对各时期的表现，CT主要从骨髓改变、骨质改变、骨膜反应以及周围软组织改变观察。①骨髓密度，急性期CT表现骨髓密度增加，CT值为+50HU左右(正常为-80HU左右)，偶尔骨髓腔内可见到气体、脂肪以及积液。亚急性期CT表现为骨髓密度增高，CT值为+30HU左右。慢性期，骨髓密度呈高低不等混杂影，偶可见骨髓腔内极低密度的气体影。②骨质改变，早期骨破坏CT示骨小梁模糊或消失，偶可显示小灶性骨小梁缺失区，边缘不清，骨质增生不明显。亚急性期示骨皮质的破坏、缺损、新骨形成。慢性期CT示骨质破坏区内大小不一的高密度死骨，高密度的骨膜反应围绕骨皮质，骨皮质显著增厚。③骨膜反应，早期骨膜改变不明显，随后CT表现为环绕或部分附着骨皮质的弧线样钙质高密度影，略低于正常骨皮质密度，并能清晰显示骨破坏处和骨膜下形成的脓肿。慢性期，骨膜新生骨与骨皮质融合，明显增厚。④周围软组织，急性期软组织肿胀CT表现为患肢较对侧增粗，皮下脂肪层增厚、浑浊，肌肉间脂肪间隙不同程度变窄、移位、模糊或消失；肌肉组织肿胀，密度均匀减低。脓肿形成期，软组织脓肿CT表现典型，平扫时表现为软组织内低密度囊状影，增强后脓肿壁环形强化，中央脓腔液化部分仍为低密度，脓肿范围更清楚。⑤Brodie脓肿，CT显示位于干骺端中央或略偏一侧的低密度局限性骨质缺损区，呈圆形或卵圆形，病灶内常无死骨，边缘骨质硬化而密度增高，骨膜反应少见。⑥Garre骨髓炎，表现为骨膜增生，皮质增厚，髓腔狭窄或闭塞，呈局限或广泛的骨质硬化，与正常骨质无明显界限。在骨质硬化区一般无骨质破坏，亦无死骨形成(图6-3)。

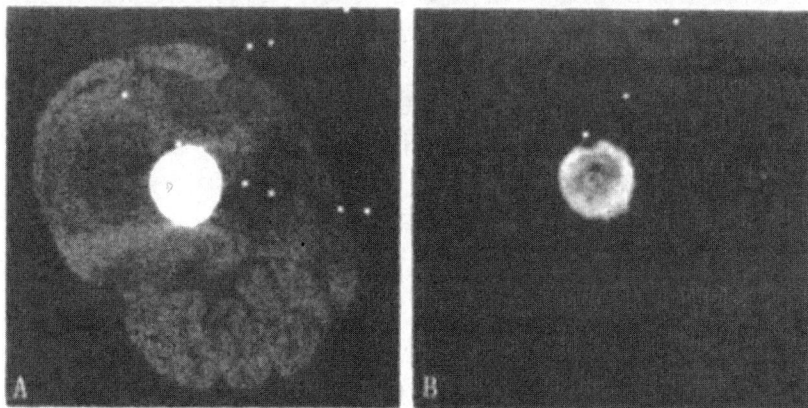

A.为软组织窗，可见股骨中段骨干增粗周围软组织肿胀，并见脓肿形成；B.为骨窗，可见髓腔密度增高、闭塞

图6-3　慢性化脓性骨髓炎

(3)鉴别诊断:①骨结核,好发小儿短管状骨,骨质破坏为主,一般无明显骨膜反应。②Brodie脓肿需与骨样骨瘤鉴别,后者CT薄层扫描可以发现瘤巢,临床常有夜间疼痛病史,水杨酸类可缓解。

(4)特别提示:X线平片对化脓性骨髓炎的诊断具有很大价值,化脓性骨髓炎CT检查为了显示病变早期X线平片不能显示的一些细微变化,为早期骨关节感染的诊断提供帮助。同时可提供更多的信息,包括骨内和软组织的早期变化和骨皮质内缘的破坏与增生以及细小的死骨等。MRI在确定急性化脓性骨髓炎的髓腔侵犯和软组织感染的范围方面,明显优于X线和CT。

2.化脓性关节炎

(1)病理和临床概述:细菌(以金黄色葡萄球菌最多)血行感染滑膜或因骨髓炎继发侵犯关节而致化脓性关节炎。以儿童和婴儿多见。病变可以累及任何关节,但以承重的大关节,膝关节和髋关节较多见,常单发。炎症早期,滑膜充血、关节内多量渗出液,滑膜坏死,软骨和软骨下骨质发生破坏。愈合期,肉芽组织进入关节腔,最后发生纤维化或骨化,使关节形成纤维性强直或骨性强直。本病发病急,受累关节有红、肿、热、痛及功能障碍,并有炎症的全身症状。

(2)诊断要点:CT主要表现为关节肿胀、积液和关节骨端的破坏。最早期表现为关节囊肿胀和关节间隙增宽。病变早期即可使关节软骨破坏,引起关节间隙狭窄,继而关节软骨下骨质发生破坏,多见于关节承重面。有时可见关节内脂肪—液平面征。愈合期,骨质破坏停止而出现修复。病变区骨质增生硬化,骨质疏松消失。如软骨与骨质破坏不甚明显,关节间隙可部分保留,严重者则形成骨性强直(图6—4)。

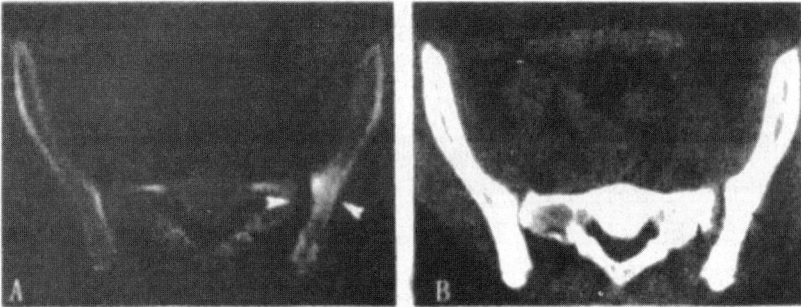

A.为骨窗,可见骶髂关节骶骨、髂骨边缘模糊,可见虫蚀样破坏,关节间隙增宽,局部髂骨增生硬化;B.为软组织窗,可见周围软组织肿胀

图6—4 左侧骶髂关节炎

(3)鉴别诊断:①关节结核,关节结核表现非承重部位的骨质破坏,无明显骨质增生。②痛风性关节炎、风湿性关节炎,多发生在小关节,对称性,根据临床表现可以鉴别。

(4)特别提示:临床常首先选用X线平片检查,CT除可判断病变的范围,还可以进行CT导引下的经皮穿刺活检。

3.骨结核

(1)病理和临床概述:骨结核多起于松质骨和骨髓组织,以椎体、短管状骨及长骨的骨骺和干骺端好发,多见于儿童、少年。病理上分增殖型和干酪型。临床症状轻微,表现为酸痛不适,局部肿胀。病程长,病变局限。椎体结核见相应章节,本小节主要讲述长管状骨病变。

(2)诊断要点:CT示骨骺和干骺端局限性类圆形、边缘较清楚的低密度骨质破坏区,其内可见多发小斑片状高密度死骨影,边界无明显骨质增生改变,骨膜反应少见或较轻微。病变很少向骨干发展,但可破坏骨皮质和骨膜,穿破软组织而形成瘘管,并引起继发感染。病骨周围软组织肿胀,结核性脓肿密度低于肌肉,注射对比剂后其边缘可有强化。

(3)鉴别诊断:慢性骨脓肿,骨质破坏逐渐吸收,骨质增生明显,骨皮质增厚,髓腔狭窄。

(4)特别提示:骨结核多为继发性,胸部摄片发现结核病变有利于诊断。

4.关节结核

(1)病理和临床概述:关节结核常继发于其他部位的结核,可分为滑膜型和骨型两种,以滑膜型多见。骨型结核由骨骺、干骺端蔓延及关节,侵犯滑膜及关节软骨;滑膜型结核是结核菌经血行先累及滑膜,病变往往持续数月至一年,再波及关节软骨及骨端。晚期两者无法分型。关节结核好发于儿童及青少年,常单发,最多见于持重大关节,髋关节和膝关节,两者共占关节结核80%左右。病变常先开始于不持重的关节边缘部分。关节结核以骨质破坏为主,并都可在附近软组织形成冷脓肿。临床上起病较缓慢,局部疼痛和肿胀,关节活动受限,久病者可伴有相关肌肉萎缩。

(2)诊断要点:CT征象包括滑膜的改变、骨与软骨破坏和关节积液。①关节积液,少量积液CT显示困难,较多积液时关节间隙层面及上方层面见关节旁半圆形、卵圆形水样密度影,边缘光滑,完整。②骨质破坏,关节囊和韧带附着点是早期骨质破坏的好发部位,表现为轻微的骨缺损区,边界不清,周围有极少量新生骨形成,当滑膜结核破坏了关节软骨面后,关节边缘的软骨下骨皮质毛糙,虫蚀样骨缺损,CT轴像见关节面凹凸不平,并可见形成的小死骨,滑膜结核侵犯软骨全层后,关节面广泛骨质破坏,关节面凹凸不平,其中有小死骨形成。③滑膜的改变:早期滑膜及软骨的破坏平扫很难发现,CT关节造影后扫描可显示。晚期可见滑膜增厚,增强扫描均匀强化。并可显示周围软组织肿胀及冷脓肿(图6-5)。

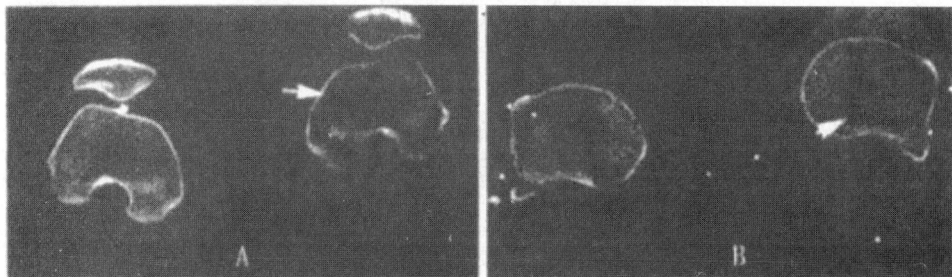

CT轴位扫描可见左侧胫骨上段、股骨下端骨质疏松,见多发小斑点状骨质破坏区,边缘较清晰,周围软组织肿胀

图6-5　左膝关节结核

(3)鉴别诊断:需同化脓性关节炎、类风湿关节炎等鉴别。

(4)特别提示:X线平片为首选检查,CT对关节软组织肿胀、关节积液和破坏区内死骨较敏感。而MRI则对关节周围水肿、关节积液和关节周围滑囊、肌腱的病理改变显示最佳。

(三)骨巨细胞瘤

1.病理和临床概述　骨巨细胞瘤是起源于骨髓结缔组织的间充质细胞,亦称破骨细胞瘤。本病较常见,多见于20～40岁的成人,无明显性别差异,分为良性、生长活跃和恶性。好发部位以股骨下端为多见,次为胫骨上端及桡骨下端,三处发病占全部的60%～70%;次为肱骨上端、腓骨上端、胫骨下端、股骨上端和掌骨、指骨。病变有明显的横向生长倾向,一般单发,偶可多发。病理上,根据单核瘤细胞和多核巨细胞的组织学特点,可分为Ⅰ、Ⅱ、Ⅲ三级。Ⅰ级表示良性,Ⅱ、Ⅲ级表示恶性。本病起病缓慢,主要临床表现为局部疼痛(常为间歇性钝痛),肿胀和压痛。组织学上虽属良性,但可发生转移。

2.诊断要点　CT平扫见位于骨端的囊性膨胀性低密度骨破坏区。病灶区骨皮质变薄,骨壳完整连续,多数也可见小范围的间断;骨壳外缘基本光滑,内缘多呈波浪状,为骨壳内面的骨嵴所致,一般无真性骨性间隔。骨破坏区边缘无新生骨形成的骨质增生硬化带。生长活跃的骨巨细胞瘤和恶性巨细胞瘤的骨壳往往不完整,并常可见骨壳外的软组织肿块影。骨破坏区内为软组织密度影,无钙化和骨化影;病灶内若有出血,密度可增高;病灶内若有坏死液化则可见更低密度区;巨细胞瘤伴病理性骨折时,CT显示骨皮质断裂和软组织肿块。增强扫描肿瘤组织有较明显的强化,而坏死囊变区无强化。发生于腰骶椎的巨细胞瘤,巨大的分叶分房的软组织肿块可伸向腹腔、盆腔内达到巨大的程度,增强后CT扫描可显示肿块周边和肿块内分隔状的强化(图6-6)。

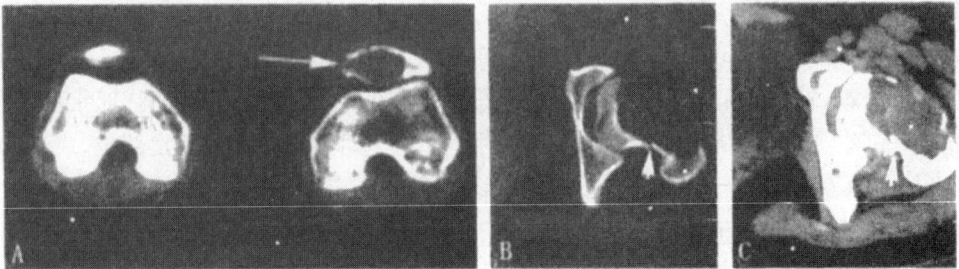

A.左侧髌骨骨巨细胞瘤(Ⅰ级),可见髌骨内膨胀性生长的囊性病灶,骨皮质明显变薄;B、C.左股骨骨巨细胞瘤并病理性骨折

图6-6　骨巨细胞瘤

3.鉴别诊断

(1)动脉瘤样骨囊肿:原发性动脉瘤样骨囊肿好发于较小年龄,在骨成熟后病变可延入关节下区,如CT或MRI显示液一液平面,与动脉瘤样骨囊肿相符。

(2)骨囊肿:病变常位于干骺端或近骨端,呈中小型骨质破坏,骨皮质对称性变薄,密度较低,发生骨折时见碎骨片陷落及液平。

(3)骨肉瘤:好发青少年,发生于干骺端,表现为骨质破坏,骨性基质,软组织肿块,针状、絮状骨膜反应及骨膜三角。

4.特别提示　骨巨细胞瘤比较特殊,多数为良性,但亦有部分为生长活跃性,少数恶性,临床随访有助于鉴别。

(四)骨软骨瘤

1.病理和临床概述　骨软骨瘤可单发或多发,后者有家族遗传性。单发者是最常见的良性骨肿瘤。本病多见于儿童或青少年,常见于10～30岁。本病仅发生于软骨内化骨的骨骼,长骨干骺端为其好发部位,以股骨下端和胫骨上端最常见,约占50%,次为肱骨上端、桡骨下端、胫骨下端和腓骨两端。组织学上肿瘤由三种组织构成,即由骨质构成的瘤体、透明软骨帽和纤维组织包膜。临床上,肿瘤早期一般无症状,仅局部可叩及小的硬结。肿瘤增大时,可有轻度压痛和局部畸形,靠近关节可引起活动障碍。有柄型肿瘤,可因病理骨折而引起剧烈疼痛。

2.诊断要点

(1)单发骨软骨瘤CT表现为与骨皮质相连的骨性突起,病灶呈分叶状或菜花状,其顶端由软骨帽覆盖,软骨帽内的钙化CT显示为圆形或菜花状不规则的高密度影。肿瘤较大时压迫邻近骨骼使之产生变形、移位、萎缩,一般无侵蚀,也无骨膜反应。

(2)多发性骨软骨瘤特点为病灶多发,且形状、大小不一;部分呈对称性生长;常有患骨发育异常(图6—7)。

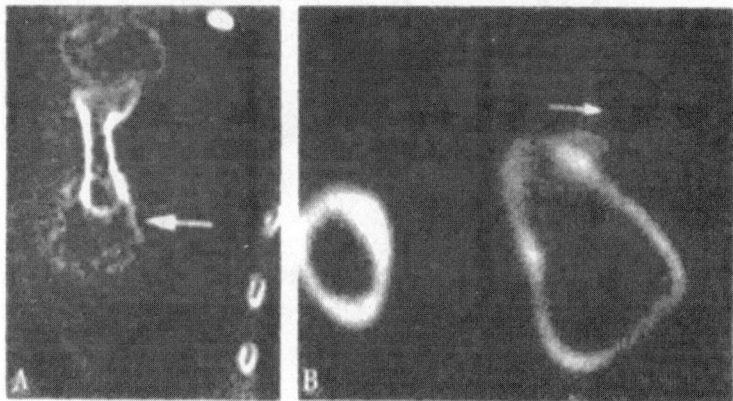

A.肱骨骨软骨瘤,右侧肱骨可见与骨皮质相连的骨性突起,病灶呈菜花状;B.踇趾骨软骨瘤左侧蹲趾骨可见一骨性突起

图6—7 骨软骨瘤

3.鉴别诊断

(1)皮质旁骨肉瘤:表现为皮质旁软组织肿块,密度较高,伴有骨化,肿块与骨皮质间见分隔间隙。

(2)皮质旁骨瘤:表现为骨皮质象牙样致密影,与载瘤骨间无间隙,无骨松质存在。

4.特别提示 X线检查为首选检查。对于生长于复杂关节处或隐蔽部位的骨软骨瘤如肩胛骨内侧和向骨盆腔内生长的骨软骨瘤,CT横断面能很清楚的显示肿瘤的来源及基底部。一般不选用MRI检查。

(五)软骨肉瘤

1.病理和临床概述 软骨肉瘤是一种常见的恶性骨肿瘤,发病仅次于骨肉瘤,起源于软骨或成软骨结缔组织,可原发于骨,也可发生于骨髓的间叶组织或骨膜,亦可由软骨瘤、骨软骨瘤恶变而来。起自骨髓腔(骨髓和软骨瘤恶变者)为中心型,起源于骨膜或骨表面(软骨瘤恶变)为周围型。发病部位多见于膝关节附近的长骨干骺端,少数在骨干,腕、踝以下少见。扁骨中多见于骨盆,其次为肋骨、肩胛骨和胸骨等。临床上,多数发展慢,病程长,症状较骨肉瘤轻。本病预后较差,手术局部切除后极易复发。

2.诊断要点 软骨肉瘤根据其发生部位可分为中央型和周围型。①中央型,CT平扫骨髓腔内高、低混合密度病灶,其中破坏后的残余骨、瘤骨、软骨钙化呈高密度,囊变呈低密度;病变的恶性特征为周围骨皮质破坏和肿瘤坏死。早期骨皮质尚未破坏,表现为轻度膨胀,多叶型溶骨性病灶,还可见到散在的条状钙化影,有时与内生软骨瘤较难鉴别。而晚期骨皮质被穿破,有骨膜反应,可形成软组织肿块,而且往往体积很大,密度不均,含斑点样钙化,肿块常呈分叶状、结节状,轮廓清楚。②周围型软骨肉瘤多为骨软骨瘤恶变,与中央型软骨肉瘤表现相似,但它的整个病灶有蒂与相应骨皮质相连,病灶顶部有一层软骨帽,密度低于同层肌肉组织,软骨帽内有散在钙化,骨软骨瘤表面不清,软骨帽厚度 0.3~1.5cm 不等,也可伴有散在斑点状钙化之高密度影。在软组织内可见散在斑块状钙化,也可见粗而长的骨针(图 6—8)。

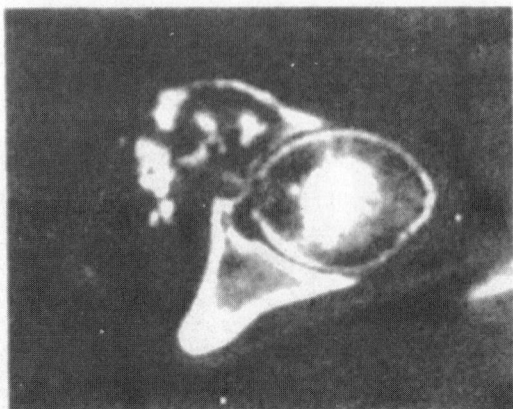

CT 显示左侧髋臼前唇骨质膨胀性破坏,见较大软组织肿块,肿瘤基质内见多发斑点状及小斑片状钙化

图 6—8 髋臼软骨肉瘤

3.鉴别诊断　骨软骨瘤,生长缓慢,鉴别同前。

4.特别提示　病程、病灶生长速度对病变的恶性程度鉴别有很大的意义。CT 对评价钙化及瘤内骨化要比 X 线、MRI 敏感。如果软骨瘤出现以下表现:①病程长,瘤体大。②近期生长迅速,疼痛明显,软组织肿块显著增大。③出现侵蚀性骨破坏,骨膜增生,钙化斑点模糊或产生大量棉絮状钙化;高度提示恶变为软骨肉瘤。

(六)脊索瘤

1.病理和临床概述　脊索瘤起源于残留在骨内的迷走脊索组织,是一种生长缓慢,较少发生转移的低度恶性肿瘤,好发于颅底蝶枕部和骶尾部(占 55%)。肿瘤大小不一,切面分叶状,中间有纤维隔,肿瘤质地较软者,偏良性;质地较硬且有钙化者,恶性度较高。镜下可见囊泡性细胞(印戒样细胞)。脊索瘤可发生于任何年龄(7 个月~82 岁),骶尾部多发生于 50~60岁,男女比例约为 2∶1。临床上,常见症状为骶尾部疼痛,进行性排便困难和骶后部肿块。本节主要描述发生于骶尾部和脊柱其他部位的脊索瘤。

2.诊断要点　CT 平扫示骶尾部骨质破坏,表现为局部软组织肿块,肿块内常出现点片状高密度影,为破坏残余骨和钙化灶,整个病灶边缘比较清楚。骶尾部脊索瘤的骨质破坏主要向前发展,甚至下部骶骨和尾骨完全破坏,肿瘤可在周围软组织内生长,形成分叶状低、等或略高密度、边缘光滑而密度尚均匀的软组织肿块,常推移或侵犯直肠、臀肌和骨盆肌,病灶范围大小不等,多数较大可达 10cm 以上。CT 增强示肿瘤边缘部分强化较明显,肿瘤中央部分也有轻度强化(图 6—9)。

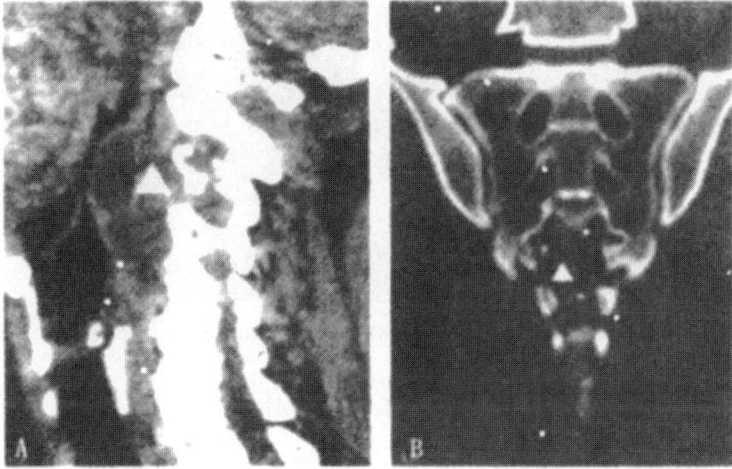

A. 第 3 颈脊索瘤重建图像软组织窗见第 3 颈椎骨质破坏,局部出现低,等密度软组织肿块,边界清楚;B. 骶椎脊索瘤 $S_{3\sim4}$ 可见骨质破坏,边缘不规则,边界清楚,其内可见点片状高密度影

图 6-9 脊索瘤

3. 鉴别诊断 巨细胞瘤,常位于骶骨上部,病灶呈膨胀性,病灶内无钙化。

4. 特别提示 手术后肿瘤复发仅出现在软组织内,而缺乏骨异常的证据。MRI 对显示肿瘤向椎管内的侵犯更有效。鉴别困难时需活检病理诊断。

(七)骨肉瘤

1. 病理和临床概述 骨肉瘤是起源于骨的间叶组织以瘤细胞能直接形成骨样组织和骨质为特征的最常见的原发性恶性骨肿瘤。镜下肿瘤是由明显间变的瘤细胞、肿瘤性骨样组织及骨组织组成,有时亦可见有数量不等的瘤软骨。临床上,骨肉瘤多见于青少年。好发于四肢长骨,以股骨下端和胫骨上端最为常见,次为肱骨和股骨近端。扁骨和不规则骨中以髂骨最多。发生于骨外软组织者,称骨外骨肉瘤。临床上还有皮质旁骨肉瘤、骨膜骨肉瘤、原发性多源性骨肉瘤、毛细血管扩张型骨肉瘤、继发性骨肉瘤等特殊类型。骨肉瘤一般都有局部进行性疼痛、肿胀和功能障碍三大主要症状,以疼痛最为常见,初为间歇性隐痛,可迅速转变为持续性难忍的剧痛,尤以夜间为甚。实验室检查血碱性磷酸酶常增高。

2. 诊断要点 成骨型、溶骨型和混合型骨肉瘤 CT 表现虽然多种多样,一般表现为①骨质破坏,表现为松质骨的虫蚀样、斑片状破坏甚至大片状缺损。②骨质增生,表现为松质骨不规则斑片状高密度影和骨皮质增厚(图 6-10)。③髓腔内软组织肿块:肿瘤侵犯髓腔,使低密度的髓内组织密度提高,其 CT 值 20~40HU,含有钙化时 CT 值可达 +100HU 以上;肿瘤可沿骨长轴蔓延,也可在髓内形成跳跃性转移灶,髓腔内浸润灶一般在增强后无明显强化。④周围软组织肿块:常偏于病骨一侧或围绕病骨生长,其边缘大多模糊而与周围正常肌肉、神经和血管等分界不清,却很少累及关节,增强扫描可见肿瘤明显强化,从而可区别于周围受压的软组织。⑤骨膜增生:骨皮质外缘凸出,粗糙不规则,并可见长短不一的骨针指向周围软组织肿块,在 CT 上表现为高密度,轴位多平面重建时能见到骨膜三角。⑥此外,CT 检查易于显示骨肉瘤引起的轻微病理骨折和骨质破坏。骨皮质尤其是骨内膜的破坏等细小变化有利于早期诊断。

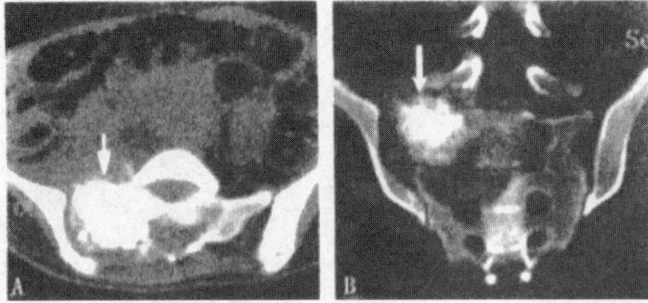

CT 显示骶骨右侧侧块可见团块样高密度影,伴有斑片状骨质破坏区,周围可见偏于瘤骨一侧的软组织影,边缘模糊

图 6—10 骶骨右侧成骨肉瘤

3. 鉴别诊断

(1)硬化性骨髓炎,骨皮质增厚,髓腔闭塞,层状连续的骨膜反应。

(2)成骨型转移瘤,常为肺癌、前列腺癌及乳腺癌转移,年龄较大,好发于脊柱、骨盆等。

(3)中心型软骨肉瘤,肿块内钙化多。

(4)单房性骨巨细胞瘤。

(5)骨纤维肉瘤,鉴别困难。

(6)溶骨性骨转移癌,骨质破坏为主,无明显增生,常有原发病史。

4. 特别提示 实际工作中以 X 线平片检查为首选。CT 能更准确的判断肿瘤的侵犯范围。MRI 的优点是对于 X 线平片阴性的骨肉瘤亦有信号改变,对于软组织的侵犯显示更佳,同时利于对疗效的观察。

(八)骨髓瘤

1. 病理和临床概述 骨髓瘤是一种单克隆的浆细胞恶性肿瘤,瘤细胞来自骨髓的原始网织细胞。单发性病灶常称为浆细胞瘤,多发性病灶称为多发性骨髓瘤,以后者多见。本病平均发病年龄为 45 岁。好发部位为颅骨、脊柱、肋骨及骨盆,少见部位包括肱骨及股骨的近端。患者常因全身无力和背部疼痛就诊,疼痛进行性加重。临床检查患者呈贫血病容,头颅及背部肿物以及胸腔积液是常见表现。半数以上病例尿中出现本周蛋白,对诊断有重要意义。

2. 诊断要点

(1)孤立性浆细胞瘤 CT 常表现为溶骨性或膨胀性的骨质破坏和骨皮质破坏,连续性中断(图 6—11),且常见软组织肿块。

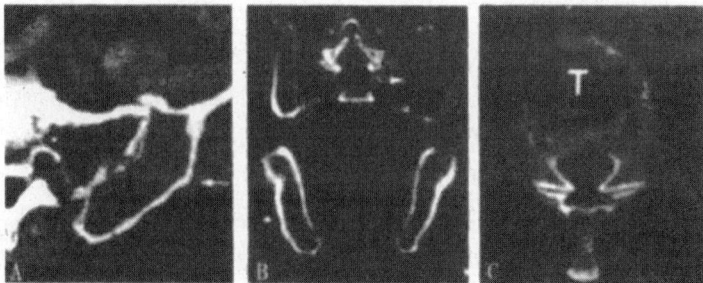

A、B 左侧髂翼浆细胞性骨髓瘤左侧髂翼单发膨胀性的骨质破坏,骨皮质连续性中断;C. 椎体多发性骨髓瘤椎体内见较大骨质破坏区,破坏灶内骨小梁消失,尚存有骨嵴;椎体内伴有多发性、边缘锐利的小圆形低密度区

图 6—11 骨髓瘤

(2)多发性骨髓瘤典型CT表现为多骨受累,病骨内多发性、边缘锐利的小圆形低密度区,边缘很少硬化,破坏灶内骨小梁消失,病变较晚有骨皮质破坏。椎体骨髓瘤可见肿块突入椎管硬膜下腔形成椎管阻塞。颅骨骨髓瘤表现为板障内多发的更低密度灶,内外板完整或破坏,肿瘤突破骨皮质可在周围软组织内形成肿块。

3.鉴别诊断

(1)脊柱转移瘤,转移瘤常破坏椎弓根,而骨髓瘤早期椎弓根正常,核素扫描时骨髓瘤无摄取增加,转移瘤常有摄取增加。

(2)椎体血管瘤,一般单发,栅栏样改变为其特征。

4.特别提示　实验室检查和骨髓穿刺活检对诊断和分型有指导意义,对病灶的侵犯程度,可核素扫描。CT扫描检查可观察疗效。病灶与骨痛部位颇相符合,当常规X线检查阴性时,CT可在此部位发现早期病灶。

(九)转移瘤

1.病理和临床概述　转移瘤是恶性骨肿瘤中最常见者,主要经血流从远处骨外原发肿瘤如癌、肉瘤转移而来。骨转移瘤以癌最多见,占85%～90%,其中乳腺癌骨转移的发生率最高;肉瘤占10%～15%。骨转移大多数集中发生在红骨髓丰富的躯干骨,四肢骨较少发生。转移瘤的肉眼所见无显著的特异性,瘤巢多见于骺松质骨内,可引起溶骨性破坏,有的可伴有反应性骨质增生。镜下转移瘤的形态结构,一般与其原发瘤相同。常在中年以后发病。临床主要表现为进行性加重的深部疼痛、病理性骨折、及血清碱性磷酸酶、血钙增高。

2.诊断要点

(1)溶骨型转移瘤:多在骨干或邻近的干骺端,病灶可多发或单发,表现为松质骨和(或)皮质骨的低密度缺损区,边缘较清楚,无硬化,周围常伴有较小的软组织肿块,但一般无骨膜增生,脊椎转移瘤可见椎体、椎弓根、附件的广泛性破坏,但椎间隙保持完整。

(2)成骨型转移瘤:病变多发生在腰椎与骨盆的骨松质内,常多发,呈斑点状、片状、棉团状或结节状边缘模糊的高密度灶,边缘较模糊,周围一般无软组织肿块,少有骨膜反应,椎体不压缩变扁。

(3)混合型转移瘤:兼有溶骨型和成骨型的骨质改变。

(4)其他:骨转移瘤的软组织肿物平扫显示为密度均匀的影像,其间可以有残留骨存在。增强扫描后可有不同程度强化,一般为均匀性强化。肿物侵犯周围软组织,与正常肌肉分界不清(图6-12)。

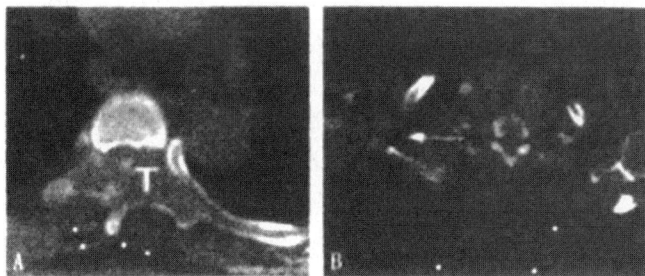

A.胸椎溶骨性转移瘤,第1、2胸椎可见椎体后部、椎弓根、附件的广泛性破坏,邻近的肋骨亦有破坏,伴有软组织肿块,其内可见残存骨;B.右侧肱骨头溶骨性转移表现为骨质内的低密度缺损区,边缘较清楚,无硬化,周围伴有软组织肿块

图6-12　转移瘤

3.鉴别诊断

(1)骨质疏松,多见于老年患者,每个椎体表现相仿,无明显骨质破坏或增生。

(2)原发性骨肿瘤,一般单发多见,有时鉴别困难。

4.特别提示　CT能敏感显示转移瘤病灶,能清楚显示骨外局部软组织肿块的范围、大小以及与邻近脏器的关系。个别不典型的病变或转移瘤的早期X线尚未能显示病征的,应做MRI或核素显像检查确诊。MRI对含脂肪的骨髓组织中的肿瘤及其周围水肿非常敏感。因此能检出X线平片、CT甚至核素骨显像不易发现的转移灶,能发现尚未引起明显骨质破坏的骨转移瘤,为临床及时诊断和评估预后提供可靠的信息。

二、软组织病变

肢体的软组织来源于胚胎的中胚层,其组织结构多种多样(如肌肉、筋膜、肌腱、腱鞘、滑囊、滑膜以及神经、血管等),病变亦远较内、外胚层复杂。对于那些与其周围组织的密度无显著差别的病变。则应选择其他检查方法(如CT、MRI)或直接做活组织检查确诊。CT有较高的密度分辨率,各种组织均有其相对的CT值,可根据病灶密度的较小差别为诊断提供有效的信息。同时可清楚而明确地显示肿瘤的边界、范围,对某些有骨改变的软组织肿瘤,分辨原发或继发也有一定鉴别能力。MRI对显示软组织的病变优于CT,属最佳选择(图6-13)。

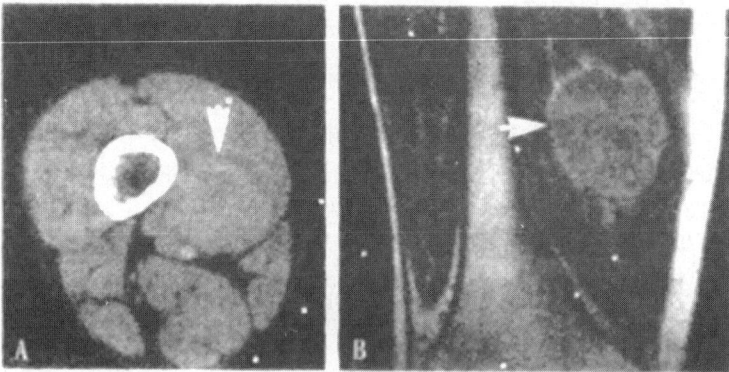

A.为CT扫描图像;B.为MRI扫描图像,肿块内信息的显示不如MRI丰富

图6-13　右侧大腿平滑肌肉瘤

(一)肌肉内血管瘤

1.病理和临床概述　肌肉内血管瘤是发生在骨骼肌内呈弥漫生长的血管瘤。多见于10~40岁,80%~90%在30岁左右。最常见于四肢,其次为面部及躯干。可局限于某一组或某一块肌肉内,有时可侵及肌腱。肿瘤大小不一,以3~5cm者居多。根据血管腔大小、血管壁的厚薄可分为,毛细血管瘤、海绵状血管瘤、静脉血管瘤和混杂血管瘤。以海绵状血管瘤多见,病史多在1年以上。临床症状和体征无特殊,多为无痛性软组织肿块。手术易复发(20%)。

2.诊断要点　CT表现为形态规则或不规则、边界清晰或不清晰的软组织肿块,平扫呈等密度或混杂密度肿块影,与肿瘤内成分相关,病灶内有低密度脂肪及点状、蚯蚓状高密度静脉石和钙化影,并可见纤维间隔和小的血管等;增强扫描可见明显强化。肿瘤较大时可见扭曲、紊乱、成团的血管。有学者认为,伴有钙化和静脉石的多发不规则形、条索状、低密度影是血管瘤特征性改变(图6-14)。

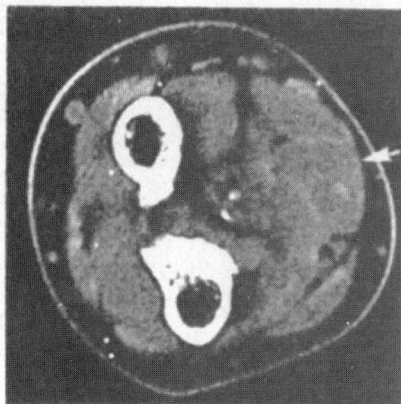

CT检查示表现为形态不规则、边界不清晰的软组织肿块,平扫呈混杂密度肿块影

图6-14　肌血管瘤

3.鉴别诊断　脂肪瘤;纤维瘤;神经源性肿瘤;软组织恶性肿瘤,出现肌肉内血管瘤特征表现能诊断,否则很难鉴别。

4.特别提示　CT常不能清晰显示病变范围及与正常组织的关系;大多数软组织肿瘤无特征性的CT表现,使诊断及鉴别诊断困难。MRI是血管瘤最简单、最良好的检查方法,CT诊断困难时,可进一步MRI检查。

(二)骨化性肌炎

1.病理和临床概述　骨化性肌炎为一种肌肉及其邻近结构的局限性的、含有非肿瘤性的钙化和骨化的病变,其原因尚不清楚,可能为外伤引起的变性,出血或坏死。可发生于任何易受外伤的部位,但以肘部和臀部多见。此种骨化与软组织的慢性炎症和组织变性有关。患者的临床表现多有明显的外伤史。有些患者外伤史不明显,而常因四肢肿胀就诊。早期并可扪及软性包块,疼痛感。后期,肿块可缩小,并逐渐变硬,多无明显症状。

2.诊断要点　CT典型表现为软组织内见有骨结构块影,病灶周边为高密度钙化、骨化环,而病灶中央为低密度区,呈现明显的带状现象,这种离心性分布的带状现象是局限性骨化性肌炎的CT特征;周围无软组织肿块影,病灶周围肌肉组织呈受压萎缩性改变。病灶邻近骨骼无破坏及骨膜反应,而且病灶与邻近骨骼之间有一低密度带隔开。这种特点有助于区别局限性骨化性肌炎与恶性肿瘤(图6-15)。

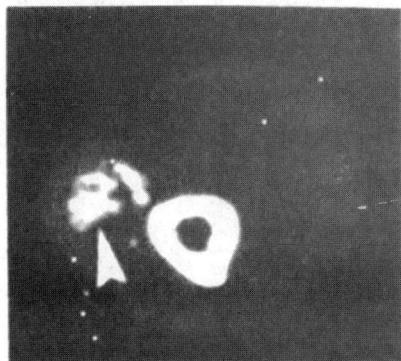

CT显示右上臂肱骨旁肌肉内可见不规则骨化影,周边有骨化环,肱骨骨质未见异常

图6-15　骨化性肌炎

3.鉴别诊断　骨外骨肉瘤；骨外软骨肉瘤；皮质旁骨肉瘤；骨外（软组织）软骨瘤，局限性骨化性肌炎表现为离心性分布的带状现象，无明显软组织肿块，籍此可以区别。

4.特别提示　对于肌肉内的钙化，X线检查不如CT敏感。MRI对软组织的病变范围的确定优于前两者。

（三）神经鞘瘤或神经纤维瘤

1.病理和临床概述　神经鞘瘤又称神经鞘膜瘤、雪旺氏细胞瘤；瘤组织主要由神经鞘细胞组成，含少量胶原和基质组织，好发于 20～50 岁，生长缓慢，多见于头、颈部软组织、四肢屈面、躯干、纵隔、腹膜后等处。神经纤维瘤含有较丰富的胶原组织，好发于 20～40 岁，生长缓慢，为良性肿瘤。神经纤维瘤如果多发则是神经纤维瘤病，特征为中枢及末梢神经多发性肿瘤以及皮肤咖啡色素斑和血管、内脏损害，常伴有全身多种畸形。临床上，神经鞘瘤和神经纤维瘤均为皮下的软组织肿块，沿着神经长轴分布，压迫后有酸麻感。

2.诊断要点　神经鞘瘤和神经纤维瘤的CT表现均为软组织内圆形或类圆形低密度灶，边界清楚，密度较均匀，有时可见有完整的包膜，增强扫描有中度强化。两者在CT上均无特殊性改变。椎管内神经纤维瘤CT典型表现为椎体、附件骨质破坏，椎间孔扩大以及哑铃型或葫芦样外形等软组织密度肿物。肿瘤椎管内部分可压迫硬膜囊和脊髓，肿瘤椎管外部分常表现为椎旁肿块影。增强扫描可见肿物有明显强化（图 6－16）。

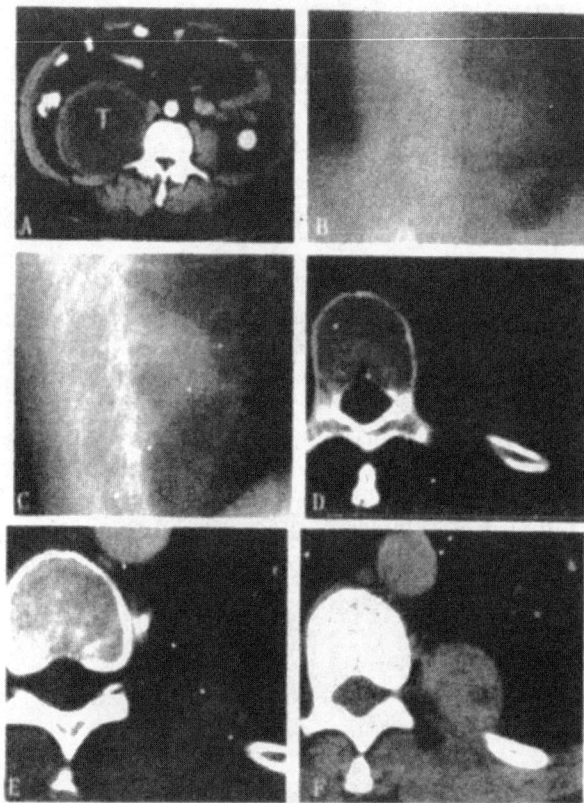

A.腰椎旁神经纤维瘤，第 2 腰椎旁可见一边界清楚的肿块，内见囊状液化区，有分割，肿块轻度强化；B－F.52 岁男性患者，体检发现左侧脊柱旁肿块，手术证实为左侧肋间神经鞘瘤，胸片及CT表现；D－F.分别为平扫、动脉期、静脉期改变

图 6－16　神经鞘和神经纤维瘤

3.鉴别诊断

(1)恶性神经纤维瘤,病变进展迅速,边界不清,密度不均匀,较早发生远处转移。

(2)肌肉内血管瘤。

4.特别提示　神经鞘瘤和神经纤维瘤 CT 上无法区别。但在 MRI 图像上纤维瘤的 T_1 加权和 T_2 加权图像上均为低信号,可资鉴别,而且神经纤维瘤和鞘膜瘤好发于神经干走行部位。

(四)脂肪瘤和脂肪肉瘤

1.病理和临床概述　脂肪瘤为软组织肿瘤中最常见的一种,多发生于肩、颈、背部及四肢皮下、肌间及肌内等软组织内。一般为单发,也可多发,多是良性生长方式;另一种侵袭性脂肪瘤呈浸润性生长,向周围组织浸润而边界不规则,手术后易复发,常需与脂肪肉瘤鉴别。脂肪肉瘤是成人中占第二位的恶性软组织肿瘤,占所有恶性软组织肿瘤的 $16\%\sim18\%$。脂肪肉瘤多发于腹膜后和下肢,其恶性程度相差悬殊,大致可分为以下 5 类:①脂肪瘤样型(纤维型)。②黏液型。③圆细胞型。④多形性型。⑤未分化型。

2.诊断要点

(1)脂肪瘤:CT 扫描可显示特征性脂肪密度影,呈一个或多个包膜完整的极低密度区,CT 值$-80\sim-130HU$,与皮下脂肪 CT 值相等;病变密度均匀,边缘清楚锐利,形态规则,内有线样略高密度分隔,境界清楚,周围软组织受压。增强扫描病变无明显增强(图 6-17)。

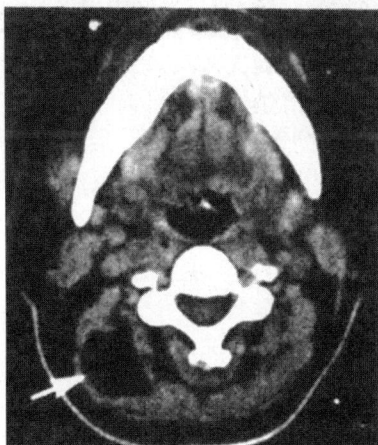

CT 检查示右后颈部见单个低密度肿块影,边界锐利,CT 值约$-110HU$

图 6-17　颈部脂肪瘤

(2)侵袭性脂肪瘤:可见分隔脂肪瘤位于深部软组织,可向肌肉与肌间扩展,并有局部浸润,边界不清晰。侵袭性脂肪瘤内部以海绵状或蜂窝状的软组织密度相间隔,增强扫描明显强化。

(3)脂肪肉瘤:CT 表现与肿瘤分化程度、脂肪含量多少有关。CT 值变化很大,从脂肪、水到软组织密度不等,但低于肌肉密度。形态学上,分化较好的脂肪肉瘤,形态规则,边界清楚;分化差的脂肪肉瘤,形态不规则,边界模糊,密度不均,并向周围软组织、骨关节结构呈浸润生长。增强扫描可见明显增强效应。

3.鉴别诊断　侵袭性脂肪瘤同脂肪肉瘤难以鉴别;其他软组织恶性肿瘤,主要通过观察瘤内的 CT 值鉴别诊断。

4.特别提示　CT检查应该确定肿物的位置、范围及与周围血管和神经的关系,以利于决定手术治疗方案。CT分辨欠清楚的病灶,可行MRI进一步检查。

(五)纤维瘤

1.病理和临床概述　纤维瘤是一种起源于纤维结缔组织的良性肿瘤。纤维瘤可以发生于体内任何部位,其中以四肢(尤以小腿)及躯干皮肤和皮下组织最为常见,常单发。因纤维瘤内含成分不同,可以有纤维肌瘤、纤维腺瘤、纤维脂肪瘤等。镜下:肿瘤细胞由纤维母细胞和纤维细胞组成,间质胶原纤维丰富。多无临床症状,皮肤及皮下组织的肿瘤呈圆形或椭圆形硬块,直径由几毫米至1~2cm,棕褐色至红棕色,表面光滑或粗糙,无自觉症状,偶有痒感,瘤体增长到一定程度才出现压迫症状和体征(图6-18)。

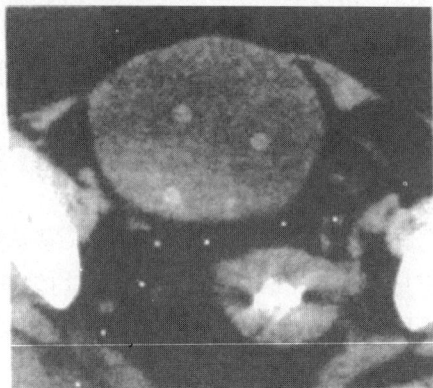

图6-18　右侧腹直肌后侧韧带纤维瘤右侧腹直肌后方软组织肿块。密度均匀,强化程度中等,边缘清晰

2.诊断要点　CT平扫病灶边缘清楚,形态规则,密度略低于或与肌肉相当,密度均匀,可以有包膜。增强扫描病灶中度强化。

3.鉴别诊断　血管瘤;纤维瘤恶变时需与其他软组织恶性肿瘤鉴别。

4.特别提示　纤维瘤内成分含量不同因而种类繁多。与其他良性肿瘤相比较CT检查缺乏特殊改变,诊断较困难,MRI检查可提供更多的信息。

三、脊柱退行性变及外伤性病变

(一)椎管狭窄

1.病理和临床概述　椎管狭窄指各种原因引起的椎管诸径线缩短,压迫硬膜囊、脊髓或神经根导致相应神经功能障碍的一类疾病。椎管狭窄症包括椎管中央狭窄、侧隐窝狭窄及椎间孔狭窄。多于50~60岁出现症状,男性多于女性,最常发生于腰椎;颈椎次之,胸椎少见。病情发展缓慢,呈渐进性发展,临床症状与脊髓、神经根、血管受压有关。腰椎管狭窄,表现为腰背痛、间歇跛行、下肢感觉、运动障碍等。颈椎管狭窄主要表现为颈后、肩背部疼痛、上肢无力及放射性痛等。胸椎管狭窄以 $T_{8\sim11}$ 为多见,起病隐袭,早期症状为下肢麻木、无力、随病情加重可出现脊髓半切或横贯性损害的表现。

2.诊断要点　椎管狭窄时,其正常形态消失,增生骨质向后突出椎管,使其呈三叶形,硬膜外脂肪消失、硬膜囊变形。椎管碘水造影后CT扫描可见蛛网膜下隙细窄,显影较淡甚至不显影,整个硬膜囊变扁,呈新月型,一般2~4个脊椎受累。CT扫描可以清晰显示椎管狭窄的程度,颈椎管前后径<10mm时,腰椎管前后径≤11.5mm即可诊断为椎管狭窄。椎管狭窄时,有时可引起侧隐窝狭窄,当≤2mm时神经根受压,即可诊断为侧隐窝狭窄。椎管狭窄还

可在 CT 图像上观察到椎管内结构的受压、变形等改变(图 6—19)。

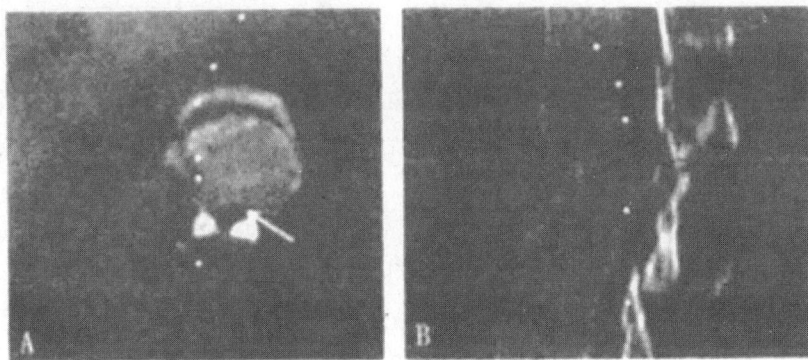

A. 外伤椎体骨折后移所致椎管狭窄；B. 重建图像可清晰
图 6—19　椎管狭窄

3. 鉴别诊断　诊断明确。

4. 特别提示　CT 检查有利于发现引起椎管狭窄的原因、部位和程度,有助于手术方案的制定。CT 和 MRI 扫描可观察到脊柱骨质增生、韧带肥厚、钙化、椎弓发育畸形、椎管前后径或侧隐窝前后径缩短、硬膜囊及脊髓、脊神经受压变形等,诊断多无困难。

(二)椎间盘突出或膨隆

1. 病理和临床概述　椎间盘突出或膨隆,是指椎间盘的髓核及部分纤维环向周围组织突出,压迫相应脊髓或神经根所致的一种病理状态。它与椎间盘退行性变、损伤等因素有关,以腰椎间盘突出最为常见,颈椎次之,胸椎甚少见。椎间盘突出多见于青壮年,男性略多于女性,常由慢性损伤所致,急性外伤可使症状加重,主要为神经根或脊髓的压迫症状,表现为慢性腰背痛并明显向双下肢放射,有时出现椎旁及下肢肌肉痉挛、肌肉萎缩、活动受限。椎间盘膨隆多无症状。

2. 诊断要点　根据椎间盘突出程度由轻至重可分为椎间盘变性、椎间盘膨隆、椎间盘突出、椎间盘脱出及游离型椎间盘突出。①椎间盘变性,椎间盘内可见到气体影,以腰骶部多见。②椎间盘膨隆,CT 表现为椎体后缘对称性均匀一致的轻度弧形向后的软组织密度影,边缘光滑,硬膜外脂肪层清晰,硬膜囊无受压、变形。③椎间盘突出,表现为局部突出于椎体后缘的弧形软组织密度影,边缘光滑,突出缘与纤维环后缘呈钝角相交。④椎间盘脱出,髓核突破纤维环和后纵韧带形成,脱出缘模糊、不规则,与纤维环后缘呈锐角相交,椎间盘脱出可使相应部位的脊膜囊和神经根变形、移位。⑤游离型椎间盘突出,突入椎管内的髓核形成游离碎片,而相应椎间盘后缘可显示正常或稍后凸,游离碎片密度较高,常位于相应椎间盘上或上几个层面的椎管内,压迫该部位的硬脊膜囊及神经根。

3. 鉴别诊断　椎间盘突出一般能明确诊断,游离型椎间盘突出需注意其游离碎片的位置,MRI 矢状位检查显示更清晰。

4. 特别提示　椎间盘突出时往往可出现钙化,CT 扫描可较好地显示各类钙化情况。椎间盘突出症多有典型的 CT 表现,鉴别困难时,可进一步结合 MRI 检查。

(三)脊柱骨折

1. 病理和临床概述　脊柱骨折患者多有高处坠落史或由重物落下冲击头肩部的外伤史。由于脊柱受到突然的纵轴性暴力冲击,使脊柱骤然过度前屈,使受应力的脊椎发生骨折。常见于活动范围较大的脊椎,如 $C_{5,6}$,$T_{11,12}$,$L_{1,2}$ 等部位,以单个椎体多见。外伤患者出现局部肿胀、疼痛,活动功能障碍,甚至神经根或脊髓受压等症状。有些还可见脊柱局部轻度后突成角畸形。由于外伤机制和脊柱受力的关系,骨折断端常重叠或嵌入。

2.诊断要点　椎体内出现微密线及椎体局部轮廓不连续,常为压缩性骨折的征象。当有碎骨片游离突向椎管内,其前缘为一模糊凸面,后缘为锐利凸面,具有特征性,冠状及矢状位上观察碎骨片移位更全面准确。

椎体骨折可分为爆裂骨折和单纯压缩骨折。前者表现为椎体垂直方向上的粉碎骨折,正常的外形与结构丧失,骨折片向前后上下各个方向移位以及椎体的楔形改变。后者仅表现为椎体密度增高而见不到骨折线,在矢状重建像上见椎体变扁呈楔形,常伴有上下椎间盘的压缩损伤。有时可伴脊髓损伤改变(图 6—20)。

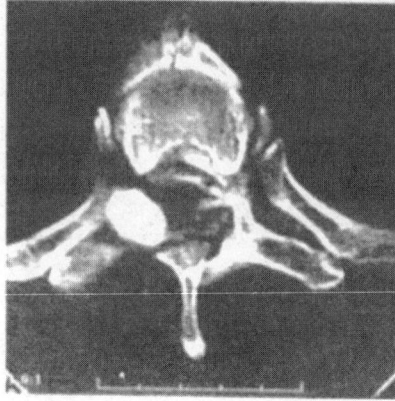

CT 检查示椎体骨折,累及后缘,部分小骨片突入椎管,椎板骨折,脊髓受压迫

图 6—20　T_{11}骨折

3.鉴别诊断　脊椎病变所致的椎体压缩变形;脊椎转移瘤所致的椎体骨折,常累及椎弓根,常伴有软组织肿块。

4.特别提示　脊椎骨折,特别是爆裂骨折,在 X 线平片的基础上应进一步做 CT 检查,必要时还需做 MRI 检查。CT 可以充分显示脊椎骨折、附件骨折和椎间小关节脱位、骨折类型、骨折片移位程度、椎管变形和狭窄以及椎管内骨碎片或椎管内血肿等。CT 还可以对脊髓外伤和神经根情况做出判断。但对显示韧带断裂(包括前纵韧带、后纵韧带、棘间韧带和棘上韧带等)脊髓损伤、神经根撕脱和硬膜囊撕裂等情况不及 MRI。

四、脊柱炎性病变

(一)脊柱结核

1.病理和临床概述　骨关节结核 80% 以上继发于肺或胸膜结核,其中脊椎结核占 40%～50%。好发于青壮年及儿童,多见于 20～30 岁。病变常累及多个椎体,好发于胸腰椎交界附近,在儿童中以胸椎最多见。患者可有如下症状和体征:脊柱活动障碍及强迫姿势症状出现最早;疼痛中腰背痛最常见,疼痛性质及程度不一;脊柱畸形与发病部位、骨破坏程度及年龄等因素有关;冷脓肿及窦道形成因发病部位而各异。按照骨质最先破坏的部位,可分为中心型、边缘型、韧带下型及附件型。

2.诊断要点　CT 扫描检查能很好显示脊柱结核三大基本 X 线征象:椎体骨质破坏,椎间隙狭窄和椎旁冷脓肿，对大的骨破坏的范围、数目、位置，小的X线不能显示的骨破坏均能很好显示。椎体骨质破坏可引起椎体塌陷并向后突，CT显示椎管狭窄。CT能清楚显示椎旁脓肿的范围、大小、数量、位置；对于胸、腰椎的椎前脓肿无一遗漏。

需注意的是观察椎管内有无脓肿占位，还需注意观察椎旁脓肿与周围脏器的关系。例如，腰大肌脓肿可以将肾脏向上、向外推挤至移位，牵扯肾血管和输尿管而影响肾功能。结核性脓肿的位置因发病部位而异，呈液性密度，注射对比剂后周缘有环形强化。CT还可发现椎管内硬膜外脓肿(图6—21)。

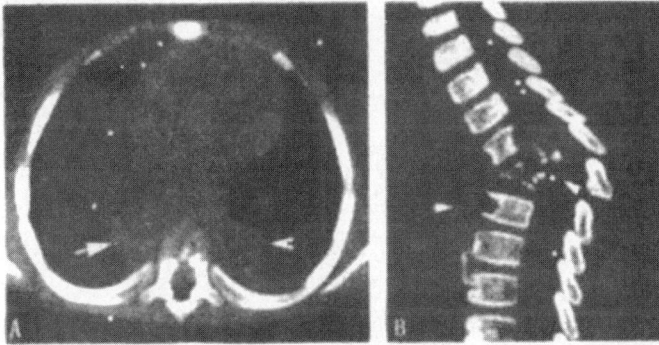

A、B两图CT检查分别显示椎旁冷脓肿、椎体骨质破坏，矢状位可以更好显示椎管改变和脊柱畸形

图6—21　脊柱结核

3.鉴别诊断　溶骨性转移瘤，椎间盘无破坏，以椎弓根破坏为主，椎旁软组织一般无肿块；其他注意同脊椎化脓性骨髓炎、椎体压缩性骨折、先天性椎体融合(融椎)等鉴别。

4.特别提示　CT所显示的椎体骨破坏的范围明显大于X线平片所能显示的范围，尤其是椎体后缘有无骨质破坏或碎骨片，有无突向椎管内移位，以及椎弓根有无破坏，椎体小关节有无分离等。对脓肿位置的判断明显优于X线平片。

(二)化脓性炎症

1.病理和临床概述　脊椎化脓性骨髓炎比较少见，近年来在国外有增多趋势，认为同吸毒增多有关。本病多为血行感染，也可因脊椎手术直接感染或脊柱附近的脓肿蔓延而来。病原菌主要是金黄色葡萄球菌。多发生于腰椎，以下依次为胸椎、颈椎和骶椎，一般发生于成人。临床表现同椎间盘炎类似。急性发病者，起病突然，神志模糊，局部剧痛，脊柱运动受限及棘突叩击痛亦常见。一般需要1年左右症状方可消失。如在椎管内形成脓肿，经肉芽组织吸收，可引起截瘫或顽固性下肢神经根痛等严重并发症。

2.诊断要点　CT表现为脊椎骨质破坏，主要位于松质骨，以及脊椎周围软组织肿胀或脓肿形成，同时可能有椎间盘炎改变。骨质破坏开始时边缘模糊，数周以后破坏区边缘逐渐清楚，周围常出现骨质硬化。化脓病变在椎体比较局限者，发病慢，症状轻，骨破坏轻微，预后亦较好。晚期，有病椎体可发生椎体间形成骨桥连接。椎间隙变窄者，则上下椎体骨质增生硬化，椎间盘完全破坏者，可发生椎体骨性融合。

3.鉴别诊断　脊柱结核，椎间隙破坏明显，相邻椎体成角畸形，冷脓肿范围更广。

4.特别提示　CT改变出现远较普通X线检查为早，因此临床如怀疑此病，应尽早进行CT检查，以免延误治疗。

(王文莉)

第七章　呼吸疾病的影像诊断

第一节　支气管扩张

支气管扩张(bronchiectasis)是局部支气管树的不可恢复性的扩大,并伴有支气管管壁的增厚,好发于支气管的3~6级分支。

一、临床与病理要点

1. 病理改变　多数支气管扩张为支气管反复感染的继发改变、支气管内分泌物淤积或因肺不张及肺内的严重纤维化病变牵拉而引起。少数为先天性支气管扩张,为支气管壁的软骨及平滑肌发育欠缺或薄弱。扩张的支气管内或其末梢分支内常有黏液潴留。

2. 分类

(1)柱状扩张:扩张的支气管的内径宽度远端与近端相似。

(2)静脉曲张型扩张:扩张的支气管的内径粗细不均,管壁有多个限局的收缩,形似静脉曲张。

(3)囊状扩张:扩张的支气管末端呈囊状。

(4)混合性扩张:上述改变的混合。

3. 临床表现　主要为咳嗽、咳痰,常有较多量的脓痰。咯血较常见,可有较多量的咯血。部分患者具有反复支气管感染的病史,或有引起肺内严重纤维化疾病的病史,如肺结核、胸膜炎、肺尘埃沉着症或肺间质纤维化等。少数患者有杵状指,听诊肺内可有啰音。

二、影像学表现

1. X线表现

(1)胸部X线平片:可表现正常,有时表现为肺纹理增粗,沿肺纹理可见两条平行的线状阴影,称为"轨道征"。囊状支气管扩张形成多发的食状阴影,呈蜂窝状(图7-1)。合并感染时囊内有含气液平面。

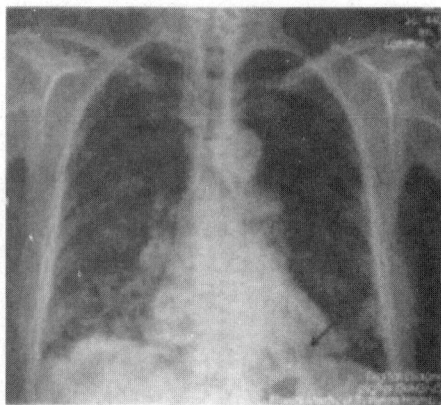

图7-1　支气管扩张

胸部正位:两中下肺纹理增粗,见多发囊状影,呈蜂窝状(↑)

（2）支气管造影：可显示支气管的柱状、静脉曲张状及囊状扩张的形态。具有肺内纤维化的病例支气管扩张发生在纤维化病变之内或其周围，支气管造影是诊断支气管扩张的金标准，目前一般较少应用。

2.CT表现　HRCT检查是诊断支气管扩张最常用的方法，其敏感性、特异性高，并可分型、确定扩张部位、范围及程度。

（1）柱状支气管扩张：表现为支气管内腔增宽，为环形或管状影，可有管壁增厚，当扩张的支气管与扫描平面平行时，可见扩张增厚的支气管呈两条平行的线状影，称为"轨道征"。当扩张的支气管与扫描层面垂直或斜行时，扩张的支气管与邻近伴行的支气管动脉形成"印戒征"。支气管内有黏液栓塞时呈柱状或结节状高密度影像。

（2）囊状支气管扩张：表现为多发的囊状影像，囊壁光滑，囊内可见气液平面（图7-2）。支气管扩张周围的支气管血管束增粗、紊乱，可合并片状影，为继发的感染。病变邻近的支气管可扭曲、聚拢。病变部位的肺体积可缩小。

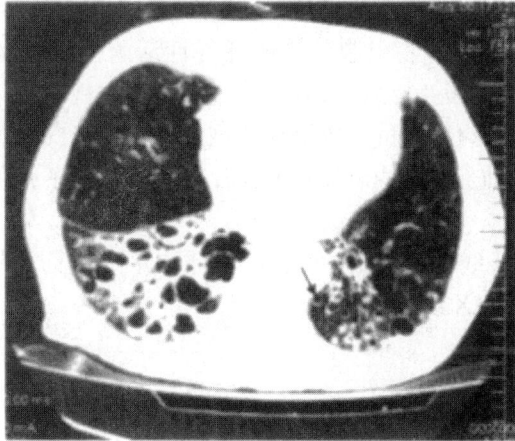

图7-2　支气管扩张

CT横断面（肺窗）：两肺下叶见多发囊状影，右肺下叶呈葡萄串状改变，囊壁增厚，部分囊内见气液平面；左肺下叶见"印成征"（↑）

三、诊断与鉴别诊断

HRCT具有特征性的表现，结合临床有咳嗽、咳痰及咯血病史，可作出正确的诊断。囊状型支气管扩张需与多发含气肺囊肿和肺气囊鉴别。

四、比较影像学

具有反复咯血及肺部感染的患者，若X线平片有两下肺纹理增多或囊状阴影，应当考虑到本病的可能，进一步行HRCT检查，可确定诊断。支气管造影一般不用。

（许树林）

第二节　呼吸道异物

气管、支气管异物多见于儿童。分为透X线和不透X线异物。常见的透X线异物如花生米、谷粒、瓜子;不透X线异物如义齿、金属制品等。较大异物可停留于喉及气管内,较小异物多进入支气管,支气管异物多发生在右侧支气管。

一、临床与病理要点

1.病理改变　有气道的机械性阻塞和炎症。较大的异物可使支气管完全阻塞,引起阻塞性肺炎及肺不张。较小的异物引起呼气性活瓣性阻塞,即吸气时支气管增宽,气体可通过异物部位,呼气时气道变细,气体不易排出,发生阻塞性肺气肿。由于异物的刺激,支气管黏膜充血、水肿,长期病变引起纤维组织增生。有些植物性异物对支气管黏膜可有较大刺激性,引起的炎性改变较为严重。

2.临床表现　异物进入气管内引起刺激性呛咳、呼吸困难、青紫、气喘等。

二、影像学表现

1.X线表现　不透X线的异物如金属制品、义齿等在胸部X线片上可显示。正位及侧位投照有助于异物的准确定位。异物引起气管的呼气性活瓣性阻塞时,两肺发生阻塞性肺气肿,肺内含气量增多。支气管发生呼气性活瓣性阻塞时,在透视时或拍摄呼、吸气像的两张照片比较,呼气时纵隔向健侧移位,吸气时纵隔位置恢复正常。吸气时患侧肺野因通气减少,密度比健侧高。合并阻塞性肺炎时肺内有斑片或大片状阴影。肺不张引起相应的肺叶、肺段体积减小。

2.CT表现　可发现X线平片不能显示密度较低的异物。多层螺旋CT三维重组和仿真支气管镜显示异物明显优于X线平片。

三、诊断与鉴别诊断

患者有异物吸入病史,典型的影像表现结合临床症状可确定诊断。气管异物需与食管异物鉴别,圆形不透X线异物,前者在正位呈"Ⅰ"形,在侧位呈圆形,在食管恰好相反,依此可鉴别(图7-3)。

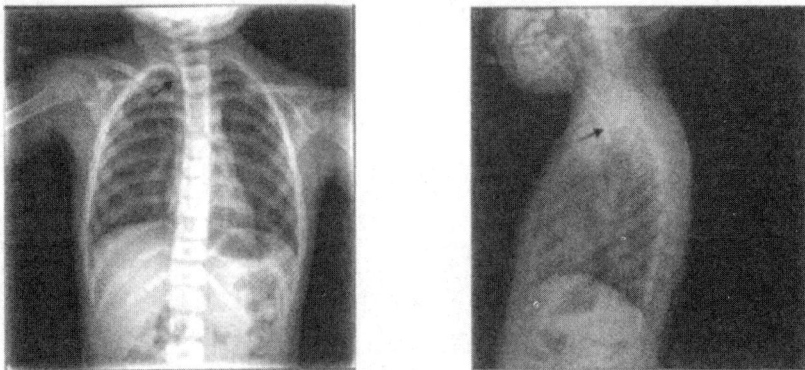

(a)胸片正位显示食管上段异物呈圆形致密影(↑)(b)胸片侧位显不异物影呈"Ⅰ"形(↑)

图7-3　食管异物

四、比较影像学

X线检查用于不透X线异物的诊断和定位。对于透X线的异物,X线平片价值有限。

CT 具有较高的密度分辨能力,有助于发现密度较低的异物。对于长期的阻塞性肺炎或肺不张的患者,CT 可用于排除支气管异物的诊断。

（许树林）

第三节　肺隔离症

肺隔离症(pulmonary sequestration)是指部分肺组织与正常肺分离,并且接收异常体循环供血的肺内病变,又称为支气管肺隔离症,分为肺叶外型和肺叶内型。

一、临床与病理要点

1.病理改变

(1)肺叶内型肺隔离症:病变与邻近正常肺组织为同一脏层胸膜所包裹,病变为大小不等的囊样结构,部分为实性肺组织块,与正常肺组织分界不清。一般不与正常支气管相通。供血动脉大多数来自降主动脉,少数来自腹主动脉及其分支。静脉回流多经肺静脉、少数经下腔静脉或奇静脉,病变位于两肺下叶后基底段,以左侧多见。

(2)肺叶外型肺隔离症:为副肺叶或副肺段,被独立的脏层胸膜包裹。病变组织多为实性肺组织块,少数可为囊样改变,不容易引起感染。供血动脉来自腹主动脉,静脉回流经下腔静脉、门静脉、奇静脉或半奇静脉。病变多位于两肺下叶与膈面之间,偶见于膈下或纵隔内。

2.临床表现　可见于各年龄段,以青年较多,无明显性别差异。多数患者无明显症状,在体检时偶然发现。合并感染时可有发热、咳嗽、咳痰、胸痛,部分患者可有痰中带血等症状。

二、影像学表现

1.X 线表现

(1)肺叶内型肺隔离症表现为下叶后基底段紧贴膈面团块状致密阴影,少数可呈三角形或多边形,边界一般较清晰,如合并感染并与支气管相通,则表现为单个或多个带液平的圆形阴影与肺囊肿相似。囊壁厚薄不等,周围有炎症阴影,大小可随病程演变而改变,感染时增大,炎症吸收后缩小,但不会完全消失。

(2)肺叶外型肺隔离症常显示下叶后基底段区域软组织密度影,通常密度均匀。

2.CT 表现

(1)肺叶内型肺隔离症:表现为下叶基底部脊柱旁软组织密度影,密度不均匀,典型者呈蜂窝状改变,或多个大小不等的囊样透光区及囊状低密度影,囊内可见气液平面或液液平面,斑点状钙化少见。伴发感染时,病灶可呈脓肿样改变,边缘模糊不清,周围可伴有肺气肿改变。

(2)肺叶外型肺隔离症:表现为边界清楚的软组织密度影,大多数病灶密度均匀,少数见多发小囊状低密度影。

(3)增强显示叶内型及少数叶外型病灶不均匀强化,实性部分强化明显。

(4)MSCT 动态增强可显示来自体循环的供血动脉。

(5)MSCT 计算机重组技术能更直观显示供血动脉的起源及引流静脉情况(图 7-4)。

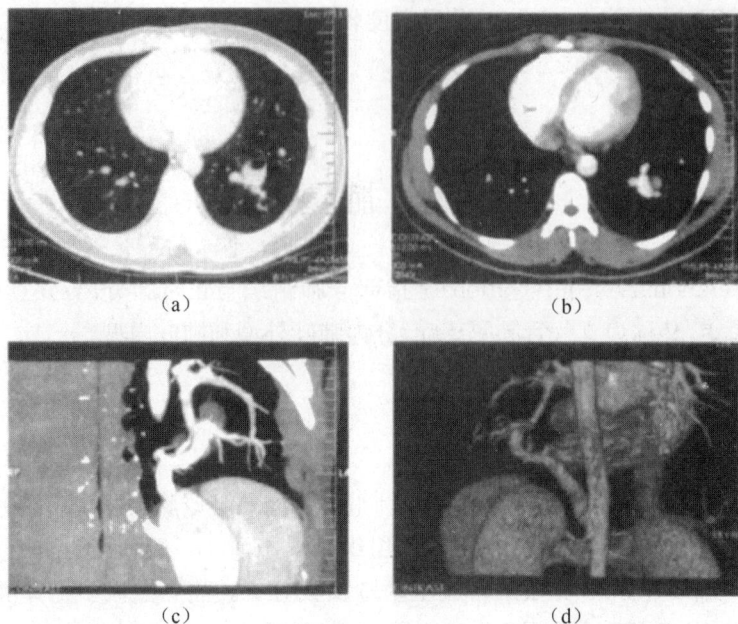

图7—4 肺隔离症

(a)横断面肺窗;(b)横断面增强纵隔窗;(c)MIP重组图像;(d)VR像:显示左肺下叶结节状影及周围增粗血管影,边缘清晰,增强扫描显示来自体循环(腹主动脉)的供血动脉及引流进入左下肺静脉

3.MRI表现　病灶信号多数不均匀,病灶内囊性区域T_1WI上呈低信号,T_2WI上呈高信号,实性区域T_1WI上呈中等信号,T_2WI上呈稍高信号。有时可显示供血动脉及其起源。

三、诊断与鉴别诊断

本病好发于两肺下叶后基底段,左侧多见,位于脊柱旁沟,呈三角形或类圆形,其内可见囊性结构,边缘清晰,CT增强实性部分可强化,可提示本病。如发现来自体循环的供血动脉可确诊。合并感染时须与肺脓肿鉴别,后者好发于上叶后段及下叶背段,多发囊状少见。肺隔离症有时形似下叶阻塞性不张,需加以鉴别,下叶不张的肺组织前缘平直或凹面向前外方的弧线状,无异常体循环供血。

四、比较影像学

X线可以显示病变,但有时由于心影重叠而不易发现。CT能发现病变及病灶内囊状影,MSCT增强及重建技术能显示供血动脉及引流静脉,可确诊。MRI能显示病灶信号特征及供血动脉,但不如CT直观。

(许树林)

第四节　肺动静脉瘘

肺动静脉瘘(pulmonary arterio—venous fistula)又称为肺动静脉畸形,是肺部动脉和静脉直接相通引起的动静脉短路,多为先天性,少数是由于胸部创伤所致。先天性患者中部分有家族性和遗传性毛细血管扩张症。

一、临床与病理要点

1.病理改变 扩张的动脉经过菲薄囊壁的动脉瘤样囊腔直接与扩张的静脉相连。

(1)根据输入血管的来源可分为两种类型:①肺动脉与肺静脉直接相通。②体循环与肺循环直接相通。

(2)根据输入血管的数目分为两种类型:①输入的动脉与输出静脉各一支。②复杂型,输入动脉与输出静脉为多支。

2.临床表现 大多数患者无症状,常偶然发现。病灶较大时可表现为活动后呼吸困难、心慌、气短、发绀、胸痛及红细胞增多症等。如病灶破裂则出现咯血。

二、影像学表现

1.X线表现 表现为边缘清楚的结节或肿块影,常位于下叶,大多数为单发,少数为多发。多呈圆形或椭圆形,部分为分叶状,密度均匀。位于肺周围的病变有时可见输入及输出血管,肺门附近病变不易辨别。

2.CT表现 表现为迂曲状、椭圆形或结节影,合并出血时病灶周围可见边缘模糊的磨玻璃影。显示结节影及与其相连的输入及输出血管,MSCT薄层扫描后处理技术可显示病变的走行(图7—5)。增强扫描显示动脉期迅速呈血管样强化,与相邻大血管同步,静脉期仍为高密度,与肺静脉及心腔呈等密度。

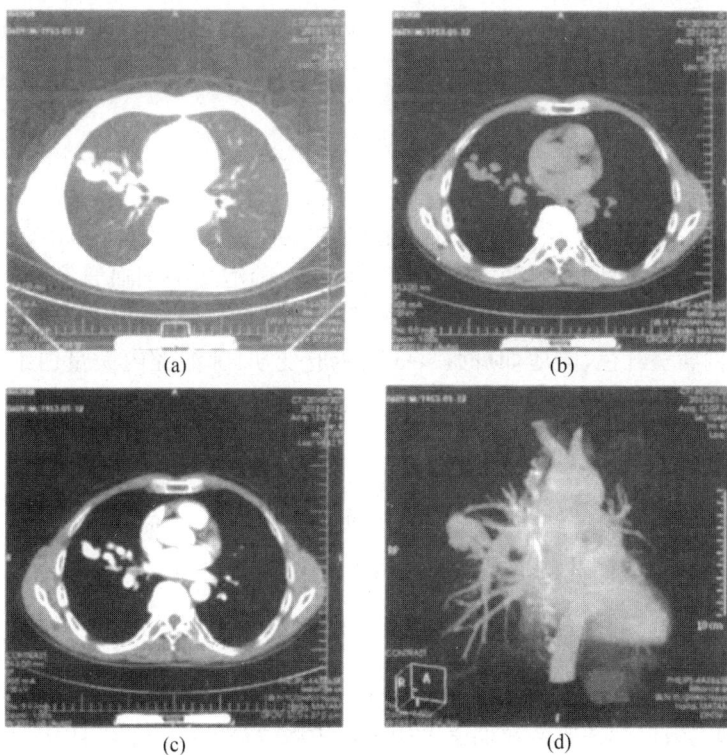

图7—5 肺动静脉瘘

(a)、(b)CT平扫;(c)增强(动脉期);(d)MIP重组图像:显示右肺中叶迂曲条状影,增强动脉期呈血管样强化,MIP组显示病变输入动脉为右肺下动脉,输出静脉为右肺下静脉

3.MRI 表现　可检出较大病灶,但由于空间分辨力比 CT 低,小的病灶容易漏诊,较大病灶存在流空效应,呈低信号,增强扫描有助于鉴别。

三、诊断与鉴别诊断

肺部结节影,有浅分叶,密度均匀,边界清楚,CT 增强可见供血动脉及引流静脉影,MRI 显示病灶有流空效应,可明确诊断。值得注意的是,如平扫误诊为其他实性结节,并且未增强扫描而行经皮肺穿刺活检时可造成肺大量出血。

四、比较影像学

较大病灶 X 线胸片可以显示,较小病灶显示困难,容易漏诊。CT 尤其是 MSCT 增强扫描可直接证实并诊断 X 线发现的病灶,而且可发现胸片漏诊的多发病灶,尤其是位于肺门周围或微小病灶,目前 DSA 造影已不作为诊断性检查方法,只用于介入治疗,MRI 只能显示较大病灶,通常不用于该病诊断。

(许树林)

第五节　肺炎

肺炎根据发病的部位可分为实质性肺炎和间质性肺炎,实质性肺炎又可分为大叶性肺炎和小叶性肺炎。可由细菌、病毒、支原体、霉菌等病原引起,也可因过敏及理化因素引起。本节主要介绍常见肺炎。

一、大叶性肺炎(lohar pneumonia)

(一)临床与病理要点

1.病理改变　病原菌主要是肺炎双球菌,也可为金黄色葡萄球菌。典型改变可分为四期:①充血期:为病变的早期。病变的范围较为局限。肺泡壁毛细血管充血、扩张,肺泡内有炎性渗出。②红色肝变期:病变累及肺叶和肺段。肺泡腔实变,充满纤维蛋白及红细胞渗出物,使肺组织的剖面呈红色,质地如肝脏。③灰色肝变期:肺泡腔内大量白细胞代替红细胞,致使肺叶剖面呈灰色。④消散期:肺泡腔内炎性渗出物逐渐被吸收,病变范围缩小,肺泡腔内重新充气。

2.临床表现　本病多发生于青壮年,起病急。主要表现为突然出现高热、寒战、咳嗽、胸痛、咳铁锈色痰等。严重者可缺氧,发生成人呼吸窘迫综合征。听诊呼吸音减低及湿啰音。

3.实验室检查　血白细胞总数及中性白细胞计数明显增高。

(二)影像学表现

1.X 线表现

(1)充血期:病变的早期 X 线检查可为正常表现,或仅可见局限的肺纹理增强。比较明显的异常表现为肺内限局部性的磨玻璃密度阴影及边缘模糊的浅淡片状阴影。

(2)实变期:相当于病理上的红色及灰色肝变期,整个肺叶、肺叶大部分或肺段呈密度增高影,致密影的密度均匀一致,在大叶致密影内常可见含气支气管影,即"空气支气管征"。各个肺叶的实变由于叶间胸膜的限制,X 线胸片上具有特征性表现。右上叶实变时,致密影的下缘以水平叶间裂为界,边缘平直,界限清楚(图7-6)。右中叶实变时,致密影的上界为水平叶间裂,平直清楚,自上而下阴影密度逐渐减低,由于边缘掩盖效应,右心缘模糊,右心膈角清楚(图7-7)。右下叶实变时,阴影上界模糊,密度从上至下逐渐增高,右心膈角消失。左上叶实变时,其上界模糊,从上至下密度逐渐减低。左下叶实变时上界模糊,从上至下密度逐渐增高。在侧位胸片上较为清晰显示各个肺叶实变及其边界,以相应的叶间裂为界。

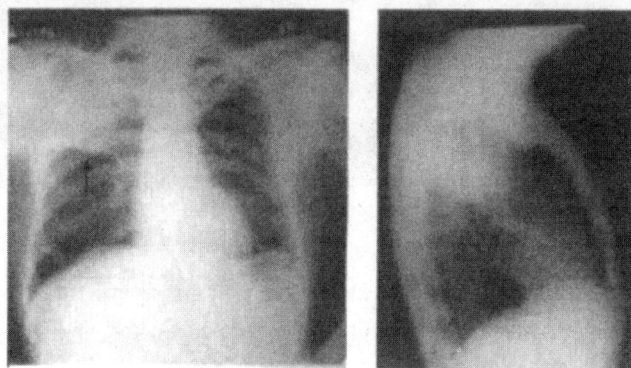

（a）　　　　　　　　　　　（b）

图7-6　右肺上叶大叶性肺炎

（a）胸片正位;（b）胸片右侧位:右肺上叶大片实变阴影,下缘以水平裂及斜裂为界,边缘清楚(↑)

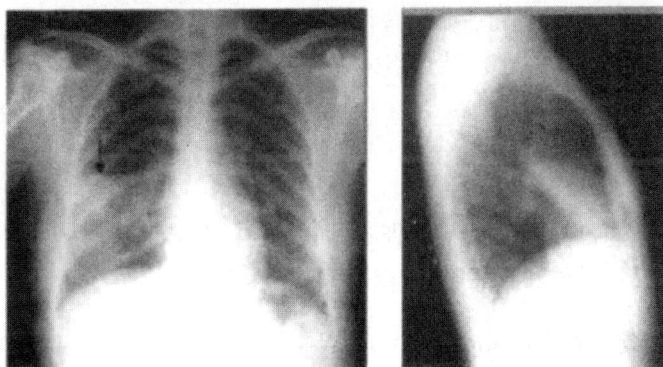

（a）　　　　　　　　　　　（b）

图7-7　右肺中叶大叶性肺炎

（a）胸片正位;（b）胸片右侧位:右肺中叶实变时,致密影的上界为水平叶间裂,平直清楚(↑),自上而下阴影密度逐渐减低,由于边缘掩盖效应,右心缘模糊,右心膈角清楚

（3）消散期:表现为病变的范围逐渐缩小,致密影密度减低,但密度不均匀,呈散在斑片状影。病变多在两周内吸收。

（4）常见合并症:为胸腔积液,一般为病变同侧的少量积液,肋膈角模糊。

（5）部分病例可延迟1～2月吸收,少数可演变为慢性机化性肺炎。

2.CT表现

（1）充血期:病变呈磨玻璃样密度影,边缘模糊,病变区血管隐约可见。

（2）实变期:可见沿大叶或肺段分布的实变影,内有"空气支气管征"(图7-8)。

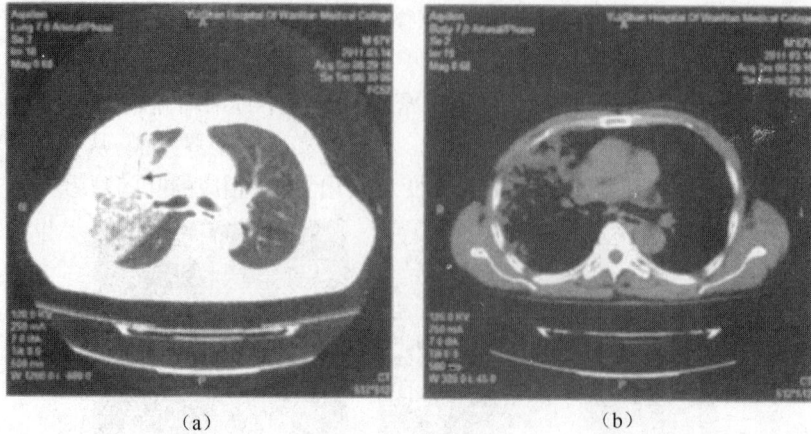

(a)   (b)

图 7-8　大叶性肺炎

(a)CT平扫肺窗；(b)CT平扫纵隔窗：右肺上叶可见沿大叶分布的实变影，内有"空气支气管征"(↑)

（3）消散期：随病变的吸收，实变影密度减低，呈散在大小不等的小片状影，最后可完全消失。

（三）诊断与鉴别诊断

根据典型X线平片表现结合临床，本病诊断不难。需要注意的是临床表现早于影像学表现。肺内局限性片状阴影，特别是消散期，须与浸润型肺结核鉴别。肺炎一般在两周内病变吸收，肺结核的动态变化比较缓慢，结合临床进行鉴别。实变期需与肺结核、中央型肺癌引起的肺叶不张鉴别。大叶性肺炎根据支气管通畅、肺门无肿块可与肺癌鉴别，病变密度较均匀、无卫星病灶可与肺结核区别。

（四）比较影像学

胸部平片作为首选检查方法，CT检查的目的是为了与其他疾病鉴别，特别是与肺癌的鉴别诊断。X线胸片疑有阻塞性炎症时，应选择胸部CT检查。

二、支气管肺炎（brochopneumonia）

支气管肺炎又称为小叶性肺炎，常见的病原菌有金黄色葡萄球菌、肺炎双球菌和链球菌等。病毒及真菌也可引起支气管性肺炎。

（一）临床与病理要点

1.发病年龄　多见于婴幼儿、久病卧床的老年人、免疫功能损害的患者或为手术后并发症。

2.病理改变　支气管黏膜充血、水肿及炎性渗出，进而累及呼吸性支气管及肺泡。病变范围为小叶性，两侧分布，可融合。终末细支气管炎可引起阻塞性肺气肿或小叶肺不张。

3.临床表现　发热，常有咳嗽、呼吸困难、紫绀及胸痛。

（二）影像学表现

1.X线表现　胸部平片主要表现为肺纹理增强，边缘模糊，沿两下肺纹理分布的模糊小结节及斑片状影(图7-9)。肺腺泡实变呈边缘模糊的结节影，直径6～8mm，肺小叶病变为10～25mm的边缘模糊致密影。较大斑片状影密度不均匀，边缘模糊。经抗炎治疗病变可在1～2周内吸收。合并肺气肿时表现为两肺野透亮度增高。肺气囊表现为囊壁在1mm左右的薄壁圆形空腔阴影。病灶累及胸膜引起程度不等的胸腔积液。

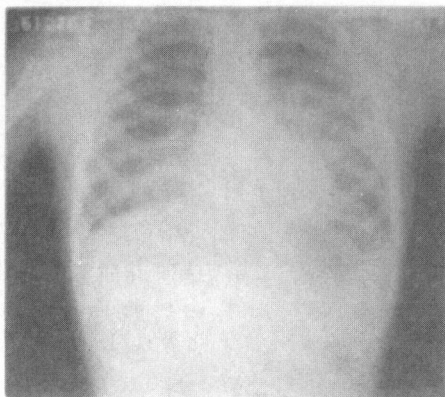

图7－9　支气管肺炎

胸片正位,两中下肺野内中带见斑点及小斑片状密度增高影,边缘模糊不清

2.CT表现　病变部位可见局部支气管血管束增粗,大小不等、边缘模糊的结节及片状影(图7－10)。小叶支气管阻塞时,可伴有小叶性肺气肿或肺不张。治疗后可完全吸收或残留少许纤维索条状影。

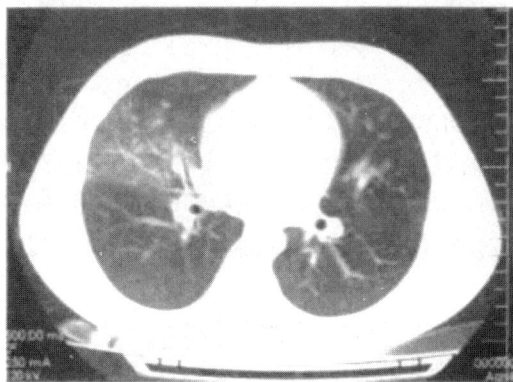

图7－10　支气管肺炎

CT平扫肺窗,右肺中叶及左肺舌叶见沿支气管血管束分布大小不等,边缘模糊的结节及片状影

(三)诊断与鉴别诊断

本病影像学表现具有一定的特征,结合临床,常可作出诊断。对于病变的迁延或反复发作者,CT检查可明确有无并发支气管扩张。

(四)比较影像学

本病主要依靠X线检查。CT检查可用于判断病变内有无空洞及胸腔积液,以确定是否合并肺脓肿及脓胸。

三、间质性肺炎(interstitial pneumonia)

间质性肺炎系肺间质的炎症,病因有感染性与非感染性之分。感染性可由细菌或病毒感染所致,以病毒感染多见。

(一)临床与病理要点

1.发病年龄　多见于婴幼儿,常继发于麻疹、百日咳或流行性感冒等。

2.病理改变　炎症累及支气管和血管周围肺泡间隔、肺泡壁、小叶间隔等肺间质,肺泡很少被累及。炎症可沿淋巴管扩散引起淋巴管炎及淋巴结炎。小的支气管因炎症、充血及水肿导致支气管部分或完全阻塞。慢性者可有不同程度的纤维结缔组织增生。

3.临床表现　发热、咳嗽、气急、发绀及呼吸急促等。

(二)影像学表现

1.X线表现　好发于肺门区附近及肺下野,常表现为肺纹理增粗、模糊,交织成网状或小斑片状影(图7-11);有时肺野内可见广泛的细小结节影,大小一致、分布均匀;可伴有弥漫性肺气肿;肺门密度增高、结构不清;慢性者可表现为肺间质纤维化。

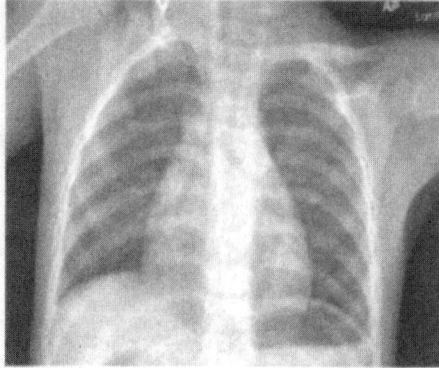

图7-11　间质性肺炎

胸片正位,两肺下野见肺纹理增粗、模糊,交织成网状或小斑片状密度增高影

2.CT表现　早期可见磨玻璃样密度影,其内支气管牵拉扩张(图7-12);两侧肺野弥漫性分布网状影,两下肺明显;HRCT显示小叶间隔及叶间胸膜增厚;有时可表现为弥漫性小片状及结节状影,边缘清晰或模糊;有时可见肺气肿或肺不张;肺门和气管旁淋巴结肿大;部分患者可有少量胸腔积液。

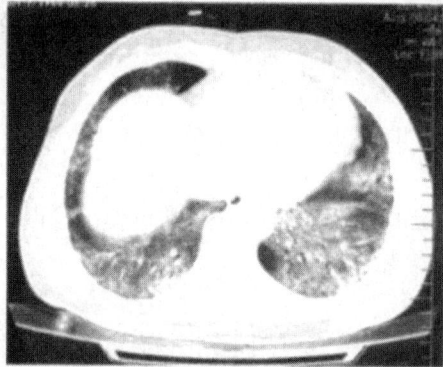

图7-12　间质性肺炎

CT平扫肺窗,两肺底见片状磨玻璃密度增高影,密度不均匀,边缘模糊,其内支气管牵拉扩张

(三)诊断与鉴别诊断

本病可表现为肺纹理增多、网状影及小结节状影、肺气肿,多对称性分布。鉴别诊断主要与支气管肺炎及粟粒型肺结核鉴别。

(四)比较影像学

胸片出现典型表现,即可作出诊断。若表现不典型,可行胸部CT检查,尤其是HRCT,

能清楚显示间质性肺炎的各种表现,增强扫描有助于判断纵隔淋巴结肿大。

四、支原体肺炎(mycoplasmal pneumonia)

支原体肺炎是由肺炎支原体引起的肺部炎症。本病以往曾称为非典型性肺炎,冬、春及春、夏之交是支原体肺炎的好发季节。占所有肺炎的15%～20%,占儿童肺炎的25%左右。

(一)临床与病理要点

1.病理改变　急性的支气管及细支气管炎症,其黏膜及周围组织充血、水肿,白细胞浸润,肺泡腔内有炎性渗出,可发生肺实变。肺泡壁及间隔有中性粒细胞及单核细胞浸润。

2.临床表现　本病起病较缓慢,症状一般较轻。常有发热、咳嗽、咽痛、头痛、乏力及全身不适。少数患者症状较重,可有高热,体温达39～40℃。白细胞计数正常或略低。

(二)影像学表现

1.X线表现　早期表现为肺纹理增多及网状影。肺内继而出现密度较低的斑片状或肺段阴影,呈单发或多发性,常分布在两肺中下部。少数患者为肺叶实变影像(图7－13)。病变一般在2～3周内吸收,少数由于治疗不及时可发展成肺脓肿。

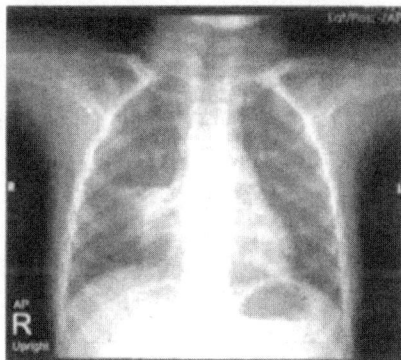

图7－13　支原体肺炎

胸片正位显示右肺中叶实变阴影,边界模糊

2.CT表现　早期主要改变为肺间质性炎症,病变区支气管血管束增粗模糊,HRCT显示更明确,由于病变渗出性实变较淡,CT可清晰显示其内走行的支气管血管束(图7－14)。

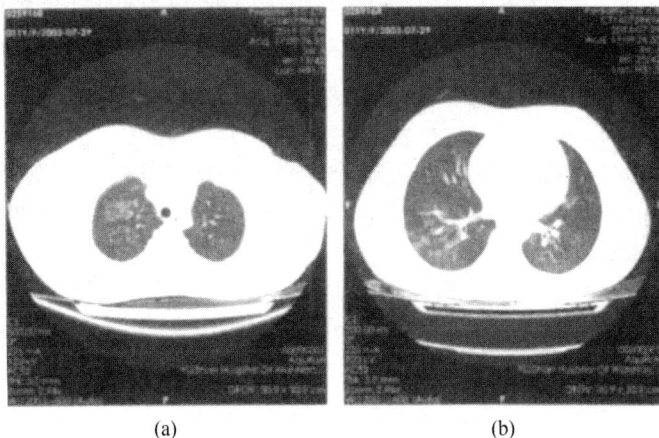

(a)　　　　　　　　　　　　(b)

图7－14　支原体肺炎

胸部CT扫描肺窗显示右肺尖及右肺下叶片状、磨玻璃密度阴影,其内见走行的支气管血管束

（三）诊断与鉴别诊断

本病的临床、X线平片表现及一般实验室检查缺乏特异性。肺部阴影较明显而临床症状及体征轻微,白细胞不高应考虑到本病。本病应与细菌性肺炎、病毒性肺炎、浸润性肺结核鉴别。根据影像表现结合血清学及病原学检测可提高本病的诊断率。

（四）比较影像学

X线胸片和CT是主要的检查手段,前者可作为初查的手段,后者尤其是HRCT可明确肺小叶的解剖结构,区分肺间质和肺泡的病变。

（许树林）

第六节　肺脓肿

肺脓肿(pulmonary abscess)病原菌主要为金黄色葡萄球菌、肺炎双球菌及厌氧菌等。最常见感染途径是经支气管吸入肺内,也可经血行或直接蔓延途径感染。

一、临床与病理要点

1.病理改变　病原菌随异物或分泌物经支气管吸入后,在肺泡内引起化脓性炎症,病变可占据部分肺叶、肺段或次肺段范围。约一周后病灶中心发生坏死、液化,部分液化物经支气管排出后形成空洞。肺脓肿可破入胸腔形成脓胸或脓气胸。

2.临床表现　主要表现为高热、咳嗽、寒战、胸痛、大量脓痰,部分患者有咯血。厌氧菌感染时痰气味较臭。患者全身症状较明显。白细胞明显增高。

二、影像学表现

1.X线表现

(1)吸入性肺脓肿:在脓肿形成前,有大片状模糊致密影,多位于上叶后段及下叶背段,靠近胸膜下。空洞形成后,在大片影中有低密度区及气液平面,空洞的壁较厚,空洞壁内缘光滑或不规则,外缘模糊。周围有斑片浸润影。经抗菌治疗4~6周病变逐渐吸收。

(2)血源性肺脓肿:为多发斑片状或结节影,边缘模糊。两肺野外带多见。脓肿内可有空洞及液平。抗菌治疗2~4周病变吸收。

(3)慢性肺脓肿:为边界清楚的厚壁空洞,或实性肿块内多发的小空洞。可有液平。周围肺纹理增多,胸膜增厚。

2.CT表现　吸入性肺脓肿为厚壁空洞,空洞壁的厚度较均匀。洞壁外缘模糊,有片状浸润影(图7—15)。血源性肺脓肿的多发斑片状或结节影内可有液平。慢性患者空洞的形态不规则,周围有纤维条索影。

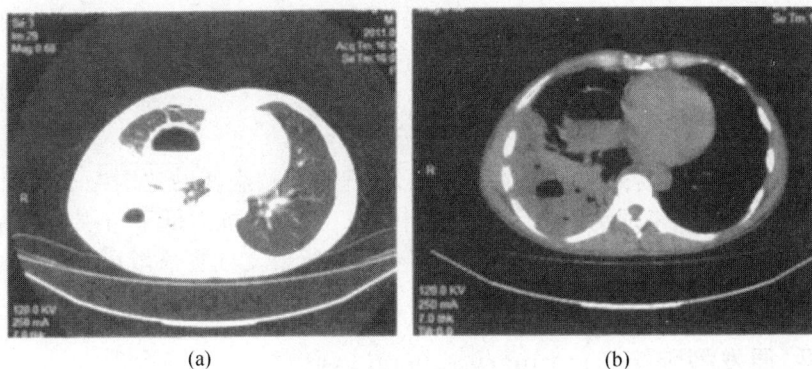

(a)　　　　　　　　　　　　　　　　(b)

图 7-15　肺脓肿

CT 平扫(a)肺窗;(b)纵隔窗。右肺见类圆形空洞影,空洞内见气液平面,后壁模糊,右肺下叶见大片状密度增高影,边界模糊,密度不均匀,其内见大小不等的空洞及气液平面

三、诊断与鉴别诊断

根据典型影像学表现结合临床,本病诊断不难。慢性肺脓肿需与结核性空洞及肺癌空洞鉴别。结核性空洞好发于上叶尖后段及下叶背段,有卫星灶,多无液平。肺癌空洞的洞壁厚,外缘有分叶、毛糙,内缘凹凸不平。

四、比较影像学

对于肺脓肿的检查,胸部 X 线平片是首选检查方法。CT 用于血源性肺脓肿、慢性肺脓肿及从肝脏蔓延的肺脓肿的诊断及鉴别诊断。

(许树林)

第七节　肺结核

肺结核(pulmonary tuberculosis)是由结核杆菌在肺内引起的一种慢性传染性疾病,属于常见病、多发病。其具有病理变化多样,临床表现不一,病变过程及转归复杂,分类繁多等特点。影像检查是诊断的必需手段。

一、分类

自 1978 年起,国内采用肺结核的五大分类法,1998 年中华结核病学会进行了修改,2004年实行了结核病新的分类标准。Ⅰ型:原发型肺结核,分为原发综合征和胸内淋巴结结核。Ⅱ型:血行播散型肺结核,分为急性粟粒型肺结核和亚急性或慢性血行播散型肺结核。Ⅲ型:继发型肺结核,是成年人常见的主要结核类型,其中包括结核球和干酪性肺炎两种特殊类型。Ⅳ型:结核性胸膜炎。Ⅴ型:其他肺外结核。

二、病理改变

肺结核的基本病理改变有渗出性病变、增殖性病变及干酪性坏死。渗出性病变表现为浆液性或纤维素性肺泡炎,可完全吸收或转为增殖性病变。增殖性病变为结核性肉芽肿,肉芽肿是由郎罕氏巨细胞、类上皮细胞和淋巴细胞组成的,中心有干酪性坏死。干酪性坏死可发生在小叶、肺段或肺叶的范围内。干酪性坏死被纤维组织包裹形成的球形病灶大于 2cm 时称为结核球或结核瘤,这三种病理改变往往同时存在,可以其中一种为主。

三、病变转归

当经过抗结核治疗以后或由于机体的抵抗力增强,结核病变的范围缩小或消失,原有的空洞闭合,肺结核病治愈表现为病灶纤维化或钙化。机体抵抗力低下可引起肺结核病变恶化,病灶范围扩大,坏死液化形成空洞。结核病变经血行或支气管播散可引起肺的其他部位病灶,经血行播散还可引起其他脏器结核。

四、Ⅰ型:原发型肺结核(primary tuberculosis)

原发型肺结核为初次感染的结核,多见于儿童或青少年。包括原发综合征(primary complex)和胸内淋巴结结核(tuberculosis of intrathoracic lymph node)。典型的原发病灶、淋巴管炎与淋巴结炎综合 X 线表现,称为原发综合征。当原发病灶吸收后,或肺内原发灶非常轻微,影像检查仅显示纵隔淋巴结增大,称为胸内淋巴结结核。

(一)临床与病理要点

1.病理改变　为浆液性或纤维素性肺泡炎症。结核杆菌沿淋巴管蔓延至所属的肺门淋巴结,引起结核性淋巴管炎与结核性淋巴结炎。

2.临床表现　低热、盗汗、乏力及精神不振。

(二)影像学表现

1.X 线表现

(1)原发综合征:胸片上原发病灶表现为圆形、类圆形或斑片状边缘模糊影,或为肺段、肺叶范围的致密影,边缘模糊不清,多见于上叶下部或下叶上部靠近胸膜处。当原发灶通过引流淋巴管致肺门淋巴结增大时,三者呈哑铃状,又称双极期。

(2)胸内淋巴结结核:胸片上表现为纵隔肿块阴影。单发的淋巴结增大表现为突向肺内的肿块,以右侧支气管旁淋巴结增大为常见。多数的纵隔淋巴结增大融合可引起一侧或两侧纵隔增宽,边缘凹凸不平或呈波浪状。肺门淋巴结肿大可分为两种类型:边缘清楚的肿大淋巴结为结节型(图 7-16);淋巴结增大伴有周围炎症使其边缘模糊,为炎症型(图 7-17)。

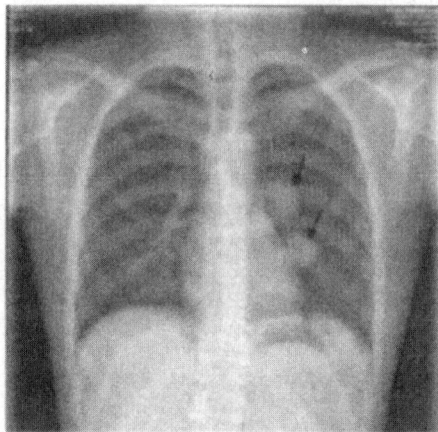

图 7-16　胸内淋巴结结核(结节型)
胸片正位见左肺门多个边界锐利结节影(↑)

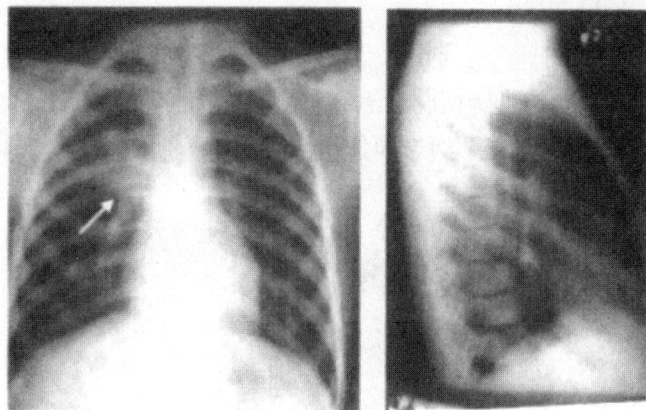

图 7—17　胸内淋巴结结核（炎症型）

（a）正位；（b）侧位：显示右肺门淋巴结肿大、边缘模糊，呈片状影（↑）

2.CT 表现

（1）原发综合征：可清楚显示原发病灶引流的淋巴管炎及肺门肿大淋巴结；可显示肿大淋巴结压迫支气管等所引起的肺叶或肺段的不张。CT 能发现原发病灶及其邻近的胸膜改变。

（2）胸内淋巴结结核：明确地显示纵隔淋巴结肿大的部位、形态、大小、数目、边缘和密度等。结核病的淋巴结肿大多发生于气管旁、气管分支下及肺门等区域淋巴结。肿大淋巴结多在 2cm 以下。淋巴结融合后形成较大的肿块。淋巴结可见斑片、斑点或全部钙化。CT 增强扫描淋巴结可均匀强化，或病变中央的干酪性坏死部位不强化，但可见边缘强化。

（三）诊断与鉴别诊断

根据典型的 X 线表现或 CT 表现，结合临床，原发型肺结核诊断可以确立。不过在实际工作中，典型的原发综合征并不多见，仅仅是原发渗出性病灶就诊，需与大叶性肺炎鉴别。更多见的是胸内淋巴结结核，需与淋巴瘤和结节病鉴别，后两者发病年龄较大，影像学具有特征性表现。另外需要注意的是小儿气管壁较软，肺门淋巴结肿大可压迫引起肺不张，特别是右侧中叶支气管容易受压，引起中叶综合征。

五、Ⅱ型：血行播散型肺结核（hematogenous pulmonary tuberculosis）

血行播散型肺结核是结核杆菌进入血液循环所致，分为急性粟粒型肺结核（acutemilitary pulmonary tuberculosis）和亚急性或慢性血行播散型肺结核（subacute or chronichematogenous disseminated pulmonary tuberculosis）。

（一）临床与病理要点

1.病理改变　急性粟粒型肺结核是大量结核菌一次或在极短期间内多次侵入血液循环而引起的。肺内结节为结核性肉芽肿。结核菌从毛细血管进入肺间质，在支气管血管束、小叶中心、小叶间隔、胸膜下及肺实质内形成结核结节。亚急性或慢性血行播散型肺结核是少量的结核杆菌在较长的时间内多次侵入血液循环引起的肺内播散病灶。

2.临床表现　急性患者起病急剧，有高热、寒战等全身症状，并可见咳嗽、呼吸困难等呼吸系统症状以及头痛、昏睡和脑膜刺激等神经系统症状。慢性患者表现为咳嗽、咯痰、痰中带血，还可有低热、盗汗、乏力及消瘦等临床症状。

3.实验室检查　血沉增快，但结核菌素试验可为阴性。

(二)影像学表现

1. X线表现

(1)急性粟粒型肺结核:表现为两肺弥漫分布的粟粒样大小结节阴影,结节的直径多在1～3mm之间,结节的大小均匀、密度均匀和分布均匀,即"三均匀"(图7-18)。肺野呈毛玻璃样改变,正常肺纹理显示不清。

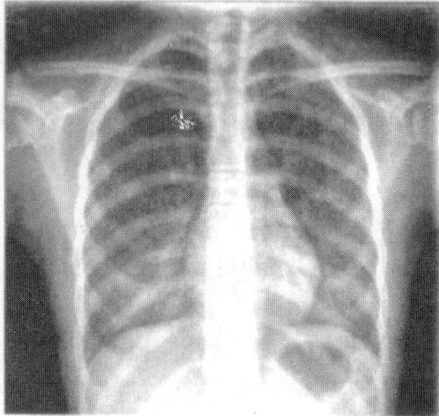

图7-18　急性血行播散型肺结核

胸片正位:显示两肺弥漫分布的粟粒样大小结节阴影,呈"三均匀"

(2)亚急性及慢性血行播散型肺结核:表现为两肺多发结节阴影,其结节大小、分布和密度不均,即"三不均匀"。病灶大小为粟粒至直径1cm不等;分布以两中上肺野为多;密度不均匀,增殖灶与渗出灶同时存在,有的病变为钙化灶,边缘模糊的斑片状渗出性病灶在下肺较多见。病变好转时可吸收、硬结或钙化。

2. CT表现

(1)急性粟粒型肺结核:两肺弥漫性粟粒状结节影,结节的大小基本一致。结节可融合成较大的病灶。结节的边缘清楚,在肺内的分布较均匀,可位于肺部的各个部位,包括小叶中心、支气管血管束、小叶间隔及胸膜下。HRCT检查可见毛玻璃密度影像。呈斑片状分布,其内可见血管影像。病变分布不均匀。一般认为毛玻璃密度由多种因素所致,如多发的小的肉芽肿,肺间质增厚,肺泡腔的细胞浸润和水肿等。尤其HRCT,可更敏感、清楚显示粟粒性病灶,可早期发现急性粟粒型肺结核(图7-19)。

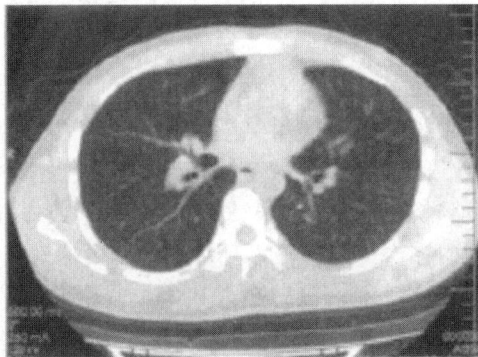

图7-19　急性血行播散型肺结核

HRCT:显示两肺弥漫性粟粒状结节影,结节的大小基本一致

（2）亚急性及慢性血行播散型肺结核：

显示病灶的分布大小密度比 X 线敏感，可显示细小的钙化灶，并显示病灶的融合情况。

（三）诊断与鉴别诊断

急性粟粒型肺结核根据典型的 X 线表现或 CT 表现结合临床可以明确诊断。本病在影像学上需要与其他原因的肺内弥漫结节性病变鉴别。前者的结节病灶在肺内呈随机性分布，位于胸膜下及肺内各个部位，分布均匀，结节的大小及密度相似。肺血行转移瘤的结节以中下肺野多见，但病灶的大小往往不一致。结节病、癌性淋巴管炎和尘肺属于淋巴管周围的结节，结节更趋向分布于胸膜下及支气管血管束周围，病变往往分布不均匀。结节病还可见纵隔淋巴结，尤其是肺门组淋巴结肿大，可合并肺间质纤维化。癌性淋巴管炎有原发病变，尘肺有职业病史。

六、Ⅲ型：继发型肺结核（secondary pulmonary tuberculosis）

成人最常见，由于机体的抵抗力降低，使得病灶内的结核菌再度活动，引起原有的病灶恶化进展，形成浸润性肺结核。少数病例是由外界再次吸入结核菌而发病。包括结核球和干酪性肺炎两种特殊类型。

（一）临床与病理要点

1.病理改变　常见的为肺内炎性浸润，病变的外围部位有渗出性炎症，中央部位有干酪性坏死。病变进展恶化时病灶增大、融合，干酪性坏死液化，形成空洞，并可发生支气管播散。病灶也可吸收、硬结、纤维化及钙化。2cm 以上干酪病灶被纤维包膜包裹称为结核球或结核瘤。当纵隔淋巴结结核破溃，大量的结核菌及干酪性物质经支气管进入肺内形成肺叶、肺段或小叶范围的干酪性肺炎。

2.临床表现　病变较轻的患者可无临床症状，或仅有低热、盗汗、乏力，较为严重者可有高热、咳嗽、咯血、胸痛及消瘦。

3.实验室检查　血沉增快。痰结核菌检查有较高的阳性率。

（二）影像学表现

1.X 线表现

（1）一般表现：病变好发于上叶的尖、后段及下叶背段。可见斑片状、小结节、空洞及条索阴影，多种形态病灶并存（图 7—20）。空洞壁薄多见，周围有结节及条索状的卫星灶。纤维化病变多发生在一侧或两侧肺脏的上叶，肺叶的体积缩小、密度增高，空洞周围有广泛的纤维索条状病灶及新旧不一的结节状和斑片状病灶，于病变同侧或对侧的中下肺野常可见结节状及斑片状的支气管播散病灶。广泛的纤维化病变可使胸廓塌陷，肺门血管及支气管向上移位。中下肺野的血管分支牵拉向上似垂柳状（图 7—21）。纵隔向患侧移位，无病变的部位有代偿性肺气肿。有胸膜增厚、粘连。

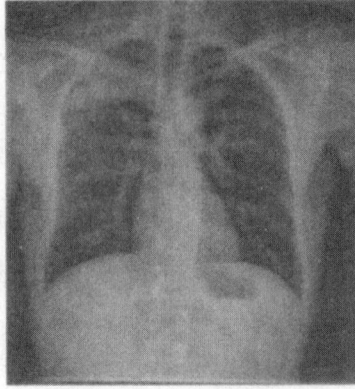

图 7－20　继发型肺结核

右上肺见片状,边缘模糊致密阴影

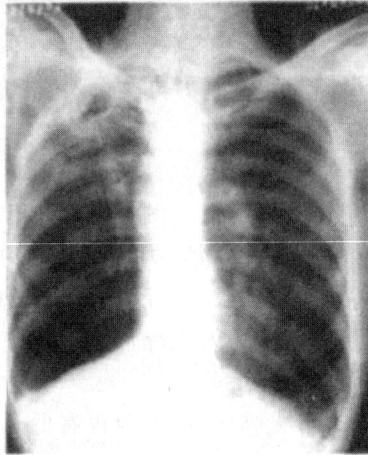

图 7－21　继发型肺结核

右上肺结核伴空洞,右肺门上抬,下肺纹理呈垂柳状

（2）结核球：大多数结核球大小为 2～3cm,少数在 4cm 以上。结核球密度较高,可见钙化,有时可见引流支气管与结核球相连。结核球周围可见斑点及条索状的卫星灶(图 7－22)。

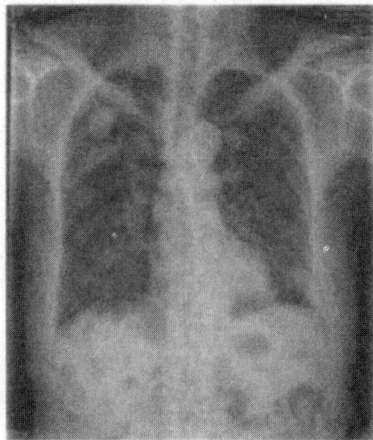

图 7－22　结核球

右上肺结节状致密影,周围见点状影

(3)干酪性肺炎:表现为肺段或肺叶实变影,其内可见急性无壁空洞呈不规则的透明区(图7-23),在同侧或对侧肺内常可见支气管播散病灶,为斑片状阴影。

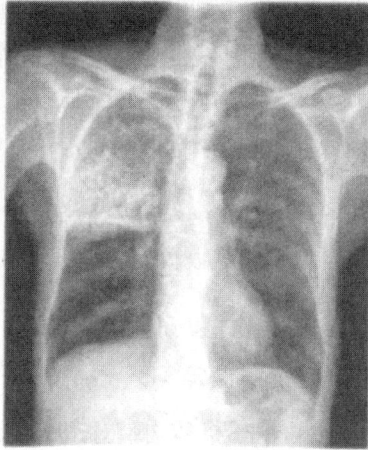

图7-23 干酪性肺炎
右上肺实变影,其内可见无壁空洞影

2.CT表现 CT能显示片状、结节状及病灶内空洞影。空洞一般为薄壁空洞,无液平。显示结核球的钙化,结核球边缘清楚、光滑,无分叶或轻度凹凸不平状,有卫星病灶(图7-24),增强扫描无强化或仅有包膜强化。干酪性肺炎为肺叶及肺段的实变,密度较高,有不规则的无壁空洞(图7-25)。

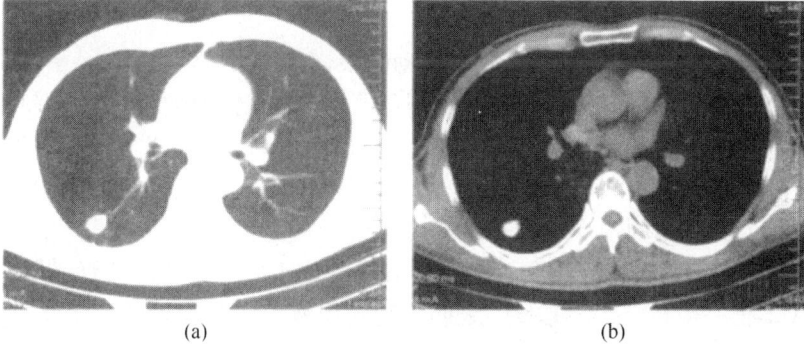

(a)　　　　　　　　　　　　　　　(b)

图7-24 结核球
(a)(b):CT平扫。右肺下叶背段见类圆形密度增高影,大部分已钙化,周围见卫星灶

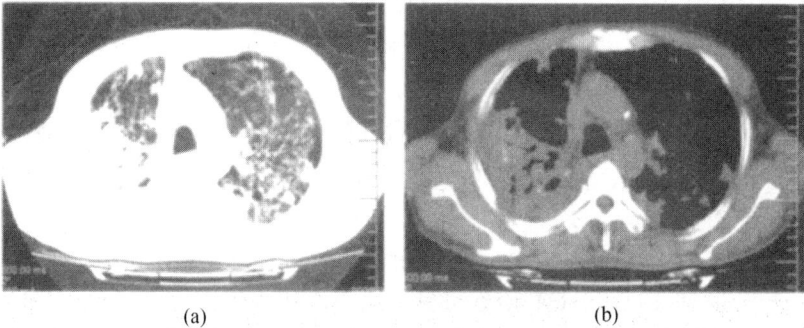

(a)　　　　　　　　　　　　　　　(b)

图7-25 干酪性肺炎
CT平扫(a)肺窗;(b)纵隔窗:右肺上叶实变影,密度不均匀,内见多个无壁空洞(↑)

（三）诊断与鉴别诊断

浸润型肺结核的 X 线诊断依据为：病变好发于锁骨下区、上叶尖后段及下叶的背段，多种形态的病灶影像如斑片、空洞、结节、索条及钙化灶可同时出现。患者有结核病的临床表现，结核菌试验及痰检结核菌阳性。结核球可有钙化、空洞，边缘清楚，无分叶，有卫星灶。干酪性肺炎呈大叶分布，应与大叶性肺炎相鉴别；病灶呈小叶分布应与支气管肺炎鉴别。前者肺叶及肺段实变的密度较高，有虫蚀状空洞。患者可有免疫功能损伤的疾病。单发的小片状模糊阴影应与肺炎鉴别，经抗炎治疗肺炎在两周内病灶缩小或吸收，而肺结核病变无明显变化。肺结核球需与周围型肺癌及其他的肺内孤立结节鉴别。较小的周围型肺癌有空泡征，分叶征、边缘模糊、毛糙及胸膜凹陷征。增强扫描强化程度比结核球显著。

七、Ⅳ型：结核性胸膜炎（tuberculous pleuritis）

（一）临床与病理要点

1.病理改变　结核菌进入胸腔后，由于机体胸膜对于结核菌及其代谢产物的变态反应而引起胸膜炎。胸膜发生炎症时胸膜充血，淋巴细胞浸润，纤维素性及浆液性渗出。胸膜仅有少量纤维素渗出而无明显渗液，即干性胸膜炎。机体对结核菌具有高度的敏感性时发生渗出性胸膜炎，胸腔内有液体积聚。结核性胸膜炎可单独存在或与肺结核病灶同时存在。

2.临床表现　主要为发热及胸部剧烈疼痛，深呼吸及咳嗽时胸痛加重，听诊可闻及胸膜摩擦音。积液量多时可出现气急、呼吸音减弱或消失。

（二）影像学表现

1.X 线表现

（1）干性胸膜炎：显示肋膈角模糊，膈肌活动受限，也可无异常发现。

（2）渗出性胸膜炎：少量的胸腔积液使肋膈角模糊，胸部透视体位变化或呼吸运动时可见液体影移动。游离性胸腔积液的液体量在 300mL 以上时，胸部 X 线检查可发现。较多世的胸腔积液时，下胸部或中下胸部有大片致密阴影，密度均匀，上界呈外高内低的反抛物线状，纵隔向健侧移位。积液量的多少及分布见"胸腔积液"章节。

2.CT 表现　显示胸腔积液比胸片敏感。表现为位于后下胸腔的弧形、凹面向前的密度均匀的影像，CT 值一般在 $-10\sim15HU$ 之间。胸腔积液较多时邻近的肺组织被压缩成肺不张，表现为液体前内侧的带状高密度影像，一般多位于下叶的后部。病史较长的病例可见液体周围的壁层及脏层胸膜增厚及钙化，胸膜外的脂肪层增厚。合并支气管胸膜瘘时出现多发的气液平。包裹性积液多发生在下胸部，为扁丘状及半球形，与胸壁之间呈钝角，周围的胸膜增厚，可见钙化。

（三）诊断与鉴别诊断

少量及中等量的胸腔积液结合临床表现一般可作出诊断。较多量的积液须与胸膜转移瘤及弥漫性胸膜间皮瘤鉴别。胸膜的恶性肿瘤多为大量积液，肋胸膜及纵隔胸膜环行增厚，可见胸膜肿块或结节。

对于各型肺结核的诊断，X 线平片是首选而主要的检查方法，用于发现病变、动态观察病变的变化及治疗效果复查对比。CT 检查可显示病变内部变化，有助于诊断与鉴别诊断。

（许树林）

第八节　肺真菌病

真菌是条件性致病菌。肺真菌病常见致病菌包括念珠菌、曲霉菌、隐球菌及组织胞浆菌等,下面以肺曲菌病为例加以介绍。

肺曲菌病(pulmonary aspergillosis)为肺部最常见的真菌病。患者免疫功能低下时,曲菌侵入肺部而发病,可分为局限型和侵袭型。

一、临床与病理要点

1.病理改变　局限型常继发于支气管囊肿、结核空洞等肺内空洞或空腔,在曲菌繁殖过程中,菌丝、纤维素、细胞碎屑及黏液混合而形成曲菌球。侵袭型为曲菌引起的肺部炎症、化脓及肉芽肿性病变,病变范围较为广泛。

2.临床表现　与吸入曲菌量及机体对曲菌的变态反应有关。常见症状有发热、咳嗽、咳痰、痰中带血、咯血、夜间盗汗等。部分患者无症状。

二、影像学表现

1.X线表现

(1)局限型曲菌病:特征性表现是曲菌球,表现为肺内空洞或空腔内的圆形或类圆形致密影,可有钙化,不侵及空洞(腔)壁,在曲菌球与空洞(腔)壁之间有时可见新月形空隙,称为空气半月征(图7-26)。

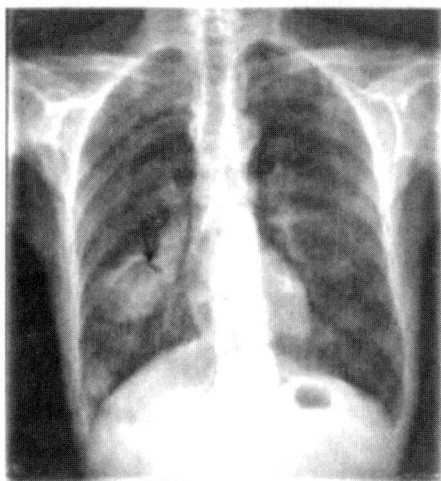

图7-26　右肺曲菌病

胸片正位显示示右中下肺见多个结节灶,边缘模糊,较大结节灶内见空气半月征(↑)

(2)侵袭型曲菌病:表现为一侧或两侧肺野的单发或多发斑片状影,有时可表现为肺叶或肺段的实变影,实变坏死可形成脓肿,继而产生空洞。

2.CT表现　曲菌球表现为空洞或空腔内孤立的球形灶,边缘光滑,可见空气半月征(图7-27)。仰卧位、俯卧位扫描,曲菌球随体位而改变,始终位于近地侧。曲菌球呈软组织密度,增强后无强化,其内可见钙化。侵袭型曲菌病早期,肺部可出现结节或肿块样实变影,其周围可出现晕轮征。也可表现为小叶实变或小叶融合影,伴空洞形成及肺门淋巴结肿大。

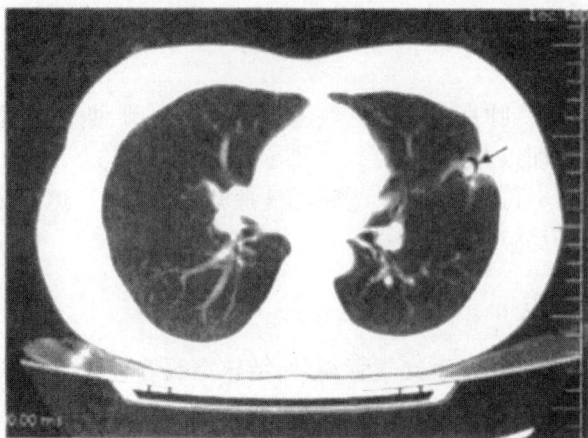

图 7—27　左肺曲菌病

CT 平扫肺窗,左肺上叶空洞内见球形灶,可见空气半月征(↑)

三、诊断与鉴别诊断

曲菌球为本病特征性表现,可见空气半月征。侵袭型曲菌病需与支气管肺炎及血源性肺脓肿鉴别;慢性曲菌病可形成纤维结节,并产生空洞,需与肺结核鉴别。

四、比较影像学

对于本病的影像诊断,首选 X 线检查,如考虑曲菌球形成,可通过透视改变体位观察进行诊断。CT 检查能显示病变内部结构,有助于诊断与鉴别诊断。

(许树林)

第九节　结节病

结节病(sarcoidosis)为原因不明的多系统非干酪样坏死性上皮细胞肉芽肿性疾病,一般为良性过程,可累及全身多个脏器,其中淋巴结受累最为常见。

一、临床与病理要点

1.病理改变　多个器官的非干酪样坏死性上皮细胞肉芽肿。淋巴结肿大,且相互间不融合是其特征。两侧肺门淋巴结最易受累,其次为气管旁和主动脉弓旁淋巴结。肺内病变主要沿支气管血管束周围结缔组织鞘及小叶间隔发展蔓延,因此肺部肉芽肿主要分布于间质。经治疗病灶大多消退或自行消退。

2.临床表现　可发生于任何年龄,以 20～40 岁多见,女性好发。常见症状有咳嗽、乏力、低热、盗汗、纳差及胸闷等。其他系统症状有肝脾肿大、皮肤结节、腮腺肿大、外周淋巴结肿大等。

3.实验室检查　Kveim 实验阳性,血管紧张素转化酶升高,血、尿钙值升高。

二、影像学表现

1. X线表现

（1）纵隔淋巴结肿大为结节病最常见表现，尤其是两侧对称性肺门淋巴结肿大，为本病典型表现。

（2）肺部出现病变时，增大的淋巴结开始缩小、消退或不变化。较为常见的肺部病变是两肺弥漫性网状结节影，还可表现为节段性或小叶性浸润，少数可表现为粟粒状影，后期可出现纤维化性病灶。

（3）部分患者可有少量胸腔积液或出现胸膜增厚。

2. CT表现　纵隔淋巴结肿大呈软组织密度，密度均匀，边界清楚，相互间不融合，增强扫描病灶均匀强化。肺部可出现结节或块状影（图7-28）。HRCT显示沿支气管血管束分布结节影；胸膜下区小叶间隔增厚和细小蜂窝影。可见少量胸腔积液或胸膜增厚影。

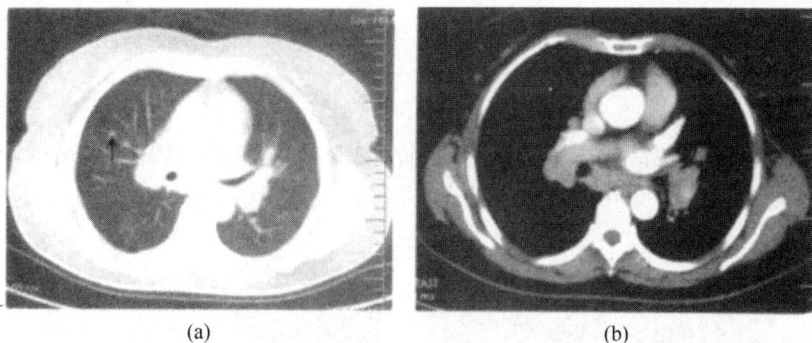

(a) (b)

图7-28　结节病

CT平扫(a)肺窗；(b)纵隔窗：肺窗显示右肺上叶沿支气管血管束见多个小结节影(↑)；纵隔窗见两侧肺门及纵隔多个肿大的淋巴结

3. MRI表现　能清楚显示纵隔淋巴结肿大，T_1WI上呈中到稍低信号，T_2WI上呈中等或稍高信号，信号较均匀。

三、诊断与鉴别诊断

临床症状与影像学表现常不相称，即影像改变明显而临床症状轻微，为本病特征之一。两侧肺门淋巴结肿大常对称分布，肺内病变常位于中上肺野及胸膜下区，是其典型的影像学表现，但应与肺门淋巴结结核、淋巴瘤等鉴别。后期肺部纤维化则须与癌性淋巴管炎、间质性肺炎等鉴别。

四、比较影像学

本病约90%的患者胸片有异常表现，所以X线是发现和诊断结节病的重要手段；CT尤其是HRCT比常规X线胸片具有更高敏感性和特异性，可以显示早期肺部异常；MRI显示纵隔淋巴结肿大有优势，但对肺部病变显示不如CT，故不作为常规检查。

（许树林）

第十节　肺部良性肿瘤

肺部良性肿瘤相当少见,包括错构瘤、平滑肌瘤、纤维瘤、脂肪瘤、乳头状瘤等。其中以错构瘤(hamartoma)最常见,本文重点对其加以介绍。

一、临床与病理要点

1.病理改变　错构瘤是起源于支气管的结缔组织。在组织结构上主要由纤维组织、平滑肌、软骨和脂肪等成分构成。

2.分类　发生于肺段及肺段以上支气管的错构瘤称为中央型错构瘤;位于肺段以下支气管及肺内的称为周围型错构瘤。以周围型错构瘤较多见。

3.临床表现　可有咳嗽、发热、咳痰及胸痛。周围型错构瘤较小时无任何症状,在体检时偶然发现。

二、影像学检查

1.X线表现　中央型错构瘤引起阻塞性肺炎或肺不张阴影。周围型错构瘤表现为肺内孤立结节或肿块影,以 2～3cm 多见,边缘光滑清楚,也可呈波浪状,可见爆米花样钙化(图 7－29)。

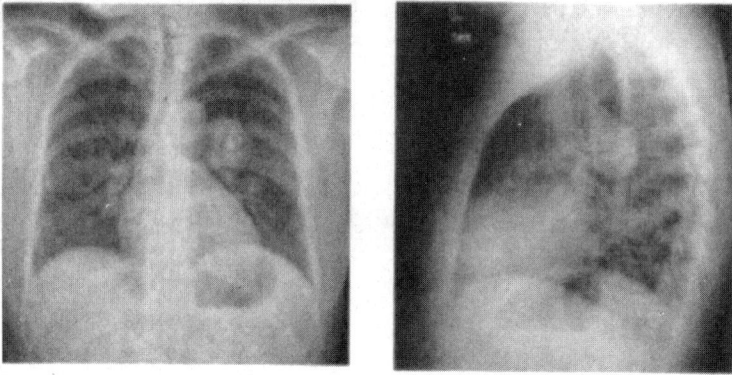

图 7－29　左肺错构瘤

(a)胸片正位;(b)左侧位胸片:显示左肺门区类圆形肿块,其内可见爆米花样钙化

2.CT 表现　中央型错构瘤表现为大支气管腔内的结节状病变,远端肺组织内有阻塞性肺炎或肺不张表现。周围型错构瘤呈结节或肿块状,直径多在 2～3cm 之间,少数可达 5cm 以上,瘤体内可有斑点状或爆米花状钙化,可具有脂肪密度,CT 值为－40～－90HU。瘤体的边缘清楚,多数病变边缘光滑,也可有轻度凹凸不平状或不规则状(图 7－30)。增强扫描绝大多数病灶无明显强化。

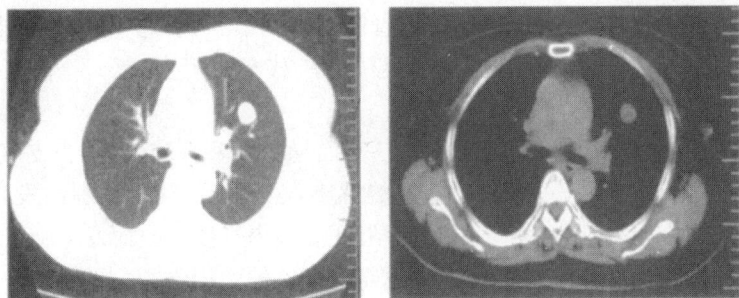

图 7-30 左肺错构瘤

CT 平扫(a)肺窗;(b)纵隔窗;肺窗显示左肺上叶见结节灶,边缘光滑,纵隔窗显示病灶内见脂肪密度影

三、诊断与鉴别诊断

周围型错构瘤边缘光滑、清楚,有钙化及脂肪密度,尤其是脂肪密度具有重要诊断价值。中央型错构瘤 X 线及 CT 诊断困难时,需用支气管镜确定诊断。鉴别诊断方面:中央型错构瘤应与中央型肺癌鉴别,前者无肺门肿块,也无淋巴结转移。周围型错构瘤需与周围型肺癌、肺结核球等肺内孤立结节病变鉴别。无钙化及脂肪的错构瘤不易与肺癌区别,需采用经皮穿刺活检确定。

四、比较影像学

平片可显示周围型错构瘤的结节或肿块病变以及中央型错构瘤的阻塞性肺炎和肺不张,可作为首选检查方法,但定性诊断困难。CT 扫描能显示肿块内部结构和气管情况以及与其他肺内孤立结节及肿块进行鉴别。对于 2cm 以下的病变需用 HRCT 检查。

(许树林)

第十一节 肺部恶性肿瘤

肺部恶性肿瘤包括原发性和转移性肿瘤。其中以原发性支气管肺癌为多见。

一、支气管肺癌

支气管肺癌(bronchgenic carcinoma)是原发于支气管上皮、细支气管肺泡上皮及腺体的恶性肿瘤,简称肺癌。影像学检查可以发现病变和进行诊断与鉴别诊断、进行临床分期(TNM 分期)、判断临床治疗效果及评估预后。

(一)临床与病理要点

1. 病理改变

(1)组织分型:4 种常见的病理组织类型:①鳞状细胞癌,又称表皮样癌。②小细胞癌,包括燕麦细胞癌、中间细胞癌、混合燕麦细胞癌。③腺癌,分为腺泡样腺癌、乳突样腺癌、细支气管肺泡癌和黏液样癌。④大细胞癌,其中鳞状细胞癌和腺癌多见。按发生部位又可分为中央型、周围型和弥漫型。

(2)生长方式:中央型肺癌发生于肺段或肺段以上的支气管,主要为鳞状上皮癌。肿瘤早期以 3 种方式生长：①管内型：肿瘤突向支气管腔内呈结节状，引起支气管局限性狭窄。②管壁型：肿瘤在支气管壁浸润生长，引起支气管壁增厚、狭窄或阻塞。③管外型：肿瘤穿破支气管外膜，形成支气管周围肿块。

（3）阻塞性改变：中央型肺癌引起支气管狭窄而导致阻塞性肺气肿，为支气管活瓣性阻塞的结果。阻塞性肺炎是因支气管狭窄而继发的感染，在病变支气管范围内发生小叶、小叶融合、肺段或肺叶炎症。阻塞性肺不张为支气管阻塞后肺内气体吸收而发生肺不张。

（4）周围型肺癌：发生于肺段以下的支气管，见于各种组织学类型的肺癌。肿瘤内可形成瘢痕或坏死，坏死组织液化后经支气管排出形成空洞。发生在肺尖部的周围型肺癌为肺上沟（pancoast's）瘤，或称为肺尖癌。

（5）弥漫型肺癌：发生在细支气管或肺泡壁，一般为细支气管肺泡癌及腺癌。癌组织主要沿肺泡壁或淋巴管蔓延，沿淋巴管蔓延则形成多发小结节或粟粒状。

（6）早期肺癌的概念：早期中央型肺癌是指肿瘤局限于支气管腔内或在肺叶或肺段支气管壁内浸润生长，未侵及周围的肺实质，并且无转移者。早期周围型肺癌是指瘤体直径为 2cm 或 2cm 以下并且无转移者。

（7）肺癌转移：肺癌可转移到纵隔淋巴结、肺内、胸膜、肋骨及心包等。最常见的远隔转移为淋巴结、肾上腺、肝脏、脑和骨等脏器。

2.临床表现

（1）早期表现：一般无症状，可有刺激性咳嗽。其中间断性出现的痰中带有少量血丝为早期肺癌的常见表现。周围型肺癌往往在胸部 X 线体检时偶然发现。

（2）中晚期表现：病变发展到一定阶段可有咳嗽、咯血和胸痛。

（3）肿瘤转移表现：转移部位不同，则表现不一。胸膜转移产生大量的胸腔积液，引起憋气、呼吸困难和胸痛。肋骨转移引起胸部疼痛。上腔静脉阻塞综合征出现气短、头颈部浮肿和颈静脉怒张。喉返神经受侵引起声音嘶哑。心包转移引起心悸、胸闷。肿大淋巴结压迫食管引起吞咽困难。肺上沟瘤侵犯臂丛神经出现肩背部和上肢疼痛及运动障碍；迷走神经受侵时出现同侧软腭瘫痪、咽喉感觉丧失、呼吸及吞咽困难；交感神经受压可产生霍纳（Horner）氏综合征。脑转移引起头痛及相应的定位体征。小细胞癌引起内分泌症状，如柯兴氏综合征、甲状腺机能亢进。

（二）影像学表现

1.X 线表现

（1）中央型肺癌：早期中央型肺癌在胸片上可无异常发现，或表现为支气管狭窄的继发改变，即同一部位反复发生阻塞性肺炎及局限性肺气肿表现。中晚期肺癌表现为肺门肿块及支气管阻塞性肺不张改变。阻塞性肺不张表现为肺叶、肺段或一侧肺的密度增高阴影。右上叶肺不张与肺门肿块形成"横 S 征"（图 7—31(a)）。

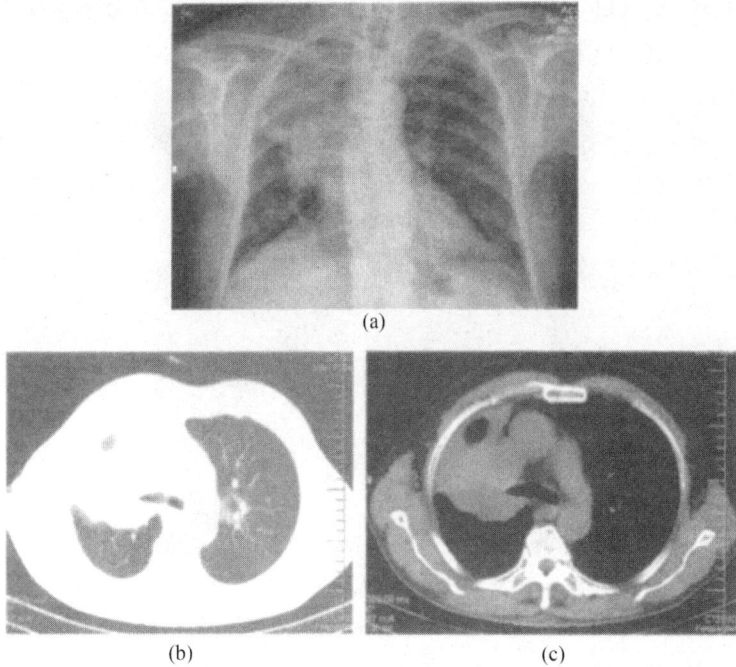

图 7-31　中央型肺癌

（a）胸片正位；（b）、（c）CT 平扫：胸片正位显示右上肺中央型肺癌伴阻塞性肺不张，右上叶肺不张与肺门肿块形成"横 S 征"；CT 平扫显示右肺上叶支气管鼠尾状狭窄，肺门区见肿块影，右肺上叶阻塞性肺不张

（2）周围型肺癌：部分患者早期表现为结节影，呈分叶状轮廓，边缘模糊，有毛刺或胸膜凹陷征（图 7-32（a））。少数病例为浸润影、空洞及条索状致密影。中晚期表现为肺内肿块多在 2cm 以上。肿块可能有分叶、毛刺或胸膜凹陷征，有空洞者多为厚壁空洞，内缘凹凸不平。常合并纵隔淋巴结肿大。

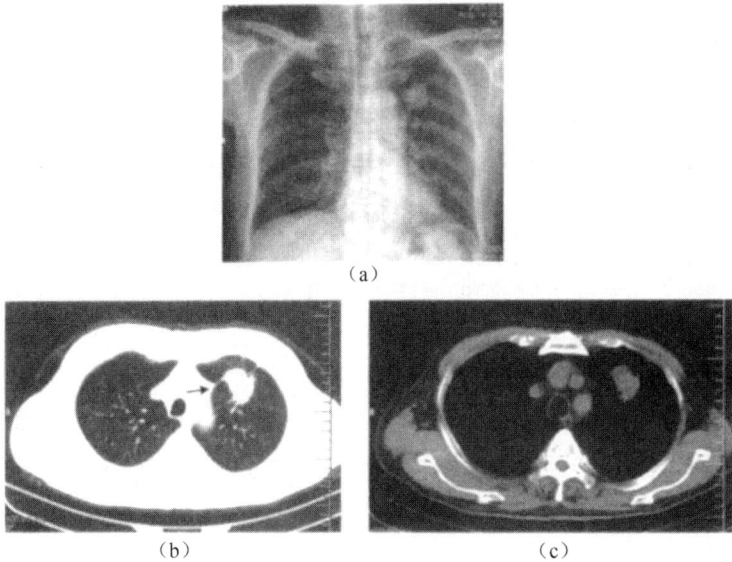

图 7-32　周围型肺癌

（a）胸片正位；（a）、（b）CT 平扫：胸片正位显示左上肺见不规则分叶状结节灶；CT 平扫显示左肺上叶前段不规则结节灶，边缘见长短不等毛刺影及胸膜凹陷征（↑）

(3)弥漫型肺癌:为两肺多发病灶及肺段、肺叶的实变影。两肺多发病灶为结节或斑片状影像,结节大小不等,其密度相似,以两肺中下肺野多见(图7-33)。

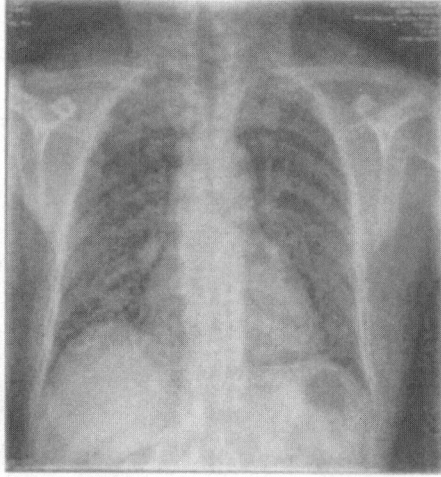

图7-33　弥漫型肺癌
两肺弥漫性结节,大小不等,边缘欠清晰

2.CT表现

(1)中央型肺癌:早期肺癌CT可显示支气管有轻度狭窄、管壁增厚或腔内结节。螺旋CT的气管、支气管的多平面重组及三维立体重组图像,可更直观清楚显示支气管狭窄的程度、范围及狭窄远端的情况。中晚期肺癌的直接征象是支气管的异常及肺门肿块。支气管的异常包括狭窄、截断、管腔内结节及管壁增厚。肺门肿块边缘比较清楚,外缘光滑或有浅分叶。间接征象包括阻塞性肺炎、阻塞性肺不张等。阻塞性肺炎表现为受累支气管远侧肺组织小叶或小叶融合,也可为肺段、肺叶或一侧肺的实变。阻塞性肺不张表现为肺段、肺叶范围致密阴影。在肺门区有肿块突出肺不张的外缘(图7-31(b)、(c))。增强扫描可见肺不张内的肿块轮廓,其密度较肺不张增强的密度低。

(2)周围型肺癌:早期肿瘤较小时呈磨玻璃样结节或实性结节,实性结节密度一般较均匀,部分结节可见空泡征,为结节内数毫米的低密度影,多见于细支气管肺泡癌和腺癌。结节内很少有钙化。肿瘤的边缘毛刺和分叶征较多见(图7-32(b)、(c))。胸膜凹陷是肿瘤与胸膜之间的线形或三角形影。有的肿瘤的周围血管向肿瘤集中,在肿瘤处中断或贯穿肿瘤,称"血管纠集征"累及的血管可为肺动脉或肺静脉。中晚期表现为:①瘤体的密度较均匀。肿瘤坏死后可形成空洞,多为厚壁空洞,洞壁厚薄不均,内壁有结节(图7-34)。②瘤体边缘较毛糙,但也可边缘清楚。部分肿块边缘呈浅分叶状或光滑(图7-35)。增强扫描CT值比平扫增加20~80HU,呈均匀或不均匀强化。

(3)弥漫型肺癌:HRCT有助于病变形态、分布的显示。表现为两肺弥漫分布的结节影。肺叶、段实变影密度不均,合并有小结节影像,有的可见空气支气管像,含气的支气管不规则狭窄、扭曲及呈僵硬。增强扫描有时可见高密度血管影。

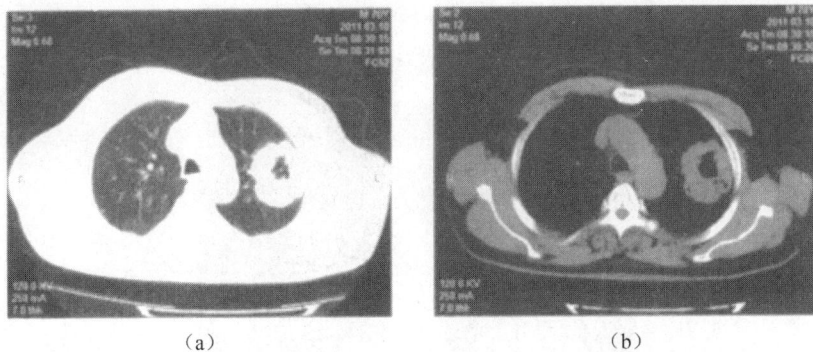

图7－34　肺癌空洞

CT平扫(a)肺窗；(b)纵隔窗：左肺上叶分叶状肿块，其内可见空洞，空洞壁厚、不均匀

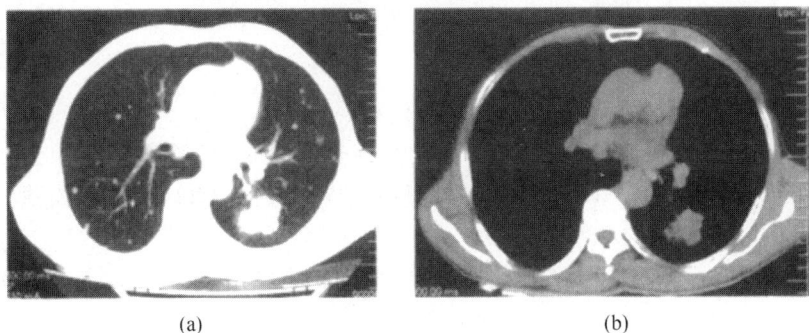

图7－35　周围型肺癌

CT平扫(a)肺窗；(b)纵隔窗：左肺下叶背段不规则分叶状结节灶，边缘见短细毛刺，密度不均匀，两肺内见多个播散灶

3.MRI表现

(1)中央型肺癌：多方位显示支气管腔内结节、管壁增厚和管腔狭窄，可确定肿块与支气管关系及纵隔血管受累等情况。继发阻塞性肺不张及阻塞性肺炎时，T_2WI及增强后T_1WI，可在肺不张中显示肿瘤瘤体。

(2)周围型肺癌：T_1WI信号强度比肌肉略低，T_2WI为高信号，信号不均匀，肿瘤液化坏死时，T_1WI其内可见更低信号，T_2WI信号更高。MRI可用于对位于肺门周围结节与血管断面影像的鉴别。增强扫描可用于周围型肺癌与肺内良性结节的鉴别。肺癌的强化比结核球明显，表现为均匀性强化，结核球无强化，仅在纤维包膜形成环形增强。

4.肺癌胸部转移表现

(1)肺内转移：表现为肺内多发小结节影像(图7－35(a))。

(2)胸内淋巴结转移：纵隔淋巴结肿大一般是指淋巴结短径超过15mm，但肺门组淋巴结肿大的标准一般为淋巴结短径超过10mm。X线表现为肺门增大及肿块，纵隔增宽及肿块(图7－36)。CT及MRI可确定纵隔淋巴结是否肿大、数目及部位等。

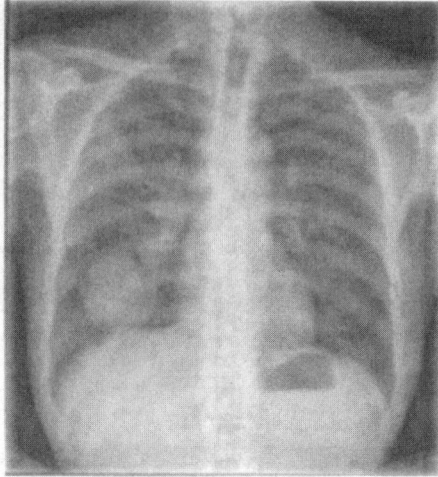

图 7-36 右下肺癌

右下肺癌伴肺门淋巴结转移

（3）纵隔大血管受侵：增强扫描轴位薄层影像及多平面成像（MPR）可较准确地评价血管受侵及肿瘤与血管的关系。MRI 可显示纵隔组织结构和血管，在确定肿瘤对心脏大血管侵犯上有较大意义。

（4）胸膜、胸壁受侵：转移到胸膜引起胸腔积液及胸膜结节，邻近胸膜的肺癌可直接侵及胸膜。CT 显示肿瘤侵及胸壁引起胸壁肿块及肋骨破坏。MRI 对于肿瘤侵犯胸壁的显示效果较好。

（三）诊断与鉴别诊断

对于原发性支气管肺癌，出现典型的影像表现，结合临床诊断不难。在鉴别诊断方面：中央型肺癌所致阻塞性肺炎应与一般肺炎或浸润型肺结核鉴别，肺癌所致的阻塞性肺炎经抗感染治疗不易吸收，或在同一位置病灶反复出现。CT 可以显示支气管腔和壁形态及有无纵隔淋巴结肿大依此鉴别。周围型肺癌需与常见肺内孤立肺结节如结核球、错构瘤及炎性假瘤等鉴别。肺癌的特点有空泡征、短毛刺、分叶征和胸膜凹陷等；结核球的特点为边缘光滑、无或浅分叶、可有点状或斑片状钙化及卫星灶；错构瘤边缘光滑，有浅分叶或无分叶，病变内有脂肪及钙化。CT 增强扫描对周围型肺癌的鉴别有意义，肺癌增强后的 CT 值比平扫增强 20～80HU，不强化或轻度强化的结节良性可能性大；CT 导向经皮穿刺活检是周围型肺癌定性诊断可靠的方法。在随访复查的过程中，肿瘤倍增时间也可作为参考，小于 30d 或大于 490d 者一般为良性结节病灶，但需要注意的是肿瘤倍增时间并不适用肿瘤所有阶段。

（四）比较影像学

胸部 X 线平片检查是首选检查方法。CT 检查是肺癌的主要影像诊断手段。HRCT 用于显示支气管的异常及 2cm 以下结节的形态特点。对于 CT 诊断困难的中央型肺癌病例，应作支气管镜及活检；CT 诊断困难的周围型肺癌，应作经皮穿刺活检。支气管动脉造影用于肺癌的介入治疗。

二、肺转移瘤

肺外恶性肿瘤转移到肺部，称为肺转移瘤（pulmonary metastasis）。原发于头颈部、乳腺、消化系统、肾脏、睾丸、骨骼等部位的恶性肿瘤易转移到肺部。

(一)临床与病理要点

1.转移途径及病理改变

(1)血行转移：最为常见，到达肺小动脉及毛细血管的瘤栓浸润并穿过血管壁，在周围间质及肺泡内生长，形成转移瘤灶。

(2)淋巴道转移：发生在支气管血管周围间质、小叶间隔及胸膜下间质，并通过淋巴管播散肺部。

2.临床表现 部分患者无特殊表现。较大及较广泛的病变引起咳嗽、呼吸困难、胸闷、咯血和胸痛等。一般先有原发肿瘤的临床表现。

(二)影像学表现

1.X线表现

(1)血行转移为肺内多发结节及肿块阴影，多见于两肺中下野，病变大小不一，边缘清楚(图7－37)，较大的肿块可有空洞。少数为单发球形病灶，也可表现为两肺粟粒结节阴影。小结节及粟粒病变多见于甲状腺癌、肝癌、胰腺癌及绒毛膜上皮癌转移；较大结节及多发肿块见于肾癌、结肠癌、骨肉瘤及精原细胞瘤等的转移。成骨肉瘤及软骨肉瘤的肺转移可有钙化。

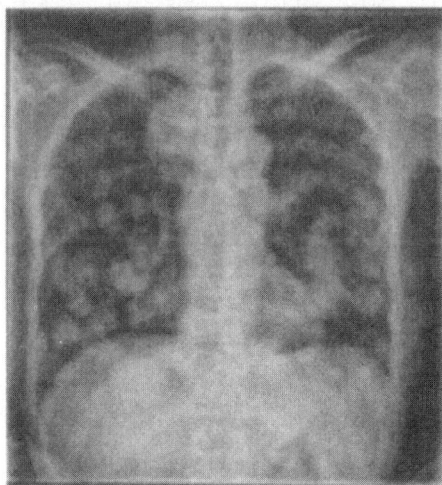

图7－37 两肺转移癌
胸片正位：两肺中下肺野大小不等球形病灶，右上纵隔淋巴结肿大

(2)淋巴道转移常为纵隔淋巴结增大，同时见自肺门向外呈放射状分布索条状及伴有多发细小结节阴影，多见于两肺中下肺野。

2.CT表现 血行转移为两肺多发结节、肿块或粟粒结节病变。结节病灶的边缘清楚光滑(图7－38)，以中下肺野多见，结节并发出血时出现"晕轮征"，即结节周围有模糊的磨玻璃密度影环绕。CT易于显示空洞病变、钙化。HRCT或薄层高分辨重组CT对经淋巴道的转移有独特的优势，可显示细小结节位于小叶中心、小叶间隔、支气管血管束及胸膜。约半数患者有纵隔淋巴结肿大。

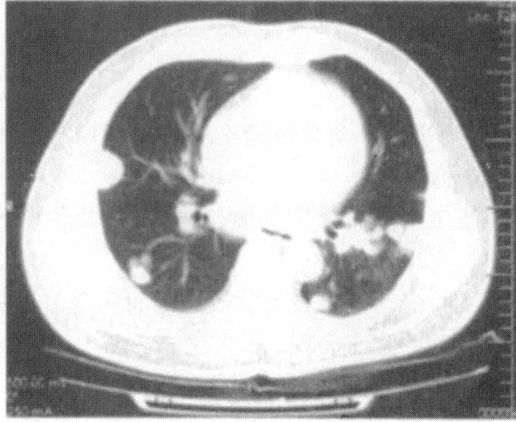

图 7—38 两肺转移癌

CT 平扫肺窗:两肺见散在大小不等结节灶,边界较清

（三）诊断与鉴别诊断

患者肺内出现结节影或间质性病变时,结合明确的原发肿瘤病史,肺转移瘤诊断不难。原发肿瘤不明确时,需与肺结核、肺炎、霉菌病、尘肺、结节病等鉴别;淋巴道转移的支气管血管束均匀增粗时,需与间质性肺水肿鉴别。

（四）比较影像学

胸片是诊断肺转移瘤最基本的检查方法。CT 可检出肺外周实质的直径 2mm 的小结节。HRCT 是诊断肺淋巴转移的最佳检查方法。

（许树林）

第十二节　胸膜病变

胸膜病变是指起源于胸膜或累及胸膜的病变,分为原发性与继发性,主要包括胸膜炎症、损伤、肿瘤、尘肺及结缔组织病等引起的胸膜病变。

一、胸腔积液

胸腔内积存液体称为胸腔积液(pleural effusion)。

（一）临床与病理要点

1.发病原因　胸腔积液的常见原因有结核、炎症、肿瘤转移及外伤,也见于系统性疾病,如结缔组织疾病等。

2.液体的性质　可为渗出液、漏出液、血液及乳糜。

3.分类　根据液体是否随体位改变分为游离性和局限性胸腔积液。其中游离性又分为少量、中等量和大量胸腔积液,局限性又分为包裹性、叶间、肺底和纵隔积液。

4.临床表现　常见的有发热、胸闷及胸痛等。

（二）影像学表现

1.X 线表现

(1)游离性胸腔积液:游离性胸腔积液最先积存在后肋膈角区。积液量达 30mL 以上立位后前位胸片显示肋膈角模糊。中等量胸腔积液的液体上缘达第4前肋水平，呈外高内低的弧形致密影（图7-39）。大量胸腔积液时上缘达第2肋水平，肺野呈均匀致密阴影，或仅有肺尖部保持肺充气状态。中等量及大量的胸腔积液引起纵隔向健侧移位，肋间隙增宽，横膈下降（图7-40）。

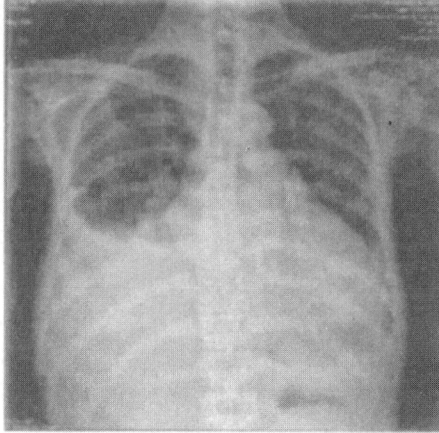

图7-39 右侧中等量胸腔积液图

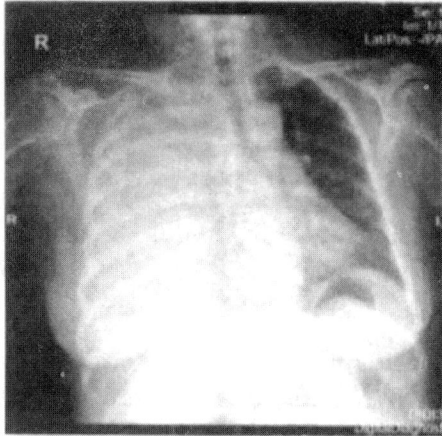

图7-40 右侧大量胸腔积液

（2）限局性胸腔积液：胸腔积液位于胸腔某一个局部称为限局性胸腔积液，如包裹性积液、叶间积液、肺底积液和纵隔积液等。

包裹性积液：侧后胸壁及下胸部较多见。由于脏层和壁层胸膜粘连使胸腔积液位置局限称为包裹性积液。病变与X线呈切线位时表现为自胸壁突向肺内的半圆形或扁丘状阴影，边缘清楚，与胸壁的夹角呈钝角（图7-41）。

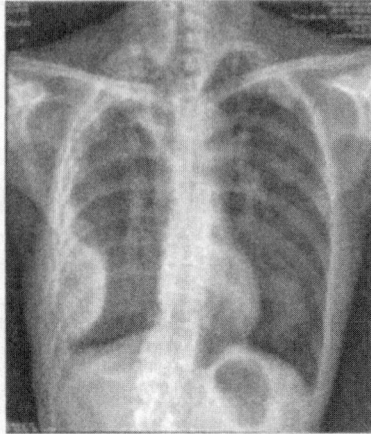

图7—41　右侧包裹性胸腔积液

叶间积液:局限于水平叶间裂或斜裂的胸腔积液称为叶间积液。侧位胸片易于显示液体与胸膜的关系,典型表现为位于叶间裂部位的梭形阴影(图7—42),下缘清楚,密度均匀。

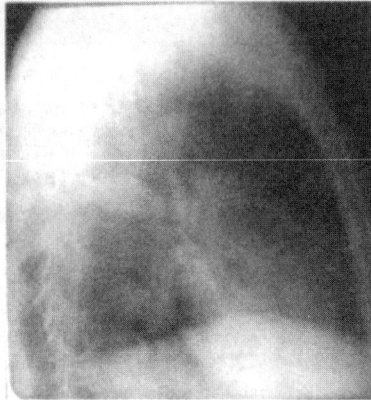

图7—42　叶间积液(水平裂及斜裂上部)

肺底积液:肺底积液是指胸腔积液位于肺底与横膈之间。肺底积液上缘呈圆顶形状,形成假横膈征。卧位前后位片因部分液体向肺尖方向流动,使肺野密度均匀增高,正常膈的位置得以显示(图7—43)。

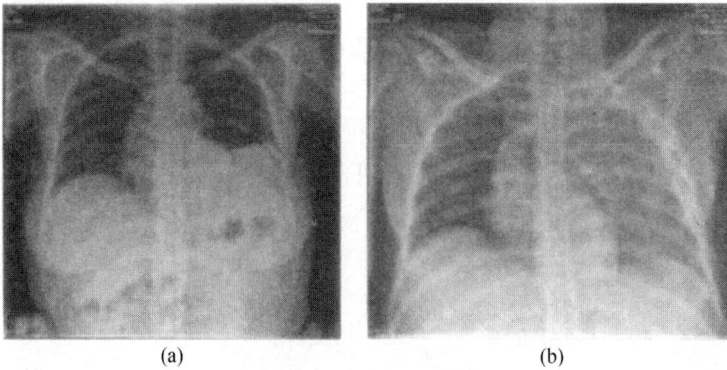

(a)　　　　　　　　　　　　　　　(b)

图7—43　左侧肺底积液

(a)站立正位:显示左膈抬高,呈假横膈征;(b)仰卧前后位投照:显示肺野密度均匀增高,左膈面显示正常位置和形状

2.CT表现　CT上能发现100mL以下的胸腔积液,胸腔少量液体积聚位于胸腔的下后

部沿胸廓内缘走行的致密影。大量胸腔积液压迫肺脏引起肺不张,不张的肺脏位于液体前内侧,可见含气支气管像。包裹性胸腔积液的 CT 表现为胸壁下扁丘状,液体周围有一层软组织密度的胸膜包裹,包裹的胸膜可发生钙化。当有气体进入形成气液平时,成为包裹性液气胸。叶间积液为位于水平叶间裂和斜裂内的半圆形或梭形水样密度影像,边缘清楚。

(三)诊断与鉴别诊断

胸片即可明确诊断。包裹性积液需与胸壁肿瘤鉴别。叶间积液需与肺不张鉴别。大量胸腔积液需与一叶肺不张鉴别(图 7—44)。

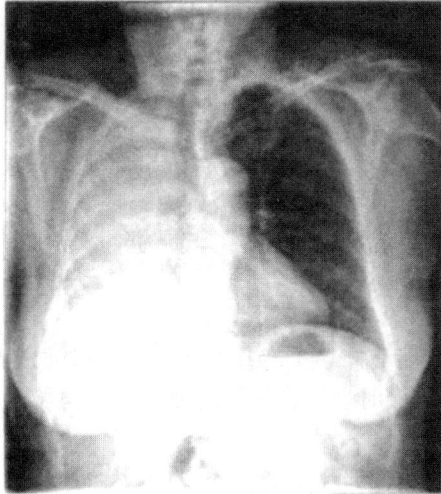

图 7—44　右肺不张

正位胸片显示肺野密度增高,肋间隙变窄,纵隔向患侧移位(与大量胸腔积液区别)

(四)比较影像学

胸片是检查胸腔积液的主要检查方法,CT 不仅能显示少量积液,对包裹性积液、叶间积液与胸壁或肺内病变鉴别具有重要价值。

二、气胸与液气胸

空气进入胸膜腔内,使腔内负压消失,形成气胸(pneumothorax)。如胸膜腔内同时存在气体与液体,称为液气胸(hydropneumothorax)。

(一)临床与病理要点

1.病理改变　气体进入胸膜腔内,胸腔内负压消失,肺可被不同程度地压缩。气体可经壁层胸膜进入胸腔,如胸壁穿通伤、胸部手术及胸腔穿刺等;气体也可因脏层胸膜破裂而进入胸膜腔,如严重的弥漫性阻塞性肺气肿、肺大泡破裂、近脏层胸膜的空洞穿破等情况。当胸膜破裂口具有活瓣作用时,进入胸膜腔的气体不能排出或较少排出则形成张力性气胸。液气胸见于外伤导致的血气胸、结核性胸膜炎合并自发性气胸、支气管胸膜瘘、胸腔积液穿刺引流术后等。

2.临床表现　自发性气胸表现为突发性胸痛。液气胸多有相关疾病的临床表现。

(二)影像学表现

1.X 线表现

(1)气胸:由于气体将肺组织压缩,患侧肺体积缩小,可见压缩的肺与胸壁之间出现透明的含气区,其中无肺血管纹理存在,气体首先自外围将肺向肺门方向压缩,被压缩的肺边缘呈纤细的线状影,称为气胸线,大量气胸可把肺压缩至肺门区呈均匀的软组织影,纵隔向健侧移位,患侧膈肌下降、肋间隙增宽(图7—45),如有胸膜粘连,可将气胸分隔成多房性局限性气胸。

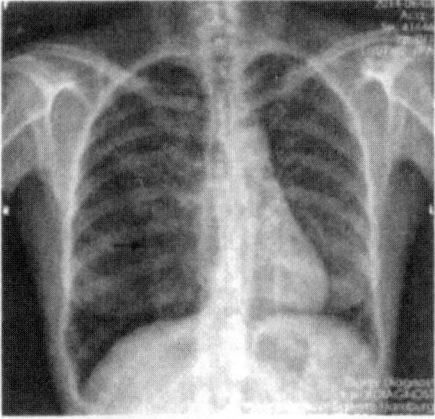

图7—45　右侧气胸

胸片正位显示右侧气胸,见气胸线(↑)及压迫的肺组织,纵隔向健侧移位,患侧膈肌下降

(2)液气胸:气体和液体较多时立位胸片可见液平面横贯胸腔,气体及液体较少时可只见小的液平面而不易显示气胸征象。

2.CT表现　肺窗图像上根据气体量的多少,可见肺外围宽窄不一的含气带,其中无肺纹理,其内缘可见压缩的肺边缘,当有胸膜粘连时,肺组织不能均匀被压缩,可见肺边缘有粘连带与胸壁相连,多处粘连可形成多房性气胸。大量气胸或张力性气胸可致纵隔向健侧移位(图7—46)。液气胸时可见气液平面。

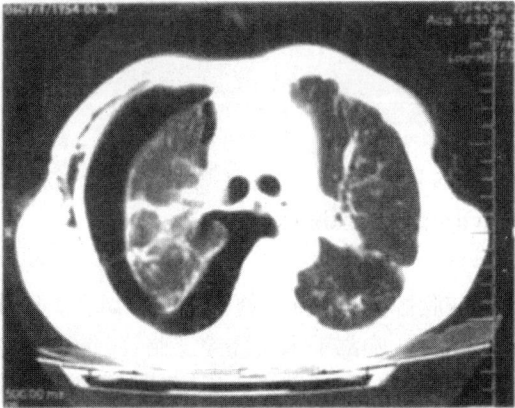

图7—46　右侧气胸

CT平扫肺窗显示肺外围的含气带及压缩的肺边缘,右侧皮下气肿

(三)诊断与鉴别诊断

典型表现胸片即可诊断。多房性气胸应与肺大泡鉴别。

(四)比较影像学

X线是检查气胸的主要方法,CT对少量气胸及液气胸的显示较好。

三、胸膜增厚、粘连与钙化

胸膜增厚、粘连与钙化常常是外伤、感染、尘肺及结缔组织病等的并发症或疾病愈合后的改变。

（一）临床与病理要点

1.病理改变　胸膜增厚是由纤维素的沉积及肉芽组织增生所引起的。脏层胸膜增厚为主要限制肺的活动,壁层胸膜增厚为主则引起胸壁塌陷。胸膜粘连主要是由于纤维蛋白沉积引起的。胸膜钙化是由病变后钙盐沉积所致。

2.临床表现　一般无症状或症状轻微。广泛胸膜增厚、粘连与钙化者,可有患侧胸部不适、胸廓活动受限等。

（二）影像学表现

1.X线表现　可见肋膈角变钝、变平或消失。胸膜明显增厚者侧胸壁可见线、带状高密度影或钙化影。胸膜粘连处可见胸膜幕状突起。广泛的胸膜增厚、粘连与钙化者,可有患侧胸廓塌陷(图7—47)。

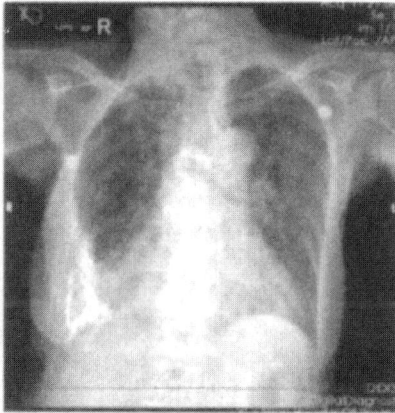

图7—47　右侧胸膜增厚、钙化

右侧胸廓塌陷,胸壁可见线、带状高密度钙化影,面及肋膈角显示不清

2.CT表现　可显示轻微的胸膜增厚、钙化,表现为细线样软组织密度影,钙化灶的CT值与骨骼相近。

（三）诊断与鉴别诊断

胸膜增厚、粘连与钙化具有特征性影像学表现,一般不难诊断。明显或不规则的胸膜增厚需与胸膜间皮瘤或胸膜转移瘤等鉴别,胸膜间皮瘤多呈结节状,有融合倾向,患者有明显的胸痛症状;胸膜转移瘤具有明确原发肿瘤病史等。

（四）比较影像学

胸片是本病的首选检查方法,但CT对轻微胸膜增厚显示优于胸片,特别在鉴别胸膜间皮瘤或胸膜转移瘤方面有一定价值。

四、胸膜肿瘤

（一）临床与病理要点

1.肿瘤来源

（1）从胸膜间皮发生的肿瘤:有间皮瘤,局限性间质瘤多为良性,弥漫性间皮瘤为恶性病变。

(2)从胸膜间皮外组织发生的肿瘤:有脂肪瘤、神经鞘瘤、纤维瘤、血管瘤、表皮样囊肿、脂肪肉瘤、恶性淋巴瘤、纤维肉瘤及横纹肌肉瘤。其中以脂肪瘤和脂肪肉瘤多见。

(3)胸膜转移瘤:以乳癌和肺癌多见。

2.临床表现　弥漫性间皮瘤和胸膜转移瘤症状较明显,表现为进行性胸痛和气短,早期可仅有胸部不适或无明确临床症状。

(二)影像学表现

1.局限型间皮瘤　呈扁丘形或球形实性软组织密度影。肿瘤与邻近胸膜夹角为钝角。肿瘤表面光滑或轻度凹凸不平,肿瘤内钙化者少见,有蒂的间皮瘤可随体位变化而移位。从横膈胸膜发生的间皮瘤易误诊为肺癌。

2.弥漫型间皮瘤　呈广泛不均匀胸膜增厚,并见胸膜面多发和单发结节及肿块(图7－48,图7－49)。胸膜增厚最厚可超过1cm,由于胸膜进行性广泛增厚,导致胸廓狭窄变形、胸椎侧弯。也有的弥漫型间皮瘤表现为胸腔积液。

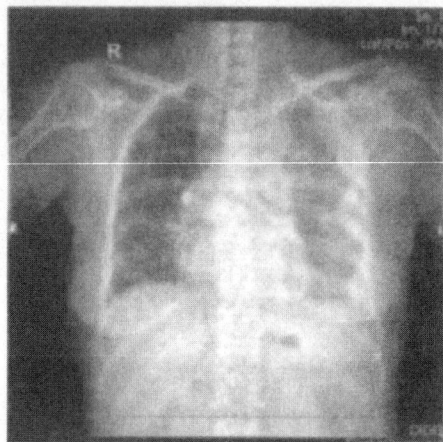

图7－48　弥漫型间皮瘤

胸片正位显示左侧胸膜发生的间皮瘤,呈多发、球形实性软组织密度影

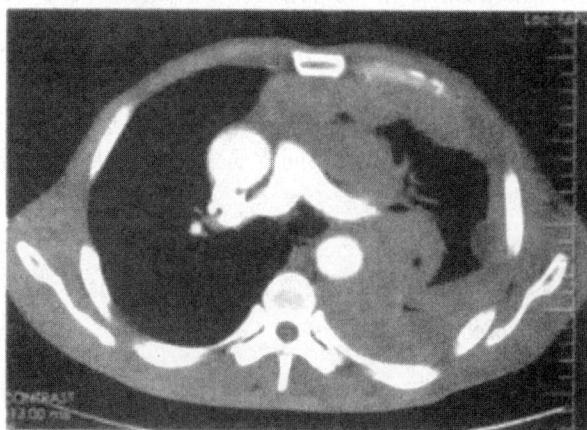

图7－49　弥漫型间皮瘤

CT增强显示左侧广泛不均匀胸膜增厚

3.胸膜间皮外肿瘤　胸膜外良性肿瘤多表现为表面光滑、扁丘状或球形影像。胸膜外征

多见。根据胸膜 CT 值可鉴别胸膜脂肪瘤、表皮样囊肿和实性肿块。脂肪瘤的 CT 值为－50HU 以下,表皮样囊肿 CT 值为±20HU。实性肿块为 30～40HU,增强扫描有强化。肿瘤强化显著者为血管瘤。

4. 胸膜转移瘤　来自乳癌、肺癌、淋巴瘤的转移瘤可仅表现为胸腔积液。其他征象如胸膜增厚达 1cm 以上,胸膜面多发结节,纵隔胸膜增厚明显,胸水增长速度快等。

（三）诊断与鉴别诊断

根据典型的影像表现,大部分胸膜肿瘤可作出诊断。从叶间胸膜发生的间皮瘤可呈梭形,有时需要与叶间积液鉴别。胸膜小结节在 X 线及 CT 上显示不清,与结核性胸膜炎鉴别困难,需要借胸膜活检和胸水细胞学检查鉴别。

（四）比较影像学

胸片及 CT 是常规的检查方法。胸片和胸部透视可观察胸水增长速度。MRI 可较全面观察胸膜病变。对于弥漫型间皮瘤、胸膜脂肪瘤、囊肿、血管瘤诊断与鉴别诊断具有重要价值。

（许树林）

第十三节　纵隔肿瘤和肿瘤样病变

纵隔肿瘤和肿瘤样病变（mediastinal tumors and tumor－like lesions）均表现为纵隔肿块。鉴别诊断首先应明确肿块的部位,然后根据肿块的形态及密度进行定性诊断。

多数纵隔肿瘤在纵隔内有其好发部位。前纵隔肿瘤包括胸内甲状腺肿、胸腺瘤和畸胎瘤。中纵隔肿瘤包括淋巴瘤、支气管囊肿、心包囊肿。后纵隔常见肿瘤为神经源性肿瘤。食管囊肿位于中后纵隔交界处。以下重点介绍几种常见的纵隔肿瘤。

一、胸内甲状腺肿

胸内甲状腺肿（intrathoracic goiter）大多数位于胸骨后、气管前方。

（一）临床与病理要点

1. 病理改变　可为甲状腺肿、甲状腺囊肿或腺瘤,恶性者较少见。

2. 临床表现　一般无明显症状,肿瘤较大时可有压迫症状。在颈部可扪及肿大的甲状腺,患者吞咽动作时透视可见肿块上下轻微移动。

（二）影像学表现

1. X 线表现　胸内甲状腺肿位于前纵隔上部,在纵隔的一侧,可向两侧凸出。通常上端较宽大与颈部的软组织影相连续,上缘轮廓不清楚,气管受压向对侧移位（图 7－50）,侧位于胸骨后方可见软组织肿块影,气管受压向后,可有斑点状钙化。

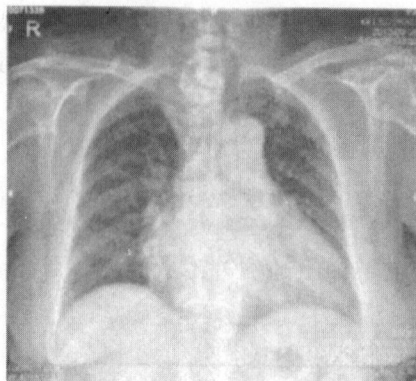

图 7—50　右侧胸内甲状腺肿

右颈胸部软组织肿块,其内可见钙化,气管受压向对侧移位

2.CT 表现　肿块位于前上纵隔,气管受压移位,肿瘤 CT 值较高。囊性变的部位为水样密度,可见斑点状钙化及较高密度的出血灶(图 7—51)。

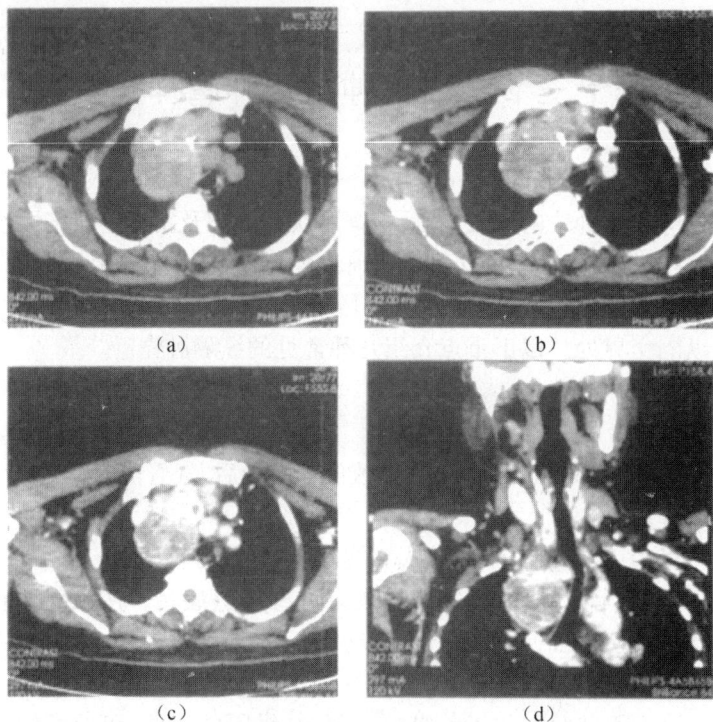

图 7—51　胸内甲状腺肿

(a)CT 平扫;(b)增强动脉期;(c)增强动脉期;(d)冠状位重组;显示右上纵隔胸骨后实质性肿块,内见囊变及钙化灶,气管受压、向左移位

3.MRI 表现　易于显示病变的囊性及有无出血,但不能确定有无钙化。

(三)诊断与鉴别诊断

根据典型影像表现,结合临床可作出本病的诊断。有时需与胸腺瘤鉴别。

(四)比较影像学

对于本病的诊断,胸片正侧位是首选而常规的检查方法,CT 对诊断与鉴别诊断具有重要价值,MRI 可作为有效的补充检查方法。

二、胸腺瘤

胸腺瘤(thymoma)是前纵隔中最常见的肿瘤。

（一）临床与病理要点

1.病理改变 分为上皮细胞为主的上皮细胞型、淋巴细胞为主的淋巴细胞型和混合型。侵袭性生长的胸腺瘤多呈扁圆形,轮廓凹凸不平浅分叶状,边缘不清楚,易侵犯胸膜、心包等。非侵袭性胸腺瘤为圆形及卵圆形,边缘光滑。胸腺瘤完全呈囊肿形态为胸腺囊肿。胸腺组织含有大量脂肪组织为胸腺脂肪瘤。

2.临床表现 约35%的胸腺瘤(包括良性和恶性胸腺瘤)可出现重症肌无力症状。

（二）影像学表现

1.X线表现 胸腺瘤多位于前纵隔中部、心脏底部与升主动脉交接部。肿瘤呈圆形或椭圆形,实质性肿瘤较易出现分叶状轮廓。通常向纵隔的一侧突出(图7－52),较大的可向两侧突出。部分囊性胸腺瘤则因液体的重力,使其上部较扁、下部较宽大且较为突出,侧位胸片可表现肿块上缘不清楚、下缘较清楚。侵袭性胸腺瘤边缘不清,可伴心包、胸腔积液表现。

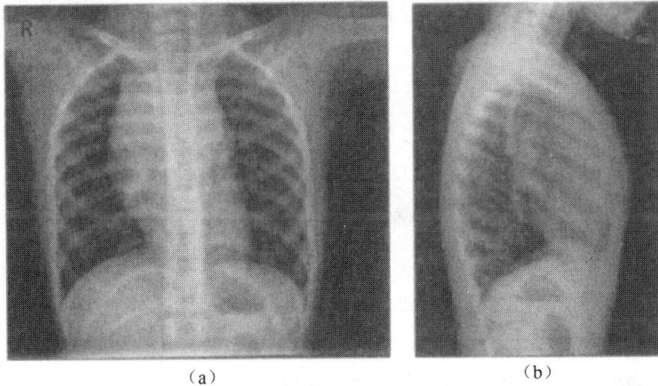

(a)   (b)

图7－52 胸腺瘤

(a)胸片正位;(b)右侧位胸片:右上纵隔阴影增宽,向肺野突出;侧位显示病灶位于前纵隔

2.CT表现 CT能更清楚显示胸腺瘤的部位、轮廓、边缘(图7－53),有助于显示瘤内囊变及钙化。侵袭性胸腺瘤边缘不清,邻近结构和胸膜受累,增强扫描肿瘤有不同程度的强化。

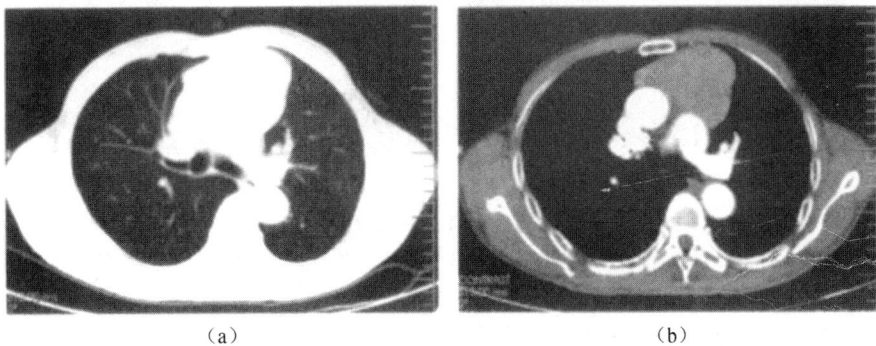

(a)   (b)

图7－53 胸腺瘤

CT增强(a)肺窗;(b)纵隔窗:前上纵隔不规则软组织肿块影,密度均匀,边界清晰,与附近血管分界清晰

3. MRI 表现　胸腺瘤在 T_1WI 上与邻近的正常胸腺组织或肌肉的信号相似，T_2WI 上呈高信号，与脂肪信号相似。MRI 可显示病变的囊变及出血。

（三）诊断与鉴别诊断

根据典型的影像表现，本病诊断一般不难，当伴有重症肌无力症状时，诊断更为可靠。

（四）比较影像学

对于本病的影像检查，胸片正侧位是首选而常规的检查方法，CT 及 MRI 对诊断与鉴别诊断具有重要价值。

三、畸胎瘤

畸胎瘤（teratoma）较为常见，其发病率仅次于神经源性肿瘤和胸腺瘤。

（一）临床与病理要点

1. 病理改变　畸胎瘤分为囊性畸胎瘤和实质性畸胎瘤。囊性畸胎瘤即皮样囊肿，包含外胚层和内胚层组织。为单房或多房的含液囊肿，囊肿壁为纤维组织。实质性畸胎瘤包括三个胚层的各种组织。畸胎瘤多位于前纵隔中部，向一侧或两侧突出。大的肿瘤可以向后达后纵隔。

2. 临床表现　肿瘤较大者可有压迫症状，病灶与支气管发生瘘时，可咳出毛发样、钙化物等。

（二）影像学表现

1. X 线表现　肿瘤多位于前纵隔，呈圆形或椭圆形，或呈大分叶状。肿瘤轮廓一般清楚光滑，密度不均匀，含脂肪组织多的部位密度较低，软骨组织可出现斑点和不规则的钙化影，囊肿壁可出现弧线形钙化。肿瘤内的骨影或牙齿状影为畸胎类肿瘤的特征性表现。肿瘤破入支气管可并发肺内感染。

2. CT 表现　可显示肿瘤的囊性区域、脂肪组织、软组织影和钙化。部分病例可显示骨质和牙齿影（图 7-54）。

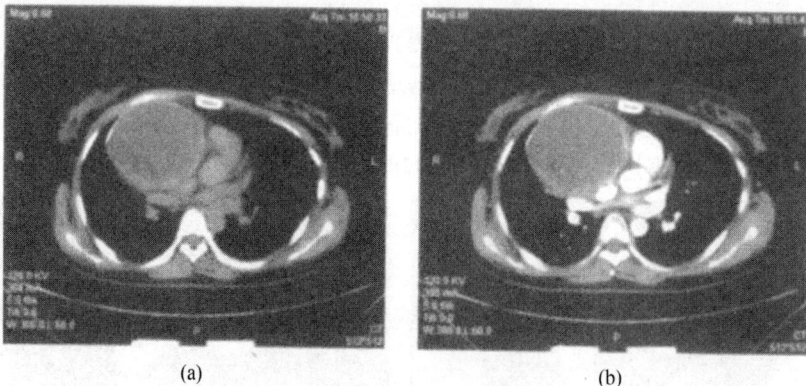

(a) (b)

图 7-54　畸胎瘤

(a)CT 平扫；(b)CT 增强：右前中纵隔见较大类圆形囊性占位灶，囊壁厚薄不均匀，囊内见点状钙化及脂肪密度阴影，囊壁的弧线形钙化，附近大血管受压、移位

3. MRI 表现　可显示囊性变及脂肪信号，但不均匀。

（三）比较影像学

对于本病的影像检查，胸片是首选检查方法，CT 及 MRI 对诊断与鉴别诊断具有重要价值。

四、淋巴瘤

淋巴瘤(lymphoma)为恶性肿瘤,包括何杰金病和非何杰金病,以何杰金病多见。本节主要涉及发生在纵隔的淋巴瘤。

(一)临床与病理要点

1.病理改变　纵隔的淋巴瘤通常累及多组淋巴结。何杰金病病灶中可以见到 R－S 细胞。

2.临床表现　主要为发热和浅表淋巴结肿大。

(二)影像学表现

1.X 线表现　上纵隔向两侧显著增宽,轮廓清楚而呈波浪状,密度均匀(图 7－55)。侧位胸片见肿瘤位于中纵隔上中部,即气管及肺门区,肿块边界不清楚。前纵隔胸骨后和气管旁淋巴结也常被侵及,表现为胸骨后的圆形或椭圆形阴影。淋巴瘤侵犯心包产生心包积液。瘤组织可向肺内浸润,形成线状及细小结节影。

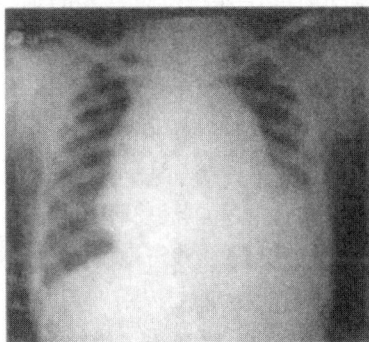

图 7－55　纵隔淋巴瘤
胸片正位显示中上纵隔向两侧增宽,轮廓清楚,密度均匀

2.CT 表现　显示肿大的淋巴结可位于血管前或气管旁。血管前淋巴结位于头臂血管前、主动脉弓及上腔静脉前,为圆形、椭圆形或不规则肿块。增强扫描有轻度均匀强化,可与明显强化的血管区分(图 7－56)。

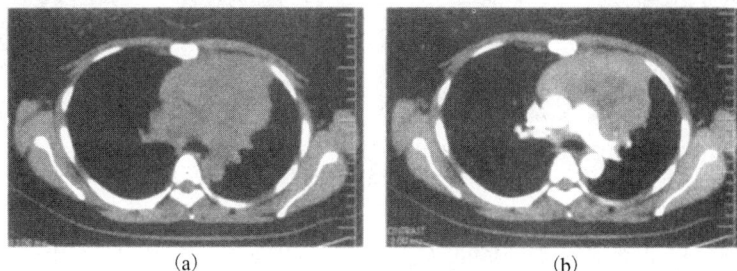

(a)　　　　　　　　　　　　　　(b)

图 7－56　纵隔淋巴瘤

(a)CT 平扫纵隔窗;(b)CT 增强:前中纵隔见较大不规则肿块,密度欠均匀,增强后轻度强化,与血管间分界不清

3.MRI 表现　MRI 所见与 CT 相似。MRI 由于流空效应,无需注射对比剂即可区分肿瘤与血管结构。

（三）诊断与鉴别诊断

本病出现典型表现，结合临床，诊断不难。应与结节病、淋巴结结核及肿瘤的淋巴结转移鉴别。结节病以双侧肺门淋巴结肿大为主，纵隔淋巴结可肿大或不肿大。纵隔淋巴结结核最多见于右侧气管旁淋巴结，其次为隆突下淋巴结，偶尔也见到两侧气管旁淋巴结均显著肿大，甚似淋巴瘤，结核常见钙化，增强扫描多呈环形强化。转移性淋巴结肿大多有原发病灶，常见于原发灶一侧的肺门和气管旁淋巴结。

（四）比较影像学

对于本病的影像检查，胸片是首选检查方法，CT具有诊断价值，MRI对鉴别诊断具有重要意义。

五、神经源性肿瘤

神经源性肿瘤（neuragenic neoplasm）分为良性及恶性。良性肿瘤有神经鞘瘤、神经纤维瘤和节细胞神经瘤。恶性肿瘤包括恶性神经鞘瘤、节神经母细胞瘤和交感神经母细胞瘤。

（一）临床与病理要点

1. 病理改变　神经源性肿瘤主要发生在后纵隔。有的神经源性肿瘤呈哑铃状生长，部分肿瘤位于脊柱旁，另一部分通过椎间孔进入椎管内，并使椎间孔扩大。

2. 临床表现　由于脊髓受压而引起神经症状。患者可伴有其他部位的多发性神经纤维瘤。

（二）影像学表现

1. X线表现　肿瘤多位于后纵隔脊柱旁，常呈圆形、椭圆形或呈较长的扁圆形，紧贴于脊柱旁。肿瘤边缘光滑，密度均匀。少数肿瘤可有斑点状钙化。肿瘤可压迫邻近椎体或肋骨引起骨质缺损，哑铃状的肿瘤可使椎间孔受压扩大。

2. CT表现　肿瘤位于后纵隔，为圆形、类圆形或哑铃状，边缘光滑（图7-57）。少数肿瘤有低密度囊变及高密度钙化。有的病例可见椎间孔扩大或肿瘤对胸椎的侵蚀。

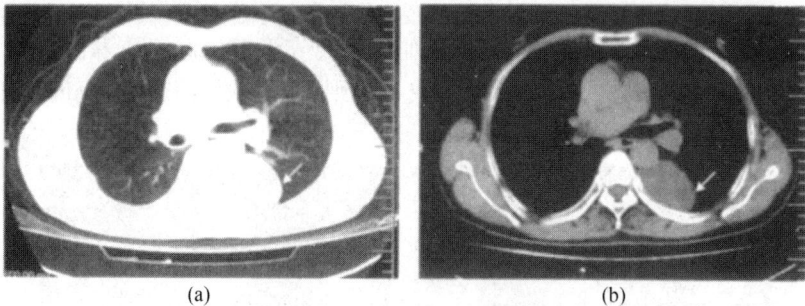

(a)　　　　　　　　　　(b)

图7-57　纵隔神经鞘瘤

CT平扫(a)肺窗；(b)纵隔窗；左侧后纵隔见类圆形肿块，密度均匀，边缘光滑(↑)

3. MRI表现　可准确地显示肿瘤的大小及形态，确定肿瘤是否侵入椎管及对神经根、硬膜囊和脊髓的压迫。肿瘤多呈软组织信号，增强扫描肿瘤不同程度强化。

（三）诊断与鉴别诊断

根据典型影像表现结合临床，本病诊断不难。有时需与椎旁脓肿和脊膜膨出鉴别。

（四）影像学表现

平片是首选方法，CT可进一步确诊，MRI有利于鉴别诊断。

六、纵隔囊肿

常见的纵隔囊肿有淋巴管囊肿、支气管囊肿、食管囊肿及心包囊肿等。

（一）临床与病理要点

1.病理改变　淋巴管囊肿为单房或多房囊肿，或为海绵状淋巴管瘤，囊肿内壁为内皮细胞。气管囊肿内壁为支气管黏膜上皮，囊内为黏液样液体，通常为单房。食管囊肿来自胚胎期前肠，囊肿的壁包含黏膜层、黏膜下层和肌肉层，黏膜层的细胞可以和消化管的黏膜相同。心包囊肿的内壁为单层的间皮细胞，外层为疏松的结缔组织，囊内含澄清的液体，囊肿通常为单房。

2.临床表现　一般无症状，囊肿较大者可引起压迫症状。

（二）影像学表现

1. X 线表现　X 线表现为纵隔阴影增宽，多为一侧限局性突出，呈圆形或椭圆形，边缘光整，密度均匀一致（图 7－58）。

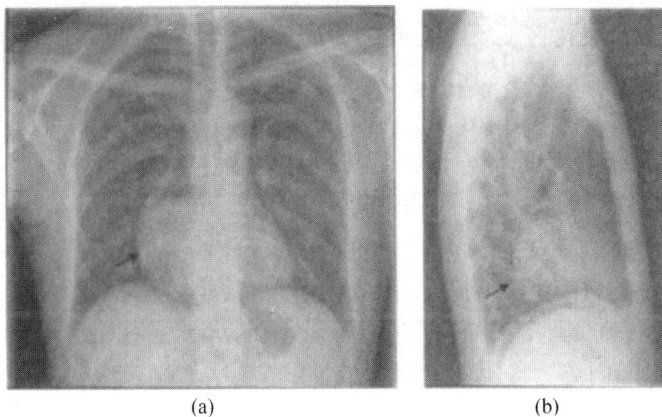

图 7－58　心包囊肿

（a）胸片正位显示与右心缘重叠的圆形阴影；（b）右侧位显示与心后缘重叠的密度均匀、边缘清楚的圆形阴影（↑）

2. CT 表现　为圆形、椭圆形或不规则形态的肿块，轮廓清楚光滑，也可有部分轮廓较模糊和不规则，水样密度，CT 值为 0～20HU，增强扫描无强化。淋巴管囊肿位于前纵隔的上中部者较多，也可位于前纵隔的下部。气管囊肿位于气管分叉以上的气管周围。食管囊肿位于后纵隔前部、食管旁。心包囊肿大多位于心膈角区，右侧较左侧多见。

3. MRI 表现　对囊肿诊断优于 CT，囊肿多为长 T_1、长 T_2 信号，增强扫描无强化。MR 有助于显示病变与大血管的关系。

（三）诊断与鉴别诊断

根据典型影像表现结合临床，对各种囊肿诊断一般不难。

（四）比较影像学

纵隔囊肿的 X 线、CT 和 MR 表现相似，CT、MRI 对病变位置及来源判断具有重要价值。

（许树林）

第十四节　膈肌病变

膈肌病变有主动脉裂孔、食管裂孔及腔静脉裂孔三个裂孔。另有四个膈孔，两个在前称为前下肋胸骨间隙，两个在后称为胸腹裂孔，是膈的薄弱环节，仅有疏松结缔组织构成，也是膈疝的好发部位。

一、胸腹裂孔疝

胸腹裂孔疝(pleuro-peritoneal hiatus hernia)属于膈疝的一种，是指腹腔脏器和结构通过膈肌进入胸腔内的疾病，可分为先天性的和后天性的；外伤性的和非外伤性的；嵌顿性的和滑动性的。

（一）临床与病理要点

1.系婴儿最常见的先天性膈疝，也可由外伤引起。

2.病理改变　胸腹裂孔在胚胎时是开放的，出生时为结缔组织封闭，闭合不全可引起膈疝，多发生于左侧，胃肠、脾脏均可疝入。

3.临床表现　小的胸腹裂孔疝可无任何临床症状，常在体检时偶然发现。大的胸腹裂孔疝由于心肺受压而导致呼吸、循环障碍，出现胸闷、气急、心率加快和发绀。同时出现胃肠道症状，如腹胀及吞咽困难等。胃肠道梗阻时可出现呕吐。

（二）影像学表现

1.X线表现　患侧胸部密度增高，范围取决于疝入脏器的多少。如有胃肠道疝入则密度不均匀，其内可见不规则气体影，有时可伴有气液平面。消化道钡餐造影可明确有无胃肠道疝入（图7-59）。纵隔向健侧移位。患侧膈面部分或完全不能显示。小的胸腹裂孔疝主要表现为膈顶后方局限性凸出影。

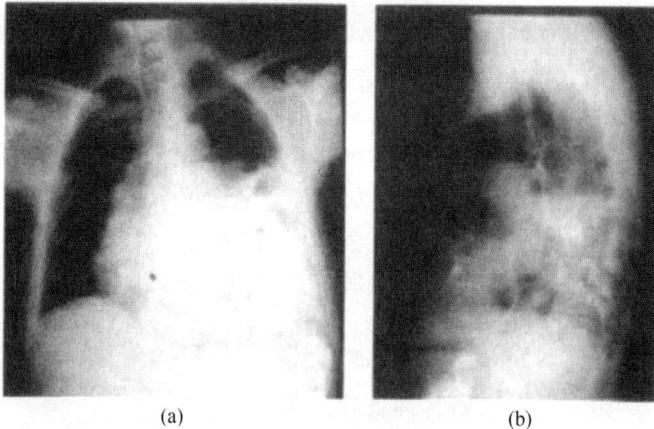

图7-59　左侧胸腹裂孔疝

（a）胸片正位（吞钡后）；（b）胸片侧位（吞钡后）：显示左下肺野致密阴影内见肠管结构

2.CT表现　可显示经膈疝入胸腔的内容物。增强检查更易明确疝入胸腔的脏器（图7-60）。MPR可显示膈肌缺损的部位。扫描前口服阳性对比剂更有利于明确胃肠道的疝入。同时可观察肺受压导致肺的膨胀不全。

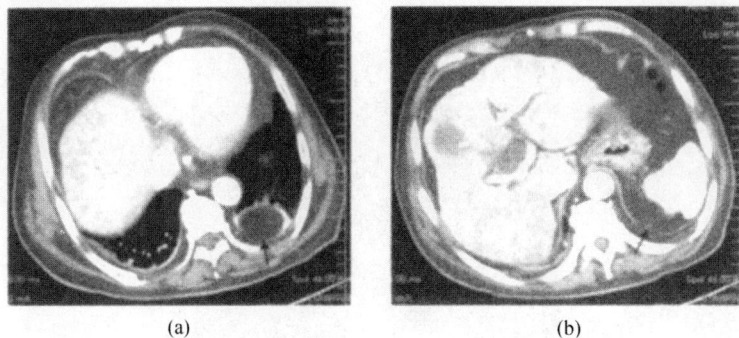

图7－60 胸腹裂孔疝

CT增强(a)、(b)不同层面扫描:左侧膈上见类圆形脂肪密度影(↑)腹腔疝入,可见左侧膈肌断裂缺口影(↑)

3.MRI表现 多平面成像能了解疝的结构特征。

(三)诊断与鉴别诊断

胸腹裂孔疝为最常见的先天性膈疝,根据影像学表现结合临床,诊断不难。需要与肺部炎症或肿瘤鉴别。

(四)比较影像学

X线可以作出初步诊断,消化道造影可明确有无胃肠道的疝入。CT能鉴别疝入的内容物的结构。MPR能显示膈的缺损部位,但不作为常规检查手段。

二、膈膨升

膈膨升(diaphragmatic eventration)系指膈因先天性发育不良,膈肌变薄而上抬、向胸腔凸起。

(一)临床与病理要点

1.发病原因 ①膈的发育异常。②膈神经损伤。③腹内压突然升高。

2.病理改变 膈膨升分为局限性与弥漫性两种,多位于一侧。局限性以右侧多见,弥漫性以左侧多见。

3.临床表现 膈膨升可发生于任何年龄,以中老年男性多见。大多无明显症状,如果膈升高至第三前肋水平及以上时,可出现呼吸困难、胸痛、上腹部胀痛不适、食欲不振;新生儿可出现呼吸困难、发绀。

(二)影像学表现

1.X线表现

(1)局限性膈膨升:右膈前内方半圆形密度增高影向胸腔膨出,吸气时明显,呼气时变低,密度均匀,边缘光整。

(2)一侧膈膨升:表现为①膈位置升高,形态大致正常。②膈活动减弱或消失,甚至出现矛盾运动。③心脏受压移位(图7－61)。④邻近肺膨胀不全。⑤如左膈面抬高牵拉胃而导致胃扭转。

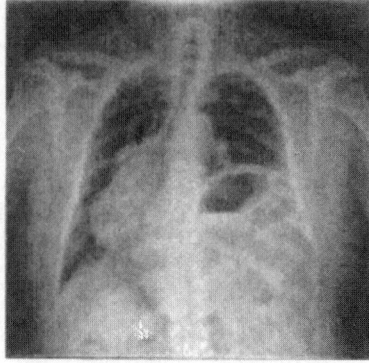

图 7-61　左膈膨升

左膈升高,纵隔向右移位

2.CT 表现　膈膨升无需作 CT 检查,但怀疑膈下病变时可行 CT 进一步检查。

(三)诊断与鉴别诊断

局限性膈膨升影像学表现典型,诊断不难。弥漫性膈膨升主要表现为膈位置的升高,并可伴活动受限或消失,甚至矛盾运动,一般不难诊断。有时需要与膈麻痹、膈疝鉴别。膈麻痹时膈的升高不明显,但矛盾运动幅度很大。

(四)比较影像学

一般 X 线胸片即可诊断。观察是否有矛盾运动,应结合胸部透视。CT 扫描可鉴别是否有膈下病变。

(许树林)

第八章 消化疾病的影像诊断

第一节 胃肠道疾病

一、消化道发育畸形

消化道的胚胎发育过程中,如果贯通不全、空化不全、发育不全或分隔不全则形成闭锁、狭窄、瘘或消化道重复畸形。消化道神经功能不全以及神经节细胞减少或缺乏,可致幽门肥厚性狭窄或痉挛、先天性巨结肠等。婴儿消化道畸形的诊断主要依赖于影像学检查。

(一)先天性食管闭锁

1.病因病理 先天性食管闭锁(Congenital esophageal atresia)由胚胎5~6周时中胚层分化成呼吸系统和食管障碍所致,按食管闭锁的部位以及是否合并有食管气管瘘分为五型:Ⅰ型食管近段及远段均为盲端,无食管气管瘘;Ⅱ型食管近段形成食管气管瘘,远端为盲端;Ⅲ型食管近段为盲端,远段形成食管气管瘘,约占86.5%;Ⅳ型食管近段及远段均形成两处气管食管瘘;Ⅴ型食管无闭锁,但有食管气管瘘。

2.临床表现 患儿出生后有流涎、吐白沫、进食呕吐。乳汁进入气管或胃液反流入呼吸道可引起吸入性肺炎。

3.影像学表现 导管不能入胃,碘油造影可显示食管盲端的位置和长度,并可判明食管与气管之间有无瘘道。胃肠道内含有气体,则说明下段食管与气管存在食管气管瘘(图8-1)。Ⅴ型患者食物经瘘道进入气管,可行食管镜检查。

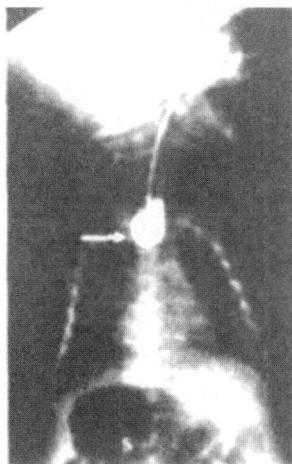

图8-1 食管闭锁Ⅲ型插管碘油造影
示食管近段为盲端(白箭头),胃肠充气(S)

4.诊断与鉴别诊断要点 对于呕吐患儿可行X线胸腹平片观察肺和消化道气体,导管碘油造影观察食管盲端的位置和长度,从而明确病变类型。呕吐患儿应与下列疾病鉴别:①先天性肥厚性幽门狭窄:钡剂排空延迟、幽门管细长、幽门肌肥厚。②肠闭锁、肠狭窄和肠旋转不良:X线腹部平片及钡剂造影检查可明确诊断。③还应与食管裂孔疝、胃扭转和消化道重复畸形鉴别。

(二)先天性肥厚性幽门狭窄

1. 病因病理　先天性肥厚性幽门狭窄(congenital hypertrophic pyloric stenosis,CHPS)的病因尚不清楚,有家族集中的倾向。多数人认为是由于先天性发育缺陷,幽门肌间神经丛减少及神经节细胞发育未成熟,致使幽门肌层肥厚。幽门管长 2~3cm,直径 1.5~2.0cm,肌层 0.4~0.6cm。显微镜下可见增生肥厚的肌层有水肿和白细胞浸润,黏膜和黏膜下层正常。

2. 临床表现　本病多见于婴儿出生后头 6 个月内,男女发病比例为(4~5):1。多见于第 1 胎,约占 60%。主要表现为高位消化道梗阻症状:生后 2~3 周发生呕吐,开始为溢奶,然后逐渐加重为喷射状,呕吐物为奶汁和凝乳块,不含胆汁,吐后食欲强。幼儿营养不良。体检时,上腹部可见胃蠕动波,触到肥大的幽门肿块。

3. 影像学表现

(1)超声:空腹胃腔扩张是诊断 CHPS 的精确标准,可见幽门横断面呈靶环状,中心为强回声(气体及液体),外周为低回声肌层;幽门纵断面显示前后肌层增厚,近端宽,远端窄,幽门直径大于等于 12mm,幽门管长度大于等于 15mm,幽门环肌厚度大于等于 4mm。

(2)X线:上消化道造影检查胃腔扩张,蠕动增强但排空延迟,典型表现有幽门"鸟喙征"、"线样征"、"双轨征"、"肩样征"。患儿取右前斜卧位能较好显示幽门。

4. 诊断与鉴别诊断要点　对于呕吐患儿,应行超声检查,排除 CHPS,也可鉴别幽门痉挛、幽门管瓣膜疾病。X 线结合超声可提高诊断准确率。

(三)先天性肠重复畸形

1. 病因病理　先天性肠重复畸形(Congenital intestinal duplications)的病因为多源性:胚胎期肠管腔化过程异常;憩室机制;外胚层和胚层粘连;尾端孪生畸形。根据畸形的形态和位置可分为肠囊肿型、肠外囊肿型、管状型和胸内型四种;肠外囊肿型约占 80%。大部分重复畸形的内腔与所附消化道不通,部分畸形的远端有出口与主肠管相通,而近端呈盲闭或双出口。消化道重复畸形以肠重复畸形最为常见,常伴有胃黏膜和(或)胰腺组织迷生,导致出血。

2. 临床表现　本病多在新生儿或婴儿期出现腹部肿块、肠梗阻、便血、腹膜炎及伴其他畸形。

3. 影像学表现

(1)X线:钡剂造影表现为腹部肿块,肠腔内充盈缺损或肠管受压移位,可伴脊柱畸形。如果重复畸形与主肠管相通,则钡剂可进入其中,且排空延迟,部分或全结肠、直肠重复畸形表现为并行的双排管状结构。钡剂造影对急症患儿为禁忌。

(2)超声:肠外囊肿呈椭圆形,位于肠系膜内,多与肠壁相连,有共同壁,多与肠腔不通;囊壁为肠壁回声;结肠重复壁可见皱褶和突起,小肠重复壁可见小条状和点状血流信号;憩室多为圆锥形。

(3)CT:囊肿型表现为低密度单房囊性肿块,多与肠管不通,有些重复畸形为管状,可与肠管相通,部分囊壁显示有晕轮征,囊壁可强化,腹腔动脉与肠系膜上动脉血管造影能够清晰显示肠系膜上动脉及其分支。

(4)放射性核素显像:由于异位胃黏膜与正常胃黏膜对$^{99m}TcO_4^-$↑具有摄取和分泌的作用,于 3~5min 后胃显像的同时或稍后会出现异常浓聚区。回肠重复畸形发生率最高,即右下腹较大范围(4cm 以上)条索肠襻状浓聚影像。

4.诊断与鉴别诊断要点　新生儿或婴儿期出现腹部肿块、肠梗阻、便血、腹膜炎;X线钡灌肠见肠腔内充盈缺损、受压移位,钡剂进入重复肠管且排空延迟;超声、CT示肠外囊肿,尤其是核医学有异位胃黏膜显像技术,对诊断更有价值。

核医学表现主要与憩室鉴别:憩室为范围较小而单一的圆形或类圆形异常浓聚区,位置固定,放射性稍低于胃部,且随时间渐增强。

(四)先天性巨结肠

1.病因病理　先天性巨结肠(Congenital megacolon)是一种比较多见的消化道发育畸形,男女之比约为 4∶1。本病有明显的家族性,其基本病理变化是肠壁肌间和黏膜下神经丛内缺乏神经节细胞,无髓鞘性的副交感神经纤维数量增加且变粗,因此又称"无神经节细胞性巨结肠"(Agangiioner megacolon,AM)。由于节细胞的缺如和减少,使病变肠段失去推进式正常蠕动,经常处于痉挛状态,形成功能性肠梗阻,粪便通过困难,痉挛肠管的近端由于粪便淤积扩张、肥厚而形成巨结肠。90%的病例无神经节细胞肠段位于直肠和乙状结肠远端,个别病例波及全结肠、末端回肠或仅在直肠末端。

2.临床表现　患儿多在出生后就有便秘,腹部逐渐膨大,部分病例不灌肠即不能排便,有呕吐,呕吐物含胆汁或粪便样液。

3.影像学表现

(1)X线平片:平片可于腹部四周或腹部左侧见积有大量粪块及气体影的扩大结肠,少数病例可显示有宽大的液平面。

(2)钡灌肠:调制钡剂时,忌用肥皂水或普通水,以免发生水中毒,而应用等渗盐水进行调制。因狭窄段常发生在直肠下段,所以导管不易插入太深,以免遗漏狭窄段。狭窄段常呈不规则的锯齿状,狭窄近端肠管明显扩张,袋形消失,扩张的肠管内可见有多量粪块所形成的充盈缺损。注钡时应在透视下徐徐注入,发现狭窄及扩张段即停止注钡,而且在明确诊断后还应立即把钡剂做人工排出,以免引起肠梗阻等并发症。

4.诊断与鉴别诊断要点　诊断要点为钡灌肠显示狭窄段、移行段、扩大段及排便后24h钡剂存留。

本病主要应与特发性巨结肠及其他继发性巨结肠鉴别,利用X线钡灌肠造影及结合病史诊断不难。钡灌肠为首选方法。

(五)先天性肛门直肠畸形

1.病因病理　先天性肛门直肠畸形(Congenital malformations of the anus and rectum)的发生是胚胎发育发生障碍的结果。引起肛门直肠发育障碍的原因尚不清楚,近年来许多学者认为与遗传因素有关。先天性肛管直肠畸形占消化道畸形首位,发病率约为 1∶15000,系胚胎时尾部发育异常或受阻而形成,既有肛管直肠闭锁,又有泌尿生殖系与直肠间的瘘管等多数畸形,合并有瘘管者约占 50%。

2.临床表现　新生儿有肛管闭锁时,出生后无胎粪,以后腹部膨胀,有呕吐,逐渐可见肠型和蠕动波。畸形合并有瘘管者因瘘管大小而情况有所不同。小者开始从瘘管排出胎粪,以后仍会出现低位肠梗阻症状;大者生后短时期内无排便困难,易被忽视,至以后粪块成形受阻时,才出现顽固性便秘症状。

3.影像学表现

(1)X线。生后 12h 后摄片,摄片前将婴儿倒立 2～3min,使直肠盲端的胎便与肠管气体互相转换,等待气体到达直肠,在会阴肛门区皮肤上涂钡剂作为标记,在呼气吸气及啼哭时各摄片1张。

(2)瘘管造影:显示造影剂注入时的结肠影像及造影剂排出时的直肠瘘管影像(图8-2)。结肠直肠与尿道双重造影可显示直肠瘘管与尿道的关系。阴道造影可显示阴道与直肠的关系。

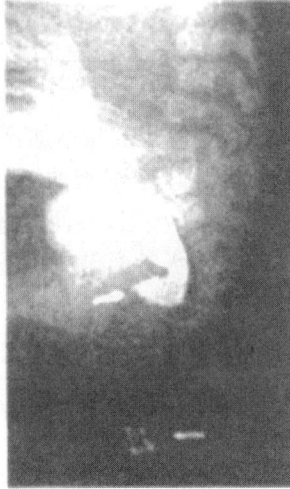

图8-2 肛门闭锁经瘘造影
向右箭头为直肠盲端,向左箭头为用金属物标记的肛门

(3)MRI:是诊断该病的最有效手段,可以理想显示畸形的部位、程度、瘘管形成等异常改变,并判断周围相邻器官的状况。

二、食管疾病

(一)食管憩室

1.病因病理 食管憩室(Oesophageal diverticulum)系指与食管相通的囊状突起。按部位分为咽部(Zenker's憩室)、中段和膈上憩室。据发病机制分牵引性憩室、内压性憩室,据构成可分为真性憩室(含有食管壁全层)和假性憩室(缺少食管壁的肌层),尚可分为先天性憩室和后天性憩室。

2.临床表现 早期症状表现为吞咽时咽部有异物感或梗阻感,并产生气过水声,随着憩室的增大,出现咽下困难和食物反流。后期憩室继续扩大可引起食管完全性梗阻,并发憩室炎、溃疡、出血、穿孔,部分病例可能发生食管鳞癌。

3.影像学表现 X线钡餐显示,Zenker's憩室好发后壁左侧,呈现半月形、球状光滑膨出,垂于纵隔内(图8-3A)。其内有食团可表现为充盈缺损,并发炎症时黏膜粗糙。食管中段和膈上憩室可见漏斗状、圆锥状或帐篷状囊袋状光滑的膨出。膈上食管憩室多为单发(图8-3B)。

4.诊断与鉴别诊断要点

食管憩室的X线检查具有特征性,不易与其他病症相混淆,主要和溃疡、食管痉挛(图8-3C)及食管炎鉴别。憩室内有黏膜,可蠕动排空,呈囊袋状,食管镜检查不但可以发现憩室的大小,而且可以准确观察其囊壁有无并发糜烂、出血、溃疡或癌变。

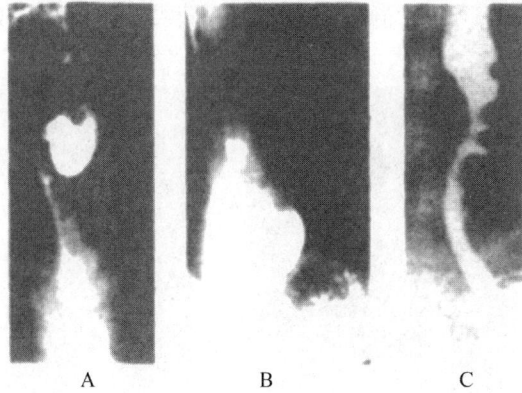

图 8-3

咽食管憩室(A)、膈上食管憩室(B)、局限性食管痉挛(C)

(二)反流性食管炎

1. 病因病理 反流性食管炎(Reflux esophagitis)也称"消化性食管炎",主要因为食管下端括约肌及食管裂孔防止反流的功能障碍,贲门角变小,导致胃液反流至食管,侵蚀食管表层鳞状上皮,引起食管炎症反应,严重者可因瘢痕致使食管下端狭窄。常见原因有食管下端括约肌发育不全、食管裂孔疝、手术等。

2. 临床表现 患者表现为反胃、烧心、胸骨后疼痛,严重时可发生吞咽困难、食管出血和贫血。

3. 影像学表现 X线气钡双重造影显示,早期食管炎表现为食管远段轻微痉挛性改变,管壁光滑;进展期显示管壁粗糙,糜烂所致针尖状钡点和走行紊乱的肥厚黏膜皱襞,可见多发小星芒状龛影或网织交错的线样龛影及增生组织造成颗粒样改变,食管壁轻度变形,不规则;晚期由于瘢痕形成食管腔的狭窄,狭窄上段食管多扩张、管壁僵硬、粗糙、边缘不规则,狭窄段常有短缩。

4. 诊断与鉴别诊断要点 食管炎在多数情况下,X线可以明确诊断,根据病史及X线表现可鉴别其他原因所致的食管炎,如腐蚀性食管炎、真菌性食管炎。当管腔变窄,出现多发小龛影甚至管壁僵硬时,应与 Barrett 食管及早期食管癌鉴别。鉴别诊断困难时应行内镜或病理活检明确诊断。

(三)食管静脉曲张

1. 病因与病理 食管静脉曲张(Esophageal varices)是门静脉高压的重要并发症,常见于肝硬化。正常情况下,食管下半段的静脉网与门静脉系统的胃冠状静脉、胃短静脉之间存在着吻合。当门静脉血液受阻时,来自消化器官及脾等的静脉血液不能进入肝,大量血液通过胃冠状静脉和胃短静脉进入食管黏膜下静脉和食管周围静脉丛,经奇静脉进入上腔静脉,于是形成食管和胃底静脉曲张。

2. 临床表现 食管黏膜损伤致黏膜下曲张的静脉破裂可引起急性出血,表现为呕血或便血。

3. 影像学表现 X线显示,早期食管静脉曲张发生于食管下段,钡餐造影表现为黏膜皱襞稍宽或略为迂曲,有时因皱襞显示不连续而如虚线状,管壁边缘也稍不整齐。典型表现为食管中下段的黏膜皱襞明显增宽、迂曲,呈蚯蚓状或串珠状充盈缺损,管壁边缘呈锯齿状(图8-4A)。病变若加重,还可出现食管张力降低,管腔扩张,蠕动减弱,钡剂排空延迟。

4.诊断与鉴别诊断要点 食管静脉曲张的食管壁柔软而伸缩自如,是与食管癌的重要鉴别点(图8-4B)。

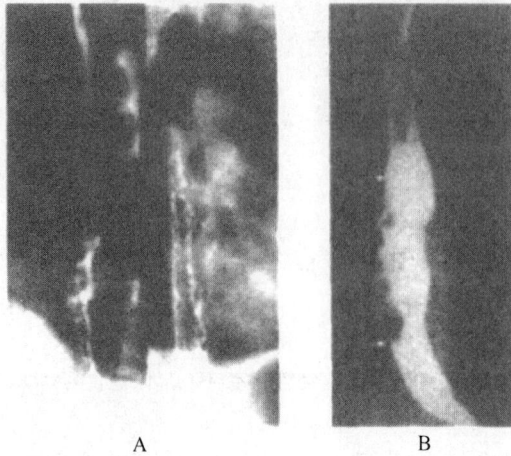

图8-4

A.食管静脉曲张,管壁柔软;B.食管癌界限清楚(白箭头),管壁僵硬

(四)食管贲门失弛缓症

1.病因病理 食管贲门失弛缓症(Achalasia of the cardia)的病因及发病机制仍不明确。基本缺陷是神经肌肉异常,食管缺乏蠕动,食管下括约肌高压和对吞咽动作的松弛反应障碍。其机制可能与食管的胆碱神经支配缺陷有关。主要病理表现为食管体部及食管下括约肌均有不同程度的肌肉 Auerbach 丛内单核细胞浸润,到整个神经节细胞为纤维组织所替代,迷走神经有 Wallerian 变性,背运动核内丧失神经细胞体。食管平滑肌在光镜下正常,但在电镜下表现为微丝丛表面膜脱落及细胞萎缩,中段、下段食管痉挛狭窄伴上段食管扩张,贲门部痉挛,肌层增厚。本病多见于青壮年,女性多见。

2.临床表现 患者吞咽困难,呈间断性,有胸骨后沉重及阻塞感以及纵隔内邻近器官压迫的表现。

3.影像学表现 X线:透视及平片可无明显改变或食管高度扩张并延长,纵隔阴影增宽,立位可见气-液平面,胃泡不明显。钡餐透视示食管高度扩张,食管内有液体潴留时,钡剂呈雪花样散落,下端成鸟嘴状或萝卜根样变细,黏膜完整,边缘光滑,管壁柔软(图8-5),钡餐排空明显延迟。

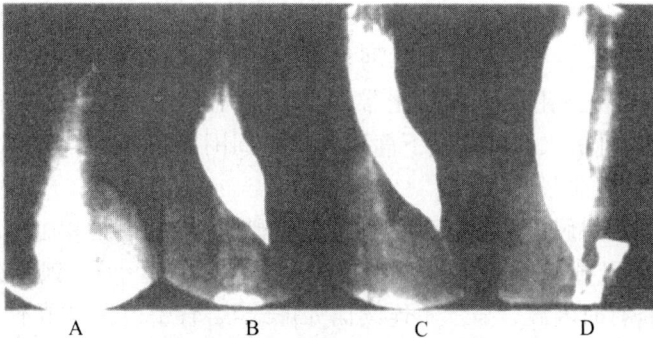

图8-5 食管贲门失弛缓症

A为平片,B、C、D为不同时像管腔变化

4. 诊断与鉴别诊断要点 不典型的食管贲门失弛缓症主要和以下疾病鉴别：①假性失弛缓症：发生在食管胃结合部的黏膜下层及肠肌丛有浸润性病变存在的疾病，如胃癌浸润，可活检确诊。②无蠕动性异常：硬皮症食管测压，食管近端常无受累，体部蠕动波少，远端无力，但松弛正常。③迷走神经切断后的吞咽困难：术后6周症状可以逐渐消失。④老年食管：食管内静止压不增加。⑤除食管病变外，尚有其他内脏的改变，用荧光免疫及补体结合试验可确定锥虫病感染。⑥食管、贲门癌：黏膜破坏，形成溃疡、肿块等改变，病变多以管壁的一侧为主。

(五)食管裂孔疝

1. 病因病理 食管裂孔疝(Esophageal hiatus hernia)是指胃贲门部、食管腹段或腹腔内脏经食管裂孔突入胸腔。按其形态可分先天短食管型、滑动型裂孔疝、食管旁型裂孔疝和混合型裂孔疝。

2. 临床表现 临床表现为灼心、反酸。

3. 影像学表现 X线显示：①短食管型裂孔疝表现为胃疝入胸腔，短食管直接与胃相连，没有疝囊形成。②滑动型发病率最高，多在俯卧右前斜位进行深吸气时出现。典型表现可在横膈上看到三个环形狭窄，称为"三环征"。上环是食管与膈壶腹上部的交界(A环)；中环为食管胃接合部(B环)，有时可见黏膜交界的"Z"线；下环为疝出的胃经过膈食管裂孔所产生的狭窄区。③食管旁型：食管胃结合部仍在膈下，但胃底在食管旁疝入胸腔(图8-6)。④混合型：食管胃结合部、胃底均疝入胸腔。

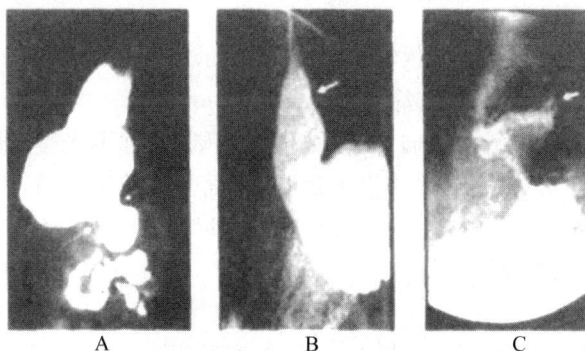

图8-6 食管裂孔疝

A. 短食管型，箭头为膈肌裂孔；B. 滑动型食管裂孔疝，箭头为B环；C. 食管旁型，箭头为疝囊

4. 诊断与鉴别诊断要点 根据典型X线表现，本病诊断较明确。

(六)食管平滑肌瘤

1. 病因病理 食管平滑肌瘤(Leiomyonia of esophagus)起于食管的肌层、黏膜肌层，故肿瘤位于黏膜下壁内，好发于食管的中下段，约占食管良性肿瘤的2/3。肿瘤一般呈膨胀性生长，质地坚实，外有完整的包膜，其边界光滑，可有轻度分叶或呈结节状。肿瘤大小不一，一般在2~5cm，较小的肿瘤多呈卵圆形，较大者可呈肾形与蹄形，少数平滑肌瘤可多发，表面偶见溃疡。

2. 临床表现 病史一般较长，自数月至数年不等。症状多轻微，可有间歇性的吞咽阻塞感、异物感或疼痛。个别肿瘤明显凸入后纵隔而可出现背部疼痛。

3. 影像学表现

(1)X线：吞钡后，管壁仍较柔软，蠕动存在。钡餐通过肿瘤处可有停滞，一般无明显梗阻征象。①壁间型:肿瘤区黏膜皱襞被展平消失,无破坏中断征象。钡剂均匀涂抹在肿瘤表面,而表现为均一的"涂抹征"(图8—7)。肿瘤常呈边界锐利、光整的充盈缺损。切线位呈宽基底半圆形,少数缺损呈分叶状或多结节状。缺损与正常食管分界清楚,其夹角常为钝角。当肿瘤被清楚地勾画出来成"环形征"时,为本病的典型X线表现。②向壁外生长型:体积较大者可造成纵隔内软组织肿块。

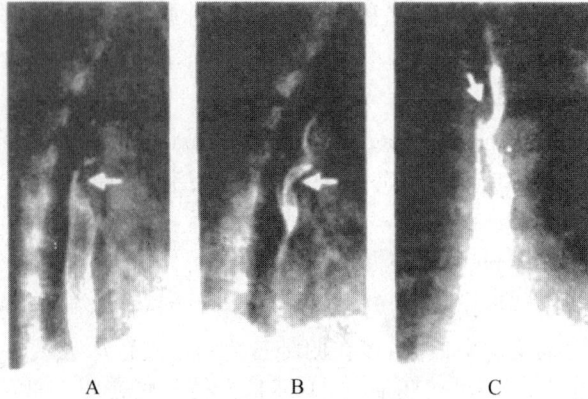

图8—7 食管平滑肌瘤

A、B. 显示光滑规则的半球形充盈缺损,可见"环形征";C. 迷走左锁骨下动脉食管螺旋状压迹

(2)CT:CT可了解肌瘤的大小、有无坏死及生长方向。

4. 诊断与鉴别诊断要点

(1)诊断要点:小肿瘤无明显症状,典型肿瘤钡餐示边界锐利、光整的半圆形充盈缺损,与正常食管常为钝角,可见"环形征"、"涂抹征"。

(2)鉴别诊断:①食管平滑肌肉瘤:充盈缺损不规则、轮廓不光整,并伴有钙化或龛影,生长速度较快。②增生性食管癌:充盈缺损不规则,表面黏膜破坏中断,常伴有龛影或糜烂,局部管腔扩张受限、狭窄。③食管外压迹:血管外压迹可见波动或螺旋状压迹(图8—7C),鉴别困难时,应行内镜或CT检查。

(七)食管癌

1. 病因病理 食管癌(Esophageal carcinoma)好发于40~70岁的男性,男女之比为(2~3):1。病因尚不明确,饮食引起的慢性刺激、感染及营养缺乏等均可能为本病的发病因素。食管黏膜为鳞状上皮,故食管癌大多数为鳞状上皮癌,少数为腺癌。腺癌来自食管下端贲门部胃黏膜、食管其他部位的异位胃黏膜、食管腺体及Barrett型柱状上皮。食管癌好发于食管中下段,约占80%。食管癌的病理分三种:①浸润型:管壁呈环状增厚,管腔狭窄。②增生型:肿瘤向腔内生长,形成肿块。③溃疡型:肿块形成一个局限性大溃疡深达肌层。以上各型可混合出现。

2. 临床表现 患者有进行性吞咽困难,胸骨后疼痛或咽下痛。

3. 影像学表现

(1)X线:①早期食管癌表现:根据1975年全国食管癌防治会议制订的病理分期标准,早期食管癌只侵犯黏膜和黏膜下层,其大小在3cm以下。食管局部黏膜皱襞增粗、扭曲、紊乱,其中常见有1条或2条以上黏膜中断,边缘毛糙。局部可见有0.2~0.4cm的小龛影。局限性的小充盈缺损直径一般在0.5cm左右(图8—8),最大不超过3cm。当上述征象仍不够确切而有怀疑时,必须短期随访,并结合临床进行脱落细胞学及食管镜检查。②中期、晚期食管癌表现:此时肿瘤已侵犯肌层或浆膜层,可有淋巴结转移或经血行转移至肝、肺、脑等脏器。常见的 X 线征象是:黏膜皱襞消失、中断、破坏;管腔狭窄,狭窄为不对称性或呈环形,管壁僵硬,蠕动不对称或消失,狭窄一般为局限性,与正常区分界清楚,钡餐通过受阻,近端食管扩张;形状不规则、大小不等的充盈缺损;轮廓不规则的较大龛影,其长径与食管的纵轴一致(图 8—8)。

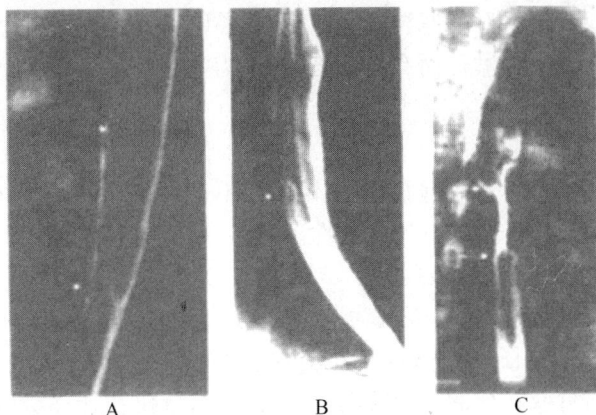

图 8—8　食管癌

A. 早期凹陷型(箭头),表现为浅表溃疡;B. 早期隆起型,表现为小的充盈缺损;C. 进展期浸润型食管癌表现为食管中断局限性向心性狭窄(箭头)

(2)CT:CT 检查对食管癌的分期、可切除性及预后评估更为精确。食管癌分四期:一期,腔内有块,壁不增厚,无纵隔蔓延或转移,食管周围脂肪层清晰;二期,壁增厚超过 5mm,但无纵隔蔓延或转移,脂肪层仍正常;三期,壁增厚并直接侵犯周围组织,可以有局部纵隔淋巴结转移但无远处转移;四期,有远处转移。

4. 诊断与鉴别诊断要点　具有进行性吞咽困难或咽下痛的患者,钡餐显示食管狭窄、僵硬、黏膜破坏或有不规则充盈缺损、龛影者,应考虑食管癌。早期食管癌的诊断依赖于钡餐透视及内镜检查,CT、MRI 检查能评价食管壁浸润程度、与周围组织器官的关系及有无淋巴结转移等,有助于分期。

食管癌应与食管良性狭窄、食管炎、贲门失弛缓症、食管静脉曲张鉴别。

三、胃肠道疾病

(一)胃炎

胃炎(Gastritis)是由各种不同致病因素所致的胃壁炎症,多局限于黏膜层,也可累及全层。据发病缓急分急性和慢性胃炎。急性胃炎(Acute gastritis)发病急,常有明确病因,黏膜水肿、糜烂、剥离,无明显 X 线表现或无特征表现。

1. 病因病理

(1)慢性胃炎:慢性胃炎(Chrome gastritis)为一种常见于成人的消化道疾病,病因尚不清楚,可能与高级神经活动功能障碍、营养不良、全身健康状况、幽门螺杆菌感染及局部刺激等因素有关。

胃炎通常按 Schiadler 分类,分为浅表性、萎缩性、肥厚性三种,浅表性胃炎病变仅限于黏膜层,表现为黏膜上皮脱落、糜烂。萎缩性胃炎累及全层,腺体数目明显减少或消失。肥厚性胃炎最为少见,主要累及黏膜层和黏膜下层。组织学上可见黏膜层充血、水肿、炎症细胞浸润和纤维组织增生,有时伴有上皮细胞变性、坏死、剥脱等变化,发展下去可见腺体萎缩、囊变和肠腺化生,腺体间隙变大,淋巴滤泡增生。

(2)糜烂性胃炎:糜烂性胃炎为仅累及黏膜表面的炎性组织缺损,其深度不超过黏膜肌层,称为糜烂。病因不详,可能与饮酒、应激状态或服用激素、乙酰水杨酸等抗炎药物有关。病理上可分为平坦型和隆起型两种类型。前者周围黏膜等高或稍凹陷,常为多发,形态多样。后者常呈小圆形隆起,顶部因糜烂而有小凹陷,又称为"疣状胃炎",一般为多发。两型可混合存在,以隆起型多见。

2.临床表现

(1)慢性胃炎:食欲不振,餐后饱胀,上腹钝痛或不适,少数患者可呕血或便血。

(2)糜烂性胃炎:多见于30~60岁的男性。烧心、疼痛、消化不良及出血等症状。

3.影像学表现　胃炎的X线表现为:

(1)慢性胃炎:单对比造影主要表现为整个胃的黏膜皱襞增宽,排列和走行方向异常,增宽的黏膜纹可达1cm以上(图8-9A),胃体近小弯侧的黏膜失去与小弯平行的特征,呈弯曲交叉状,有时可出现横行或斜行的黏膜纹出现。胃张力、分泌功能、蠕动均可增加或减弱。双对比主要表现为胃小沟增宽,其密度和粗细由均匀变成不均匀;部分胃小区增大达5mm以上,胃小区大小不一。

(2)糜烂性胃炎:常规钡餐检查对本病显示有一定局限,加压法有时可见隆起型病灶,表现为散在的圆形或类圆形透光区,其边界和轮廓较清楚,直径为5~10mm。有时在中心可见一点状龛影。双重造影可较好地显示糜烂性胃炎。平坦型表现为边缘模糊浅淡影。胃小区、胃小沟常消失,周围无纠集,且在短期治疗后病灶消失,此点可与Ⅱc早期胃癌相鉴别。隆起型表现为5~10mm的圆形、类圆形透光区,其中心为点状钡斑,称为"靶征",病灶多聚集在胃窦部,常呈串珠样排列成行。多发的"靶征"和排列特点为本病的特异性表现(图8-9C、D)。疑为糜烂样胃炎,而诊断困难时,应做胃镜和活体组织检查。

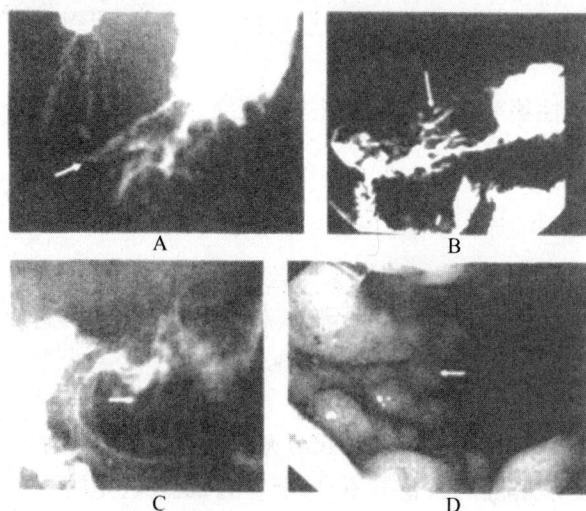

图8-9　胃炎的X线表现

A.慢性胃炎示胃黏膜增厚、迂曲;B.胃淋巴瘤,胃黏膜迂曲,呈结节样改变,胃蠕动存在;C.疣状胃炎钡餐照片可见疣状充盈缺损,中心有钡点(箭头);D.疣状胃炎胃镜照片示局部隆起胃黏膜中心见小糜烂灶(箭头)

4.诊断与鉴别诊断要点　　胃炎X线主要表现为黏膜增粗、迂曲,壁软。肥厚性胃炎需要和淋巴瘤鉴别。诊断胃窦部炎性痉挛应与浸润性胃窦癌鉴别,利用平滑肌松弛剂及产气剂可观察胃壁张力改变,并结合内镜活检检查进行诊断。

隆起型糜烂性胃炎常需与Ⅱa早期胃癌相鉴别。后者之隆起一般大小不一,常因高低不平而密度不均。

（二）溃疡病

溃疡病可发生于消化道各部位,以胃、十二指肠最常见,占消化性溃疡的95%。胃、十二指肠溃疡发生比例为1∶4。

1.胃溃疡

（1）病因病理:胃溃疡(Ulcer of the stomach)多数为单发,好发部位为胃体小弯侧或胃窦部。溃疡是指胃壁溃烂形成的缺损,又称"壁龛"。溃疡先从黏膜开始,逐渐累及黏膜下层、肌层乃至浆膜层,形成深浅不一的壁龛。溃疡邻近的组织有不同程度的细胞浸润、纤维组织增生和水肿,逐渐向胃壁过渡,与正常胃壁分界不清。由于纤维组织增生、收缩,溃疡的黏膜皱襞以壁龛为中心,呈放射状纠集。纠集的黏膜皱襞可以直达壁龛的口部或距口部数毫米至1～2cm处逐渐变平或消失。

（2）临床表现:患者有长期的上腹疼痛史,常在饮食失调,过度疲劳,季节变化后发作。疼痛的性质可为钝痛、胀痛、刺痛或灼痛,多数在进食后缓解。

（3）影像学表现:胃溃疡的X线表现可归纳为两类,直接征象和间接征象。直接征象代表溃疡本身的改变,间接征象代表溃疡所造成的功能性或瘢痕性改变。

直接征象:为溃疡所致的龛影。多见于小弯,切线呈乳头状、锥状或其他形状,边缘光滑整齐,密度均匀。局部平整或稍不平。龛影口部常有一圈黏膜水肿造成的透明带,这种水肿带是良性溃疡的特征。依其范围而有不同的表现:①黏膜线:为龛影口部宽1～2mm的光滑整齐的透明线(图8－10A)。②项圈征:龛影口部的透明带宽约数毫米,如一个项圈,③狭颈征:龛影口部明显狭小,使龛影犹如具有一个狭长的颈。当黏膜皱襞如车轮状向龛影口部集中且到达口部边缘并逐渐变窄时,则为良性溃疡的又一特征－黏膜纠集(图8－10B)。

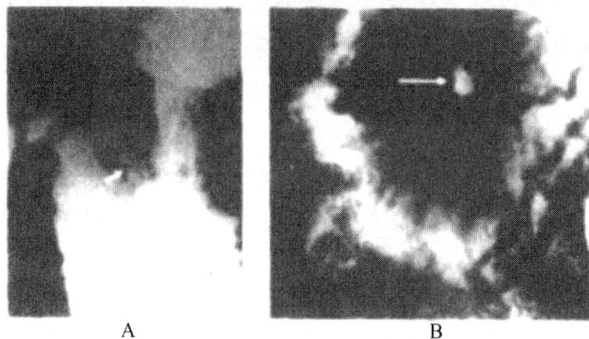

图8－10　胃溃疡良性龛影

A.龛影口部黏膜线,呈半透明低信号环(箭头);B.钡斑周围黏膜呈纠集现象

间接征象:①痉挛性改变:表现为胃壁上的凹陷(又称"切迹"),小弯龛影,在大弯的相对处出现深的痉挛切迹,犹如一个手指指向龛影,又称"指压迹征"。②分泌增加:潴留液较多,钡剂不易附着于胃壁,透视有时可见液平面。③胃蠕动增强或减弱,张力增高或减低,排空加速或减慢。④龛影处常有不同程度的压痛。

溃疡恶变:当龛影周围出现小结节状充盈缺损,犹如指压迹;周围黏膜皱襞呈杵状增粗或中断;龛影变为不规则或边缘出现尖角征;治疗过程中龛影增大等常提示有溃疡恶变的可能。

(4)诊断与鉴别诊断要点:典型临床表现结合钡餐检查及内镜检查可明确诊断,CT不用于胃溃疡的诊断,可用于溃疡穿孔后小网膜囊内积气及软组织包绕的判断。

2.十二指肠溃疡 十二指肠溃疡(Duodenal ulcer)绝大部分发生在球部,占90%以上。发病年龄多在青壮年,男性比女性多见,为(2~4):1。

(1)病因病理:溃疡多发生在球后壁,常呈圆形或椭圆形,大小不一,一般为0.1~0.3cm。溃疡周围可有水肿区,邻近组织可有炎症改变,可伴有纤维组织增生。由于痉挛或瘢痕收缩,球部可变形,可见黏膜向溃疡纠集。

(2)临床表现:中腹、上腹周期性、节律性疼痛、嗳气、嗳酸,有时可出现呕吐咖啡样物、黑便、梗阻等。临床上有饥饿后疼痛进食后好转的特点。

(3)影像学表现:龛影是诊断十二指肠溃疡的直接征象。气钡双重造影或加压法较单对比造影更能有效地检出溃疡。正面观龛影呈圆形或椭圆形,边缘光滑,加压时可见周围有整齐的透光带。切线位时龛影呈小锥形、乳头状或半圆形突向腔外。

畸形是十二指肠溃疡的常见重要征象。表现为球的一侧壁有切迹样凹陷;也可形成两叶、三叶或花瓣样改变,龛影常位于畸形的中心,也可见假憩室形成;当球部严重痉挛或瘢痕收缩严重时,球部可变小如硬管状,此时常伴有幽门梗阻。

黏膜纹可增粗、变平或模糊,可以龛影为中心呈放射状纠集。

球部因炎症可有激惹征象,钡剂不易在球部停留,排空迅速。

(4)诊断与鉴别诊断要点:典型病史结合钡餐检查可明确诊断本病。

(三)胃癌

1.病因病理 胃癌(Gastric cancer)是我国最常见的恶性肿瘤之一,好发于40~60岁,男性多于女性,为(2~3)>1,病因不明。胃癌可发生在胃的任何部位,50%~60%发生在胃窦部,其次为贲门和胃体小弯。残胃癌是指病灶切除后,残胃内发生癌变并引起症状,多发生于术后10~15年。胃溃疡术后残胃癌发生率高于十二指肠溃疡。

(1)早期胃癌的定义和病理:当前国内外多采用1962年日本内镜学会提出的定义和分型,即癌组织局限于黏膜内或侵及黏膜下层而尚未到达固有肌层的胃癌,不论其大小或有无转移。早期胃癌肉眼形态分为四型。

Ⅰ型(隆起型):癌肿向胃腔内生长,其突出的高度超过5mm,范围大小不一,边界较清楚,形态可不规则,基底宽,癌肿表面高低不平,常伴有糜烂,组织学上常以分化较好的腺癌为多见。

Ⅱ型(浅表型):癌灶平坦,不形成明显隆起或凹陷,又分为三种亚型:

①浅表隆起型(Ⅱa型):病灶轻度隆出于黏膜面,高度小于5mm,表现为大小不一,形态不规则的丘状隆起。②浅表平坦型(Ⅱb型):病灶和周围黏膜无明显高低差别,仅表现为胃小沟、胃小区结构异常或破坏。③浅表凹陷型(Ⅱc型):病灶区轻度凹陷,深度小于5nun,可突破黏膜肌层或达固有肌层,但癌组织仍局限于黏膜或黏膜下层内,溃疡可较光滑或不规则,其周围胃小沟、胃小区常有破坏。组织学上一般均为溃疡早期恶变。

Ⅲ型(凹陷型):癌肿形成明显凹陷,超过5mm,形状不规则。

混合型：兼有上述三型中两型以上表现。

（2）进展期胃癌的定义及病理：进展期胃癌指癌肿深达肌层时，分为中期癌、晚期癌。无远处转移和不侵及邻近器官者称为中期胃癌，有远处转移和侵及邻近器官者称为晚期胃癌，中、晚期癌又称之为"进展期癌"。

（3）胃癌转移途径：①淋巴转移：根据癌肿发生部位，首先可分别转移到幽门上组、幽门下组、胃上组或脾胰组，其次为腹膜后、肠系膜、门静脉周围，还可通过胸导管转移到肺门淋巴结或左锁骨上淋巴结。②血行转移：通过门静脉转移到肝内十分常见，即使癌肿很小而肝内已有巨大转移者并不少见。肺、骨等处转移较少见。③直接侵犯和种植：当癌肿侵及浆膜后可直接再侵犯邻近器官如胰腺、结肠等。晚期可种植于腹膜、卵巢或直肠凹上。

2.临床表现　患者主要表现为上腹疼，不易缓解，吐咖啡色血液或柏油样便，可以摸到肿块或有梗阻症状。

3.影像学表现

（1）X线：①早期胃癌的X线表现：胃气钡双重造影可显示胃黏膜面的细微结构，因此，对早期胃癌具有重要诊断价值。隆起型：主要表现为小而不规则的充盈缺损，边界清楚。浅表型：主要表现为胃小区和胃小沟破坏呈不规则的颗粒状影，有轻微的凹陷和僵直，多数病例界限清楚。凹陷型：主要表现为形态不整边界明显的龛影，其周边的黏膜皱襞可出现截断、杵状或融合等。早期胃癌的诊断需要综合X线、胃镜、活检等材料才能诊断。②进展期胃癌的X线表现：目前，国内外广泛采用的分型为Borrmann四种基本类型。BorrmannⅠ型，又称"巨块型"、"蕈伞型"。为表面呈菜花样突向腔内的局限性肿块，基底较宽，可有小点状溃烂，生长较慢，转移也晚，多为高分化腺癌。BorrmannⅡ型，又称"局限溃疡型"以较大盘状溃疡为主，可形成全周性环堤，与正常胃壁界限清楚，附近较少有浸润。BorrmannⅢ型，又称"浸润溃疡型"（图8-11）。该型的特点是有较大溃疡，形状不规则，环堤也常不完整，宽窄不一，与正常胃壁界限不明显。BorrmannⅣ型，又称"弥漫浸润型癌"、"硬癌"（图8-11）。癌组织在黏膜下各层广泛浸润，大量纤维组织增生，胃壁明显增厚、胃腔狭窄，形成"革囊胃"。不同类型与术后五年生存率有密切关系，Ⅰ型最佳，依次为Ⅱ、Ⅲ型，Ⅳ型五年生存率为6%左右。据我国统计，上述四型中以Ⅳ型最为多见。③特殊部位的胃癌：贲门癌：胃底贲门区软组织肿块，食管下端不规则狭窄；胃窦癌：胃窦狭窄、僵硬，胃排空受阻；全胃癌：胃容积小，蠕动消失，呈革袋状。④残胃癌：残胃吻合口变窄，扩张受限，腔内见不规则的充盈缺损或龛影，可有吻合口梗阻。

（2）CT：CT显示软组织肿块，胃壁增厚，胃周脂肪层消失（图8-11D），周围器官浸润，及腹膜后、腹腔淋巴结转移等。

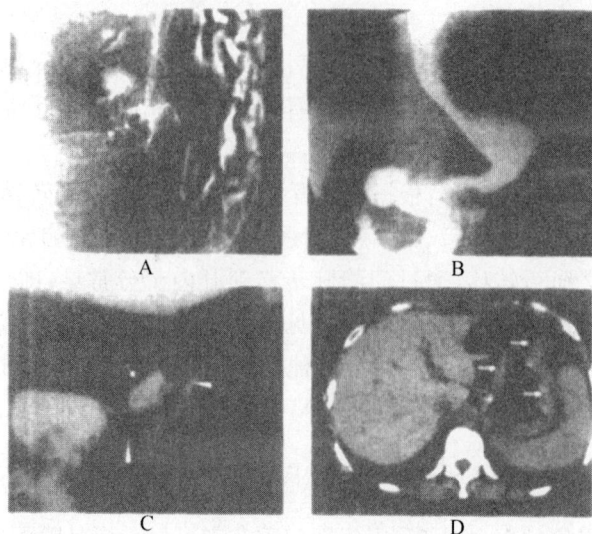

图 8-11　胃癌的彩像学表现

A、D、C 示早期胃癌Ⅱa型,胃窦部见多个小的充盈缺损(箭头);B.革囊胃,全胃管腔狭窄、缩短、无蠕动;C.溃疡型胃癌,显示腔内龛影(箭头)和环堤(△);D.CT 示胃壁明显不规则增厚

4.诊断与鉴别诊断要点

(1)胃癌的诊断与鉴别诊断:低张双重对比检查有助于发现早期胃癌,确诊需胃镜活检,钡餐是诊断进展期胃癌的主要手段,CT、MRI 有助于制定临床分期和指导制订治疗方案。早期胃癌应与胃息肉、疣状胃炎、黏膜下肿瘤如平滑肌瘤、神经源性肿瘤以及溃疡瘢痕鉴别。息肉是指黏膜过度生长,非肿瘤性息肉包括增生性息肉、错构瘤性息肉、炎性息肉、异位性息肉等。炎性息肉无恶变倾向,增生性息肉长大后可发生腺瘤性变,也可发生恶变。

中晚期胃癌应与淋巴瘤、平滑肌肉瘤、良性溃疡及肥厚性胃炎鉴别。

(2)胃良恶性溃疡的 X 线鉴别诊断:①良性溃疡特点:龛影圆形或椭圆形,边缘光滑整齐,龛影突出于胃腔轮廓之外,龛周可见黏膜线、项圈征、狭颈征,黏膜皱襞向龛影门部集中,附近胃壁柔软、有蠕动。②恶性溃疡特点:龛影不规则,扁平、有多个尖角,位于胃腔轮廓之内,龛周有指压迹样充盈缺损,有不规则环堤,皱襞破坏、中断僵硬,附近胃壁蠕动消失。

(四)胃肠道间叶源性肿瘤

1.病因病理　胃肠道间叶性肿瘤包含胃肠道间质瘤(gastrointestinal stromal tumor,GIST)、平滑肌瘤和神经源性肿瘤等。胃肠道间叶性肿瘤中约 73% 为 GIST,GIST 源于非定向分化的间质干细胞,组织学形态有梭形细胞上皮样细胞或多形性细胞,免疫组化表达 KIT 蛋白(CD117)阳性,多为恶性或低度恶性肿瘤,少数为良性。免疫组化及超微结构研究表明,大多数胃间叶源性肿瘤为胃间质瘤。胃平滑肌瘤(Gastric leiomyoma)起源于胃固有肌层或黏膜肌层,是胃壁间叶组织的一种胃部良性肿瘤,占胃部肿瘤的 2%～24%,占胃部良性肿瘤的 17%～46%。本病主要位于胃体,瘤体小于 2cm 者无任何症状,因而临床诊断率较低,而尸检发现率高。

2.临床表现　本病常无特征性临床表现,多在查体时发现。

3.影像学表现

(1)X线:钡餐造影示 GIST 常表现为不规则肿块,向腔内外生长,可有龛影(图 8-12A、

B)。平滑肌瘤多呈半球形较规则充盈缺损，表面光滑或有浅分叶或龛影形成，钡剂均匀涂抹在胃平滑肌瘤肿瘤表面，可表现为均一的"涂抹征"（图8－12C）。神经源性肿瘤亦表现为黏膜下病变特点，可呈分叶状。

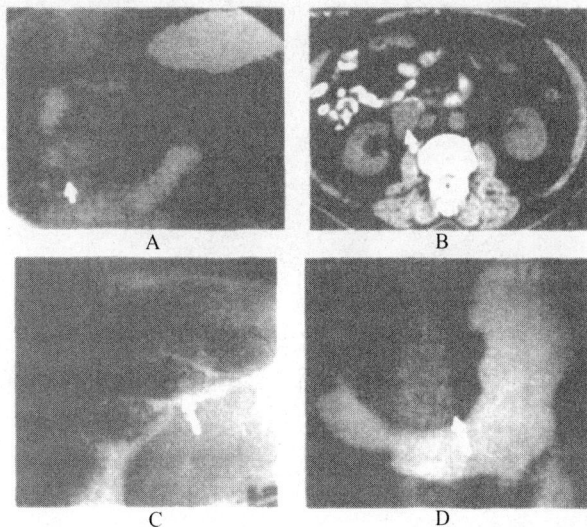

图8－12　胃肠道间叶源性肿瘤影像表现

A.十二指肠间质瘤，钡餐示十二指肠降段类圆形充盈缺损，表面较光滑，形态欠规则。B.CT平扫，十二指肠降段不规则软组织肿块，密度较均匀。C.胃底平滑肌瘤，钡剂均匀涂抹在胃平滑肌瘤肿瘤表面，可表现为均一的"涂抹征"，如同一顶草帽。D.胰腺巨大囊肿形成胃小弯压迹。

（2）CT、MRI：CT、MRI对诊断间质源性肿瘤非常重要，尤其对向腔外生长者，可见壁间或壁外软组织肿块，可向腔内或腔外突出（图8－12），强化扫描有强化。

（3）内镜：内镜可显示黏膜下病变。

影像学难以明确病变性质，确诊需病理检查。

4.诊断与鉴别诊断要点　GIST表现为壁间或壁外的软组织肿块，需要和胃外占位鉴别（图8－12D），应行CT或MRI检查。

（五）十二指肠憩室

1.病因病理　十二指肠憩室（Duodenal diverticulum）90％～95％位于降段内侧，距壶腹部2.5cm范围内居多，老年人多见。

2.临床表现　本病多无症状，合并炎症时类似胃炎和溃疡，憩室炎可引起憩室出血、穿孔及胆管梗阻等严重并发症。

3.影像学表现　X线钡餐显示可有内容物，表现为充盈缺损（图8－13）。炎症时黏膜紊乱，可有小龛影。

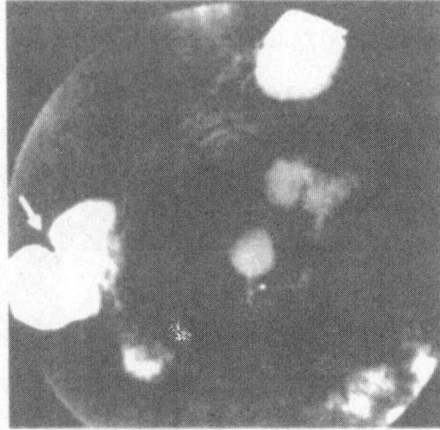

图 8—13　十二指肠多发憩室有蠕动(粗箭头)，内有黏膜(细箭头)

4.诊断与鉴别诊断要点　钡餐透视即可确诊，表现为突向腔外的囊袋状含钡影，轮廓光滑，黏膜突入其内，壁软，有蠕动及排空。

本病须与溃疡鉴别。

（六）肠结核

肠结核是腹部结核中最常见的一种疾病，常为吞咽了带结核菌的痰液，结核菌直接侵入肠黏膜所致。40 岁以下青少年约占 90%。

1.病因病理　肠结核分为溃疡型和增殖型，以前者为多见，好发部位是回盲部。溃疡型结核是肠壁集合淋巴结和孤立滤泡受侵，逐步形成干酪性病灶，黏膜糜烂，溃疡形成。溃疡常可多发，大小不一，边缘不整，愈合期可形成瘢痕组织而致管腔狭窄。增殖型可在黏膜下层形成结核性肉芽组织和纤维增生，而致黏膜隆起形成大小不一的结节，腔壁增厚而致管腔狭窄。

2.临床表现　患者表现为下腹疼，腹泻或便秘，或二者交替出现，伴有低热、恶心、呕吐、食欲减退等，少数患者可出现肠梗阻表现。

3.影像学表现　X线在溃疡型结核的典型征象为：肠管张力增高，管腔挛缩，可有激惹征象，管腔边缘呈锯齿状，可见斑点状小龛影；增殖型结核的典型征象：主要表现是管腔变形、缩短，黏膜紊乱增粗，可呈多个大小不一的充盈缺损，激惹多不明显。

4.诊断与鉴别诊断要点　肠结核常需与结肠癌相鉴别，后者年龄多在 40 岁以上，病程较短，充盈缺损一般较局限，病变大多不超过回盲瓣；肠结核多见于青壮年，病变一般较为广泛，多累及盲肠及回肠末端，管腔挛缩，有激惹，可有多个尖刺样龛影。

（七）Crohn 病

1.病因病理　Crohn 病可发生于消化道任一部分，多在小肠，为非特异性炎症。在小肠者也称"节段性肠炎"，主要发生于回肠末端，早期病理改变为黏膜充血、水肿，炎性细胞浸润、巨细胞形成、多发小溃疡形成，淋巴管内皮细胞增生，管腔阻塞，淋巴结肿大。病变发展，可累及肠壁全层，引起肠壁增厚，黏膜表面形成肉芽结节。溃疡呈纵行，易形成窦道或瘘管。

2.临床表现　本病以青壮年为主，主要表现为腹疼、低热、腹泻或便秘、食欲减退等。

3.影像学表现

（1）X线：病灶节段性分布，黏膜增粗，当侵及黏膜下层出现肉芽组织时，见卵石样或息肉样充盈缺损，并可见多发小刺状或典型的系膜侧纵行溃疡，系膜对侧可见成串的假憩室，可有激惹征,晚期伴有管壁增厚、僵硬、狭窄,瘘管、脓肿形成。

本病特征是病变呈阶段性分布、"卵石征"及纵行溃疡(图8-14)。

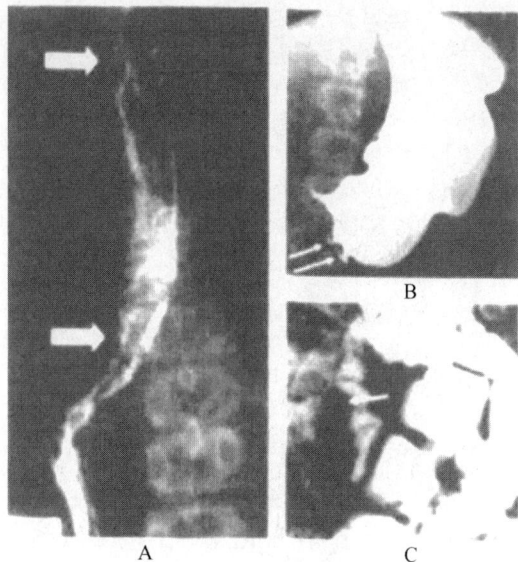

图8-14　Crohn病

钡剂造影食管病变呈节段性分布(A),胃窦大弯侧溃疡呈纵行、匐行性(B),肠瘘管形成(C)

(2)CT:CT有利于显示穿孔后形成的肿块。

4.诊断与鉴别诊断要点　钡餐造影为首选检查方法。本病须与肠结核鉴别。

(八)结肠癌

1.病因病理　结肠癌好发生在直肠和乙状结肠,可分为三型:①增生型:肿瘤向腔内生长,呈菜花状。②浸润型:癌瘤沿肠壁浸润,使肠壁增厚,病变绕肠壁呈环形生长,使肠腔呈环形狭窄。③溃疡型:肿瘤主要表现为深而不规则的溃疡。

2.临床表现　临床表现为腹部肿块、便血和腹泻,或有顽固性便秘,也可以有脓血便和黏液样便。直肠癌主要表现为便血、粪便变细和里急后重感。

3.影像学表现

(1)结肠气钡双重对比造影表现:①肠腔内可见肿块,轮廓不规则,肠壁僵硬、结肠袋消失,钡剂通过困难。②肠管狭窄,常只累及一小段肠管,狭窄可偏于一侧或环绕整个肠壁,形成环状狭窄,轮廓可以光滑整齐或不规则。肠壁僵硬,病变界限清楚,此型肿瘤易造成梗阻。③龛影,形状不规则,边缘不整齐,龛周常有不同程度的充盈缺损和狭窄。

(2)CT:CT重建技术可明确肿瘤的厚度与范围。

(3)MRI:MRI对直肠癌的浸润深度、范围有明确显示(图8-15)。

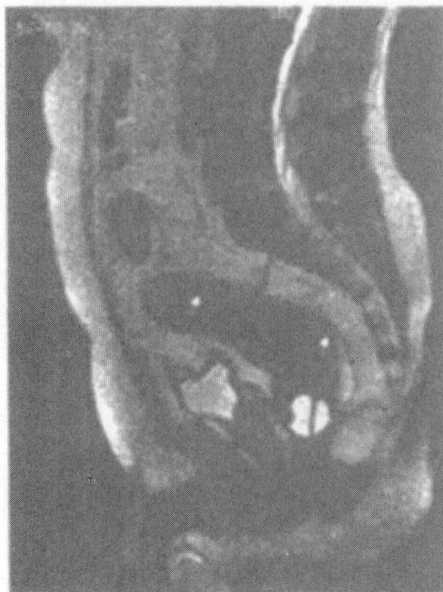

图 8-15 直肠癌 MRI 示肿瘤侵犯范围

4.诊断与鉴别诊断要点　盲升结肠癌须与增殖型肠结核鉴别(表 8-1)。

表 8-1　回盲部常见疾病影像鉴别诊断

	肠结核	Crohn 病	溃疡型结肠炎	结肠癌
部位	盲肠、升结肠	回肠、盲肠	自直肠上行	乙状结肠、盲肠
分布	跳跃性	节段性	连续	局限
溃疡特征	表浅、刺状	纵行,口疮样	小、地图样	大,不规则
黏膜	可见正常黏膜	卵石样隆起	假息肉形成	破坏,环堤形成
激惹征	有	有	有	无
愈后管腔	缩短	狭窄	铅管样缩短变细	无

(许树林)

第二节　急腹症

一、胃肠道穿孔

(一)概述

胃肠道穿孔是常见的急腹症,是由于某种原因造成胃肠道破裂,使胃肠腔内的气体和液体逸入腹腔,引起腹腔积气继而发生局限性或弥漫性腹膜炎。常发生于溃疡、外伤、炎症、伤寒、缺血及肿瘤等,胃、十二指肠溃疡为穿孔的最常见原因。主要症状为突发性剧烈腹痛、呈持续刀割样,伴有恶心、呕吐、面色苍白、出冷汗。全腹压痛,腹肌紧张,腹壁坚硬呈板状腹。多数患者可有原发病史,如消化道溃疡及外伤病史。

(二)影像学表现

1.X 线　主要 X 线征象是腹腔内游离气体,立位 X 线检查,显示为膈下游离气体,可出现在一侧或双侧膈下,表现为线条状、新月状的透亮影,边缘清楚,其上缘为膈肌。在右侧,透亮影的下缘为致密光滑的肝脏影;在左侧,新月状透亮影下内为胃泡影,外下方为脾脏影(图8-16)。大量气腹时可见双膈位置升高,内脏向下、内移,从而衬托出肝、脾、胃等脏器的外形轮廓。需要注意的是膈下游离气体并非是消化道穿孔的直接征象,所以,没有游离气体征象并不能排除胃肠道穿孔,这是因为:

(1)若气体量少或气体进入腹腔间隙,此时腹腔内并无游离气体。

(2)胃后壁穿孔时,气体局限于小网膜囊内。

(3)腹膜间位或腹膜后空腔器官向腹膜后间隙穿孔,气体进入肾旁前间隙及腹膜后其他间隙,出现积气征象,而腹腔内并无游离气体。

(4)空、回肠腔内本身没有气体,穿孔后也不会出现游离气体。

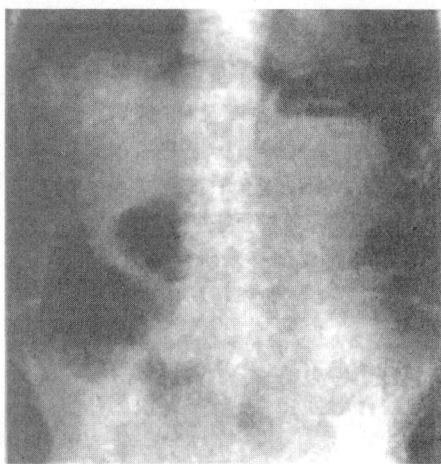

图8-16　双膈下游离气体

由于胃肠道穿孔后,胃肠液逸出不仅产生腹液征象,同时也形成腹膜炎,可使相邻的胁腹线模糊,甚至形成腹腔脓肿。

临床疑为消化道穿孔,应禁用钡剂造影检查,以免加重病情。但在必要情况下,为明确穿孔部位,可使用碘水造影,因为碘水在胃肠道通过迅速,进入腹腔后也能被吸收。此检查方法有时可显示消化道穿孔的直接征象。

2.CT与MRI　胃肠道穿孔后,可以有气体、液体进入腹腔,CT和MRI检查不但可以显示腹腔内积气、积液及气液征象,还可显示继发的腹脂线模糊、肠曲反应性淤积、肠麻痹等征象。对于穿孔局部形成的腹腔脓肿的显示优于X线检查,而且增强扫描可见脓肿壁环状强化。

3.鉴别诊断　膈下游离气体是诊断消化道穿孔的重要X线征象,但在做出肯定诊断之前应排除下列情况:人工气腹、腹部手术后残留气体、子宫输卵管通气术后、腹腔镜检查术后、阴道冲洗后及产气杆菌所致急性腹膜炎等。膈下游离气体主要与间位结肠鉴别。间位结肠是积气的结肠介于膈与肝脏之间而形成类似于膈下游离气体的影像。但间位结肠在膈下形成较宽的透亮带,其中可见结肠袋间隔影。

总之,胃肠道穿孔以X线透视、腹部平片检查为主,结合临床症状、体征和发病经过,易明确诊断。CT或MRI检查可用于检查胃肠道穿孔后的并发症。

二、肠梗阻

(一)概述

肠内容物不能正常运行或其通过出现障碍时,称为肠梗阻。引起肠梗阻的原因有肠壁受粘连带压迫、肠肿瘤、肠结核、肠腔内蛔虫团及毛粪石等,其中以肠粘连最为常见。肠梗阻一般分为机械性、动力性和血运性三类,以机械性肠梗阻最为常见。①机械性肠梗阻分为单纯性和绞窄性两种,前者只有肠道通畅障碍,而无血液循环障碍;后者同时伴有血液循环障碍。②动力性肠梗阻分为麻痹性和痉挛性两种,肠道本身并无器质性病变。③血运性肠梗阻是由于肠系膜血栓形成或栓塞,造成肠血液循环障碍和肠肌运动功能失调。主要临床症状是腹痛、腹胀、呕吐、停止排便和排气。梗阻类型及部位不同,出现的症状、体征和严重程度有所不同。

(二)影像学表现

1.X线 X线检查的主要目的是明确是否有肠梗阻、梗阻类型、梗阻部位和原因。肠梗阻的类型和原因很多,在此仅介绍几种常见的肠梗阻。

(1)单纯性小肠梗阻:最常见的原因为肠粘连。典型X线表现为梗阻以上肠曲扩张、积气、积液。立位投照可见肠内高低不等液平面,可呈"阶梯状",透视下可见液平面上下波动,仰卧位前后位投照可显示扩张肠管的形态,以确定梗阻的部位(图8-17)。梗阻以下肠腔萎陷元气或仅见少量气体。若上腹存在为数不多的扩张肠腔,其中有液平面,中下腹无充气扩张的肠腔,则梗阻位于空肠;若全腹部有多数充气扩张的肠腔,其中见多个液平面,结肠内无气体或有少量气体,但不扩张,则梗阻位于回肠远端。仰卧位投照时可显示扩张的空肠内见到较多横贯肠腔、密集排列的线条状或弧线状皱襞,形似鱼肋骨样影,称之为鱼肋征,其位置多在左中上腹。扩张的回肠表现为连贯的均匀透明的肠管,呈腊肠状,其位置多在中下腹或偏右。低位肠梗阻在仰卧前后位投照可见大跨度肠襻;立位投照可见高低不等的液平面,液面长度大都在3cm以上。因此,可以根据扩张肠曲的范围和形态来估计肠梗阻的部位。而且应常规投照立位和卧位平片。

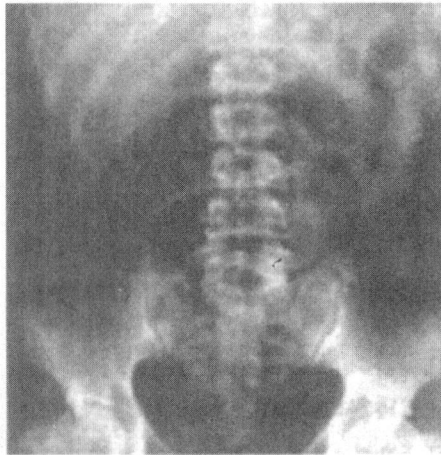

图8-17 小肠梗阻(仰卧位)
注:仰卧位腹部平片可见扩张的空肠

(2)绞窄性肠梗阻:属于机械性肠梗阻,是由于肠系膜血管发生狭窄,肠襻血供发生障碍,又称闭襻性小肠梗阻。常见的原因是小肠扭转、粘连带压迫和内疝等。基本 X 线表现是梗阻点以上的肠曲扩张、积气及液平面,典型 X 线表现为肠曲纠集和肠曲转角较急,由于嵌顿的肠襻内充满液体呈软组织团块影,形成"假肿瘤"征。另外还可出现咖啡豆征、小跨度蜷曲肠襻、长液面征、空回肠转位征、同心圆征等特殊征象。

(3)结肠梗阻:结肠机械性梗阻也分为单纯性肠梗阻和绞窄性肠梗阻。常见原因是结肠肿瘤、乙状结肠扭转、肠套叠等。典型 X 线表现为近段结肠充气扩张或有液平面。充气扩张的结肠位于腹部周围。并可显示出结肠袋间隔借以与小肠区别。如乙状结肠扭转,该段肠管双端闭锁,肠管明显扩张,内含大量液体,立位时可见两个较宽的液平面,形同马蹄状,其圆顶向上可达中及上腹部,两肢向下并拢至左下梗阻点。钡剂灌肠检查可以确定梗阻部位或原因。

(4)麻痹性肠梗阻:常见原因有腹部手术后、腹部炎症、低血钾症或腹部外伤等。典型 X线表现是胃、小肠和结肠均扩张积气,其中结肠积气较为显著,立位时可有液平面形成。由于肠麻痹,肠运动减弱,透视下作短期间断观察,肠曲胀气程度及排列形式多无变化。

2.CT 腹部平片对肠梗阻的检出率为 50%～70%,而且有时对于确定梗阻部位、梗阻性质存在困难。近年来随着多排螺旋CT 问世,采用薄层快速扫描以及CT 增强和CTA 使肠梗阻的检出率大大提高。对于单纯性小肠梗阻,CT 扫描可以显示出梗阻近端肠曲胀气扩张,肠内可见阶梯状气液平面;扩张的近端肠管与正常管径的远端肠管间存在"移行带",肠壁一般无增厚。对于绞窄性小肠梗阻,CT 表现有肠腔扩张积液、肠壁增厚、肠壁密度增高或降低,增强扫描病变区域肠壁强化不明显,延时见缓慢强化的征象;还可出现缆绳征(系充血水肿的肠系膜血管呈扇形缆绳状增粗、边缘毛糙)、漩涡征(系肠系膜软组织和脂肪组织伴肠结构扭转的软组织肿块)、肠系膜模糊、腹腔积液、肠壁及门静脉内积气等征象。

三、肠套叠

(一)概述

肠套叠分急性和慢性肠套叠两种。前者是常见的急腹症,多见于 2 岁以下小儿,又称儿童型肠套叠,其中 95%以上为原发性肠套叠,即由肠蠕动的节律紊乱所致;后者多发于成人,故又称成人型肠套叠,多继发于结肠息肉和腺瘤。依病理解剖部位可将其分为三型:即小肠型、回结肠型和结肠型。主要临床症状是腹痛、便血和腹部软组织肿块。

(二)影像学表现

1.X 线 立位透视或摄片,腹部呈现肠梗阻的表现。低位肠梗阻可以做钡灌肠检查,以确定梗阻部位,同时又可整复肠套叠以达到治疗的目的。钡灌肠的典型 X 线表现为梗阻端呈杯口状或圆形充盈缺损。钡剂及气体进入套鞘内,附着于黏膜皱襞形成弹簧状影。对于小肠型肠套叠可采用钡剂造影,表现为套叠部位钡剂通过受阻,小肠排空时间延长;阻塞端肠腔呈鸟嘴状狭窄等征象。

对于回结肠型和结肠型肠套叠可用钡剂灌肠或空气灌肠复位。一般采用气钡灌肠进行肠套叠的诊断,而复位多采用空气灌肠。复位的指征应具备:①发生在 24h 以内的套叠。②患者一般状况良好。③无发热、腹膜炎。④无肠坏死等征象。

有下列情况之一者应视为肠套叠复位的禁忌证:①发病超过 48h。②全身情况不良,且有发热、脱水、休克等症状。③已出现腹膜刺激征。④怀疑有肠坏死。

复位成功的标准是：①肠套叠杯口状充盈缺损消失。②出现正常的盲肠影像。③大量钡剂或空气顺利进入小肠。④腹部柔软，肿块消失。⑤患者症状消失，安静入睡。⑥血便停止。在整复过程中需要注意的是将灌肠器压力控制在 $8 \sim 10.7 kPa(60 \sim 80 mmHg)$，在透视监视下缓慢注气，必要时压力可增加至 $15 kPa(120 mmHg)$，切忌强行继续加压，以免发生肠穿孔。在整复过程中，应尽量缩小照射野，减少对患儿的辐射量，同时用 2mm 的铅橡皮盖住会阴部，给患儿以必要的防护措施。

2.CT　除典型的肠梗阻表现外，套叠部表现为特征性的靶征、腊肠样、香蕉状。

四、腹部外伤

（一）概述

腹部外伤分为闭合性和开放性损伤，闭合性损伤可涉及空腔脏器损伤和实质性脏器损伤，前者主要是指胃肠道破裂，影像学上主要表现为腹腔游离气体，在前已述及，后者临床上以肝、脾破裂为常见。临床表现上，肝、脾破裂多有下胸部或上腹部受到直接暴力或外伤病史，上腹部剧烈疼痛，出血及腹膜刺激征象等，不同脏器的损伤及其损伤程度不同所表现的症状和体征也不一样。

（二）影像学表现

腹部平片对实质性脏器损伤的检查价值有限，CT、MRI 和 USG 对其损伤的类型、程度均能比较准确地做出判断。特别是 CT 及 USG 具有简单、快速、准确等优点，作为腹部外伤的主要检查手段。以脾破裂为例，介绍其主要影像学表现。

1.X 线　腹部平片可表现为：脾脏增大，密度增高，脾外形轮廓模糊；结肠脾曲下移，胃体右移；腹腔内有游离液体征象。

血管造影/DSA：随着 DSA 的临床广泛应用，选择性脾动脉造影是诊断脾破裂出血的有效检查方法。造影剂外溢是脾破裂的直接征象之一，确诊后可进一步行脾动脉栓塞治疗。

2.USG　脾内血肿表现为实质内有圆形或不规则形强回声、低回声或不均匀回声区，血肿边缘多不光整，无囊壁回声，如血肿已有机化，则表现为杂乱的分隔光带及网眼或多房状结构。脾包膜下血肿表现为脾实质边缘与包膜之间出现条带状或梭形无回声或低回声区。脾包膜破裂表现为包膜回声明显不规则或连续性中断或脾某一局部边缘不整，内部为低回声区伴无回声区，腹腔内大量出血可探及无回声区。

3.CT　脾包膜下血肿表现为脾外周半月形或双凸状等密度或低密度阴影；新鲜血液的 CT 值略高于脾的密度；增强扫描脾实质强化而血肿不强化。脾挫裂伤显示为脾实质内线条状或不规则形密度减低区。脾内血肿因检查时间不同而显示圆形或椭圆形略高密度、等密度或低密度阴影，对比增强扫描显示脾实质强化而血肿不强化。脾破裂合并有包膜不完整可见腹腔内积血，增强扫描可见造影剂外溢现象。需要注意的是平扫阴性应做增强扫描，初次扫描阴性，也应密切观察，以免遗漏迟发性脾出血的诊断。

4.MRI　与 CT 表现基本相同，但由于检查时间较长，急诊中临床应用受到限制。

（王勇）

第三节 肝、胆、胰、脾疾病

一、肝脏疾病

(一)肝硬化

肝硬化病因复杂,多由病毒性肝炎引起,某些毒物中毒、营养缺乏、胆管阻塞和血吸虫病也是造成肝硬化的原因。肝硬化的病理特点为肝细胞变性、坏死与再生,纤维组织增生,正常结构消失。按病理形态可分为门脉性、坏死后性和胆汁性肝硬化。早期肝体积多增大,质地稍硬;晚期肝体积缩小,质地硬,表面呈结节状,可伴有门静脉高压。临床上早期可无症状,以后逐渐出现恶心、呕吐、消化不良、乏力等,中晚期可出现不同程度的门静脉高压、低蛋白血症和黄疸。

1.X线检查 肝脏体积明显增大、缩小或形态异常时,可在腹部平片上得以显示。肝硬化并发门静脉高压,上消化道钡剂检查可发现食管中下段和胃底静脉曲张。腹腔动脉造影脾动脉明显扩张,肝总动脉管径可缩小亦可扩张,肝内动脉分支减少、呈螺旋状迂曲为肝硬化的典型表现。间接门静脉造影示门静脉显影及排空延迟,主干和主要分支增粗,而外围支变细且数目减少,呈枯树枝样改变;胃冠状静脉、胃底食管静脉逆行显影,呈静脉曲张改变。

2.USG 肝脏切面形态异常:肝硬化早期肝脏肿大,肝缘角变钝;后期肝脏体积则缩小,各肝叶大小比例失调,肝左叶代偿性增大,右叶缩小,尾叶比例增大。肝脏表面回声异常:86%的肝硬化可见肝表面不平滑,呈锯齿状、波浪状及驼峰状。肝脏内部回声异常:肝内光点回声增强、增粗,可密布全肝,也可分布不均匀,肝内正常管道的管壁强回声则消失或显示不清。门静脉高压征象:可见脾静脉和门静脉主干增粗、脾大、腹水、侧支循环形成。胆囊继发改变:肝硬化时,胆囊可缩小、向右上后移位至腋前线,或游离在肝下缘飘荡在腹水中。胆囊壁增厚,或呈双层。肝硬化者胆石症的发生率较无肝硬化者为多。

3.CT 早期肝硬化患者的CT表现可为正常,中晚期可有以下表现:肝脏缩小,各叶大小比例失调,通常尾叶、左叶较大而右叶较小;肝门及肝裂增宽;肝轮廓呈结节状凹凸不平;肝脏密度常因纤维化、再生结节等而不均匀,但多数病例于门脉期或延迟期可变均匀。也可有不同程度的脂肪变性,可遍及全肝或呈大小不同的灶状分布;脾增大是诊断肝硬化的重要依据,其外缘前后径超过5个肋单元;可伴有腹水,CT上少量腹水即可显示,表现为肝周围低密度的带状影;胃冠状静脉、脾静脉和腹膜后静脉的曲张,可呈簇状、分叶状或条索状影,增强扫描易于显示(图8-18)。

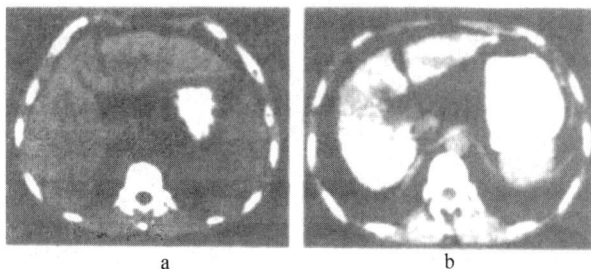

a b

图8-18 肝硬化

注:a.为CT平扫;b.为增强扫描,肝脏表面凹凸不平、密度不均匀、肝裂及肝门增宽,脾肿大

4. MRI 肝脏形态改变和脾肿大的 MRI 表现与 CT 相同。肝硬化再生结节在 T_1WI 上一般呈等信号，在 T_2WI 上呈低信号，可压迫肝静脉移位，这是 CT 不易发现的。腹水在 T_1WI 上呈低信号，在 T_2WI 上呈高信号。门静脉系统与体循环之间的侧支循环表现为特定区域低信号或无信号的结节状或条状扭曲结构，不使用对比剂进行增强即可与周围软组织鉴别。此外，MR 门静脉造影对诊断肝硬化门静脉高压所致门静脉海绵样变及评价分流术后血管的通畅情况，效果极佳，可代替有创性门静脉造影。

5. 鉴别诊断 中晚期肝硬化具有典型的 USG、CT 及 MRI 表现，诊断较易，但早期肝硬化常无明显的影像学异常，诊断时需与临床和其他检查相结合。对确诊为肝硬化的患者，应警惕是否合并肝细胞癌，故常在 CT 或 MR 平扫后再做增强扫描，以减少漏诊，并注意肝硬化再生结节和局灶性脂肪浸润同肝细胞癌的鉴别，不能区分时，化验检查和随访观察是必要的。

(二)原发性肝癌

多见于 60 岁以下的青壮年，是成人最常见的肝原发恶性肿瘤，90％在慢性肝炎和肝硬化的基础上发生。病理学显示：组织学 90％以上为肝细胞肝癌(hepatocellular carcinoma)，50％～90％的肝细胞肝癌合并肝硬化，30％～50％的肝硬化并发肝细胞癌。该肿瘤主要由肝动脉供血，为不同程度的多血管性肿瘤，易发生出血、坏死、囊变和脂肪变性。

大体病理上分为三型：肿块大于 5cm 者为巨块型，直径小于 5cm 者为结节型，可单发或多发，细小癌灶广泛分布者为弥漫型。有的肿瘤大而单发，并有完整的包膜，称包膜型，生长相对慢、病程长、转移少。肝细胞癌易侵犯肝静脉和门静脉，形成血管内瘤栓和肝内转移。淋巴道转移常累及肝门淋巴结，晚期也可累及腹部其他淋巴结，乃至锁骨上淋巴结和肺、骨等器官的转移。肝门附近的肿瘤或转移淋巴结可侵犯胆管，导致梗阻性黄疸。临床表现与病灶大小、部位、生长速度、转移情况和有无并发症等有关。早期缺乏特异症状，往往为乏力、食欲减退；中晚期常出现肝区疼痛、消瘦、乏力和腹部肿块，以及并发症和转移引起的相应症状。有78％～98％的患者有甲胎球蛋白(AFP)升高。

1. X 线检查 平片和上消化道造影诊断价值有限，有时可见肝脏局限性增大、变形或胃肠道受压移位等间接征象。肝动脉造影可发现直径 2cm 的肝癌。肝癌的血管造影主要表现为：在动脉期可显示肿瘤供血动脉增粗，肿瘤血管表现为肿瘤区内增多、迂曲和不规则的新生血管影；肿瘤较大者可见邻近血管受压、移位和分离现象；肿瘤包绕或侵犯动脉，可见动脉被拉直，边缘不规则且僵硬；有动静脉瘘形成时，可使相邻的门静脉或肝静脉分支早期显影。毛细血管期可见肿瘤染色，呈高密度的结节影。肝实质期肿瘤表现为充盈缺损，呈肝影内的低密度区。若门静脉或肝静脉分支显影好，可显示其受压、移位或拉直现象，有时可见粗细不均、边缘不规则且僵硬，甚至狭窄、中断或闭塞。

2. USG 肝脏的形态、轮廓在早期病变局限时可无明显变化，较大的巨块型病变或邻近肝表面的病变常可导致肝脏的局限性外突，呈"驼峰状"改变，结节型病变或合并肝硬化者，轮廓常凹凸不平或不规则。肝内肿块边界清晰或不清晰，外周常可见低回声晕，巨块型的直径大于 5cm，可单发或多发，亦可伴有小结节，形态比较规则；结节型呈多发结节，结节大小多在 2～5cm 之间；弥漫型的结节数目多且弥漫散布于整个肝脏，可致肝脏肿大，结节大小不一，多数直径在 1cm 左右。肿块内回声可表现为多种类型，即低回声型、等回声型、高回声型、混合回声型和弥漫型，较小的肿瘤(<3cm)绝大多数为低回声，随着肿瘤体积的增大，内部回声逐渐转变为等回声、高回声或混合回声。肿块邻近血管受压或受侵表现为受累血管移位、管腔狭窄，甚至闭塞或突然中断；门静脉、肝静脉、下腔静脉癌栓呈管腔内的均匀低回声团块，有的

可致管壁浸润破坏;肿瘤压迫或侵犯某一支肝内胆管可引起远端肝内胆管扩张,位于肝门部的肿块则可使肝内胆管普遍扩张。常合并肝硬化声像图表现。

3.CT 平扫表现为大小不等、数目不定的低密度病灶,如合并坏死和囊变则可见肿块中心部位密度更低,如伴有出血则呈高密度改变,如有脂肪变性则为肿块内的甚低密度灶,CT值为−60∼−120HU;肿瘤边界多不清楚,少数边界清楚并有包膜;大多数病灶呈圆形或类圆形,少数为分叶状或形态极不规则(图8−19)。

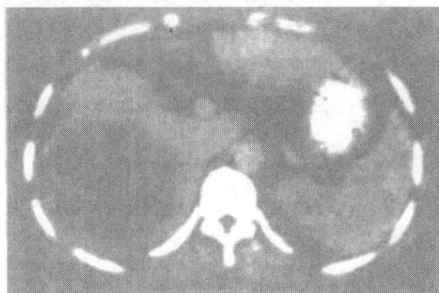

图8−19 原发性肝细胞癌

注:CT扫描可见肿块有包膜,边界清楚,肿块内有脂肪变性

由于肝癌为富血供性肿瘤且主要由肝动脉供血,而正常肝脏75%由门静脉供血,故在螺旋CT增强扫描的动脉期可见病灶明显强化,均匀或不均匀,此时正常肝组织尚未强化,病灶密度高于正常肝组织;在门静脉期病灶内对比剂浓度迅速下降,正常肝组织开始强化,至门静脉晚期及肝实质期病灶密度又低于正常肝组织。以上强化表现即所谓的对比剂"快进快出"的特点(图8−20)。病灶内出现动静脉分流现象,亦为肝癌的特征之一,肝动脉期显示最佳,表现为病灶内或病灶附近门脉血管早期浓密显影,且较粗大而迂曲,其显影时间和密度几乎和腹主动脉接近。另一特征为,在部分肝癌病例,动脉期可见到增粗的供血动脉。肝癌伴发改变包括癌瘤处肝体积增大、轮廓隆凸,肿瘤压迫肝门或肝裂而使之变形和移位;门静脉内癌栓,表现为门静脉增粗、密度不均,增强后可见腔内充盈缺损或门静脉不强化;邻近器官如胃、胰、肾等可受压移位或浸润;肝门、腹膜后淋巴结肿大;脾增大或腹水等肝硬化表现。

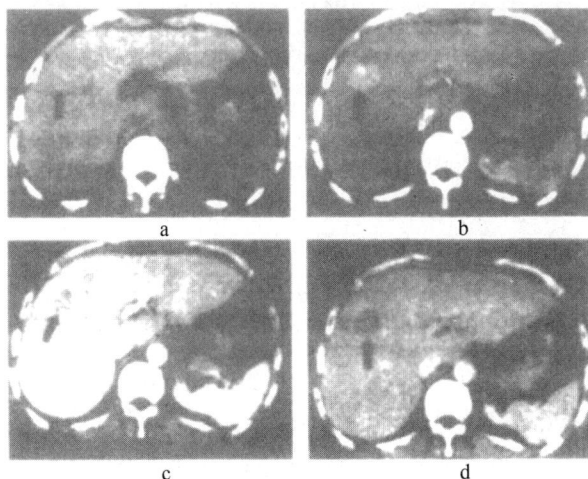

图8−20 原发性肝细胞癌

注:a.平扫,病灶呈等密度;b.动脉期,病灶明显强化;c.静脉期;d.延迟期,病灶呈低密度

4.MRI 原发性肝癌在T_1WI上呈稍低信号,边界常不清楚,有时与正常肝组织难以辨

别;在 T_2WI 上信号稍高于正常肝组织。大于 5cm 的肝癌,形态多不规则,约 80% 信号不均匀,瘤块内常有脂肪变性、出血、坏死和液化。在 T_1WI 上肿瘤中心见有稍高信号或信号更低一些,前者表明出血或脂肪变性,后者代表液化或坏死,在 T_2WI 均表现为高信号。增强扫描可见肝癌实质部分信号增强,边界更为清楚,其中坏死区不强化。静脉癌栓、血管受侵、假包膜和瘤周水肿为肝癌的特征性表现。门静脉、肝静脉或下腔静脉内的癌栓表现为血管腔内持续存在的信号而正常流空效应消失,MR 门静脉造影可清楚显示有无门静脉癌栓形成;肿瘤压迫邻近血管可见推移征象,侵及血管者可致血管腔不规则狭窄和闭塞;假包膜表现为环绕肿瘤周围的低信号圈;瘤周水肿于 T_2WI 上表现为肿瘤周围比瘤块信号更高的区域。原发性肝癌的占位征象(如肝裂和肝门的变窄、闭塞和移位以及肝脏边缘的局限性隆起等)、肝门和腹膜后的淋巴结转移以及患者常伴有的肝硬化都能在 MRI 上得以很好显示。

5.鉴别诊断　原发性肝癌应注意与肝硬化的再生结节、脂肪浸润以及肝血管瘤、肝转移瘤、肝脓肿等鉴别。

(1)肝硬化的再生结节,有时达 5~10mm,CT 扫描可见多发结节,形似癌灶,与多结节性或弥漫性肝癌鉴别困难,况且肝癌大多以肝硬化为病变基础。下列征象有助于肝硬化再生结节与肝癌鉴别:平扫时肝硬化再生结节较正常肝组织密度稍高;增强扫描时,结节强化不明显,不及正常肝组织,呈相对低密度,或结节密度与肝组织密度趋向一致,肝脏由平扫时的密度不均匀变为均匀,后一种情况更多见,更具有诊断意义;门静脉内无癌栓形成,而在弥漫性肝癌的患者门静脉癌栓的发生率几乎是 100%。

(2)肝硬化的局灶性脂肪浸润,可形成低密度灶,边缘不清,易与癌灶混淆,但增强扫描显示密度和内部结构无明显变化,与肝细胞癌不同。

(3)肝癌与肝转移瘤、血管瘤和肝脓肿的鉴别要点分别于各疾病的鉴别诊断中叙述。

(三)肝转移癌(Secondary tumor of the liver)

肝脏由于双重供血,其他脏器的恶性肿瘤容易转移至肝脏,尤以经门静脉转移者为多。故来自消化道的转移瘤占首位,其次为来自肺、乳腺等的转移瘤。肝转移瘤的大小、形态和数目可有很大不同,多数为大小不等或大小相近的多发结节,少数可呈单发块状,中心易发生坏死、出血和囊性变,钙化也较常见。有些肝转移瘤的血管丰富程度与其原发肿瘤相似。临床表现为多数患者在原发病灶症状的基础上出现肝脏症状。少数原发病灶的症状不明显,可首先出现转移性肝肿瘤的症状。本病早期症状多无特异性,如乏力、消瘦等,晚期可出现肝区疼痛、恶病质、黄疸和腹水,查体可发现肝大,有时可触及结节。

1.X 线检查　腹部平片和消化道造影可见肝大、右膈升高及腹水等表现,有时还可发现原发肿瘤。血管造影依血管多少表现不同,肝动脉期显示多血管者与肝细胞癌类似,少血管者可见血管受压弯曲、伸展,肝实质期可见多发或单发的缺损影。

2.USG　表现为肝脏散在多个或密布全肝的结节性肿块,肿块回声有多种类型。高回声型者较多见,此型多见于来自消化道和泌尿道的恶性肿瘤,边界清楚、形态欠规则,回声显著高于周围肝组织,后方回声衰减;低回声型多见于乳腺癌和胰腺癌的肝转移,边界清楚、形态规则,直径常小于 3cm;混合型为兼有液实性成分,回声分布不均匀。"靶环征"或"牛眼征"为肝脏转移瘤的典型声像图表现,可见于各种来源的转移性肝癌,但多见于腺癌肝转移,是由于肿块中心有坏死,而周边血窦增多,出现低回声带绕强回声,强回声的中央又有液性暗区,肿瘤结节边界清楚。国外报道仅在转移性结节周围呈现血管围绕,结节内部常无血流分布。

3.CT　平扫表现为肝脏多发大小不等的类圆形低密度灶,少数肝转移瘤为单发的巨大肿块。大部分病灶边缘比较清楚、密度均匀,可有坏死和囊变,但出血或钙化较少见。CT增强扫描时,多数病灶有不同程度的不均匀强化,但密度通常低于正常肝组织,其典型表现为病灶边缘呈环状强化,病灶中心为低密度区,病灶周围绕以稍低密度环,呈现"牛眼征"(图8-21)。少数血供丰富的肿瘤在动脉期显著强化,密度高于正常肝组织,延迟扫描为低密度灶(图8-22)。

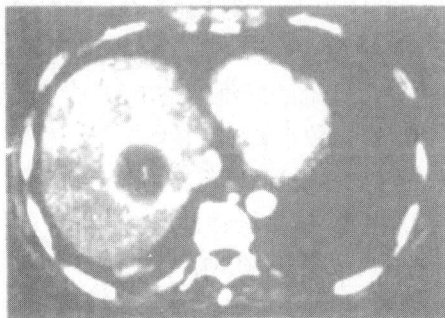

图8-21　单发转移性肝癌

注:CT增强扫描示肝右叶圆形病灶,中心低密度,边缘增强,最外圈密度低于周围肝组织,形成所谓"牛眼征"

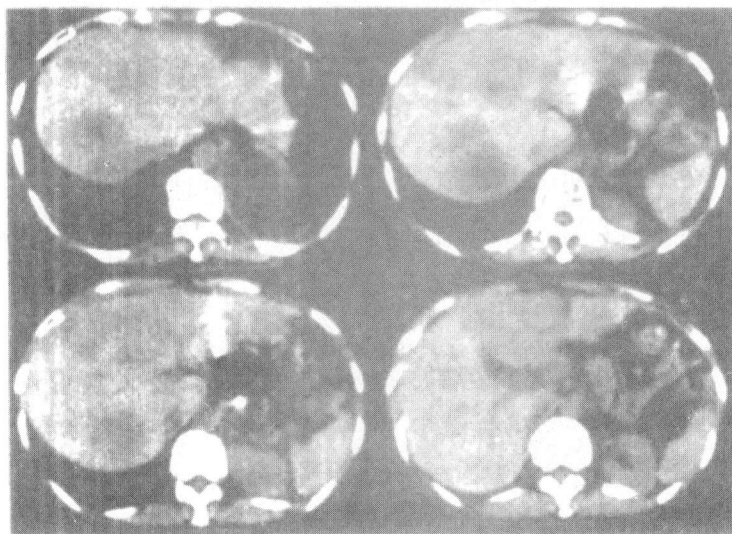

图8-22　多发转移性肝癌

注:CT平扫显示肝内多发大小不等的圆形低密度结节,边缘模糊

4.MRI　常表现为肝脏多发的边缘光滑而清楚的圆形肿块,在T_1WI上呈稍低信号,T_2WI上呈稍高信号。在T_2WI上,有时肿块中心较周围信号更高一些,而T_1WI上中央信号较周围更低一些,称此种表现为"牛眼征",约30%的转移性肝癌可见此征,而良性肿瘤无此表现。

5.鉴别诊断　影像学检查如发现肝内多发病灶,结合其他器官的原发肿瘤,一般诊断不难。"牛眼征"有助于肝转移瘤的影像学诊断,但转移性肝肿瘤的影像表现多样,其中多数病灶与原发性肝癌的表现相似。若为大小不等或大小相近的多发结节,AFP阳性,有原发肿瘤病史,一般倾向于肝转移瘤的诊断。不典型的转移灶易与肝硬化的再生结节和局灶性脂肪浸润相混淆,前者在 CT 上为高密度且合并有肝硬化的其他表现,后者病变边缘常不规则且模糊,增强扫描亦无明显改变。有时肝脓肿的 CT 表现,可与转移瘤相似,但其多有体温升高、白细胞增多和病灶变化迅速的特点。较小的单发转移瘤,特别是查不到原发灶时,与原发性肝细胞癌、血管瘤不易区别,需密切结合临床有关资料加以鉴别。

(四)肝海绵状血管瘤

为肝良性肿瘤中最常见的一种,可见于任何年龄,但以 50 岁以上多见,女性明显多于男性。肝海绵状血管瘤起源于中胚叶,为中心静脉和门静脉系统的发育异常所致,瘤体大小不一,可单发或多发,由大小不等的血窦组成。外观呈紫色或蓝紫色,内见大小不等的血管腔隙,腔内充满新鲜血液,间质中有中等量的纤维结缔组织。一般肿瘤越大,存在时间越长,瘤内增生的纤维组织越多。临床上肿瘤较小者常无症状,多在体检中偶然发现。肿瘤较大者可压迫相邻脏器,出现肝区不适、疼痛、恶心、呕吐等。血管瘤破裂可导致肝内或腹腔出血。

1.X 线表现　腹部平片和胃肠道造影无任何特征,若肿瘤巨大可见肝影增大、变形,偶尔可见钙化。肝动脉造影的表现颇具特征性,在动脉期即可见肿瘤区域内有许多血管湖,呈爆玉米花状,且造影剂在血管湖内滞留时间较长,可达 20s 或更长,至静脉期仍不消失,表现为出现早、消失晚的特点;供应血管可有或无扩张和迂曲,与肿瘤内部血管分布多少有关,一般不见动-静脉短路;巨大的血管瘤,因占位效应,肿瘤周围血管受压、伸展或聚拢,小血管瘤无此征象。

2.USG 表现　肝内可见单个或多个类圆形分叶状、结节状回声,边缘可见裂开征、血管进入或血管贯通征。直径小于 3cm 者多呈均匀的强回声或呈筛网状结构,边缘清晰锐利,声晕征相当少见。中等大小的血管瘤则回声类型多样,以强回声型多见,其内常见筛网状的液性暗区。巨大血管瘤往往边界不清,回声呈混合型,有由扩张的血窦形成的不规则无回声区,或由钙化所致的强回声伴声影。较大肿瘤常见后方回声增强效应,一般无后方衰减声影(图 8－23)。

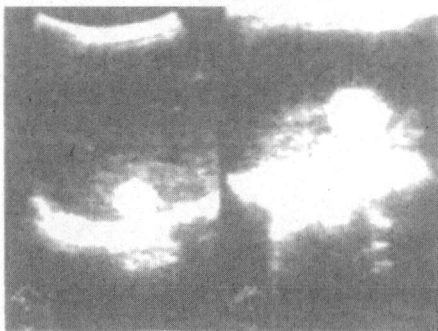

图 8－23　肝脏多发血管瘤 USG

注:可见肝脏多发圆形强回声结节,边缘清晰锐利,后方无声影

3.CT　平扫表现为圆形或类圆形低密度灶,边缘清楚,密度比较均匀,较大血管瘤的中心部分常呈更低密度区。增强扫描时,在动脉期可见病灶边缘出现结节状强化,其密度与主动脉相近。随着时间的推移,在其后的 CT 扫描片上可见增强的范围由周边逐渐向中心扩展,密度则逐渐减低,最后整个病灶被造影剂"充填",这时病灶与正常肝组织的密度相等,整个过程在有的病灶需延时扫描 5～10min 以上。如上述,增强扫描表现出造影剂在肿瘤内"快进慢出"的特点,是诊断血管瘤的重要征象。较大的血管瘤,增强扫描时其中心可始终保持低

密度(图8-24,图8-25)。

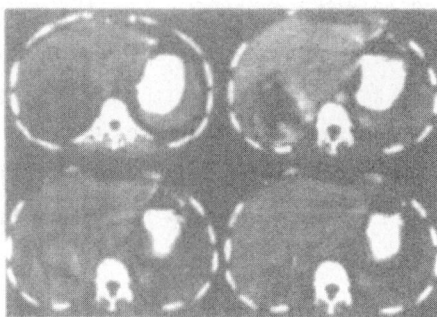

图8-24 肝海绵状血管瘤

注:CT增强扫描早期可见大片状低密度区内有高密度结节样强化,密度与腹主动脉接近;10min后延迟扫描可见低密度区完全被造影剂充填,与正常肝组织密度接近

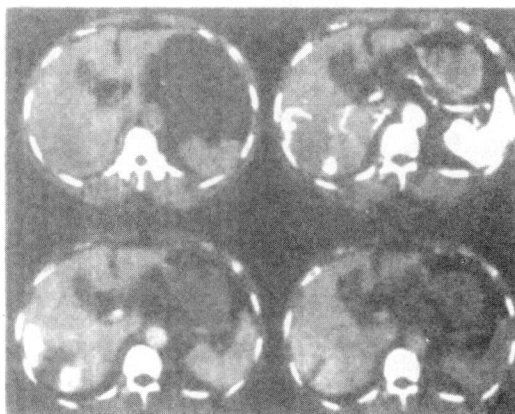

图8-25 肝血管瘤

注:CT平扫见肝右叶圆形低密度病灶,边缘清楚;增强扫描早期病灶边缘呈不规则强化,随时间推迟强化向中心扩展,5min延迟扫描时见病灶已大部分被造影剂"充填",呈不均匀的高密度灶

4. MRI 在T_1WI上表现为均匀低信号,常呈圆形或类圆形,较大的血管瘤则其中心结构不均匀且信号更低,系由纤维组织和血管所致。T_2WI表现颇具特征性,呈边缘锐利的极高信号灶,系由肿瘤内充满缓慢流动的血液所致。且随回波时间(TE)延长,血管瘤的信号强度递增,在重T_2WI上其信号强度更高,称之为"灯泡征"。大于5cm的肿瘤亦可在高信号中见到低信号区。增强扫描的表现与CT相似。

5. 鉴别诊断 典型的血管瘤,诊断多不难。多血供性肝细胞癌或转移瘤(如肾癌肝转移等)增强扫描早期均可出现显著强化,但血管瘤"快进慢出"的增强特点以及MRI上的"灯泡征"可资鉴别,而下列表现则支持肝癌的诊断:增强扫描早期高密度强化,持续时间很短,很快即变为与正常组织分界清楚的低密度,延迟无造影剂充填,呈现造影剂"快进快出"的特点;门脉系统受侵犯尤其是癌栓形成。较大的血管瘤因纤维化增多、血流减少,与恶性肿瘤鉴别困难时,可尽量增加造影剂剂量,并做较长的延时扫描,仍可见边缘强化、向中心扩展的特征。特殊疑难病例,肝血管造影是可靠的诊断方法。

(五)肝脓肿

可由阿米巴原虫或细菌感染引起。阿米巴肝脓肿的发病与阿米巴结肠炎有密切关系,其特点是脓肿较大,且多数为单发性。临床上以细菌性肝脓肿多见,肝脓肿的感染途径包括胆系、门静脉、肝动脉、淋巴道或邻近器官直接扩散等。经门静脉感染者,常为多发病灶;经肝动脉者多为单发灶;经胆系者常分布于胆管周围。细菌侵入肝脏后引起炎症反应,开始形成多数小脓肿,进而融合成较大脓腔,脓腔中多为脓液和坏死组织,外围为肉芽组织和纤维组织增生。脓肿向周围扩散可波及膈肌、胸膜和肺或导致肝周炎。脓液培养20%～50%有大肠杆菌、葡萄球菌或链球菌生长。临床表现多见于老年、糖尿病、心功能不全及肝硬化患者。肝大、肝区痛、高热、弛张热为常见表现,如向上发展可有膈肌刺激和胸部症状。急性期多有白细胞升高,慢性期亦可正常。

1. X线 腹部平片有时可见肝大、肝区积气和液平面,右侧膈肌升高、胸腔积液以及肠道郁张等X线征象。胃肠道造影可有胃、十二指肠受压移位。肝血管造影,动脉期可见脓肿周围肝动脉分支受压、伸展和移位,脓肿边缘的肉芽组织可见新生血管增生;实质期显示脓腔呈充盈缺损,沿脓肿周边可见环形染色带;静脉期门静脉也可有受压表现。

2. USG 可见肝脏肿大或变形,靠近肝脏膈面时可致膈肌局限性抬高,活动受限,脓肿周围管状结构受压移位,脓肿依其形成的不同病理阶段而有不同表现。

(1)脓肿前期(炎症期):病灶呈现边界欠清楚的低回声区,其内回声不均匀,或呈等回声光团,边缘不规则,或有由周边液化引起的无回声环。

(2)脓肿形成期:声像图表现为边缘较清楚的无回声区,壁厚而粗糙,内壁不光滑。脓腔内部回声依液化程度和所含内容均匀程度而有所不同,脓肿液化充分、脓液稀薄时,呈典型的圆形或类圆形无回声区,边界清楚,伴后方回声增强效应,当脓液较稠,含有坏死组织时,则无回声区内出现密集的细点状回声,其间有散在的片状或条索状高回声,具有随呼吸运动和体位改变而浮动的特征,并缓慢向脓腔底部集中。

(3)脓肿吸收期:脓肿内部无回声区明显缩小或消失,代之以斑片状或条索状高回声。

3. CT 平扫表现为单发或多发低密度区,多呈圆形或类圆形,大小不一,边界比较清楚。内部为脓液成分时,密度稍高于水,CT值为20～40HU,少数病例可见气体,表现为多数聚集的气泡,甚至可见气-液平面。脓肿壁为脓腔周围一环形带,其密度高于脓腔而低于正常肝。增强扫描脓腔不强化,脓肿壁呈环形强化,其密度可高于邻近正常肝实质。有时低密度脓腔由强化壁环绕,其外围又有一圈低密度水肿带,呈所谓"双靶征(图8-26)。

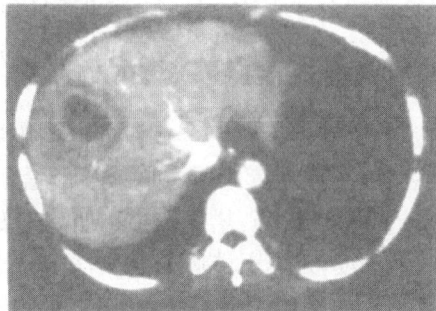

图8-26 肝脓肿

注:CT增强扫描肝右叶类圆形病灶呈不规则环形强化,中心液化区不强化呈不规则低密度,环形强化周边有线状低密度带

4. MRI 典型的肝脓肿脓腔表现为长T_1、长T_2的液体信号特征,在T_1WI上呈圆形、边

界清楚的低信号,在 T_2WI 上显示为明显高信号。脓肿壁在 T_1WI 和 T_2WI 上均表现为脓腔周围环绕的一圈稍低信号环,代表肉芽组织和纤维组织。如上述以脓腔为中心,构成同心圆形态的不同信号,为脓肿的典型表现。增强扫描脓肿壁呈明显环形强化,脓腔不强化。在脓腔内见到无信号气体是诊断肝脓肿的有力证据。

5.鉴别诊断 肝脓肿的影像学表现与坏死性转移瘤和囊肿出血伴有感染相似,须注意鉴别。对未液化的早期脓肿,也易与肝癌相混淆。脓肿壁的环形强化及脓腔内气液成分是 CT 和 MRI 诊断肝脓肿特征性改变,短期内对脓肿消长的动态观察也是与肝癌鉴别的要点。

(六)肝囊肿

大多数为先天性,可为单发、多发和多囊肝,后者可单独发生,有时并发多囊肾,合并胰腺囊肿者较少见。女性较多见,可见于各种年龄,以 30~50 岁多见。肝囊肿一般呈圆形或椭圆形,大小不一,多为单房性,囊腔内充满清亮无色或微黄色浆液性液体,如合并囊内出血时,可呈咖啡色。囊壁薄,囊壁外有完整的纤维包膜,壁内衬以上皮。多发者常分散存在,多囊肝可累及全肝,并有肝脏明显增大。临床表现上根据囊肿大小、生长部位和并发症的不同而有很大区别。多数患者囊肿较小,无明显症状,仅在体检时偶然发现;大的肝囊肿,尤其是位于肝包膜附近者可出现右上腹胀感和隐痛,当囊肿压迫胃肠道时有食后不适、恶心、呕吐。腹部触诊可扪及肝肿大或表面光滑的肿块,富有囊性感,多无压痛。少数患者可因囊肿破裂或囊内出血而出现急腹症等,如囊肿内发生感染,则患者往往有畏寒、发热、白细胞增多等。

1.X线 腹部平片有时可见肝囊肿壁钙化、肝大。较大的囊肿在肝动脉造影时可显示肝内动脉分支受压移位呈抱球状,无肿瘤血管和肿瘤染色。

2.USG 肝内圆形或椭圆形无回声区,囊壁为菲薄均一的细光带强回声,边缘光滑整齐、锐利,后壁和后方回声增强。部分囊肿内有分隔光带。囊肿合并感染、出血主要发生于体积较大的囊肿,囊肿内可出现漂浮的弥漫性点状回声,囊壁可增厚,边缘不规则。

3.CT 平扫表现为圆形或卵圆形的低密度病变,边缘光滑锐利,密度均匀,CT 值近似或稍高于水,单发或多发。增强扫描囊肿无强化,囊壁薄而不能显示,但边缘更清晰(图8-27)。

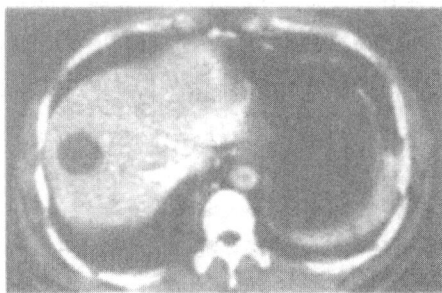

图8-27 肝囊肿

注:CT增强扫描示肝右叶直径 5cm 的圆形水样密度病灶,无强化,边缘锐利

4.MRI 在 T_1WI 上呈明显低信号,T_2WI 上呈明显的高信号,信号均匀,边缘清楚锐利。增强后囊肿信号不增强。

5.鉴别诊断 USG 可以准确地识别肝囊肿,并且容易将其与肝实质病变加以鉴别,诊断准确率可达 98% 以上,是检查和随访肝囊肿的首选方法。对肝内小囊肿,要避免与肝内血管横断面混淆;对中等大小的肝囊肿,必须与胆囊、胆管囊肿、胰腺囊肿等鉴别;可在肋下测及的肝囊肿,应作加压试验观察,与肝癌、肝血管瘤鉴别;对极个别疑难病例,可选用 CT 或 MRI,

肝囊肿在 MRI 的 T_2WI 上与血管瘤信号强度非常相似,难以区别,此时应仔细观察 T_1WI 图像,肝囊肿信号强度明显低于血管瘤。

二、胆管疾病

(一)胆石症

在我国为常见病,发病率在 8% 以上,常并发胆囊炎。女性较多见,可分为胆囊结石、肝外胆管结石、肝内胆管结石和复合结石。胆结石主要成分为胆色素和胆固醇,在我国以胆色素结石为主,有时含有钙盐,含钙成分多时,X 线可显示,称为阳性结石,反之称为阴性结石。胆石症常并发胆囊慢性感染,使胆囊壁增厚,失去功能;严重感染可发生胆囊积脓、坏死以及穿孔,形成腹膜炎。胆总管结石多位于胆总管下端或胆胰壶腹部,引起该部位水肿、痉挛及部分梗阻或完全梗阻,使胆总管扩张。临床上常出现右上腹疼痛、黄疸,合并感染时可有寒战、高热等。有时无任何症状,仅在健康查体时发现。胆石所致疼痛多呈连续性,持续 3~4h 后缓解。如并发胆囊炎,炎症蔓延到胆囊壁以外则疼痛呈持续性。疼痛可向右肩胛部放射,并可产生呕吐。

1. X 线 10%~20% 胆石是含钙的阳性结石,平片可以显示。这种结石大多在胆囊内,常多个堆积在一起,大小自沙砾至蚕豆大,呈圆形、多边形或菱形,犹如一串葡萄或一堆石榴子。80%~90% 为阴性结石,平片不能显示,胆囊造影常显示为多数成堆充盈缺损,呈圆形或多边形。胆管结石在胆管造影时显示为单个或多个圆形充盈缺损,常伴有胆管的狭窄或梗阻,结石部位以上的胆管扩张。

2. USG 典型的胆囊结石表现为胆囊腔内一个或多个强回声光团、光斑或弧形强光带,后方伴有清晰的声影。当体位改变时,在声像图上可见强回声光团的移动和强回声带及声影的重新分布。泥沙型结石,胆囊内可见后方伴声影的细小的强回声光点群。当结石填满胆囊时,胆囊无回声区消失,胆囊前半部呈弧形强光带,后方伴声影,称之为囊壁、结石、声影三合征,即"WES"征(图 8-28)。肝外胆管结石表现为胆管腔内伴有声影的恒定强光团,近端胆管有不同程度扩张,部分有管壁增厚,强回声团与管壁之间有明确的分界,能见到胆汁的细窄无回声带(图 8-29)。肝内胆管结石表现为贴近门静脉沿肝内胆管分布的斑片状或条索状强回声,伴有声影,所在胆管胆汁淤滞时,强回声周围呈现宽窄不等的无回声区,近端小胆管扩张,多数伴有肝外胆管扩张。当结石周围无胆汁存在时,仅显示为肝实质中边界清楚的强回声团。

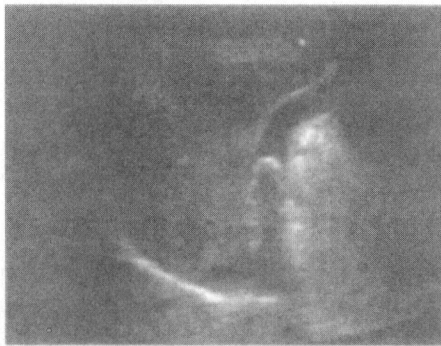

图 8-28 胆囊结石

注:USG 示胆囊腔内多个卵圆形强回声光团,后方伴有明显的声影

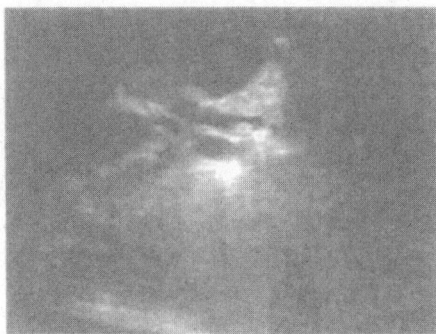

图 8－29　胆总管结石

注:胆总管扩张,其内见一团状强回声,后方伴微弱声影

3.CT　胆囊结石表现为胆囊区单个或成堆的高密度影,常呈环状或多层状,其位置多可随患者体位而改变(图 8－30)。少数结石与胆汁呈等密度,需做胆囊造影 CT 才能显示。胆管结石表现为胆管内高密度影,其近侧段胆管扩张,合并产气杆菌感染时,胆管内可见低密度气体影。

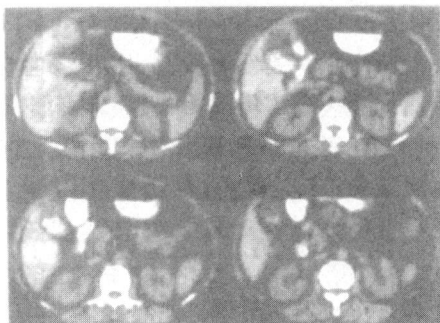

图 8－30　胆囊结石

注:CT 扫描示胆囊内多个点状高密度结石排列呈簇

4.MRI　正常胆汁在 T_1WI 上可以呈高信号也可以是低信号,但是在 T_2WI 和 MRCP 图像上均呈高信号。结石的质子密度低,信号弱,在 T_1WI、T_2WI 和 MRCP 图像上均呈无信号或低信号改变。胆管结石一般还可见近侧胆管扩张。

5.鉴别诊断　腹部平片上的胆系阳性结石应与右上腹部的一系列钙化灶相鉴别,如肾脏疾患钙化、右肾上腺钙化、肝脏钙化、肋软骨钙化以及右肾结石等。胆系造影时结石表现为胆囊或胆管内的充盈缺损,应与胆囊腺肌增生症、胆固醇沉着症、肠道气体重叠以及胆囊或胆管的良、恶性肿瘤等鉴别。胆系结石在 USG 上的表现特异性大,常将 USG 作为诊断结石的首选影像学检查方法。但对于胆总管末端结石,USG 诊断也很困难,胆总管末端的 CT 薄层增强扫描和 MRCP 有较大价值,特别是与其他疾病引起的胆系梗阻进行鉴别时,如胆管癌、胰头癌、壶腹癌以及炎性梗阻等,不仅可显示梗阻以上的胆管扩张,还可见梗阻段及其周围的局部改变。

(二)胆囊炎

可单独存在或与胆石并存,临床分为急性和慢性。急性胆囊炎是由结石梗阻、细菌感染、胰液反流等原因引起;慢性胆囊炎可为急性胆囊炎的延续,也可为原发的慢性炎症,常合并胆囊结石。急性胆囊炎,在病变初期为单纯性急性炎症,胆囊黏膜充血、水肿及白细胞浸润;进而炎症侵及胆囊壁全层，胆囊壁变厚，并可发生小脓肿，而形成化脓性胆囊炎；如果出现坏死灶或出血灶则为坏死性胆囊炎，可合并穿孔及局限性腹腔脓肿。慢性胆囊炎，病理改变为纤维组织增生和慢性炎细胞浸润，使胆囊壁增厚，同时其肌肉组织萎缩，使胆囊收缩功能减退。急性胆囊炎的临床表现主要为突发的右上腹部疼痛，呈阵发性，也可呈持续性伴阵发性加剧，疼痛可向右肩及后背部放射为本病特点，同时有高热、寒战、恶心及呕吐等症状，右上腹压痛，Murphy征阳性，有时可出现黄疸。慢性胆囊炎一般为反复发作性右上腹痛，伴有消化不良、腹胀、恶心、对脂肪性食物耐受性差等症状。

1. X线　急性胆囊炎在普通X线上有时可见增大的胆囊影，产气杆菌感染时胆囊区可见低密度的气体影像，除配合行胆囊穿刺引流外一般不行造影检查。慢性胆囊炎可见胆囊影缩小，胆囊区可有钙化影。生理积聚法造影胆囊不显影，在排除其他因素（如小肠吸收等）后，对诊断慢性胆囊炎有意义。

2. USG　典型的急性胆囊炎，胆囊多数增大，特别是横径增大更明显，常呈圆形或椭圆形，轮廓不光滑；胆囊壁弥漫性增厚，超过3mm，呈高回声带，其间为连续或间断的低回声带，呈现"双边影"；胆囊内的脓液和碎屑使正常为无回声的胆汁呈密集点状或条状回声，可使正常的后方回声增强效应减弱或消失。超声Murphy征阳性，多伴有胆囊结石且嵌顿于胆囊颈部；急性胆囊炎穿孔时可显示胆囊壁的局部膨出或缺损，以及胆囊周围的局限性积液。慢性胆囊炎的病理改变程度不同，声像图表现差异很大，轻症者可仅有不确切的囊壁增厚，或仅可见到结石回声，而外形和腔内回声无异常；炎症较重时，胆囊外形有不同程度增大，壁增厚，回声欠光整，有时出现类似急性胆囊炎的"双边影"；胆囊严重萎缩时，外形显著缩小，囊腔缩小，无胆汁回声或仅见结石强回声。

3. CT　急性胆囊炎可见胆囊壁增厚，超过4mm以上，但由于胆囊膨胀增大，增厚相对不明显；CT增强扫描可见胆囊壁内侧黏膜面由于炎症引起充血而产生增强效应，呈致密细线条状阴影，其外层由于水肿而形成一低密度带环绕胆囊全壁，此征象比较有价值；胆囊周围可见程度不等的液体积聚；CT对结石的发现也有助于诊断，另外产气杆菌引起的胆囊炎，在胆囊内、胆囊壁、胆管系统内均可见到低密度的气体影像（图8-31）。慢性胆囊炎，在CT上可发现胆囊缩小、胆囊壁增厚，胆囊壁内可以有少量钙化影像。

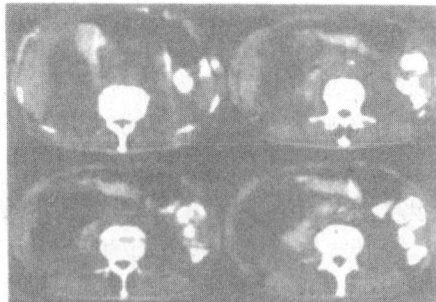

图8-31　急性胆囊炎

注：胆囊壁均匀增厚，边缘模糊，周围胆囊窝内可见水样密度影

4. MRI　一般不需要MRI检查，在慢性胆囊炎需与胆囊癌进行鉴别时，MRI检查有一定作用。

5. 鉴别诊断　在X线平片上增大的胆囊影有时应与胀气的十二指肠球部相鉴别，可以采用转动体位来鉴别，也可利用USG或CT进行鉴别。胆囊癌引起的胆囊壁增厚十分显著且不规则，以颈、体部明显，可与慢性胆囊炎鉴别，如有肝实质或肝门部受侵犯则可明确。胆囊腺肌样增生症也有胆囊壁增厚，其特点为囊壁内有较小的囊腔。

（三）胆囊癌

原发性胆囊癌较少见，女性与男性之比为（4～5）：1，好发于50岁以上的中老年患者，大多有胆囊结石史，可能与结石长期刺激及慢性炎症有关。多同时合并胆石及慢性胆囊炎。85％为腺癌，其余为鳞状上皮癌及类癌等。癌瘤多突向胆囊内腔呈隆起性生长，也可沿胆囊壁浸润生长，胆囊壁不规则增厚，内腔狭窄变形、闭合，甚至完全不能辨认其形态。肿瘤可直接向周围器官蔓延，也可转移到肝脏、门静脉及胆管。胆囊癌没有典型、特异的临床症状，晚期可有右上腹部疼痛、黄疸、体重下降及右上腹部肿块等。有25％患者伴随急性胆囊炎症状，50％患者既往有胆囊疾病史。大多数患者发现较晚，预后不良。

1. X线　腹部平片及胃肠钡剂造影对本病诊断受到一定限制。生理积聚造影法，几乎2/3的患者由于胆囊管阻塞而不显影，仅有10％患者可以见到胆囊腔内的充盈缺损及胆囊呈不规则外形而怀疑本病。直接造影法见胆囊管及胆总管出现狭窄或闭塞时，已是病变的晚期改变。

2. USG　对本病的诊断正确率较高，部分病例可以在早期做出诊断，但也可有10％的假阴性。在声像图上因病程不同表现为多种类型。隆起型表现为癌瘤向胆囊腔内突出，直径多在1cm以上；有的基底宽，呈边缘规则的结节状，有的基底狭窄，呈乳头状，可单发，也可多发或互相融合成不规则团块状；瘤体多为低回声或中等回声，局部胆囊壁正常连续回声线破坏。壁增厚型表现为胆囊壁呈局限性或弥漫性不均匀增厚，常以颈部或体部更为显著；回声可高可低，外壁不光滑，内壁粗糙、不规则；胆囊腔不均匀性狭窄或扩张，整个胆囊僵硬变形。混合型最多见，同时具有前两型的表现，即胆囊壁不规则增厚伴有向腔内突起的结节状或乳头状肿块。实块型，为胆囊癌的晚期表现，胆囊肿大，液性腔消失，整个胆囊呈杂乱的低回声或中等回声实性肿块，边缘不规则，内部由闭塞的胆囊腔及内容物形成不均质的点片状杂乱高回声，且常伴有结石高回声光团及声影。癌肿可向周围浸润生长，使胆囊与肝的正常界面中断或消失，有时可见肝实质内浸润病灶。

3. CT　胆囊增大或缩小，腔内有不规则充盈缺损，囊壁不规则增厚，甚至整个胆囊表现为一团块状阴影，CT增强扫描可见有增强效应。邻近肝组织出现低密度区（带），为直接侵犯肝脏的征象。同时伴随征象可能有胆石、肝内外胆管扩张、周围淋巴结肿大、腹水、肝内转移灶等（图8—32）。

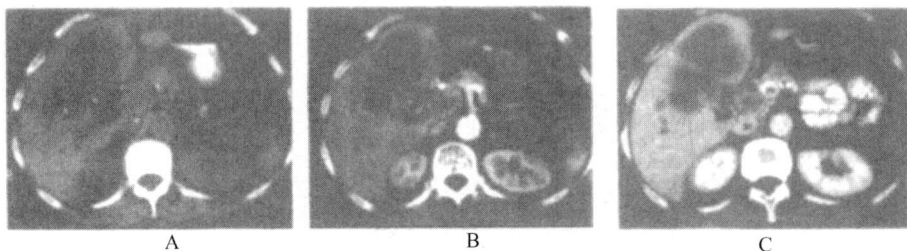

图8—32　胆囊癌局部肝内侵犯

注，CT扫描示胆囊壁不规则增厚，有轻度强化，右侧肝实质内见一不规则低密度转移灶，肝胆之间脂肪线部分消失

4. MRI　胆囊壁不规则增厚，T_2WI显示较清晰；胆囊内显示突出的肿块与增厚囊壁相连；邻近有转移灶，呈长T_1、长T_2信号；伴有胆结石、肝内外胆管扩张、肝门淋巴结肿大、腹水等。

5. 鉴别诊断 对晚期胆囊癌,综合上述影像学所见,诊断比较容易。胆囊癌的早期病例由于患者多无症状,很难遇到,偶可在 USG 体检时发现,需要与其他病变鉴别,其主要影像学特征为:胆囊壁不规则增厚与慢性胆囊炎的均匀增厚不同;胆囊腔内可见充盈缺损或软组织肿物,表面不规则,如超过 2cm 以上则以恶性可能性大,一般良性息肉均较小,如果同时有结石阴影,则对胆囊癌诊断应加以考虑。

(四)胆管癌

胆管癌多发生在较大胆管,根据发生部位不同,可将其分为三种类型,即肝内胆管癌、肝门部胆管癌和中、下段胆管癌。肝门部胆管癌是指发生在肝左管、肝右管及汇合成肝总管 2cm 内的胆管癌,是三种类型中最常见的一种,占 40%～50%。胆管癌以腺癌最多见,其次为鳞癌等。肿瘤形态可分为浸润型、结节型及乳头状三型,其中以浸润型最多见。浸润型多形成局限性胆管狭窄,无明显肿块形成;结节型造成胆管梗阻症状不明显,而形成局部肿块;仅有 5% 的胆管癌为乳头状,形成腔内肿块。胆管癌最常见的临床症状为黄疸,同时伴有体重减轻、全身瘙痒及食欲不振,此外可有腹痛、发热、陶土样大便等。胆管癌生长缓慢,但早期即发生胆管梗阻症状,多因并发症而死亡,预后多不佳。

1. X 线 普通 X 线检查对胆管癌的诊断无特殊意义。PTC 可显示肿瘤近侧端的形态和部位,浸润型多产生局限性狭窄,狭窄呈突然性,常不规则;结节型或乳头型可以在胆管腔内见息肉样充盈缺损,表面不规则。ERCP 可从远侧端观察肿瘤形态及侵犯范围,其影像特征与 PTC 相同。狭窄的近侧胆管多扩张。PTC 和 ERCP 结合定性诊断正确率可达 90% 以上。

2. USG 胆管癌的声像图表现可归结为两大类。一类在扩张的胆管远端显示出软组织肿块,多为乳头型或团块型。肿瘤自胆管壁呈乳头状或结节状突入管腔内,为低回声至稍高回声,其内回声分布不均匀,后方无声影,亦可充满胆管腔,与胆管壁无分界;肿瘤若弥漫性浸润生长,管壁增厚、僵硬、内腔变窄、堵塞,近侧胆管扩张,表现为扩张的胆管远端突然狭窄或截断。另一类见扩张的胆管远端突然截断或细窄闭塞,管壁增厚、僵硬、内腔变窄、堵塞可分为狭窄型和截断型。间接征象除病变以上的胆管系统明显扩张外,亦可见肿瘤向周围扩散,侵及肝脏、胆囊、胰腺和肠管,以及肝门部淋巴结肿大等。

3. CT 表现为扩张的胆管突然狭窄或截断,局部有软组织肿块影,呈等密度。部分肝门区癌在显示肝内胆管扩张的同时,局部可见不规则低密度区,注射对比剂后可有轻度增强。肝脏被癌组织浸润时可见肝实质内出现低密度阴影,另外可见肝外淋巴结肿大、腹水等(图 8-33)。

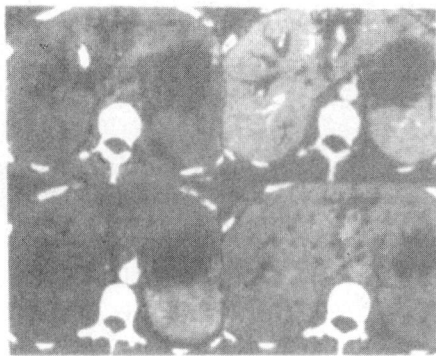

图 8-33 胆管癌

注:CT 增强扫描示肝门处 2cm×3cm 弱强化区,边界较清,肝内见扩张的肝内胆管,伴有肝内胆管结石

4. MRI　肿瘤在上为低信号,在 T_2WI 上为高信号,病变近侧胆管扩张。MRCP 的形态所见,与 PTC 和 ERCP 相似,作为一项无侵袭的检查方法已日益被认识,但其在判断完全梗阻和狭窄时会有假阳性出现。

5. 鉴别诊断　近侧端胆管癌的诊断比较容易,远侧端胆管癌,有时用 USG、CT 均查不到病灶,仅可见胆管系统的扩张,此时应与胆管良性狭窄、壶腹区的狭窄(如壶腹癌)和胆管结石阻塞相鉴别。USG 上胆管结石多为高回声伴后方声影,一般可与胆管癌鉴别,但少数泥沙样结石回声较弱且后方无声影时则较难鉴别。PTC 和 ERCP 对观察狭窄或闭塞部位的形态观察较准确,有利于以上几种疾病的鉴别诊断。

三、胰腺疾病

(一)急性胰腺炎

为急腹症之一,成人多见,男性多于女性。由于某种原因使胰管发生暂时性或永久性的阻断,胰酶突然释放入邻近的间质组织,而导致本病。胆系疾病(炎症)、暴饮暴食、酗酒常是本病的诱因。急性胰腺炎分急性水肿性(间质性)胰腺炎和急性坏死性(出血坏死性)胰腺炎。前者主要的病理改变是胰腺局部或全部充血、水肿,胰腺肿大、质硬;后者以腺泡及脂肪组织坏死、血管坏死出血为其特征,易发生继发感染。急性胰腺炎常有炎性渗出,溢出胰外,形成假性囊肿。临床症状为急性腹痛、发热、恶心、呕吐和黄疸等,实验室检查可见血、尿胰淀粉酶升高。出血坏死型症状重,常出现中毒性休克。

1. X 线　腹部平片可显示胰周区域肠腔的反射性积气和液平面,以及膈肌上升、胸腔积液、肺底不张或炎症浸润等表现,胃肠道钡餐造影可以间接地反映胰腺炎在胃肠道的改变,如十二指肠圈扩大、乳头水肿和胃的受压移位等。但在急性期一般不行胃肠道造影检查。

2. USG　胰腺体积增大,多为弥漫性,也可为局限性;胰腺内部回声减低或不均匀;主胰管一般表现正常,或有轻度扩张;胰腺边缘常不清晰,周围弱回声区,为胰腺周围渗出和水肿样变化。另外可见一些间接征象,如下腔静脉和肠系膜上静脉受压、腹腔内积液征、胃肠道积气以及麻痹性肠梗阻等。

3. CT　对急性胰腺炎诊断价值很大,不仅可以确定诊断,还可以协助判断炎症浸润范围及程度。胰腺肿大,一般为弥漫性肿大。水肿性者,肿大胰腺的密度尚较均匀,边缘比较清楚,周围脂肪间隙存在或消失,周围无明显液体渗出。出血坏死性者,胰腺增大明显,且密度不均匀,坏死呈低密度区而出血呈高密度灶,胰腺周围常有炎性渗出,周围脂肪间隙模糊。胰腺周围液体渗出,导致胰腺轮廓不清、邻近的肾前筋膜增厚,渗出较多时胰腺周围可形成明显的液体潴留,多在网膜囊、肾旁前间隙等处呈现多个水样囊性低密度区。胰腺内也可有积液。液体潴留被纤维囊包围即形成假性囊肿。增强扫描可见坏死区不增强,而一般水肿、炎症的胰腺实质有增强。脓肿是胰腺炎的重要并发症,表现为局限性低密度灶,与坏死区相似,出现气体是脓肿的特征(图 8—34)。

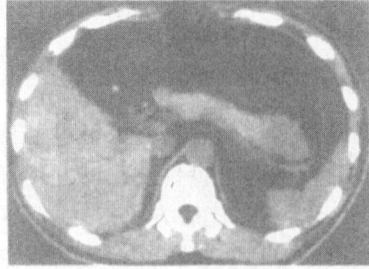

图 8—34　急性胰腺炎

注:CT 扫描示胰腺体尾部肿大,内密度减低,周围脂肪间隙模糊,左肾前筋膜增厚

4. MRI　胰腺增大,边界不清;由于炎症、水肿、坏死使组织的 T_1 和 T_2 延长,使胰腺在 T_1WI 上信号减低,在 T_2WI 上信号增高;出血使 T_2 延长而乃缩短,因而在 T_1WI 和 T_2WI 上都表现为高信号。

5. 鉴别诊断　急性胰腺炎一般根据临床、体征和生化检查,结合影像学表现,诊断不困难,影像学检查的主要目的在于帮助确定病变的范围、程度以及有无并发症等。急性胰腺炎若主要引起胰头局部扩大,则需与胰头肿瘤鉴别,随访检查十分重要,在抗感染治疗后,炎症消退,形态恢复正常,有助于与之鉴别。

(二)慢性胰腺炎

为慢性胰腺功能不全的最主要原因,可以是多次急性胰腺炎反复发作的结果,但有时可以没有胰腺炎病史。慢性胰腺炎的病理改变主要以胰腺纤维化为主,结缔组织增生,腺泡萎缩减少,可累及胰腺局部或全部,使胰腺增大、变硬,后期可发生萎缩。胰管一处或多处狭窄,狭窄的远端扩张,还可以有胰腺钙化和胰管内结石以及假性囊肿形成。临床上慢性胰腺炎多为反复急性发作,急性发作时症状与急性胰腺炎相似,表现为腹痛、恶心、呕吐和发热。平时有消化不良症状如腹泻等,甚至可产生脂肪痢,严重破坏胰岛时可产生糖尿病症状,病变累及胆管可引起梗阻性黄疸。血清淀粉酶活性可以增高,但也可正常。

1. X 线　腹部平片可于胰腺区域发现致密的多发性小结石和钙化。ERCP 可显示胰管及其分支出现扭曲变形、不规则扩张和狭窄乃至完全闭塞。

2. USG　可见胰腺增大,可为弥漫性肿大,边缘呈不规则结节,亦可形成局限性肿块,但有时胰腺萎缩。胰腺轮廓多不规则,与周围组织缺乏清楚的边界,内部回声多呈不均匀性增强。主胰管常扩大而明显可见,其中如有小结石可出现点状或斑片状高回声并伴声影。常合并假性囊肿、主胰管扩张、胰管内结石等。

3. CT　常见胰腺增大,边缘不规则,可以是完全性的,也可是局灶性的。约 1/4 的患者可见胰腺钙化,表现为斑点状致密影沿胰管分布,是慢性胰腺炎的特征性表现。胰管常有不同程度的扩张,左背前筋膜可增厚,常合并假性囊肿,多在胰腺内,表现为边界清楚的囊性低密度区,CT 值接近水的密度。病变发展到最后可见胰腺萎缩(图 8—35)。

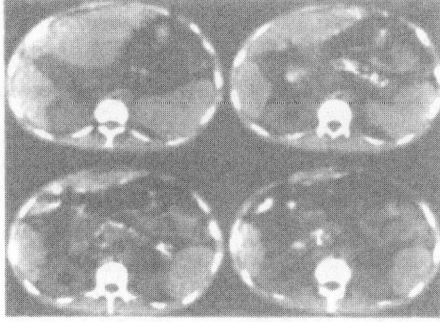

图 8-35 慢性胰腺炎
注:胰管呈串珠样扩张,并可见多个钙化灶,胰腺实质萎缩

4.MRI 胰腺增大或缩小,但信号强度改变不明显。钙化是慢性胰腺炎的重要改变,在 MRI 上不形成信号,很难识别。假性囊肿在 T_1WI 上表现为局限性囊性低信号区,在 T_2WI 上显示为囊状高信号区。

5.鉴别诊断 根据影像学的特征表现(钙化、胰石形成、假性囊肿和胰管扩张),再结合临床多可确定诊断,必要时参考 ERCP 的表现。在鉴别诊断中,往往需要与胰腺癌鉴别,因为胰腺癌可并发于慢性胰腺炎,且都可以表现为胰头增大而胰体尾部萎缩。胰腺癌更易侵犯或包埋邻近血管,胰腺癌较早即可能出现肝、腹膜后淋巴结转移。

(三)胰腺癌

胰腺癌占全身恶性肿瘤的 1%~4%,为胰腺恶性肿瘤中最常见者,男性多于女性,以 50～70 岁为多,青年及儿童也可发生。根据其发生部位分为胰头癌、胰体癌、胰尾癌及全胰癌,以胰头癌为最多见,占 60%～70%。胰腺癌多来源于导管上皮,少数发生于腺泡。约 90% 为腺癌,病理上为质地坚硬的纤维硬化性致密肿块,与周围组织界限不清,肿瘤易发生出血、坏死及形成囊状空腔。由于胰管狭窄、闭塞,其远端胰管扩张,并可呈囊状。主要症状有腹痛、上腹深部肿块、进行性阻塞性黄疸、消瘦、乏力、食欲不振和腹泻等。可因肿瘤发生部位而不同,胰头癌约有 85% 以黄疸为主要表现,胰体、尾部癌则常以腹痛、腹部肿块为主要表现。

1.X线 平片提供信息很少,巨大肿块可见胃和结肠的受压改变。低张十二指肠造影可见十二指肠内侧壁的黏膜皱襞平坦、消失,肠壁僵硬。进而可引起黏膜皱襞破坏,十二指肠曲扩大,其内缘出现压迹,可呈双重边缘,由于乳头较固定而使十二指肠内侧缘呈"反 3 征"。胃窦部大弯可受压移位,后壁受压则呈"垫压征"。由于胆总管下端梗阻,可使胆囊和胆总管扩大,在十二指肠相应部位造成弧形或带状压迹。ERCP 可显示胰管狭窄和阻塞。如已有阻塞性黄疸,PTC 可显示胆总管的胰腺段梗阻,梗阻端可圆钝、尖削或呈不规则性狭窄。胰腺癌如有上述表现,大多已属进展期。

2.USG 胰腺多呈局限性增大,内见肿块,轮廓不规则,边界欠清晰;肿瘤内部多呈低回声,可不均匀,肿瘤坏死液化可出现无回声区。依肿瘤位置不同可压迫或侵犯周围血管和脏器而出现不同的间接征象,胰头癌可使十二指肠曲扩大,压迫下腔静脉、门静脉、肠系膜上静脉变窄、移位,压迫胆总管末端使胆系扩张,胰管也可扩张。胰腺癌晚期,常有肝、周围淋巴结转移及腹水。

3.CT 胰腺局部增大,边缘呈不规则隆起或呈分叶状。肿瘤的密度常与胰腺的密度相似,但其中常有坏死或液化而形成低密度区。增强扫描肿瘤常不增强或稍有增强,而正常胰腺实质增强明显,从而使肿瘤得以显示。胰头癌侵犯、压迫胆总管末端,可使肝内外胆管扩张而胰头处胆总管突然狭窄、中断或变形。亦常阻塞胰管而见体尾部胰管扩大。胰腺癌进展，可使胰腺周围脂肪层消失，邻近血管可被推移甚至包埋。肝门和腹膜后可出现淋巴结增大，肝内转移也很常见。采用螺旋CT双期扫描可以更清楚地显示病变细节及其毗邻关系（图8—36）。

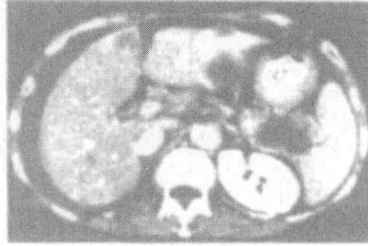

图8—36　胰腺癌

注：CT增强扫描示胰腺体尾部不规则肿块，内有低密度坏死区，肝内见多个低密度转移灶

4. MRI　胰腺局限性增大，边缘轮廓不规则。T_1WI上肿瘤信号稍低于正常胰腺和肝，其中坏死区信号更低；T_2WI上肿瘤信号稍高且不均匀，坏死区则显示信号更高。一些间接征象如肝内外胆管扩张和胰管扩张是诊断胰头癌的重要依据，MRCP可以清楚显示胰、胆管梗阻的部位、形态和程度。MRI还可很好地显示胰腺癌向肝、肝门、门腔间隙以及其他邻近器官和腹膜后间隙转移、侵犯的情况。

5. 鉴别诊断　在一般情况下胰腺癌与慢性胰腺炎不存在鉴别诊断问题。但是，呈局限性胰腺肿大的慢性胰腺炎需与胰腺癌鉴别，而且单从影像学角度鉴别仍十分困难，有否淋巴结肿大和肝内转移灶对鉴别很有帮助。胰腺癌的中央坏死形成囊腔有时需与胰腺炎所致的假性囊肿鉴别，壁厚且不规则的囊腔有助于胰腺肿瘤的诊断。

四、脾脏疾病

（一）脾外伤

脾外伤往往是腹部外伤的一部分，而腹部挫伤最常受累的是脾，也经常合并肋骨、肝、胰、肾的损伤。因受力大小、方向、作用速度及受伤时体位不同，而产生不同类型、不同程度的损伤，可分为：①被膜下撕裂，损伤轻，脾被膜完整，被膜下表浅组织损伤，产生被膜下血肿。②中央破裂，脾被膜完整，深部组织发生破裂，形成深部血肿。③完全性破裂，此型最为多见，实质及被膜均有破裂，伴有严重的腹腔出血。根据脾破裂发生的时间，临床上有早发性脾破裂和迟发性脾破裂。急性脾破裂的患者可出现剧烈的左上腹疼痛并向背部放射，全腹明显压痛及肌紧张，左上腹为著，严重者可出现出血性休克。迟发性脾破裂者，症状可隐匿数天至出现大出血。

1. X线　平片可显示一些间接征象，如脾影增大，轮廓呈部分或全部消失，结肠脾曲受压而下移，左膈抬高、活动受限，以及反射性肠郁张和腹腔积液征象。还可合并肋骨骨折、气胸、胸腔积液和膈下游离气体等。

脾动脉造影时，根据受伤程度可有三种表现。重度：大血管分支断裂；中度：脾内、外有较大量的对比剂外溢；轻度：脾内血肿呈小范围无血管区改变或少量对比剂外溢。在血管造影已明确脾损伤部位、性质、范围后，根据临床情况，可行紧急性介入治疗，可部分取代外科手术。

2. USG

（1）脾包膜下血肿，脾脏稍肿大、变形，被膜光滑、完整，血肿部位可见局限性无回声区，其间可有细点状回声。

（2）中央性破裂，脾脏不同程度增大，轮廓清楚，实质回声不均匀，可见不规则的回声增强或减低区；有血肿形成者，可见实质内不规则无回声区。

（3）完全性破裂，多数表现为脾包膜连续性中断，局部回声模糊，或有局限性无回声区，脾实质内可有不均匀性回声增强或减低区；严重者脾脏失去正常轮廓，边界模糊不清，内部回声杂乱，或实质分为不规则的低回声碎块；均可见在脾外或腹腔内显示异常液性无回声区。

3.CT　脾挫裂伤显示为脾内线条状、不规则形的低密度区伴有小点、片状高密度影。新鲜的脾包膜下血肿及脾内血肿于平扫时呈等密度或稍高于脾密度，包膜下血肿表现为脾实质与被膜间的半月形影，脾实质受压变形，脾内血肿呈实质内的团块状高密度影。随着时间的推移，血肿密度逐渐降低，陈旧性血肿呈现为边缘光滑、锐利的均一水样密度。增强扫描时，因血肿不增强，与增强的脾实质密度差别更明显，而显示出清晰的形态。脾破裂时，脾脏光滑、锐利的边缘变得模糊不清，边缘连续性中断，实质内可见稍低密度的裂隙，脾周及腹腔内可有出血征象。增强扫描尤其是螺旋CT双期扫描有助于显示较轻的病变（图8－37）。

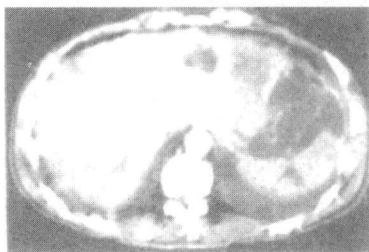

图8－37　脾挫裂伤

注：CT平扫示脾脏密度不均匀，边缘模糊，实质内可见多发不规则低密度影，脾脏外后缘包膜下亦见弧形高密度影，说明既有脾内血肿，又有包膜下血肿

4.MRI　外伤引起的脾内、包膜下血肿，以及脾脏破裂造成的脾周或腹腔内出血，其MRI表现与其他部位的血肿相似。

5.鉴别诊断　根据CT或USG表现，结合病史易做出诊断。但若外伤时间短，脾破裂和血肿征象表现不明显时，需随访观察。单凭CT表现不易区分陈旧性血肿和脓肿，鉴别需要密切结合临床。

（二）脾肿瘤

原发于脾的肿瘤少见，良性肿瘤中以血管瘤多见，恶性肿瘤中以淋巴瘤多见。血管瘤在病理学上可分为海绵状血管瘤、毛细血管瘤及静脉性血管瘤，以海绵状血管瘤为最多见，肿瘤大者内部可发生血栓、坏死、纤维化、钙化和出血等。脾恶性淋巴瘤除原发于脾者外，亦可为全身性恶性淋巴瘤脾浸润，病理上可有几种类型：①弥漫性脾肿大，无明显肿块形成。②粟粒状肿物。③2～10cm大小的肿物。④孤立性大肿块。脾血管瘤多发生于30～60岁，多为海绵状血管瘤，也可见于6岁以下的小儿，多为毛细血管瘤，可无症状，肿瘤大者可有上腹痛、左上腹肿块、压迫感及恶心、呕吐等症状。恶性淋巴瘤患者年龄多在40岁以上，平均年龄为56岁，男性稍多于女性。临床上多以左上腹疼痛和脾肿大为最突出的症状。血中白细胞和血小板减少。

1.X线　腹部平片上可大致显示脾脏大小、形态的改变以及周围脏器的受压移位。偶尔可见肿瘤内的钙化，特别是血管瘤。

2.USG　脾海绵状血管瘤表现为境界清楚的圆形高回声，边缘锐利，高回声内可有小的无回声区和高回声间隔光带,呈网格状。脾恶性淋巴瘤表现为脾弥漫性增大,脾实质回声减低或正常,光点分布均匀;部分患者为脾实质内单发或多发散在分布的圆形低回声结节,边界清楚,多个结节融合可呈分叶状;多发性结节状淋巴瘤呈蜂窝状低回声,间隔呈较规则的线状高回声带。

3. CT　脾海绵状血管瘤,平扫时为边界清楚的低密度区,形态规则,当内部有出血、坏死时,密度不均匀。增强扫描时,早期呈病灶周边的结节状强化,延迟扫描对比剂逐渐向病灶中心充填,最后病灶呈等密度。当肿瘤中心有血栓形成、囊变及坏死时,其中心部位可始终为低密度区(图 8－38)。

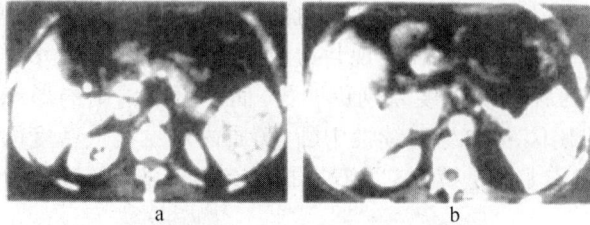

图 8－38　脾血管瘤

注:CT 增强扫描早期示脾实质内类圆形低密度肿块,强化不均匀,边界清楚;延迟扫描示肿块完全被造影剂充填,与正常脾实质密度一致

脾恶性淋巴瘤,可见脾肿大,平扫时可见比脾实质密度稍低的单发或多发性低密度占位性病变,边界不清楚。增强扫描病灶轻度不规则强化,但周围正常脾组织强化明显,从而密度差加大,病灶显示得比较清楚(图 8－39)。

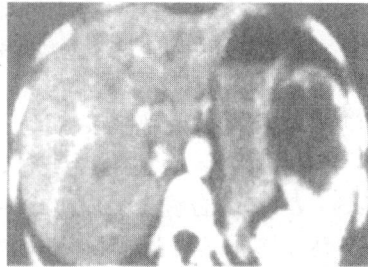

图 8－39　脾恶性淋巴瘤

注:CT 增强扫描示脾脏前部不规则低密度肿块,无强化,脾实质明显强化,使肿块边界清楚,内见分隔

4. MRI　脾血管瘤由于其 T_1 和 T_2 延长,在 T_1WI 上为低信号区,且肿瘤内具有瘤样扩张的血管成分,血流缓慢,在 T_2WI 上呈明显的高信号。血管瘤往往信号均匀,边界清楚。Gd－DTPA 增强后约 83% 显示明显强化。

脾淋巴瘤在 MRI 上表现为单个或多个大小不等的圆形肿块,在 T_1WI 和 T_2WI 上均为不均匀性混杂信号,边界不清,Gd－DTPA 增强扫描对诊断有一定帮助。

5. 鉴别诊断　脾海绵状血管瘤患者常无临床症状,USG 和 CT 表现均类似于肝海绵状血管瘤,与脾恶性肿瘤易于鉴别,个别疑难病例可借助 DSA 检查确诊。USG、CT 和 MRI 均可对脾淋巴瘤做出定位诊断并判断肿瘤与周边的关系,并可显示其他部位的肿大淋巴结,但在定性诊断方面仍需要密切结合临床、实验室检查等资料。

(王勇)

临床影像诊断与介入治疗

（下）

马辉福等◎主编

吉林科学技术出版社

第九章 临床疾病超声诊断

第一节 肝脏疾病超声诊断

一、肝弥漫性病变

(一)脂肪肝

脂肪肝是指肝内脂肪在组织细胞内贮积超过肝重量的 5%，或在组织学上有 30% 的肝细胞出现脂肪变性。轻度脂肪肝患者无症状；较重者可有肝肿大、肝区疼痛和压痛；严重者有食欲减退、恶心、黄疸和肝功能异常；长期的脂肪肝可发展成肝硬化。

1. 超声表现　根据脂肪在肝内的分布情况，脂肪肝可分为弥漫性脂肪肝和局限性脂肪肝两类。

弥漫性脂肪肝的声像图表现为肝均匀性增大、饱满，表面圆钝；肝实质回声弥漫性增高，分布较均匀、细密，明显高于同侧肾皮质回声，两者形成鲜明的对比，故也称为"明亮肝"；整个肝区透声性差，肝实质深部因不同程度的声衰减而回声明显降低；肝内管道结构显示模糊，肝静脉细小(图 9-1)。彩色多普勒超声显示肝内血流的灵敏度降低，尤其对于较深部位的血管，血流信号难以显示或较正常减少。

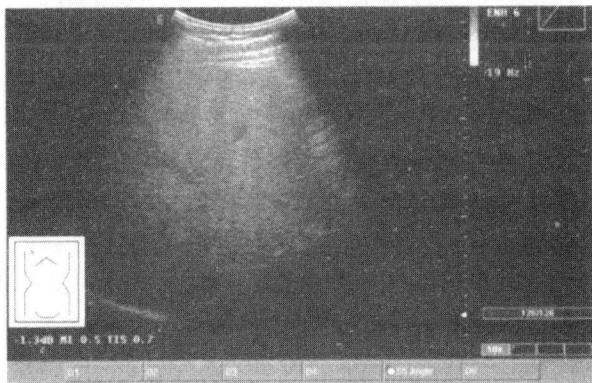

图 9-1　弥漫性脂肪肝

局限性脂肪肝通常累及部分肝叶或肝段，超声表现为脂肪浸润区部位的高回声区与正常肝组织的相对低回声区，两者分界较清，呈花斑状或不规则的片状(图 9-2)。脂肪浸润区呈细密的高回声，单个或多个区域；有时在肝实质回声明显增强的背景下，在肝门部或胆囊周围可显示局限性低回声区，境界清晰，无包膜，无球体感。彩色多普勒超声显示不均匀回声区内无明显彩色血流，或正常肝内血管穿入其中，走行正常。

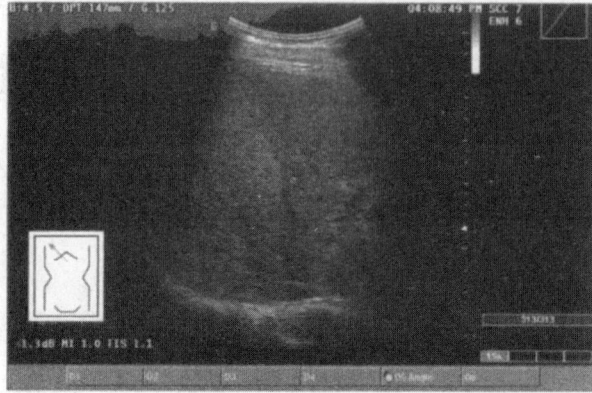

图9—2　局限性脂肪肝

2.鉴别诊断

(1)弥漫性脂肪肝与正常肝的鉴别:肝实质回声的高低有时可因仪器调节不当造成,对比肝肾实质的回声强度有助于鉴别。脂肪肝时肝实质回声明显高于肾皮质,而仪器调节不当时常导致肝实质与肾皮质回声均增强。

(2)局限性脂肪肝与肝肿瘤的鉴别:肝脂肪呈局限性不均匀分布时,病变区无明显球体感,肝实质回声增高;肝肿瘤者病灶动态扫查时有明显的占位效应,挤压周围的结构,肝实质多无脂肪肝背景。

3.探测要点

(1)探测内容:测量肝的各径线,了解有无明显的肝肿大征象。观察肝实质浅部和深部的回声散射情况、肝内管道清晰度,对比肝肾实质的回声强度,并进行彩色多普勒血流信号的检测。

(2)注意事项:脂肪的衰减常导致脂肪肝的声像图不满意,尤其难以显示深部结构。为使肝实质显示清晰,需要合理调节仪器各参数,如降低探头频率、适当提高远场的增益等。对于局限性脂肪肝患者,应多切面、多角度地观察回声异常区,避免假阳性。

(二)肝炎和肝纤维化

肝炎多由肝炎病毒引起,急性期具有较强的传染性。病理上表现为肝细胞混浊肿胀、局灶性坏死、炎症细胞浸润,以及肝细胞再生和修复同时存在。临床表现不特异,可为乏力、食欲减退、肝区隐痛、腹胀等,部分患者有黄疸和发热。急性肝炎迁延不愈半年以上即为慢性肝炎,表现为肝功能轻度异常或反复波动,多伴有不同程度的肝纤维化。在我国,血吸虫病也是肝纤维化的病因之一。血吸虫性肝纤维化患者临床消化道症状轻,而以脾肿大为特征。

1.超声表现

(1)急性肝炎早期,因肝细胞水肿超声显示肝实质回声稍减低(黑色肝),肝形态稍饱满,表面光滑,无其他明显的改变。慢性肝炎常伴肝纤维化,超声显示肝实质回声稍增粗、短线状增强,肝包膜尚光滑,声像图无特异性的改变。

(2)急性血吸虫感染时,仅显示肝轻度肿大,以肝左叶明显,可见尾状叶肥大。血吸虫性肝纤维化时,肝内呈中等或较大的斑片状高回声,或肝内纤维条索和网格样回声,呈"地图样"(图9—3);脾大明显,可出现巨脾。

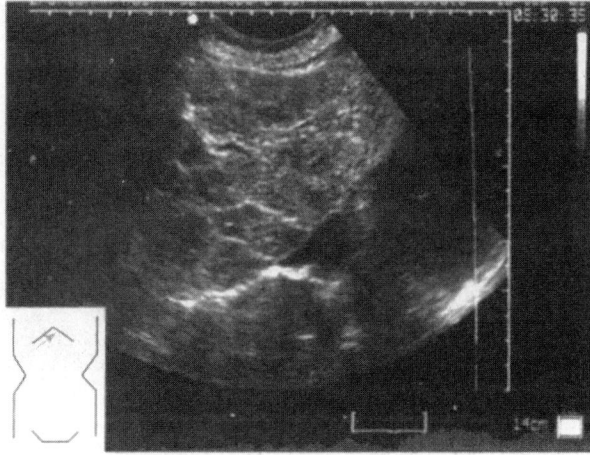

图 9－3 血吸虫病性肝纤维化

2.鉴别诊断 肝体积较大呈弥漫性改变时,需与脂肪肝相鉴别。肝炎所致的肝实质回声呈弥漫性减低或增粗增高,与仪器调节密切相关;而脂肪肝的回声细密、明亮,后方衰减,必要时结合病史和实验室检查。

3.探测要点

(1)探测内容:观察肝的外形、包膜、肝内管道及其分布,以及肝实质回声是否改变;测量肝的径线以明确有无肝肿大或肝萎缩,尤其是肝左右叶的比例是否失调;排除肝内占位性病变。

(2)注意事项:急性肝炎时声像图多无明显特征,对传染期的患者要注意隔离和消毒。慢性肝炎时,超声只能提示肝弥漫性病变的存在,难以提示具体的病变类型或进程,如肝纤维化、肝硬化、糖原贮积症等,需要通过实验室检查或肝穿刺活检进行诊断。

(三)肝炎后肝硬化

慢性肝炎反复发作损害肝最终导致肝硬化,病理特点是肝细胞变性、坏死,继而出现纤维组织增生和肝细胞的结节状增生。这些病理改变反复交错进行,结果导致肝小叶结构和血液循环体系改建,形成假小叶,肝质地变硬。肝硬化代偿期临床表现轻,仅有乏力、食欲减退、右上腹不适等;失代偿期可出现肝功能减退和门静脉高压所致的临床表现,如食欲减退、乏力、腹胀、出血倾向、肝掌、蜘蛛痣、脾大、腹水、食管胃底静脉曲张和脐周静脉曲张等。

1.超声表现

(1)早期肝硬化时,超声显示肝大小形态无明显变化,肝内血管基本正常。

(2)典型肝硬化时,灰阶超声的主要表现为肝左右叶比例失调,即右叶萎缩、左叶增大,肝缘变钝,缩小的肝向右季肋部上移;肝表面不光整或凹凸不平呈波浪状、锯齿状、驼峰状(图9－4)。肝实质回声呈短线状增粗和增强,分布不均匀,后方可衰减。胆囊壁增厚呈"双边影"(原因可能是由于胆囊静脉回流于门静脉,门静脉高压时,胆囊静脉回流受阻,胆囊壁充血、水肿、渗出所致)。脾大;腹水,多见于下腹部膀胱前方、肝前和肝肾间隙等部位。

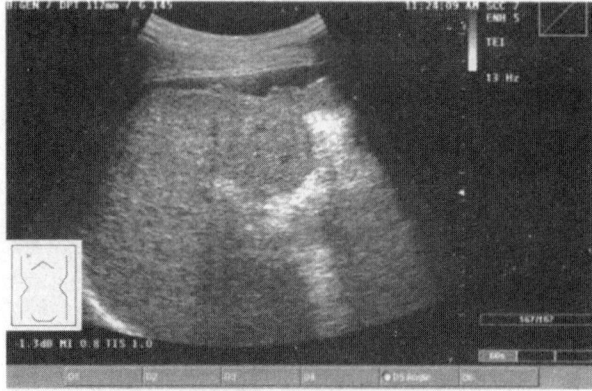

图9-4 肝硬化声像图

肝硬化所致的门静脉高压,超声表现主要有门静脉内径增大,肝门部门静脉主干内径大于14mm,门静脉血流速度降低,严重者出现双向血流甚至离肝血流,部分门静脉内有血栓形成,门静脉周围静脉侧支形成呈"蜂窝样"低回声,亦称门静脉海绵样变性(图9-5);肝动脉较正常代偿性增宽,超声易显示和检测,血流量增加;肝静脉显示不清晰,内径变细,流速曲线的波动性减弱;脐静脉开放,重新开放的脐静脉位于肝左内、外叶之间的肝圆韧带内,长轴切面肝圆韧带呈液性管腔,一端与门静脉矢状段囊部相通,另一端至肝下缘延续至腹壁;脾门区脾静脉内径增宽,脐周、腹壁静脉曲张;食管胃底静脉曲张;这些静脉内均可测及静脉频谱,流速较低。

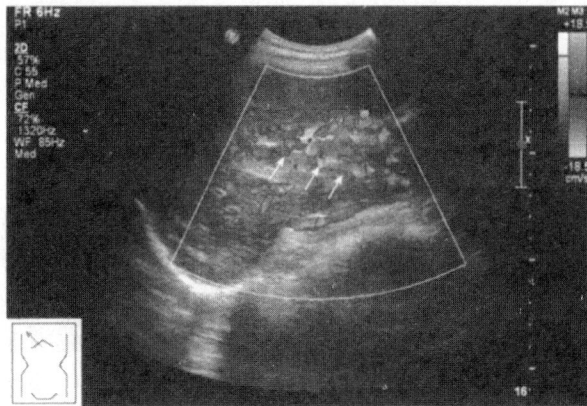

图9-5 门脉海绵样变(箭头)

2.鉴别诊断

(1)肝硬化与肝癌的鉴别:肝硬化时肝区回声增粗呈结节样,血吸虫病时肝区回声呈斑片状,均需排除肝癌的可能。肝硬化时肝内结节回声不均匀,无球体感;肝癌的超声表现除了病变区回声异常外,肿瘤多有明显的边界或周边有暗环,动态扫查时有明显的占位效应,并推挤周围肝组织致肝内管道结构移位、肝体积增大;彩色多普勒超声显示肝癌内血流丰富,流速曲线多呈动脉搏动性,阻力指数较高,有时可见门静脉分支内癌栓形成。

(2)与脂肪肝相鉴别:当肝硬化声像图回声弥漫性增高时,后方衰减。但脂肪肝者一般情况好,肝区回声细密,且无肝硬化的其他征象,必要时结合实验室检查。

3.探测要点

(1)探测内容:肝硬化时除了显示和观察肝实质、肝包膜和边缘、肝内血管等结构外,尚需要仔细观察胆囊、肝内外门静脉、脐静脉、脾静脉和脾的大小和血流情况，以及有无腹水。

（2）注意事项：肝硬化时肝形态发生改变，肠道胀气及腹水时常导致声像图显示不满意。应改变体位多角度显示肝实质及肝内外血管。测量门静脉内径应在肝门部为宜，肝内血管的内径可因肝实质的硬化牵拉而缩小，并需要仔细显示门静脉及其属支的血流情况，排除血栓或癌栓。肝硬化常致胆囊壁水肿，需与胆囊炎鉴别，前者没有胆囊炎的临床表现。

二、肝囊性病变

肝囊性病变指发生在肝实质内的以液性为主的一类病变，包括肝囊肿、肝脓肿和肝包虫病等，病因各不相同。

肝囊肿可为先天性发育异常所致，如胚胎时肝内胆管和淋巴管发育障碍，形成孤立性肝囊肿或多发性囊肿病（多囊肝），亦可为潴留性或老年退行性变所致。肝囊肿的临床表现取决于囊肿的大小和数量，以及对正常肝实质的压迫程度。一般无临床症状，大而且多的肝囊肿可引起邻近肝内管道结构的受压和移位。多囊肝具有遗传性和家族史，约50%伴发多囊肾，也可伴有脾、胰等其他内脏的多囊性病变。多囊肝早期可无症状，但随着年龄增长，肝体积明显增大，可出现肝功能异常，甚至肝功能衰竭。

肝脓肿多由细菌或阿米巴原虫感染肝所致，病菌入肝后形成小脓肿，也可融合成较大的脓腔。脓肿的中心为稠厚脓液和坏死组织，外周为纤维组织包裹。细菌性肝脓肿患者病情较重，临床表现有寒战、高热、肝区疼痛、肝肿大和明显压痛，外周血白细胞和中性粒细胞明显升高；阿米巴肝脓肿的临床症状稍轻。

肝包虫病是由于细粒棘球绦虫的幼虫寄生于肝所致，主要见于新疆、甘肃等牧区。肝包虫病的临床症状视囊肿的大小及有无并发症而异。肝包虫囊较小时多无症状；包虫囊极度肿大时出现右上腹肿块，患者有饱胀牵扯感和压迫症状。

1. 超声表现

（1）肝囊肿：单纯性肝囊肿在声像图上表现为无回声区，透声性好；圆形或椭圆形，单房或多房，无或有分隔；囊壁薄而清晰光整，厚度通常在 1mm 以下，包膜光整；前壁弧形、光滑，回声较肝组织略高；后壁回声增高，后方回声增强明显；有时可出现侧壁回声失落，即不能显示真实的两侧囊壁；可有侧方后声影，为折射性声影。多房囊肿内有间隔状高回声。囊肿合并感染时常显示囊腔回声混浊。若肝内出现多个囊肿则为多发性肝囊肿（图 9－6）。

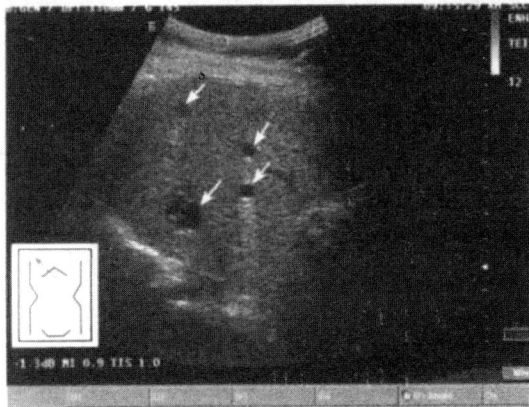

图 9－6 多发性肝囊肿（箭头）

(2)多囊肝:肝不均匀性增大,形态失常;肝内密布大小不等的无回声区,内径数毫米至数厘米;边界清晰,囊肿常紧密相连,正常肝组织较少,多数囊肿后方回声增强效应不明显;严重者无正常肝实质回声(图9—7)。

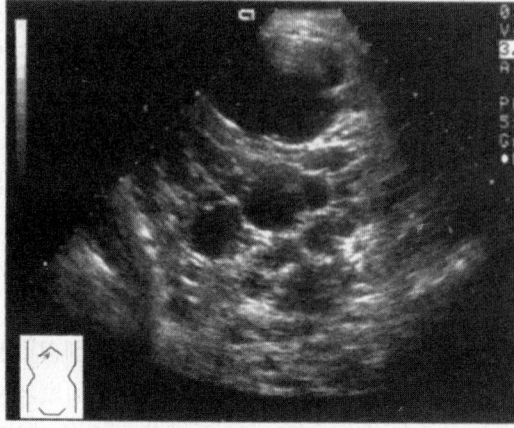

图9—7 多囊肝

(3)肝脓肿:超声显示肝内出现一个或多个囊实性占位病变,边界不清;通常壁较厚,外壁规则,内壁不规则,如"虫蚀样"(图9—8);具有后方回声增强效应;侧壁一般显示清晰,无回声失落现象;病灶内部回声复杂,可表现为低回声均匀分布或分层分布,也可表现透声佳;改变体位或压放探头见脓肿内光点飘动。周围肝组织呈炎症性反应,与脓肿壁之间形成由亮渐暗的环形回声带。产气杆菌感染时,脓肿内见微量气体回声,气体后方有彗星尾征。彩色多普勒超声显示早期肝脓肿内部较丰富的彩色血流,脓腔形成后仅周边部可见少量血流信号。超声造影则可显示肝脓肿特征性的"蜂窝样"增强表现(图9—9),对鉴别诊断意义较大。超声探测还可引导对病灶穿刺抽脓和注射抗生素进行介入治疗。

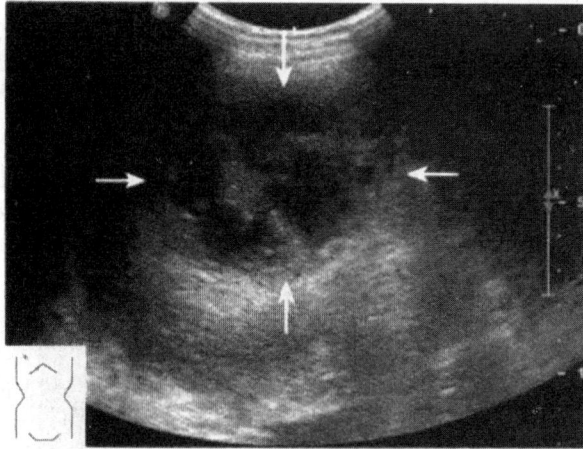

图9—8 肝脓肿(箭头)

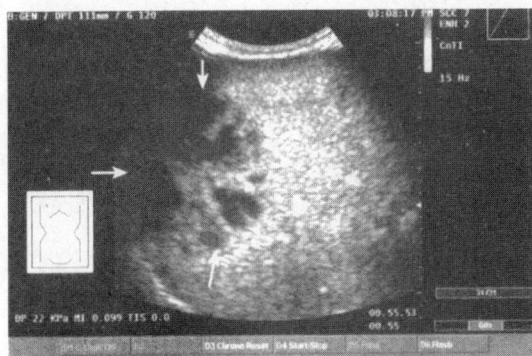

图9-9 肝脓肿(箭头)超声造影

(4)肝包虫病:超声显示肝局限性膨出或肝肿大。肝包虫囊肿呈无回声区,包虫囊肿的典型表现是"大囊套小囊",小囊(子囊)呈点状或蜂窝状聚集漂浮于大囊(母囊)内,底部常见点状或簇状的强回声沉积物,随体位改变而有移动现象。囊壁厚,多呈双层,外囊为纤维包膜,较光滑;内囊不规整,部分脱落漂浮于液性囊腔(图9-10);囊壁钙化时呈强回声,点状、斑片状或蛋壳状。病灶外的肝实质回声正常,血管结构清晰。肝包虫可多发,钙化或继发感染时,超声表现呈不规则、强弱不等的杂乱回声团块,无特征性。

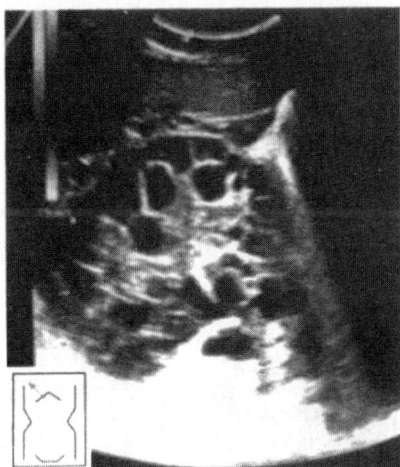

图9-10 肝包虫病

2.鉴别诊断

(1)多发性肝囊肿与多囊肝鉴别:前者肝形态多正常,肝囊肿散在分布,数量有限,周围具有正常肝实质,后方回声增强效应明显;后者肝肿大明显,形态失常,肝内囊肿大小不等,弥漫分布,周围多无正常肝实质,后方增强效应不明显,可能合并多囊肾,有家族史。

(2)肝脓肿与肝包虫病鉴别:肝脓肿液化后囊壁较稠,内壁呈"虫蚀样",外壁与正常肝实质无明确分界,囊液较稠,囊腔透声性差;肝包虫病的囊肿透声较好,内见子囊聚集漂浮其中,囊壁可钙化呈强回声。除了声像图特征,结合肝脓肿的临床表现和肝包虫病的流行区居住史、畜牧史和包虫皮试阳性等资料将有助于鉴别。

3.探测要点

(1)探测内容:除了常规探测肝的形态、大小、回声、肝包膜和肝内的管道结构外,需要观察肝囊性病变的内部回声、囊壁厚度、内壁和外壁形态、与周围肝实质的分界,以及后方回声,尚需探测肾和脾的情况。

（2）注意事项：超声显像是诊断肝内囊肿性病变首选的影像学检查手段，操作简便，声像图表现特异，优于其他影像诊断方法，也是临床随访的主要手段。超声探测时需要询问和结合临床资料、患者的流行区居住史、家族史等。

三、原发性肝癌

原发性肝癌是指发生于肝细胞和胆管细胞的癌肿，其病因与肝炎病毒感染、黄曲霉素 B_1 和其他一些化学致癌物等多种因素的综合作用有关。原发性肝癌在病理上 80% 为肝细胞癌，其余为胆管细胞癌和少见的混合型肝癌。肝癌起病隐匿，早期缺乏特异性症状。常见的症状有肝区疼痛、食欲减退、乏力、消瘦、腹泻等；肝肿大呈进行性，质地坚硬、表面不平或压痛；晚期可有低热、黄疸和门静脉高压的表现。实验室检查中血清甲胎蛋白（AFP）升高对临床诊断很有帮助。

1．超声表现　肝癌较小时肝形态无明显变化，癌肿的声像图表现为：

（1）边缘和包膜回声：多数癌结节具有完整或不完整包膜，可出现侧壁回声失落现象；典型的肝癌结节周围有极低回声的窄暗环（halo），为肿瘤结节推挤周围组织而形成；少数癌肿可无包膜。

（2）内部和后方回声：肝癌结节内部回声复杂，体积较小时以低回声多见，中等大小的癌肿以高回声多见，体积较大时内部回声杂乱，出现坏死时呈混合性回声；后方回声常无明显变化，亦有少数出现后方轻度增强或衰减。

（3）肝癌的扩散转移征象：原发性肝癌易发生癌栓，最多出现于门静脉及其分支（图9—11），也可侵犯肝静脉或肝管。肝癌可发生肝内转移和肝外转移。较常见的肝外转移部位和途径为肝门部、腹主动脉旁和后腹膜的淋巴结转移，经下腔静脉转移至肺，肝表面癌肿可脱落入腹腔或盆腔形成癌结节，但超声除显示腹水外，较难检出微小的转移结节。

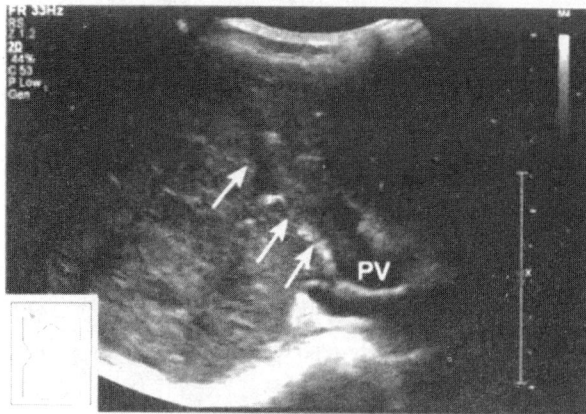

图9—11　肝细胞癌门静脉（PV）癌栓（箭头）

（4）小肝癌的声像图特征：小肝癌指肝癌结节的最大径线在 3cm 以下者。90% 的小肝癌以低回声结节为主要表现，并具有以下特点：圆形或椭圆形，具有细薄包膜，侧壁回声失落，后壁和后方回声轻微增强，内部低回声分布较均匀，其中心部位常具有花蕊样点状增强（图9—12）。

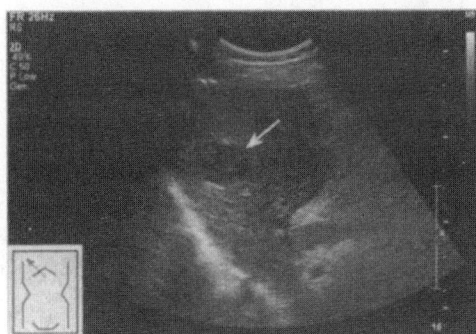

图 9-12　小肝癌(箭头)

(5)肝癌的彩色多普勒超声表现:大多数的肝细胞癌为富血供肿瘤,肿瘤内多见线状、分支状彩色血流穿入其中,多数可测及动脉流速曲线,阻力指数较高(RI>0.60);较大的肝癌内有肝动脉-门静脉瘘,彩色多普勒可测及高速低阻动脉血流;少数肝癌为少血供型,肿瘤内部无血流信号(图 9-13)。

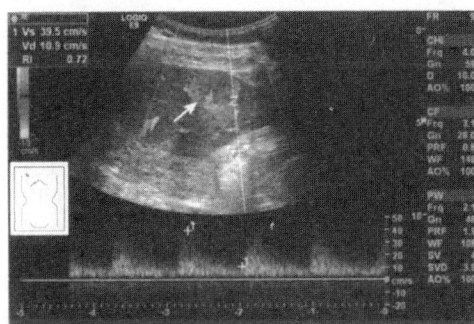

图 9-13　肝癌(箭头)的彩色多普勒超声

(6)肝癌的超声造影表现:经周围静脉注入微泡型超声造影剂,典型的肝癌表现为动脉期快速整体增强、门脉期和延迟期减退呈低回声的动态改变,以此特征诊断肝癌具有较高的敏感性和准确性。

2.鉴别诊断

(1)与血管瘤等肝良性肿瘤的鉴别:肝内小的血管瘤多呈高回声,较大的血管瘤呈混合性回声,两者的鉴别要点见表 9-1。彩色多普勒超声和超声造影可鉴别肝癌与大多数的肝良性肿瘤。

表 9-1　原发性肝癌与肝血管瘤的超声鉴别诊断

超声特征	原发性肝癌	肝血管瘤
内部回声	小者低回声多见	小者高回声多见
回声分布	小者均匀,较大者不均匀	细网络状,边缘裂开征
边缘特征	边界尚清,周围有暗环	边界清,边缘回声增强
后方回声	可轻度增强	增强
彩色多普勒超声	内部线状、分支状血流	血流较少,周边部为主
肝硬化基础	常有	少见
多普勒流速曲线	动脉频谱为主,阻力指数较高	静脉频谱为主,动脉阻力指数较低
超声造影表现	动脉期快速整体增强,门脉期和延迟期减退呈低回声	动脉期周边结节状增强,向心性填充,门脉期和延迟期呈等回声或高回声

（2）与转移性肝肿瘤鉴别：转移性肝肿瘤多不合并肝硬化，病灶常多发，很少出现门静脉癌栓，肿瘤体积较大时易出现内部坏死，且不同组织来源的肝转移瘤回声表现各异。结合其他脏器恶性肿瘤的病史有助于鉴别诊断。

3.探测要点

（1）探测内容：首先明确是否有肝内占位性病变，需要多切面、多角度观察病变区是否有占位效应；其次是定位诊断，根据肝内血管分支、韧带等结构与病灶的空间关系确定其在肝内的具体叶段；观察肿块的内部回声、形态以及与周围肝组织的分界、是否压迫或侵犯邻近的血管或胆管；彩色多普勒超声检测病灶内部和边缘的血流信号分布和流速曲线，对病灶进行定性诊断；必要时进行超声造影检查，进一步明确肿块的良恶性。

（2）注意事项：多数肝癌结节呈膨胀性生长，其外形呈圆形或椭圆形，周围的组织和管道结构受压和被推挤的间接征象有助于识别肝癌结节。肝癌的声像图表现多样，随着癌肿的生长发展，不仅在形态上增大，而且其内部回声特征亦可发生改变。

四、转移性肝癌

转移性肝癌是继发于其他器官癌肿的肝内肿瘤。在我国，转移性肝癌为原发性肝癌的1.2倍，而西方国家则是20倍以上。转移性肝癌的原发癌以消化系统最为多见，占35%～50%。病理上，转移性肝癌结节大小不一，呈弥漫型分布，包膜多完整，很少伴有肝硬化。临床表现一般为原发癌的症状，肝内转移灶较大时可出现肝痛、黄疸和肝区肿块等。

1.超声表现　弥漫性或较大的转移性肝癌常致肝肿大明显，肝形态失常；肝内肿块的回声依原发灶的不同而表现各异，如乳腺癌肝转移时可见肝内单个或多个结节，呈"牛眼征"（图9-14）；胃癌的肝转移可呈高回声结节，大者可为囊实混合性肿瘤；结肠癌的肝转移病灶回声较高，内部有强回声伴衰减的特征。肝内肿块可压迫或侵犯邻近的血管和胆管，引起相应的间接征象，但转移性肝癌一般较晚才出现门静脉癌栓声像图。彩色多普勒超声可显示肿瘤内血流信号，以肿瘤周边部更丰富，脉冲多普勒检测为动脉流速曲线，阻力指数较高。超声造影时，转移性肝癌表现为动脉期整体或环状增强，门脉期和延迟期消退明显呈低回声改变，且消退时间较原发性肝癌更早和更快。

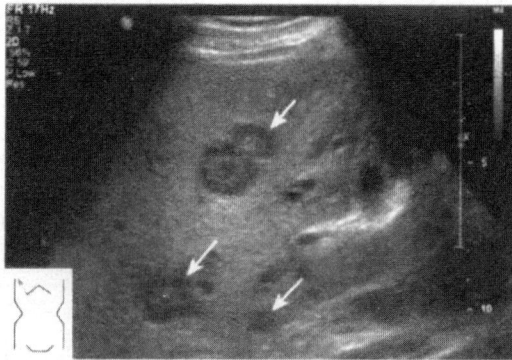

图9-14　转移性肝癌（箭头）

2.鉴别诊断

（1）与原发性肝癌的鉴别：原发性肝癌多具有肝纤维化或肝硬化的基础，常单发，周围有暗环，门静脉内癌栓多见，彩色多普勒超声显示的肿瘤内血流多为穿入型，肿瘤内部线状或分支状血流;而转移性肝癌多不合并肝硬化,常多发,有其他脏器癌肿史,彩色血流信号以肿块周边部多见。

(2)与肝良性肿瘤如血管瘤的鉴别:肝血管瘤多为高回声,内部呈细网络样,外周有纤细的强回声带,多无声晕,后方回声可增强,彩色多普勒超声多显示肿块边缘处彩色血流,且阻力指数 RI<0.60。而转移性肝癌病灶周围有低回声晕,后方回声衰减,大者可出现内部液化坏死;彩色血流较丰富,阻力指数较高。

3.探测要点

(1)探测内容:当超声发现肝内占位性病变时,首先是明确肿瘤的个数和部位,根据肝内结构与病灶的空间关系,对肿块在肝内的具体叶段进行定位;其次是观察肿块的内部回声、形态以及是否压迫或侵犯邻近的血管或胆管;再使用彩色多普勒超声检测肿块内部和边缘的血流信号和流速曲线,对肿块进行定性诊断;必要时进行超声造影检查,提高诊断准确率。

(2)注意事项:当发现肝内转移性肿瘤存在时,需要对全肝仔细检查以避免微小病灶的漏诊。进一步需观察肝门部是否有淋巴结肿大、肝内及肝外的血管是否受压或侵犯、是否有腹水等晚期肿瘤的征象,为临床处理提供更多的信息。

五、肝血管瘤

肝血管瘤是肝内最常见的一种良性肿瘤,可发生于任何年龄,女性较多见。肿瘤见于肝任何部位,多为单发(约 10% 为多发),肿瘤直径以小于 4cm 多见(小至数毫米,大者 30cm)。病理上,肿瘤表面呈暗红色,外有包膜,切面呈海绵状,故称为海绵状血管瘤,有时内部可见血栓形成、瘢痕和钙化,肿瘤与肝实质分界清晰。临床上,直径小于 4cm 的血管瘤多无症状,常于体格检查做腹部超声时偶然发现;体积较大的血管瘤少数伴有腹部不适、肝肿大等非特异性症状。

1.超声表现　肝血管瘤多发生在肝包膜附近或肝静脉旁,外形可为类圆形或不规则形,边界清晰,常有边缘裂开征或血管穿通征,内部回声呈细网络样。小型肝血管瘤以高回声多见(图 9-15),中及大型血管瘤低回声较多,常有厚壁(图 9-16),加压后可变形。血管瘤一般生长速度极为缓慢。彩色多普勒超声显像可见多数肿瘤内部无血流信号,少数有点、线状彩色血流,以肿瘤边缘处多见;脉冲多普勒多测及静脉流速曲线,部分见动脉流速曲线,阻力指数 RI<0.60。超声造影对血管瘤的鉴别诊断具有很高的价值,表现为动脉期周边部结节状增强,逐渐向中央向心性填充增强,门脉期和延迟期呈等回声或高回声改变,表现具有特异性。

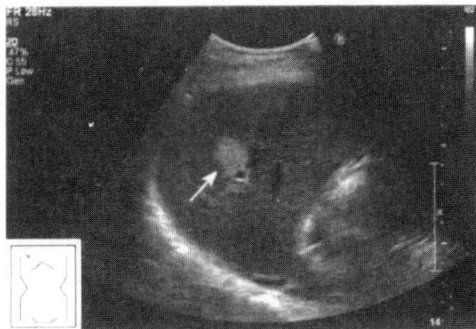

图 9-15　肝血管瘤(箭头)

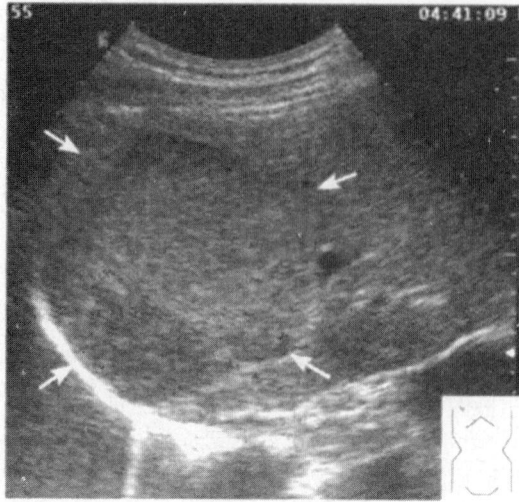

图9-16　肝血管瘤(箭头)

2.鉴别诊断

(1)与原发性肝癌的鉴别:见表9-1。

(2)与转移性肝癌的鉴别:转移性肝癌边界清,周围有低回声的声晕,后方回声衰减,常多发,有其他脏器癌肿的病史,彩色血流较丰富,阻力指数较高。

3.探测要点

(1)探测内容:首先是明确肝内肿瘤的个数和肿块在肝内的具体叶段;其次是观察肿块的内部回声、彩色多普勒血流信号和脉冲多普勒血流频谱的检测,对肿块进行定性诊断;必要时超声造影检查,可以进一步肯定血管瘤的诊断。

(2)注意事项:肝血管瘤生长缓慢,长期随访大小可无明显变化或缓慢增大,如短期内增大明显,需要进行超声造影或其他影像学检查以排除误诊的可能,或建议手术治疗。血管瘤的内部回声是与周围肝实质相比较而言,当周围肝出现脂肪浸润等变化时,血管瘤的回声可发生改变,如先前的高回声病灶可呈低回声或等回声而不易发现。

六、其他肝肿瘤

除了常见的原发性肝癌、转移性肝癌和肝血管瘤外,少见的其他肝肿瘤包括良性的肝局灶性结节增生、肝腺瘤、血管平滑肌脂肪瘤、炎性假瘤等,以及恶性的胆管细胞性肝癌、肝肉瘤、肝血管内皮瘤、肝母细胞瘤等。这些肿瘤病理类型复杂多样,发病率低,临床表现无特异性,肿块较大时均可出现肝内血管、胆管的受压和肝功能的改变。

超声表现　少见类型的肝肿瘤在超声表现上回声杂乱,无明显特异性,体积较大时可出现囊性变或液化坏死,形态不规则,对周围肝组织和管道结构形成明显的压迫和推挤。良性肿瘤中,肝局灶性结节增生的彩色多普勒超声表现有特征性,呈中央向外的放射状血流(图9-17),阻力指数较低;超声造影显示病灶动脉期快速离心性增强,门脉期和延迟期呈高或等回声改变。肝腺瘤有时可见包膜下动脉供血,阻力指数较低。血管平滑肌脂肪瘤因血管、平滑肌和脂肪三种成分比例的不同而声像图各异,高回声、低回声和混合回声均可见。炎性假瘤的形态不规则,呈哑铃状;彩色多普勒超声显示内部无血流信号;超声造影显示病灶内部始终无增强是其特征。

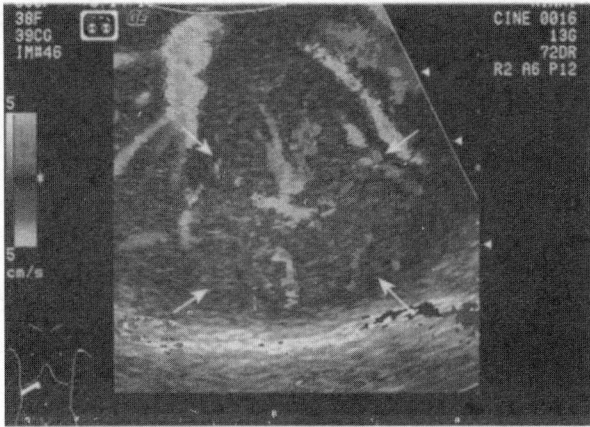

图9—17 肝局灶性结节增生

肝恶性肿瘤中,胆管细胞癌(图9—18)多为低回声,边界不清,常牵拉周围管道结构而呈不规则形;彩色多普勒超声显示内部血流较少,阻力指数较高;超声造影可显示病灶动脉期快速增强、门脉期快速消退,中央不规则的液化区。肝母细胞瘤多见于儿童,肿块大,内部有坏死,血供丰富;肝肉瘤多呈囊实性,后方回声增强,彩色多普勒超声显示周边部血流信号,阻力指数较高。

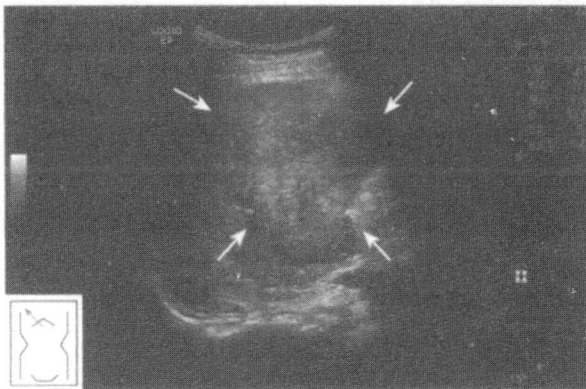

图9—18 胆管细胞性肝癌(箭头)

2.鉴别诊断

(1)与肝良性肿瘤鉴别:肝良性肿瘤中血管瘤最多见,小者呈高回声,内部呈细网络样,外周有纤细的强回声带,无声晕,后方回声可增强,彩色多普勒超声多显示肿块边缘处彩色血流,且阻力指数 RI<0.60。

(2)与肝恶性肿瘤鉴别:原发性肝癌多具有肝硬化的基础,常单发,周围有暗环,门静脉内癌栓多见,彩色多普勒超声显示的肿瘤内血流多为穿入型,实验室检查如 AFP 升高等有助于鉴别诊断;转移性肝癌病灶常多发,不合并肝硬化,并有其他脏器癌肿病史。

3.探测要点

(1)探测内容:首先是明确肝内肿瘤的个数和肿块的具体部位;其次是观察肿块的内部回声和彩色多普勒血流信号,进行脉冲多普勒流速曲线的检测,初步提示肝内肿块的良恶性;必要时进行超声造影检查。

(2)注意事项:当超声发现肝内实质性或囊实性肿瘤时,需要对整个肝进行多切面、多角度的仔细检查以明确肝内是否存在其他病灶。进一步尚需观察肝门部淋巴结、肝内及肝外的血管情况和是否有腹水等恶性肿瘤的佐证,为肿瘤的定性诊断提供依据。

(尹小梅)

第二节　胆囊疾病超声诊断

一、胆囊结石

胆囊结石非常多见,在胆囊疾病中占首位,成年男女均可发生,但以中年女性多见。结石可单发、多发或呈泥沙样,其内的成分可有胆固醇、胆色素和钙盐。钙盐多的结石质硬,超声反射回声较强;钙盐少的结石较软,超声反射回声较弱。

胆囊结石临床上可无症状,有些在体检时才被发现。当胆囊收缩时,结石刺激或胆囊壁炎症可引起右上腹不适或疼痛;当结石阻塞于胆囊颈部时,可出现胆绞痛,即突发性右上腹疼痛,并向右肩、背部或右肩胛下角放射。胆囊结石常合并胆囊炎,一旦合并急性胆囊炎,可出现畏寒、发热。

（一）超声表现

1.典型表现　胆囊内出现形态稳定、形状各异的强回声团,后方伴声影。强回声可随体位改变而移动(图9—19)。结石后方的声影对判断结石有重要的价值,有些结石表现为中、高回声,后方只有淡淡的声影,要注意与肿瘤鉴别。

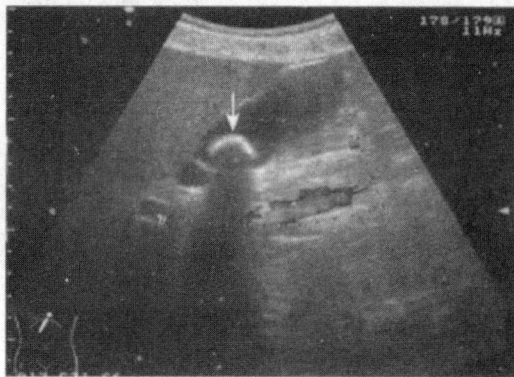

图9—19　胆囊结石声像图

2.非典型表现

(1)胆囊内充满结石:由于胆囊腔被结石充满,正常胆囊内的无回声区消失,表现为胆囊前壁出现长弧形或半月形的强回声带,后方伴较宽的声影,胆囊后壁及其后方结构均不能显示,失去了正常胆囊的声像图表现(图9—20)。当结石和慢性胆囊炎同时存在时,则增厚的胆囊壁包绕结石的强回声,后方伴声影,称为"囊壁、结石、声影"三合征,即"WES"征(图9—21)。

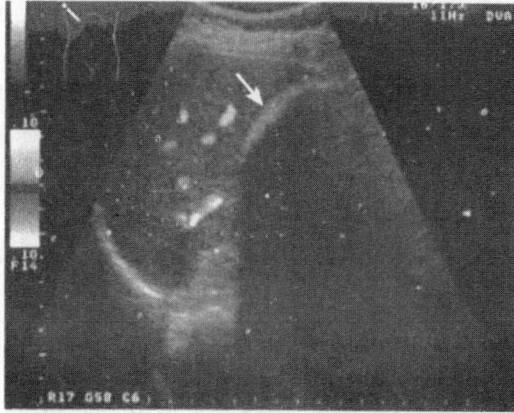

图9-20 胆囊充满结石声像图

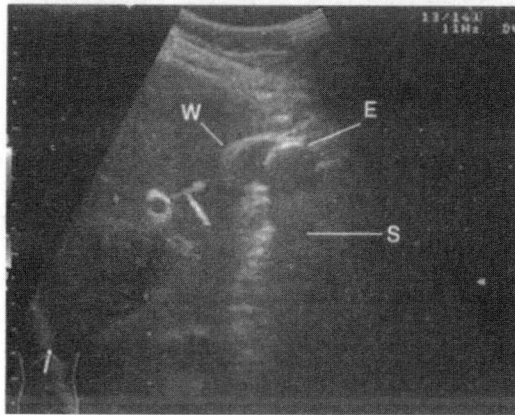

图9-21 胆囊"WES"征表现

W.囊壁;E.结石;S.声影

(2)泥沙样结石:泥沙样结石钙盐含量相对较少,回声强度较弱。当胆囊内泥沙颗粒较小,沉积层较薄时,在超声显像中仅表现为胆囊后壁粗糙,回声稍增强,而无明显声影,类似正常胆囊后壁回声增强效应,容易遗漏(图9-22)。此时应变动体位观察,具体做法:嘱患者由仰卧位变成坐位或侧卧位,探头位置不变,动态观察有无漂动的点状回声,以此鉴别是泥沙样结石还是正常的后壁增强效应。

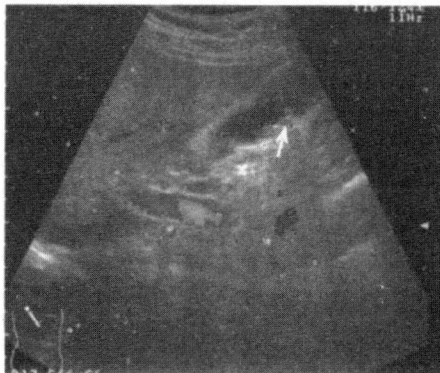

图9-22 胆囊泥沙结石声像图

(3)胆囊颈部小结石:当小结石嵌入胆囊颈部时,由于小结石与胆囊紧密接触,小结石的强回声显示不清,而仅表现为因梗阻而造成的胆囊增大以及颈部伴有声影(图9—23)。此时应利用多体位、多角度探测,将胆囊颈部的纵切图像完整地探测出来,寻找到小结石的强回声方可确诊,否则不可轻易诊断,因为正常胆囊颈部也可出现侧后折射声影的超声伪像。

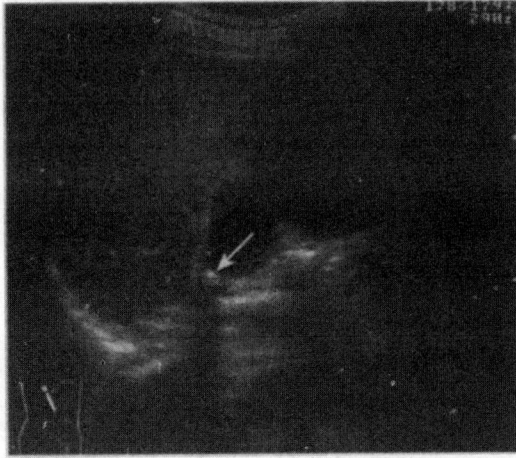

图9—23 胆囊颈部小结石

(二)鉴别诊断

1. 与气体回声鉴别　胆囊内外的气体强回声形态不稳定,在探测过程中易发生形态的改变,气体强回声后方多伴彗星尾征。

2. 与沉积物鉴别　如血凝块、脓液等。回声较结石低,后方无声影,随体位移动不如结石迅速。

(三)探测要点

1. 探测内容

(1)胆囊内有无斑点状或团块状强回声,后方有无声影。

(2)结石的大小与数量,以及是否伴有胆囊炎的声像图改变。

(3)结石是否随体位改变而移动。

(4)结石有无嵌顿在胆囊颈部,是否伴胆囊增大。

(5)胆囊是否被结石所填充,其内无回声区是否存在。

2. 注意事项

(1)非典型胆囊结石因没有典型的声像图表现而容易漏诊,应采用多角度、多方位、多体位探测,以发现病变。

(2)多发性结石或泥沙样结石,难以准确判断结石的大小和数目,应多切面观察。

(3)后方声影不明显的胆囊结石应与胆囊内非结石性的病变鉴别。

(4)当结石伴有胆囊炎时,往往只诊断胆囊结石,而易将胆囊炎漏掉,应引起注意。

二、胆囊炎

(一)急性胆囊炎

急性胆囊炎是常见的胆囊疾病之一,引起的原因多种多样,最常见的原因是胆囊管或胆总管梗阻致胆汁淤滞及细菌感染所致,而引起梗阻的原因多为结石,所以急性胆囊炎常常合并有结石;胰液反流也是引起急性胆囊炎的原因之一。

　　急性胆囊炎根据其不同的病理过程,有着不同的改变。早期表现为胆囊增大,囊壁轻度增厚,黏膜充血水肿,胆汁正常或稍混浊,称为急性单纯性胆囊炎;随着病变的进展,胆囊明显肿大,囊壁充血、水肿、坏死、化脓而明显增厚,胆汁混浊或呈脓性,称为急性化脓性胆囊炎;重者可发展为急性坏疽性胆囊炎,胆囊极度肿大,囊壁严重坏死,甚至穿孔而引起急性腹膜炎。

　　临床表现为右上腹疼痛,阵发性加剧,重者可有畏寒、高热、恶心、呕吐。查体胆囊区有压痛(即墨菲征阳性)、肌紧张,严重的局部可有反跳痛,预示胆囊将要穿孔,一旦穿孔,整个腹部均可出现反跳痛及板状腹。

　　1.超声表现　根据胆囊炎所处的病理阶段不同,超声表现也不一样。急性单纯性胆囊炎声像图可无明显的改变,有时仅表现为胆囊稍有增大,囊壁轻度增厚,可结合临床进行判断。当发展为急性化脓性胆囊炎时,超声检查才会有明显的表现(图9-24)。

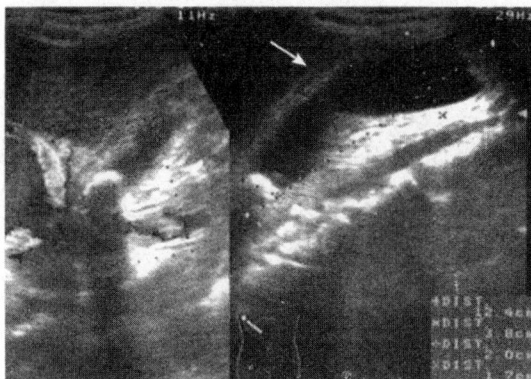

图9-24　急性胆囊炎声像图

　　(1)胆囊增大是急性胆囊炎首先出现的征象,表现为胆囊前后径超过4cm,轮廓线模糊,不规则。

　　(2)随着炎症的加重,囊壁可呈弥漫性增厚、模糊,其间可出现间断或连续的弱回声带,而形成胆囊的"双边征"或"多边征"表现,是由囊壁内充血、水肿、渗出、出血、化脓引起局部积液所致。

　　(3)囊内透声性差,可见分布不均的点状或斑片状的中、高回声漂动,呈云雾状,为胆囊内积脓的表现。

　　(4)胆囊内有时可见结石的声像图表现。

　　(5)超声墨菲征阳性。将探头压迫胆囊区,嘱患者深吸气,若患者在吸气过程中,疼痛加剧而突然屏气,称为超声墨菲征阳性。

　　(6)急性胆囊炎穿孔后表现为胆囊缩小,形态不规则,轮廓模糊不清,穿孔处周围组织回声杂乱,可出现无回声区。

　　2.鉴别诊断

　　(1)胆囊壁非炎症性增厚:肝硬化、低蛋白血症、右心衰竭、某些肾疾病等也可引起胆囊壁增厚,出现"双边征"。但其不会引起胆囊的增大,超声墨菲征阴性,另外检查相应的器官会有相应的改变。

　　(2)胆囊内沉积物:急性胆囊炎胆囊内的沉积物是脓液,而淤滞的胆汁、泥沙样结石以及胆囊内回声伪差等也和脓液一样,可造成胆囊内的异常回声,此时需结合临床表现来进行鉴别。

　　3.探测要点

　　(1)探测内容

1)胆囊增大的程度,胆囊壁增厚的状况,是否模糊,有无"双边征",以此判断胆囊炎的严重程度。

2)胆囊内有无结石,有无云絮状漂浮物出现。

3)超声墨菲征是否阳性。

4)注意观察有无胆囊穿孔的超声改变。

(2)注意事项

1)急性单纯性胆囊炎可无明显的超声改变,诊断时要紧密结合临床进行。

2)胆囊壁增厚,出现"双边征"不是急性胆囊炎特有的表现,肝硬化、低蛋白血症、右心衰竭、某些肾疾病等也会出现,诊断时要注意鉴别。

3)长期禁食或胃切除后,常见胆囊增大伴沉积物回声。但囊壁不增厚,无压痛,有助于鉴别。

(二)慢性胆囊炎

慢性胆囊炎多由急性胆囊炎反复发作转化而来,也可由原发的慢性炎症所致。常与结石并存,其可互为因果。由于炎症和结石反复刺激,使胆囊壁纤维组织增生、囊壁增厚、囊腔缩小、肌纤维萎缩、收缩功能减退或丧失。慢性胆囊炎与急性胆囊炎在病理上的主要区别在于,前者以纤维组织增生为主,炎症较轻;后者则以炎症坏死为主。

临床症状多不明显,有时表现为右上腹不适或隐痛,在进食高脂肪餐后症状加剧,同时可伴有厌油、嗳气、腹胀等消化不良的症状。慢性胆囊炎急性发作时表现与急性胆囊炎相似。

1.超声表现

(1)初期胆囊可增大或无明显改变,病程较长者可见胆囊缩小变形,甚至萎缩成一弧形索条状高回声,后方可伴声影。

(2)胆囊壁增厚、毛糙、回声增强、壁厚大于3mm,如发生粘连,囊壁表现为模糊不清。

(3)囊内透声性差,常有漂动的斑点状中、高回声,呈云雾状,是由坏死脱落的组织碎屑和陈旧稠厚的胆汁所致。合并结石者可见结石声像图表现(图9—25)。

(4)高脂肪餐试验可见胆囊收缩功能减退或消失。

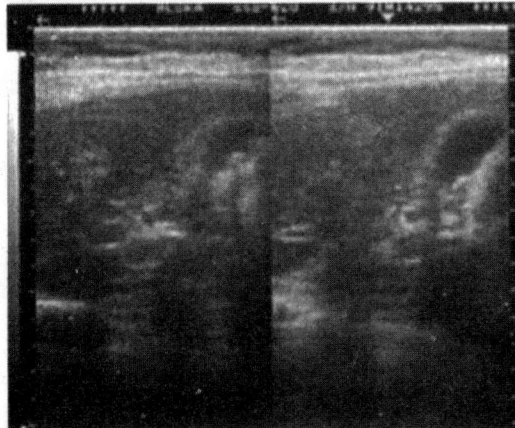

图9—25 慢性胆囊炎声像图

2.鉴别诊断 与非炎症性胆囊壁增厚鉴别。后者胆囊大小无明显改变,囊内透声性好,超声墨菲征阴性,临床无胆囊炎的症状和体征。

3. 探测要点

(1)探测内容

1)胆囊是否缩小,胆囊壁是否增厚,回声是否增强。

2)胆囊腔透声是否良好,内有无结石,有无云絮状或索带状回声出现。

3)胆囊收缩功能是否减退或消失。

(2)注意事项

1)轻度慢性胆囊炎声像图无特异性,超声诊断困难,尤其是伴有结石时,很容易只诊断胆囊结石,而忽略了慢性胆囊炎的诊断。

2)慢性胆囊炎急性发作时,胆囊会增大,囊壁增厚模糊,与急性胆囊炎声像表现相似。

3)慢性胆囊炎胆囊萎缩后呈高回声带,失去胆囊正常形态,显示困难。

三、胆囊增生性病变

胆囊增生性病变是指胆囊壁某种组织成分良性增生的一组病变。临床上以胆囊息肉和胆囊腺肌病为常见。

(一)胆囊息肉

胆囊息肉包括胆固醇息肉和炎性息肉。胆固醇息肉是胆囊胆固醇沉着症的一种类型,系因胆汁中浓缩的胆固醇结晶沉积于胆囊壁,被胆囊黏膜固有层的巨噬细胞吞噬而形成向黏膜表面突起的黄色小体,可分弥漫型和局限型两种;炎性息肉是由于胆囊慢性炎症的长期刺激,胆囊黏膜腺体增生所引起。胆囊息肉一般较小,直径多在 1cm 以内,有的可带蒂,息肉可单发,也可多发。

临床上一般无症状,多在体检时被发现;有的也可表现为慢性胆囊炎的症状。胆囊息肉有恶变倾向,一般认为,多发性息肉和较大的宽基底部的息肉恶变倾向要大一些,要注意随访。

1. 超声表现

(1)胆囊大小、形态一般正常,无明显改变。

(2)胆囊内壁可见乳头状中、高回声结节向腔内突起,大小多在 1cm 以内,边界清晰光整,常带蒂或呈窄基底状,后方无声影,不随体位的改变而移动。乳头状病变可单个,也可多个(图 9—26)。

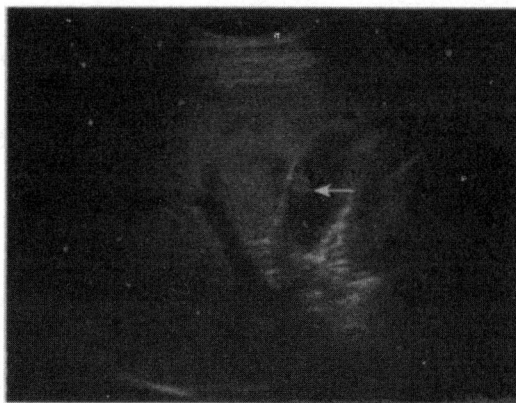

图 9—26 胆囊息肉(箭头)声像图

(3)胆囊内乳头状病变如近期增大迅速,边界变得不规整,内部回声不均匀,则有恶变的可能。

2.鉴别诊断　与胆囊结石鉴别:主要是与较小的且声影不明显的结石鉴别,结石回声强,且可随体位改变而移动。

3.探测要点

(1)探测内容:胆囊内是否有高回声小结节病变;息肉的大小和数目,有无蒂与囊壁相连;息肉表面的光整程度。

(2)注意事项:小息肉的显示与扫查切面有关,检查时要注意多方位、多角度探测,以免遗漏。息肉要注意复查,观察是否有恶变征象出现。

(二)胆囊腺肌病

胆囊腺肌病是以胆囊腺体和肌层增生为主的良性疾病。其病理改变为胆囊黏膜增生肥厚,囊壁内罗-阿窦增殖并侵入肌层,引起胆囊壁局限性或弥漫性增厚,胆囊腔缩小,增厚的胆囊壁可达正常的3~5倍。

胆囊腺肌病多见于女性,临床症状不明显,主要表现为右上腹不适,食欲减退,进食后症状更为明显。

1.超声表现

(1)胆囊壁呈局限性或弥漫性增厚、隆起,囊腔缩小变形。

(2)增厚的胆囊壁内可见多个微小的圆形无回声区,有时还可见因小结石而形成的强回声斑点,后方伴彗星尾征,为本病的特征。

(3)高脂肪餐试验显示胆囊收缩功能亢进。

2.鉴别诊断

(1)与急性胆囊炎鉴别:急性化脓性胆囊炎囊壁周围的小脓肿,以及因产气菌而产生的气体所形成的强回声斑伴"彗星尾征",很像胆囊腺肌病。鉴别要点:急性化脓性胆囊炎有急性炎症的症状和体征,而胆囊腺肌病则无;急性化脓性胆囊炎胆囊收缩功能减退,而胆囊腺肌病胆囊收缩功能亢进。

(2)与慢性胆囊炎鉴别:慢性胆囊炎囊壁的增厚不如胆囊腺肌病明显;胆囊腺肌病增厚的囊壁内可见多个微小的无回声区,慢性胆囊炎则无;胆囊腺肌病胆囊收缩功能亢进,而慢性胆囊炎胆囊收缩功能则减退。

3.探测要点

(1)探测内容:胆囊壁是否增厚,增厚的形式和程度。增厚的胆囊壁内是否有微小囊腔,微小囊腔的数目。增厚的胆囊壁内是否有小结石形成。

(2)注意事项:胆囊腺肌病因临床表现与慢性胆囊炎相似,超声表现也与慢性胆囊炎有相似之处,均有囊壁增厚、囊腔缩小的改变,诊断时要注意鉴别。

四、胆囊癌

胆囊癌是常见的胆囊恶性肿瘤,其发病可能与胆囊结石、慢性胆囊炎长期刺激有关,胆囊息肉恶变也是其中原因之一。病理上胆囊癌可分为浸润型和乳头状型两种,以浸润型多见。浸润型早期病变多局限在胆囊颈或体部,随后逐渐向整个胆囊壁浸润,甚至侵犯到邻近组织;乳头状型癌肿呈团块状向囊腔内生长,由小逐渐长大,可为单发也可为多发;以上两型也可同时存在。病变晚期整个胆囊可被癌组织所取代,囊腔消失而失去胆囊的形态。

　　胆囊癌好发于女性患者,男女比例约为1∶2。早期临床多无症状,如出现症状则多表现为持续性右上腹部隐痛,恶心、呕吐,食欲减退,后期疼痛加剧,可出现黄疸并有发热、腹水,右上腹胆囊区可触及质硬包块。

　　(一)超声表现

　　胆囊癌声像图可分为四型,即厚壁型、蕈伞型、混合型和实块型(图9—27)。

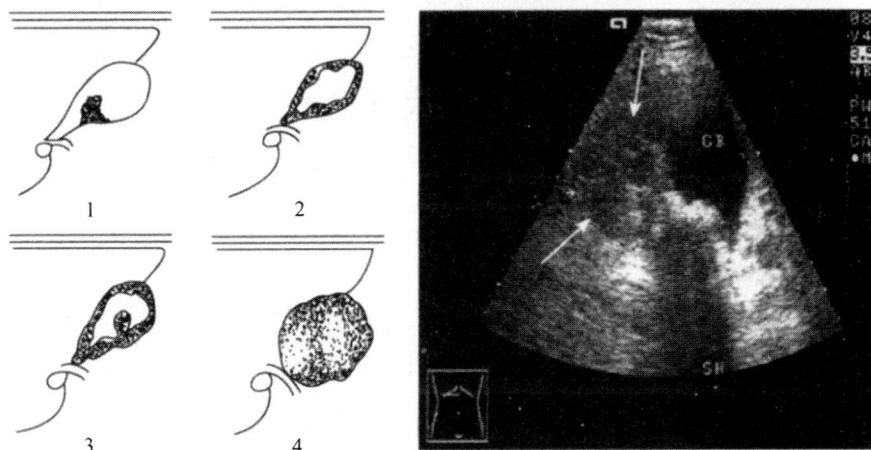

图9—27　胆囊癌声像图
1.蕈伞型;2.厚壁型;3.混合型;4.实块型

　　1.厚壁型　由浸润型胆囊癌所引起。表现为胆囊壁局限性或弥漫性不规则增厚,常以颈部、体部增厚明显,胆囊腔不规则狭窄,胆囊僵硬变形。

　　2.蕈伞型　由乳头状型胆囊癌所引起。呈弱回声或中等回声,蕈伞状肿块由胆囊壁突入囊腔内,常多发,呈宽基底状,边缘不规整,后方无声影,不随体位改变而移动。单发的则以乳头状改变为主。

　　3.混合型　胆囊壁呈不规则增厚,同时伴有乳头状或蕈伞状肿块由胆囊壁突入囊腔内,为厚壁型和蕈伞型的混合表现。此型多见。

　　4.实块型　为胆囊癌晚期的表现。表现为胆囊腔消失,整个胆囊呈现为以低回声为主的非均质的实质性肿块,边缘不规整。若癌肿浸润到肝及周围组织则可使肿块的轮廓分辨不清,若块状影内有结石声像则有助于诊断。

　　(二)鉴别诊断

　　1.蕈伞型胆囊癌与胆囊息肉鉴别　息肉较小,生长较慢,边缘规则光整,基底部窄,常带蒂。

　　2.厚壁型胆囊癌与慢性胆囊炎鉴别　厚壁型胆囊癌囊壁不均匀增厚,凹凸不平,甚至可见病变向外侵及肝和胆管;慢性胆囊炎囊壁为弥漫性增厚,毛糙,胆囊缩小。

　　3.胆囊癌与胆囊内血凝块、沉积物鉴别　后者胆囊大小形态多无明显改变,囊壁规则,囊内积聚的细小点状或絮状高回声团可随体位改变而移动。

　　4.与胆囊结石鉴别　结石有声影,肿瘤无声影;结石可移动,肿瘤位置固定。

　　(三)探测要点

　　1.探测内容

　　(1)胆囊内有无实质性团块状病变,团块状病变的规则程度以及内部的回声情况。

　　(2)胆囊壁有无不规则增厚,增厚是局限性的还是弥漫性的。

(3)胆囊腔有无被癌肿填满而形成实块状改变,边缘与周围组织是否分辨得清楚。

2.注意事项

(1)早期胆囊癌声像改变不典型,诊断要慎重。

(2)蕈伞型胆囊癌的团块状影应注意与胆囊内非肿瘤性的团块状病变区别。

(3)实块状胆囊癌因失去了胆囊的正常形态,探测时应避免漏诊。

(尹小梅)

第三节　胆管疾病超声诊断

一、胆管结石

(一)肝内胆管结石

由于肝内胆管比较细小,分布广泛,所以肝内胆管结石不易被发现,容易漏诊。而且胆管结石多为泥沙样结石,钙质含量相对较少,声像图不典型,增加了漏诊和误诊的概率。

肝内胆管结石临床多无症状,有时会有上腹部不适或消化不良等症状,当发生梗阻或感染时可出现相应的临床表现。

1.超声表现　表现为肝内出现大小不一、形态不同的强回声影,后方可伴声影(图9-28)。强回声影具有沿着左、右胆管走向分布的特点,即与门静脉走向一致,阻塞以上的管腔有时可扩张,一旦扩张则与其伴行的门静脉形成"平行管征"。

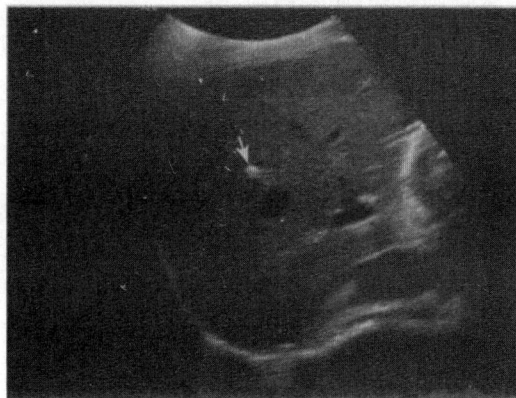

图9-28　肝内胆管结石声像图

2.鉴别诊断

(1)与肝血管瘤鉴别:肝血管瘤为边缘清楚的高回声,后方无声影,不伴有胆管扩张。

(2)与肝圆韧带鉴别:肝圆韧带在横切面时呈结节状高回声,后方常伴声影,但转动探头纵切时,可由结节状高回声转为索条状高回声。

(3)与肝内钙化灶鉴别:钙化灶为强回声,后方伴声影,但无肝内胆管扩张改变。

(4)与肝内胆管积气鉴别:可呈条状强回声,后方可伴彗星尾征,排列成串,其形态可随时发生改变,多有胆道手术史。

3.探测要点

(1)探测内容:肝实质内有无强回声,后方有无声影。结石的大小、数目和形态,是否伴有扩张的胆管。结石的分布与门静脉的关系。

(2)注意事项:肝实质内强回声后方伴声影,非肝内胆管结石所特有,诊断时要注意鉴别。声影不明显的肝内胆管结石应与其他的异常回声区别。肝内胆管结石在诊断时一定要注意判断其与门静脉的关系,以及结石以上的胆管扩张情况。

(二)肝外胆管结石

肝外胆管结石是指肝总管和胆总管内的结石,可来源于胆囊结石或肝内胆管结石下移所致,也可源于肝外胆管内形成。结石一旦形成,很容易引起阻塞性黄疸及化脓性胆管炎。

临床表现主要为梗阻后引起的黄疸和化脓性胆管炎的表现,即畏寒、高热,上腹部阵发性疼痛,严重可发生中毒性休克而危及生命。

1.超声表现

(1)肝外胆管扩张,与伴行的门静脉主干形成"双筒猎枪征"当结石发生在胆总管时,还可引起胆囊的增大。

(2)腔内出现形态稳定的强回声,与管壁分界清楚,后方可出现声影(图9—29)当声影不明显时,应注意与胆管肿瘤进行鉴别。

(3)在超声探测过程中,如管腔蠕动或在变动体位时,强回声发生移动,为诊断本病的可靠依据。

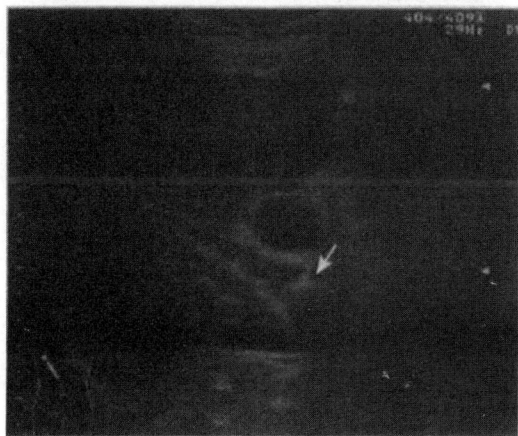

图9—29　肝外胆管结石声像图

2.鉴别诊断　应与肝外胆管肿瘤、壶腹癌以及胰头癌鉴别,详见后续相应疾病中的鉴别。

3.探测要点

(1)探测内容:肝外胆管有无扩张,内有无强回声,后方有无声影。结石的大小和数目,可不可以发生位置的移动。结石与胆管壁的分界情况,其间有无胆汁的无回声围绕。

(2)注意事项:肝外胆管扩张明显时要注意与肝门静脉相鉴别,要弄清楚肝外胆管、门静脉以及下腔静脉的关系。要设法显示肝外胆管结石的梗阻部位。结石声影不明显时要与非结石性团块状病变区别。

二、胆管癌

胆管癌是指发生在肝总管和胆总管以及左、右肝管主干部的癌肿,以肝外胆管多见。可发生于肝外胆管的任何部位,但以左、右肝管汇合处和胆囊管与肝总管汇合处以及肝胰壶腹部发生率较高。胆管癌可分为浸润型和乳头状型两种。浸润型可向管壁浸润生长,使管壁增厚变硬、管腔狭窄或阻塞;乳头状型则呈乳头状或结节状向管腔内生长,也可使管腔狭窄或阻塞。

胆管癌临床主要表现为阻塞性黄疸并进行性加重,伴有上腹部疼痛、恶心及消化不良改变,大便可呈白陶土色。

(一)超声表现

1.浸润型 病变管壁不规则增厚,管腔狭窄呈鼠尾状或出现截断现象。可向周围组织浸润而使局部结构模糊不清。

2.乳头状型 病变管腔内可见高回声或中等回声实质性块状影突入,边缘不规则,无声影,不可移动,与管壁分界不清。

3.阻塞以上的管腔明显扩张(图9-30)。

4.肝门淋巴结肿大或肝内出现转移性病灶。

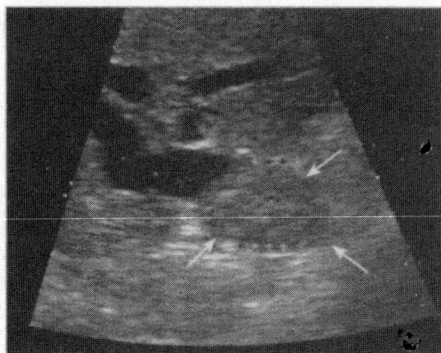

图9-30 胆管癌声像图

(二)鉴别诊断

1.与胆管结石鉴别 胆管结石在扩张的肝管内可见结石的强回声,后方伴声影,局部管壁连续、整齐,与结石分界清楚。

2.与胆管内癌栓鉴别 原发性肝癌的癌组织可侵入胆管而形成胆管癌栓。其改变与胆管癌相似,但胆管壁多无明显改变,有原发性肝癌病史。

(三)探测要点

1.探测内容

(1)肝外胆管有无扩张,有无实质性的肿块及截断现象。

(2)肿块大小、形态、边缘和内部回声情况。

(3)胆管截断部分的范围以及与周围组织的分界情况。

(4)彩色多普勒超声探查肿块内有无血流信号。

2.注意事项

(1)要注意区分扩张的肝外胆管与门静脉和下腔静脉之间的关系。

(2)要注意肝门部淋巴结有无肿大。

(3)当胃肠气体干扰严重而使梗阻部位显示不清时,需结合其他影像学检查,以明确诊断。

三、先天性胆总管囊状扩张

先天性胆总管囊状扩张又称为先天性胆总管囊肿,多由于胆总管壁先天性薄弱,其内压力后天性增高而使胆总管呈球形或梭形扩张所致。多发生在胆总管的上部和中部,一旦发生,胆总管可呈局限性扩张,也可呈弥漫性扩张;可为单发性扩张也可为多发性扩张。扩张的管腔与上、下正常的胆管是相连相通的。

先天性胆总管囊状扩张好发于儿童和年轻人,以女性多见。主要的临床表现为右上腹疼痛、包块及黄疸。由于扩张的囊腔内胆汁淤滞不畅,易引起感染,也可产生结石。

(一)超声表现

1.胆总管部位出现圆形、椭圆形或梭形的无回声区,壁薄且清晰光整,后方回声增强(图9—31),囊内有时可见结石声像。

2.囊状无回声区上缘可见近端胆管与之相通,肝内胆管一般不扩张或轻度扩张。

3.门静脉主干和胆囊可因囊肿的推压而发生变形,甚至移位。

4.随访观察可见囊肿的大小和张力有变化。

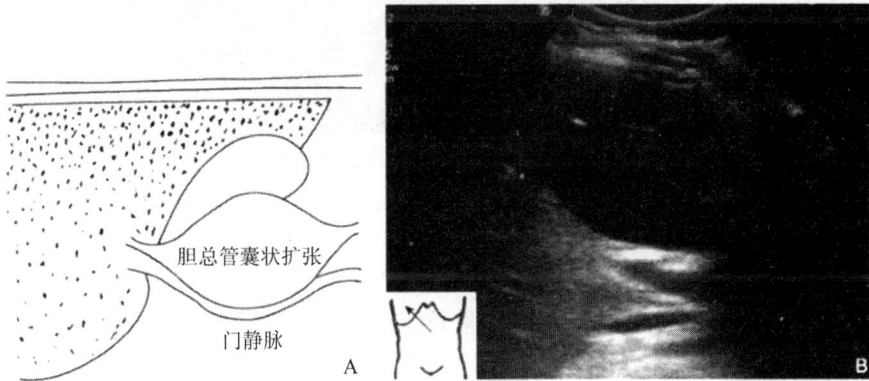

图9—31 先天性胆总管囊状扩张声像图

(二)鉴别诊断

与肝门区的肝囊肿鉴别:肝囊肿呈圆形无回声区,上、下端无与之相通的管状结构,囊肿周围可见受压的肝外胆管及门静脉。

(三)探测要点

1.探测内容

(1)胆总管部位是否有无回声区出现,边缘情况如何,有无后方回声增强。

(2)无回声区大小是否会有变化,其上缘与近端胆管是否相通。

(3)有无肝内胆管的扩张。

2.注意事项

(1)大的先天性胆总管囊状扩张容易使局部结构的解剖关系失常,造成门静脉受压移位,诊断时要注意。

(2)先天性胆总管囊状扩张要注意与周围的囊性病变进行鉴别。

四、胆道蛔虫病

蛔虫是肠道寄生虫,在肠腔内环境发生改变时,蛔虫会上窜至十二指肠,并经十二指肠乳头部分或全部钻入胆道而引起胆道蛔虫。蛔虫可停留在胆总管,也可上行至肝内胆管,有的在十二指肠乳头括约肌强力收缩时,也可自行退出回到肠腔。

胆道蛔虫病好发于儿童及青壮年,临床表现为突发性上腹部剧烈绞痛,向右肩放射,伴恶心、呕吐。体征一般轻微,仅表现为剑突下偏右有轻度压痛,无反跳痛及腹肌紧张,这种有剧烈腹痛而体征轻微是本病的特点。

(一)超声表现

1.肝外胆管有不同程度的扩张,扩张的胆管内可见平行的双线状虫体回声,虫体内为无回声区(图9—32);探测时如见虫体蠕动则对诊断本病有重要价值。

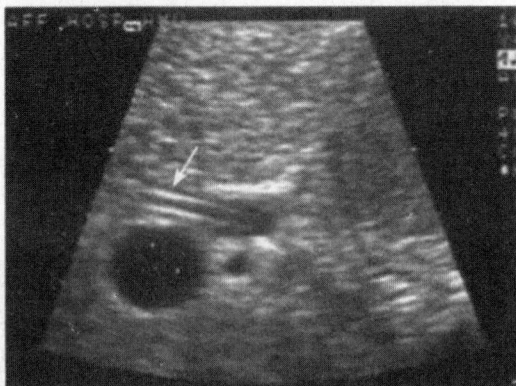
图9—32 胆道蛔虫(箭头)声像图

2.如蛔虫死于胆道时间过长,虫体干枯,则在胆道的无回声区内可见条索状的高回声带;如虫体裂解成碎片则超声显像不易诊断。

(二)鉴别诊断

1.肝门部管道结构叠加可出现类似扩张胆管内的双线状改变。可通过改变探测角度和方位,显示肝门部各结构(门静脉、肝动脉和胆管)的解剖关系,彩色多普勒检查便于识别。

2.胆道引流管可出现类似虫体样的双线状结构,但引流管的双线边缘特别清晰规整,腹部可见置留的引流管。

(三)探测要点

1.探测内容

(1)胆管有无扩张,内有无双线状虫体回声。

(2)虫体有无蠕动。

2.注意事项

(1)蛔虫死亡干枯后可无典型的"双线状"改变,诊断时要注意。

(2)虫体裂解成碎片后,超声显像可无明显改变,诊断有困难。

五、阻塞性黄疸的鉴别诊断

(一)超声表现

1.肝内胆管扩张 肝内出现与门静脉伴行的管道结构,内径大于3mm。如为轻度或中度扩张则表现为扩张的肝内胆管与门静脉形成"平行管征";如为重度扩张则表现为极度扩张的胆管呈枯树枝状或放射状向肝门部汇集,而门静脉常常受压,显示不清。

2.肝外胆管扩张 肝外胆管内径在7~10mm为轻度扩张,大于10mm为显著扩张,扩张的肝外胆管与其伴行的门静脉可形成"双筒猎枪征"。

3.胆囊增大　胆囊前后径大于4cm,提示胆囊增大。

（二）阻塞部位的判断

1.肝内左胆管或右胆管扩张,肝外胆管不扩张,提示阻塞部位在左胆管或右胆管。

2.肝内左、右胆管扩张,肝外胆管不扩张,提示阻塞部位在左、右胆管汇合处。

3.肝内、外胆管扩张,但胆囊不增大,提示阻塞部位在肝总管。

4.肝内、外胆管扩张,胆囊增大,提示阻塞在胆总管下段。

5.肝内、外胆管扩张,胆囊增大,胰管扩张,但胰腺实质回声正常,提示阻塞在肝胰壶腹部。

6.肝内、外胆管扩张,胆囊增大,胰管扩张,胰头部见实质性肿块,提示由胰头肿物造成的阻塞。

（三）梗阻原因的诊断

阻塞性黄疸是由于胆管因各种原因阻塞而造成,其中约90%的原因是胆管结石、胆管癌及胰头肿瘤。只要将梗阻部位显示出来,根据局部的声像图表现多可判断出其梗阻原因。

（四）探测要点

1.探测内容

（1）肝外及肝内胆管有无扩张,胆囊有无增大。

（2）造成扩张的原因及梗阻部位。

2.注意事项

（1）由于胃肠气体干扰,要注意提高梗阻部位的显示率。

（2）是胆总管下段、肝胰壶腹部还是胰头部造成梗阻,要注意识别。

（尹小梅）

第四节　子宫附件疾病超声诊断

一、子宫肌瘤

（一）概念

子宫肌瘤是一种妇科最常见的良性肿瘤,由子宫平滑肌组织增生而成,其间有少量纤维结缔组织,剖面呈漩涡状或编织状。多见于30～50岁生育年龄妇女。肌瘤多无或很少有症状,受患者就诊率及妇科普查方法的影响,发病率较难统计。大量尸检结果显示:35岁以上妇女中约20%子宫内有肌瘤存在。子宫肌瘤的发生一般认为与雌激素水平有关。

1.肌瘤的分类　根据肌瘤的生长部位,可分为宫体肌瘤及宫颈肌瘤。根据肌瘤与子宫肌层的关系,可分为肌壁间肌瘤、浆膜下肌瘤和黏膜下肌瘤。按肌瘤的个数及发生部位不同,同一子宫同时有2个以上不同类型的肌瘤时称"多发性"子宫肌瘤。严格来说,如同一子宫发生2个以上肌瘤、但肌瘤为同一种类型时,称"多个"子宫肌瘤。

2.肌瘤变性　指随着肌瘤体积的增加,肌瘤内部血液供应不足,可以造成局部变性坏死,在组织学上失去原有的典型结构。常见类型有:

（1）玻璃样变:又称透明变性,最常见。肌瘤失去原有漩涡状结构,由均匀透明样物质取代。

(2)囊性变:玻璃样变继续发展,肌细胞坏死液化而发生。囊腔可大可小,可为单个或多房,内含清亮液体或胶冻状物。

(3)红色样变:为特殊类型坏死,可能与肌瘤内小血管退行性变引起血栓及溶血、血红蛋白渗入肌瘤内有关。多见于妊娠期或产褥期。

(4)肉瘤样变:肌瘤恶变而成肉瘤,较少见,多见于年长妇女。切面失去原漩涡状结构,细胞排列紊乱有异型性。

(5)钙化:一种肌瘤退行性变。常在脂肪变性后进一步分解为甘油三酯,再与钙盐结合沉积于肌瘤内。多见于蒂部细小、血供不足的肌瘤或绝经后妇女的肌瘤。

(二)超声图像特征

超声表现因肌瘤的数目、大小、部位不同而异(图9-33)。

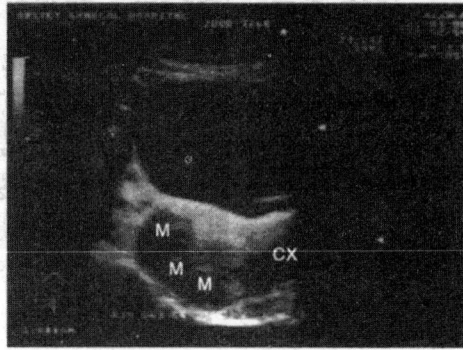

图9-33 子宫肌瘤(多个)
M. 肌瘤;CX. 宫颈

1.二维超声显像

(1)子宫大小改变:肌瘤小位于肌壁间时子宫可正常大小或仅表现为子宫饱满,肌瘤增大则子宫随之增大。肌瘤数目增多时,子宫也相应增大。

(2)子宫形态改变:肌瘤位于肌壁间且较小时,子宫形态无明显改变。肌瘤增大且位于肌壁间时,子宫可饱满或呈球形。肌瘤向浆膜面突起时,子宫外形不规则。

(3)子宫内部回声改变:肌瘤的存在使子宫肌层回声不均匀。一般肌瘤结节表现为低回声区,也可为中等回声区、高回声区或强回声区。边界较清晰。

(4)宫腔回声改变:肌瘤突向黏膜面时,宫腔线受压扭曲。肌瘤突入宫腔时,内膜线不完整,特别是黄体期内膜增厚时可见部分肌瘤由肌壁突入内膜中。

2.彩色多普勒超声显像 肌瘤表面及内部彩色血流可呈星点状、繁星点状或短条状等,肌瘤表面分布的彩色血流亦可相连成半环状和环状(图9-34A)。肌瘤动脉的多普勒血流搏动指数及阻力指数则波动范围较大,一般认为搏动指数小于1.0、阻力指数小于0.60时肌瘤的血供比较丰富(图9-34B)。但肌瘤的血流指数变化并不能作为判断肌瘤变性的依据。

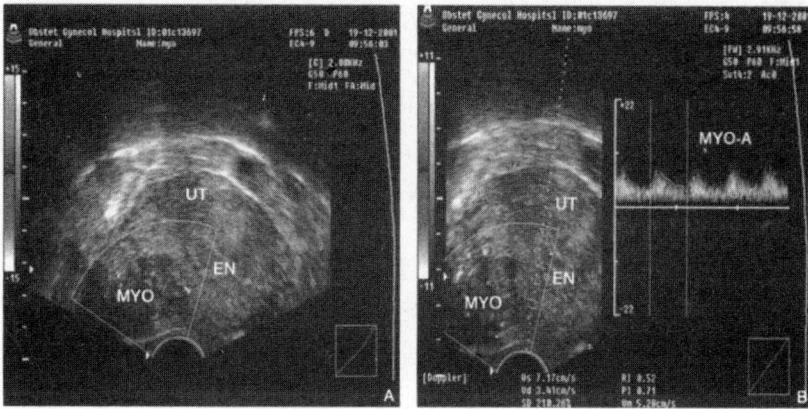

图 9－34　子宫肌瘤多普勒超声图

A. 彩色血流图：UT. 子宫；EN. 内膜；MYO. 肌瘤；B. 动脉多普勒波形：UT. 子宫；EN. 内膜；MYO. 肌瘤；MYO－A. 肌瘤动脉

3. 肌瘤变性时声像图特征　一般表现为肌瘤边界不清、内部回声不均匀或紊乱。①肌瘤囊性变时可见肌层内局部无回声区。②脂肪变性时表现为局部高回声区，不伴后方声影。③肌瘤钙化时一般表现为肌瘤表面环状或弧形强回声伴后方声影。但肌瘤变性类型较多，声像图变异较大，通过超声检查在术前确定肌瘤是否有变性或其变性类型存在一定困难（图 9－35）。

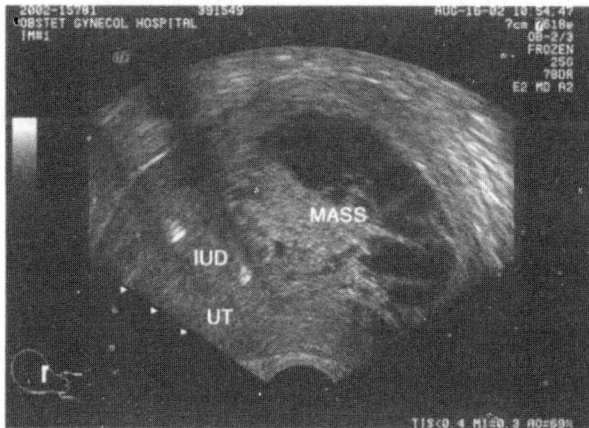

图 9－35　子宫肌瘤水样变性超声图

UT. 子宫；IUD. 宫内节育器；MASS. 肌瘤伴水肿变性

（三）鉴别诊断

1. 子宫腺肌病　本病为子宫内膜异位症在子宫的表现，超声表现为子宫呈球形增大，内部回声不均匀或粗糙。病变可以局限，但无明显包膜，此为与肌瘤鉴别要点。

2. 卵巢肿瘤　完全突出于子宫表面的浆膜下子宫肌瘤，需与卵巢肿瘤鉴别。当肿块侧探及正常卵巢且肿块与子宫体关系密切时，浆膜下肌瘤可能性较大。如肿块侧不能探及正常卵巢存在，则鉴别诊断困难。

3. 子宫内膜癌或内膜息肉　黏膜下子宫肌瘤需与子宫内膜癌或内膜息肉鉴别。①黏膜下子宫肌瘤：形态规则，边界清晰，与肌层分界明确，且呈中低回声区，彩色血流局限于基底部或蒂部，动脉阻力指数较正常稍低。②子宫内膜癌：形态不规则，常因浸润肌层而与肌层界限不清,内部回声不均,肿块内部彩色血流丰富,动脉阻力指数明显降低,阻力指数可低于 0.5。③子宫内膜息肉:虽形态规则、边界清晰、与肌层有分界,内部因存在较多小囊性结构而总体回声偏高、偏强,彩色血流星点状或短条状或不明显。因以上三症声像图各有特点,一般运用二维超声可以鉴别;但当黏膜下肌瘤合并感染、出血时,以及不典型的子宫内膜息肉等,需与子宫内膜癌作鉴别。

(四)探测要点

1. 探测内容　子宫的大小及肌瘤的位置、大小、形态、内部回声,以及与子宫黏膜面或子宫浆膜面的相互关系。

2. 注意事项　子宫肌瘤较多或较大时,正常子宫体可能受肌瘤遮挡而显示不清。因此需注意子宫颈、子宫体的确认。而且探测时不能仅仅局限于子宫体,以免遗漏蒂部较细的浆膜下子宫肌瘤。

二、子宫腺肌病

(一)概念

具有活性的子宫内膜组织出现在子宫腔以外部位时发生子宫内膜异位症,其中发生于子宫肌层的内膜异位症称为子宫腺肌病。

1. 子宫腺肌病　即子宫内膜侵入子宫肌层,又称内在性子宫内膜异位症。多发生于30～50 岁经产妇,常合并子宫肌瘤或盆腔子宫内膜异位症。尸检发现,10%～47%的子宫肌层中有子宫内膜组织,但其中仅 65%有症状。

2. 外在性子宫内膜异位症　指发生于子宫外盆腔组织的内膜异位症。以卵巢及宫骶韧带为多见。发生于卵巢的子宫内膜异位症往往形成囊肿,称卵巢内膜样囊肿。

(二)超声显像特征

1. 二维超声显像

(1)子宫大小改变:子宫均匀性增大,但一般不超过孕 2 个月大小。

(2)子宫形态改变:子宫外形因病灶局限或弥漫而有不同,一般呈球形,或饱满,或欠规则,或不规则。

(3)子宫内部回声改变:子宫内部回声不均匀,肌层内光点增粗、增强、增多,且以后壁病变为主。局限性子宫腺肌病可见肌层内局灶性回声增强区或回声紊乱区,但与肌层分界不清,无明显包膜。

(4)宫腔回声改变:前后壁肌层厚度因病变存在而不一致,子宫内膜线因肌层内病变区的推压而向前壁或后壁偏移(图 9－36)。

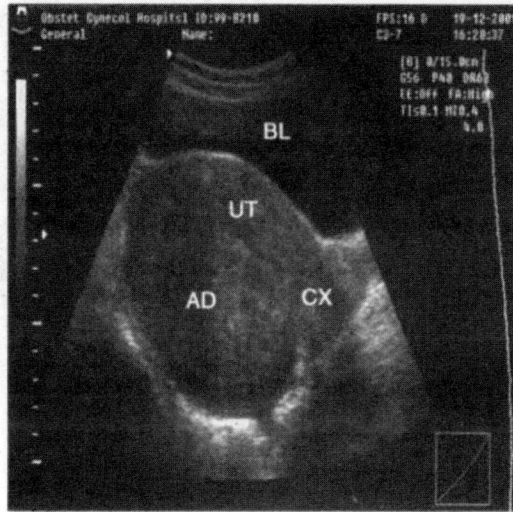

图9－36　子宫腺肌病超声图

BL. 膀胱；UT. 子宫；CX. 宫颈；AD. 腺肌症病变区

2.彩色多普勒超声显像　病变区彩色多普勒血流分布无特征性表现，子宫动脉及肌层内动脉血流阻力指数无特征性变化。

（三）鉴别诊断

典型的子宫腺肌病不难诊断。但病变局限形成腺瘤样结节时，需与子宫肌瘤相鉴别。

（四）探测要点

1.探测内容　子宫的大小、形态及肌层回声，宫腔内膜线是否有偏移。

2.注意事项　子宫腺肌病为妇科常见病，临床表现因人或病变部位、病变程度的不同而差异较大。故确立诊断应慎重，不宜过度诊断。

三、妊娠滋养细胞肿瘤

1.概念　妊娠滋养细胞肿瘤为一组来源于胎盘滋养细胞的肿瘤，一般指侵蚀性葡萄胎和绒毛膜癌。60％继发于葡萄胎，30％继发于流产，10％继发于足月妊娠或异位妊娠。组织学上，侵蚀性葡萄胎可见绒毛、绒毛退化或绒毛阴影，而绒毛膜癌无绒毛形成，此为二者根本区别。一般继发于葡萄胎排空后半年以内的妊娠滋养细胞肿瘤多为侵蚀性葡萄胎，1年以上者多为绒毛膜癌，半年至一年者绒毛膜癌和侵蚀性葡萄胎均有可能。

2.超声显像特征　侵蚀性葡萄胎与绒毛膜癌的声像图表现基本相同，故一并阐述。

（1）二维超声显像

1）子宫大小改变：可无改变（正常大小）或略大。

2）子宫形态改变：子宫偏饱满或近球形。

3）子宫内部回声改变：子宫肌层回声不均，局部回声不均或紊乱、近似蜂窝状（图9－37A）。

4）宫腔回声改变：可无异常发现，也可见少量中低回声区。

（2）彩色多普勒超声显像：子宫肌层血管扩张，局部呈网状或蜂窝状（图9－37B）。子宫动脉阻力降低，局部小动脉的搏动指数小于0.60，阻力指数小于0.40（图9－37C）。

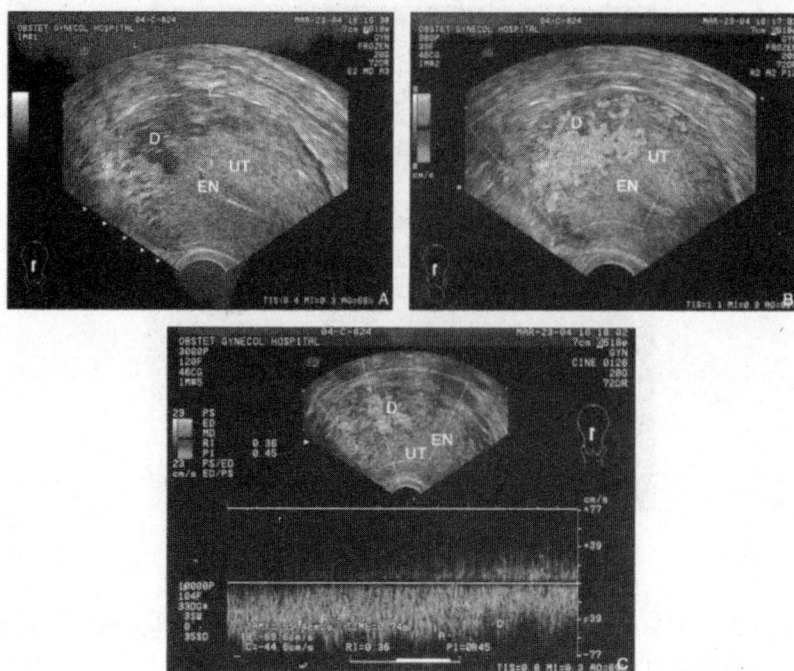

图 9-37 侵蚀性葡萄胎超声图

A. 二维超声显像:UT. 子宫;EN. 内膜;D. 侵蚀性葡萄胎病变区;B. 彩色血流图:UT. 子宫;EN. 内膜;D. 侵蚀性葡萄胎病变区;C. 病变区小动脉多普勒波形:UT. 子宫;EN. 内膜;D. 侵蚀性葡萄胎病变区

3. 鉴别诊断

(1)葡萄胎:葡萄胎伴宫腔出血、积血时,宫腔内部回声紊乱,需鉴别滋养细胞肿瘤。

(2)胎盘部位滋养细胞肿瘤:是指起源于胎盘种植部位的一种特殊类型的妊娠滋养细胞肿瘤,临床较罕见。一般声像图类似滋养细胞肿瘤,仅凭超声鉴别诊断困难,诊断需紧密结合临床及生化指标。

4. 探测要点

(1)探测内容:子宫的大小及肌层回声,宫腔回声是否有改变,子宫与肌层彩色血流图,子宫与肌层病灶处动脉阻力的变化。

(2)注意事项:侵蚀性葡萄胎与绒毛膜癌除发病时间的差异,两者临床表现接近,声像图近乎相同,单凭超声难以鉴别,最终鉴别需以组织学上的改变为依据。

四、子宫内膜癌

1. 概念　子宫内膜癌又称子宫体癌。指发生于子宫内膜的一组上皮性恶性肿瘤,多见为腺癌,为女性生殖器最常见的三大恶性肿瘤之一。较多见于老年妇女。近年来有发生率上升、发病年龄下降的趋势。

2. 超声显像特征

(1)二维超声显像

1)子宫大小变化:病变早期可不明显,以后随着病变发展或肿块形成而子宫饱满或增大。

2)子宫形态变化:早期不明显,晚期可偏饱满。

3)子宫内部回声变化:①病变早期:如原位癌、镜下早期浸润癌,超声可无异常表现。②

病变发展：宫腔内可见中低或中高回声区。病灶与肌层的界限视病变累及范围及浸润肌层程度不同而异。如病变局限宫腔，宫腔内肿块与肌层分界尚清晰；如病变浸润肌层，肿块与肌层分界不清或突入肌层，交界处边缘不规整或呈锯齿状。

4)宫腔回声变化：癌肿坏死可引起宫腔积血，继发感染时则引起宫腔积脓(图9-38A)。

(2)彩色多普勒超声显像：①子宫动脉血流量增加，搏动指数及阻力指数下降。绝经后妇女也易探及舒张期血流。②宫腔病灶内彩色分布呈星点状或短条状，尤以肿块与肌层交界处明显(图9-38B)。③病灶动脉多普勒血流波形为低振幅低阻抗型，搏动指数、阻力指数下降。但也有部分病灶无彩色血流显示。

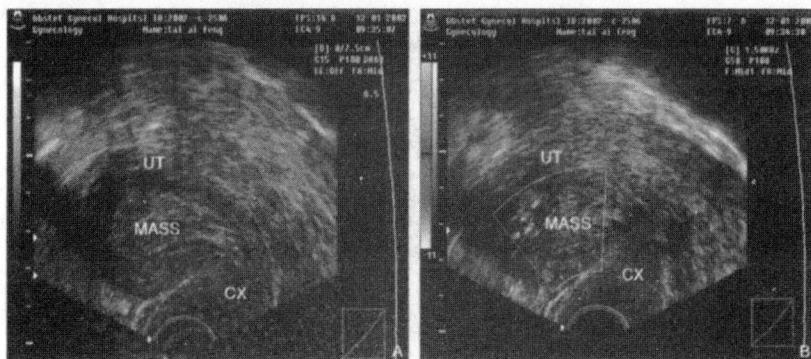

图9-38　子宫内膜癌超声图

A. 二维超声显像：UT. 子宫；MASS. 宫腔块；CX. 宫颈；B. 彩色血流图：UT. 子宫；MASS. 宫腔块；CX. 宫颈

3.鉴别诊断　子宫内膜癌需与子宫内膜息肉、黏膜下肌瘤、子宫肉瘤等宫腔占位性病变鉴别。

4.探测要点

(1)探测内容：需全面观察子宫大小、形态；宫腔内膜回声、形态与分布；以及内膜与肌层关系。

(2)注意事项：子宫内膜癌病变早期超声图像上可能仅表现为"内膜增厚"而无异常表现。诊断子宫内膜癌最终需要进行诊断性刮宫以取得组织、进行病理检查。超声根据宫腔内病灶位置、大小以及与肌层的关系，可判断癌灶浸润肌层的位置及深度，以协助临床分期与制订治疗方案。

五、卵巢肿瘤

1.概述　卵巢肿瘤为女性生殖器三大肿瘤之一。因卵巢组织成分复杂，卵巢肿瘤形态及组织学变化亦复杂。1973年，世界卫生组织(WHO)制订并发布了卵巢肿瘤组织学分类法。但随着时间的推移，以及卵巢肿瘤的组织学、形态发生学以及预后判断研究的进展，WHO组织了病理专业委员会对卵巢肿瘤的分类进行了修改。委员会历经10年努力几易其稿，最终在1999年正式发布了第2版卵巢肿瘤组织学分类。2003年WHO又根据卵巢肿瘤病理及遗传学的特点，对卵巢肿瘤分类又进行了更新，将卵巢肿瘤分为表面上皮-间质肿瘤、性索-间质肿瘤、原始生殖细胞肿瘤、生殖细胞-性索-间质瘤、卵巢网肿瘤、杂交肿瘤、瘤样病变、淋巴及造血组织肿瘤八大类。

2.卵巢肿瘤的超声显像特征　因卵巢肿瘤组织学起源及细胞分化不同而分类复杂，超声表现亦多样。一般卵巢肿瘤在超声物理性质表现上分为囊性肿瘤、(囊实)混合性肿瘤、实性肿瘤三大类。虽然超声不一定能在术前确定卵巢肿瘤的病理类型,但根据一些特殊的声像图改变,超声常常可以对某些特定的卵巢肿瘤在术前做出病理分类的估计。

(1)浆液性或黏液性囊腺瘤:属于上皮-间质肿瘤,也是最常见的卵巢肿瘤,多见于中老年妇女。其恶性者称"癌",也可为交界性肿瘤。浆液性囊肿一般内部回声较少,黏液性囊肿则因内部较多光点存在而呈弱回声。①如为囊腺瘤,一般包膜完整,囊壁光滑且较薄,内部分隔较薄、较规整(图9-39)。②如为囊腺癌,则囊壁较厚且厚薄不均,内部分隔较厚、且较杂乱,内壁可有乳头突起(图9-40),包膜有可能不完整。

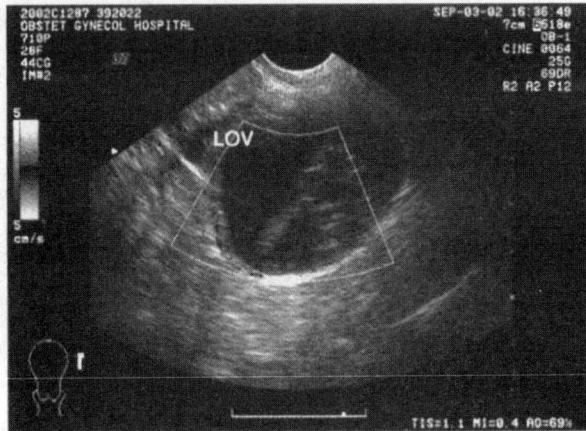

图9-39 卵巢粘液性囊腺瘤超声图
LOV.左卵巢(囊肿)

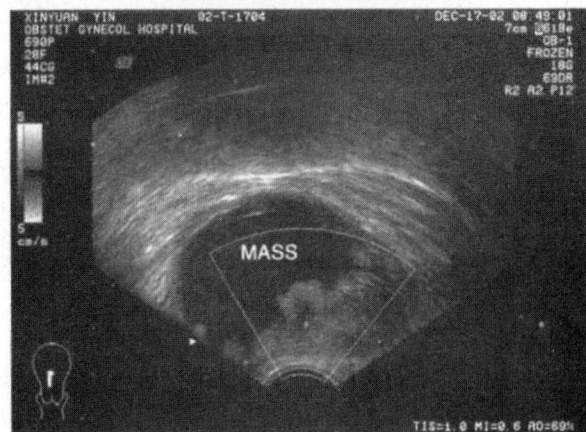

图9-40 卵巢浆液性乳头状囊腺瘤交界型
MASS.肿块

(2)纤维瘤:属于性索-间质细胞肿瘤中的一种,为实质性的良性卵巢肿瘤。但因常伴腹水或胸腔积液(称梅格综合征),需与卵巢恶性肿瘤鉴别。由于肿块内部组成成分有程度上的差异,声像图表现有2种类型:

1)衰减型:肿块形态规则,呈球形或椭圆形,内部回声明显衰减,后壁及侧壁边界极不清晰,加大增益时肿块内部回声及光点均不增加。约1/10可在肿块表面探及星点状血流。

2)混合回声型:肿块形态规则或不规则,内部回声不均匀,呈中等回声区与回声衰减区夹杂存在的回声紊乱区,侧壁边界欠清,后壁回声衰减、边界不清(图9—41)。约2/3可在肿块表面探及星点状血流。

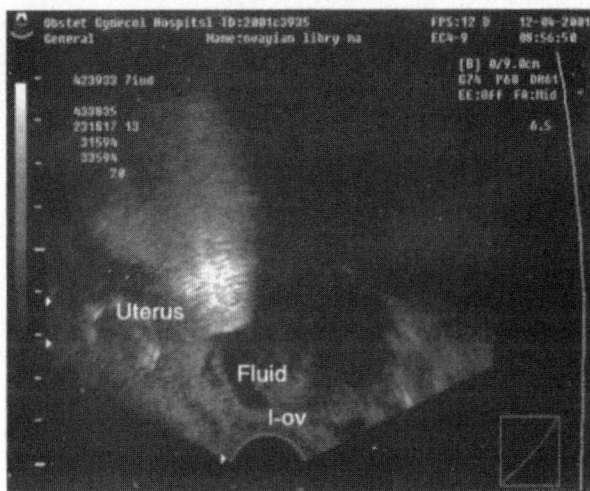

图9—41　卵巢纤维瘤超声图

Uterus. 子宫；Fluid. 积液；l—ov. 左卵巢(肿块)

(3)成熟畸胎瘤(良性畸胎瘤)又称皮样囊肿,为原始生殖细胞肿瘤中最常见的类型。畸胎瘤由多个胚层组织的结构组成,因此囊肿内部可见到各胚层的组织如毛发、脂肪、牙齿、骨质等,超声声像图多变。常见声像图特征为:

1)脂液分层征:肿瘤内部脂质成分密度与浆液不同而形成一高回声水平分界线,线上为脂质成分、呈均匀密集细小光点,线下为浆液,呈无回声区。

2)面团征:因肿瘤内部毛发与脂肪裹成团块而成,囊性肿块内见边界清晰的高回声团块(图9—42A)。

3)壁立性结节:指囊性肿块内壁突起的结节状强回声,如为牙齿等骨骼成分一起时后方可伴声影。

4)线条征:当肿瘤内部主要含毛发时,超声可见囊性肿块内短线状强回声平行排列并漂浮于囊液中,此征又被描述为"絮状光点"(图9—42B)。

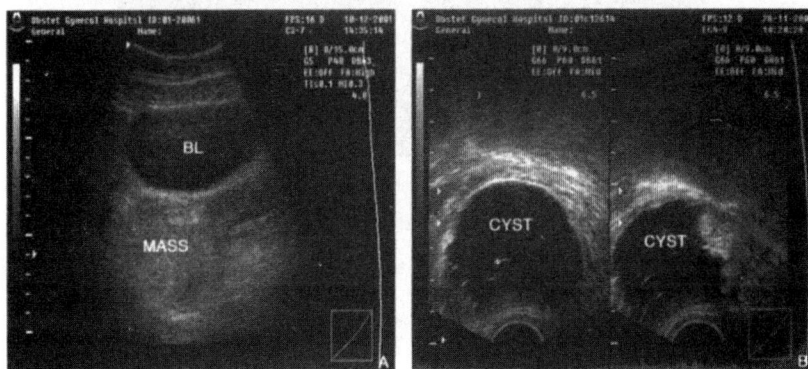

图9—42　卵巢成熟畸胎瘤超声图

A. 面团征；BL. 膀胱；MASS. 肿块(畸胎瘤)；B. 线条征；CYST. 囊肿(畸胎瘤)

5)杂乱结构征:当囊性肿块内部成分复杂,含牙齿、骨组织、钙化、油脂样物质时,囊性肿块内部回声杂乱,可见光点、光斑、光团,伴后方声衰减或声影。

(4)库肯勃瘤又称印戒细胞癌:是一种特殊的卵巢转移性肿瘤(腺癌),原发灶主要来源于胃肠道。超声特征:①肿瘤一般为双侧性,外形规整呈肾形。②肿瘤内部呈中等回声或中低回声,内含一个或数个无回声区。③常伴腹水征存在(图9—43)。

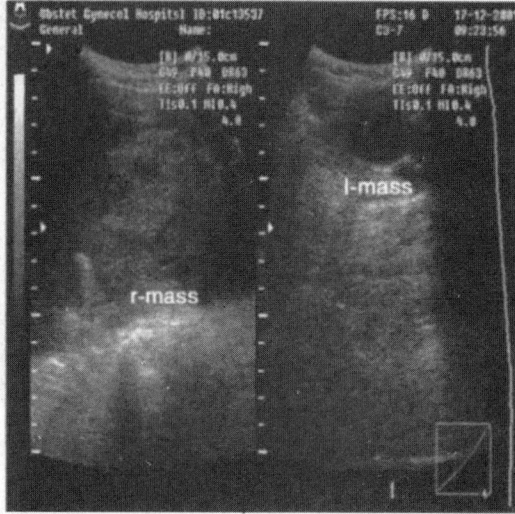

图9—43 卵巢库肯勃瘤(印戒细胞癌)超声图

r—mass. 右侧块;1—mass. 左侧块

(5)黄体囊肿:属卵巢瘤样病变。一般出现于月经后半期(即黄体期),并随着月经来潮而自动消退(图9—44)。

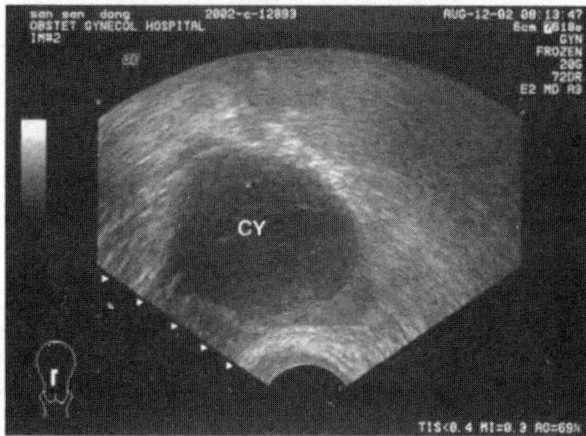

图9—44 卵巢黄体囊肿

CY.囊肿

(6)子宫内膜异位囊肿:即卵巢内膜样囊肿,因子宫内膜异位症累及卵巢而形成的卵巢囊肿。属卵巢瘤样病变。典型者囊腔内可见特征性的密集光点分布(图9—45)。但发病时间长时,因囊腔内反复出血而表现为部分囊液稀薄、部分囊液稠厚时,囊肿内部可见液平面;或因反复出血有新的囊腔叠加而呈多房性囊肿;偶有囊壁上少量钙化点沉积等变化。均需与卵巢肿瘤,特别是畸胎瘤相鉴别。

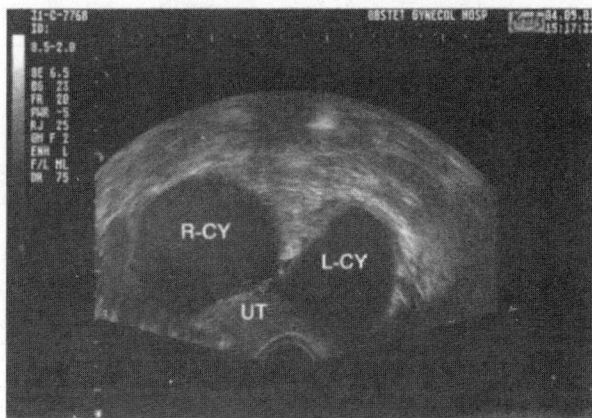

图 9—45 双侧卵巢内膜样囊肿

R—CY. 右侧囊肿；L—CY. 左侧囊肿；UT. 子宫

（7）多囊卵巢：属卵巢瘤样病变。是一种生殖功能障碍与糖代谢异常的内分泌紊乱综合征在卵巢的表现，临床表现为月经稀发或闭经、不孕、多毛、痤疮和肥胖等，是生育期妇女月经紊乱最常见的原因之一。超声表现为一侧或双侧卵巢直径 2～9mm 的卵泡≥12 个，和（或）卵巢体积＞10mL（图 9—46）。且以上超声表现已纳入 2003 年欧洲人类生殖学会（ESHRE）和美国生殖医学学会（ASRM）联合推出的诊断多囊卵巢的"鹿特丹"标准，成为诊断的三项标准之一。

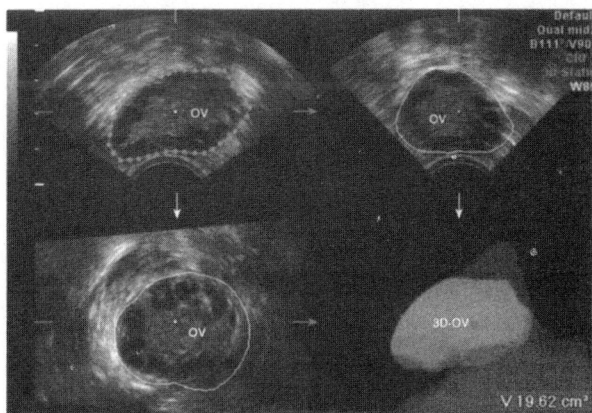

图 9—46 多囊卵巢

OV. 卵巢；3D—OV. 三维卵巢（V＝19.62cm²）

3. 卵巢肿瘤的鉴别诊断

（1）卵巢真性肿瘤与瘤样病变的鉴别：WHO（2003）卵巢肿瘤分类中的第七大类为瘤样病变，包括卵泡囊肿、黄体囊肿、内膜异位囊肿、多囊卵巢等。这些瘤样病变都与一定的因素有关。其中卵泡囊肿、黄体囊肿与月经周期的生理性变化有关，内膜异位囊肿为子宫内膜异位症累及卵巢所形成，而多囊卵巢则为一种妇科内分泌紊乱的表现。因此诊断卵巢肿瘤，首先必须鉴别肿瘤或瘤样病变。

（2）卵巢良恶性肿瘤的鉴别：根据肿瘤不同的生长特性，良恶性肿瘤在形态、边界、内部回声、生长速度、是否伴腹水等方面均有一定差异，超声声像图也发生相应改变（表 9—2）。

表9-2　卵巢良恶性肿瘤的超声声像图鉴别特点

卵巢肿瘤	良性肿瘤	恶性肿瘤
物理性质	大多为囊性	一般为混合性或实质性
肿瘤壁	规则、光滑、整齐、壁薄、清晰	不规则、不光滑、壁厚薄不均、不清晰、高低不平
内部回声	多为无回声,内部光点均匀一致,中隔薄而均匀、内壁光滑或有规则乳头	多为中等或中低回声,内部光点不均匀、不一致,中隔厚薄不均、内壁不平、有不规则乳头
腹水	一般无(除纤维瘤)	常有
生长速度	缓慢(肿块大小稳定)	迅速(肿块增大迅速)
彩色血流分布	无、稀少或星点状	短条状、繁星状或网状
多普勒参数	搏动指数>1.0,阻力指数>0.55	搏动指数<1.0,阻力指数<0.55

4.探测要点

(1)探测内容:测量卵巢大小,观察卵巢内部回声的改变。

(2)注意事项:诊断卵巢肿瘤首先需对肿块的来源进行定位判断,与子宫的肿块鉴别。某些情况下,还应与外科来源的肿瘤如低位肠道肿瘤、腹膜外肿瘤等相鉴别。其次,需要与生理性囊肿等其他瘤样病变鉴别。再次,应熟悉卵巢肿瘤的组织学与遗传学分类,以便根据声像图特征对卵巢肿瘤的病理类型和良、恶性可能作出大致判断。

(尹小梅)

第五节　产科超声诊断

一、异常妊娠声像图

(一)流产

1.定义　妊娠于不满28周、胎儿体重不满1000g而终止者,称流产。

2.超声表现　因流产类型不同而异。

(1)先兆流产:临床上有腹痛、阴道流血等流产征兆,无妊娠物排出,宫颈口未开。超声表现与正常宫内妊娠接近,宫腔内可见孕囊、胚芽及原始心管(或胎心)搏动;有阴道流血时宫腔内可见积液存在(图9-47)。

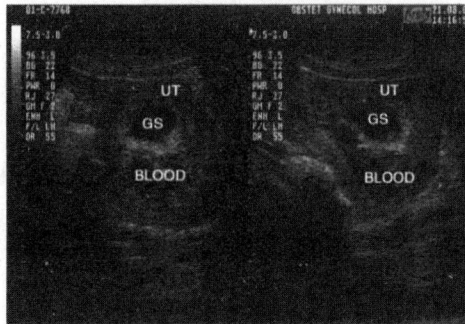

图9-47　先兆流产伴宫腔积液
UT.子宫;GS.胚囊;BLOOD.宫腔积血

（2）难免流产：临床上腹痛与阴道流血加剧，宫颈口扩张，流产不可避免。超声表现有两种类型：

1）宫腔内未见孕囊，可见孕囊下移至宫腔下段甚至颈管内，宫颈部分或全部扩张。原始心管（或胎心）搏动可以存在，也可消失（图9-48）。

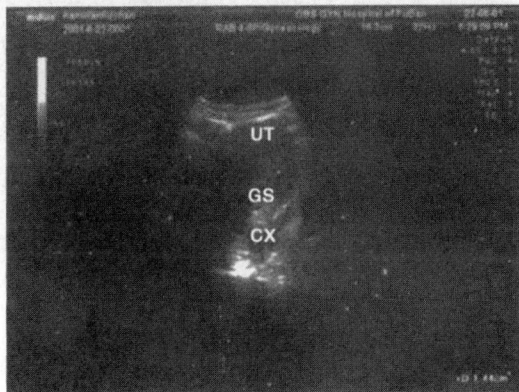

图9-48　难免流产（胚囊下移至宫腔下端）
UT. 子宫；GS. 胚囊；CX. 宫颈

2）孕囊仍位于宫腔内，但孕囊平均直径小于孕周或随访中未见增大，孕囊变形；未见胚芽或见胚芽但随访中无增长，或胚芽长度达3mm以上仍无原始心管搏动可见，则流产亦难以避免（图9-49）。

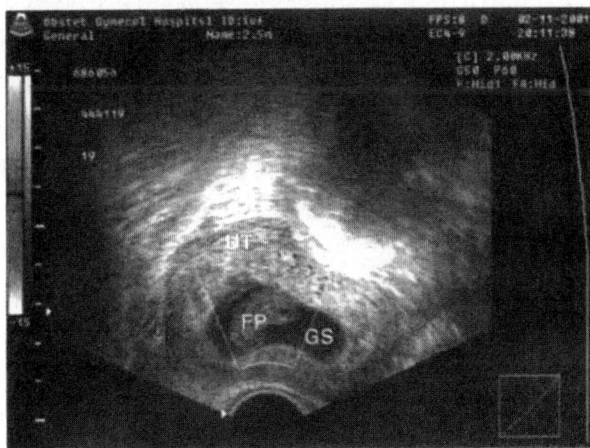

图9-49　难免流产（无胎心）
UT. 子宫；GS. 胚囊；FP. 胚芽（内部无彩色血流）

（3）不全流产：指难免流产继续发展，部分妊娠物排出体外、部分位于宫腔或颈管等处而未排净，出血持续存在或继续增加，严重者引起大出血。超声于宫腔内或颈管内见妊娠残留物呈不均匀的中低回声区或中高回声区，而无孕囊等正常妊娠表现（图9-50）。

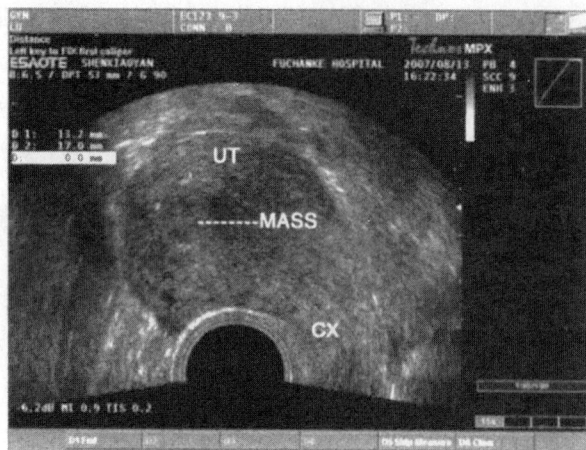

图 9—50　不全流产(宫腔有残留物)

UT. 子宫；CX. 宫颈；MASS. 宫腔残留物(D1、D2 为测值)

(4)完全流产：指妊娠物完全排出体外，阴道流血与腹痛逐渐停止，宫颈口关闭，子宫大小接近正常。子宫超声图接近正常子宫，宫腔内可能无异常发现或见宫腔少量积液。

3.鉴别诊断　当宫腔内未见正常胚囊结构时，须与各种异常宫内妊娠或异位妊娠鉴别。如异位妊娠，子宫内膜因发生蜕膜样变而增厚或回声不均，并可能因宫腔出血而回声紊乱。因此，首先要确定宫腔内部的回声改变是否与宫内妊娠或宫内妊娠流产有关，并与输卵管妊娠、残角子宫妊娠等异位妊娠时的宫腔改变相鉴别。其次，当宫内妊娠流产、孕囊下移至宫颈管内时，须与种植于宫颈部位的宫颈妊娠相鉴别。而难免流产表现为不规则的空孕囊伴宫腔内积血时宫腔内部回声紊乱，须与葡萄胎、子宫肌瘤变性等位于宫腔部位的病变相鉴别。

4.探测要点

(1)探测内容：首先需明确子宫的位置、大小及宫腔的位置，进一步观察宫腔内是否有孕囊以及孕囊的位置、形态、大小等情况。如宫腔内未见正常孕囊，需进一步观察是否有其他异常回声存在。

(2)注意事项：首先应确定子宫体、子宫颈的相互解剖关系，以及宫体、宫颈与孕囊的相互位置关系。其次需注意宫腔及颈管的内部回声性质。

(二)葡萄胎(水泡状胎块)

1.概念　妊娠滋养细胞疾病是一组来源于胎盘滋养细胞的疾病。葡萄胎是妊娠滋养细胞疾病中的一种良性疾病。葡萄胎的形成与绒毛滋养细胞异常有关。是妊娠后胎盘绒毛滋养细胞增生、间质水肿，形成大小不一的水泡，水泡间由细带相连成串，状如葡萄而得名，又称水泡状胎块(图 9—51A)。

2.超声表现　因葡萄胎类型不同而异。

(1)完全性葡萄胎：病理上指妊娠物完全为水泡状胎块，缺乏可确认的胚胎或胎儿组织。超声显示：子宫大于停经孕周；宫腔内充满密集光点及大小不等无回声区如蜂窝状；宫内未见胚囊、胎儿及胎盘、羊水等物；宫内有出血时可见宫腔内不规则的无回声区。

典型者声像图有特征性表现：①子宫大于停经月份。②宫腔内充满大小不等小囊性结构，其分布呈蜂窝状。③病变区无明显彩色血流分布(图 9—51B)。④子宫动脉血流阻力指数下降。

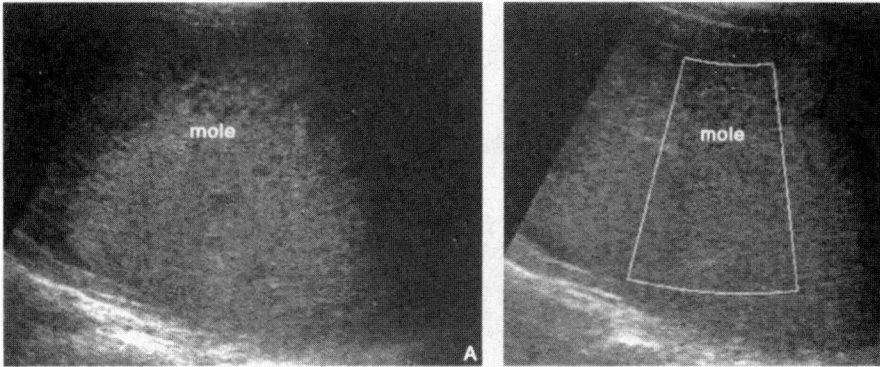

图 9－51　葡萄胎

A. 超声显像：mole. 葡萄胎；B. 彩色血流图：mole. 葡萄胎（内部无彩色血流）

（2）部分性葡萄胎：病理上指仅有部分绒毛变为水泡，合并胚胎或胎儿组织，胎儿大多死亡，也可有存活儿但极少足月儿，胎儿常常发育迟缓或合并多发畸形。早孕期超声显示增大的子宫内除宫腔蜂窝状结构，还可见变形的胚囊；中孕期后在胎盘局部可见混合性包块，有时可见死亡胎儿声影、甚或存活胎儿，个别仅表现为胎盘内部的混合性包块，胎儿小于孕周。

3. 鉴别诊断　典型者诊断不难。不典型者需与早期妊娠流产、绒毛变性、胎盘水肿、侵蚀性葡萄胎或绒癌鉴别。

4. 探测要点

（1）探测内容：主要观察宫腔内部的回声。葡萄胎或滋养细胞疾病时，约 2/3 的患者可见一侧或两侧卵巢多房性黄素囊肿，应同时观察。

（2）注意事项：葡萄胎的大部分为完全性葡萄胎，但须与部分性葡萄胎鉴别。检查时应注意宫腔内有无异常回声，以及异常回声的物理性质、在宫腔内的分布及其与子宫肌层的关系，注意有无胎死宫内或存活胎儿。

（三）异位妊娠

1. 概念　受精卵在子宫体腔以外着床称异位妊娠，习称宫外孕。可发生于输卵管、卵巢、腹腔、阔韧带、宫颈等盆腔脏器或组织。以输卵管妊娠最为多见，占异位妊娠的 95％左右。近年来，随着剖宫产率的上升，作为剖宫产的远期并发症，发生于子宫前壁峡部剖宫产切口的妊娠也呈增加趋势。残角子宫妊娠因临床表现与异位妊娠相似，也常被认为是特殊类型的异位妊娠。位于宫腔的一侧宫角处的妊娠因可能向外生长引起严重后果，亦列入异位妊娠范畴。

2. 超声表现　因异位妊娠发生的部位不同、病程不同，超声图像各异。早期诊断异位妊娠，可协助临床及时处理，避免大出血、休克甚至死亡等严重后果。

（1）输卵管妊娠：指发生于输卵管的异位妊娠。①着床于输卵管黏膜皱襞间的受精卵向肌层深部浸润性生长，可破坏肌层和浆膜层，引起输卵管妊娠破裂、出血、血肿形成，甚至大出血、休克。②着床于输卵管黏膜皱襞间的孕卵，因蜕膜形成不完整而向管腔方向生长，最终可突破包膜而形成流产、出血；如孕囊完全脱离包膜可随输卵管蠕动而经伞端排出至腹腔内，则致输卵管妊娠完全流产。因此，输卵管妊娠因转归不同可分为破裂型和流产型，按病程及相应超声声像图的改变可分为胚囊型和包块型。

输卵管妊娠流产型或未破裂时，子宫腔内未见孕囊等妊娠表现，子宫一侧的附件区除卵巢外可见一混合回声的包块，包块内可能见到孕囊，也可能见到胚芽及原始心管搏动（图 9－

52）。输卵管妊娠流产型如反复出血可形成输卵管血肿，正常卵巢也可包裹其中，则一侧附件区不能探及正常卵巢，而仅探及一混合性包块（图9-53）；包块内部回声紊乱，不能区分卵巢和输卵管。盆腔内因内出血而可有少量积液。

输卵管妊娠破裂时，盆腔内可见大量游离液体，一侧附件区的包块位于积液中。患者有突发的腹部剧痛及休克表现。

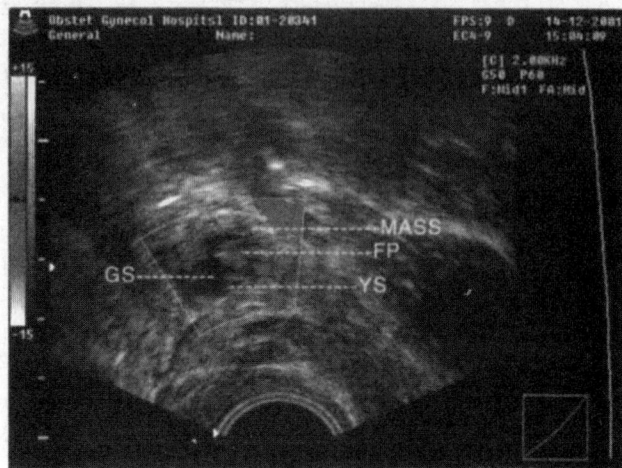

图9-52 输卵管妊娠（胚囊型）

MASS. 输卵管包块；GS. 胚囊；FP. 胚芽（内见彩色血流）；YS. 卵黄囊

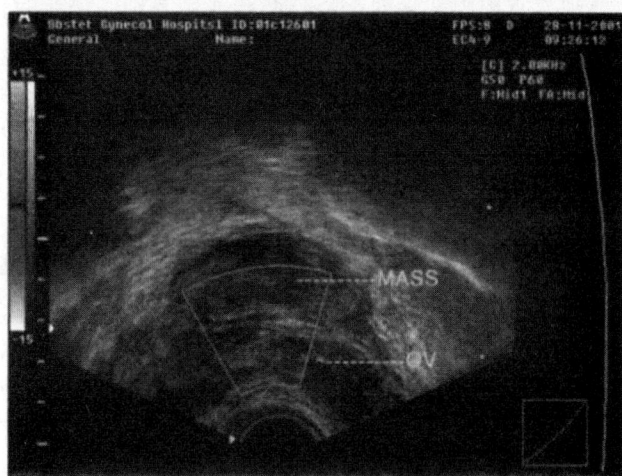

图9-53 输卵管妊娠（包块型）

MASS. 输卵管包块；OV. 卵巢

（2）卵巢妊娠：指种植于卵巢上的异位妊娠，较罕见，早期诊断较困难。①有胚囊型：超声于一侧卵巢上见一胚囊样结构，但须与黄体囊肿相鉴别（图9-54）。②流产型：声像图上与输卵管妊娠难鉴别。卵巢妊娠一般在手术前难以确诊。

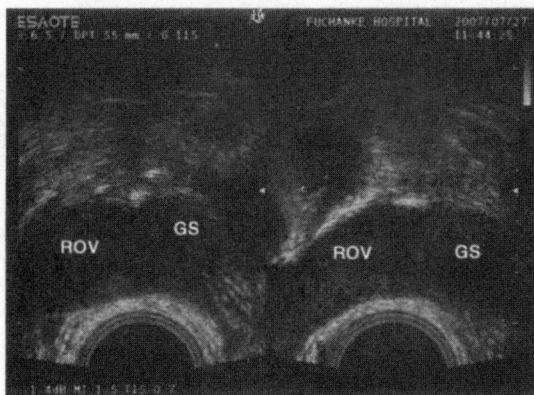

图9-54　卵巢妊娠

ROV. 右卵巢；GS. 胚囊

(3)腹腔妊娠：指妊娠着床于输卵管、卵巢及阔韧带以外的腹腔内，有原发性腹腔妊娠与继发性腹腔妊娠两类。①原发性腹腔妊娠是指受精卵种植于腹膜、肠系膜、大网膜等处，罕见。②继发性腹腔妊娠一般继发于输卵管妊娠流产或破裂后，偶可继发于卵巢妊娠或子宫内妊娠而子宫存在缺陷（如瘢痕子宫裂开）破裂后。经输卵管排出的胚囊种植于腹腔组织并继续生长，并常因胎盘血供不足而胎儿生长发育迟缓。超声检查见胚囊与子宫分离，宫腔内未见胚囊，胚囊周围无较厚肌层组织，此点是与残角子宫妊娠鉴别要点。如胎儿继续生长，则一般胎儿小于孕周，胎盘附着处基底膜显示不清，且胎儿及羊膜囊外无明显子宫肌层存在。如能在下腹部找到正常子宫，有助于明确诊断。

(4)宫颈妊娠：孕卵种植在子宫内口与外口之间的宫颈管内。早期典型者颈管内见孕囊，且孕囊位于宫颈的一侧壁为一偏心圆，宫颈内、外口均为闭合状态。子宫因宫体较小、宫颈较大而呈葫芦形。如宫颈妊娠流产出血则宫颈增大，颈管内部回声紊乱，可能无正常孕囊显示。

(5)子宫切口妊娠：指孕卵种植在子宫前壁峡部剖宫产切口处。因此处肌层较薄，易发生流产。并根据病情发展程度不一，主要可分为有胚囊型和包块型两大类。

1)有胚囊型：声像图典型表现为：①宫内无妊娠囊。②宫颈管内无妊娠囊。③妊娠囊生长在子宫峡部前壁切口部位。④膀胱和妊娠囊之间肌壁薄弱（图9-55）。

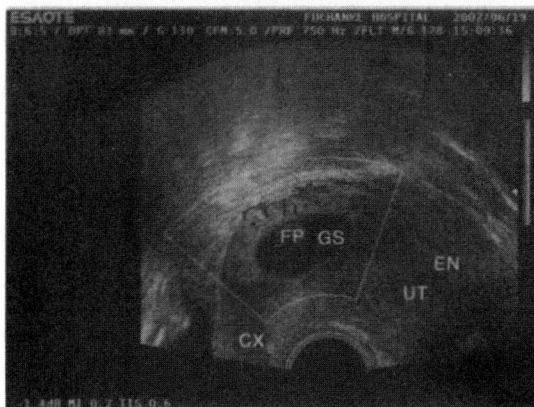

图9-55　子宫剖宫产切口妊娠（有胚囊型）

UT. 子宫；EN. 内膜；GS. 胚囊；FP. 胚芽；CX. 宫颈

2)无胚囊型（包块型）：声像图表现为：①宫内无妊娠囊。②宫颈管内无妊娠囊。③子宫前壁下段峡部见回声不均匀之混合性包块,并向浆膜层方向外凸(图9—56)。④包块与膀胱之间肌壁薄弱且分界不清,甚者包块外缘可达浆膜层。⑤子宫前壁峡部切口着床部位彩色血流可无,亦可特别丰富,甚至可见动静脉瘘。需与宫内妊娠流产、宫颈妊娠、难免流产、滋养细胞疾病等鉴别,以明确诊断,避免盲目刮宫引起大出血等严重后果。

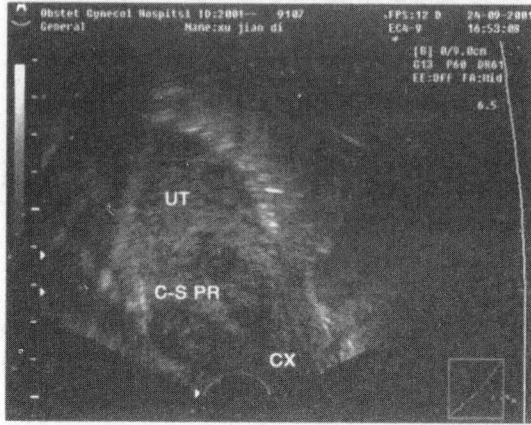

图9—56 子宫剖宫产切口妊娠(无胚囊型)

UT. 子宫;C—SPR. 剖宫产切口包块;CX. 宫颈

(6)阔韧带妊娠:发生于子宫旁的阔韧带内,极罕见,发生率为1/183900。其发生原理一种为受精卵原发种植于阔韧带;另一种是继发种植于阔韧带内,常继发于输卵管、卵巢、腹膜表面等部位的异位妊娠。一般于剖腹手术或腹腔镜手术证实,术前超声确诊困难,即声像图上与输卵管、卵巢等部位的异位妊娠近似,鉴别诊断困难。

(7)残角子宫妊娠:是指受精卵于残角子宫内着床并生长发育,多发生于初产妇,较罕见。早期的残角子宫妊娠破裂前,超声检查可见一个相对小于停经月份的单角子宫,宫腔内有蜕膜回声或假孕囊回声,对侧残角子宫内可见妊娠囊和胚胎回声,妊娠囊周围显示一定厚度的肌层组织,相对独立。有时死亡的胎儿填满残角子宫腔内,胎头与脊柱有变形。残角子宫与对侧单角子宫之间有中低回声的间隔回声,此点是与输卵管妊娠鉴别要点(图9—57)。并须与腹腔妊娠相鉴别。

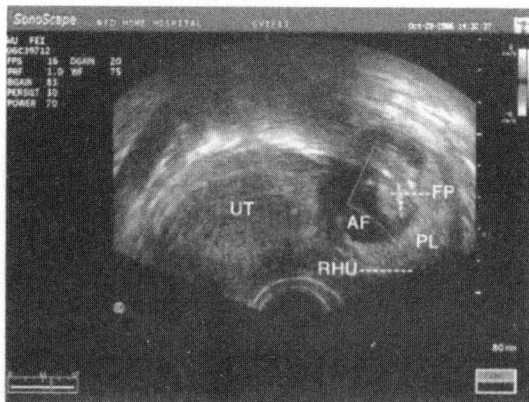

图9—57 残角子宫妊娠

UT. 子宫;RHU.(左侧)残角子宫;FP. 胚芽;AF. 羊水;PL. 胎盘

(8)子宫角妊娠:孕卵种植在子宫腔宫角部,胎儿可向宫腔方向生长而无大碍,也可向宫角部浆膜层方向生长引起子宫角破裂大出血。声像图表现为孕囊位于一侧子宫腔宫角部,其外侧见宫角部肌层组织包绕,内侧与子宫内膜相连,子宫角部轻微外凸或外凸不甚明显(图9—58)。应注意观察孕囊着床部位与子宫内膜及肌层的相互关系,并与位于子宫一侧宫角部位的输卵管间质部妊娠鉴别。输卵管间质部妊娠时子宫角部外凸明显,内见一胚囊,胚囊周围均由肌层包绕,内侧与宫腔内膜不相连。

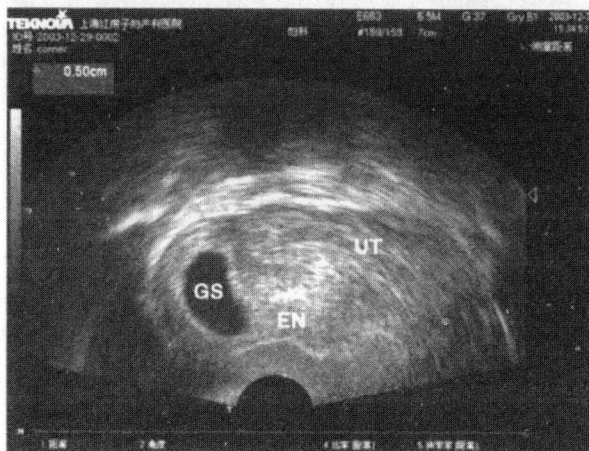

图9—58 子宫角妊娠

UT.子宫;GS.胚囊;EN.内膜,测量键所测为胚囊外缘距子宫浆膜层距离

3.鉴别诊断 早期异位妊娠须与宫内妊娠流产、卵巢囊肿或黄体破裂等妇科急症鉴别。常见的输卵管异位妊娠有胚囊型与包块型(形成包块者),结合临床不难诊断。卵巢、腹腔、阔韧带等部位的异位妊娠鉴别诊断相对较难。子宫切口部位妊娠须与宫内妊娠流产以及宫颈妊娠相鉴别,宫角妊娠须与输卵管间质部妊娠相鉴别。

4.探测要点

(1)探测内容:包括子宫腔内部回声是否改变,子宫角、子宫颈以及子宫双侧的附件区有无胚囊、胚芽、胎儿或异常肿块。

(2)注意事项:异位妊娠的常见部位是输卵管,但也可能发生于卵巢等其他部位;异位妊娠一般为一侧性,也有双侧异位妊娠的报道。因此在临床表现怀疑宫外孕可能时,需要对所有可能发生异位妊娠的部位仔细检查,并排除双侧异位妊娠的可能。另有罕见宫内宫外同时妊娠的报道,虽然发生率只有1/30000,但若遗漏宫外孕,将造成严重后果。所以对已经看到有宫内妊娠存在的情况下,也需常规对双侧附件区进行探测,观察附件区有无异常回声团块存在。

(四)多胎妊娠

1.概念 一次妊娠同时存在2个以上胎儿时称多胎妊娠。以双胎妊娠较常见。但随着促排卵药在不孕症中运用的增加,多胎妊娠的发生有增加趋势。

2.超声表现

(1)早期妊娠:宫腔内见1个以上胚囊(图9—59),每个胚囊各有1个胚芽(图9—60);或每个胚囊内见2个以上胚芽(图9—61)。一侧卵巢内可见1个以上黄体,或者两侧卵巢各见1个以上的黄体存在。

(2)中晚期妊娠:子宫内见2个以上的胎儿,分节段探查时可能同时看到2个以上胎头、胎体等胎儿结构(图9—62)。

(3)双胎妊娠:分为双卵双胎和单卵双胎两种类型,超声表现因类型不同而有差异,检查时需判断绒毛膜类型(绒毛膜性)和羊膜囊类型。

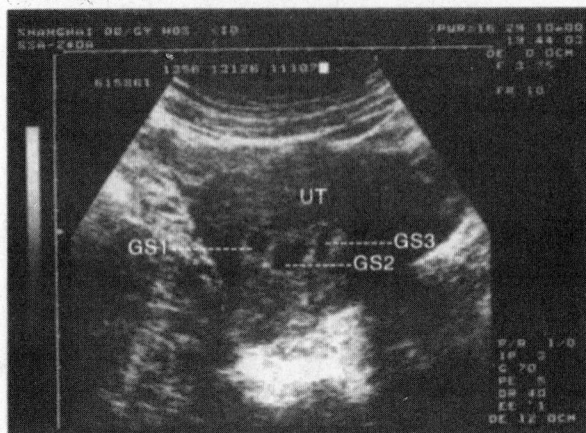

图9—59 三胎(3胚囊)

UT.子宫;GS.胚囊

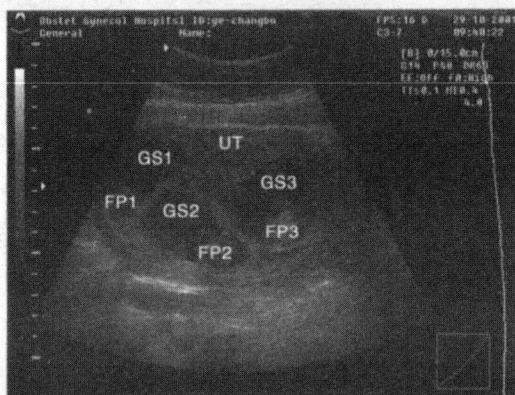

图9—60 三胎(3个胚囊各有一个胎芽)

UT.子宫;GS.胚囊;FP.胚芽

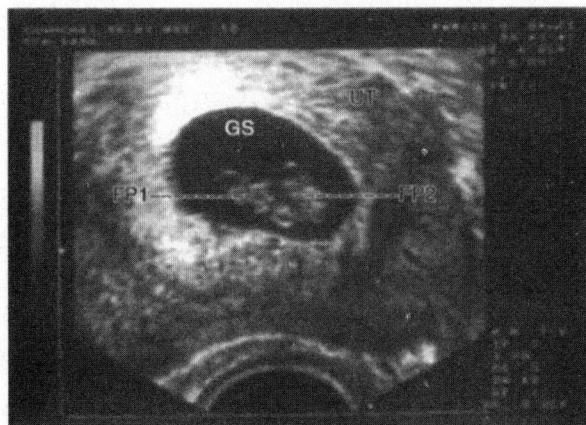

图9—61 双胎(1个胚囊内有2个胚芽)

UT.子宫;GS.胚囊;FP.胚芽

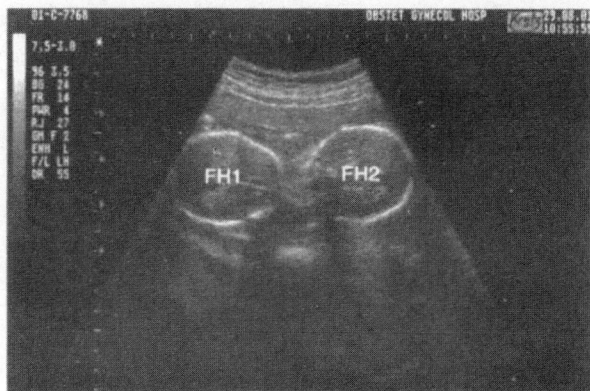

图 9-62　双胎(见 2 个胎头)

FH.胎头

1)双卵双胎:有 2 个受精卵并各自着床,每个胎儿均有各自的绒毛膜、羊膜囊包裹(即双绒毛膜囊双羊膜囊双胎),胎盘各有一个,可以各自分开,但种植位置邻近时两个胎盘可融合成一个。超声表现为:2 个胎儿、2 个羊膜囊(见羊膜囊分隔)、2 个胎盘(分开或融合成一个)。

2)单卵双胎:由 1 个受精卵在胚胎发育不同阶段分离而成。根据分离时间不同有 3 种亚型。①卵裂球阶段分离:卵裂球一分为二,发育成 2 个胎儿、2 个胎盘、2 个羊膜囊,胎盘种植位置可以分开亦可邻近甚至可融合。此型为双绒毛膜囊双羊膜囊双胎,超声声像图与双卵双胎难鉴别。②内细胞团阶段分离:内细胞团一分为二,发育成 2 个胎儿、2 个羊膜囊,但胎盘仅 1 个。即 2 个胎儿每个有各自的羊膜囊,但共用 1 个绒毛膜囊或胎盘,即单绒毛膜囊双羊膜囊双胎。声像图表现为 1 个胎盘、2 个羊膜囊(内各有 1 个胎儿)。与表现为胎盘融合成 1 个的双绒毛膜囊双羊膜囊双胎(双卵双胎或卵裂球阶段分离的单卵双胎)需要鉴别。③胚盘阶段分离:胚盘出现 2 原条,发育成 2 个胎儿,但羊膜囊与胎盘仅 1 个。即 2 个胎儿共有 1 个羊膜囊及 1 个绒毛膜囊(1 个胎盘),即单绒毛膜囊单羊膜囊双胎(图 9-61)。声像图表现为 2 个胎儿在 1 个羊膜囊中,内见 1 个胎盘。此型当 2 个原条相距较近时,易发生联体双胎,声像图表现为 2 个胎儿的某些躯体部位相连甚或内部脏器共用。常见胸腹部联体畸形。

双绒毛膜囊双羊膜囊双胎时,当两个胎盘相邻紧密甚至融合时超声表现为"1 个胎盘",需与单绒毛膜囊双羊膜囊双胎鉴别。因为此两种不同类型的双胎临床表现与处理均不同,单绒毛膜囊双羊膜囊双胎(内细胞团阶段分离的双胎)与单绒毛膜囊单羊膜囊双胎一样有可能发生双胎输血综合征。因此发现双胎妊娠时,有必要对羊膜囊及胎盘的个数进行观察和分析,以判断绒毛膜性及发生双胎输血的可能性。一般宜在早孕期或中孕早期(约妊娠 16 周以前)进行绒毛膜性的判断。

3.鉴别诊断　需与单胎妊娠、连体双胎等鉴别。仔细全面的观察、不漏数胎儿个数、不遗漏连体双胎,是鉴别诊断的首要任务。

4.探测要点

(1)探测内容

1)确定多胎妊娠的成立:早期妊娠,主要观察孕囊及胚芽的个数及相互关系。中晚期妊娠,观察胎儿的个数、羊膜囊、绒毛膜囊的个数及相互关系、内部结构。

2)判断绒毛膜性:在双胎妊娠中,无论是双卵双胎或单卵双胎,在早孕期或中孕早期对绒毛膜性做出判断非常重要。①双绒毛膜囊双羊膜囊双胎时,羊膜囊之间的分隔较厚、由 2 层绒毛膜和2层羊膜组成。当2个胎盘邻近而融合时,超声声像图表现为融合处的胎盘相邻处形成一向宫腔方向突起的三角形结构并向相邻的羊膜囊分隔处延续,称为"双胎峰"征象。②单绒毛膜囊双羊膜囊双胎时,羊膜囊之间的分隔较薄、由2层羊膜组成,超声声像图无"双胎峰"征象(图9-63)。

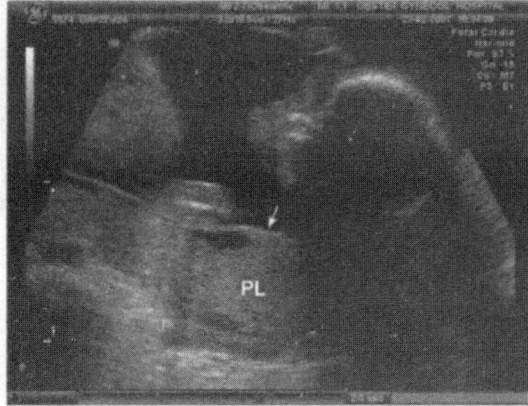

图9-63 "双胎峰"征象
PL胎盘;箭头所指为"双胎峰"

(2)注意事项:胎儿超声探测时首先需要将探头在孕妇整个腹部作横行或纵行的平移扫查,以免遗漏多胎妊娠之胎儿。其次要注意胎儿头部、躯干部及四肢的相邻关系,以免胎儿数目的计数错误,并排除连体畸形。如早孕期未行超声检查,中孕期前来超声检查时首先要认清子宫体、子宫颈,以确认胎儿生长在子宫内。

二、胎盘异常声像图

(一)前置胎盘

1. 概念 妊娠28周以后,胎盘附着于子宫下段,甚至胎盘下缘达到或覆盖宫颈内口,位置低于胎儿先露部,称前置胎盘。分为3种类型:

(1)完全性前置胎盘:胎盘组织完全覆盖宫颈内口,又称中央性前置胎盘(图9-64)。

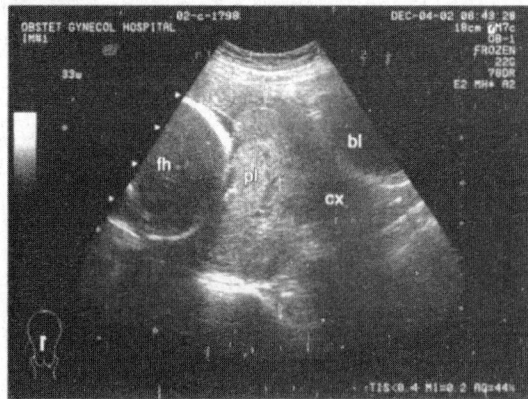

图9-64 完全性前置胎盘
fh. 胎头;pl. 胎盘;cx. 宫颈;bl. 膀胱

(2)部分性前置胎盘:指胎盘组织部分覆盖宫颈内口。

(3)边缘性前置胎盘:胎盘附着于子宫下段,边缘到达宫颈内口,未覆盖宫颈内口。

当胎盘位于子宫下段、胎盘下缘极为接近但未到达宫颈内口者称低置胎盘(图9-65)。

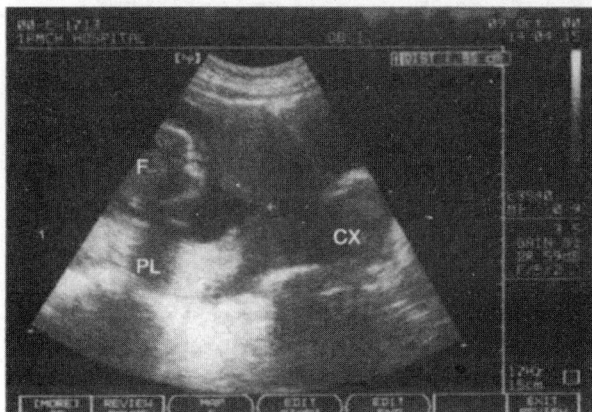

图9-65 低置胎盘

F.胎儿;PL胎盘;CX.宫颈;测量键所测为胎盘下缘距宫颈内口的距离(为20mm)

2.超声表现 超声诊断因前置胎盘的类型不同而异,目前参照2013年谢幸主编的第8版《妇产科学》的诊断标准:当胎盘位于子宫前壁、后壁或侧壁的下段,胎盘下缘至宫颈内口的距离小于70mm,但未到达宫颈内口时为低置胎盘;胎盘下缘达宫颈内口边缘者为边缘性前置胎盘;胎盘下缘超过宫颈内口、未达对侧边缘者为部分性前置胎盘;胎盘下缘完全盖过宫颈内口者为完全性(中央性)前置胎盘。

3.鉴别诊断 随着妊娠进展及子宫下段形成,胎盘下缘有逐渐上移的趋势。故一般在孕28周以前不诊断前置胎盘,但可在超声所见中描述。

4.探测要点

(1)探测内容:测量胎盘最下缘距同侧宫颈内口的距离。

(2)注意事项:当胎盘面积较大、分布较广时,需注意寻找距宫颈内口最近的胎盘下缘。宫颈内口为诊断的参照点。

(二)胎盘早期剥离

1.概念 妊娠20周以后或分娩期,正常位置的胎盘在胎儿娩出前,部分或全部从子宫壁先期剥离,称胎盘早剥。为晚孕期严重并发症。若不能及时发现、诊断和处理,可迅速发展而危及母儿生命。

2.超声表现 发病早期、出血少时,若胎盘后出血沿胎膜与子宫壁之间流出,超声可无阳性表现。当病情进展出血量多、出血累积于局部,或时间长胎盘后血肿形成后,表现为胎盘基底膜与肌层之间的无回声区、中低回声区或中高回声区,内部回声欠均匀(图9-66)。胎儿可出现胎心变化(不规则、减慢)甚至无胎心。

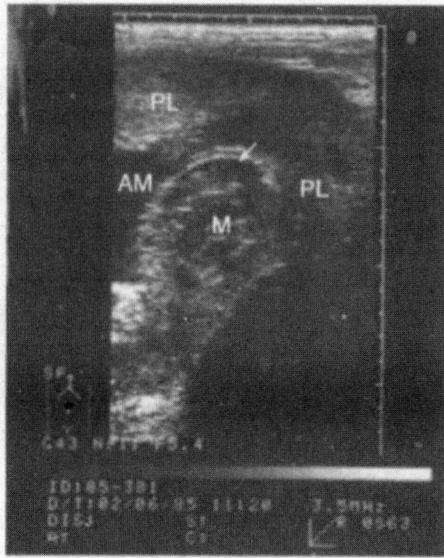

图 9—66　胎盘早剥

PL. 胎盘；AM. 羊水；M. 胎盘后血肿

3.鉴别诊断　鉴别胎盘母体血池、胎盘肿块。胎盘母体血池有扩张时,一般表现为无回声区,且位于胎盘胎儿面,内部有低速血液流动。胎盘肿块一般位于胎盘实质内,在孕期的超声随访中已有发现。而胎盘早剥一般为突发的,病史中应有腹痛、阴道流血、胎心变化等提示。

4.探测要点

(1)探测内容:胎盘基底膜与子宫肌层之间的回声、胎盘的厚度及内部回声。

(2)注意事项:注意胎心变化。注意鉴别胎盘边缘的早期剥离及母体血池。

三、胎儿先天性畸形的超声诊断

(一)概述

1.出生缺陷　是指出生前已经存在、出生时或生后数年内可以发现的结构或功能异常,其产生原因包括遗传、环境以及二者的共同作用。严重出生缺陷将严重影响个体生存能力、功能,在生命早期可能致残、生活不能自理或死亡。我国是出生缺陷的高发国,每年有80万～120万名出生缺陷患儿出生,占出生总人口的4%～6%。

2.胎儿先天性畸形　属于出生缺陷范畴,是指胎儿结构的先天性发育异常或疾病。约70%的胎儿结构畸形可以在产前超声发现并诊断。但由于我国各地区经济和医学水平发展不平衡,目前在国家的层面还未形成统一的产前超声诊断规范。2012年公开颁发的中国医师协会超声分会《产前超声检查指南》可以作为一个行业性的参考依据。但根据我国国情,以下6种严重的胎儿致死性畸形必须在产前检出:无脑儿(露脑畸形)、颅骨缺损伴脑膜脑膨出、开放性脊柱裂伴脊膜脊髓膨出、腹壁缺损伴内脏外翻、单心室、致死性骨发育不良。

(二)胎儿严重致死性畸形的超声诊断

1.无脑儿(露脑畸形)

(1)超声表现:为同一种疾病在不同发展阶段的表现。

1)露脑畸形:早期因颅骨缺失而脑组织直接暴露于羊水中得名。超声表现为:头颅部位无颅骨光环显示,仅显示一团米老鼠样脑组织暴露于羊水中,面部结构存在。

2)无脑儿:晚期因脑组织受羊水的化学作用以及胎儿双手抓挠、摩擦等物理因素作用而逐渐消失,称"无脑儿"。超声表现为:头颅部位无颅骨光环显示,几乎无脑组织显示,仅显示结节状头部结构(图9—67),双眼因颅盖骨的缺失而位于面部较上方呈蛙眼样表现(图9—68)。

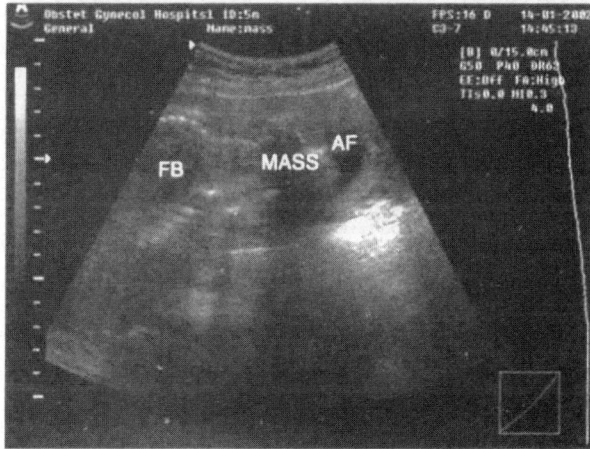

图9—67　无脑儿(无颅骨光环)
FB.胎体;MASS.肿块(胎头);AF.羊水

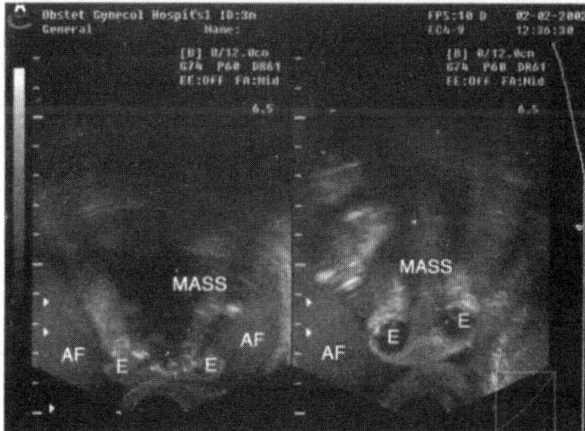

图9—68　无脑儿(蛙眼样表现)(经阴道超声)
MASS.肿块(胎头无颅骨光环);AF.羊水;E.眼

(2)注意事项:胎儿头颅于孕12周已能清晰辨识。对于受胎儿姿势影响不能清晰显示的头颅光环,有必要等待胎儿体位转变;如胎头朝下位于母体骨盆内时,经腹部超声观察困难,可试行经阴道超声观察。

2.颅骨缺损伴脑膜脑膨出　实质为胎儿颅骨局部缺损而造成脑膜及脑组织膨出。缺损一般发生在枕部、额部及顶部等中线部位,枕部最多见、占总数的75%。通常都合并有中枢神经系统异常,最常见的为脑积水。

(1)超声表现

1)颅骨局部缺损伴脑膜膨出:超声表现为局部头颅光环的不连续,头颅光环局部缺损处向外突起一囊肿样结构(图9—69)。

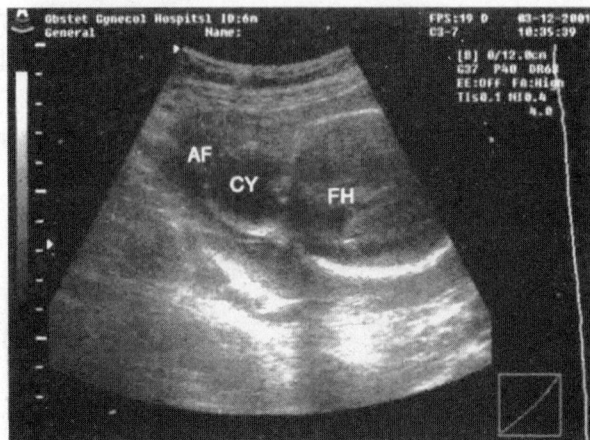

图 9-69　颅骨缺损伴脑膜膨出

AF.羊水；CY.囊肿（颅骨缺损处膨出的脑膜）；FH.胎头

2)颅骨局部缺损伴脑膜脑膨出：脑组织连同脑膜一并由缺损处膨出，超声表现为局部头颅光环的不连续，头颅光环局部缺损处向外突起一混合性包块。

(2)注意事项：脑膜及脑组织膨出的大小与颅骨缺损的大小及压力差有关，偶尔脑膨出包块随着颅内压力的改变为可复性的，造成超声检查包块时有时无。仔细检查确定头颅光环的完整性是诊断的首要条件。对于可疑的颅骨缺损应加强随访、短期内复查。

3.开放性脊柱裂伴脊膜脊髓膨出　脊柱裂指由于脊柱局部的脊椎骨的缺损，引起局部椎管不能正常围合而敞开。一般发生于背部中线，也有发生于腹侧部的椎体裂。当椎骨裂开并累及覆盖其表面的脊膜、肌肉和皮肤、皮下软组织时，称开放性脊柱裂，超声声像图上有特征性表现。如脊椎骨有裂，但其表面的皮肤、皮下软组织、脊膜等无裂开时，称隐形脊柱裂，超声诊断困难。

(1)超声表现

1)开放性椎骨缺损：①旁正中矢状切面(脊柱纵切面)时显示脊柱某一节或某几个节段的缺损，椎体与一侧的椎弓的骨化中心失去一一对应的关系，脊柱弯曲度有改变。②横切面显示由 1 个椎体和两侧的椎弓共 3 个骨化中心组成的"品字形"结构消失而呈 U 形或 V 形。③冠状切面显示左右侧椎弓的骨化中心局部不对称或膨大(图 9-70)。

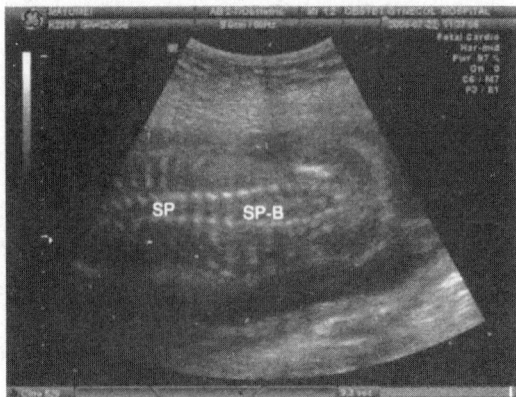

图 9-70　脊柱裂(脊柱冠状面切面)

SP.脊柱；SP-B.脊柱裂病变(病变处脊椎局部膨大)

2)局部软组织缺损或异常:可在纵切面和横切面上观察,见椎骨缺损部位表面的皮肤线回声中断。伴脊膜膨出时,见局部向外突起一壁薄囊块,囊块表面无皮肤及软组织覆盖(图9—71)。伴脊膜脊髓膨出时,见局部向外突起一混合性包块,内部为中低回声结构。

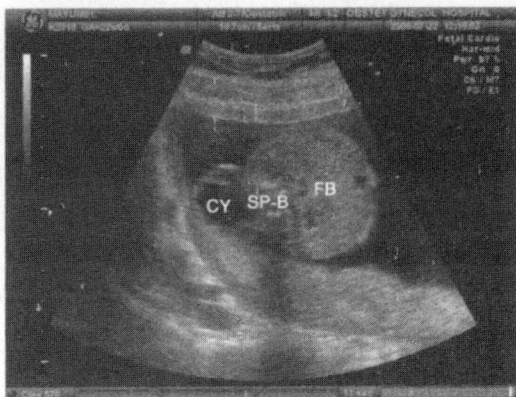

图9—71 脊柱裂(脊柱横切面)

SP—B.脊柱裂病变(病变处椎体不完整);CY.囊肿(脊柱裂开处膨出的脊膜);FB.胎体

3)相应头颅改变:因脊柱裂、脊膜脊髓下移引起的颅内压力改变时头颅部位发生相应的改变。

①"柠檬头"征象:横切胎头时可见。因颅内压力变化而使双侧额部头颅骨向内凹陷、胎头外形呈"柠檬"样(图9—72)。

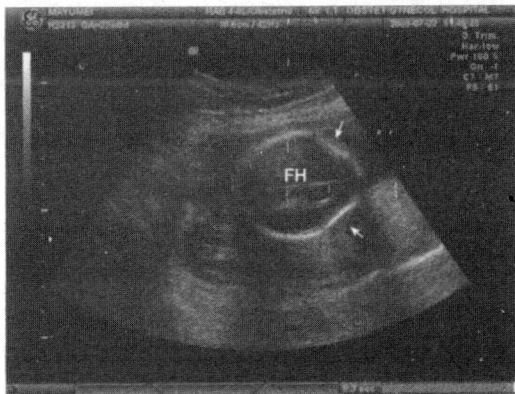

图9—72 "柠檬头"征象

FH.胎头;箭头所指为向内凹陷的双侧额部头颅骨

②"香蕉小脑"征象:小脑蚓部因压力改变可疝入枕骨大孔,小脑半球可下陷紧贴后颅窝底而使小脑呈"香蕉"形。后颅窝池因小脑下陷而消失。

③脑室扩张。

(2)注意事项

1)要显示整个脊柱的完整性,不遗漏任一节段。

2)纵切脊柱时注意背部皮肤及软组织的完整性。

3)骶尾部是脊柱裂高发部位,须重点观察。

4)在胎儿头部发现有"柠檬头""香蕉小脑"等征象时,应警惕脊柱裂存在的可能性。

4.腹壁缺损伴内脏外翻 指脐旁腹壁全层缺损,伴内脏外翻,亦称"腹裂"。

(1)超声表现:视缺损的大小而有差异。

1)局部腹壁皮肤不连续:缺损常位于脐根部右侧,属非中线缺损。

2)局部腹腔脏器或组织膨出并暴露于羊水中。因腹壁全层缺损,突出的内脏表面无腹膜覆盖。常见肠管突出并漂浮于羊水中。裂口大时,可见肝等脏器突出(图9-73)。

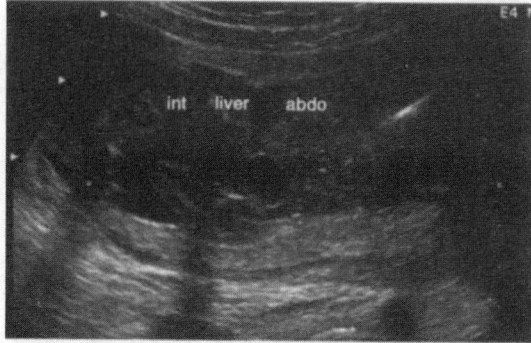

图9-73　腹壁缺损内脏外翻
int. 肠管;liver. 肝;abdo. 胎儿腹部

(2)注意事项

1)脐部为本病高发部位,须重点观察。

2)裂口小时,脐根部结构可能显示正常。

3)需与脐疝、脐膨出鉴别。

①脐疝:因脐部为全腹壁最薄弱的部位,但腹腔内部压力增高时,使部分器官组织疝入脐孔形成脐疝,主要疝入物为肠管与大网膜。脐部表面有皮肤与皮下组织覆盖,脐带连接腹壁的部位正常。

②脐膨出:因腹壁中线结构(肌肉、筋膜和皮肤)缺损,而使腹腔内容物突入脐带内,表面有两层膜(腹膜和羊膜)覆盖。本病合并染色体异常的机会较高。

5.单心室　又称"总心室"或"单室心"。单心室的形成主要是在胚胎发育过程中,房室管未能与发育中的心室正确对线,从而使两个房室瓣都对向一个心室。

(1)超声表现

1)双流入道单心室:由于室间隔未发育引起的单心室,声像图不能显示四腔心观,仅可见2个心房、2个房室瓣及1个心室。彩色多普勒超声检测可见2条房室血流。

2)单流入道单心室:由于一侧房室瓣闭锁引起的单心室,即单心房单心室,声像图可见1个心房、1个房室瓣及1个心室(图9-74A)。彩色多普勒超声检测可见1条房室血流(图9-74B)。

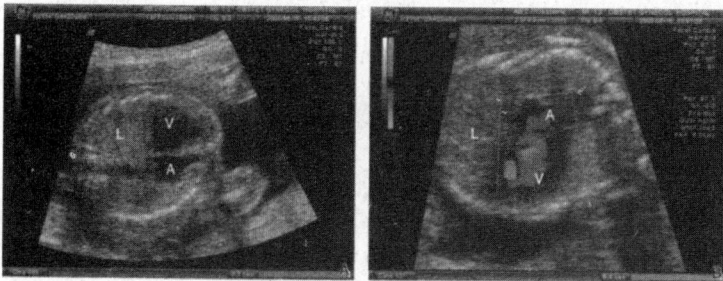

图9-74　单心房心室
A. 超声显像:L. 肺;V. 心室;A. 心房;B. 彩色血流图:L. 肺;V. 心室;A. 心房;蓝色代表房室瓣血流

(2)注意事项

1)单心室是一种复杂的先天性心脏畸形,根据流入道、流出道腔室以及大动脉排列关系可分为很多亚型。诊断必须坚持在胎儿合适的体位下观察心脏结构,如受体位影响心脏显示不清时需等待胎儿体位改变。

2)本病的产前超声诊断有一定难度,需与完全性房室通道、左心发育不良、右心发育不良等先天性心脏畸形鉴别。完全性房室通道时,四腔心观可见一些残存的室间隔回声。左心或右心发育不良时,心室的左右侧壁厚度不一致。

6.致死性骨发育不良 胎儿骨骼系统及肢体畸形的种类繁多,常合并全身其他系统畸形。较常见的致死性骨发育不良,包括致死性侏儒、软骨发育不全、成骨发育不全Ⅱ型。

(1)超声表现

1)严重的四肢均匀性短小畸形:超声测量四肢长骨长度均低于正常孕周平均值的 4 个标准差或以下,股骨长/腹围<0.16(图 9—75)。

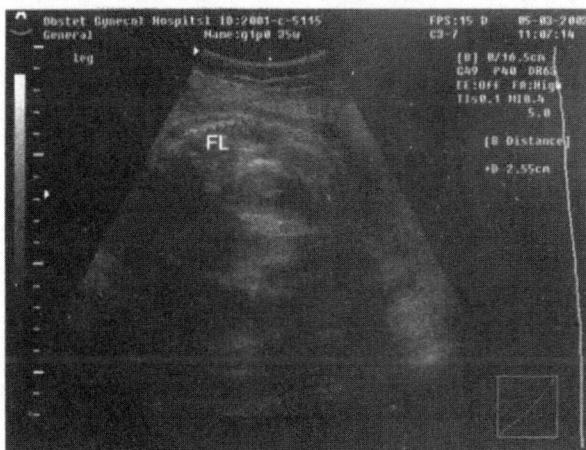

图 9—75 严重四肢短小畸形

FL.股骨;测量键所测股骨长度为 26mm(孕 35 周)

2)严重的胸部发育不良:胸腔狭窄可导致胎儿肺发育不良和胎儿死亡。超声测量胸围低于正常孕周平均值的第 5 个百分位数,心胸比例>0.6(需排除心脏畸形引起的心胸比例增大),胸围/腹围<0.89。

3)其他特殊表现:致死性侏儒可有三角形头颅表现;成骨发育不全Ⅱ型可表现为颅骨钙化差;软骨发育不全可造成颅骨或椎体低钙化或无钙化;肋骨短小及胸腔狭窄时可影响胎儿呼吸样运动,造成胸腔压力增高而使胎儿水肿或颈项透明层(或颈项软组织)增厚,并可能影响胎儿吞咽使羊水过多。

(2)注意事项

1)通过超声测量及观察,可发现长骨发育畸形。但超声不能对所有骨发育不良的亚型作出具体诊断,如能区分出致死性骨发育不良有助于产科处理。

2)超声常规测量股骨、肱骨的长度,在得出长骨短小的印象后,不能简单诊断或满足于已有的发现,而是需要在此基础上,注意观察膝关节和肘关节以下节段的长骨(如胫腓骨、尺桡骨)的长度,并比较双侧长骨的长度是否一致或有明显差异。

3)注意查找有助于对骨发育不良进行分型的特殊超声表现:成骨发育不全Ⅱ型可见四肢

短小、成角畸形骨折或多发骨折;致死性侏儒表现为严重短肢、长骨弯曲、窄胸头大;软骨发育不全可见四肢长骨极度短小,肋骨、胸骨均明显缩短,胸廓明显缩小狭窄,腹部相对膨大。

（刘丹娜）

第六节　心脏疾病超声诊断

心脏疾病包括心脏瓣膜病、先天性心脏病、心肌病、心脏肿瘤、高血压性心脏病、慢性肺源性心脏病、冠状动脉粥样硬化性心脏病和心包疾病等。心脏超声是目前临床上最常采用的应用于心脏疾病诊断的影像检查手段。

一、心脏瓣膜病

心脏内部包括两组半月瓣及两组房室瓣,两组半月瓣是指主动脉瓣和肺动脉瓣,两组房室瓣是指二尖瓣和三尖瓣。由于风湿热、黏液变性、退行性改变、先天性畸形、缺血性坏死、感染或创伤等原因引起瓣膜病变称为心脏瓣膜病。心脏瓣膜病主要包括瓣膜狭窄、瓣膜关闭不全及瓣膜赘生物。

（一）二尖瓣狭窄

二尖瓣狭窄多数是风湿性的,极少数为先天性和老年退行性改变。风湿性二尖瓣狭窄是由于反复发生的风湿热所遗留的二尖瓣病变。其病变过程较长,早期二尖瓣以瓣膜交界处和基底部炎症、水肿、赘生物形成,后期瓣膜交界处粘连、纤维化、钙化,导致瓣口狭窄。正常人二尖瓣口面积 $4\sim6cm^2$,二尖瓣口面积小于 $2.0cm^2$ 为狭窄。先天性二尖瓣狭窄包括落伞型二尖瓣、双孔二尖瓣、鲁登巴赫综合征,其血流动力学、超声心动图特点完全不同,临床表现亦有所不同。老年退行性病变引起二尖瓣狭窄表现为瓣环处钙化,瓣膜开放受限较轻。

风湿性二尖瓣狭窄根据病变程度,可分为两种类型:

①隔膜型　前后联合部粘连,瓣口狭窄,瓣膜边缘处增厚或有钙质沉着,二尖瓣瓣体虽然可以有不同程度增厚,但瓣体活动度没有很大影响。

②漏斗型　二尖瓣前后叶交界处、腱索及乳头肌广泛粘连,瓣叶增厚,腱索及乳头肌缩短并将瓣口向下牵引,整个二尖瓣装置呈漏斗状,瓣叶活动严重受限。由于二尖瓣狭窄,舒张期左心房血流排空受阻,使左心房压力增大,左心房扩大,肺静脉和毛细血管压力升高,导致肺瘀血,使肺动脉压力升高,右心负荷增大,最终造成右心功能不全。临床症状主要表现为呼吸困难、咳嗽及咯血。心尖区第一心音增强,可闻及舒张期隆隆样杂音和开放拍击音,常触及舒张期震颤。

1.超声表现　常用扫查切面为左心室长轴观、二尖瓣水平短轴观、心尖四腔观。

（1）二维超声心动图

1）二尖瓣开放幅度减小及二尖瓣口面积减小:于左心室长轴观测量舒张期二尖瓣开放时前后叶之间的距离即为开放幅度。正常情况下瓣口开放幅度大于20mm。二尖瓣水平短轴观显示二尖瓣开放时呈"鱼口"形,取瓣口开放最大时刻,沿二尖瓣口内缘勾画,可显示二尖瓣口面积,若小于 $2.0cm^2$,即可诊断二尖瓣狭窄。二维超声测量二尖瓣口面积精确度高,与手术测值相差约 $0.3cm^2$。测量误差一般为低估瓣口面积。其原因主要是由于瓣膜纤维化、钙化,使回声增强,声束在远场扩大。

2)二尖瓣口、腱索及乳头肌:二尖瓣瓣尖增厚、回声增强,可有钙化、呈团块状回声,瓣叶交界处粘连,瓣膜开放受限。轻度二尖瓣狭窄舒张期二尖瓣前叶呈圆顶状突向左心室流出道,所谓"气球样"改变,后叶被前叶拉向前,形成前后叶同向运动,即隔膜型狭窄。重度二尖瓣狭窄舒张期二尖瓣前后叶呈裂隙样,腱索及乳头肌粘连、缩短、增粗,即漏斗型狭窄,从左心室长轴观及乳头肌短轴观均可清晰显示(图9-76)。

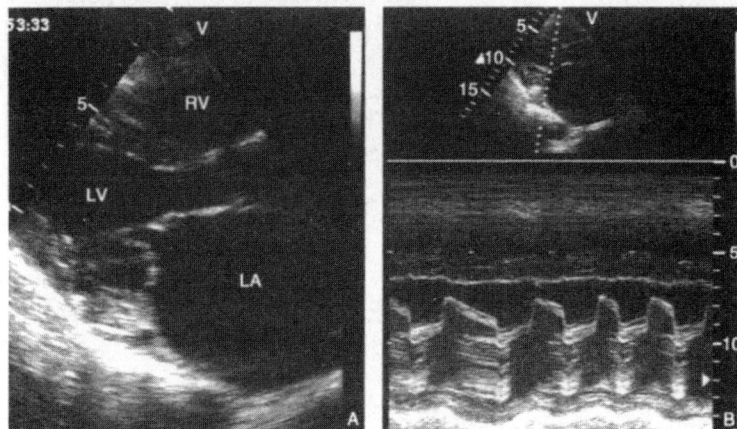

图9-76 二尖瓣狭窄

A. 二维超声心动图;B. M型超声心动图;RV. 右室,LA. 左房,LV. 左室

3)左心房扩大:是二尖瓣狭窄首先出现的腔室改变。

4)右心室扩大,主肺动脉增宽:是由于肺动脉高压造成右心室负荷加重所致。

5)肺静脉扩张:心尖四腔观可显示肺静脉明显扩张。

6)左心房血栓:左心房血流缓慢,血液淤积,极早期形成血栓常为流沙状。此外,左心耳、左心房上壁、左心房后壁好发血栓。血栓回声依据形成时间长短不同,可表现为弱回声到强回声。多数血栓位置固定,宽基底附着,少数血栓可有蒂附着于左心房壁,随心脏运动而活动。

(2)M型超声心动图

1)"城墙波"出现:二尖瓣前叶波群可见EF斜率减低,E、A两峰间凹陷消失,两峰相连呈平顶形而称之为"城墙波"(图9-76)。

2)二尖瓣后叶与前叶呈同向运动:正常人二尖瓣前叶于舒张期向前运动,E、A两峰呈M形;后叶对应向后运动,呈W形,称E和A峰。二尖瓣狭窄时,前叶向前运动,后叶受牵拉亦向前运动,故呈同向运动。假性二尖瓣狭窄时,前叶呈平顶形,但后叶呈逆向运动,并且瓣叶不增厚,可以此鉴别。

(3)多普勒超声心动图

1)彩色多普勒:舒张期二尖瓣口见以红色为主的五彩镶嵌的血流信号。这种狭窄性血流信号,在中央部分彩色变化最明显,血流速度最高。

2)频谱多普勒:于心尖二腔或四腔观将取样门置于二尖瓣口左心室侧,显示舒张期宽频带的湍流频谱;舒张早期血流速度峰值>1.5m/s,舒张期平均血流速度>0.9m/s,并依据柏努利方程:$PG=4V^2$,可分别计算峰值压差(PPG)和平均压差(MPG)(图9-77)。应用PHT法计算二尖瓣口面积:通过描记二尖瓣口血流频谱的E峰下降支的斜率,得到二尖瓣的压力半降时间(PHT),二尖瓣口面积=220/PHT。

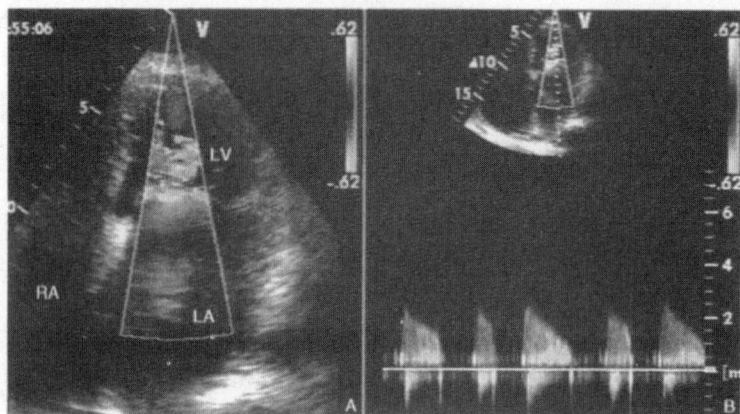

图 9—77 二尖瓣狭窄

A. 彩色多普勒;B. 频谱多普勒;RA. 右房,LA. 左房,LV. 左室

2.二尖瓣狭窄的定量诊断 测量瓣口面积及平均跨瓣压差是二尖瓣狭窄定量诊断的常用方法。

(1)正常:瓣口面积 4～6cm²,平均压差小于 5mmHg。

(2)轻度狭窄:瓣口面积 1.5～2.0cm²,平均压差 5～10mmHg。

(3)中度狭窄:瓣口面积 1.0～1.4cm²,平均压差 11～20mmHg。

(4)重度狭窄:瓣口面积小于 1.0cm²,平均压差大于 20mmHg。

经食管超声心动图对瓣膜的形态结构显示更清晰,观察瓣膜活动情况更全面。

3.鉴别诊断 综合运用各种超声技术诊断二尖瓣狭窄具有很高的特异性,可与其他引起左心房扩大的疾病进行鉴别。需注意的是:左心房黏液瘤与左心房血栓的鉴别,主要是与活动性血栓的鉴别。鉴别要点是:黏液瘤多数窄基底附着在房间隔上,左心房血栓基底部宽,附在左心房其他壁上居多。对左心耳的血栓,用经食管超声更易检出。

4.探测要点 各个常用切面观察二尖瓣的形态、回声改变及活动幅度是首要目的。于左心室长轴观测量二尖瓣开放幅度,于二尖瓣水平短轴观测定二尖瓣口面积;于心尖四腔观测量二尖瓣口舒张早期血流峰值速度、舒张期平均血流速度及平均压差。二尖瓣狭窄不仅需要定性诊断,还应定量诊断,并结合病史和其他检查方法尽量做出病因诊断,为临床的进一步治疗提供依据。

(二)二尖瓣关闭不全

二尖瓣瓣环、瓣叶、腱索及乳头肌的任何部位异常,均可造成二尖瓣关闭不全,如老年性退行性改变、二尖瓣脱垂、风湿性二尖瓣病变、腱索断裂、冠心病乳头肌功能不全、扩张型心肌病、左心功能不全等。二尖瓣关闭不全时,左心房容量负荷增加,左心房代偿性扩张,舒张期由左心房流入左心室的血液增多,左心室容量负荷过重,导致左心功能不全。左心功能不全使左心室舒张末压升高,左心房压力进一步增高,导致肺瘀血和肺动脉高压,最终导致右心室肥大和右心功能不全。轻度二尖瓣关闭不全左心房、左心室大小在正常范围内,重度二尖瓣关闭不全可引起左心衰竭。心尖部可闻及收缩期吹风样杂音。

1.超声表现 常用扫查切面为左心室长轴观、二尖瓣水平短轴观、心尖四腔观。

(1)二维超声心动图

1)风湿性二尖瓣关闭不全者,二尖瓣叶增厚,回声增强,收缩期二尖瓣前后叶对合欠佳。

2)左心房及左心室增大,代偿期室壁及室间隔搏动增强。

(2)多普勒超声心动图

1)彩色多普勒:收缩期从二尖瓣口向左心房方向的以蓝色为主的五彩镶嵌的反流束,方向为垂直左心房顶部或斜向左心房侧壁。二尖瓣口收缩期反流信号是诊断二尖瓣关闭不全的可靠指标(图9－78)。

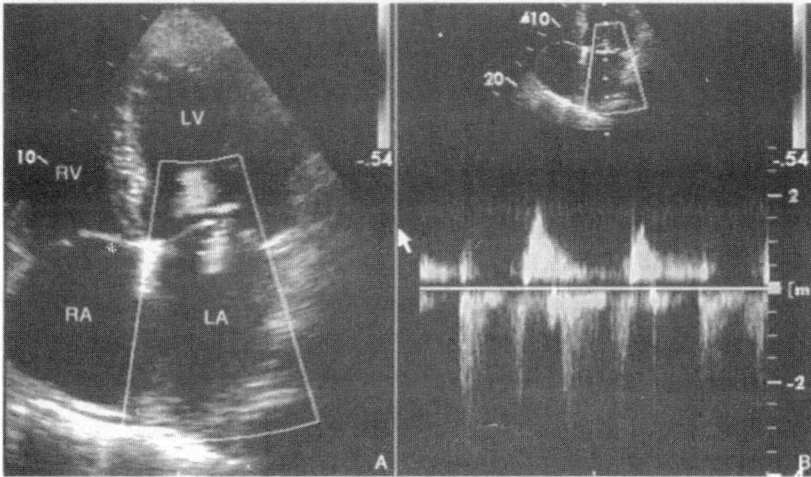

图9－78　二尖瓣关闭不全

A.彩色多普勒;B.频谱多普勒

2)频谱多普勒:于心尖四腔观将取样门置于二尖瓣口左心房侧,可显示收缩期的反流血流,其特征为:负向,单峰,频带增宽,内部充填,多数持续整个收缩期,最大反流速度多超过4m/s以上。

2.二尖瓣关闭不全的定量诊断　二尖瓣关闭不全的定量方法包括:反流束长度、反流束面积、反流束面积/左心房面积、反流束窄径、频谱多普勒测量反流量和反流分数等,各种方法具有一定的临床意义,但都有局限性。目前临床常用的、较简便的半定量方法是反流束面积法。反流束面积是通过心尖四腔观,将收缩期左心房内蓝色为主的彩色血流信号的周边描记一周得出的数值。

(1)轻度关闭不全:反流束面积小于4.0cm^2。

(2)中度关闭不全:反流束面积4.0～8.0cm^2。

(3)重度关闭不全:反流束面积大于8.0cm^2。

3.鉴别诊断　二尖瓣关闭不全需和二尖瓣生理性反流进行鉴别。后者一般反流束细小,并且血流峰值速度小于2.0m/s,不能引起左心房左心室扩大。

4.探测要点　二尖瓣关闭不全的重要诊断步骤是彩色血流显像和频谱多普勒检查,在左心室长轴观及心尖四腔观清晰的图像下,定性诊断不难,但应该结合病史和其他的检查手段尽可能作出病因诊断。

(三)主动脉瓣狭窄

主动脉瓣狭窄是由于多种原因引起的主动脉瓣疾病。先天性瓣膜发育异常如二叶瓣、老年性瓣膜退行性改变、风湿性瓣膜病变均可引起主动脉瓣狭窄,即主动脉瓣收缩期开放受限。主动脉瓣狭窄引起左心室与主动脉之间压差增大,左心室压力负荷增加,左心室肥厚。临床症状表现为呼吸困难、心绞痛、晕厥。胸骨右缘第 2 肋间可闻及收缩期喷射性杂音,常伴有震颤。

1.超声表现　常用扫查切面为左心室长轴观、胸骨旁心底短轴观及心尖五腔观。

(1)二维与 M 型超声心动图

1)主动脉瓣异常:先天性主动脉瓣狭窄可显示主动脉瓣非正常的三叶瓣,代之以回声增强的二叶瓣、单叶瓣或四叶瓣。风湿性主动脉瓣狭窄可显示主动脉瓣明显增厚,回声增强,伴有点状或团块状高回声或强回声附着,若伴有二尖瓣病变者则可同时合并二尖瓣增厚,回声增强。老年性退行性主动脉瓣狭窄与风湿性主动脉瓣狭窄回声改变相似,但瓣环钙化明显。

2)主动脉瓣开放幅度降低及瓣口面积减小:于胸骨旁左心室长轴观,可测量主动脉右冠瓣与无冠瓣之间开放幅度小于 16mm。胸骨旁心底短轴观收缩期测量主动脉瓣口面积小于 $2.0cm^2$。

3)左心室向心性肥厚。

(2)多普勒超声心动图

1)彩色多普勒:心尖五腔观及心尖左心室长轴观显示收缩期五彩镶嵌血流从主动脉瓣口流向升主动脉。瓣口越小,通过瓣口的彩色射流束速度越快。

2)频谱多普勒:于心尖五腔观取样门置于主动脉瓣上,可检测到收缩期的射流束,呈负向,频带增宽,峰值速度大于 2.0m/s,峰值时间后移(图 9-79)。

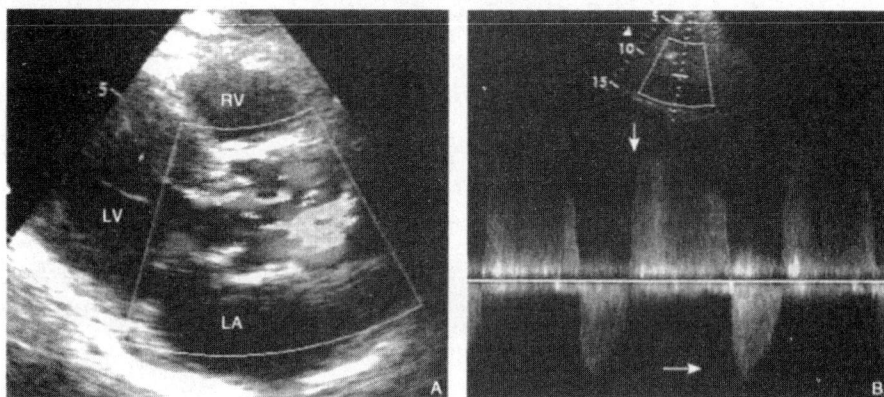

图 9-79　主动脉瓣狭窄

A. 彩色多普勒;B. 频谱多普勒,→示主动脉瓣狭窄频谱,↓示主动脉瓣关闭不全频谱

2.鉴别诊断　主动脉瓣狭窄要与先天性主动脉瓣上、瓣下狭窄鉴别,后者于主动脉瓣上或瓣下出现膜状回声或瓣下较厚的纤维环回声,左心室射血受阻,彩色多普勒血流显像射流束的起始位置为主动脉瓣上或瓣下。

3.探测要点　主动脉瓣狭窄时,须注意各切面显示主动脉瓣的数目、形态、回声改变、开放幅度及瓣口面积,尤其当怀疑有主动脉瓣开放受限时,用彩色多普勒血流显像观察有无五彩镶嵌血流信号,并一定用连续多普勒检测有无高速的射流束。主动脉瓣狭窄的病因诊断对临床有着重要价值,需要尽可能作出完整诊断。

(四)主动脉瓣关闭不全

主动脉瓣关闭不全的病因有先天性主动脉瓣畸形或主动脉瓣脱垂、风湿性主动脉瓣病变、主动脉瓣老年性退行性改变、升主动脉窦瘤样扩张等。由于舒张期主动脉瓣反流,左心室代偿性扩张,早期左心室收缩力增强,左心室射血分数增高,失代偿期左心室收缩力减弱,射血分数减低。轻者无症状,重者可出现左心衰竭和低血压。胸骨右缘第 2 肋间或胸骨左缘第 3 肋间可闻及舒张期叹气样杂音。

1.超声表现 左心室长轴观、胸骨旁心底短轴观、心尖五腔观为常用的扫查切面。

(1)二维与 M 型超声心动图

1)先天性主动脉瓣关闭不全可显示主动脉瓣非正常的三叶瓣,而是回声增强的二叶瓣、单叶瓣或四叶瓣;风湿性主动脉瓣关闭不全可显示主动脉瓣明显增厚,回声增强,瓣膜上附着的强回声团块,瓣膜相互粘连;老年性主动脉瓣关闭不全瓣环钙化明显;主动脉窦瘤样扩张显示升主动脉局部扩张,呈瘤样改变。

2)主动脉瓣舒张期不能良好对位或对合,部分舒张期瓣口可见小缝隙。

3)由于主动脉瓣血液反流冲击二尖瓣,二尖瓣前叶产生舒张期振动,对主动脉瓣关闭不全有辅助诊断意义。

4)左心室扩大,主动脉瓣环轻度扩大。

(2)多普勒超声心动图

1)彩色多普勒:舒张期显示自主动脉瓣口流向左心室流出道的五彩镶嵌的反流束。

2)频谱多普勒:于心尖五腔观显示,取样门置于主动脉瓣下左心室流出道内,可检测到舒张期正向的湍流频谱。频谱幅度高,上升支陡直,下降支斜率大,因此略呈梯形,频带增宽,内部充填(图 9-80)。

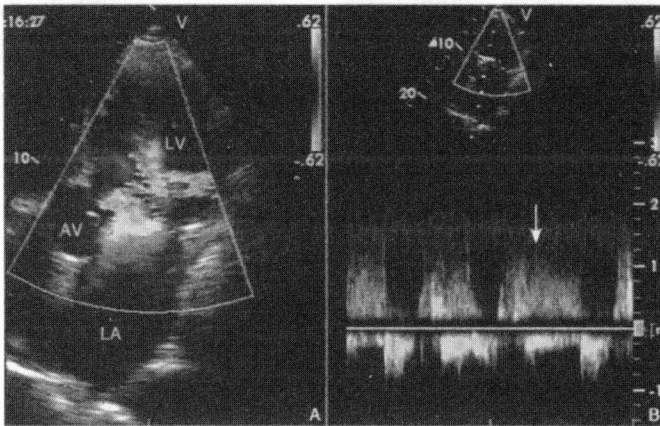

图 9-80 主动脉瓣关闭不全
A.彩色多普勒;B.频谱多普勒,↓示主动脉瓣关闭不全

主动脉瓣关闭不全的定量或半定量诊断方法较多,如主动脉瓣反流束的宽度、主动脉瓣反流束面积或长度、反流束面积/左心室流出道面积、反流束宽度/左心室流出道宽度,其中反流束宽度/左心室流出道宽度比值法是较常用的方法,按照比值分为 4 级,轻度反流:比值<0.25,中度反流:比值为 0.25～0.46,中重度反流:比值为 0.47～0.64,重度反流:比值≥0.65。

2.探测要点 主动脉瓣扫查最常用的切面是胸骨旁心底短轴观,观察主动脉瓣的数目、形态、回声、运动情况,确定主动脉瓣病变的性质,分析病变的原因,同时结合心尖五腔观及左心室长轴观,应用彩色多普勒血流显像和频谱多普勒明确诊断。

(五)二尖瓣脱垂

二尖瓣脱垂是由多种病因所致的综合征,主要特点是收缩期二尖瓣瓣体向左心房内膨出。二尖瓣黏液样变性可导致二尖瓣脱垂,其病理改变为黏液样物质增多,可累及一叶或两叶,以前叶为多见。患者多数无症状,典型病例听诊时可有心尖部收缩中期喀喇音合并收缩晚期杂音。

1.超声表现:常用扫查切面有左心室长轴观、二尖瓣水平短轴观、心尖四腔观、心尖二腔观。

(1)二维超声心动图

1)原发性二尖瓣脱垂,有黏液样变性时,瓣叶增厚,呈多层线状,活动度大,腱索松弛、过长、折叠,瓣环扩张。继发性二尖瓣脱垂,除上述所见外,还显示原有疾病,如 Marfan 综合征、风心病、冠心病等。

2)二尖瓣前叶和(或)后叶收缩期瓣体向左心房内膨出,前后叶任一瓣体超越瓣环连线>3mm 即诊断为脱垂。脱垂的前叶与主动脉后壁夹角及脱垂后叶与左心房后壁夹角均<90°。

3)二尖瓣前后叶闭合点向房室环靠近。

(2)M 型超声心动图

1)二尖瓣曲线 CD 段于全收缩期或收缩中晚期向下凹陷,呈"吊床样"改变,低于 CD 连线 3mm 以上(图 9—81)。

2)脱垂瓣叶活动幅度大。

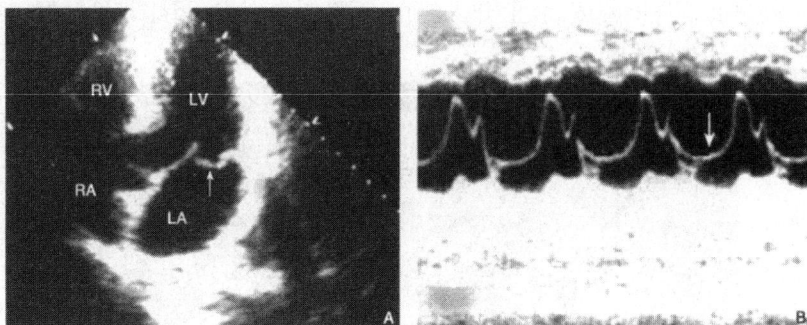

图 9—81 二尖瓣脱垂

A.二维超声心动图,↑示二尖瓣脱垂;B.M 型超声心动图,↓示"吊床样"改变

(3)多普勒超声心动图

1)彩色多普勒:收缩期左心房内见五彩镶嵌反流信号。前叶脱垂时二尖瓣反流方向朝向左心房外侧壁,后叶脱垂时二尖瓣反流方向朝向房间隔。

2)频谱多普勒:取样门置于二尖瓣口左心房侧,见收缩中、晚期或全收缩期负向湍流频谱。

2.探测要点 二维超声检测二尖瓣关闭时前后叶的最高点的位置过高,超过瓣环水平 3mm 是诊断标准,通过静态回放图像,观察对合点的位置是必要的。二尖瓣环的实际解剖形态为马鞍形,不在一个水平面,心尖四腔观后叶脱垂可能不能清晰显示,需多切面扫查。此外,还要定位诊断,前叶分区 A1、A2、A3,后叶分区:P1、P2、P3,确定脱垂部位,因经体表超声检查较难确定,目前多用经食管超声心动图来做,对指导临床治疗有重要意义。

二、先天性心脏病

先天性心脏病可分为发绀型和非发绀型两类,超声检测是诊断的必要手段,主要观测心脏方位、各房室有无增大、心内结构有无中断、房室连接及大动脉与心室连接是否异常,腔室有无异常结构、心脏内部血流是否异常。以下介绍最常见的几种先天性心脏病。

（一）房间隔缺损

房间隔缺损是最常见的先天性心脏病之一，其发病率占先天性心脏病的16％～22％。根据缺损部位不同，房间隔缺损可分为五型：

①继发孔型房间隔缺损：最为常见，约占房间隔缺损的70％，缺损位于房间隔中部卵圆窝部位，男女比例约为1：2。卵圆窝部位结构菲薄，在发育过程中，其上可出现多个小孔，形成所谓的筛孔样房间隔缺损。

②原发孔型房间隔缺损：占房间隔缺损的15％～25％，男女发病率相近，缺损位于卵圆窝的下前方与室间隔相连的部位，可伴有房室瓣叶裂。

③静脉窦型房间隔缺损：又分为上腔静脉型和下腔静脉型两种，占4％～10％，缺损位于上腔静脉或下腔静脉开口处，常伴有肺静脉异位引流。

④冠状窦型房间隔缺损：缺损位于冠状静脉窦顶部及左心房后壁，发病率小于1％。

⑤混合型房间隔缺损：具有上述两种分型以上的巨大缺损。

房间隔缺损患者，左心房压力高于右心房压力，故产生心房水平的左向右分流，右心容量负荷增加，使右心房右心室扩大。后期，肺动脉压力升高，右心压力大于左心压力时，则可出现心房水平的右向左分流。单纯房间隔缺损时，于胸骨左缘第2、3肋间可闻及收缩期喷射性杂音，肺动脉瓣区第二心音固定性分裂。

1.超声表现　胸骨旁心底短轴观、胸骨旁四腔观、剑突下四腔观及剑突下腔静脉长轴观是诊断房间隔缺损的常用切面。

（1）二维及M型超声心动图

1）房间隔回声中断是诊断房间隔缺损的直接征象，表现为正常房间隔线状回声带不连续。继发孔型房间隔缺损回声失落位于房间隔中部，其四周见房间隔回声；原发孔型房间隔缺损回声中断位于房间隔下部靠近十字交叉；静脉窦型房间隔缺损在剑突下腔静脉长轴观显示最清晰，于上腔静脉或下腔静脉开口处房间隔回声中断。大多数缺损处断端回声增强（图9－82）。在所有的观察切面中，剑突下四腔观对观察和判断房间隔回声中断最具可靠性。

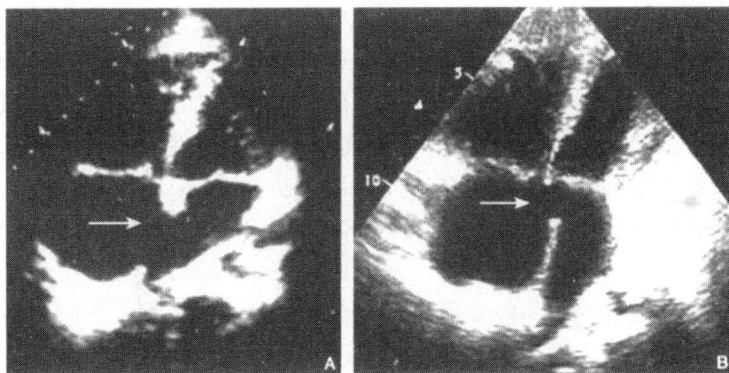

图9－82　房间隔缺损

A.继发孔缺损；B.原发孔缺损；→示缺损处

2）右心房、右心室扩大，右心室流出道增宽，肺动脉内径增宽，室间隔与左心室后壁呈同向运动，这是诊断房间隔缺损的间接征象。

（2）多普勒超声心动图：彩色多普勒显示房间隔中断处以红色为主的中央为亮黄色的穿隔血流（图9－83）。频谱多普勒于房间隔中断处右心房侧，显示来源于左心房的湍流频谱，其分流速度较低,占据收缩期和舒张期。当合并肺动脉高压时,若左、右心房压力相等则在房间隔中断处无分流。当右心房压力大于左心房压力时,缺损处显示从右向左的以蓝色为主的穿隔血流。

此外声学造影和经食管超声检测对房间隔缺损诊断有重要意义。

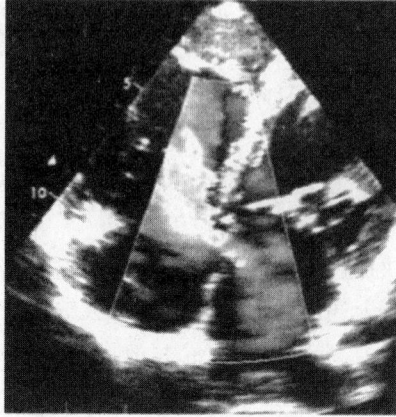

图 9—83　房间隔缺损彩色多普勒血流显像

2.探测要点　房间隔缺损超声图像上常常出现假阳性。心尖四腔观房间隔因与声束平行而产生回声中断,可应用胸骨旁四腔观或剑突下四腔观扫查避免误诊。另外彩色多普勒血流显像心房水平见红色的穿隔血流,可能是切面中显示冠状静脉窦造成的假象,可多切面扫查是否在其他切面也能出现,心房水平分流量达到一定程度后可导致右心扩大,回声失落与分流都出现时才能确定房间隔缺损。

(二)室间隔缺损

室间隔缺损是常见的先天性心脏病,其发病率约占先天性心脏病的20%。室间隔缺损可单独存在,亦常为复杂的心血管畸形的组成部分。室间隔由膜部和肌部组成,膜部室间隔靠近主动脉瓣、二尖瓣前叶、三尖瓣隔叶与前叶的部分,肌部室间隔是由心肌组织构成的部分。

通常左心室收缩压明显高于右心室收缩压,两者间存在压差。因此,室间隔缺损时,左心室的部分血液可在收缩期由缺损处进入右心室,产生左向右分流。分流量的大小取决于缺损的大小和两心室间的压力差。由于左向右分流,右心容量负荷增加,肺血流量增多,肺血管长期痉挛,使肺小血管内膜和中膜增厚,右心室阻力负荷增加。当右心室压力负荷接近甚至超过左心室压力时,可发生心室水平的无分流或右向左分流,出现右向左分流时称为艾森曼格综合征。单纯室间隔缺损,于胸骨左缘第3、4肋间可闻及收缩期杂音并伴有震颤,肺动脉瓣区第二心音亢进。

室间隔缺损分型方法很多,一般多采用改良Soto分类法,根据室间隔的解剖特点及缺损部位,将室间隔缺损分为四大类型:①膜周部室间隔缺损:此型最常见,占全部室间隔缺损的70%～80%。②流入道型室间隔缺损:又称隔瓣下室间隔缺损,较少见,占室间隔缺损的5%～8%,位于三尖瓣隔叶根部下方。③双动脉下型室间隔缺损:又称干下型室间隔缺损,较少见,占室间隔缺损的5%～10%,位于主动脉及肺动脉根部下方。④肌部室间隔缺损,少见,缺损部位在室间隔肌部。

1.超声表现　室间隔缺损的常用切面有左心室长轴观、胸骨旁心底短轴观、心尖四腔观、右心室流出道长轴观、左心室短轴观及心尖五腔观等。

（1）二维超声心动图及 M 型超声心动图

1）典型的室间隔回声中断是诊断室间隔缺损的直接征象。膜周部缺损多在心尖五腔观和胸骨旁心底短轴观显示。在胸骨旁心底短轴观，膜周部室间隔缺损位于 10～12 点处，干下型缺损位于肺动脉瓣下，相当于 1 点处；肌部室间隔缺损可应用心尖四腔观及不同水平左心室短轴观显示，缺损位于室间隔中下段肌部；隔瓣下型室间隔缺损于心尖四腔观显示，缺损位于三尖瓣隔瓣下方（图 9－84）。

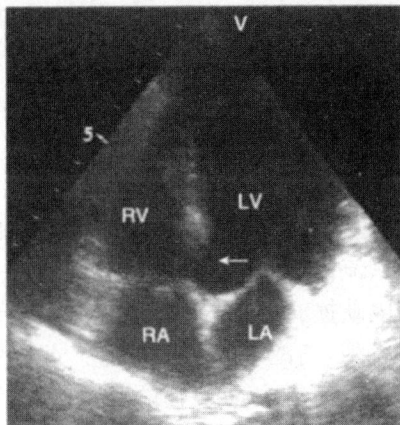

图 9－84　室间隔缺损

←示膜周部室间隔缺损

2）左心室左心房扩大：缺损较小时左心室不扩大，中等以上的缺损左向右分流量多，出现左心室、左心房扩大，左心室壁搏动增强，二尖瓣活动幅度增大。

3）右心室流出道增宽及肺动脉扩张，搏动增强。

4）肺动脉高压：二维超声心动图显示肺动脉增宽，肺动脉瓣开放时间短及收缩期振动。M 型显示肺动脉瓣曲线常表现为 a 波消失，CD 段见扑动波，呈"V"形或"W"形。

（2）多普勒超声心动图

1）彩色多普勒：于室间隔缺损处显示一束以红色为主的五彩镶嵌血流从左心室进入右心室（图 9－85）。

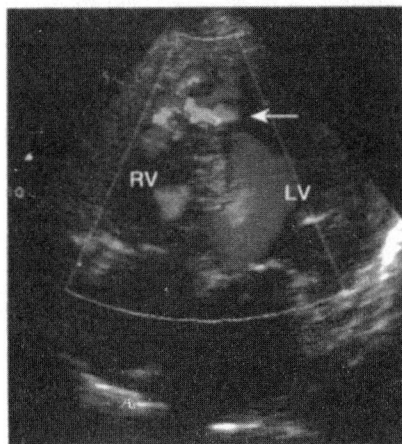

图 9－85　室间隔缺损彩色多普勒

←示肌部室间隔缺损

2)频谱多普勒:将取样门置于室间隔缺损处的右心室侧,显示收缩期左向右分流频谱,呈单峰波型,速度较高;但缺损较小的肌部缺损、室间隔缺损合并肺动脉高压及室间隔缺损合并右心室流出道狭窄者,分流速度可较低。巨大室间隔缺损患者,两侧心室压力基本一致,分流速度很低。分流量较大的室间隔缺损可导致肺动脉压力明显增高,当右心压力超过左心时,可显示收缩期心室水平右向左分流。

2.鉴别诊断

(1)主动脉窦瘤破入右心室流出道:在二维超声心动图上,若主动脉瓣显示不太理想时,有可能将窦瘤破裂误以为是室间隔缺损。此外,主动脉窦瘤破裂也常合并室间隔缺损。主要鉴别在于主动脉窦瘤破裂为持续整个心动周期的左向右分流,因此,用彩色多普勒和频谱多普勒很容易鉴别。

(2)右心室流出道狭窄:彩色多普勒探查时显示右心室流出道内的收缩期高速五彩镶嵌的血流。应观察其起始部位,避免误诊。另外,室间隔缺损也可合并右心室流出道狭窄,由于室间隔的过隔血流掩盖了右心室流出道狭窄的血流,更易使右心室流出道狭窄漏诊。

3.探测要点 较大的室间隔缺损通过二维超声及彩色多普勒血流显像较易于诊断,但较小的室间隔缺损二维超声不易发现,需配合彩色多普勒血流显像及多普勒频谱才能诊断,此时在室间隔处五彩血流上取频谱,可有收缩期高速的湍流。

(三)动脉导管未闭

动脉导管未闭是常见的先天性心脏病,其发病率占先天性心脏病的21%。动脉导管是胎儿期连接主动脉与肺动脉的正常血管,一端起于肺动脉主干分叉处或左肺动脉近端,另一端与降主动脉近端相连。正常胎儿出生后动脉导管闭合形成动脉韧带。如果出生一年后动脉导管仍未闭合,则为病理状态。根据动脉导管的形态不同,可分为管型、漏斗型、窗型及主动脉瘤型四种。

由于主动脉压力较肺动脉压力高,血液连续从主动脉经未闭的动脉导管进入肺动脉,造成肺动脉增宽,左心房左心室扩大。血液长期分流使肺动脉压力升高。当压力接近或超过主动脉压力时,产生双向或右向左分流(艾森曼格综合征)。患者胸骨左缘第2肋间外侧可闻及收缩期和舒张期连续性响亮、粗糙的杂音,伴有震颤,部分有水冲脉。

1.超声表现 胸骨旁心底短轴观及胸骨上窝主动脉长轴观为动脉导管未闭探测常用的切面。

(1)二维超声心动图

1)多切面显示降主动脉(左锁骨下动脉开口水平)与主肺动脉之间异常通道,呈管状、瘤状、漏斗状或降主动脉与肺动脉紧贴并中间回声中断。

2)左心房、左心室扩大。

3)肺动脉增宽。

(2)M型超声心动图:肺动脉高压所致肺动脉瓣曲线a波变浅甚至消失,收缩期提前关闭,CD段有切迹,呈"V"形或"W"形。

(3)多普勒超声心动图

1)彩色多普勒:动脉导管较小时,从降主动脉向肺动脉的分流,呈红色为主的五彩血流,沿主肺动脉外侧壁走行,持续整个心动周期。舒张期因肺动脉瓣关闭,其高速分流可折返回主肺动脉的内侧缘,为蓝色,产生所谓舒张期前向血流。动脉导管较大时,分流束明显变宽,甚至充满整个主肺动脉。

2)频谱多普勒:将取样门置于未闭的动脉导管口肺动脉侧,显示持续整个心动周期的连续性湍流频谱(图9－86)。

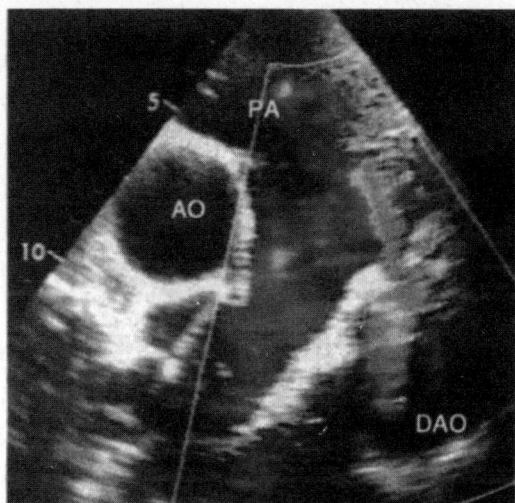

图9－86　动脉导管未闭

大动脉短轴观,箭头示动脉导管未闭;AO. 主动脉;PA. 肺动脉;DAO. 降主动脉

2.鉴别诊断

(1)主动脉－肺动脉间隔缺损:又称主动脉－肺动脉窗,为先天性升主动脉和主肺动脉之间管壁发育障碍,形成大血管之间的交通并产生左向右分流,在主－肺动脉内见一连续性分流,鉴别要点见表9－3。主动脉－肺动脉间隔缺损较罕见,患儿年龄小,因此青少年患者一般不考虑此病。

表9－3　动脉导管未闭与主动脉－肺动脉间隔缺损的超声表现鉴别要点

	动脉导管未闭	主动脉－肺动脉间隔缺损
病变部位	降主动脉与主肺动脉分叉处或左肺动脉之间	升主动脉和主肺动脉之间
显示	易显示	不易显示
异常血流	朝向肺动脉瓣	几乎与主动脉垂直
频谱形态	为正向,分流速度较高,一般大于4m/s,高峰在收缩期,呈双梯形	分流速度在收缩早期达到高峰,然后在整个心动周期逐渐下降

(2)主动脉窦瘤破裂:主动脉右冠窦破入右心室流出道,临床表现有时很难与动脉导管未闭区别,超声鉴别在于清晰显示异常血流先进入右心室流出道,再进入主肺动脉。

(3)冠状动脉－肺动脉瘘:冠状动脉(以左冠状动脉多见)开口于肺动脉时,可在肺动脉内探及连续性左向右分流,此时要注意与动脉导管未闭鉴别。冠状动脉多开口于肺动脉的侧壁。另外,冠状动脉本身可有异常。

3.探测要点　于胸骨旁心底短轴观要注意显示主肺动脉长轴及其左右分支,此时降主动脉为横断面图,而未闭的动脉导管为降主动脉与肺动脉分叉处或左肺动脉之间短粗的管道回声。适当旋转探测角度以清楚显示动脉导管的全程。胸骨上窝观首先显示主动脉弓和降主动脉的长轴观,稍向逆时针方向旋转探头,即可显示肺动脉与降主动脉之间的导管回声。彩色血流显像显示从降主动脉流向肺动脉的五彩血流信号是确诊的重要步骤。同时显示双期分流频谱是必要的依据。

(四)法洛四联症

法洛四联症是复合性心脏畸形,约占发绀型先心病的 50%。法洛四联症包括以下四种心脏畸形即肺动脉狭窄、室间隔缺损、主动脉骑跨、右心室肥厚。

①肺动脉狭窄:胎心发育过程中,动脉干内主、肺动脉隔异常右移,导致肺动脉狭窄和主动脉根部明显增宽。肺动脉狭窄好发部位依次为右心室流出道(漏斗部)、肺动脉瓣(膜部)、肺动脉干等。

②室间隔缺损:由于主、肺动脉隔右移与室间隔不能连接,在主动脉口之下形成较大的室间隔缺损。如同时再伴有卵圆孔未闭或房间隔缺损者,则称法洛五联症。

③主动脉骑跨:主动脉根部增宽,其右缘超越室间隔,骑跨于左心室和右心室之间,骑跨率≥50%。

④右心室肥厚:因肺动脉狭窄,右心室排血受阻,压力增高,故继发右心室肥厚。

法洛四联症的血流动力学改变主要取决于肺动脉狭窄和室间隔缺损两种畸形相互影响的后果。法洛四联症室间隔缺损较大,对左、右心室的分流不起限制作用,心内分流的方向和多少,取决于体循环阻力和右心室射血阻力的比值;右心室增大,取决于肺动脉狭窄的程度,肺动脉狭窄越重,肺循环阻力越大,参与肺循环气体交换的血流量越少,发绀越重。另外由于室间隔缺损及肺循环阻力增大,引起血液右向左分流,更加重了发绀。患者胸骨左缘可闻及响亮的收缩期杂音,第二心音明显减弱或消失。多伴有发绀及杵状指。

1. 超声表现　左心室长轴观、胸骨旁心底短轴观、右心室流出道长轴观及心尖四腔观为法洛四联症常用切面。

(1)二维超声心动图

1)肺动脉狭窄:胸骨旁心底短轴观见漏斗部、肺动脉瓣环(膜部)和(或)肺动脉主干有程度不等的狭窄或狭窄后扩张表现,肺动脉瓣叶位置正常。

2)室间隔缺损:表现为主动脉根部前壁与室间隔连续中断。

3)主动脉骑跨:主动脉增宽,主动脉前壁前移,形成特有的"骑跨"征象,后壁与二尖瓣前叶仍以纤维连接(图9—87)。

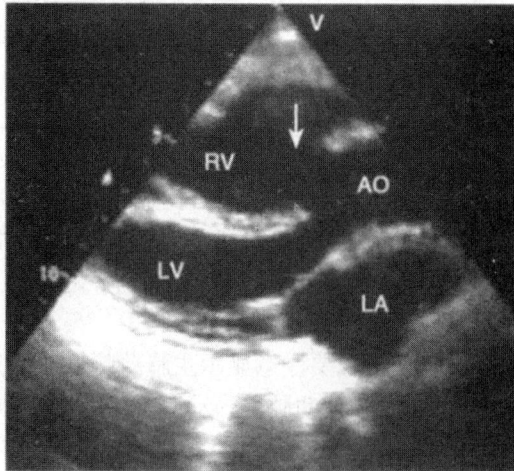

图9—87　法洛四联症

↓示主动脉骑跨及室间隔缺损

4）右心室前壁增厚，右心房、右心室增大，左心房、左心室正常或略小。

（2）多普勒超声心动图

1）彩色多普勒：左心室长轴观，收缩期见一束红色血流信号从左心室流出道进入主动脉，同时右心室侧见一束蓝色分流经室间隔缺损处进入左心室及主动脉；舒张期见一束红色分流经室间隔缺损处从左心室进入右心室。心底短轴观，于收缩期在右心室流出道或肺动脉狭窄处见五彩镶嵌的湍流信号。

2）频谱多普勒：左心室长轴观，取样门置于室间隔缺损处，典型的法洛四联症心室水平有明显的右向左分流；胸骨旁心底短轴观，取样门置于右心室流出道和（或）肺动脉干内狭窄处可见全收缩期实填频谱。

2. 鉴别诊断

（1）右心室双出口：是预后较差的发绀型先天性心脏病，室间隔缺损合并大动脉转位，主动脉骑跨率大于 50％，二尖瓣与主动脉后壁之间无纤维连接，而是动脉圆锥。

（2）法洛五联症：在法洛四联症的基础上合并房间隔缺损或卵圆孔未闭。

3. 探测要点　法洛四联症中右心室壁增厚通常测量左心室长轴观的右心室前壁厚度相对容易。主动脉骑跨是指主动脉前壁右移，右心室内血液可流入主动脉，也是通过左心室长轴观显示的。室间隔缺损多为对位不良型室间隔缺损，二维超声可清晰显示。右心室流出道或肺动脉狭窄多通过右心室流出道长轴观或胸骨旁心底短轴观显示。

三、原发性心肌病

心肌病根据病因可分为原发性和继发性两大类。原发性心肌病是以心肌病变为主的原因不明的一组疾病。病因明确的风湿性、先天性、高血压性、缺血性、肺源性疾病、心包疾病以及其他全身各脏器疾病所引起的心肌改变，为继发性心肌病。原发性心肌病临床一般分为：肥厚型、扩张型（充血型）、限制型（闭塞型）和致心律失常性右心室心肌病。

（一）肥厚型心肌病

肥厚型心肌病是一种以非对称性心肌肥厚为主要表现的，有一定遗传倾向的心肌疾病。Maron 等根据心肌肥厚部位的不同分为四型：Ⅰ型，肥厚区局限于前间隔；Ⅱ型，肥厚累及前间隔和后间隔；Ⅲ型，肥厚累及前后间隔及左心室的前壁、侧壁，唯左心室下（后）壁不厚，此型在临床上最多见；Ⅳ型，肥厚累及后间隔和（或）左心室侧壁、前间隔，左心室下（后）壁不厚，此型少见。1976 年日本学者 Yamaguchi 等首次报道心尖肥厚型。肥厚部位心肌排列紊乱，心肌纤维增粗、增生，心肌收缩力和顺应性下降，心腔缩小，充盈量减少。

肥厚的心肌还可使左心室流出道梗阻，称为肥厚型梗阻性心肌病。此时由于心室腔变小，二尖瓣及其装置改变，腱索松弛，二尖瓣叶延长及收缩期左心室流出道相对低压，对二尖瓣前叶和腱索产生负压吸引作用，导致收缩期二尖瓣前向运动（称为 SAM 现象）（图 9-88）。部分患者有心悸、胸痛、劳力性呼吸困难，严重的有晕厥。

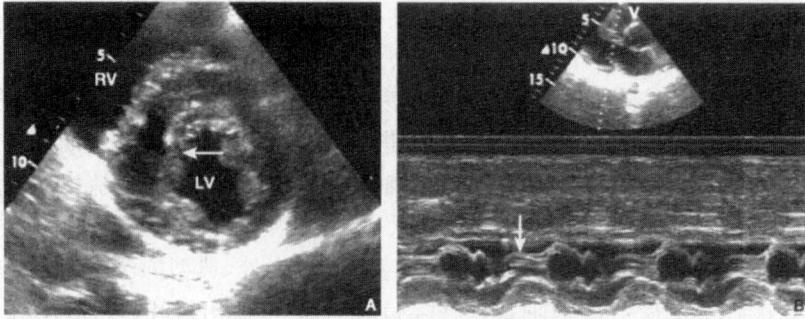

图 9—88 肥厚型心肌病

A. ←示心肌肥厚处；B. ↓示 SAM 征

1.超声表现　肥厚型心肌病的常用扫查切面有左心室长轴观、左心室短轴观、心尖四腔观及心尖五腔观等。

（1）二维及 M 型超声心动图

1)室壁增厚：正常人室间隔与左心室后壁厚度大致相等，肥厚型心肌病时，病变处心肌厚度≥15mm，与正常心肌厚度比值＞1.3∶1。若肥厚的中上段室间隔局限性向左心室或左心室流出道膨出，可致左心室或左心室流出道梗阻，内径＜20mm，即为肥厚型梗阻性心肌病。

2)SAM 征：收缩期二尖瓣前叶 CD 段向室间隔方向运动，呈弧形隆起，甚至与室间隔相贴，是肥厚型梗阻性心肌病的主要 M 型超声心动图表现。同时可伴有 EF 斜率减慢，主动脉瓣收缩中期提前关闭。

3)病变心肌收缩期室壁增厚率下降或消失，运动幅度减弱，而正常部位心肌代偿性增强。

4)心肌回声改变：病变部位心肌回声增强，呈星点状光斑。

（2）多普勒超声心动图：若为肥厚型梗阻性心肌病，彩色多普勒可显示于左心室流出道内五彩镶嵌的血流信号，频谱多普勒可检测到左心室流出道内的高速血流。

2.鉴别诊断　主动脉瓣狭窄与肥厚型梗阻性心肌病的鉴别点在于前者主动脉瓣增厚，回声增强，开放受限，瓣口面积减小产生主动脉瓣口的收缩期五彩血流和收缩期射流频谱。而后者主动脉瓣常常无异常改变，只是因基底部室间隔肥厚并突入左心室流出道而造成梗阻，形成五彩血流和射流频谱。

3.探测要点　左心室短轴观是肥厚型心肌病的重要切面，能够对比观察局部室壁增厚与正常室壁的比值。心尖五腔观及左心室长轴观能够清晰显示主动脉瓣及左心室流出道，鉴别主动脉瓣狭窄和肥厚型梗阻性心肌病。

（二）扩张型心肌病

扩张型心肌病又称充血性心肌病，是心肌病中最常见的类型，约占全部心肌病的 70%，病变以心腔扩大为主，尤以左心室扩大为甚。室壁厚度相对变薄，部分病例也可略增厚。心肌广泛变性坏死，间质结缔组织增生、纤维化，心内膜增厚，可有附壁血栓形成。由于心肌纤维化收缩力减弱，心排血量减少，心室舒张期和收缩末期容量增多，心腔逐渐扩大，造成二尖瓣、三尖瓣相对关闭不全，继而发生充血性心力衰竭。心肌纤维化病变累及起搏传导系统，可导致各种心律失常。

早期无明显症状，严重的可有气急、端坐呼吸、水肿、肝肿大。

1.超声表现　左心室长轴观、左心室短轴观、心尖四腔观为扩张型心肌病的常用切面。

（1）二维及 M 型超声心动图

1）腔室大小的改变：各房室内径增大，以左心室、左心房增大为著。左心室可呈球形扩大，内径＞60mm，部分患者可超过 80mm。由于左心室后壁向后扩张，二尖瓣装置后移，二尖瓣叶亦被牵拉向后而远离室间隔，故左心室流出道增宽。少数病例以右心扩张为主，严重者可发展为右心衰竭。

2）室壁的改变：室间隔及左室壁厚度正常，与扩大腔室相比而呈相对变薄，室壁增厚率下降，室间隔及左心室后壁运动呈弥漫性减弱。

3）瓣膜的改变：各瓣膜不厚，但由于左心室舒张压较高，二尖瓣开放幅度减低，开放时间缩短，瓣膜开口前后径＜20mm，故与扩大心腔相比，呈大心腔小瓣口的典型超声特征（图 9－89）。

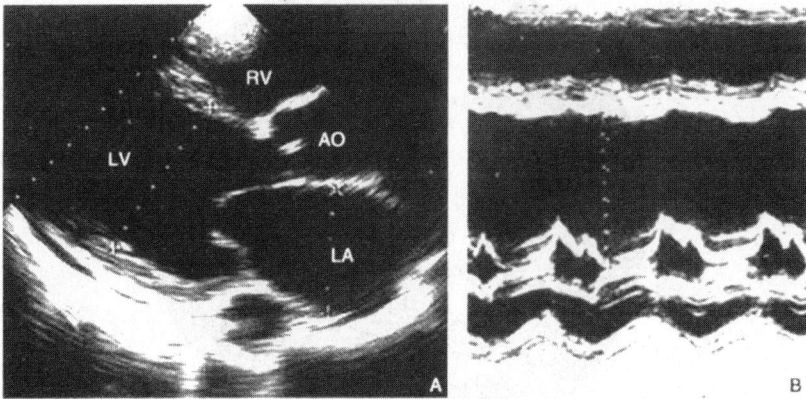

图 9－89　扩张型心肌病

A. 二维超声心动图：左室左房增大；B. M 型超声心动图：大心腔小瓣口

4）附壁血栓形成：扩大心腔内可见回声增强的附壁血栓团块，以心尖部多见。

（2）多普勒超声心动图：主动脉血流峰值降低，在扩大的左心房、右心房内可见到二尖瓣和（或）三尖瓣关闭不全的收缩期反流信号。

2. 鉴别诊断

（1）克山病：克山病与扩张型心肌病在临床表现及影像学检查上鉴别困难。克山病是一种地方性心肌病，始见于我国黑龙江省克山县，主要分布在我国由东北到西南的一条带状过渡带之内。超声上主要表现为左心室、右心室扩大，流出道增宽，心室壁薄，心室弥漫性室壁运动减弱，并有节段性室壁运动障碍，左心室收缩与舒张功能减退，多伴有二尖瓣与三尖瓣关闭不全。

（2）心肌炎：10％～30％心肌炎治愈后可转变成扩张型心肌病。心肌炎与扩张型心肌病鉴别有一定困难。心肌炎的超声表现可有局部室壁运动异常，左心室功能减低，左心室壁增厚，左心室大小正常或扩大。血清学检查对心肌炎与扩张型心肌病鉴别有帮助。

四、冠状动脉粥样硬化性心脏病

冠状动脉粥样硬化性心脏病，是指冠状动脉粥样硬化使血管腔阻塞导致心肌缺血缺氧而引起的心脏疾病，和其他因冠状动脉供血不足（如痉挛）而引起的缺血性心脏病一起统称为冠状动脉性心脏病，简称冠心病。临床上冠心病可分为五种类型：隐匿型（无症状型）、心绞痛型、心肌梗死型、缺血性心肌病型、猝死型。

(一)冠状动脉及其分支与心脏各部位供血的关系

动脉粥样硬化可累及冠状动脉中的 1 支或多支,以左前降支受累最常见,病变也最重,然后依次为右冠状动脉、左回旋支和左主干。目前根据美国心脏病学会建议,采用标准化心肌分段法,将左心室心肌分为 17 节段,定位及命名采用左心室短轴观,将左心室基底段(即二尖瓣水平)的圆形切面每隔 60°划分为一段,逆时针方向命名为 1～6 段,将左心室中部(即腱索－乳头肌水平)的圆形切面每隔 60°划分为一段,逆时针方向命名为 7～12 段,再将左心室心尖部圆形切面每隔 90°划分为一段,逆时针方向命名为 13～16 段,最后是左心室心尖顶部,没有室腔部分,命名为 17 段(图 9－90)。

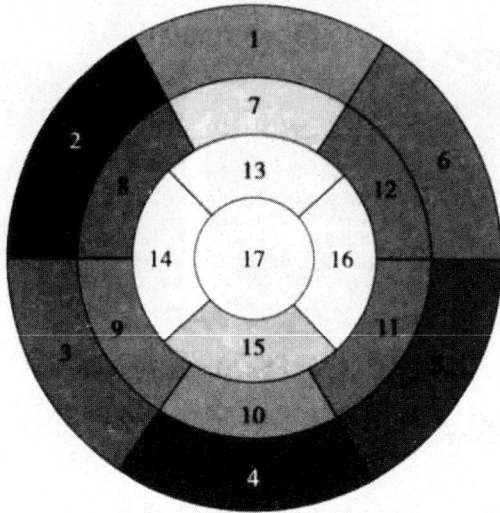

图 9－90　左心室的 17 段分段法

1.基底段前壁;2.基底段前间隔;3.基底段下间隔;4.基底段下壁;5.基底段下侧壁;6.基底段前侧壁;7.中间段前壁;8.中间段前间隔;9.中间段下间隔;10.中间段下壁;11.中间段下侧壁;12.中间段前侧壁;13.心尖段前壁;14.心尖段室间隔;15.心尖段下壁;16.心尖段侧壁;17.心尖部

冠状动脉向心肌各节段供血情况存在差异性。但是,各节段供血通常由 3 支主要冠状动脉提供。17 节段的冠状动脉分支供血分布如下:

左前降支　1、2、7、8、13、14、17 节段。

左回旋支　5、6、11、12、16 节段。

右冠状动脉　3、4、9、10、15 节段。

(二)心肌梗死

心肌梗死是指心肌缺血性坏死,是在冠状动脉病变基础上,冠状动脉血供急剧减少或中断,其供血的相应心肌缺血坏死。多数患者有持续性胸骨后疼痛,血清心肌坏死标记物增高,并有心电图的进行性改变。冠状动脉造影显示局部冠状动脉狭窄甚至闭塞。

1.超声表现　胸骨旁左心室长轴观、左心室短轴观、心尖四腔观、心尖两腔心观、心尖左心室长轴观等为冠状动脉粥样硬化性心脏病常用切面。

(1)二维及 M 型超声心动图

1)室壁运动异常:室壁运动幅度可反映室壁活动情况,M 型超声声束扫描通过左心室对应的室壁,室壁中某点运动幅度是通过收缩期与舒张期的垂直距离表示。正常室间隔运动幅度 0.5~0.8cm,左心室后壁运动幅度 0.7~1.5cm。与梗死部位一致的节段性室壁运动异常是超声诊断心肌梗死的主要依据,室壁运动异常有四种类型:①节段性运动减弱,室壁运动幅度≤0.5cm。②节段性运动消失,室壁运动幅度≤0.2cm。③反常运动,收缩期梗死部位室壁膨出。④节段性运动增强,梗死部位周围室壁运动幅度代偿性增加。运用 M 型超声心动图可实测出运动幅度参数。

2)心肌回声改变:陈旧性心肌梗死者,受累心肌内瘢痕形成,可见局部呈点片状或线状回声增强。

3)室壁收缩期厚度改变:通常梗死区室壁增厚率减小,甚至为零。急性心肌梗死时不但不增厚,甚至变薄,室壁增厚率为负值,此为心肌梗死与心绞痛的主要区别之一。

4)左心功能改变:急性心肌梗死常出现心力衰竭。左心室每搏排血量(SV)、心排血量(CO)、射血分数(EF)及左心短轴缩短率(FS)降低。脉冲多普勒二尖瓣血流频谱示左心室舒张功能降低:E 峰降低,A 峰增高,E/A 比值减小。

5)右心室梗死:右冠状动脉近端闭塞所致,多与左心室梗死合并发生。其特征为:右心室扩大,右室壁节段性运动异常。临床上患者常有原因不明的右心功能不全和低血压。

(2)多普勒超声心动图:收缩期主动脉瓣血流峰值速度下降,病变累及乳头肌腱索时可出现二尖瓣关闭不全的血流频谱。

2 并发症

(1)真性室壁瘤(心肌膨胀瘤):在心腔内压力作用下,坏死心肌或瘢痕组织向外膨出,呈半球形。大多数室壁瘤发生在左心室心尖前外侧壁。室壁瘤处心内膜完整、室壁运动消失及反常运动,瘤内可有附壁血栓(图 9—91)。彩色多普勒血流显像见左心室红色血流信号充填真性室壁瘤。

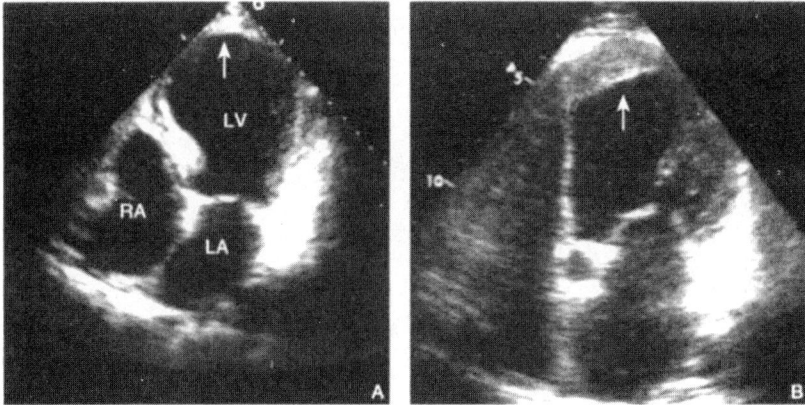

图 9—91 左心室室壁瘤及瘤内血栓

A. ↑示左室心尖部室壁瘤;B. ↑示室壁瘤内血栓

(2)假性室壁瘤:心脏游离壁内膜、中膜破裂后血块阻塞和心包脏层包裹而形成与左心室腔相交通的狭窄的囊腔。二维超声特征为心内膜或中膜连续性中断。彩色多普勒血流显像见左心室红色血流信号通过狭窄通道流入假性室壁瘤。患者自然病程较真性室壁瘤更凶险,易自发性破裂而猝死。

(3)乳头肌功能不全:由于乳头肌缺血、坏死、纤维化,收缩期无力牵引二尖瓣叶,致使二尖瓣向左心房过度膨出,产生二尖瓣关闭不全。二维超声表现为乳头肌回声增强、不均,二尖瓣前后叶对合错位、脱垂。彩色多普勒血流显像见二尖瓣口反流血流。

(4)乳头肌断裂:是急性心肌梗死少见而严重的并发症,约占1%。二维超声表现为受累二尖瓣运动幅度增大,收缩期瓣尖及部分或整个瓣叶突入左心房,重者呈连枷样运动,并由此产生二尖瓣反流。有时可见到乳头肌断端。临床上可突发肺水肿、心源性休克。

(5)室间隔穿孔:好发于心尖部室间隔。超声显示室间隔心尖部回声中断。彩色血流显示室间隔中断处收缩期分流信号。

3.探测要点 心肌梗死左心室心尖部易形成低回声血栓,由于心尖部于四腔心观扫查时位于图像顶端,故小血栓易漏诊,此时注意适当增加前场增益,多角度扫查心尖部才能显示。

(王湘竹)

第十章　脑血管病介入治疗

第一节　脑血管造影术

脑血管造影术目前仍然是诊断脑血管疾病的"金标准"。脑血管造影诊断技术是所有脑血管内治疗手术的基础，也是踏入神经介入大门之后的第一课。有学者指出在成为神经介入的术者之前必须要有100～250例的脑血管造影的基础。但是目前的造影技术已经日臻成熟，专业化培训和规范化操作可有效缩短学习曲线。因此没有必要一定强调要做过多少例造影术，而是从第一次上台之前就必须从理论上掌握脑血管造影术的规范要求和技术细节，在台下就要熟悉材料和设备的操作方法。

一、适应证和禁忌证

（一）脑血管造影术适应证

1.怀疑血管本身病变或寻找脑血管病的病因。

2.怀疑脑静脉病变。

3.脑内或蛛网膜下腔出血病因检查。

4.头面部富血性肿瘤术前检查。

5.了解颅内占位病变的血供与临近血管的关系及某些肿瘤的定型。

6.实施血管介入或手术治疗前明确血管病变和周围解剖关系。

7.急性脑血管病需行动脉溶栓者。

8.头面部及颅内血管性疾病治疗后复查。

（二）脑血管造影术相对禁忌证

1.碘过敏或造影剂过敏。

2.金属和造影器材过敏。

3.有严重出血倾向或出血性疾病，血小板计数$\leqslant 80 \times 10^{12}/L$。

4.有严重心、肝、肾功能不全，血肌酐$>25\mu mol/L$。

5.全身感染未控制或穿刺部位局部感染。

6.并发脑疝或其他危及生命的情况。

上述适应证和禁忌证来源于2011年中国缺血性脑血管病血管内介入诊疗指南，属于一般性的原则。

二、术前准备

（一）患者准备

除非急诊造影，术前必须访视患者，全面掌握情况，并取得有效知情同意。同时做好以下几个方面的准备工作：

1.掌握临床资料　了解现病史、既往史、过敏史、目前用药情况。进行仔细、全面的神经系统查体作为基线，以便在术中、术后对比。血管检查包括头颈部血管听诊，双侧血压测定，双侧桡动脉搏动触诊,双侧股动脉、足背动脉搏动触诊,测定脉搏波传导速度(pulse wave velocity,PWV)、踝臂血压指数(ankle—brachial index,ABI)等。拟行股动脉穿刺者如果股动脉搏动有异,建议行下肢血管彩超或 CTA 检查,以便在术前明确入路情况。拟行桡动脉穿刺者需要行 Allen 试验。所有患者需行碘过敏试验。

2.完善实验室检查 血常规、出凝血时间、血糖、血脂、同型半胱氨酸、肝功能、肾功能、电解质、乙肝系列、丙肝抗体、梅毒螺旋体抗体、艾滋病抗体、心电图、胸部 X 线检查、心脏彩超等。

3.复习神经影像检查 仔细判读 CTA、MRA、TCD、超声、CT、MRI 等神经影像检查结果,结合临床资料初步判断责任血管,以便术中关注。弓上 CTA 及 CE—MRA 可提供主动脉弓结构信息,可在造影前就发现相关变异和入路困难,提前做好相关材料和技术准备。

4.规范化术前诊断及评估 明确术前诊断,并进行规范化评估。如诊断脑梗死患者的 TOAST/CISS 病因分型、NIHSS 评分、mRS 评分,诊断 TIA 患者的 ABCD2 分级等。

5.做好医患沟通 良好的医患沟通是造影检查顺利进行的保障,以下内容需要在术前有效告知患者及家属:①脑血管造影检查的必要性。②简要直观介绍操作过程。③告知可能发生的并发症及相关的预防及应急预案。④告知患者造影期间可能体验到的不适感受,如穿刺时的疼痛、导管插入时的不适、注射造影剂时的局部发热等都是正常反应,以防患者在没有任何思想准备情况下感到不适时产生恐慌。⑤告知患者造影期间需要配合医生的注意事项,如发生任何不适时一定要告知术者,造影时尽量保持头部不动,不要吞咽口水等。⑥沟通过程中可早期发现过度焦虑的患者,需请心理咨询师协助疏导。⑦严重并发症(脑卒中和死亡)的发生率在无症状患者中约为 0.3%,在有症状患者中约为 0.5%,需告知尽管发生率低,DSA 也可能导致灾难性的结果。有效沟通后签署知情同意书,患者和家属同时签字,患者病情不允许签字时需要注明。

6.其他术前准备事项 手术区域备皮,股动脉穿刺者需双侧腹股沟区备皮;术前 6h 禁饮食,不禁药;左侧肢体静脉留置针;练习平卧位排尿,无法平卧位排尿患者需术前留置导尿;准备中号护理垫 2 张,2kg 压迫用盐包。

(二)设备准备

1.造影设备 必须在术前熟练掌握造影设备的操控。各种品牌和机型的 DSA 操作大同小异,以下以西门子双 C 臂数字减影血管造影机为例说明。

2.高压注射器 高压注射器可以对造影时所需的对比剂注射速度、压力及剂量进行精确控制。注射头构件有针筒及控制针筒活塞、显示容量刻度装置、指示灯及加热器等。针筒一般规格有 150mL、200mL 等。加热器可将针筒内对比剂预热并保温。后端指示灯主要显示注射筒的工作状态,灯亮为工作状态,灯不亮表示非工作状态。控制台主要显示注射器的工作状态及操作提示。参数选择:按照检查要求,可分别选择对比剂总量、流速(mL/s)、压力、选择单次或多次重复注射、注射或曝光延时选择。

3.监护设备 术中需要持续监测患者心率、心律、呼吸、血压及经皮血氧饱和度。

(三)材料器械准备

造影材料有穿刺针、动脉鞘、造影导管、超滑导丝、Y 形阀、三通、注射器、压力延长管等。抢救器械有听诊器、血压计、吸引器、氧气、简易人工呼吸器、开口器、呼吸机等。测量材料有钢球(直径 10mm)、钢尺等。

（四）药品准备

1.造影剂　造影剂也称对比剂，脑血管造影应选用非离子型造影剂，毒性低、性能稳定、等渗、耐受性好。常用造影剂有碘海醇、碘普罗胺、碘克沙醇、碘佛醇等。

2.常规药品　常规药品有肝素、利多卡因、地塞米松、苯海拉明、0.9％氯化钠、平衡盐、500mL软包装0.9％氯化钠、地西泮等。

3.备用抢救药品　应备以下抢救药品：阿托品、盐酸肾上腺素、异丙肾上腺素、氢化可的松、异丙嗪、多巴胺、间羟胺、山梗菜碱、尼可刹米、氨茶碱、罂粟碱、羟乙基淀粉、尿激酶、阿替普酶、欣维宁、乌拉地尔等。

（五）术前准备阶段注意细节

1.头颈部血管听诊　患者取坐位，用钟形听诊器听诊，如发现异常杂音，应注意其部位、强度、性质、音调、传播方向和出现时间，以及患者姿势改变和呼吸等对杂音的影响。常用听诊位置：颈动脉分叉听诊区位于甲状软骨水平或第4颈椎水平；椎动脉听诊区位于头部后下方；锁骨下动脉听诊区位于锁骨上窝；眼动脉听诊区位于眼眶部。如在颈部大血管听诊区听到血管杂音，应考虑颈动脉或椎动脉狭窄。颈动脉狭窄的典型杂音发自颈动脉分叉部，并向下颌部放射，出现于收缩中期，呈吹风样高音调性质。这种杂音往往提示强劲的颈动脉血流和颈动脉粥样硬化狭窄，但也可见于健侧颈动脉，可能是代偿性血流增快的原因。若在锁骨上窝处听到杂音，则可能为锁骨下动脉狭窄。颈静脉杂音最常出现于右颈下部，它随体位变动、转颈、呼吸等改变其性质，需与动脉杂音鉴别。如在右锁骨上窝听到低调、柔和、连续性杂音，则可能为颈静脉流入上腔静脉口径较宽的球部所产生，这种静脉音是生理性的，用手指压迫颈静脉后即可消失。

2.碘过敏试验　一般采用静脉注射30％碘造影剂1mL，5min后观察试验结果，如患者出现荨麻疹、面部潮红、流涕、喷嚏、流泪、恶心呕吐、胸闷气急、腹痛、头晕、球结膜充血者均为阳性反应。如无任何不适，测量血压波动低于10～20mmHg为阴性反应。由于1mL实验液也可以引起严重的过敏反应，甚至是致命的过敏反应，所以在试验前必须做好抢救过敏反应的准备。另外，由于过敏试验的可靠性有限，试验阴性者也有可能发生延迟性过敏反应，所以应用造影剂后也须密切观察。造影前肌内注射地塞米松5～10mg，糖尿病患者肌内注射苯海拉明20mg，也可预防过敏反应发生。对于碘过敏试验阳性的患者，如病情需要必须行脑血管造影术，应在术前3d进行激素治疗，并尽量使用非离子碘水溶液造影剂。也可术前24h、12h、1h口服泼尼松和苯海拉明各50mg预防。

然而，国外多中心临床研究结果表明：碘对比剂过敏试验（包括离子型和非离子型）意义并不大。2013年最新版药品说明书，"不推荐使用小剂量对比剂做过敏试验，因为这没有预测价值。此外，过敏试验本身偶尔也会引起严重甚至致命的过敏反应"。国外医院已经取消过敏试验数十年，国内大多数医院也逐渐取消"过敏试验"，有的则仅限于过敏史的患者。因此，取消碘对比剂过敏试验符合药事管理规定，也与国际法规一致。

3.苯海拉明　应用苯海拉明时应注意：重症肌无力、闭角型青光眼、前列腺肥大者禁用；幽门十二指肠梗阻、消化性溃疡所致幽门狭窄、膀胱颈狭窄、甲状腺功能亢进、心血管病、高血压以及下呼吸道感染（包括哮喘）者慎用；有发生中枢神经抑制作用、共济失调、恶心、呕吐、食欲缺乏等不良反应的可能。

4.造影剂肾病　造影剂肾病是指由造影剂引起的肾功能急骤下降。应用造影剂24～48h

内出现少尿、无尿、皮疹、心悸、出冷汗、血压下降,严重者出现过敏性休克,尿检异常,肾功能急骤变化尤其肾小管功能明显异常者,可确诊为造影剂肾病。常用的造影剂一般均为高渗性,含碘量高达37%,在体内以原形由肾小球滤过而不被肾小管吸收,脱水时该药在肾内浓度增高,可致肾损害而发生急性肾衰竭。造影剂肾病伴肾功能不全为6%~92%,不伴肾功能不全为0~22%。危险因素有:①原有肾功能不全。②伴有肾功能不全的糖尿病。③充血性心力衰竭。④肾病综合征。⑤肝硬化伴肾功能损害。⑥血容量减少或脱水。⑦多发性骨髓瘤。⑧同时应用其他的肾毒性药物。⑨短期内接受多种放射性造影剂者。⑩高血钙。可能的危险因素有:①年龄,由于高龄者肾单位减少及肾血流量的降低,GFR随年龄而下降,造影剂肾病发生率高。②无肾功能损害的糖尿病患者。③贫血。④蛋白尿(不伴有肾病综合征)。⑤肝功能异常。⑥高尿酸血症。⑦男性患者。⑧高血压。⑨接受肾移植者。治疗包括:①造影后水化治疗及碱化尿液。在应用大剂量造影剂时,为避免或减轻其肾毒性,可用20%甘露醇及呋塞米(速尿)静脉滴注,于造影前1h开始应用,可增加肾组织的灌注,降低血黏度,增加肾血流量,加强利尿,促进造影剂的排泄。造影结束后鼓励患者多饮水,用5%碳酸氢钠静脉滴注以碱化尿液,增加尿酸盐排泄。②改换造影剂种类。对于有高危因素或碘过敏的患者应选用不含碘的造影剂(如碘普胺),或选用非离子性、低渗性造影剂,可降低其肾毒性。③积极治疗急性肾衰竭。一旦发生少尿型急性肾衰竭,经扩容、利尿等仍无效者,应紧急透析治疗并按急性肾衰竭处理。④其他药物治疗包括:A. 钙通道阻滞药,动物实验中证实,钙通道阻滞药能抑制造影剂所致的肾内血管收缩。钙拮抗药通过抑制细胞内钙的内流防止肾缺血,并能阻断肾血管收缩、防止肾小管细胞死亡。B. 血管扩张剂,心房利钠肽(atrialnatriuretic peptide,ANP)对造影剂肾病具预防作用,可阻断造影剂所致的肾血流和GFR降低。在主动脉内ANP能减轻造影剂所致的肌酐清除率及肾血流量的降低。腺苷拮抗剂对造影剂引起的肾内血管收缩具一定保护作用。预防:对于肾功能不全患者血肌酐>14μmol/L需停止造影,治疗后再重新评估;血肌酐≤140μmol/L可造影,术前补充碳酸氢钠3.5mL/kg超过1h,术中及术后6h补充1.2mL/kg。必要时术前和术后应用血液净化治疗。

5. 二甲双胍 二甲双胍是目前治疗2型糖尿病的首选药物,它主要由肾脏排泄。如果在肾功能减退时服用该药,可能在体内大量积聚,引起高乳酸血症或乳酸性酸中毒。同时,二甲双胍本身也可引起肾脏血管强烈收缩,可加重肾脏损害。肾血管改变及损伤的过程通常发生在使用造影剂后的24~48h。因此在造影前48h应停用二甲双胍,调整降糖用药方案,48h后复查肾功确定无造影剂肾病发生时再继续使用二甲双胍。

6. Allen试验 术者用双手同时按压桡动脉和尺动脉,嘱患者反复用力握拳和张开手指5~7次至手掌变松开对尺动脉的压迫,继续保持压迫桡动脉,观察手掌颜色变化。若手掌颜色10s之内迅速变红或恢复正常,表明尺动脉和桡动脉间存在良好的侧支循环,即Allen试验阴性,可以经桡动脉进行介入治疗,一旦桡动脉发生闭塞也不会出现缺血。相反,若10s手掌颜色仍为苍白,即为Allen试验阳性,这表明手掌侧支循环不良,不应选择桡动脉行介入检查及治疗。也可应用血氧饱和度监测来进行Allen试验评估尺桡动脉侧支循环。

7. 知情同意 知情同意时需要客观地介绍手术情况、获益、风险,取得患者及家属的书面知情同意书。不可过分强调造影检查的危险性,这样可能导致患者过度恐惧以致拒绝检查,从而影响患者的最大利益。但也不可过分夸大检查的安全性,虽然可以将严重并发症的发生率控制在0.1%以下,但对于患者个体来讲,一旦出现将会是百分之百的灾难。

三、术中准备

（一）消毒铺巾

1. 体位　患者仰卧，调整头位适宜，固定上肢，双腿稍分开并外展，接监护导联。

2. 药物　术前 30min 肌内注射地塞米松 5mg，糖尿病患者苯海拉明 0.1mg 肌内注射以预防过敏反应。开通静脉通道，滴注 0.9%氯化钠或平衡盐液 500mL。对于过度紧张或无法配合的患者可在术前 0.5h 给予地西泮 5～10mg 肌内注射，或苯巴比妥 0.1～0.2g 肌注，或术中给予阿普唑仑或咪唑达仑静推。应在术前或术中给予适当镇静处理。

3. 术者手臂消毒　清水冲洗双手、前臂至肘上 10cm 后，用无菌刷蘸灭菌王 3～5mL 刷手和前臂 3min。流水冲净，用无菌纱布擦干，再取吸足灭菌王的纱布球涂擦手和前臂。

4. 穿刺部位消毒　穿刺部位用 0.05%碘附消毒两遍，范围要包括穿刺部位周围 15cm 的区域。股动脉穿刺消毒范围：上界平脐，下界为大腿上 1/3 处，外侧界为腋中线延长线，内侧界为大腿内侧。如果一侧穿刺不成功，有可能需要穿刺对侧，所以消毒时需准备双侧股动脉穿刺区域。

5. 铺巾　第 1 块无菌单由上而下盖住会阴部；第 2 块无菌单在穿刺点上方与第 1 块消毒巾垂直，盖在穿刺点上方；第 3 块无菌单与第 1、2 块无菌单交叉呈 45°，露出左侧穿刺点；第 4 块无菌单与第 1、2 块无菌单交叉呈 45°，露出右侧穿刺点。无菌单放置不准确时只能向外移而不应向内移动。

6. 无菌套　用无菌套覆盖影像增强器、操作面板和遮挡板。

7. 术者　穿手术衣，戴无菌手套，用生理盐水冲洗手套，铺大手术单，开口对准穿刺点

（二）材料准备

在台面打开造影手术包，天坛医院的习惯是在大碗里盛肝素盐水（6000U/500mL）用于冲洗材料，小碗准备盛装术中废液，大盘里为 500mL 生理盐水用于浸泡导丝，两个小杯子用于盛造影剂。现在很多导管室都用一次性的造影包，内容物也都大同小异。

肝素盐水冲洗穿刺针、动脉鞘、Y 阀、泥鳅导丝、造影导管，充分浸透 J 形导丝及泥鳅导丝。备好刀片、弯血管钳、注射器、纱布等无菌材料。抽吸 2%利多卡因 5mL＋生理盐水 5mL 配成 1%的利多卡因 10mL 以备麻醉使用。高压注射器枪筒抽吸造影剂 150mL（双 C 臂造影仅需 100mL），接压力延长管，排气备用。造影导管末端连接 Y 阀、三通，接持续加压滴注。加压袋包裹软包装 0.9%氯化钠 500mL 加入肝素 500U，连接时一定要注意排空连接管内和导引导管内的气泡，待气泡排空后再加压到标准压力。

（三）穿刺成功后给予肝素化

全身肝素化是指控制活化部分凝血活酶时间（activated partial thromboplastin time，APTT）＞120s 或活化凝血时间（activated coagulation time，ACT）＞250s。肝素化的方法可参照以下方法：肝素钠首次剂量 2/3(mg·kg)静脉注射，1h 后再给半量，2h 后再加 1/4 量，以后每隔 1h 追加前次剂量的半量，若减到 10mg 时，每隔 1h 给予 10mg。也有首剂 1mg/kg 静脉注射，2h 后再半量追加的文献报导。在天坛医院，造影中一般给予半量肝素化，根据体重给予肝素 2000～3000U，每隔 1h 追加 1000U。

（四）术中准备阶段注意细节

导管室需准备个有脚踏的小凳子。我们发现造影手术台就算降到最低，对于大多数患者

来说也还是太高了,躺上去很困难,常常看到患者需要手脚并用艰难地爬上去。有个小凳子就简单多了,这样患者就不会在刚刚入室就产生紧张和挫败感。偶尔我们会有要在造影手术台上拔鞘压血的情况,踩在小凳子上会舒服很多。

造影手术台患者身下铺护理垫一张。当患者在术中要求小便的时候,我们就知道这张护理垫有多重要了。我们就可以鼓励患者放心大胆地排尿,患者不会因为憋尿引起血压波动,术者也不会因为患者不断诉说要小便而搞得心烦意乱。

患者仰卧于造影手术台上,上衣拉起至脐上,裤子褪下至膝盖,膝上铺护理垫一张。这张护理垫也很重要。膝部上下是操作时渗血渗液最多的地方,铺巾几层也难免会渗透下去。有了这张护理垫,就避免了术中和术后的一片狼藉。也有导管室要求患者将裤子完全脱下,双腿分开稍外展,铺巾后双腿间的区域相对平整,易于将操作系统拉直,放置的造影剂、盐水碗也不易被打翻。

为了及时处理患者术中可能出现的各种不良反应和并发症,必须在操作开始前建立静脉输液通道。当出现紧急情况如造影剂过敏、血管痉挛、低血压、心动过缓等情况时,可以及时处理。一般左侧上肢静脉留置针用于持续静脉滴注及术中静脉给药;右侧上肢进行血压监测。

消毒顺序为:第一消毒穿刺点,第二消毒对侧穿刺点,之后以穿刺点为中心向周围消毒,最后消毒会阴部。注意,已经接触污染部位的药液纱布,不应再返擦清洁处;消毒范围内不可有遗漏区域;第二遍消毒不能超过第一遍消毒边界。

术中需要有经过培训的工作人员密切监视患者的生命体征,患者有任何不适及状态变化及时查体。不能由造影医师负责关注患者的情况监测。

穿刺用的短导丝用肝素盐水冲洗,用肝素盐水浸泡冲洗穿刺鞘管和与之配套的扩张器,冲洗中关闭鞘管侧臂的开关。扩张器插入鞘管组成鞘管组,扩张器底座需锁死,防止其在鞘管进入时退出。

导丝的直径单位常用为英寸(1in=25.4mm)。"035"表示导丝的直径是0.035英寸。可供选择的导丝直径有"010、014、018、025、035及038"。每一款导丝的直径都有与之相配套的导管。造影常用的导丝规格是"035"。

导管的单位是"French",该单位是对导管周长的描述。"French"系统是以圆周率为基础的,圆周率就是一个圆的周长和这个圆直径的比值。用导管或鞘管的"French"尺寸除以圆周率或是除以3,即可得到导管或鞘管的直径。例如,6F的鞘管,其直径是2mm。扩张器和导管都是用外径(OD)描述的,而鞘管是用内径(ID)描述的。鞘管的内径表示可以通过其管腔的器材的尺寸,如5F的鞘管适合5F的导管。标准的5F鞘管其外径为6F或7F。鞘管有多种直径,造影诊断一般用5F～6F动脉鞘,治疗通常需6F～8F的鞘管。

四、穿刺技术

(一)股动脉穿刺置鞘术(Seldinger技术)

1. 穿刺点选择　优先右侧股动脉穿刺,以腹股沟韧带下1.5～2cm股动脉搏动最明显处为穿刺点。

2. 麻醉　1%利多卡因10mL逐层浸润麻醉,注意浸润股动脉的两侧及上方。注意尽量避免穿刺股动脉或股静脉,每次注射前必须先回抽确认。如不慎进入股动脉或股静脉,需要移出麻醉针,压迫止血。

3.开皮　在选择好的穿刺点处切开一长度约 3mm 的切口,用弯止血钳钝性分离皮下组织,建立经皮穿刺点至动脉点的通道。

4.穿刺　左手食指及中指固定股动脉位置,右手持针穿刺股动脉,掌心向上,进针角度与皮肤呈 30°～45°。推送针尖接近股动脉时可以感到血管的搏动,继续推送到穿刺针尾端搏动性鲜红色动脉血液喷出为穿刺成功标志。

5.置入导丝　左手稳定穿刺针位置,自穿刺针尾端插入 J 形导丝,如无阻力继续插入导丝,透视确认导丝头端越过中线位于降主动脉为导丝位置良好的标志。

6.置鞘　左手固定导丝位置并压迫股动脉防止出血,旋转撤出穿刺针,盐水纱布擦拭导丝,导丝穿入动脉鞘组至尾端从动脉鞘尾端出现,沿导丝缓慢旋转推进置入动脉鞘组,到位后将导丝与动脉鞘扩张器内芯一起撤出。

7.冲洗　注射器抽吸肝素盐水,连接动脉鞘侧管并回抽,回血良好时注入肝素盐水 20mL,接加压滴注每分钟 30 滴左右持续冲洗。

用泰尔茂穿刺系统操作与此大同小异:穿刺成功时穿刺针的尾端回血可至小帽内,同时可见穿刺针套管内回血,取出针芯后可见尾端搏动性鲜红色动脉血液喷出。也可进行透壁穿刺,通过动脉,移除针芯,缓慢回退套管至尾端搏动性鲜红色动脉血液喷出,提示针尖位于动脉腔内。泰尔茂的导丝是直头导丝,置入时注意软头在前。直头导丝进入夹层的风险较大,需注意有阻力时绝不能盲目冒进。

(二)桡动脉穿刺置鞘术

1.体位　腕部垫高,腕关节处于过伸位,消毒铺巾。

2.穿刺点选择　选择桡动脉走形较直且搏动最明显处为穿刺点。一般在桡骨茎突近端 1cm 处,桡动脉走形较直、相对表浅,分支较少。

3.麻醉　1% 利多卡因 0.5mL 局部麻醉。

4.穿刺　左手食指及中指固定桡动脉位置,右手持针穿刺桡动脉,进针角度与皮肤呈 30° 缓慢穿刺。直接穿刺:当发现针芯有回血时,再向前推进固定针芯而向前推送外套管,后撤出针芯,这时套管尾部可见搏动性鲜红色动脉血液喷出,说明穿刺成功。透壁穿刺:当见有回血时再向前推进 5mm 左右,后撤针芯,将套管缓慢后退当出现喷血时停止退针,并立即将套管向前推进,送入无阻力并且有搏动性鲜红色动脉血液喷出说明穿刺成功。

5.置入导丝　左手稳定穿刺针位置,软头在前置入导丝,左手固定导丝,小心移除穿刺针套管。可透视观察导丝位置,一般要求前送导丝至少达到尺骨鹰嘴水平。

6.开皮　左手固定导丝,补充注射约 2mL 利多卡因麻醉,用刀片轻轻划开穿刺点皮肤约 2～3mm。

7.置鞘　左手固定导丝位置,沿导丝尾端置桡动脉鞘,调整导丝位置使导丝尾端在动脉鞘尾出现,将动脉鞘缓慢旋转置入桡动脉。到位后右手握住导丝尾部连同动脉鞘扩张器内芯一起拔出。

8.冲洗　注射器抽吸肝素盐水,连接动脉鞘侧管并回抽,回血良好时注入肝素盐水 10mL。桡动脉鞘连接加压滴注会导致动脉痉挛,所以一般不加滴注。

(三)肱动脉穿刺置鞘术

患者取平卧位,上肢平伸外展并轻度外旋,掌心向上放置于臂托上,与导管床成 40°～60° 角。肱动脉走行在肱骨的前内面,上臂中部稍下方,位置表浅,前方只有筋膜与皮肤,正中神经在其内侧,桡神经在其后方,尺神经在其稍远的后内侧。穿刺肱动脉时常规选择左侧入路,以肘窝皮肤横纹上1~2cm肱动脉搏动最强处为穿刺进血管点,此处动脉浅表,深部有肱骨,术后压迫止血容易,同时可以避免对正中神经的损伤。常规消毒铺巾,1%利多卡因2mL局部麻醉,局麻药用量一般不超过2mL,以免局部水肿影响穿刺。选用18G套管穿刺针,采用改良Seldinger技术经皮穿刺肱动脉,待针尖触及动脉搏动后进针,尽量仅穿透肱动脉前壁,待针尾喷血后,将穿刺针外套管向动脉腔内推进少许,避免进入血管周围间隙,导致操作失败或皮下血肿发生。拔出穿刺针内芯后送入短导丝及5F动脉鞘。要避免盲目反复穿刺或多次经同一肱动脉反复行诊疗操作,一次穿刺成功率78.3%。

(四)穿刺注意事项

股动脉穿刺时皮下组织的充分扩张非常重要,置换入动脉鞘时可以减少阻力;压鞘时如果有少量渗血可经此通道流出体外,不至于形成皮下血肿;术后缝合时能确保缝合器到位。

股动脉穿刺时穿刺针尾端出现暗色回血,非搏动性喷血提示进入股静脉,说明穿刺点选择偏内侧;穿刺针尾端无回血,患者诉放电样疼痛,提示触及股神经,说明穿刺点选择偏外侧。穿刺针尾端上下摆动提示穿刺针在股动脉正上方,继续进针即可穿刺成功;穿刺针尾端左右摆动提示穿刺针在股动脉旁边,需要重新调整穿刺位置及角度。如果回血很弱或很少,提示穿刺入股静脉或者针尖紧靠动脉壁,甚至可能在动脉内膜下。此时不能插入导丝,调整穿刺针的位置,直到获得满意的动脉回血。如果导丝插入时遇到明显阻力,需考虑导丝可能进入内膜下或进入血管外组织,需要撤回导丝调整穿刺针的位置,必要时可注入少量造影剂观察穿刺针的位置。动脉鞘组推进时如遇到阻力,应考虑是否进入血管内膜下、进入髂动脉分支或反转向下。

故置鞘前透视确认导丝位置非常重要。如考虑进入动脉内膜下,可移去动脉鞘内芯扩张器,鞘内注入造影剂核实。穿刺困难时可在透视下穿刺,股动脉目标点在股骨头中央偏内侧1cm处。有条件的单位可在超声引导下穿刺。

桡动脉痉挛是经桡动脉介入中较常见的现象,穿刺成功、置入鞘管后注射桡动脉"鸡尾酒"(3000U肝素、2.5mg维拉帕米和20μg硝酸甘油的混合液),选用较软的导管,轻柔操作等可减少其发生机会。导管阻力增大提示桡动脉痉挛,此时应暂停操作,并向桡动脉内注入硝酸甘油及维拉帕米以解除痉挛。严重痉挛可导致鞘管或导管无法拔出,应避免强行拔出,可在患者充分放松或药物解除痉挛后延迟拔出。

桡动脉穿刺困难时的操作技巧:较硬易于滚动的桡动脉,搏动很强,但难以刺中,选择裸针穿刺更具优势,加大进针角度和速度。桡动脉较细、搏动较弱,选择套管针穿刺进入真腔的成功率高,小角度穿刺,缓慢进针。桡动脉走行迂曲,更换穿刺点至走行较直部位后再行穿刺。桡动脉发生痉挛时,桡动脉的搏动减弱甚至消失,盲目穿刺可能会进一步加重桡动脉痉挛,等桡动脉搏动恢复后再行穿刺;可应用解痉药物。穿刺局部形成血肿时,应避开血肿部位后重新选择穿刺点。桡动脉破裂血肿会导致前臂挤压综合征,发生率低,一旦发生需要及时减压处理,否则可终身致残。

五、造影程序

(一)主动脉弓造影

1.连接　猪尾导管尾端连接Y阀+三通+加压滴注,泥鳅导丝经Y阀尾端插入猪尾导管导丝不出头,打开滴注持续冲洗。

2.置入 猪尾导管进入动脉鞘后进泥鳅导丝 20cm 左右,透视下将猪尾导管头端置于升主动脉远端。

3.对位 双 C 臂造影机要求双斜 45°,单 C 臂时选左前斜 30°～45°(一般年龄越大斜度越大)。将猪尾导管头端置于屏幕下界,尽量包含较多的分支血管信息。

4.对接 撤出泥鳅导丝,去除 Y 阀,猪尾导管尾端直接连高压注射器的压力延长管,"半月－半月技术"对接,确认无气泡。

5.造影 高压注射器调量造影剂 20mL/s,总量 25mL,压力 600PSI,造影。

6.撤管 导管尾端卸掉压力延长管,连接 Y 阀＋三通＋加压滴注,插入泥鳅导丝,展开猪尾导管头端,猪尾导管同导丝一起撤出。

(二)颈总动脉造影

1.连接 单弯导管尾端连接 Y 阀＋三通＋加压滴注,泥鳅导丝经 Y 阀尾端插入单弯导管导丝不出头,打开滴注持续冲洗。

2.置入 单弯导管进入动脉鞘后进泥鳅导丝 20cm 左右,在导丝导引下透视下将单弯导管头端置于升主动脉。导丝回撤到导管内,翻转导管头回撤,弹入无名动脉(或左颈总动脉)。固定导管,出导丝,导丝在动脉腔内摆动前行,头端置于颈总动脉远段。固定泥鳅导丝,沿导丝上导管达颈总动脉稳定位置(透视下出胸廓口)。

3.确认 撤出泥鳅导丝,连接吸有造影剂的注射器,先回吸确认没有顶壁,再冒烟确认导管位置在颈总动脉管腔中央。

4.对位 颈段造影侧位观察颈动脉分叉,上缘到眶下线水平,第 3 颈椎位于屏幕正中,正位时脊柱位于屏幕中线;颅内段造影标准侧位,上界平颅盖骨,下界平颅底,左界到额骨前缘;汤氏位观察颈内动脉颅内段,上界平颅盖骨,下界平牙齿。双 C 臂造影机大平板时 B 平板对标准侧位,A 平板对汤氏位,包含颈动脉分叉及全部颅内段信息。

5.对接 Y 阀三通连接高压注射器的压力延长管,"半月－半月技术"对接,确认无气泡。

6.造影 高压注射器调量造影剂 6mL/s,总量 8mL,压力 300PSI,造影。

7.再次造影 如发现血管重叠或病变显示不好,可放大或加照适当角度再次造影。

(三)颈内动脉造影

1.置入 颈总动脉造影后确认无颈内动脉开口狭窄,做路径图,上泥鳅导丝到颈内动脉 C1 段远端,沿导丝推进导管到颈动脉窦远端。

2.确认 撤出泥鳅导丝,连接吸有造影剂的注射器,先回吸确认没有顶壁,再冒烟确认导管位置在颈内动脉管腔中央。

3.对位 标准侧位,上界平颅盖骨,左界到额骨前缘;汤氏位,上界平颅盖骨,下界平牙齿。

4.对接 Y 阀三通连接高压注射器的压力延长管,"半月－半月技术"对接,确认无气泡。

5.造影 高压注射器调量造影剂 5mL/s,总量 7mL,压力 300PSI,造影。

6.再次造影 如发现血管重叠或病变显示不好,可放大或加照适当角度再次造影。

(四)锁骨下动脉造影

无名动脉或左锁骨下动脉开口做路径图,如有锁骨下动脉狭窄即投照,一般选正位投照,无名动脉可选右前斜 45°,能清楚显示右锁骨下动脉与右颈总动脉分叉。高压注射器调量造影剂 6mL/s，总量 8mL，压力 300PSI，造影。

如无锁骨下动脉狭窄即上泥鳅导丝到锁骨下动脉远端，沿导丝推进导管头端置于椎动脉开口近端行椎动脉造影。撤出导丝，对位：正位加对侧 10°左右斜加头位 10°左右，导管头距屏幕下界 2cm 脊柱位于屏幕中线，冒烟确认导管位置及椎开口是否显示清楚；侧位时脊柱位于屏幕中线。颅内段造影，正位时头颅位于屏幕正中，侧位时屏幕下界平第 2 颈椎椎体下缘、屏幕右界平枕骨最后部造影。

（五）椎动脉造影

锁骨下动脉造影确认椎动脉开口处无狭窄，在路径图指导下，泥鳅导丝选入椎动脉送至 V2 段，沿导丝推进导管到椎动脉 V1 段。撤出泥鳅导丝，冒烟确认导管位置。高压注射器调量造影剂 4mL/s，总量 6mL，压力 250PSI，造影。

（六）经桡动脉全脑血管造影术

桡动脉穿刺成功后，猪尾导管尾端连接 Y 阀＋三通＋加压滴注，在交换导丝（0.035，260cm）导引下经桡动脉鞘、肱动脉、腋动脉、锁骨下动脉、头臂干置入升主动脉。撤出交换导丝，行主动脉弓造影。造影结束后置入交换导丝，借助猪尾导管将交换导丝头端置于降主动脉。保持交换导丝位置，撤出猪尾导管，沿交换导丝置入西蒙 2/3 导管至降主动脉。回撤导丝，推进并旋转导管，使之在升主动脉成襻。成襻后旋转调整导管头端选择性插入左锁骨下动脉开口处、回撤导管进入左锁骨下动脉，冒烟确认后造影。逐步回撤导管依次行左颈总动脉、右颈总动脉造影。送入导丝回撤导管、导管撤入右锁骨下动脉时行右锁骨下动脉及右椎动脉造影。

（七）附加造影

双肾动脉造影：完成主动脉弓造影后，猪尾导管下撤至第 1 腰椎平面进行腹主动脉造影。可冒烟确认导管头端位于肾动脉平面的腹主动脉近心端。体位选择正位，脊柱置于屏幕中线，导管头端置于屏幕垂直中央，注意包全双肾。流率 10mL/s，流量 15mL，压力 600PSI，每秒 3～6 帧，注射延迟 0.5s。屏气状态曝光，持续至静脉期。如发现肾动脉病变，可用 Cobra 导管分别做两侧肾动脉造影，进一步明确病变的性质及程度。流率 6mL/s，流量 8mL，压力 300PSI，每秒 3～6 帧，注射延迟 0.5s。屏气状态曝光，持续至静脉期。

双侧髂动脉造影：猪尾导管置于第 4 腰椎平面进行腹主动脉造影。可"冒烟"确认导管头端位于主动脉分叉平面。体位选择正位，脊柱置于屏幕中线，导管头端置于屏幕上端。

（八）造影过程中关注细节

一般造影顺序：主动脉弓，右颈总动脉/右颈内动脉，左颈总动脉/左颈内动脉，左锁骨下动脉/左椎动脉，右锁骨下动脉/右椎动脉。原则上先做已知病变血管，如果患者在造影过程中有病情变化，可以在最短的时间内获取最有价值的诊断信息。也可由右侧向左侧依次造影，或导管进入那条血管，做哪条血管。

关于主动脉弓造影：千万不要因为图省事略过主动脉弓造影，尤其是缺血性脑血管病患者。原因有：①它能给我们提供大量有关诊断的信息。②如果是Ⅱ型弓或Ⅲ型弓，在上导管时能提供路径参考，在这个意义上反而可以节约手术时间。但如果术前有弓上动脉的 CTA 或 MRA 可以提供主动脉弓的信息，患者全身状况差或肾功能减退不允许使用过多造影剂时，可考虑略过主动脉弓造影。主动脉弓造影需要在透视下将猪尾导管头端置于升主动脉远端，如果不到位，可能导致在Ⅲ型弓的头臂干及其分支显影不清。撤出猪尾导管时需要再次置入泥鳅导丝,头端出头至少 10cm 使导管头端弯曲拉直后一起撤出。

缺血性脑血管病患者、老年人和有动脉粥样硬化高危因素患者,应常规采用导管和导丝同轴送入的方式,以减少动脉内斑块脱落的风险。也就是说要求全程带导丝,导管尽可能沿导丝进退,以减少导管头对血管壁的损伤。导丝尽可能沿路径图推进,导丝头端一点要在视野内。要求所有动脉开口造影,导丝一般不通过狭窄段。导管头端尽可能不触及血管壁,导管一般不进入狭窄段。旋转导管时导丝要在导管内。遇到阻力不要强行操作导管。

椎动脉较细,受刺激后易发生痉挛,除非必须进行椎动脉选择性造影,一般导管不进入椎动脉内。必须行选择性椎动脉造影时需要注意导管位置不宜过高,置于 V1 段稳定位置即可。

造影时需要叮嘱患者屏住呼吸,不要吞咽口水,不要动,以取得质量良好的造影图像。技师一般会在按下造影按钮之前重复"吸一口气、憋住、不动"这样的指令。注意各段脑供血动脉和颅内静脉窦均不可遗漏。

发现狭窄病变后,调整影像增强器,使影像增强器沿狭窄段血管轴线变换投照位,多角度投照,找出狭窄切线位放大投照。如动脉某一处造影剂充盈不佳,且除外骨伪影,应考虑偏心狭窄的可能,需多角度投照。

汤氏位是眉弓与枕外隆凸重叠的位置,大约为 20°~30°,颈内动脉颅内段正位造影时选择汤氏位,或者在特意避开骨性标志时选择,其他标准造影一般选择不加汤氏位。

如考虑基底动脉病变,正位需要加足 10°~20° 以显示其切线位。如平板较小,后循环颅内段造影时可以适当去点顶,屏幕上界平人字缝顶端。但如前循环有狭窄病变时,造影需要评估后循环对前循环的侧支代偿,此时要求"包全":标准侧位,上界平颅盖骨,右界平枕骨最后部;正位加汤氏位,上界平颅盖骨,下界平牙齿。

如入路迂曲或Ⅱ、Ⅲ型主动脉弓导管置入颈总动脉到位困难,可在路径图指导下将泥鳅导丝头端置于颈外动脉分支面动脉或上颌内动脉内,可由助手固定泥鳅导丝位置,左手推送、右手旋转导管缓慢将导管置入目标位置。在此过程中如出现推送时导管不进反退或出现"起肩"现象,提示系统张力过大,需要稍稍回退导管,卸掉张力。如仍不能成功,换用加硬导丝加强支撑。如置入锁骨下动脉困难,可将泥鳅导丝头端置于肱动脉主干,用上述技术推送到位。

如右侧锁骨下动脉狭窄或过度迂曲导管难以置入时,可在无名动脉选用右前斜 45° 造影,此角度能最大程度避免前循环血管和后循环血管的重叠,取得所需的血管信息。在锁骨下动脉行椎动脉造影时,如因椎开口迂曲,反复尝试多个体位都难以显示清楚椎动脉开口处狭窄病变时,可考虑用一根 0.014 微导丝小心通过病变,血管拉直后造影就容易显示清楚 V1 段病变。

导管的选择:导管根据头端形状分为单一弯曲导管和复合弯曲导管。常用的选择性造影导管包括 Ver 导管(椎动脉导管即单弯导管)、Headhunter 导管(猎人头导管)、Simmon 系列导管、Cobra 导管(眼镜蛇导管)、Shepherd 导管(牧羊犬导管)、Mani 导管等。我们最常使用的是单弯导管,操控性好,可以完成大部分患者的造影操作。有的医生偏爱猎人头导管是因为对于血管迂曲的患者,该导管到位性较好。导管常用外径为 4F~7F,常规诊断性血管造影趋向采用 4F 或 5F 导管,配合 0.035 英寸导丝。目前造影导管主要为 Cordis、Cook 及 Terumo 公司生产,Cordis 导管体部最硬,其扭矩和操控性佳,Terumo 导管体部最软,易于完成选择性插管,Cook 导管介于两者之间。三者的选择通常依赖于操者的经验与习惯。

左颈总动脉与头臂干共同开口于弓上或左颈总动脉起源于头臂干时可能会出现导管选

入困难。一般采用 Cobra 导管或猎人头导管,当导管尖抵达升主动脉时,旋转导管使管尖朝上,后撤导管,使导管进入头臂干,然后推送导管,大部分可进入变异的左颈总动脉。但如果变异的左颈总动脉起始部较低此法则很不容易成功。这时可选用 Simmons 导管,先将导管远段成襻并送到升主动脉,旋转导管使成封闭形并将导管尖朝外,后退导管,管尖即可进入头臂干,注入少量造影剂明确左颈总动脉开口后,做导管旋转进退滑动作,使管尖对准或进入左颈总动脉开口,再在转动导管松解封闭襻的同时后退导管,导管尖借旋转解襻的伸展力深入左颈总动脉(图 10-1)。

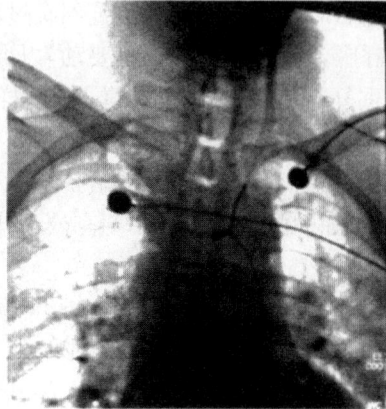

图 10-1　Simmons 导管左颈总动脉造影

"半月-半月技术":在注射器、导管、延长管、Y 阀、三通、滴注管之间连接时,最好让血回流少许,在导管接口处形成半月形的突起,注射器等末端也形成一个半月形的突起,连接时两个半月相接就减少了气泡产生的可能性。

注意观察骨性标志,例如右锁骨下动脉开口多位于锁骨头处,椎动脉开口位于锁骨上缘,这样就避免盲目操作和多次冒烟造影。

"冒烟"时注意,半旋开三通,"半月-半月"连接注射器与 Y 阀,旋转三通开关使注射器与导管相通,注射器尾端向上轻轻回抽,可见少量回血通畅,透视下平稳注射少量造影剂观察。如果回抽不畅,提示导管头端顶在血管壁上,需要调整位置后再"冒烟"确认。

术中持续冲洗,注意排空管道和 Y 形阀内气体。

表 10-1　不同血管病变最佳投照体位

病变位置	最佳投照体位
椎动脉 V3/V4 段	同侧斜 30°左右
基底动脉	正位或加足位 10°~20°
大脑中动脉 M1 段	正位加头位 30°左右
大脑中动脉 M2 段	对侧斜 30°左右
颈内动脉 C6~C7 段	标准侧位,同侧斜 30°~40°

表 10－2　不同血管的常用注射参数

动脉	速率(mL/s)	总量(mL)	压力(PSI)
主动脉弓	20	25	600
颈总动脉	6	8	300
颈内动脉	5	7	300
颈外动脉	4	6	300
锁骨下动脉	6	8	300
椎动脉	4	6	250
前循环 3D	3	18	300
后循环 3D	2.5	15	250

六、术后管理

（一）穿刺点的处理

1. 压迫止血中和肝素 10min 后拔动脉鞘，如不用鱼精蛋白中和肝素，可按时间计算体内肝素量，肝素的半衰期是 1h，即每小时体内肝素量减半，至肝素代谢清除后或测定 ACT≤160～180s 后可拔鞘压血。

一般用左手压迫，中指置于穿刺进入动脉点的近心端，压迫使动脉点局部压力减低，食指置于动脉点（即穿刺针进入股动脉处，也就是动脉鞘与搏动的股动脉的分界点）正上方压迫止血。手指到位开始压迫后拔出动脉鞘，压迫股动脉 15min，皮口暴露用以观察渗血情况。局部穿刺点按压 15min 后手指松开无渗血，无菌敷料覆盖穿刺点，弹力绷带加压包扎。

2. 血管缝合　血管缝合器适用于 6F～8F 动脉鞘。先用肝素盐水冲洗缝合器及导丝。1％利多卡因局部浸润麻醉，置入 J 形导丝，置换出动脉鞘，沿导丝送入血管缝合器，导管部分进入血管后就可撤出导丝。继续前送血管缝合器，至中段导管有搏动性鲜红色血液喷出，将标明 1 号的开关扳向上方，轻轻回撤缝合器至感到阻力；左手持缝合器金属杆部位固定角度，右手将标明 2 号的开关按下并听到咔嗒声，即为丝线已经缝入动脉壁；右手拔下标明 3 号的缝合器尾端，轻轻外拉，用缝合器中部的剪线器剪断 3 号的连接线；将标明 4 号的开关扳向下方，轻轻外撤缝合器，直到看见缝合器中部的丝线；整理丝线，将线向患者头端方向轻拉，使丝线尾端暴露；将长的那根丝线缠绕在左手食指上，将顶杆套入这跟长丝线于皮口处；左手牵拉长丝线、撤出缝合器，随即将顶杆顺长丝线顶入线结处，维持 30s，将线结顶紧；右手牵拉短线，进一步将结打紧；撤出顶杆，将两根丝线合并，顶杆沿两根丝线顶入，稍稍回撤剪断余线。

缝合技巧：①前送缝合器的时候注意平贴送入，角度要小，否则容易撕裂穿刺口。②到第二步的时候用左手拇指和食指捏住金属杆上提，给予一个向上的张力，保证缝合准确。③第三步可以用小剪刀剪线，防止因为用剪切器时的牵拉。④最后记住贴着根剪线，这样留在皮下的绳结小，不易形成瘢痕和感染。

3. 其他处理方法　动脉压迫器压迫止血，适用范围很广，造影和治疗的患者都可应用。动脉闭合器适用于 4F～6F 动脉鞘；桡动脉穿刺点一般用桡动脉压迫器。

（二）水化

所有患者术后均给予 0.9％氯化钠 500mL＋乳酸钠林格液 500mL 水化，并嘱患者多饮水促进造影剂排泄以预防造影剂肾病。如出现尿量减少需及时复查肾功，及时治疗，必要时需要透析。

（三）观察

生命监护 24h。2kg 盐袋压迫穿刺点 6～8h,平卧、穿刺侧下肢制动 24h。避免坐起或突然增加腹压,若用力咳嗽,用手压住穿刺点上方。观察血压、脉搏和尿量。观察穿刺点有无渗血、肿胀、疼痛等情况,观察穿刺侧下肢肤色、皮温、足背动脉搏动情况,每 15min1 次共 8 次。

七、并发症及其处理

（一）穿刺部位血肿、假性动脉瘤或动静脉瘘

穿刺部位血肿、假性动脉瘤或动静脉瘘的原因有:患者凝血机制障碍;使用抗凝、溶栓、抗血小板聚集药物;反复股动脉穿刺;穿刺时穿透股动脉后壁或同时累及股动脉分支;压迫无效或时间过短;患者躁动,穿刺侧过早活动及负重。

预防措施有:规范穿刺、术后管理。术后肝素中和后 10min 后拔鞘,或体内肝素代谢至 1000U 以下时拔鞘。有效压迫穿刺部位 15min,松开后观察确认无出血后加压包扎。

处理措施有:新鲜血肿,有效压迫穿刺点同时用血管钳钝性分离血肿皮下组织,将血液从皮口挤出,减小血肿。已经形成的小血肿（直径＜10cm）24h 后可局部热敷或理疗,造成局部压迫者可切开清除。假性动脉瘤可行超声诊断,局部压迫有效。严重者球囊栓塞、带膜支架植入或手术修复。

（二）血管痉挛

血管痉挛的原因可能是由于导管或导丝对血管的刺激引起。

预防措施有:避免导管及导丝的粗暴操作,尽量不进入血管过深,可静脉泵入尼莫地平预防。

处理措施有:注意观察,及时发现血管痉挛,回撤导管、导丝,停止刺激后一般痉挛会迅速缓解。血管痉挛时间较长可能会造成脑缺血或脑卒中发生。出现不可恢复的血管痉挛时我们既往会动脉内推注罂粟碱,但因其作用时间短（不超过 3h）和具有严重副作用（瞬间颅内压升高、癫痫、自相矛盾地加重血管痉挛、出现供血区不可逆的灰质损害）近年来逐渐被淘汰。研究发现球囊成形的效果更为持久,推荐在症状性血管痉挛累及直径＞1.5mm 的颅内血管时应用。对于球囊无法到达的血管可动脉注射钙离子通道阻滞剂（尼卡地平用生理盐水稀释为 0.1mg/mL,微导管注射,每根血管最大用量 5mg;25％尼莫地平 2mL/min 泵入,每根血管时间 10～30min,每根血管最大用量 1～3mg,一次治疗总量不超过 5mg;维拉帕米每根血管常用量 2mg,最大单次用量 8mg）。

（三）血管夹层

血管夹层的原因可能是导管或导丝进入内膜下或注射造影剂压力过大所致。预防措施有:透视下监视导管、导丝的方向和位置,遇到阻力时不应强行插入;造影前必须先用注射器回抽、冒烟,确认导管头端没有顶壁。

处理措施有:髂动脉、股动脉处多为逆行夹层,可自愈。弓上血管多为顺行夹层,严重者须放置支架或抗凝治疗,须控制性降压并及时请胸心血管外科协助处理。

（四）血管穿孔或血管壁撕裂

血管穿孔或血管壁撕裂的原因可能与血管结构异常有关。

预防措施有:操作轻柔,结构复杂的血管须用路径图;保证导丝、导管在视野内;主动脉造影时使用多侧孔导管;造影时导管末端不能顶住血管。

处理措施有:及时中和肝素,止血降压。可闭塞的血管行血管内封堵;不能闭塞的血管行

压迫或手术修补。

（五）血栓形成或栓塞

血栓形成或栓塞的原因有：血液高凝状态，局部血栓形成，斑块脱落导致动脉－动脉栓塞，导管内血栓形成导致栓塞，排气不良导致气体栓塞（图10－2）。

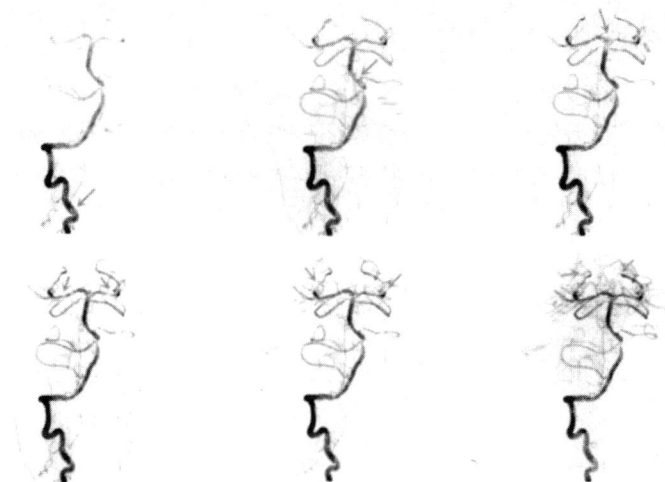

图10－2　气体栓塞在造影中表现为圆形、类圆形透亮的充盈缺损，随着造影剂的流动迅速向前移动（图中箭头所示）

预防措施有：穿刺成功后全身肝素化；动脉鞘及造影导管持续加压滴注冲洗；导丝及时浸泡冲洗；一旦发现血管壁有斑块形成的可能，禁止导管或导丝超越这些部位，可有效防止斑块脱落；"半月－半月技术"对接，确认无气泡。

处理措施有：血栓形成后要保持镇静，全面造影，找出栓子的位置，行溶栓或取栓治疗。气体栓塞高压氧治疗效果好恢复快。

（六）迷走反射

迷走反射的原因为压迫牵拉动脉至迷走反射、血压降低、心率变慢。

预防措施有：穿刺前及缝合前动脉壁周围利多卡因浸润麻醉，尽量减少对动脉的刺激。

处理措施有：减轻压迫、静脉推注阿托品、补液，必要时应用多巴胺升压。

（七）腹膜后血肿

腹膜后血肿的原因有：穿刺点过高造成穿刺时因股动脉后壁穿透而血液进入腹腔，同时因血管后壁缺少坚韧组织支持而无法进行有效的压迫；导管或导丝损伤髂动脉，特别是髂动脉本身已有严重病变如严重的动脉粥样硬化、迂曲或有动脉瘤存在。

预防措施有：避免穿刺位置过高，导丝及鞘管置入遇到阻力及时透视。

处理措施有：应及时请外科会诊，带膜支架植入或手术修复。

（八）深静脉血栓

深静脉血栓的原因可能与造影剂致使内皮细胞损伤、下肢制动、静脉血淤滞有关。

预防措施有：低分子肝素抗凝、按摩下肢促进静脉回流。

处理措施有：严格抗凝，抬高患肢，减少疼痛。必要时需置入下腔静脉滤器。

（九）造影剂不良反应

造影剂不良反应的原因有：造影剂过敏和造影剂肾病。

预防措施有：术前必须行造影剂过敏试验，应用地塞米松或苯海拉明预防过敏，用非离子性造影剂减少肾损害，尽量减少造影剂用量，术后观察尿量、复查肾功，水化促进造影剂排泄。

处理措施有：发生过敏后抗过敏治疗；造影剂肾病需要补液、扩容、利尿等，必要时紧急透析治疗。

八、造影诊断及评估

（一）各部位造影观察内容

1. 主动脉弓造影　有无发育异常；主动脉弓分型；弓上大血管（无名动脉、锁骨下动脉、颈总动脉）开口有无狭窄、闭塞；双侧椎动脉是否均衡；椎动脉开口是否有狭窄，是否有血液逆流等（图 10－3）。

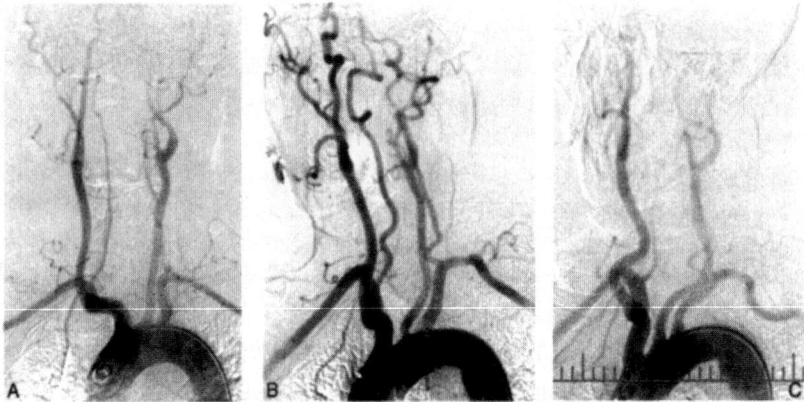

图 10－3　主动脉弓造影。A. Ⅰ型弓，弓上大血管开口未见明显异常，双椎均衡。B. Ⅱ型弓，弓上大血管开口未见明显异常，双椎均衡。C. Ⅲ型弓，弓上大血管开口未见明显异常，双椎均衡。

2. 颈总动脉颈段造影　颈总动脉、颈内动脉 C1 段、颈外动脉有无狭窄、闭塞、溃疡斑块、钙化或严重迂曲，有无发育异常和其他情况。

3. 颈内动脉颅内段造影　颈内动脉 C1～C7 段、大脑中动脉、大脑前动脉有无狭窄、闭塞、斑块、钙化或严重迂曲，有无发育异常，是否向椎基底动脉系统代偿供血，有无动脉瘤、AVM 和肿瘤等情况（图 10－4～图 10－10）。

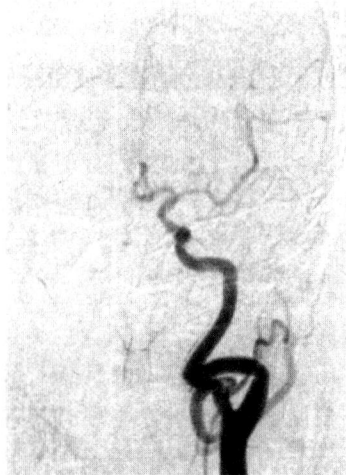

图 10－4　LC1 迂曲

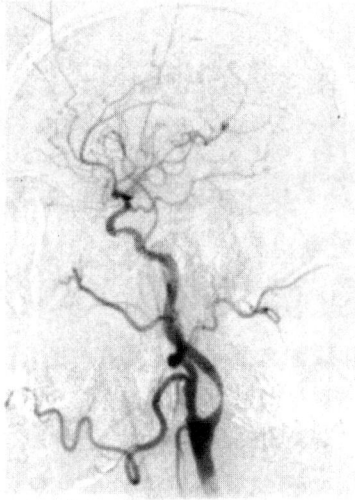

图 10-5　RC1 重度狭窄

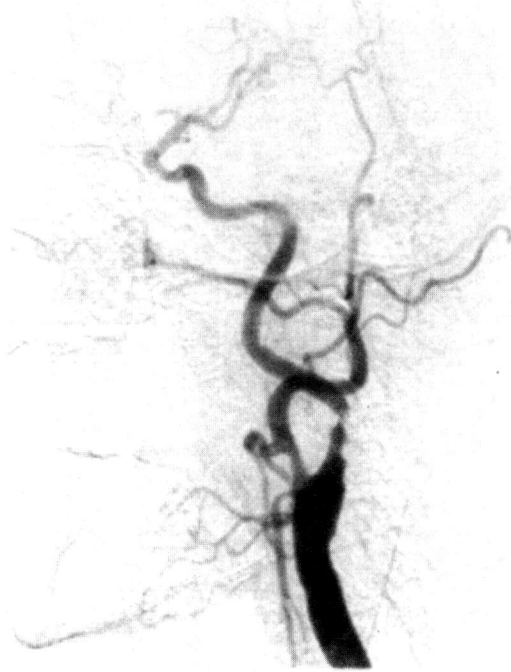

图 10-6　LC1 重度狭窄

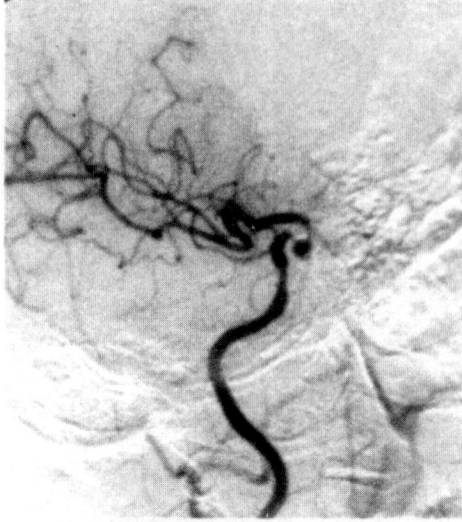

图 10—7　RC4 重度狭窄

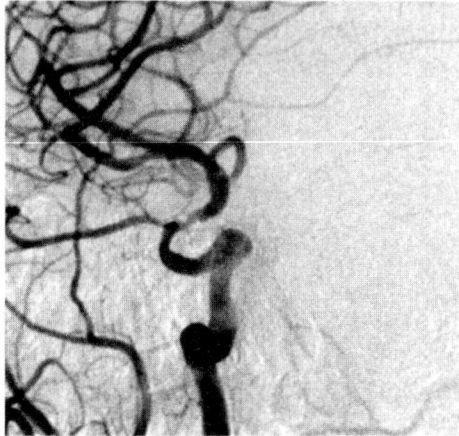

图 10—8　RC6 重度狭窄

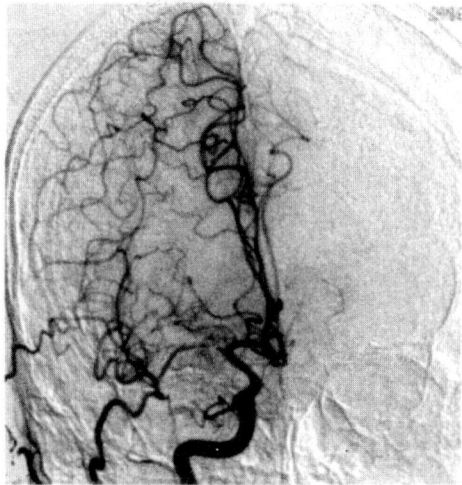

图 10—9　RM1 近段重度狭窄

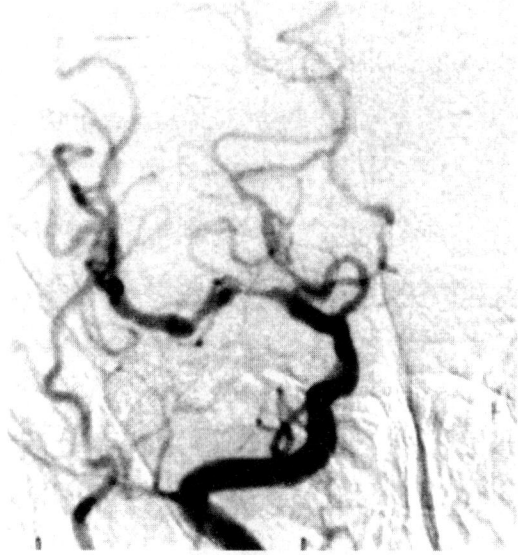

图 10－10　RM1 中段重度狭窄

4. 椎动脉颈段造影　椎动脉 V1、V2 段有无狭窄、闭塞、斑块、钙化或严重迂曲，有无发育异常和其他情况（图 10－11～图 10－13）。

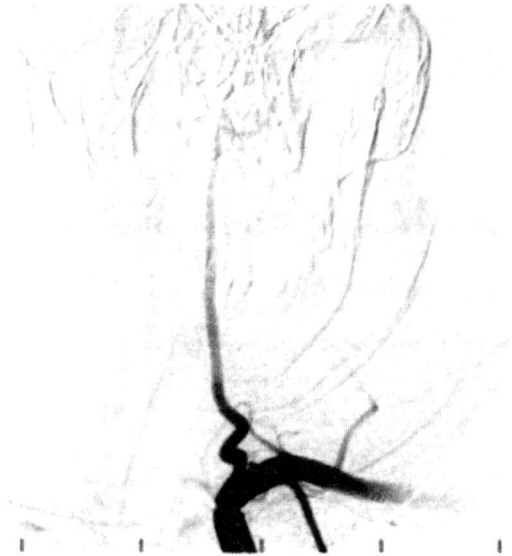

图 10－11　LC1 迂曲

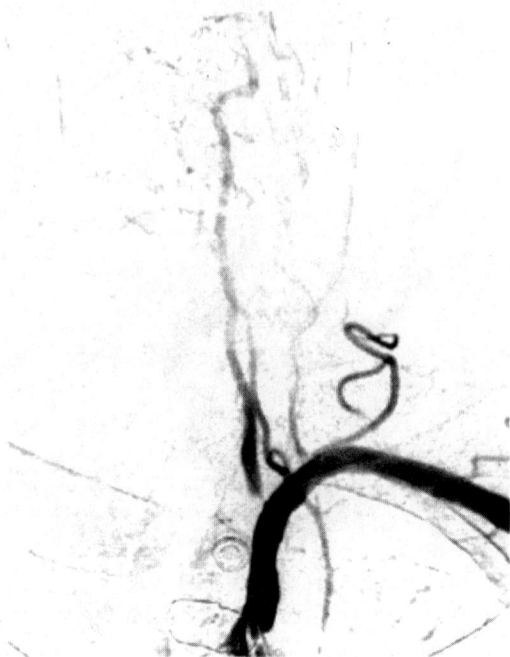

图 10-12　LV1 重度狭窄

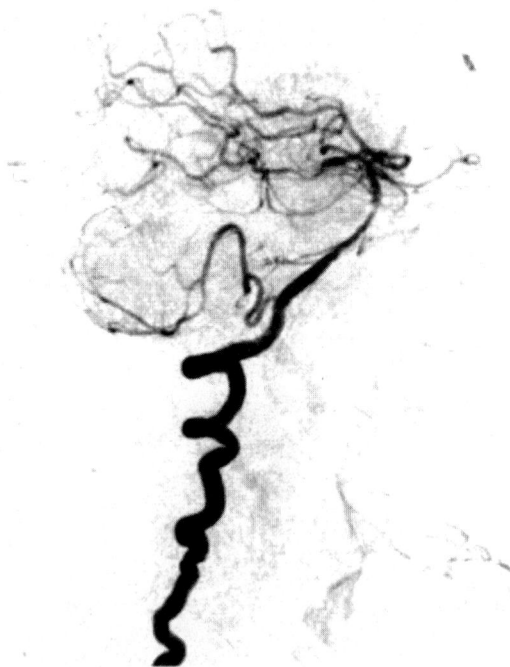

图 10-13　RV2 迂曲,BA 重度狭窄

5.椎动脉颅内段造影　椎动脉 V3、V4 段、基底动脉、双侧 PICA、AICA 和大脑后动脉有无狭窄、闭塞或严重迂曲,有无发育异常,是否向颈内动脉系统代偿供血,有无动脉瘤、AVM 和肿瘤等情况(图 10-14~图 10-16)。

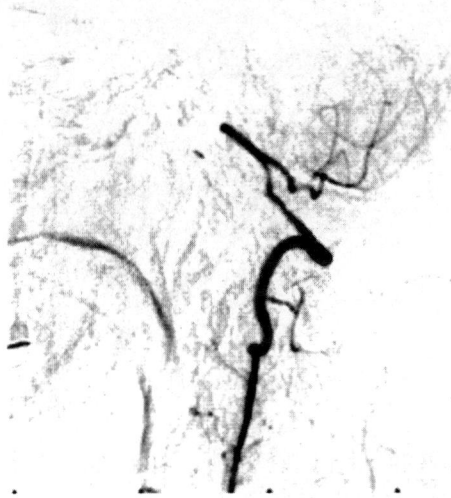

图 10－14　左椎动脉止于 PICA

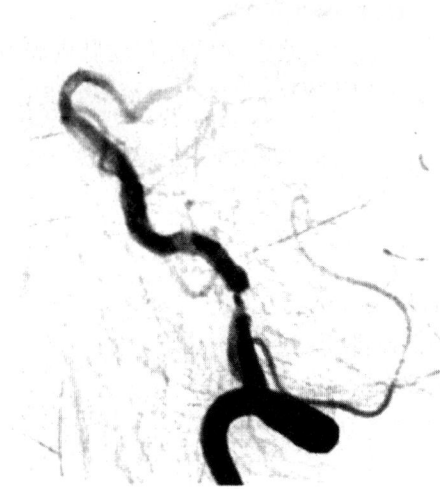

图 10－15　LV4 重度狭窄

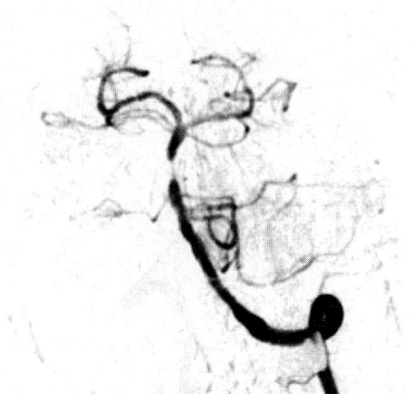

图 10—16 BA 中段重度狭窄

（二）病变评估

1.狭窄率计算介入治疗精确的测量是选择材料的基础,也是手术顺利进行的保障。现在的 MRI、CT 和 DSA 都可以准确测量出血管直径,但不能完全相信并依赖机器,要个体化分析并根据经验判断,否则当机器出现误差时会出现很大失误。所以我们还要参考个人经验及中国人颅内动脉血管的平均管径。大脑中动脉 M1 段的平均管径是 2.5mm,基底动脉的平均管径是 3mm,椎动脉 V4 段的平均管径是 3.5mm。

颈动脉狭窄率的计算方法一般参考北美症状性颈动脉内膜剥脱试验法(NASCET)。颅内动脉粥样硬化性狭窄程度的一般用 WASID 法。狭窄率分度:

轻度狭窄:狭窄率<50%;

中度狭窄:50%≤狭窄率<70%;

重度狭窄:70%≤狭窄率≤99%。

2.病变范围评估

局限性病变(Discrete):长度<10mm;

节段性或管状病变(Tubular):长度 10～20mm;

弥漫性病变(Diffuse):长度≥20mm。

3.TICI 前向血流分级标准(表 10—3)

表 10—3 TICI 前向血流分级标准

TICI 分级	血管造影表现
0 级(无灌注)	血管闭塞部位及远端无前向血流
Ⅰ级(弥散无灌注)	对比剂部分通过闭塞部位,但不能充盈远端血管
Ⅱa 级(部分灌注)	对比剂充盈<2/3 受累血管的供血区
Ⅱb 级(延迟灌注)	对比剂完全充盈受累血管的全部供血区,但充盈及清除的速度较正常动脉延迟
Ⅲ级(完全灌注)	前向血流快速、完全充盈远端血管,并迅速清除

4.病变成角 定义为狭窄近端与远端血管腔中心线形成的角度。

非成角病变:<45°;

中度成角病变:<90°,≥45°;

重度成角病变:≥90°。

5.夹层　表现为管腔内线状的充盈缺损,破裂的内膜片将动脉分为真腔和假腔,伴或不伴造影剂残留(图10—17)。分为6类:

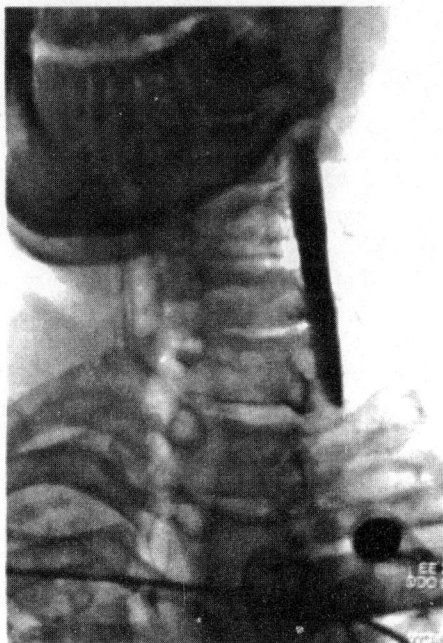

图10—17　左侧颈总动脉夹层

A:很小充盈缺损,造影剂排空无残留;

B:有充盈缺损区平行管腔或分为两腔,造影剂排空无残留;

C:管腔外帽子影,造影剂排空后有残留;

D:螺旋形充盈缺损;

E:新的持续的充盈缺损;

F:非以上病变引起血流障碍或闭塞。

6.DSA钙化分级

0度(无)钙化:透视或注射造影剂造影前均不能看到动脉血管影和走形。

Ⅰ度(轻度)钙化:透视或注射造影剂造影前能模糊看到动脉血管影和走形,但不能清晰地看到血管轮廓,注射造影剂后血管钙化模糊影消失。

Ⅱ度(中度)钙化:透视或注射造影剂造影前能基本看到动脉血管影和走形,而且能基本看清动脉血管的轮廓,造影剂能完全覆盖血管阴影。

Ⅲ度(重度)钙化:透视或注射造影剂造影前能清楚地看到动脉血管影和走形,动脉血管轮廓清晰可见,造影时造影剂能部分覆盖血管阴影。

Ⅳ度(极重度)钙化:透视或注射造影剂造影前动脉血管影、轮廓和走形完全清晰可见,是否注射造影剂与血管阴影密度变化不大。

7.血栓　伴有明确边界的局限性腔内充盈缺损(低密度影像),多数与近邻的血管壁分开,伴或不伴造影剂滞留(图10—18)。

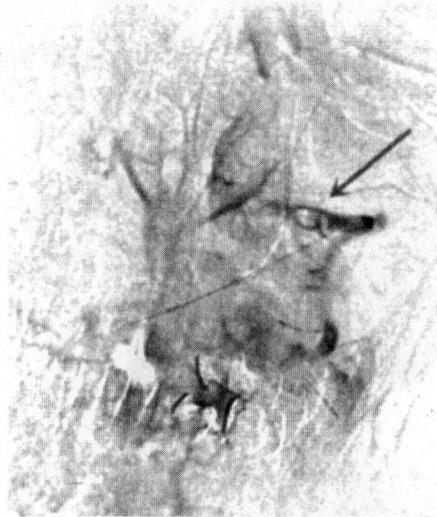

图 10-18　左侧椎动脉 V3 段血栓

8.气体栓塞　影像上显示圆形、透亮的充盈缺损,大量气栓表现为血流突然中断,远端完全不显影。

9.分支受累　不累及主要边支;有需要导丝保护的边支病变;有无法保护的主要边支。

10.路径评估　目前检索到 3 种不同的分度方案(表 10-4)。

表 10-4　病变近段迂曲分度

路径迂曲分度	方案一	方案二	方案三
中度	病变位于 2 个≥75°的弯曲以远	2 个≥60°或 1 个≥90。	2 个≥45°
重度	病变位于 3 个≥75°的弯曲以远	2 个或以上≥90°	3 个≥45°

我们常用的路径分型是基于导引导管和靶病变之间的路径进行分类:

Ⅰ型路径(轻度迂曲、管壁光滑);

Ⅱ型路径(中等度迂曲、管壁不光滑);

Ⅲ型路径(严重迂曲)。

11.闭塞病变　根据闭塞时间分为:新近(Recent)闭塞:<3 个月;慢性(Chronic)闭塞:>3 个月。

Ellis 闭塞病变分类:

慢性完全闭塞:完全闭塞血流分级 0 级或 1 级伴以下任何一项:明确闭塞时间≥3 个月;有桥侧支;

非慢性完全闭塞:完全闭塞血流分级 0 级或 1 级,但不符合慢性完全闭塞的病变特征。

12.Mori 分型

A 型病变:长度<5mm,向心性或适度偏心性狭窄;

B 型病变:长度 5mm～10mm,严重偏心性狭窄,或时间短于 3 个月的闭塞;

C 型病变:长度>10mm,严重成角病变伴有近端路径明显迂曲,或时间大于 3 个月的闭塞。

13.LMA 分型　部位分型包括:A 型部位(分叉前病变),B 型部位(分叉后病变),C 型部位(跨分叉病变,但边支开口不狭窄),D 型部位(跨分叉病变且边支开口狭窄),E 型部位(仅边支开口狭窄)、F型部位(分叉前狭窄伴小边支开口狭窄)和N型部位(非分叉处狭窄)。

形态学分型与Mori分型类似。

九、侧支代偿

侧支代偿(collateral compensatory)是指当大脑的供血动脉严重狭窄或闭塞时,血流通过其他血管(侧支或新形成的血管吻合)到达缺血区,从而使缺血组织得到不同程度的灌注代偿。良好的侧支代偿可减少梗死灶容积、改善预后,减低脑卒中复发风险。准确而全面的侧支代偿评估是进行缺血性脑血管病介入治疗决策的前提。

(一)侧支代偿分级与评估

侧支代偿分级:一级侧支代偿指通过Willis环的血流代偿。它作为最重要的代偿途径,可迅速使左右大脑半球及前后循环的血流相互沟通;二级侧支代偿指通过眼动脉、软脑膜吻合支以及其他相对较小的侧支与侧支吻合支之间实现的血流代偿;三级侧支代偿属于新生血管,部分病例在缺血后一段时间才可以形成。

侧支代偿的评估方法包括DSA、经颅多普勒超声(transcranial doppler,TCD)、经颅彩色双功能超声(transcranial color-coded duplex sonography,TCCD)、TCD血流储备功能测定、CTA、磁共振血管成像(magnetic resonance angiography,MRA)氙增强CT、单光子发射CT、正电子成像术、CT灌注、MR灌注及磁共振动脉自旋标记灌注成像等。目前DSA仍然是评估侧支循环的金标准,但应结合多种影像技术综合评估。

侧支循环的分级标准常用的有基于DSA的侧支代偿分级,基于CTA的rLMC评分以及软脑膜侧支评分。

基于DSA的侧支代偿分级(ASITN/SIR血流分级系统)将侧支循环分为0~4级5个级别:0级,没有侧支血流到缺血区域;1级,缓慢的侧支血流到缺血周边区域,伴持续的灌注缺陷;2级,快速的侧支血流到缺血周边区域,伴持续的灌注缺陷,仅有部分到缺血区域;3级,静脉晚期可见缓慢但是完全的血流到缺血区域;4级,通过逆行灌注血流快速而完全的灌注到整个缺血区域。

rLMC评分基于CTA对软脑膜动脉和豆纹动脉的分级(0分:无;1分:较少;2分:等于或多于对侧相应区域),评估的区域包括:6个Alberta脑卒中项目早期CT评分(Alberta Stroke Program Early CT Score,ASPECTS)区域(M1~6)及大脑前动脉区域和底节区。外侧沟的软脑膜动脉评分为0、2或4。定义为:1分(0~10分)侧支代偿较差;2分(11~15分)侧支代偿中等;3分(16~20分)侧支代偿较好。

软脑膜侧支评分(Pial Collateral Score)基于在CTA延迟血管造影图像上闭塞动脉支配区内血管的逆行对比模糊效应。侧支循环的分级如下:1分,闭塞血管的远端部分有侧支循环重建(例如若大脑中动脉M1段闭塞,则M1闭塞远端的部分被重建);2分,侧支重建血管出现在与闭塞血管相邻的近端部分(例如若大脑中动脉M1段闭塞,血流重建出现在M2近端);3分,侧支重建血管出现在与闭塞血管相邻的远端部分(例如如果大脑中动脉M1段闭塞,重建血管与M2段远端相连);4分,侧支重建血管出现在闭塞血管两段远端(例如如果大脑中动脉M1段闭塞,侧支重建血管与M3段的分支相连);5分,闭塞血管支配区无或仅有较少的侧支血管重建(图10-19)。

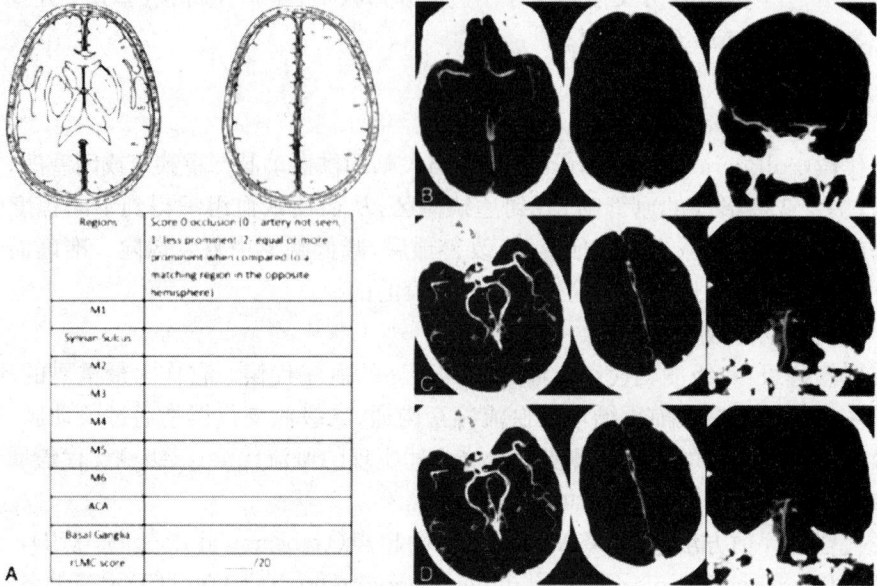

图 10—19　CTA 侧支循环分级

(二)不同血管病变常见侧支代偿途径

大脑中动脉闭塞或狭窄时的侧支代偿途径有:①大脑前动脉通过软脑膜动脉向大脑中动脉代偿供血。②大脑后动脉通过软脑膜动脉向大脑中动脉代偿供血。

颈内动脉闭塞或狭窄时的侧支代偿途径有:①对侧颈内动脉通过前交通动脉代偿供血。②后循环通过后交通动脉向前循环代偿供血。③同侧大脑后动脉通过软脑膜动脉向大脑中动脉或大脑前动脉代偿供血。④颈外动脉通过以下途径向颈内动脉代偿供血:A.上颌内动脉经翼管动脉至颈内动脉岩段代偿供血;B.咽升动脉的鼓室下动脉经颈鼓动脉至颈内动脉岩段代偿供血;C.咽升动脉的咽上动脉(破裂孔)经下外干至颈内动脉海绵窦段代偿供血;D.上颌内动脉的圆孔动脉(圆孔)经下外干至颈内动脉海绵窦段代偿供血;E.上颌内动脉的脑膜中动脉(棘孔)经下外干至颈内动脉海绵窦段代偿供血;F.上颌内动脉的脑膜副动脉(卵圆孔)经下外干至颈内动脉海绵窦段代偿供血;G.上颌内动脉的脑膜中动脉分支经脑膜返动脉(眶上裂)—泪腺动脉—眼动脉至颈内动眼段代偿供血;H.颞浅动脉的骨穿支经眼动脉的大脑镰前动脉至颈内动眼段代偿供血;I.面动脉的角支经眼动脉的眶支至颈内动眼段代偿供血;J.上颌内动脉的颞深前动脉及中动脉经眼动脉的眶外支至颈内动眼段代偿供血;K.上颌内动脉的脑膜中动脉经过硬脑膜小动脉向颅内代偿供血。颈总动脉闭塞或狭窄时的侧支代偿途径有:①～④同颈内动脉闭塞或狭窄时的侧支代偿途径。⑤椎动脉—颈部肌支—枕动脉—颈外动脉—颈内动脉代偿供血。⑥椎动脉—颈部肌支—咽升动脉—颈外动脉—颈内动脉代偿供血。⑦甲状颈干—颈升动脉—颈部肌支—枕动脉—颈外动脉—颈内动脉代偿供血。⑧甲状颈干—甲状腺下动脉—甲状腺上动脉—颈外动脉—颈内动脉代偿供血。⑨对侧颈外动脉分支—患侧颈外动脉—颈内动脉代偿供血。

基底动脉闭塞或狭窄时的侧支代偿途径有:①颈内动脉通过后交通动脉向大脑后动脉及基底动脉狭窄远端代偿供血。②大脑中动脉通过软脑膜动脉向大脑后动脉代偿供血。③大脑前动脉通过软脑膜动脉向大脑后动脉代偿供血。④基底动脉近段闭塞或狭窄时小脑后下动脉通过软脑膜动脉向小脑前下动脉、小脑上动脉、基底动脉狭窄远段代偿供血。⑤基底动脉中段闭塞或狭窄时小脑后下动脉或小脑前下动脉通过软脑膜动脉向小脑上动脉、基底动脉狭窄远段代偿供血。⑥脑膜后动脉经过硬脑膜小动脉向大脑后动脉代偿供血。

椎动脉闭塞或狭窄时的侧支代偿途径有:①颈内动脉通过后交通动脉向后循环代偿供血。②大脑中动脉通过软脑膜动脉向大脑后动脉代偿供血。③大脑前动脉通过软脑膜动脉向大脑后动脉代偿供血。④椎动脉 V4 段小脑后下动脉开口以远狭窄或闭塞时,小脑后下动脉通过软脑膜动脉向小脑前下动脉、小脑上动脉、甚至基底动脉代偿供血。⑤脊髓前动脉血流逆向并向椎动脉 V4 段及其远端代偿供血。⑥脑膜后动脉经过硬脑膜小动脉向大脑后动脉代偿供血。⑦甲状颈干的颈升动脉通过颈部肌支向椎动脉 V2 段代偿供血。⑧甲状颈干的颈横动脉通过颈部肌支向椎动脉 V2 段代偿供血。⑨枕动脉通过颈部肌支向椎动脉 V3 段代偿供血。⑩对侧椎动脉通过节间支向患侧椎动脉代偿供血。

锁骨下动脉闭塞或狭窄时的侧支代偿途径有:①对侧椎动脉、基底动脉血液逆流经椎动脉至远侧锁骨下动脉代偿供血。②对侧颈升动脉/颈深动脉/内乳动脉/椎动脉-肌支-患侧颈升动脉/颈深动脉/内乳动脉/椎动脉-远侧锁骨下动脉代偿供血。③对侧甲状腺下动脉-患侧甲状腺下动脉-甲状颈干-远侧锁骨下动脉代偿供血。④其余参考椎动脉闭塞或狭窄时的侧支代偿途径①②③⑨⑩。

(马辉福)

第二节　颅外颈动脉狭窄血管内治疗

颅外段颈动脉狭窄与缺血性脑血管病特别是脑卒中有着十分密切的关系,约 30% 的缺血性脑卒中是由颅外段颈动脉狭窄病变引起的。症状性颈动脉狭窄>70% 的患者两年脑卒中发生率高达 26%。颅外段颈动脉狭窄的好发部位主要是颈总动脉的分叉处。主要病因是动脉粥样硬化(约 90%),另外 10% 的病因包括纤维肌性发育不良、动脉迂曲、外部压迫、创伤性闭塞、内膜分离、炎性血管病、放射性血管炎及淀粉样变性等。

目前治疗颈动脉狭窄的方法有药物治疗、外科治疗和血管内介入治疗。颈动脉内膜切除术(carotidendarterectomy,CEA)能降低中、重度症状性和无症状性的颈动脉狭窄患者的脑卒中风险。近年来,随着介入技术和材料学的发展,颈动脉支架置入术(carotid artery stenting,CAS)正在成为可能替代 CEA 的治疗方法。

一、适应证和禁忌证

(一)颈动脉支架置入术适应证

1. 症状性颈动脉狭窄度≥50%;该医疗中心每年度术后 30d 内各种原因脑卒中和死亡发生率≤6%;致残性脑卒中或死亡发生率应≤2%。

2. 无症状性颈动脉狭窄度≥70%;该医疗中心每年度术后 30d 内各种原因脑卒中和死亡发生率≤3%;致残性脑卒中或死亡发生率应≤1%。

3. 取得患者及家属的有效知情同意。

4. 当患者存在以下心脑血管并发症或者特殊情况时,并且术者具备足够 CAS 操作技巧时,应首选 CAS:①充血性心力衰竭(心功能Ⅲ/Ⅳ级)和(或)各种已知的严重左心功能不全。

②6周内需行开胸心脏手术。③近期有心肌梗死(4周以内)。④不稳定的心绞痛(加拿大心血管协会分级Ⅲ/Ⅳ)。⑤对侧颈动脉闭塞。⑥严重的串联病变伴重度狭窄。⑦继发于肌纤维发育不良的颈动脉狭窄。⑧对侧喉返神经麻痹。⑨颈部放疗史或颈部根治术后。⑩CEA术后再狭窄。⑪外科手术难以显露的病变,颈动脉分叉位置高、锁骨平面以下的颈总动脉狭窄。⑫严重的肺部疾病(慢性阻塞性肺病、1s用力呼气量$FEV_1 < 20\%$)。⑬高龄(年龄>80岁)。⑭患者拒绝行CEA。

(二)禁忌证

1.颅内血管畸形,伴有颅内动脉瘤,并且不能提前或同时处理者。

2.3个月内有颅内出血。

3.2周内曾发生心肌梗死或较大范围的脑梗死。

4.对造影剂或所使用的材料或器材过敏者;严重的造影剂反应;有严重心、肝、肾、肺疾病;胃肠道疾病伴有活动性出血者;对肝素、阿司匹林或其他抗血小板类药物有禁忌者;不能控制的高血压。

5.严重的血管迂曲或变异,妨碍安全输送导引导管或长鞘,栓塞保护系统,支架系统。

6.颈动脉内附壁血栓形成,严重钙化性病变。

7.颈动脉狭窄率>99%,闭塞病变。

8.血管病变广泛或狭窄范围过大。

9.血管炎性狭窄,广泛的血管结构异常。

10.穿刺部位或全身有未能控制的感染。

11.明显的意识障碍或神经功能受损严重。

上述适应证和禁忌证综合了2008年中国颅外段颈动脉狭窄治疗指南及2011年中国缺血性脑血管病血管内介入诊疗指南。

二、术前准备

(一)患者准备

同脑血管造影术之前一样,CAS术前必须访视患者,全面掌握情况,并取得有效知情同意。CAS术前必须强调以下几项:

1.掌握临床资料　全面的神经系统体格检查,包括心脏和颈动脉杂音的听诊、检眼镜视网膜血栓的检测均非常重要。患者的临床表现和阳性体征必须要与神经血管影像学资料联系,以明确其产生的原因是否源于同侧的颈动脉病变,此为定义症状性颈动脉狭窄或闭塞的关键。

2.完善实验室检查　心率<50/min的患者,需进一步检查24h动态心电图,做阿托品试验,必要时请心内科会诊。如有适应证,可考虑术前行临时或永久起搏器治疗。

3.复习神经影像检查　颈部血管超声、弓上CTA、CE-MRA等无创方法可用于评估颈动脉病变,协助判断介入治疗指征并帮助制订手术预案。但DSA目前仍是诊断颈动脉狭窄的"金标准",手术适应证的判断须以DSA为准。造影部位包括主动脉弓、双侧颈动脉及椎动脉的颅外段和颅内段。在颈总动脉狭窄部位至少取正、侧两个方向进行摄片。DSA检查有助于观察主动脉弓的类型,颈动脉狭窄病变的性质(如狭窄部位、狭窄程度、斑块有无溃疡),对侧颈动脉,椎动脉和颅内Willis环的完整性等。

颈动脉狭窄的计算方法一般参考北美症状性颈动脉内膜剥脱试验法(NASCET)。采用颈动脉膨大部以远正常处管腔内径为基础内径(B),颈内动脉最窄处宽度(A)为测量的基准。如颈内动脉分叉后全程狭窄,则取对侧颈动脉进行比较。NASCET法狭窄率＝(1－A/B)×100%。根据血管造影图像将颈内动脉的狭窄程度分为4级:①轻度狭窄为动脉内径缩小＜50%。②中度狭窄为动脉内径缩小50%～69%。③重度狭窄为动脉内径缩小70%～99%。④完全闭塞为闭塞前状态,狭窄度＞99%。

4.规范化术前诊断及评估　明确术前诊断,并进行规范化评估。尤其强调病因分型,颈动脉支架置入术更适用于低灌注及动脉-动脉栓塞所致者。NIHSS用于测评神经系统功能缺失,根据分值判断脑卒中患者的预后;mRS评分用以进行术后随访的指标;MMSE及MoCA作为认知功能评估和随访的工具。

5.做好医患沟通　良好的医患沟通是手术顺利进行的保障,以下内容需要在术前有效告知患者及家属:①CAS是预防性手术,目的是减少该动脉供血区发生缺血性脑卒中的概率,目前已经存在的神经功能缺损可能会持续存在甚至会加重。②简要直观介绍操作过程,并告知具体方案需要以术中情况为准,预案有发生变化的可能,如术中发现狭窄程度不够无需支架置入,术中出现急性闭塞需行急诊溶栓、取栓治疗,入路困难手术无法实施等。③告知可能发生的并发症及相关的预防措施和应急预案,尤其要重点强调迷走反射、过度灌注和斑块脱落导致栓塞等并发症。④告知患者手术期间需要配合的事宜,如发生任何不适时一定要及时告知医生,操作时尽量保持头部不动,不要吞咽口水,球囊扩张后发生迷走反射时需立刻配合咳嗽等。⑤告知手术所需费用和医疗保险报销情况。有效沟通后签署知情同意书,患者和家属同时签字,患者病情不允许签字时需要注明。

(二)物质准备

设备等准备事项可参考脑血管造影术相关章节,材料准备详见术中,此处重点详述围术期的药物应用。

1.抗血小板聚集　抗血小板聚集是规范药物治疗的核心内容,对没有禁忌证的患者,无论手术与否都应给予抗血小板聚集药物。患者术前应给双联抗血小板治疗(氯吡格雷75mg/d,阿司匹林100mg/d顿服)连用5～7d,否则术前需给负荷量(氯吡格雷300mg,阿司匹林300mg)。术后双联抗血小板治疗至少1个月,之后阿司匹林终身服用。我们建议患者双联抗血小板治疗3个月后复查,根据复查结果决定是否调整方案。

2.抗凝　术中肝素化:穿刺置鞘成功后,静脉给予肝素(2mL∶12500U)70U/kg。静脉注射肝素半衰期约45～60min。导管室一般将肝素用生理盐水稀释成1000U/mL。0.9%氯化钠注射液10mL＋肝素12500U(2mL,1支100mg)备用。以一体重70kg患者为例,约用5000U肝素,即5mL上述配好的药液入壶。手术过程中,每1h追加半量肝素。

肝素监测:肝素入壶5min后,鞘内抽血2mL急查凝血。APTT＞120s或ACT＞250s。

CAS术后不需要常规抗凝治疗,但如合并支架内血栓等缺血高危事件,建议低分子肝素钙(0.4mL∶4100AXaIU)皮下注射每日2次,共3～7d。低分子肝素钙皮下注射后3h达到血浆峰值,半衰期约3.5h。

出血预防:鱼精蛋白(5mL∶50mg)备用,如有出血立即静脉推注,剂量为10mg中和1000U肝素,一次用量不得超过50mg。鱼精蛋白不能完全抵消低分子肝素的抗凝活性,重组Ⅷa可用于治疗低分子肝素应用中威胁生命的出血。

3.华法林抗凝　对于长期服用华法林患者在介入操作术围术期建议:术前5d停药,随后根据患者发生血栓的风险采取相应的"桥接"治疗:血栓栓塞风险较低的患者,可不采用桥接,停药后术前INR可恢复到接近正常范围(INR<1.5);中度血栓栓塞风险的患者,术前应用肝素5000U皮下注射或预防剂量的低分子肝素皮下注射,术后再开始肝素或低分子肝素与华法林重叠;具有高度血栓栓塞风险的患者,当INR下降时(术前2d),开始全剂量肝素或低分子肝素治疗。术前持续静脉内应用肝素,至术前6h停药,或皮下注射肝素或低分子肝素,术前24h停用。

具有华法林抗凝适应证的患者术后需要三联抗栓治疗,即华法林联合氯吡格雷及阿司匹林。现有证据提示,与仅应用双联抗血小板药物治疗者相比,短期(如4周)加用华法林并不会显著增加出血事件风险,具有可接受的获益/风险比,但长期应用三联抗栓药物的安全性尚有待论证。当华法林与氯吡格雷和或阿司匹林联合应用时应加强凝血功能监测,并将INR调控在2.0～2.5。

患者若无禁忌证,应用三联抗栓治疗(华法林、阿司匹林和氯吡格雷)。若患者出血风险高,三联抗栓治疗4周;若患者出血风险较低而血栓栓塞风险较高,三联抗栓治疗6个月;此后,应用华法林与氯吡格雷(75mg,每日1次)或阿司匹林(75～100mg,每日1次)治疗至1年,必要时可联用质子泵抑制剂或H_2受体拮抗剂。1年后若患者病情稳定,单独使用华法林抗凝治疗。

4.高血压　颅外段颈CAS围术期血压目标值为120/70mmHg,术前注意防止血压过低所致低灌注,术后注意防止血压过高所致高灌注。

手术当日晨禁饮食,但需嘱患者以少量水服下包括降压药在内的长期医嘱上的口服药物(注意因禁饮食,需要停用降糖药物)。

如血压>180/110mmHg,可应用乌拉地尔(亚宁定,5mL:25mg)控制血压。常用剂量及用法:0.9%氯化钠注射液30mL+乌拉地尔100mg(20mL,4支),微泵输入。起始剂量为9mg/h(即泵入速度4.5mL/h)。根据血压调整泵入速度,控制收缩压在120～140mmHg。降压效果应在5min内即可显示,若效果不够满意,及时调整剂量。如血压>210/120mmHg,首剂可给予2mg/min,之后以上述推荐剂量维持。

5.低血压　手术当日因禁饮食,需要术前注意补液预防低灌注。

术中血压降低<140/80mmHg,暂停尼莫地平泵入。如血压<120/70mmHg,低分子右旋糖酐/羟乙基淀粉500mL静脉滴注。球囊扩张后迷走反射所致窦性心动过缓、低血压应及时应用阿托品,加快输液速度,必要时可加压输液。

如血压低至90/60mmHg,需要应用多巴胺(2mL:20mg)维持血压。常用剂量为2～10μg/(kg·min)。以体重70kg患者为例,用法:0.9%氯化钠注射液30mL+多巴胺200mg(20mL,10支),微泵输入。剂量为8.4～42mg/h(即泵入速度2～10mL/h,常用起始速度为5mL/h)。根据血压调整泵入速度,控制收缩压在120mmHg左右。

6.心率慢　术中球囊扩张前就抽好阿托品(2mL:1mg),护士在导管室内抽好药物备用。球囊扩张前如心率<70/min,即需要立即给予阿托品0.5mg(半支)静脉推注,待心率稳定于>70/min时方可继续手术,必要时可重复给药,一般注射后2min起效。如基础心率<60/min,入室后心率虽>70/min,也需要预防性应用阿托品。球囊扩张后如心率<70/min,即需要立即给予阿托品0.5mg(半支)静脉推注,必要时可重复给药。如出现心搏骤停,立即给予

胸外按压,心前区锤击,电除颤,必要时置入临时起搏器。注意青光眼、前列腺增生症的患者慎用阿托品。

7.血管痉挛　术前2h尼莫地平(尼莫同,50mL:10mg)微泵输入预防血管痉挛。体重估计低于70kg或血压不稳定患者,起始剂量为0.5mg/h(即泵入速度2.5mL/h);如果耐受性良好尤其血压无明显下降时,2h后剂量可增至1mg/h(即泵入速度5mL/h)。体重估计＞70kg的患者,起始剂量为1mg/h(即泵入速度5mL/h)。根据血压调整泵入速度,控制收缩压在120～140mmHg。注意遮光输注,避免阳光直射。

注意栓子保护装置不可位置过高而进入颅内。避免栓子保护装置来回移动,会增加血管壁刺激。如出现在手术末期,应迅速结束手术,撤栓子保护装置观察,一般痉挛即可缓解。

学术会议时大师们讨论尼莫地平:"目前宣武医院只在颅内动脉支架术前用尼莫地平泵入预防血管痉挛,在颅外段支架术前已经不用。因为尼莫地平会选择性扩张颅内小动脉,在颈动脉支架术后会出现持续性难以纠正的低血压"。

8.其他药物　他汀类药物能起到降低血脂水平、恢复内皮功能、稳定斑块、预防卒中复发的作用,如无禁忌证,推荐长期服用。

(三)手术时机

一般颅外段动脉狭窄手术治疗可以与脑血管造影同时进行。根据无创影像设计手术预案,术中造影评估后根据适应证同期实施支架置入术。但对于高龄老人、一般情况较差、肾功能损害、合并颅内狭窄等情况时推荐造影与支架置入术分期进行。

对于脑梗死患者实施血管干预治疗时,应在急性期3周后实施颈动脉支架置入术治疗,其他患者在无禁忌证的情况下,可考虑3周内实施。具体实施中,这个时间不同中心也不尽相同,以急性期3～4周后为多。

三、术中准备

术中准备参考脑血管造影术相关章节,此节重点讲述支架术中相关材料的选择和准备。

(一)栓子保护装置

使用栓子保护装置可以将栓塞事件的发生率从5.5％降低到1.8％。因此颈动脉支架术推荐尽可能使用栓子保护装置。目前常用的有两种:一种是远端保护装置,一种是近端保护装置。远端保护装置临床较常用。

1.远端保护装置　远端保护装置俗称保护伞,包括偏心性远端脑保护伞如Filter Wire EZ、Spider RX,以及同心性远端脑保护伞如:Angioguard RX、Accunet RX、Emboshield、Defender。

远端保护装置的优点:①操作简单。②能保持术中持续颈内动脉顺行血流。③可通过6F的鞘管(经桡动脉也可以完成操作)。

远端保护装置的缺点:①通过病变时缺少保护易导致微栓子脱落。②要求远端颈内动脉直径<7mm,若远端颈内动脉直径过大也不能提供有效的保护。③过度迂曲的颈动脉有时无法使用。④远端颈内动脉易痉挛或导致夹层形成可能。

远端保护装置的保护效果受制于以下情况:①保护伞输送系统的外径。②滤过膜孔径的大小。③保护伞着陆区长度。④远端颈内动脉迂曲程度。⑤保护伞与远端颈内动脉的贴附度。⑥保护伞的回收性。

良好的远端保护装置要求保障血流通畅性与捕获血栓之间的平衡,同时要减少因机械刺激引起的血管痉挛,具有良好的贴壁性和可视性。

2.近端保护装置 近端保护装置 Moma 是集导引导管、颈外动脉球囊、颈总动脉球囊于一体的栓子保护装置。Moma 的优点是:①它可以提供全程实时保护,是在建立脑保护后再穿越颈内动脉,术后通过 6F 工作通道清除所有类型所有大小的碎屑,减少术中栓塞的发生。②无创低压球囊,避免了远端保护装置存在的动脉痉挛、内膜损伤。③无滤网阻塞的风险,无回收困难之忧。④支撑力更强可作为导引导管。缺点是:①侧支代偿差的患者无法耐受血流阻断,术中出现神经系统不耐受。②颈外动脉或颈总动脉有病变不适用。③只能选择股动脉入路。

3.保护装置的选择 远端保护装置适用于 85%～90% 的颈动脉狭窄病变,特别是对于怀疑神经系统无法耐受血流阻断的情况如:①对侧颈内动脉重度狭窄。②对侧颈内动脉闭塞。③颅内 Willis 环代偿不全;或合并下列情况:颈外动脉狭窄或闭塞、累及颈总动脉的长段病变,颈总动脉扭曲或狭窄。但对于高栓塞风险病变如:新鲜血栓病变、软性溃疡斑块、长段次全闭塞性病变、ICA 广泛性病变,远端颈内动脉直径超过 7mm 应首选近端保护装置。病变迂曲、高度狭窄时建议使用独立导丝设计的保护伞(Emboshield NAV6,Spider RX),远端颈内动脉迂曲时适合短的保护伞(Angioguard),这几种情况也可采用近端脑保护装置。当颈内动脉开口严重狭窄、远端血管均匀变细、颅内血管正常时,颈内动脉在支架置入后可能明显变粗,推荐使用 Filterwier。对于极重度狭窄病变,也可在支架植入术中联合应用近、远端双重保护装置(Moma＋Spider RX;图 10－20～图 10－22)。

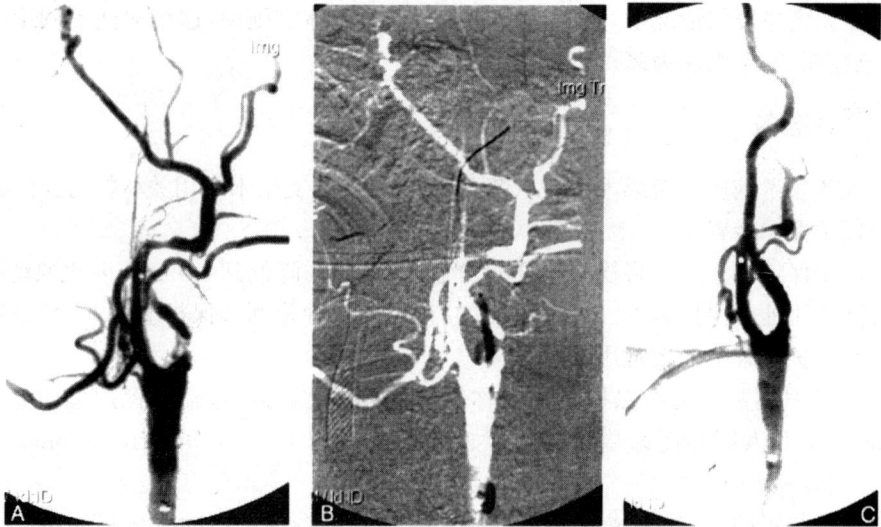

图 10－20 C1 段重度狭窄,病变远端迂曲,血管不光滑,选择近端保护装置 Moma

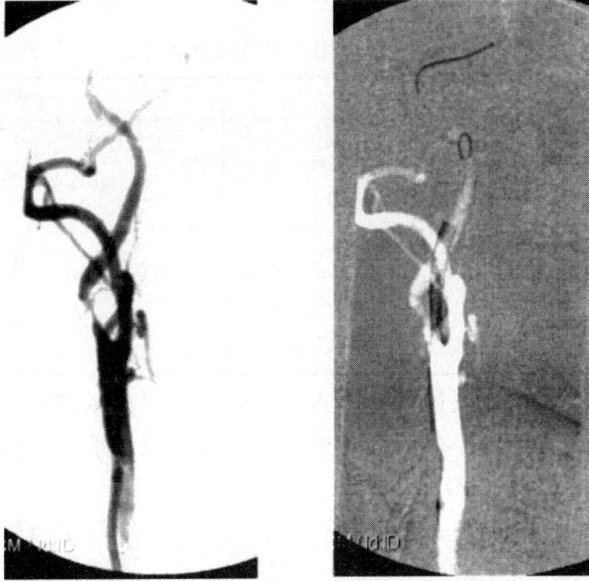

图 10-21 C1 段重度狭窄,狭窄程度重,病变远端血管平直,选择远端保护装置 Spider

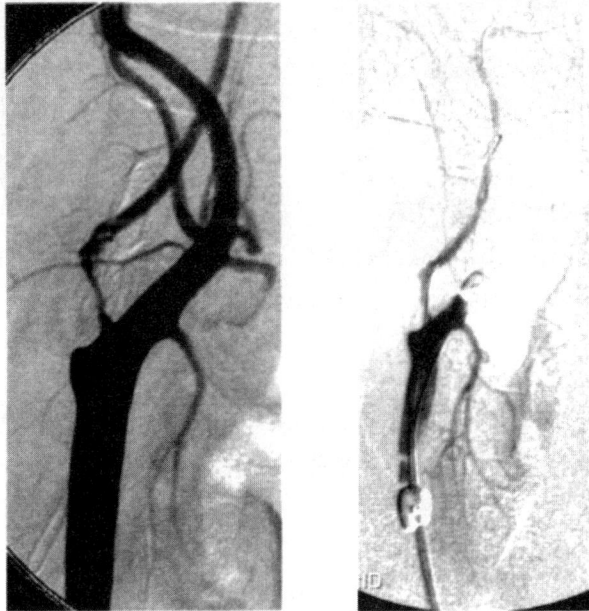

图 10-22 C1 段极重度狭窄,病变迂曲,联合应用 Moma 和 Spider

（二）支架

目前颈动脉专用支架均为快速交换的自膨式支架。根据结构分为 3 种,一种是开环支架（如 Precise、Protege、Acculink）,一种是闭环支架（如 Wallstent）,还有一种杂交支架（如 Cristallo Ideale）。支架有直形和锥形两种设计,均可通过 0.014 的导丝,具备磁共振相容性。

根据病变附近正常血管管径选择支架直径,支架应该比正常血管直径大 1~2mm,并能够完全覆盖病变。大部分情况下颈动脉分叉处病变支架需要覆盖颈总动脉和颈内动脉,需要根据颈总动脉直径来选择。如颈内动脉与颈总动脉直径之间差异显著（>4mm）时推荐可以使用锥形支架。支架长度需要根据病变长度来选择,要求完全覆盖病变。目前国内常用颈动脉支架见表10-5。

表10-5　目前国内常用颈动脉支架

支架	锥形支架		直形支架	
	直径(PROX/DIST)(mm)	长度(mm)	直径(mm)	长度(mm)
Carotid Wallstent	—	—	6,8,10	30,40,50
RX Acculink	10/7,8/6	30,40	5,6,7,8,9,10	20,30,40
Protege RX	10/7,8/6	30,40	6,7,8,9,10	20,30,40,60
Cristallo Ideale RX	10/7,9/6	30,40	7,9,11	20,30,40
Precise Pro RX	自动锥形	20,30,40	5,6,7,8,9,10	20,30,40

对于易损斑块(术前超声示低回声软斑或术中血管造影显示斑块溃疡或附壁血栓)或瘤样结构,应优先选择网孔面积较小的闭环支架。迂曲病变或严重钙化病变选择开环支架,径向支撑力好,贴壁性好(图10-23)。

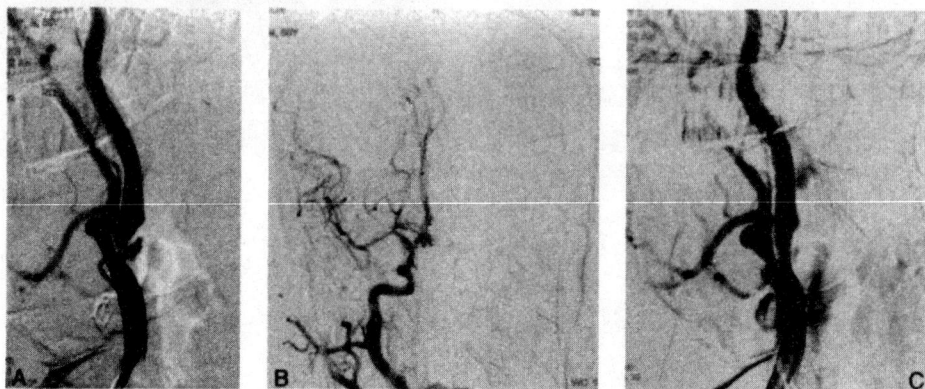

图10-23　溃疡型病变选择闭环支架。A.右侧颈内动脉C1段重度狭窄,溃疡型斑块。B.前交通动脉瘤。C.Wallstent支架置入术后

(三)球囊

颈动脉成形术常使用快速交换的半顺应性球囊,均可通过0.014的导丝。预扩张一般选择较长的球囊,以保障病变完全覆盖,避免扩张时的移位。后扩张一般选择较短的球囊,以减少对颈动脉窦的刺激。对于极重度狭窄病变,选择小球囊行第一次预扩以便保护装置能够通过。常见球囊见表10-6。

表10-6　目前国内常用球囊

	直径 mm	长度 mm	命名压 Atm	爆破压 Atm
STERLING	4,5,6	20,30,40	6	14
SUBMARINE RX	4,5,6	20,30,40	6	14
AVIATOR PLUS	4,5,6	20,30,40	10	14
ultra-soft	1.5,2,2.5,3	20,30		12~14

注:上述材料其实有更多的规格可供选择,例如STERLING提供直径2~10mm、长度10~220mm的球囊,在此仅仅描述了我中心颈动脉支架术中最常用的规格

(四)导引导管

导引导管是治疗的操作平台,是球囊、导丝输送的通道,大小、形状合适的导引导管不仅

有利于后续操作的顺利进行，提高手术的成功率，而且能够明显减少潜在的手术并发症，因而导引导管选择的重要性是不言而喻的。临床实践中常常根据主动脉弓的类型、目标血管开口部位、开口方向、病变性质特征、需要后坐力等多方面因素选择导引导管，最重要的是要考虑导引导管的同轴性。

我们一般选用 8F 的导引导管完成颈动脉支架置入术。在行左颈动脉支架术时偏爱 Boston Scientific 的导引导管 Guider Softip，右颈动脉支架术时偏爱 Cordis 导引导管。"左波科右强生"主要是考虑到 Cordis 较强的支撑性能和 Boston Scientific 较好的选择到位性能。

有的中心习惯应用长鞘。一般在完成造影后，把交换导丝至于颈外动脉分支，撤出造影导管和 5F 动脉鞘，更换长鞘。长鞘长度一般为 70～90cm，根据患者的身高不同来选择，直径一般为 6F～9F，如果支架直径大于 8mm，需要应用 7F 或更大的长鞘。

四、手术步骤

（一）穿刺置鞘

常规选择股动脉入路，股动脉穿刺置 8F 动脉鞘。如果双侧股动脉闭塞或穿刺困难，可考虑尝试经肱动脉入路（右侧病变选用左侧肱动脉，左侧病变选用右侧入路）。很少采用直接穿刺颈动脉入路。

（二）导引导管到位

1. 选择　根据主动脉弓的分型、颈总动脉迂曲程度和颈总动脉血管壁的斑块情况选择导引导管。

2. 准备　8F 导引导管尾端连接 Y 阀＋三通＋加压滴注，泥鳅导丝经 Y 阀尾端插入导引导管导丝不出头，打开滴注持续冲洗。

3. 置入　导引导管进入动脉鞘后进泥鳅导丝 20cm 左右，透视下将导引导管头端送至升主动脉远端；导丝回撤到导管内，翻转导管头回撤，弹入无名动脉（或左颈内动脉）；固定导管，出导丝，导丝在动脉腔内摆动前行，导丝头端置于颈外动脉主干；固定泥鳅导丝，沿导丝送导引导管头端至颈总动脉距离病变近侧约 2cm 处；导引导管头端轴线要与颈总动脉的走行轴线平行，避免直接抵住血管壁，避开颈总动脉的动脉粥样硬化斑块。

（三）造影

导引导管到位后撤出导丝，常规造影，选择最佳工作角度，再次分析评估病变（测量狭窄的病变的长度及血管的直径，计算狭窄率，分析成角、钙化、溃疡斑块等可能影响手术的因素），最后确认手术方案。同时进行颅内段造影，以便术后对比。

（四）保护装置

1. 选择　根据病变结构特点选择合适的保护装置。保护伞的直径与狭窄远端颈内动脉直径一致或稍大一点（此处以 ev3 的 Spider RX 保护伞为例讲述，其自称为目前通过性最好的远端保护装置）。

2. 准备　在保护伞的保护套管内注入肝素盐水冲洗，轻轻拿出 Spider，在肝素盐水中轻压保护伞排出其内气泡，将保护伞收入输送导管内透明段（即辅助微导丝快速交换口与保护伞的操控导丝快速交换口之间）。选择 0.014 的辅助微导丝，冲洗后将微导丝的尾端穿入保护伞的输送导管头端，从第一个快速交换口（辅助微导丝快速交换口）穿出。根据病变形态将微导丝头端塑形，从尾端拉微导丝，将微导丝头端拉入保护伞的微导管内，将扭控子安装至微导丝的尾端约 100cm 处。将微导丝＋保护伞组合准备好。

3. 到位　打开 Y 阀,将微导丝＋保护伞组合置入 8F 导引导管。确认进入后旋小 Y 阀开口,左手拇指及食指固定保护伞操控导丝和输送导管,右手轻轻将微导丝送入约 10cm。之后右手将微导丝＋保护伞组合送入 8F 导引导管头端。微导丝露头后,在选择好的工作角度上给路径图。在路径图指引下,旋转扭控子将微导丝小心通过颈内动脉 C1 段狭窄处,至颈内动脉 C1 段远端较为平直的区域作为保护伞的目标"着陆区"。(保护伞目标着陆区域:颈内动脉 C1 段远端,距离病变约 4cm,避免过高-会诱发痉挛,避免过低-会影响支架置入操作。)通过观察导丝头端摆动情况、透视冒烟或造影确认微导丝头端位于狭窄远端血管真腔内。左手拇指及食指固定微导丝,右手推送输送导管＋保护伞操控导丝越过病变部位至"着陆区"。左手拇指及食指固定输送导管＋保护伞操控导丝,右手撤出微导丝。左手拇指及食指固定输送导管,右手推送保护伞操控导丝将保护伞推送至输送导管头端,使滤伞头端 marker 和输送导管的 marker 重叠。左手拇指及食指在 Y 阀处固定保护伞操控导丝,右手撤下输送导管,保护伞顺利打开。继续撤出输送导管至快速交换孔处,以交换动作撤出输送导管,保护伞位置保持不动。

(五)预扩

1. 选择　根据病变结构特点选择合适的预扩球囊。

2. 准备　注射器用肝素盐水从球囊导管头端冲洗,至快速交换孔出水。压力泵抽取半量造影剂约 10mL,接三通及球囊导管尾端。旋转三通开关使压力泵与外界空气相通,压力泵头端向上排出泵内和连接管内气体,旋转三通开关使压力泵与球囊导管相通,压力泵尾端向上负压抽出球囊导管内气体,同时泵内造影剂自然流入球囊导管,解除负压备用。也有老师喜欢用 10mL 注射器抽取半量造影剂 8mL,带针头在球囊导管尾端注入造影剂,去掉针头,"半月-半月"连接半量造影剂注射器与球囊导管尾端,注射器尾端向上负压抽出球囊导管内气体,同时注射器内造影剂自然流入球囊导管备用。也可去掉注射器,"半月-半月"连接已经排好气的压力泵与球囊导管尾端备用。观察心率血压,如心率<70/min,可先给予阿托品0.5～1mg 静脉推注,心率增快后再进行球囊扩张。

3. 到位　球囊导管穿入保护伞导丝尾端,助手固定保护伞导丝。旋开 Y 阀,右手送入球囊导管至快速交换孔进入 Y 阀内。适当旋小 Y 阀,左手拇指及食指在 Y 阀尾端固定保护伞导丝,右手推送球囊导管至病变狭窄处,冒烟或造影定位准确后加压扩张。

4. 扩张　透视下压力泵加压,助手读取压力泵读数(有经验者也可用 10mL 注射器代替压力泵操作)。球囊充盈呈柱状,停止踩透视、存图,同时迅速抽瘪球囊。注意每次扩张的时间应尽量短,只要球囊充分扩张(无局限性狭窄),无论扩张后造影残余狭窄是多少,都表明预扩成功需撤出球囊导管。观察心率、血压,必要时嘱患者咳嗽。如心率下降迅速给予阿托品0.5～1mg 静脉推注,如血压下降立即停止尼莫地平泵入,加快输液速度,必要时给予多巴胺升压。

5. 造影　球囊下撤至导引导管内,造影观察病变扩张情况、残余狭窄率,有无夹层和局部血栓形成,同时观察保护伞位置,有无血管痉挛,有无造影剂滞留。

6. 撤出　球囊扩张满意后撤出球囊导管。透视下观察保持保护伞位置不移动,左手拇指及食指在 Y 阀尾端固定保护伞导丝,右手撤下球囊导管至快速交换孔处,旋开 Y 阀,交换动作撤出球囊导管,球囊导管头端露出后旋紧 Y 阀,撤下球囊导管,肝素盐水纱布擦拭保护伞导丝。

（六）支架置入

1.选择　根据病变结构特点选择合适的支架。

2.准备　注射器用肝素盐水从头端冲洗至快速交换孔出水。

3.到位　支架穿入保护伞导丝尾端，助手固定保护伞导丝，旋开Y阀，右手送入支架输送系统至快速交换孔进入Y阀内。适当旋小Y阀，左手拇指及食指在Y阀尾端固定保护伞导丝，右手推送支架至病变狭窄处，定位准确后释放。

4.定位方法　①以路径图为参考。②用椎体或其他骨性标志做参考。③边注射造影剂边对位。

5.释放　适当旋开Y阀，透视下右手固定支架输送系统操纵杆，左手下拉支架外鞘，平稳释放支架（不同支架释放方式略有不同，但原理一样；图10-24）。

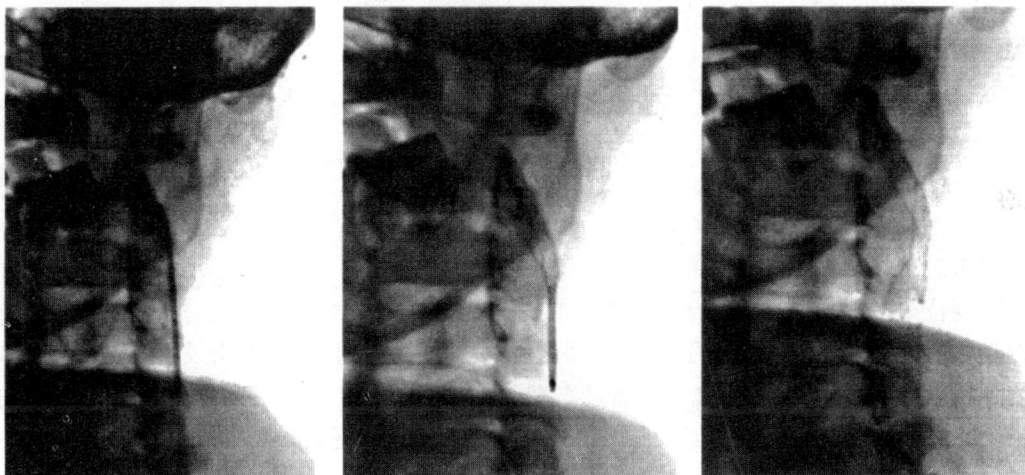

图10-24　透视下的自膨式支架，释放前、释放中、释放后

7.撤出　透视下观察保持保护伞位置不移动，左手拇指及食指在Y阀尾端固定保护伞导丝，右手撤出支架输送系统至快速交换孔处，旋开Y阀，以交换动作撤出支架输送系统，支架输送系统头端露出后旋紧Y阀，撤下后肝素盐水纱布擦拭保护伞导丝。

6.造影　观察支架释放后残余狭窄率，支架贴壁情况，有无支架内局部血栓形成，同时观察保护伞位置，有无血管痉挛，有无造影剂滞留。支架置入的成功标准是残余狭窄率≤50%。

（七）后扩张

支架释放后，残余狭窄率≤50%，一般不需要后扩张。如果残余狭窄率＞50%或支架与血管壁贴和不佳，则需要球囊后扩张，使残余狭窄率达到≤50%的标准。后扩球囊一般选较短的球囊，最常用4mm×20mm及5mm×20mm。准备球囊导管及压力泵，球囊导管沿保护伞导丝送至残余狭窄最重或支架贴壁不良处，冒烟定位准确后加压扩张。后扩张前后同样需要立刻关注心率血压。撤出球囊导管，造影观察残余狭窄率，支架贴壁情况，有无支架内局部血栓形成，同时观察保护伞位置，有无血管痉挛，有无造影剂滞留（图10-25）。

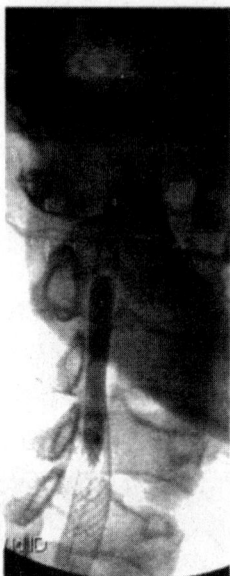

图 10-25　支架内球囊后扩张

（八）保护伞回收

1. 准备　在一开始就准备好保护伞回收装置，注射器用肝素盐水从头端冲洗，至快速交换孔出水。

2. 到位　保护伞回收装置穿入保护伞导丝尾端，助手固定保护伞导丝，旋开 Y 阀，右手送入保护伞回收装置至快速交换孔进入 Y 阀内。适当旋小 Y 阀，左手拇指及食指在 Y 阀尾端固定保护伞导丝，右手推送回收装置通过支架至保护伞处。使回收装置头端 marker 与保护伞 marker 重叠。左手可继续推送回收装置，右手下拉保护伞导丝，将保护伞全部或部分回收到装置内，握住保护伞导丝和回收装置，一起撤出体外。

（九）造影

行病变处造影，观察残余狭窄率，支架贴壁情况，有无支架内局部血栓形成，前向血流分级。行颅内段造影观察远端血流情况，进行术前术后对比。

（十）注意事项

导引导管头端应避开颈总动脉的动脉粥样硬化斑块，避免直接抵住血管壁。导引导管头端的轴线要与颈总动脉（导引导管头端放置部位）的走行轴线平行。

保护伞的回收有两种方式：①完全回收到回收装置内撤出。②部分回收到回收装置内撤出。通常是以第一种方式回收，采用第二种回收方式的情况有：造影证实伞内有巨大的栓子；支架置入后颈内动脉的前向血流与支架置入前相比明显缓慢或中断。采用部分回收方式的目的是避免过度挤压伞内栓子，造成伞内栓子的破碎、溢出。还要注意回撤保护伞时不要与支架相刷蹭，造成过滤膜的破损、栓子脱落。特别是闭环支架的远端及开环支架的全程，回撤时尤其要小心。

在颈动脉支架术中，只在置入保护伞的时候用路径图，之后的手术中取消路径图用骨性标志作为参考。这时要不断地与患者聊天，发生迷走反射心率下降的比例会显著减少，比心率下降后让患者咳嗽还有效，但未行相关研究，仅仅是经验之谈。

术前血压控制不宜过低，否则迷走反射之后出现突然血压迅速下降难以纠正。如在一个相对较高的血压水平进行支架置入术,球囊扩张后血压居高不下,可采取球囊半充盈,控制治疗血管远端血流,避免因之发生高灌注,血压控制后再撤出球囊。上述是会议交流的专家经验,笔者及所在中心均未曾试用。

研究发现,下午手术的患者血压波动大,与术前禁食时间长有关。因此所有患者术前必须补液,补充足够的胶体液。下午手术的患者早餐不禁食。

五、术中问题解决方案

对于每一个术中可能出现的问题,必须要有 5 个以上的解决方案。所以笔者仔细梳理了颈动脉支架术中可能出现的问题,将常用的解决方案归纳如下。

(一)导引导管到位困难解决方案

1. 锚定技术　使用加硬导丝头端应尽量超选入颈外动脉分支(常用枕动脉或颌内动脉)的远端以增加支撑力。

2. 压迫技术　先将导丝选入颈总动脉,助手用手从颈部压住导丝,然后沿着导丝将导引导管送至颈总动脉。

3. 交换技术　造影导管到位后,将交换导丝(0.035,260cm)头端置于颈外动脉分支,撤下造影导管,沿交换导丝置入 8F 导引导管。如支撑力不够,应改用加硬交换导丝或用双导丝技术。

4. 双导丝技术　将一根 0.018 导丝置入颈外动脉分支,泥鳅导丝置于颈总动脉远段或颈外动脉,沿双导丝置入 8F 导引导管。也可以用两根泥鳅导丝支撑或者一根普通泥鳅导丝加一根加硬泥鳅导丝支撑。

5. 同轴技术(望远镜技术、双导管技术)　将由交换导丝(0.035,260cm)+多功能造影导管+8F 导引导管的导管组置入,在交换导丝指引下将多功能造影导管选入目标颈总动脉,交换导丝头端置于颈外动脉分支,沿多功能造影导管同轴送入 8F 导引导管(图 10-26)。

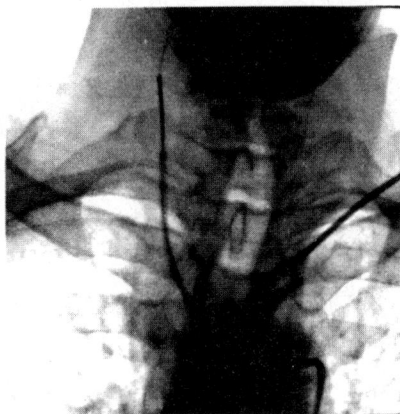

图 10-26　双导管技术:导引导管到位困难,沿多功能造影导管同轴送入 8F 导引导管

6. 对于 Ⅱ 或 Ⅲ 型弓,可采用特殊类型指引导管(如 Sidewinder),在髂动脉重塑后,用推拉手法将导管头送入目标血管。

(二)病变通过困难解决方案

1. 调整导引导管头端位置　尽量减小导引导管头端与狭窄病变的夹角,利于保护伞导丝通过。

2.保护伞导丝合理塑形　根据病变角度将保护伞导丝塑成 J 形,以利于通过。

3.患者体位　让患者头适当后仰或转动头部减少血管扭曲。

4.选择保护伞　选择可使用独立导丝的保护伞,如 ev3 的 spider RX 或 Abbott 的 Emboshield Nav6。

5.辅助导丝　增加一根 0.014 的微导丝通过病变,将病变拉直以利于保护伞导丝通过(图 10—27)。

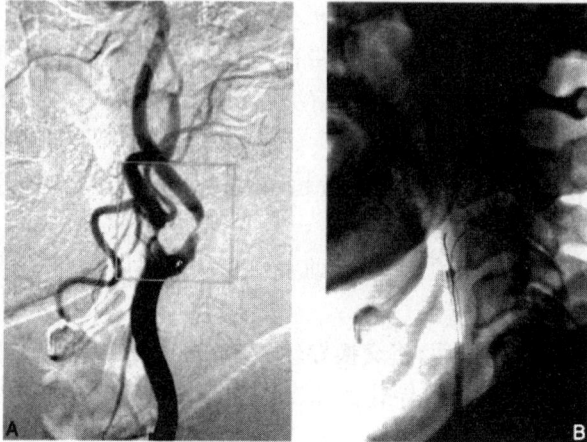

图 10—27　辅助导丝技术。A.病变狭窄程度重,迂曲成角。B.用辅助导丝技术通过

6.小球囊预扩张　对于极重度狭窄保护伞无法通过时,可先用直径 2.0mm 小球囊预扩张,此时导丝可在球囊导管的支撑下通过病变。

(三)保护伞回收困难解决方案

1.调整导引导管头端位置　使导引导管头端与支架、保护伞导丝呈一直线,利于保护伞回收装置通过。

2.导引导管进入支架内　沿保护伞导丝将导引导管上送至支架内,以便保护伞回收装置通过(图 10—28)。

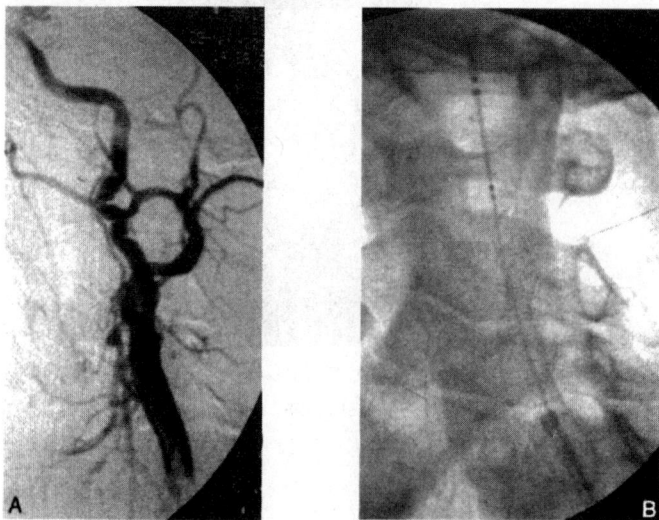

图 10—28　导引导管进入支架内回收保护伞。

A.C1 段迂曲,保护伞回收困难。B.将导引导管送入支架内,保护伞回收装置顺利通过

3.辅助导丝　增加一根 0.014 或 0.018 的导丝,通过支架,将迂曲病变顺直利于保护伞回收装置通过。

4.后扩　用后扩球囊(多选 5mm×20mm)沿保护伞导丝送入,至支架贴壁不良或残余狭窄较重的部位再次扩张,使支架良好贴壁,以便保护伞回收(图 10-29)。

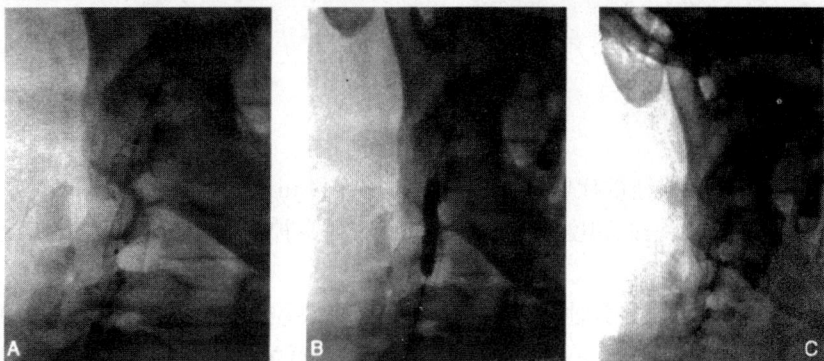

图 10-29　后扩以利于回收保护伞。

A.开环支架,病变迂曲,保护伞回收困难。B.球囊后扩,使迂曲处的支架贴壁更好。C.后扩后顺利回收保护伞

5.多功能导管　撤下保护伞回收装置,沿保护伞导丝送入多功能导管通过支架,将保护伞回收至多功能导管内撤出。

6.Filterwire 保护伞　非常时刻 Filterwire 保护伞可以不用收伞器,直接拉回来。其他保护伞千万不可!

7.其他　千般招式用尽,伞仍无法收下,可考虑用支架将伞压在动脉壁上或考虑外科手术取出。

(四)特殊病变解决方案

1.严重钙化病变因为可存在扩张困难、易发生弹性回缩、需要反复扩张、易诱发迷走反射等问题,推荐首选行颈动脉内膜剥脱术。但如存在颈动脉内膜剥脱术的高危因素,必须行支架术时注意,扩张时需要缓慢扩张,避免血管撕裂(图 10-30)。

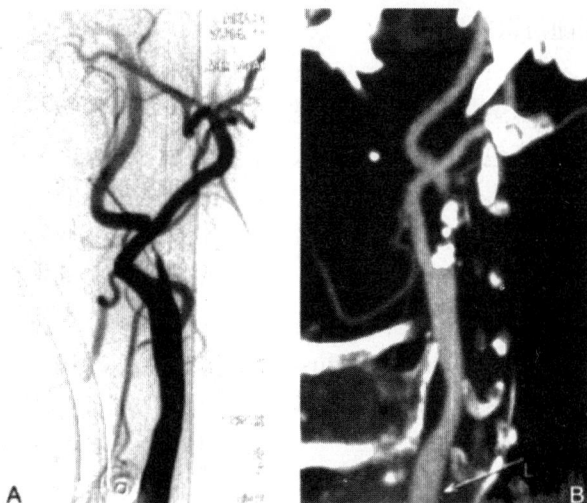

图 10-30　重度狭窄伴钙化病变建议行 CEA。A.C1 段重度狭窄。B.CTA 显示局部钙化明显

2. 如果病变很硬,球囊扩张不开,可停手;或放 Wallstand(闭环支架),否则如放置开环支架可能导致保护伞回收困难。病变很硬时球囊扩张时球囊会向前或向后移位,扩张时一定要拽紧或顶好,也可以选择长球囊以防止移位。

3. 当病变为易损斑块,预计预扩后会有大的斑块脱落时,可以不进行预扩张,直接支架置入后再进行后扩张。

六、术后管理

(一)术后管理

推荐术后患者进入神经重症监护病房(neurocritical intensive care unit,NICU)监护 24h,监测心律、脉搏、血压、血氧饱和度等生命体征,密切观察神经系统症状、体征变化,观察穿刺点情况。

严格控制血压,如不合并其他血管狭窄,收缩压一般控制于 120mmHg;如合并有其他未处理的血管狭窄,过度控压有发生相应动脉供血范围低灌注可能时,控制收缩压于 120~140mmHg。

颈动脉支架置入术后不推荐常规立即行颅脑 CT 检查。但如患者出现头痛、呕吐、烦躁、兴奋、谵妄等高灌注症状,出现局灶性神经功能缺损怀疑脑梗死或出血时,需立即颅脑 CT 平扫。CT 可确诊脑出血,高灌注时可观察到水肿。

如出现局灶性神经功能缺损症状或体征,CT 检查阴性怀疑发生急性脑梗死时推荐行颅脑 MR 检查。DWI 可发现新发的颅内缺血病灶,MRA 可发现相关血管病变。目前临床所用的颈动脉支架都可与磁共振兼容,一般来说 1.5T 以下的核磁可安全进行检查。但大多数磁共振医生没有能力和义务去替我们判断置入支架后是否能够行该检查,此时需要手术医生根据所置入支架的说明书为患者开具相关证明方可检查。

术中 TCD 可以用来监测手术操作与微栓子脱落以及脑血流变化的关系。TCD 提供的信息,有助于识别和处理支架术中的急性血栓形成、栓塞、高灌注及低灌注事件,有助于指导术者选取适合的操作手法。术后,TCD 对支架置入动脉的血流和微栓子监测,有助于尽早发现高灌注、支架内亚急性血栓形成等严重并发症。另外还可以用来评价支架术后脑血流的改善情况,并可用于长期随访识别再狭窄。

(二)术后随访

对所有颈动脉狭窄手术患者应进行随访,随访时间可定在术后 1、3、6 个月和以后每 6 个月间隔随访 1 次。随访内容包括患者有无再次发作缺血性事件、彩超测量颈动脉管径和评估再狭窄程度等。有再发缺血事件时需行 CTA 或 DSA 检查。

七、并发症及其处理

(一)高灌注综合征

1. 发生机制　高灌注综合征(hyperperfusion syndrome,HS;图 10-31)是颈动脉支架置入术后原先低灌注区脑血流量显著增加超过脑组织代谢需要而引起的一种严重并发症,发生率为 0.44%~11.7%。

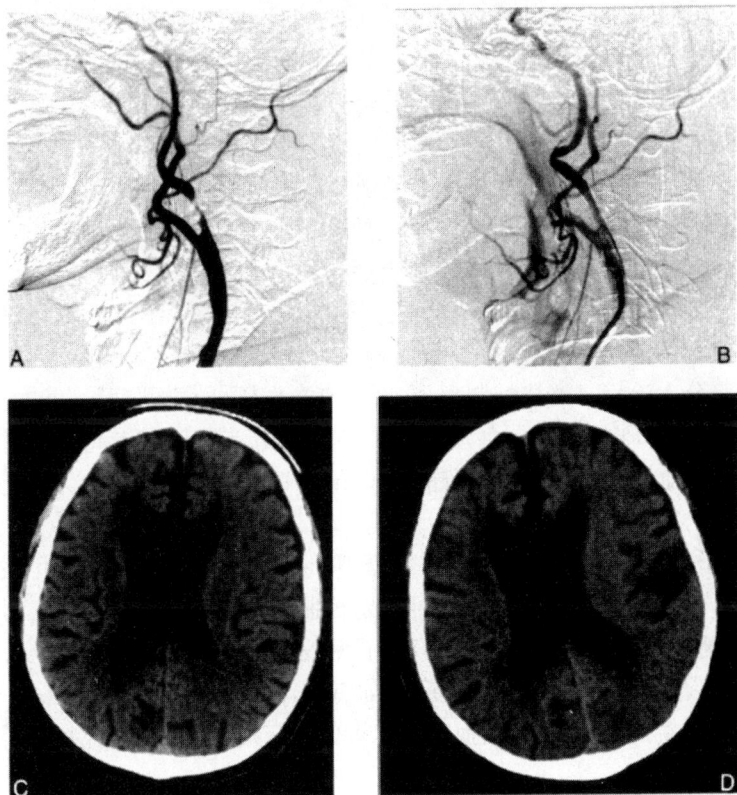

图 10-31 男性,72 岁,左颈内动脉 C1 段重度狭窄,置入 Wallstent 支架。术后患者即出现兴奋,言语增多,2h 后逐渐出现运动性失语,烦躁不安,意识模糊,混合性失语,右侧肢体肌张力增高,次日癫痫发作。考虑高灌注综合征,给予控制血压、镇静、脱水、抗癫痫、对症等治疗,患者症状逐渐好转。A. 左颈内动脉 C1 段重度狭窄。B. Wallstent 支架置入术后。C. 术前颅脑 CT 平扫。D. 患者术后发生烦躁不安,意识模糊等症状后,复查 CT 显示左侧大脑半球脑组织肿胀、脑沟变浅

2.危险因素　术前:长期持续血压升高伴高血压性小动脉病,糖尿病,高龄,近期对侧 CEA 手术(<3 个月),严重颈动脉狭窄合并侧支循环代偿不良,对侧颈动脉闭塞,Willis 环发育不良,乙酰唑胺试验发现脑血管反应性减低。

围术期:术中远端颈动脉压力<40mmHg,应用大剂量挥发性卤代烃麻醉药,围术期脑梗死,术中脑缺血,难治性术后脑高灌注。

术后:术后高血压,给予抗凝药或抗血小板聚集药物。

3.临床表现　高灌注综合征平均发生于术后 1.58±2.3d。意识水平下降、意识内容改变和头痛是最常见的临床表现。头痛常表现为中到重度位于术侧的搏动性偏头痛。剧烈头痛可引起血压持续升高,高血压状态又可加重脑组织的高灌注状态,形成恶性循环,最终诱发脑内小血管破裂,造成脑出血的严重后果。其他症状有皮层受损的症状(如偏瘫、偏身感觉障碍、意识障碍和失语)以及痫性发作(如局灶运动性癫痫或泛化为全面强直阵挛发作的癫痫),相对少见的症状包括共济失调、视觉异常和精神症状。

4.辅助检查　头部 CT 提示弥漫性或片状白质水肿、占位效应或术侧颅内出血。MRI 上的异常表现包括白质水肿、局灶性梗死、局限性或大范围出血等。同时 MRA 可以对颅内外的血管进行无创评估。可以评价大血管分布区 CBF 的改变。TCD 可以通过术前、术中、术后

监测颅内血管的脑血流速度预测脑血流改变。通过 TCD 检查有助于了解术前是否存在低灌注、脑血管的反应性如何以及术后是否发生高灌注和动脉栓塞等信息,适合于高灌注后随访。CASL-pMRI、MRS、PET、近红外分光镜、眼充气体积描记法、造影剂增强的经颅实时彩色超声等也可用于高灌注综合征的预测和评估。

5.预防　选择合适的手术时机:如果在脑梗死后短时间内(3~4 周)进行手术,术后由于高灌注导致脑出血的风险较高,特别是对于大面积或者进展性脑梗死;近期(3 个月内)对侧颈动脉 CEA 术也会增加发生高灌注的危险。选择合适的手术方式:双侧颈内动脉严重狭窄的患者,主张支架置入分期进行,先行狭窄严重血管的支架置入,1 个月后再行对侧狭窄血管的支架置入,给脑血管调节一个适应的过程;对颈内动脉严重狭窄($>90\%$)合并侧支循环代偿不良的患者,主张分次治疗。严格控制血压:对于有高血压、同侧颈动脉$>90\%$狭窄和(或)对侧颈动脉狭窄的患者,应该保持血压$<120/80$mmHg,其余患者应该维持血压$<140/90$mmHg;密切观察血压变化,如果血压超过 160mmHg,应该住院观察,尤其是在出现了新发头痛的情况下。

6.治疗　给予对症治疗(如镇静、止痛、抗癫痫药物等),可以适当的选用脱水剂,激素等。严格控制血压,可以考虑采用拉贝洛尔和可乐定控制血压,对于血压难以控制者可加用镇静药物以辅助降压药的作用,使血压平稳下降。严密监测术侧 MCA 血流速度,及时发现异常并给予相应处理。严密观察临床体征的变化,如有新体征出现,及时完善头部 CT 检查,除外脑内出血;一旦发现颅内出血,根据出血量及患者的临床症状、体征综合判断需要保守治疗或立即手术清除血肿。

(二)迷走反射

1.发生机制　由于颈动脉窦的压力感受器受刺激所致,最常发生于球囊扩张时,也可发生于支架释放后,也有术后穿刺部位缝合压迫牵拉血管所致等。迷走神经张力升高,反射性增强迷走神经活性,导致周围血管扩张和心率减慢。

2.危险因素　严重钙化病变,反复球囊扩张;术前低血压、慢心率;术前禁饮食,血容量不足;精神紧张、焦虑和恐惧等。

3.临床表现　血压迅速下降($<90/60$mmHg)、心率进行性减慢(<50/min)、面色苍白、出汗、皮肤湿冷、恶心及呕吐、呼吸减慢、躁动等,可伴有胸闷、气短,严重可出现神志模糊、意识丧失等。

4.预防　术前补液,防止血容量不足。加强心理护理,消除紧张、焦虑、恐惧情绪。心率<50/min 的患者,需进一步查 24h 动态心电图,行阿托品试验,必要时请心内科会诊;如有适应证,可考虑术前行临时或永久起搏器治疗。术中密切监视心率及血压;必要时预防性使用阿托品;避免反复球囊扩张。股动脉缝合前用利多卡因局部麻醉;拔管时动作轻柔,指压及绷带加压力度以能触摸到足背动脉搏动为准。两侧股动脉同时穿刺时,严禁同时拔管、按压。

5.治疗　球囊扩张后立刻嘱患者咳嗽。术后如发生心动过缓及低血压可以适当应用升压药物及阿托品。如出现心搏骤停,立即给予胸外按压,心前区锤击,电除颤,必要时需置入起搏器。

(三)脑梗死

1.发生机制　栓子脱落栓塞远端血管引起动脉-动脉栓塞;保护装置、导丝或导管对血管的刺激引起血管痉挛;支架内血栓形成;血液高凝状态导管内血栓形成;排气不良导致气体栓塞。

2.危险因素 不稳定斑块、极重度狭窄、腔内血栓、反复导丝、器械操作、反复球囊扩张、保护伞位置过高等。术前应用尼莫地平预防血管痉挛。

3.临床表现 突然发生远端血管供血区范围的缺血症状，如黑蒙、偏瘫、偏身感觉障碍、痫性发作、意识障碍和失语等。

4.预防 保护装置的使用将栓塞事件的发生率降低了 4.7%～8%；术前双联抗血小板聚集、术中肝素化、持续加压滴注和规范细致的操作是预防的基础。造影观察球囊扩张及支架释放后有无游离或附壁血栓，远端血流是否减慢，造影剂有无滞留。如发现异常可反复冲洗、造影，半回收状态回收保护伞，透视下缓慢通过支架。

5.治疗 发现异常时及时造影评估，必要时急诊动脉溶栓、取栓。如为保护装置刺激所致血管痉挛，迅速完成手术，及时回撤保护伞即可恢复，如果有严重痉挛如远端血流受阻可以局部给予解痉药物。如出现急性脑梗死按治疗原则给予规范化内科药物治疗及早期康复等。

（四）其他并发症

动脉夹层，血管穿孔，术后再狭窄，支架塌陷、变形、移位和断裂等的发生率相对较低（图10-32）。

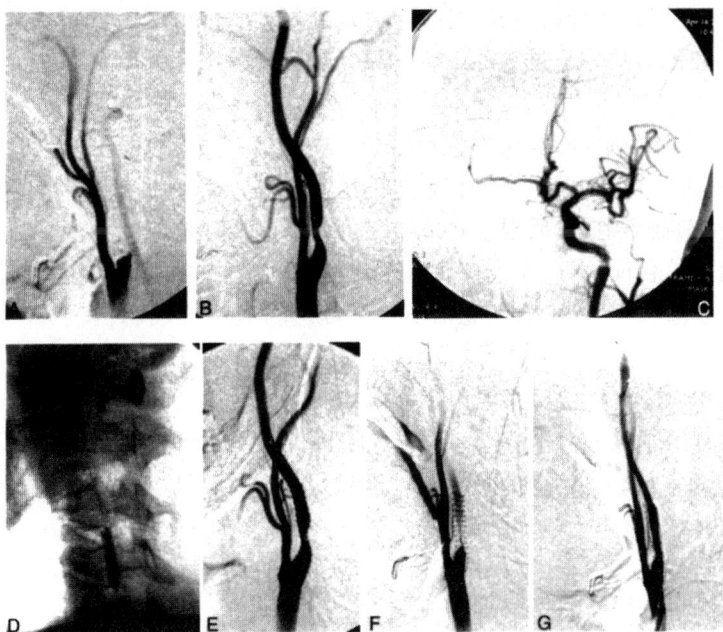

图 10-32 支架术后再狭窄。A.右颈内动脉 C1 段闭塞。B.左颈内动脉 C1 段重度狭窄。C.左颈内动脉通过前交通动脉向右大脑前和大脑中动脉供血区代偿。D.治疗 Sterling 5mm×20mm 球囊扩张。E.治疗 Precise 8mm×30mm 支架置入术后。F.术后 1 年后复查发现左颈内动脉支架内再狭窄。G.再次治疗 Sterling 5mm×20mm 球囊扩张

八、颈动脉内膜切除术与支架术

目前对颈动脉狭窄的治疗方法主要有内科治疗、颈动脉支架置入术（CAS）和颈动脉内膜剥脱术（carotidendarteretomy，CEA）。其中，CEA 被认为是优于内科治疗的经典治疗方法。关于 CSA 与 CEA 孰优孰劣的讨论已经进行了很久，真理还需要时间来验证。我们除了要掌

握介人知识外还必须要了解剥脱术,关注相关的重要研究结果,才能帮助患者选择最合理的治疗方案。

(一)颈动脉内膜切除术

1.适应证和禁忌证绝对适应证 6个月内1次或多次短暂性脑缺血发作,且颈动脉狭窄度≥70%;6个月内1次或多次轻度非致残性脑卒中发作,症状或体征持续>24h且颈动脉狭窄度≥70%。

相对适应证:①无症状性颈动脉狭窄度≥70%。②有症状性狭窄度处于50%~69%。③无症状性颈动脉狭窄度<70%,但血管造影或其他检查提示狭窄病变处于不稳定状态。④同时要求有症状患者围术期总脑卒中发生率和病死率<6%,要求无症状患者围术期总脑卒中发生率和病死率<3%,患者预期寿命>5年。

手术禁忌证:同CAS部分。

2.手术时机选择 急性脑梗死在发病6周后手术较为安全;但是对于近期出现症状发作,影像学检查提示为不稳定斑块时可推荐选择于2周内手术;如为双侧病变,两侧手术间隔至少2周,狭窄严重和(或)有症状侧优先手术;颈动脉完全、长段闭塞者不推荐手术。

3.手术方式的选择 包括外翻式内膜切除术和纵切式内膜切除术两种。前者无需切开颈动脉窦,避免纵向切开缝合后引起的狭窄,过长的颈动脉可以同时截短,但不适合颈动脉远端有钙化性狭窄和颈动脉分叉过高的患者。后者对颈动脉分叉的位置要求相对较低。

4.并发症

术中并发症:①脑卒中,与斑块脱落和阻断时缺血相关,有适应证患者可应用转流管。②脑神经损伤,包括舌下神经、喉上神经和迷走神经损伤等,术中应仔细操作,注意保护神经。

术后并发症:①脑卒中,术后根据具体情况可给予选择性抗凝治疗,同时口服抗血小板聚集药物。②高灌注综合征,术后注意控制血压,应用脱水药物减轻脑水肿。③颈部血肿,发生后应防止窒息。④喉头水肿,术后注意血氧饱和度。⑤血栓形成和再狭窄,术后口服抗血小板聚集等药物。

(二)相关临床研究

手术高风险且带有栓塞保护装置的CAS随机试验(stenting and angioplasty with protection in patients at high risk for endarterectomy,SAPPHIRE)入选了334例患者。纳入标准包括>50%的症状性和>80%的无症状性患者,且患者至少有1个CEA治疗的高危因素。手术高危因素包括放射治疗后颈动脉狭窄、CEA后再狭窄、病变部位过高或过低、有心肌梗死病史等。试验结果表明,30d围术期心肌梗死、脑卒中和死亡的发生率CAS组和CEA组分别为4.8%和9.8%。1年主要终点事件发生率在CAS和CEA组分别为12.2%和20.1%,通过非劣性检验证实CAS在治疗手术高危患者中优于CEA。

SPACE研究对比了1214例正常手术风险的颈动脉狭窄程度≥60%并且近期出现症状的患者经CAS或CEA治疗后的转归。主要终点事件——30d的同侧脑卒中和病死率在CAS组为6.84%,在CEA组6.34%,未能证实颈动脉支架术30d并发症率不差于CEA。两年终点包括严重的临床终点和颈动脉再狭窄,结果显示CAS组和CEA组同侧再发缺血性脑卒中发病率相似,两年超声探测的颈动脉再发狭窄率支架组显著高。

EVA-3S研究共入选527例狭窄≥60%并且近期出现症状的患者,该研究由于其中期分析发现30d的脑卒中和病死率CAS组显著高于CEA组(9.6%:3.9%,相对风险2.5%)

而提前终止。之后公布的平均 7 年的长期随访结果显示随访期间同侧脑卒中和与手术相关的脑卒中和死亡率在 CAS 和 CEA 组分别是 11.5%和 7.6%,而再狭窄率分别是 5.2%和 8.7%,所有非手术相关的脑卒中发作分别是 8.8%和 10.8%。研究结果强烈提示,在预防同侧症状性颈动脉狭窄脑卒中复发方面,CAS 和 CEA 具有相同的长期效果,长期随访再狭窄率及围术期心肌梗死风险两种疗法均相似。

笔者最近在看冠脉研究的文献:"即使是现在的药物涂层支架时代,仍然没有足够的循证医学证据证明 PCI 可以完全取代冠脉搭桥术,冠脉左主干病变在最新的 AHA/ACC 冠心病 PCI 指南中,仍然被列为冠脉搭桥术治疗的主要适应证,适合冠脉搭桥术的左主干病变作为 PCI 治疗的Ⅲ类适应证(证据等级 C),不适合冠脉搭桥术的左主干病变列为Ⅱa 类适应证(证据等级 B)"。看到这里,笔者忍不住要笑出声来,即使是轰轰烈烈开展在大江南北的冠脉介入,在循证医学这个舞台上也和我们的 CAS 对 CEA 一样没有地位啊!

每一项新技术都需要从历史的眼光来看待,也许现在评价仍然为时过早,相信在争论中 CAS 会不断发展而日臻成熟。我们在这个争论的时代需要做的是认认真真对待每一例患者,全面评估患者的风险和获益,替患者选择最为合理的治疗方案。同时踏踏实实做好数据的收集和患者的长期随访工作,未来才能拿到更多的临床证据,为这场世纪之争交上我们的答案。

(马辉福)

第三节 颅外其他动脉狭窄血管内治疗

一、颅外段椎动脉狭窄

椎动脉粥样硬化可能是大约 20%后循环脑卒中的原因。动脉粥样硬化最常累及椎动脉 V1 段,或者斑块延伸累及椎动脉开口。椎动脉 V1 段狭窄在全部脑血管狭窄中约占 25%~40%。狭窄引起的低灌注和动脉一动脉的栓塞可能是其引起后循环缺血的主要原因。与椎动脉狭窄有关的症状包括头晕、眩晕、复视、口周麻木、视物模糊、耳鸣、共济失调、双侧感觉缺失以及晕厥。

有后循环缺血症状时,其评估应该始于完整的临床病史采集和体格检查,随后进行无创性成像。CTA 和对比剂增强的 MRA 的敏感性(94%)和特异性(95%)高于超声(敏感性为 70%)。对于椎动脉 V1 段病变 DSA 检查更为可靠。

对于椎动脉颅外段重度狭窄药物治疗效果不理想,外科手术治疗因为技术难度大、风险高而未广泛开展。血管内介入治疗技术成功率可达 97.7%~100%,死亡风险为 0.3%,围术期神经系统并发症为 5.5%,在 14.2 个月的随访期内后循环脑卒中率为 0.7%。然而目前尚几乎没有来自随机化试验的证据证实血管内治疗优于药物治疗。

颅外段椎动脉支架值得关注的有以下几点:

1. 严格把握适应证 症状性椎动脉狭窄≥70%,合并对侧椎动脉闭塞;症状性优势侧椎动脉狭窄≥70%;症状性双侧椎动脉狭窄≥70%,一般干预狭窄较重的一侧;椎动脉止于 PI-CA,该侧椎动脉症状性狭窄≥70%,无论对侧椎动脉有无病变均需干预(图 10-33)。

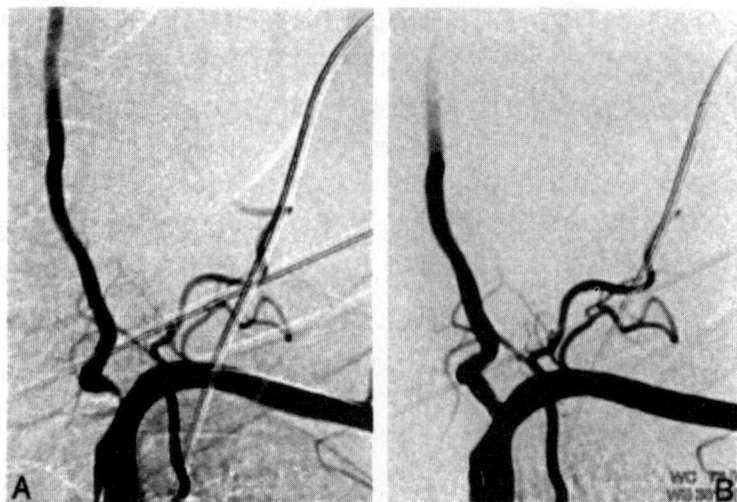

图 10—33　男性,58 岁,步态不稳 22d。查体:左侧血压 124/79mmHg,右侧血压 117/81mmHg,心率 72/min;神经系统查体:左侧指指、指鼻试验欠稳准,左侧跟膝胫试验欠稳准。评分:NIHSS 1 分,mRS 1 分,BI 指数 100 分。可干预危险因素有糖尿病和吸烟。MRI 显示左侧小脑梗死。A. DSA 显示左侧椎动脉 V1 段重度狭窄。B. 左侧椎动脉 V1 段支架置入术后(BLUE 4mm×12mm,8atm)

2. 手术过程　手术一般用 6F 导引导管置于锁骨下动脉近端,0.014 微导丝通过狭窄段,头端置于椎动脉 V2 段远端,沿微导丝送入球囊扩张式支架,造影定位准确后,压力泵缓慢加压扩张球囊释放支架。入路迂曲导引导管位置不稳定时可用 8F 导引导管,用一根辅助导丝置于锁骨下动脉远端维持其稳定性(图 10—34)。Ⅲ型弓、锁骨下动脉重度迂曲椎动脉开口角度过小的患者也可选择上肢入路完成手术(图 10—35)。病变狭窄程度重或钙化严重时可先行球囊预扩张。

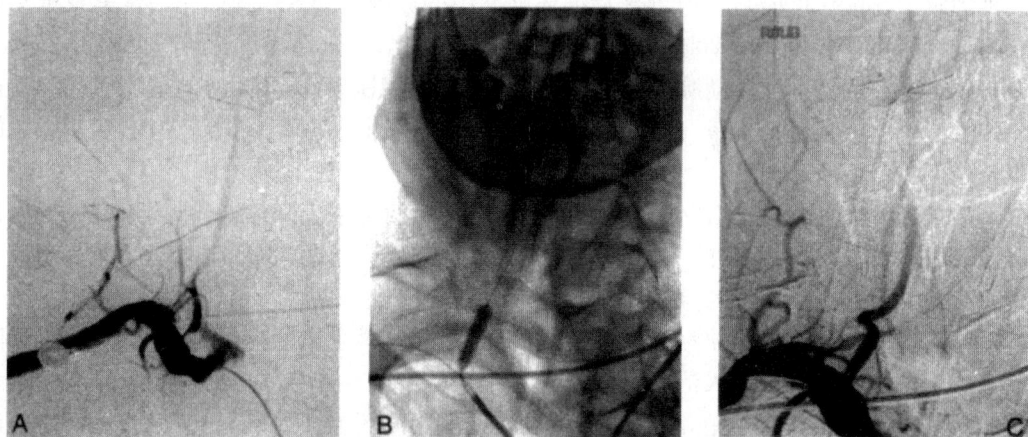

图 10—34　应用辅助导丝的 RV1 支架置入术。A. 右锁骨下动脉造影显示右椎动脉 V1 段重度狭窄。B. 用 V—18 导丝(0.018,200cm)置入锁骨下动脉远端维持导引导管稳定,Transend 微导丝(0.014,205cm)小心通过狭窄段,置于 V2 段远端,沿 Transend 微导丝送入球扩式支架 Blue(4.0mm×15mm)8atm 扩张。C. 支架置入术后造影

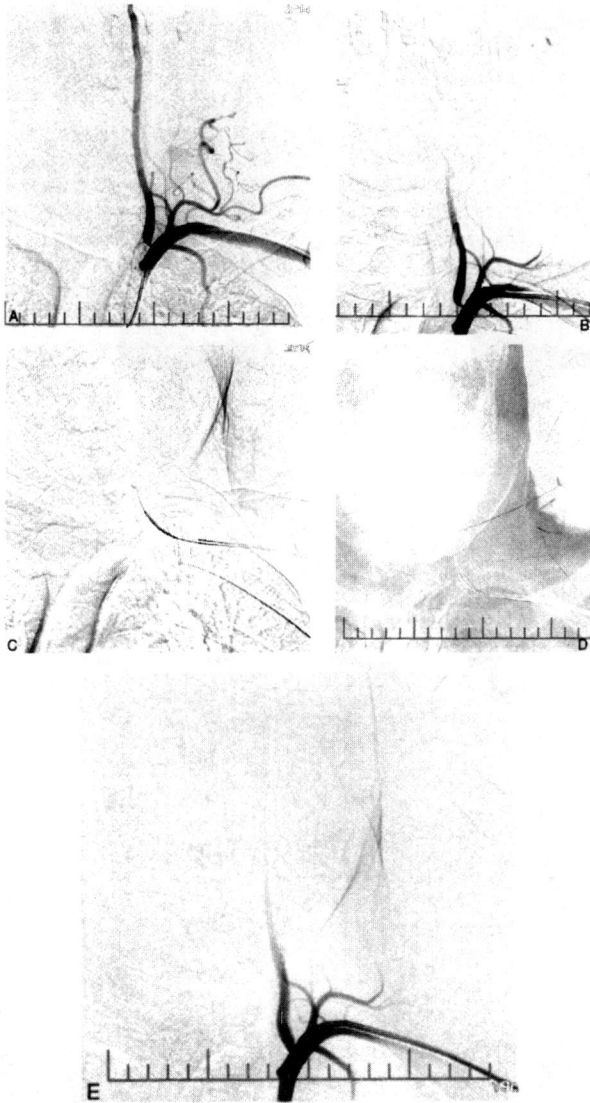

图 10－35　经桡动脉 LV1 支架置入术。A. 左锁骨下动脉造影显示左椎动脉 V1 段重度狭窄，椎动脉与锁骨下动脉夹角偏小，病变不易被通过。B. 选择桡动脉入路，将导引导管置于左锁骨动脉远端。C. 导丝通过后支架定位。D. 支架释放。E. 支架置入后造影

3. **严格定位**　椎动脉开口处支架要求定位准确。如果位置过低，可致支架拖入锁骨下动脉过长，未来如果发生支架内再狭窄或颅内病变，影响介入手术入路，严重者可发生支架移位脱落手术失败；如果位置过高，可致斑块未完全覆盖，支架内血栓和再狭窄可能。一般认为支架突出锁骨下动脉 2mm 左右最为适合。释放前需造影确认，必要时球囊预扩可帮助定位准确（图 10－36）。

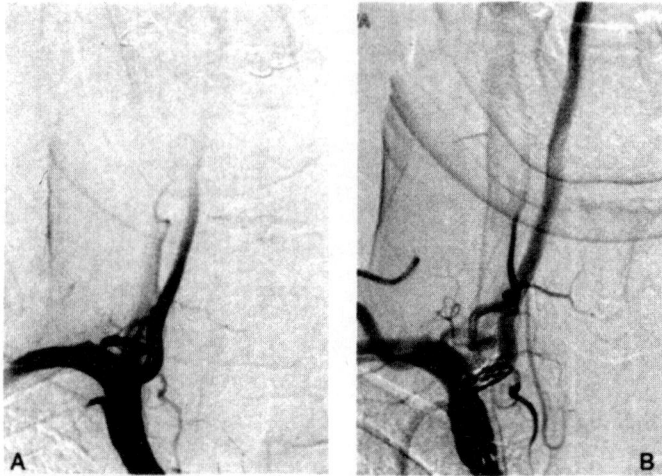

图 10-36　RV1 支架置入术（定位），A. 右椎动脉 V1 段重度狭窄。B. 右椎动脉球扩式支架 BLUE（5.0mm×12mm）置入术后

4. 椎动脉保护　目前没有为椎动脉设计的远端专用保护装置，当远端椎动脉直径相对较粗，病变斑块不稳定，发生栓塞风险较大时可考虑使用远端保护装置（图 10-37）。

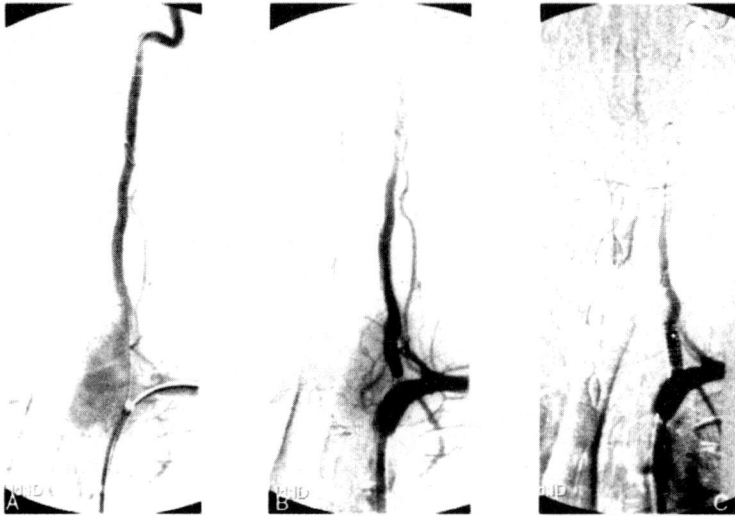

图 10-37　应用远端保护装置的 LV1 支架置入术。A. 远端保护装置到位。B. 支架到位。C. 支架释放后

5. 关注再狭窄（图 10-38）　文献报道术后 1 年椎动脉 V1 段再狭窄发生率为 16.1%～43.3%，是临床上观察到再狭窄最多的一个部位。再狭窄是指原治疗部位复发程度≥50% 的狭窄，伴或不伴临床症状。

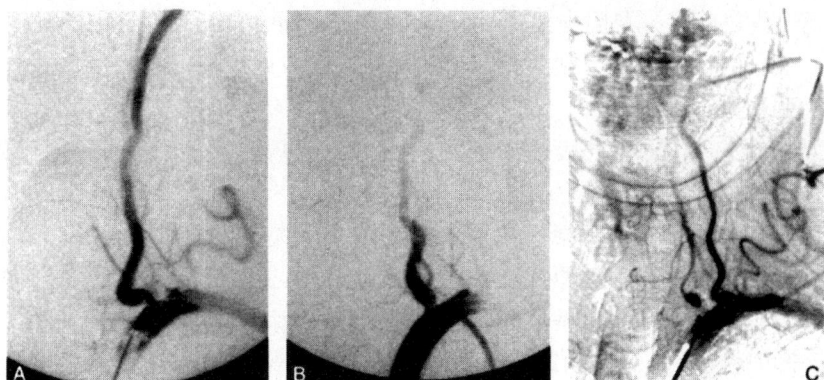

图 10－38　男性,84 岁,突发眩晕、听力下降 2 个月。1 个月前左侧椎动脉 V1 段支架植入术治疗,术后症状明显缓解,一直服用阿司匹、波立维及立普妥治疗。术后 1 个月复查 CTA 提示左侧椎动脉支架术后再狭窄。A. 左椎动脉 V1 段重度狭窄。B. LV1 支架置入术后(Apollo 4mm×13mm)。C. 支架术后 1 个月复查 LV1 支架内再狭窄,次全闭塞

再狭窄一般分为 5 型:①局灶型,狭窄位于支架内,长度小于 10mm。②弥漫型,狭窄位于支架内,长度大于 10mm。③增殖型,狭窄长度大于 10mm,且两端延伸至支架外。④闭塞型,支架内血管完全闭塞,前向血流 0 级(图 10－39)。⑤进展型,狭窄长度更长,临床症状严重,发展迅速,易发生急性梗死。

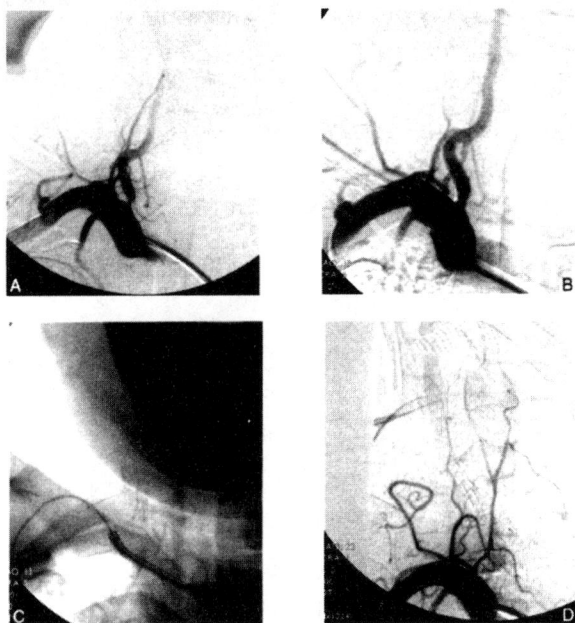

图 10－39　女性,72 岁,发作性头晕 2 年月。3 月前右椎动脉 V1 段支架置入术治疗,术后症状完全缓解。术后 3 月来院复查时提示右椎动脉 V1 段支架置入术后闭塞。A. 右椎动脉 V1 段重度狭窄。B. 右椎动脉 V1 段球扩式支架 BLUE(4mm×12mm)置入术后。C. 右椎动脉 V1 段支架入术后支架影。D. 术后 3 月复查 DSA 示右椎动脉 V1 段支架术后闭塞

再狭窄与动脉血管重构和新生内膜增生有关。危险因素包括:吸烟、年龄、糖尿病、血脂异常、高血压;原血管病变部位、小血管病变、长病变、慢性完全闭塞病变和再狭窄病变;支架类型、长度、截面积、支架膨胀不全,贴壁不良、支架干的非对称分布、支架断裂等。

椎动脉 V1 段目前没有专用支架,应用较多的是 Express,Blue,也有用 Apollo,三者支撑力依次下降。目前关于这几种支架再狭窄率的比较尚无权威数据。Apollo 因弹性回缩较多,再狭窄率高,已经逐渐少用。

有专家认为再狭窄与颈部过度活动有关,主张术后常规戴颈围制动 1～3 月,以预防再狭窄,也是一个很好的探索。

无症状性再狭窄可以随访观察,而中重度再狭窄尤其是伴随有缺血症状时需要再次介入治疗干预,可选择单纯球囊扩张、再次支架植入等,冠脉再狭窄病变选用的切割球囊、斑块旋磨术等也是很好的探索。预防也是目前研究的热点,药物涂层支架、药物洗脱球囊、生物可降解支架等,未来可能会有针对椎动脉 V1 段设计的专用支架问世,这有望解决上述这一系列问题。

6.关注支架断裂(图 10-40) 在椎动脉 V1 段支架术后间或能见到支架断裂,考虑和再狭窄有关。但由于造影随访率低,支架断裂常被忽略和低估。相关的研究也很少,所以我检索了冠脉的相关文献。冠状动脉支架断裂的发生率约为 1.9%～7.7%。依据冠状动脉造影和血管内超声(intravascular ultrasound,IVUS)表现,支架断裂在形态学上可分为:

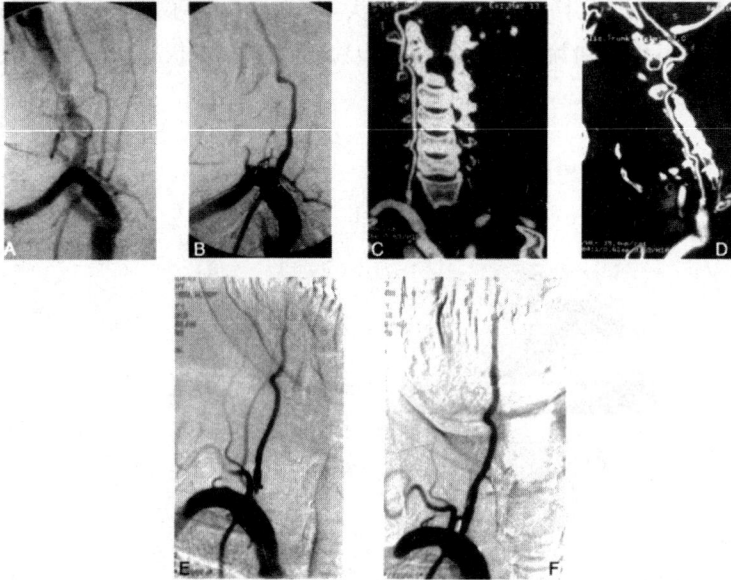

图 10-40 支架断裂。A. 右椎动脉 V1 段重度狭窄。B. 右椎动脉 V1 段支架置入术后(Apollo 4mm×13mm)。C. 支架术后 1 个月复查 CTA 显示右椎动脉 V1 段支架内再狭窄(正位)。D. 支架术后 1 个月复查 CTA 显示右椎动脉 V1 段支架内再狭窄(侧位),可见支架塌陷。E. 支架术后 1 个月患者再发眩晕,复查 DSA 显示 RV1 支架内再狭窄。F. 再次治疗:右椎动脉 V1 段 Ultra-soft(2.0mm×20mm)10atm 预扩张,置入球扩式支架 Express(4.0mm×15mm)

(1)完全离断型:冠状动脉造影显示支架断裂的两部分完全分离和(或)IVUS 检查发现支架断裂处金属丝完全缺失。

(2)部分离断型:IVUS 显示支架金属丝缺失超过血管壁 1/3,但未完全离断。

(3)塌陷型:冠状动脉造影可见支架断裂且折叠成角＞45°。根据断裂程度亦可分为轻度(单个支架金属丝断裂)、中度(＞1 个支架金属丝断裂)和重度(支架完全离断)。

支架断裂的原因有很多,病变血管形态、支架材质和结构以及支架植入技术等都与支架断裂有关。支架断裂常见于右冠状动脉,其运动幅度大,收缩期侧向运动明显,使支架承受压力大而易断裂。扭曲血管或重叠支架处的弯曲、伸展和扭曲力,使金属疲劳引起支架断裂。椎动脉 V1 段的情况与右冠状动脉十分相似,因为呼吸运动和转颈使其运动幅度较大,支架承受压力较大。与开环设计的支架相比,闭环支架支撑力更强但顺应性差,当承受较大的剪切力时更易发生断裂。长支架和支架重叠也是支架断裂的独立预测因素。长支架覆盖的血管区域长,使冠状动脉局部特别是转折点被固定,承受应力大而易断裂,多见于长支架中部。有报道支架与病变长度比值与支架断裂发生率呈正相关。支架重叠处因硬度和刚性增加成为随血管运动的支点也易发生断裂。目前椎动脉 V1 段病变仍无专用支架,这些要点可供未来专用支架设计时借鉴。过度扩张使支架局部过度牵张,损伤支架金属丝结构,尤其是应用大球囊高压后扩张时,亦可引起支架断裂。V1 段病变合并钙化、扩张困难、弹性回缩的情况也较多见,此时一般会再次充盈球囊进行后扩张,可能是此处多发支架断裂的原因之一。

支架断裂引起再狭窄常为局限性,其发生机制包括:①断裂支架金属丝刺激血管壁,导致局部炎症和内膜增生。②支架断裂导致其结构破坏,无法抵抗局部组织弹性回缩,药物在断裂局部洗脱和释放减少,无法有效抑制内膜增生。

如发现局限再狭窄,要仔细观察有无支架断裂发生。对临床无症状者可长期密切随访。对支架断裂引起的再狭窄,单纯球囊扩张远期效果尚不肯定,再次植入支架也存有争议。因植入另一支架同样面临金属疲劳,且与原支架重叠可能促进支架断裂再次发生。未来的生物可降解支架也许能解决这一困境。

二、锁骨下动脉狭窄

锁骨下动脉狭窄引起的缺血性脑血管疾病占 1%~5%。随着诊疗水平的提高,锁骨下动脉狭窄的发现率逐渐增高。锁骨下动脉狭窄的病因主要有动脉粥样硬化、动脉炎、手术后狭窄和放射损伤等,其中以动脉粥样硬化最为常见。

锁骨下动脉近端病变,主要引起上肢缺血症状:疼痛、麻木、发凉、乏力、苍白,活动后加重;后循环缺血症状(锁骨下动脉窃血综合征)有:晕厥、眩晕、共济失调、复视、运动障碍等,上肢运动可诱发或加重;也可能出现因内乳动脉血流逆转导致心肌缺血的症状;侧支循环良好的患者可无明显症状。查体可发现脉搏减弱或消失,双侧血压不对称,锁骨下动脉听诊区可闻及血管杂音。多普勒超声可以识别椎动脉的反向血流。

锁骨下动脉狭窄和闭塞,既可以采用手术治疗,也可以行血管内治疗。既往多以手术为主,最常用的手术方式为颈动脉锁骨下动脉旁路移植术和腋动脉旁路移植术。近年来,随着血管内治疗技术和材料的迅速发展,以及血管内治疗具有创伤小、无需全身麻醉、术后恢复快、临床疗效满意等优点,目前血管内治疗被认为是首选的治疗方法。锁骨下动脉狭窄血管内治疗技术成功率可达 98%,但是目前尚缺乏随机对照研究和长期随访数据。

AHA/ASA 2011 颅外颈动脉和椎动脉疾病管理指南推荐:锁骨下动脉狭窄引起后循环缺血症状(锁骨下动脉窃血综合征)的患者,手术并发症风险高时,经皮腔内血管成形并支架置入治疗是合理的。锁骨下病变导致上肢缺血症状的患者,经皮腔内血管成形并支架置入、直接动脉重建术或旁路手术是合理的。无症状的锁骨下动脉狭窄患者,当需要同侧内乳动脉进行冠状动脉搭桥时,旁路手术、锁骨下动脉血管成形并支架置入术是合理的。锁骨下动脉狭窄导致患者上肢血压不等、锁骨区杂音、椎动脉逆流,若无症状,不应行血管重建术,除非内乳动脉将用于冠状动脉重建。

锁骨下动脉血管成形并支架置入术一般用 8F 导引导管,可根据病变不同选择球囊扩张＋自膨式支架或球扩式支架。要求定位准确,尽量不覆盖椎动脉开口处。右侧锁骨下动脉起始段狭窄支架术采用自膨式支架定位较困难,可以选择球囊扩张支架或单纯球囊扩张术。如合并椎动脉 V1 段狭窄,需要同时在椎动脉起始段和锁骨下动脉同时置入支架(图 10—41～图 10—44)。

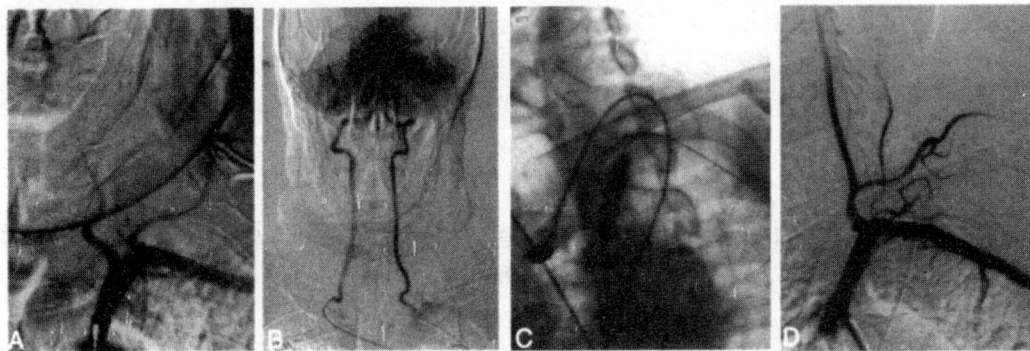

图 10—41 左锁骨下动脉自膨式支架置入术。A. DSA 显示左锁骨下动脉重度狭窄(偏心性)。B. 对侧造影显示右侧椎动脉通过左侧椎动脉向左侧锁骨下动脉远端代偿供血。C. Sterling(6mm×30mm)球囊扩张。D. Acculink(7～10mm×40mm)自膨式支架置入

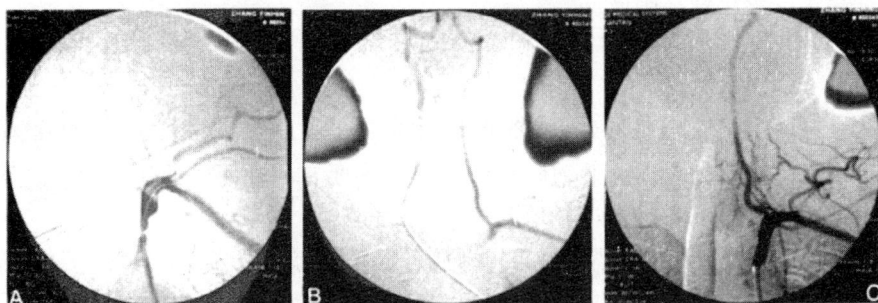

图 10—42 左锁骨下动脉球扩式支架置入术。A. DSA 显示左锁骨下动脉重度狭窄。B. 对侧椎动脉造影显示右侧椎动脉通过左侧椎动脉向左侧锁骨下动脉远端代偿供血。C. SCUBA(8mm×30mm)球扩支架置入

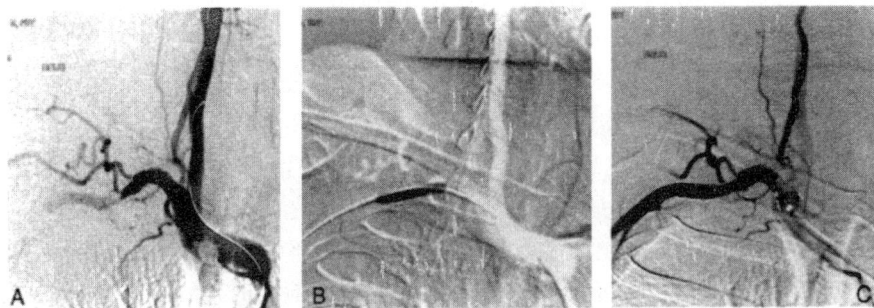

图 10—43 右锁骨下动脉自膨式支架置入术。A. DSA 显示右锁骨下动脉远段重度狭窄。B. AVIATOR(5mm×30mm)球囊,8atm 扩张。C. Protege(8mm×40mm)自膨式支架置入

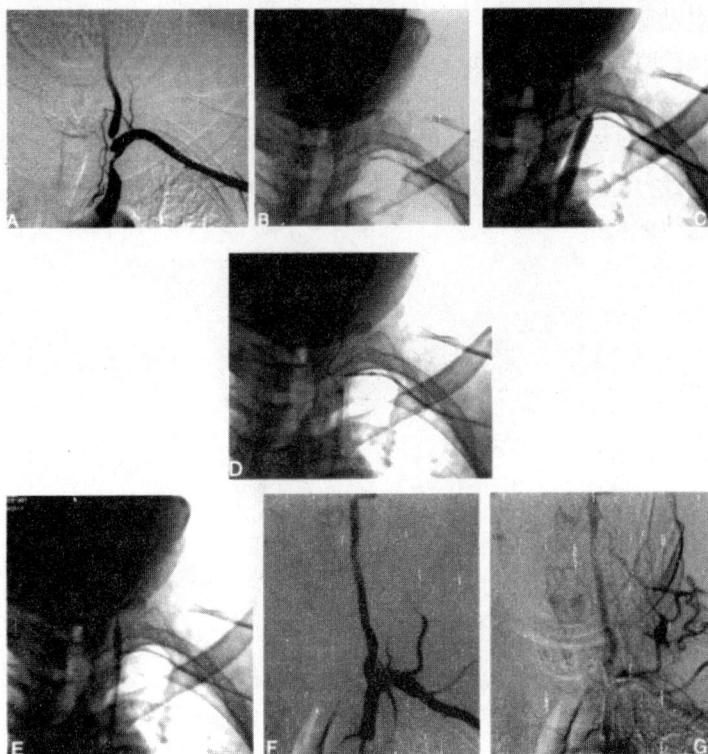

图 10-44　左锁骨下动脉和左椎动脉 V1 段串联病变支架置入术。A. 造影显示左锁骨下动脉和左椎动脉 V1 段串联狭窄。B. 股动脉入路将 8F 导引导管置于左锁骨下动脉近端,通过该途径将微导丝小心通过锁骨下动脉狭窄段置于左锁骨下动脉远端;左桡动脉入路将 6F 导引导管置于左锁骨下动脉狭窄远端,通过该途径将微导丝小心通过左椎动脉 V1 段病变置于左椎动脉 V2 段远端。C. 经股动脉入路左锁骨下动脉置入 SCUBA 球扩式支架(8mm×30mm)9atm,同时经桡动脉入路将 Ultra-soft 球囊(2mm×20mm)置于左椎动脉 V1 段,6atm 充盈保护椎动脉,经桡动脉入路送入 Express 球扩式支架(6mm×14mm),试图将其送至左椎动脉 V1 段遇到困难。D. 将 8F 导引导管内的微导丝送入左椎动脉改变病变角度,再送入支架也未成功。E. 撤出 Express 球扩式支架,再经股动脉入路送入,顺利通过病变并释放成功。F. 左锁骨下动脉和左椎动脉支架置入术后。G. 左锁骨下动脉和左椎动脉支架置入术后(支架影)

锁骨下动脉狭窄和椎动脉狭窄支架术时,由于受呼吸的影响,路径图技术往往定位不准,可以不断注射造影剂或实时造影定位。

三、颈总动脉狭窄

颈总动脉病变不常见,病因多为动脉粥样硬化性。颈总动脉病变处理原则和手术方案可参考颈动脉支架置入术。但起始段狭窄处理相对困难,关键在于导引导管的稳定和支架定位两大难题。

左颈总动脉起始段病变,可应用辅助导丝技术,将 0.018 或 0.014 导丝置入颈外动脉分支起到稳定导引导管的作用。右颈总动脉始段病变,可将辅助导丝置于右锁骨下动脉。

左颈总动脉起始段支架定位要求:支架位置不能太低,在主动脉弓内伸出太长会出现支架脱落、移位、主动脉弓血栓、红细胞机械性破坏等;位置太高也有问题,可能会导致不能完全覆盖病变。右颈总动脉起始段支架最好不要覆盖锁骨下动脉开口,为将来锁骨下及椎基底动脉病变处理留下后路;但如果病变累及无名动脉分叉处,也需要完全覆盖病变,支架可从右颈总动脉延伸至无名动脉。

颈总动脉支架治疗均要求应用远端保护装置，保护伞需要放置于颈内动脉。在左颈总动脉起始段支架置入术后，可能会出现保护伞回收导管进入困难，小心调整导引导管位置和角度，一般即可成功。也可考虑再置入一根支撑导丝通过支架送入颈外动脉分支，撤出在支架外的那根辅助导丝，沿新的支撑导丝和保护伞导丝将导引导管送入支架，再送入保护伞回收导管（图 10—45，图 10—46）。

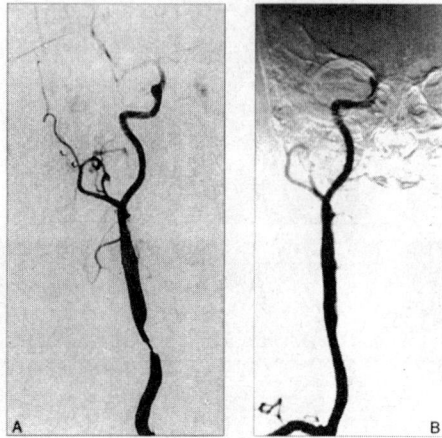

图 10—45 右颈总动脉支架置入术。A. DSA 显示右颈总动脉中段狭窄。B. 右颈总动脉 Pretege 自膨支架（10mm×40mm）置入术后

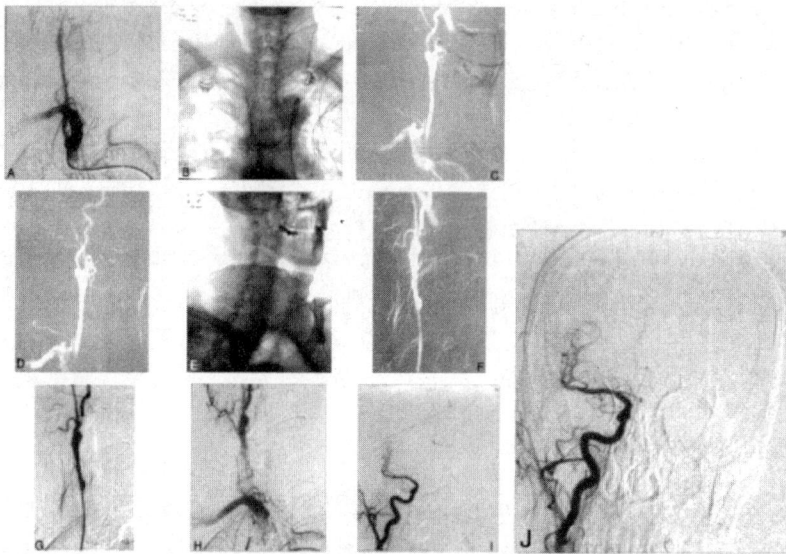

图 10—46 男性，70 岁，发作性左侧肢体无力 1 年。查体：右侧上肢血压 131/78mmHg，左侧上肢血压 128/80mmHg；神经系统查体（-）。NIHSS 0 分，mRS 0 分，BI 指数 100 分。可干预危险因素：糖尿病、高脂血症、吸烟。颅脑 CT 未见异常。DSA 显示右颈总动脉多发狭窄。行 RCCA 支架置入术。A. DSA 显示右颈总动脉多发狭窄，溃疡型斑块。B. Ⅲ型弓，导引导管到位困难，双导管技术（加硬泥鳅导丝＋5F 多功能导管）将导引导管置入无名动脉。C. 撤出多功能导管，路径图下将交换泥鳅导丝（260cm）送入颈外动脉。D. 撤出加硬泥鳅导丝，沿 8F 导引导管送入 Filter—wair 保护伞。E. 固定保护伞，跟进导引导管至颈总动脉中段。F. 撤出保护伞输送鞘及交换泥鳅导丝。G. 释放 WALSTENT 自膨支架（8mm×50mm）。H. 回收保护伞，下撤导引导管，释放 Pretege 自膨支架（9mm×40mm）。I. 颅内造影术前。J. 颅内造影术后

四、无名动脉狭窄

无名动脉病变比较少见,病因主要为动脉粥样硬化,其次是多发性大动脉炎及放射性动脉炎。无名动脉狭窄的性别分布尚不明了,似乎男性较为多见。患者平均年龄为 56.6 岁。危险因素主要是高血压、吸烟和糖尿病(图 10-47)。介入治疗常规入路选择股动脉穿刺入路,也有肱动脉入路的报道,少数情况下可经颈总动脉逆行入路。

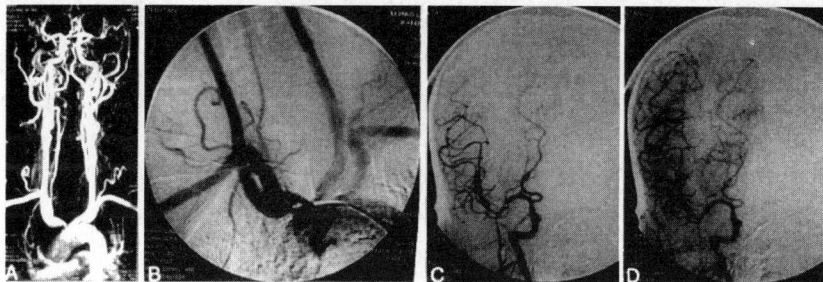

图 10-47 男性,71 岁,发作性头晕 10 年。呈阵发性发作,持续约 5min 可完全缓解,有时伴有左上肢麻木不适。查体:右侧上肢血压 124/65mmHg,左侧上肢血压 132/71mmHg;神经系统查体(一)。MHSS 0 分,mRS 0 分,BI 指数 100 分。可干预危险因素:高血压病、高脂血症、高同型半胱氨酸血症、吸烟。颅脑 CT 未见异常。CTA 和 DSA 显示无名动脉重度狭窄。A. 弓上 CTA,可见无名动脉重度狭窄。B. DSA 主动脉弓造影,可见无名动脉重度狭窄。C. DSA 右侧颈总动脉造影早期。D. DSA 右侧颈总动脉造影晚期

无名动脉介入治疗有几大难题,一是如何使导引导管位置稳定,二是保护装置如何选用,三是支架的选择与定位。Paukovits 这两例患者病变都位于无名动脉中段,病变距离无名动脉近心端开口有一定的距离,这样经股动脉穿刺入路,导引导管头端可以安全稳定于无名动脉开口处。如果病变位于无名动脉开口处,导引导管头端缺乏安全的附着点,经股动脉穿刺入路治疗将会非常困难。Paukovits 两例患者治疗中均未使用保护装置,他在讨论中也谈到了无名动脉介入治疗保护装置的应用目前尚无循证医学证据。此男性患者发生栓塞并发症的概率很小,得益于椎动脉及颈动脉的逆行血流;而女性患者,笔者觉得纯粹是运气很好。

五、颈外动脉狭窄

颈外动脉因为有着丰富的侧支循环,如果出现狭窄一般很少需要干预。有两种情况下颈外动脉病变需要积极处理:同侧颈内动脉闭塞,颈外动脉作为主要代偿途径时;侧支循环差,颈外动脉病变引起其供血区严重缺血症状时(图 10-48)。

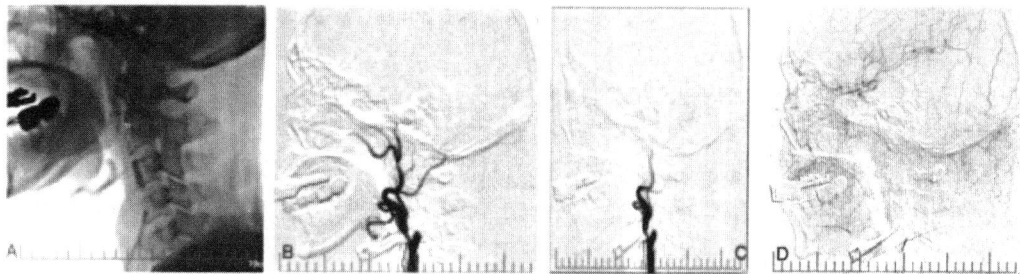

图 10-48 男性,76 岁,言语不利 7d。查体:命名性失语,计算力下降。A. 左颈总动脉造影显示左颈内动脉闭塞,左颈外动脉重度狭窄。B. 左颈外动脉分支通过眼动脉向左颈内动脉供血区代偿。C. 左颈外动脉置入球扩式支架 BLUE(4mm×12mm)。D. 左颈外动脉支架置入术后

颈外动脉支架可找到的病例不多,文献报道也相对较少,有一篇很精彩的个案报道。男性,62岁,以突发舌头肿胀疼痛就诊(图10—49、图10—50)。

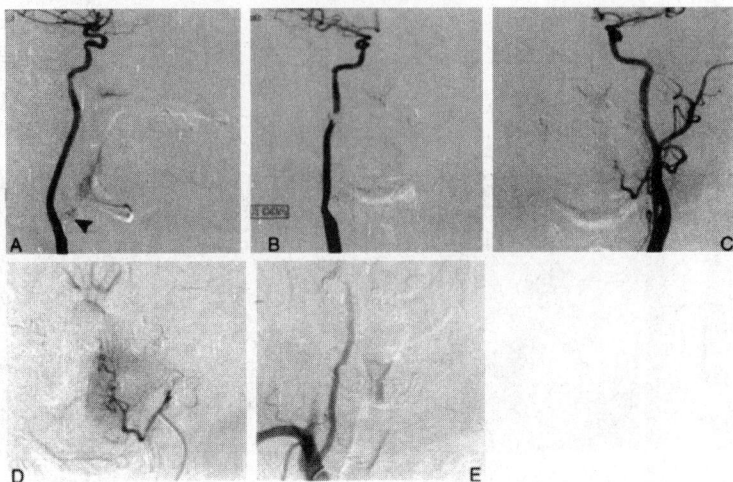

图10—49 术前造影显示右颈外动脉闭塞。A. 右颈总动脉显示右颈外动脉闭塞(侧位)。B. 右颈总动脉显示右颈外动脉闭塞(正位)。C. 左颈总动脉造影。D. 选择性左舌动脉造影显示无明显向对侧舌动脉的侧支循环。E. 右椎动脉造影显示无明显舌动脉的侧支循环

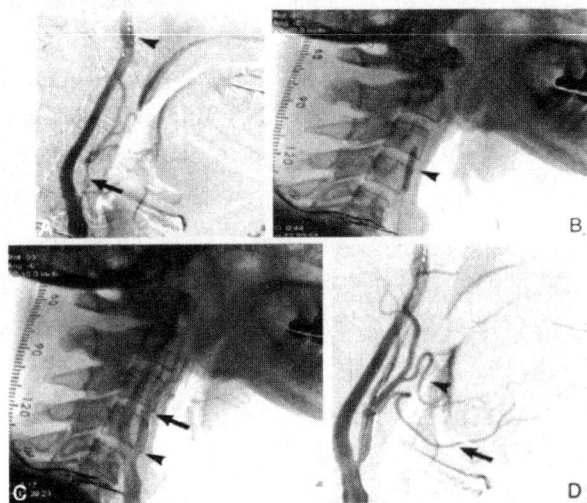

图10—50 右颈外动脉支架置入术。A. 9F导引导管置入右颈总动脉,Angioguard保护伞置入右颈内动脉,Transit微导丝通过闭塞段置入右颈外动脉远端。B. Gateway Monorail球囊扩张,3.5mm×20mm,10atm,30s。C. Precise自膨式支架置入,6mm×20mm。D. 支架置入后造影,舌动脉显影良好

六、锁骨下动脉闭塞再通术

锁骨下动脉闭塞是一种常见的阻塞性颅外脑血管病,病因多为动脉粥样硬化。

锁骨下动脉闭塞血管内再通术的适应证有:锁骨下动脉闭塞引起后循环缺血症状(锁骨下动脉窃血综合征)或上肢缺血症状;根据临床病史和影像学推测闭塞时间在3个月之内;闭塞段长度在2cm以内;闭塞远端管腔正常;病因为动脉粥样硬化。

左锁骨下动脉闭塞再通术需要同时穿刺股动脉和同侧桡动脉,股动脉置入8F动脉鞘,桡动脉置入6F动脉鞘。将8F导引导管经股动脉鞘置于锁骨下动脉闭塞近端,将5F单弯导管

经桡动脉鞘放置在闭塞段远端。双侧同时造影,准确测量闭塞段的长度及两端血管的直径。双侧同时做路径图,在路径图及骨性标志指导下操作。0.035 直头泥鳅导丝经 5F 单弯导管从远端试行通过闭塞段。通过后造影明确在真腔内,用小球囊预扩张。扩张后 5F 单弯导管通过闭塞段,造影确认在近端血管真腔内。可尝试将导丝或 5F 单弯导管置入 8F 导引导管内,也可尝试经导引导管将微导丝置入 5F 单弯导管内。8F 导引导管通过导丝或导管穿过病变至闭塞远端,造影确认在远端血管真腔内。通过 8F 导引导管将 0.014 微导丝置入锁骨下动脉远端,导引导管退至闭塞段近端,沿微导丝行球囊扩张及支架置入术。准确测量后,可选择合适长度的支架,尽量使支架避免覆盖椎动脉开口和突入主动脉弓内(图 10-51)。也可用 0.035 泥鳅导丝经 8F 导引导管从近端试行通过闭塞段,操作相对简单,但发生夹层的风险较大(图 10-52)。

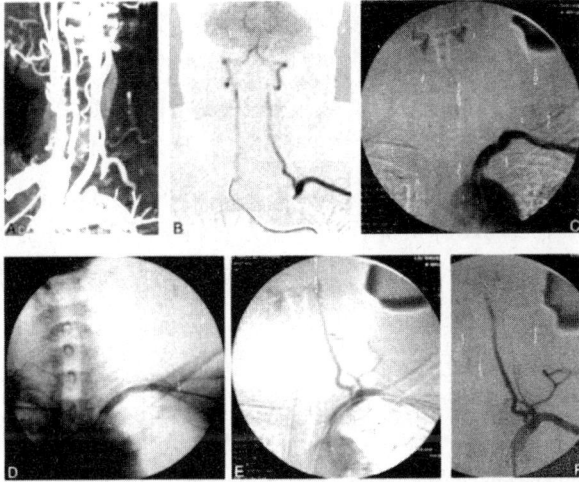

图 10-51　左锁骨下动脉闭塞再通术。A. CTA 显示左锁骨下动脉闭塞。B. 对侧造影显示右侧椎动脉通过左侧椎动脉向左侧锁骨下动脉远端代偿供血。C. 用 0.035 泥鳅导丝经股动脉入路 8F 导引导管从近端通过闭塞段,造影可见左侧锁骨下动脉远端血管显影,但未见椎动脉显影,考虑存在夹层。D. 用 0.035 泥鳅导丝经桡动脉入路 5F 单弯导管从远端通过闭塞段,造影确认在真腔内,沿泥鳅导丝送入 POWERFLEX(5mm×40mm)球囊,8atm 扩张。E. 球囊扩张后,经股动脉入路造影,可见椎动脉顺向血流。F. 沿股动脉入路 8F 导引导管置入 PROTEGE 自膨式支架(9mm×40mm)

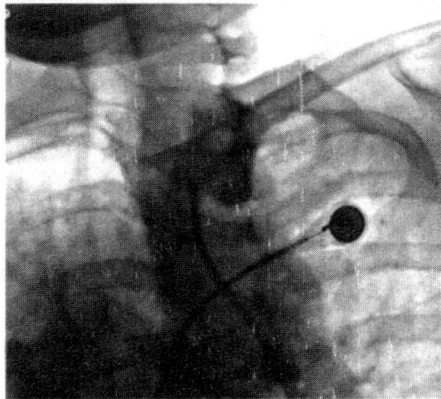

图 10-52　左锁骨下动脉闭塞再通术中,0.035 泥鳅导丝从近端试行通过闭塞段中发生主动脉夹层

右锁骨下动脉闭塞再通术需要同时穿刺双侧股动脉和同侧桡动脉,通过一侧股动脉鞘将

6F 导引导管置入右侧颈总动脉,颈内动脉放置保护伞以防治操作中栓子脱落导致颈内动脉系统栓塞。

(张德智)

第四节　颅内动脉狭窄血管内治疗

在全球范围内,颅内动脉粥样硬化性病变是缺血性脑卒中最常见的原因之一。研究表明,在中国和其他亚洲人群,可能有超过 30% 的缺血性脑卒中是由颅内动脉粥样硬化性病变引起的。颅内动脉粥样硬化性狭窄后造成脑卒中的机制有:①低灌注。②狭窄部位的斑块破裂、出血或斑块增大而造成血栓形成,导致血管闭塞。③血栓脱落导致血管远端栓塞。④狭窄部位的穿支血管闭塞。动脉狭窄的程度与缺血性脑卒中的危险性相关,有研究认为当颅内动脉狭窄度每提高 10%,缺血性脑血管病的风险会增加 26%。WASID 研究显示,尽管在规范抗血小板聚集等药物的治疗下,平均随访症状性的颅内动脉严重狭窄(狭窄率为 70%~99%)患者 1.8 年,脑卒中的复发率仍超过 22.1%,狭窄区的缺血性脑卒中年发病率为 12%。SAMMPRIS 研究表明,颅内动脉严重狭窄的患者在正规的内科治疗下,1 年内脑卒中复发率也达 12.2%。因此,对于颅内动脉狭窄有必要探索更进一步的治疗方法。近年来,随着血管内治疗手段的不断进步和材料学的发展,颅内支架治疗技术成功率越来越高,为颅内动脉狭窄的治疗带来新的希望。

一、适应证和禁忌证

(一)适应证

1. 内科治疗失败的首发或复发的症状性颅内大动脉狭窄患者(内科治疗失败定义为发生脑卒中或 TIA 时正在使用至少一种抗栓药物治疗且进行积极的危险因素干预;症状性颅内动脉狭窄定义为在 90d 内发生过脑卒中或 TIA,归因于本次拟干预的责任病变;颅内大动脉包括:颈内动脉颅内段、大脑中动脉 M1 段、椎动脉颅内段、基底动脉)。

2. DSA 示颅内责任病变血管狭窄程度≥70%(狭窄程度判断依照 WASID 法)。

3. 术前两周内的影像学检查示责任血管病变区域侧支循环不良:DSA 示侧支循环评分＜3;或经颅多普勒超声(transcranial doppler,TCD)示靶血管收缩期血流速度峰值≥200cm/s;或头颅 CT 灌注成像示病变血管责任区域低灌注(较对侧灌注减少 30% 以上);或头颅核磁成像示血流动力性缺血病灶;或头颅 CTA/MRA 示病变血管责任区域无明显的代偿血管分支;或 CTA 侧支循环分型评分＜2;或单光子发射计算机体层扫描(single photon emission computed tomography,SPECT)示责任血管病变区域侧支循环不良。

4. 病因分型为大动脉粥样硬化型。

(二)禁忌证

1. 近 3 周内急性缺血性脑卒中。

2. 在 6 周内出现过病变血管区域内的颅内出血(包括脑出血、蛛网膜下腔出血、硬膜下血肿、硬膜外血肿及厚度＞5mm 的慢性硬脑膜下血肿)。

3. 非动脉粥样硬化性病变(MoyaMoya 病,任何已知的血管炎性疾病,带状疱疹,水痘-带状疱疹或其他病毒引起的血管病,神经梅毒,其他颅内感染,放射性血管病,纤维肌发育不良,镰状细胞贫血,神经纤维瘤病,中枢神经系统良性血管病,产后血管病等)。

4.有潜在的心脏血栓来源(包括慢性心房颤动、阵发性心房颤动、心脏瓣膜病、人工瓣膜、心内膜炎、存在心内附壁血栓或赘生物、3个月内心肌梗死、扩张型心肌病、右向左分流、EF值≤30%)。

5.有并发的颅内肿瘤、动脉瘤或颅内动静脉畸形。

6.头颅核磁成像示病变血管为单纯载体动脉穿通支阻塞。

7.病变血管管径<2mm,病变长度≥15mm。

8.慢性闭塞性病变、病变处或近端血管腔内血栓形成、病变远端血管不可干预的重度狭窄。

9.严重的血管迂曲或变异,妨碍安全输送导引导管、球囊及支架系统。

10.对造影剂或所使用的材料或器材过敏者;严重的造影剂反应;有严重心、肝、肾、肺疾病;胃肠道疾病伴有活动性出血者,有无法纠正的出血因素;对肝素、阿司匹林或其他抗血小板类药物有禁忌者;不能控制的高血压。

11.脑梗死后遗留有责任血管相关严重的神经功能障碍(mRS≥3)。

12.生命预期小于1年。

13.妊娠或哺乳期妇女。

14.认知障碍、精神疾患使患者无法配合手术。

15.术前30d或计划在接下来的90d内实施大手术(包括开放性股骨、主动脉或颈动脉手术)。

(三)手术指征的严格把握

目前临床上颅内手术指征的把握随意性较大。一方面,掌握介入技术的医生会积极进行支架置入治疗,即使指南中不推荐、临床试验未予证实,医生也会根据自身理解而过度干预,将无症状或轻中度颅内动脉狭窄等疾病也扩大到介入治疗适应证当中。另一方面,部分没有掌握介入技术的医生可能对这一治疗方式存有排斥态度,即使对于药物治疗无效的患者,也会以介入高风险为由拒绝为患者提供另一种治疗选择。这种"或左或右"的理念阻碍了患者获得恰当的治疗。

SAMMPRIS研究显示,颅内动脉支架术后30d内有14.7%的患者死亡或发生脑卒中。在动脉粥样硬化性颅内动脉狭窄的高危患者中,积极药物管理的早期及远期疗效均高于Wingspan支架置入术。因此对于颅内动脉狭窄介入治疗的探索必须严格把握适应证和禁忌证。

目前可开展支架治疗的血管局限在颈内动脉颅内段,大脑中动脉M1段(大部分在分叉前,个别达M2~M3段),椎动脉颅内段与基底动脉,也有大脑后动脉P1段的个案报道。进行支架治疗时,近心端的血管较远端的血管难度要小一些;小管腔动脉的狭窄在支架治疗后更容易形成再狭窄或闭塞,由于受材料因素的影响,目前一般不对直径<2mm的血管行支架治疗;穿支少、非分叉、非成角的血管病变可能效果会好一些,关于哪一支血管的支架治疗效果会更好,目前尚无好的临床证据证实。

活动性血管炎性病变不宜进行血管内支架治疗。动脉粥样硬化性狭窄是目前支架治疗的最常见病变,但对于稳定性斑块或非稳定斑块是否均应进行支架治疗,目前尚无研究结果,也可能是尚不能明确判断斑块的性质。有证据表明症状性颅内动脉狭窄第2年的脑卒中发生率较第1年明显下降,因此,对于一个已经长时间存在的颅内动脉狭窄患者是否也需要进行支架治疗尚缺乏有力依据。45岁以下的症状性颅内动脉狭窄,动脉粥样硬化证据不足,应该更加严格掌握适应证。

二、术前准备

与颅外段动脉病变不同,颅内动脉狭窄的介入治疗风险较高,因此需要谨慎、全面评估后才可确定治疗方案。术者术前必须亲自访视患者,全面掌握情况,并取得有效知情同意。

(一)掌握临床资料

仔细的病史询问、全面的神经系统查体,结合影像学资料,必须明确拟行介入干预的动脉是否为症状和体征的责任血管,此为定义"症状性狭窄"的关键。详细了解患者的治疗史、用药情况和疾病的复发情况,以此来确定是否为"内科药物治疗无效"。

(二)完善相关检查

因为颅内动脉介入治疗大多需要在全麻状态下进行,所以术前实验室检查除了造影和颈动脉支架术所关注的要点外,还必须包含麻醉的术前评估。

1.心血管系统 区别心脏病的类型、判断心功能、掌握心脏氧供需状况是进行心血管系统评价的重要内容。明显影响心脏事件发生率的心血管因素有心功能,心肌缺血(心绞痛、心肌梗死),高血压及治疗情况,心律失常等。

心功能分级:对心功能评定目前最适用者仍是根据心脏对运动量的耐受程度来衡量。目前常采用纽约心脏病学会(NYHA)四级分类法。分类为Ⅰ、Ⅱ级的患者进行一般麻醉和手术安全性应有保障。

NYHA心功能分级标准:

Ⅰ级:体力活动不受限,无症状,日常活动不引起疲乏、心悸和呼吸困难。

Ⅱ级:日常活动轻度受限,出现疲乏、心悸、呼吸困难或心绞痛,休息后感舒适。

Ⅲ级:体力活动显著受限,轻度活动即出现症状,休息后尚感舒适。

Ⅳ级:休息时也出现疲乏、心悸、呼吸困难或心绞痛,任何体力活动均增加不适感。

有创或无创的心功能检查可提供左室射血分数(ejection fraction,EF),左室舒张末期压(left ventricular end-diastolic pressure,LVEDP)的心指数(cardiac index,CI)等一些客观的指标。心功能分级与心功能检查之间存在对应关系见表10-7。

表10-7 心功能分级与心功能检查的关系

心功能分级	EF	静息时 LVEDP(mmHg)	运动时 LVEDP(mmHg)	CI[L/(min·m^2)]
Ⅰ	>0.55	正常(≤12)	正常(≤12)	>2.5
Ⅱ	0.5~0.4	≤12	正常或>12	约2.5
Ⅲ	0.3	>12	>12	约2.0
Ⅳ	0.2	>12	>12	约1.5

对心脏氧供需平衡的评估:应注意运动量、运动极限与心绞痛发作之间的关系,心绞痛、冠心病治疗用药情况、24h动态心电图、心脏平板运动试验可提供有价值的信息。先天性心脏病的麻醉风险主要与心功能及是否合并肺动脉高压有关,术前有必要行超声心动图检查,以明确心功能、肺功能压、心脏残留病变等情况,必要时请心内科会诊。

高血压患者的危险性取决于是否并存继发性重要器官损害及其程度及高血压的控制状

态。只要不并存冠状动脉病变、心力衰竭或肾功能减退，即使有左室肥大和异常心电图，只要经过充分术前准备和恰当的麻醉处理，耐受力仍属良好。凡舒张压持续＞90mmHg，均需抗高血压药物治疗。治疗后的患者病理生理可得到改善。抗高血压药物可持续用至手术当日。

一般人群的围术期心肌梗死发生率为0.7％，冠心病为1％，陈旧性心肌梗死者为6％，新近发生心肌梗死的再发率6％～37％。2个月内有充血性心力衰竭以及6个月内有心肌梗死（未行冠脉搭桥术或介入治疗者）的心脏病患者，不宜进行择期手术。

对麻醉处理有影响的心律失常包括：心房颤动、心房扑动，术前应控制其心室率在80/min左右；Ⅱ度以上房室传导阻滞或慢性双束支传导阻滞（右束支伴左前或左后分支传导阻滞），术前需做好心脏起搏器准备；无症状的右或左束支传导阻滞，一般不增加麻醉危险性；房性期前收缩或室性期前收缩，偶发者在青年人多属功能性，一般无需特殊处理。在40岁以上的患者，房性期前收缩、室性期前收缩发生或消失与体力活动量有密切关系者，应考虑有器质性心脏病的可能，频发（5/min）、多源性或"R on T"的室性期前收缩，容易演变为心室颤动，术前必须用药物加以控制。

长期应用利尿药和低盐饮食患者，有并发低血钾、低血钠的可能，术中易发生心律失常和休克，应及时补充钠和钾。

2.呼吸系统　肺部术后并发症是仅次于心血管并发症的围术期死亡原因之一，术前应明确肺疾病的类型及严重程度，结合手术部位、持续时间等因素，对肺部并发症发生的可能性与危险性做出判断。加强术前有关处理可明显降低术后肺部并发生的发生率和病死率。

麻醉前应了解患者有无呼吸系统疾病或与其他系统并存的疾病。如患者处于急性呼吸系统感染期间，如感冒、咽炎、扁桃体炎、气管支气管炎或肺炎，手术必须推迟到完全治愈1～2周后，否则术后易并发肺不张和肺炎。术前呼吸系统有感染的病例术后并发症的发生率可较无感染者高出4倍。慢性感染和气道功能不全，如呼吸困难、慢性阻塞性肺病、哮喘等，可继发引起肺动脉高压和肺心病，是麻醉的主要危险原因之一，须做好细致的术前工作。

肺功能评估：对于肺功能差的患者，术前必须行肺功能的检查，有助于鉴别阻塞性或限制性疾病，并可评价患者对治疗的反应。一般认为，肺活量＜预计值的60％，通气储量百分比＜70％，第一秒用力肺活量与用力肺活量的百分比＜60％或50％，术后发生呼吸衰竭的可能性大。

3.其他　麻醉前禁食12h，禁水4h，如末次进食为脂肪含量很低的食物，也至少应禁食8h，禁水2h。

（三）全面病变评估

术前需要完成DSA检查全面评估病变：病变部位（非开口部、开口部），分支是否受累（是否有需要保护的分支病变），是否有血栓形成，狭窄率，病变长度，是否成角，斑块位置及性质，钙化分级，是否为夹层，前向血流分级，入路评估，侧支代偿分级等。

1.WASID法计算颅内动脉狭窄率　狭窄率＝$[1-(D_{stenosis}/D_{normal})]\times100\%$，$D_{stenosis}$指狭窄最重处的血管直径，$D_{normal}$为近端的正常血管直径，分别有以下几种情况：①对于大脑中动脉、椎动脉颅内段以及基底动脉，D_{normal}定义为狭窄近端最宽、无弯曲的正常动脉直径。②如果近端血管有病变（如大脑中动脉起始段狭窄），那么D_{normal}就定义为狭窄远端最宽、无弯曲的正常动脉直径。③如果整个颅内动脉都有病变，就选择其主要供血动脉最远端的无弯曲的正常管径。如整个基底动脉病变，D_{normal}定义为其优势侧椎动脉最远端的无弯曲正常管径直径；

整个大脑中动脉病变,D_{normal}定义为颈内动脉最远端的无弯曲正常管径直径;整个颅内椎动脉病变,D_{normal}定义为颅外段椎动脉最远端的无弯曲正常管径直径。④颈内动脉海绵窦前段、海绵窦段、海绵窦后段病变,D_{normal}定义为颈动脉岩段最宽、无弯曲的正常管径直径。如果整个岩部都有病变,D_{normal}定义为颅外颈内动脉最远端的直径。⑤如果有串联的颅内病变(如同时有椎动脉远端和基底动脉中段狭窄),则要分别计算各处狭窄的狭窄率,取其最狭窄的数值为结果。⑥如果狭窄近闭塞,无法看到狭窄处管径,那么就定义狭窄程度为99%。

2.成角病变 成角病变可分为3度:轻度成角<45°;中度成角>45°但<90°;极重度成角>90°。

3.颅内动脉粥样硬化性狭窄范围和程度的评估 Mori等提出了一套颅内动脉造影分类系统来预测单纯球囊脑血管成形术的临床预后,在DSA下根据病变长度和几何形态学分以下3种类型:Mori A病变是指短的(长度≤5mm)同心圆或适度偏心的非闭塞病变;Mori B病变是指管状(长度为5~10mm)的极度偏心的适度成角病变,或时间短于3个月的闭塞;Mori C病变指的是弥漫的(长度>10mm)极度成角伴有近端路径明显迂曲,或时间大于3个月的闭塞。病变越复杂,近期和远期临床预后就越差。

(四)药物准备

预防脑血管痉挛,术前2h微泵输入尼莫地平(尼莫同,50mL:10mg)。体重估计低于70kg或血压不稳定的患者,起始剂量为0.5mg/h(即泵入速度2.5mL/h);如果耐受性良好尤其血压无明显下降时,2h后剂量可增至1mg/h(即泵入速度5mL/h)。在体重估计大于70kg的患者,起始剂量为1mg/h(即泵入速度5mL/h)。根据血压调整泵入速度,控制收缩压在120~140mmHg。注意遮光输注,避免阳光直射。

(五)做好医患沟通

良好的医患沟通是手术顺利进行的保障,以下内容需要在术前有效告知患者及家属:①颅内动脉狭窄介入治疗风险较大,国际报道目前围术期脑卒中和死亡发生率在14.7%,我们中心的事件发生率事实上低于这个数字,但对于患者个体面对如此高的风险必须慎重抉择。②明确讲清手术适应证,也就是"为什么要做这个手术"。③告知支架置入是个预防性手术,也就是"做了这个手术患者能得到什么样的获益"。④告知手术过程,即"手术会怎样去做"。⑤告知手术并发症,即"手术会给患者带来哪些风险"。⑥告知手术所需费用和医疗保险报销情况,即"手术会花多少钱"。⑦告知拒绝手术的风险,即"如果不做,会有什么样的后果"。

在这样充分告知的基础上,了解患者和家属对手术的想法,达成一致后签署知情同意书。

三、术中准备

(一)导引导管的选择

常用6F导引导管,如果入路血管较细,侧支循环较差可用5F导引导管。需根据入路迂曲情况选择。

1. Guider Softip头端软、无创,在狭窄迂曲的血管内,可使血管痉挛和夹层的风险降至最低。

2. Envoy相对较硬,在血管迂曲情况下可以提供较好的支撑。它的不足在于硬,头端边缘锐利。

3. Neuron非常柔软,可以到达颈内动脉颅内段或椎动脉远段。不足在于稳定性不够,太滑,透视下不易辨认。

(二)微导丝的选择

一般选用 0.014 的微导丝,不同的微导丝各具特点,理想的微导丝要有良好的操控性、示踪性、支撑力以及头端柔软。

1. Transend 具有良好的示踪性、扭控性,抗弯性强于 Silverspeed。

2. Silverspeed 具有良好的扭控性,透视下头端清晰可见,易弯曲。

3. Synchro—14 头端非常柔软,便于穿行于小血管或解剖复杂的血管,扭控性极好。

4. Pilot 50 支撑力及操纵性强,适用于有残端、近端迂曲、无分支的慢性闭塞病变和次全闭塞病变。

5. X—Celerator 头端柔软,导丝体稍硬,非常柔滑。

(三)球囊的选择

颅内病变应选择非顺应性球囊,Gateway 球囊较常使用,也有使用 Maverick、NC Ranger、NC Raptor 的报道。

球囊直径选择目标血管直径的 80%(参考病变近端或远端正常血管较细一侧的直径),Gateway 球囊直径有 1.5mm、2.0mm、2.25mm、2.5mm、2.75mm、3.0mm,3.5mm 和 3.75mm。如果计算出拟选用的球囊直径为两个规格之间,一般选择较小的直径,稍大一点的充盈压。球囊充盈后直径不能超过病变血管的直径。

根据病变长度选择球囊长度,尽可能选用短球囊。Gateway 球囊长度为 9mm、15mm、20mm。长病变如果血管较直,可选择与病变长度一致的球囊;如果病变弯曲成角,长的球囊扩张容易牵拉形成夹层或破裂,建议选择短球囊,分次扩张。

Gateway 球囊命名压 6atm,额定爆破压 12atm。

(四)支架的选择

颅内狭窄病变常选择自膨式支架(Wingspan)或球囊扩张式支架(Apollo),也有选用辅助动脉瘤栓塞支架 Neuroform 和 Enterprise 的探索。

Wingspan 支架长度有 9mm、15mm、20mm 3 种规格可选。支架应超越病变两端各 3mm,因此支架长度应至少大于病变长度 6mm。应注意支架释放后有一定的短缩率(2.5mm 为 2.4%,4.5mm 为 7.1%),需要计算在内。

支架直径选择需参考病变近端或远端正常血管较粗一侧的直径,详见表 10—8。

表 10—8 Wingspan 支架规格的选择

标称直径(mm)	完全释放直径(mm)	推荐使用血管(mm)
2.5	2.8	2.0<直径≤2.5
3.0	3.4	2.5<直径≤3.0
3.5	3.9	3.0<直径≤3.5
4.0	4.4	3.5<直径≤4.0
4.5	4.9	4.0<直径≤4.5

四、手术步骤

(一)麻醉

多选择全麻,患者平卧于造影床上,全麻过程中可进行常规消毒铺巾,麻醉成功后开始手术。也可以选择局麻,两者各有利弊。局麻有利于观察患者症状体征改变;全麻可以使患者配合良好,且术者有良好的心态以便顺利完成手术。

(二)穿刺置鞘

常规选择股动脉入路,股动脉穿刺置 6F 动脉鞘。椎动脉颅内段和基底动脉病变也可考虑经上肢入路(图10—53)。

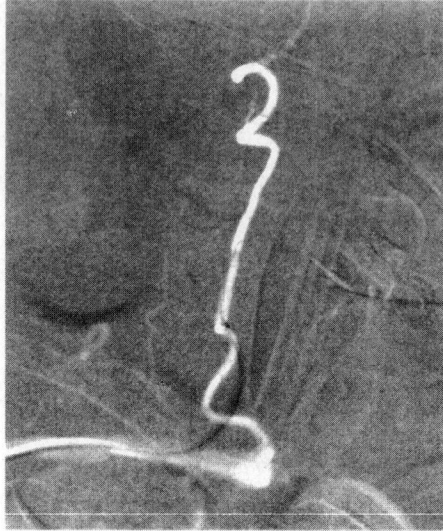

图 10—53 经桡动脉入路右椎动脉 V4 段支架置入术

(三)导引导管到位

根据主动脉弓的分型、颈动脉迂曲程度及血管壁的斑块情况选择导引导管。多选用 6F 导引导管,尾端连接 Y 阀+三通+加压滴注,在路径图下,泥鳅导丝导引将其送至病变近端血管平直处,尽量靠近病变以保证良好的支撑性。颈内动脉系统一般将导引导管置于岩段垂直部,后循环一般置于椎动脉 V2 段远端。导引导管头端轴线要与动脉的走行轴线平行,避免直接抵住血管壁,避开动脉粥样硬化斑块。冒烟观察导管头端位置,局部血管有无痉挛和夹层形成。

(四)造影

导引导管到位后撤出导丝,选择最佳工作角度,放大造影,观察病变及远端血管,导引导管头端必须在视野内。再次分析评估病变(测量狭窄的病变长度及血管的直径,计算狭窄率,分析成角、钙化、溃疡斑块等可能影响手术的因素),最后确认手术方案并选择手术材料。

准确的测量是合理选择手术材料的前提,也是手术成功的保障。但不能完全相信并依赖机器,要个体化分析并根据经验判断,否则当机器出现误差时会出现很大失误。一般要参考个人经验及中国人颅内动脉血管的平均管径。我们经常置入支架的是大脑中动脉 M1 段,基底动脉椎动脉颅内段,颈内动脉末段。大脑中动脉的平均管径是 2.5mm,基底动脉的平均管径是 3mm,椎动脉平均管径是 3.5mm。我们选择的球囊不能超过平均管径,否则可能导致血管破裂。因此在机器辅助的情况下,还要根据经验再进行判断。

(五)材料准备

根据病变结构特点及路径迂曲程度选择合适的微导丝,在肝素盐水中充分浸泡。根据病变长度和血管直径选择合适的扩张球囊,注射器用肝素盐水从球囊导管尾端正口冲洗,至头端孔出水;压力泵抽取造影剂(2∶1)约 10mL,接三通及球囊导管尾端侧口;负压抽出球囊导管内气体,同时泵内造影剂自然流入球囊导管,解除负压备用。肝素盐水从 Wingspan 支架尾端冲洗,旋紧尾阀继续冲洗至橄榄头端孔和外鞘口出水,接持续加压滴注。微导丝穿入球囊导管,微导丝头端根据入路血管迂曲角度及病变形态塑弯,然后将微导丝头端完全拉入球囊导管,扭控子安装至微导丝的尾端。

(六)导丝通过病变

打开 Y 阀,将微导丝+球囊导管组合置入 6F 导引导管。确认进入后旋小 Y 阀开口,左手拇指及食指固定球囊导管,右手轻轻将微导丝送入约 10cm。之后右手将微导丝+球囊导管组合送入 6F 导引导管头端。微导丝露头后,在选择好的工作角度上给路径图。在路径图指引下,旋转扭控子将微导丝小心通过病变至病变远端。一般颈内动脉末端及 M1 病变送至 M2 段以远,V4 或 BA 病变送至 P2 段以远血管平直处。造影确认微导丝在远端血管真腔内。

(七)球囊扩张

1.球囊到位 助手固定微导丝,注意整个系统顺直。右手推送球囊导管至病变狭窄处,导引导管造影,确认球囊定位准确。

2.扩张 透视下缓慢旋转压力泵加压,球囊充盈呈柱状,停止踩透视、存图,保持压力 3s 后负压抽瘪球囊。颅内病变球囊扩张讲究"慢打慢放"。

3.造影 扩张后立即造影观察病变扩张情况、残余狭窄率,有无夹层和局部血栓形成,有无造影剂外渗,有无动脉痉挛,同时观察微导丝有无移位。球囊下撤至病变近端,再次造影观察。球囊下撤时注意需右手固定微导丝,避免因为球囊下撤引起微导丝前窜导致血管穿破出血。

4.撤出 确认扩张成功后撤出球囊导管,适当旋开 Y 阀,透视下观察微导丝位置不移动,助手固定导引导管位置不动,交换动作撤出球囊导管。球囊导管头端露出后,助手旋紧 Y 阀,撤下球囊导管,肝素盐水纱布擦拭微导丝。

(八)支架置入

1.支架到位 支架输送系统穿入微导丝尾端至 Y 阀处,助手固定微导丝,注意整个系统顺直。旋开 Y 阀,右手推送支架输送系统到位,越过病变处。适当旋开 Y 阀,旋开支架尾阀,轻推支架纵杆至 3、4marker 重合。之后整个系统轻微下撤,以释放张力,避免释放时支架移位。稳住操纵杆,轻撤支架释放系统外鞘管使 1、2marker 重合(支架前端与支架释放系统外鞘前端重合),造影准确定位。

2.释放 透视下右手固定支架输送系统操纵杆,左手缓慢回撤支架外鞘,平稳释放支架。

3.造影 保持微导丝位置不变,支架输送系统撤至病变近端或导引导管内,观察支架释放后残余狭窄率,支架贴壁情况,远端血流情况,有无夹层和支架内局部血栓形成,有无造影剂外渗,有无动脉痉挛,同时观察导丝有无移位。支架置入的成功标准是残余狭窄率≤50%。

4.撤出 适当旋开 Y 阀,透视下观察微导丝位置不移动,助手固定导引导管位置不动,交换动作撤出支架输送系统。支架输送系统头端露出后,助手旋紧 Y 阀,撤下支架输送系统,肝素盐水纱布擦拭微导丝。如遇支架输送装置撤出困难,可借用辅助导丝撤出(图 10-54)。

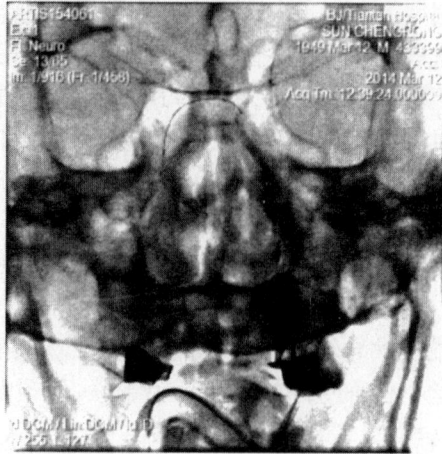

图 10—54　Wingspan 支架输送装置取出困难,借用 0.035 导丝支撑撤出

（九）造影观察

观察 5min 后再次造影,有无弹性回缩,有无急性血栓形成及动脉闭塞,有无造影剂外渗。如无异常,撤出微导丝再次造影观察。

（十）拾遗补阙

球囊扩张支架的准备和置入操作类似于单纯球囊扩张术。

导引导管支撑力够就好,不一定要放到很高。

为了避免微导丝引起的出血、内膜损伤、痉挛等,只要支撑力足够,微导丝不必走得太远,一般来讲导丝越近越安全。例如椎动脉 V4 段病变,导丝放到基底动脉,如果近端导丝几乎直了,就没有必要放到大脑后动脉。

重度狭窄,路径迂曲可用微导丝＋微导管技术,以加强对微导丝通过的支撑。通过后可经微导管造影明确位于远端血管真腔内。此时可选用通过性较好的微导丝带微导管通过,确认位置后再换用支撑性较好的微导丝以利于球囊和支架的到位。

在输送支架过程中要随时观察微导丝和导引导管是否有回退,随时调整导丝和导引导管,避免由于微导丝、导引导管的运动而使手术失败。

支架要完全覆盖病变全长,避免将支架末端置于斑块上。

不能过度追求病变血管形态学的完美,因为狭窄血管的直径即便只获得较小的改善,就可以明显改善靶血管供血区的血流灌注。

五、有关术式的讨论

目前颅内动脉狭窄常用的手术方式有球囊扩张式支架置入术,球囊预扩张＋自膨式支架置入术,单纯球囊扩张术,球囊预扩张＋球囊扩张式支架置入术,自膨式支架置入＋球囊后扩张术,球囊预扩张＋自膨式支架置入＋球囊后扩张术等,临床最常用的是前两种。

单纯球囊扩张术对迂曲血管有较高的通过性,且无异物滞留在血管内。这样既不存在再狭窄的问题,也不存在长期吃药的问题。但它有缺陷,包括动脉内膜损伤及夹层、急性血管闭塞、血管弹性回缩使管径无法得到有效扩张、再狭窄等（图 10—55）。

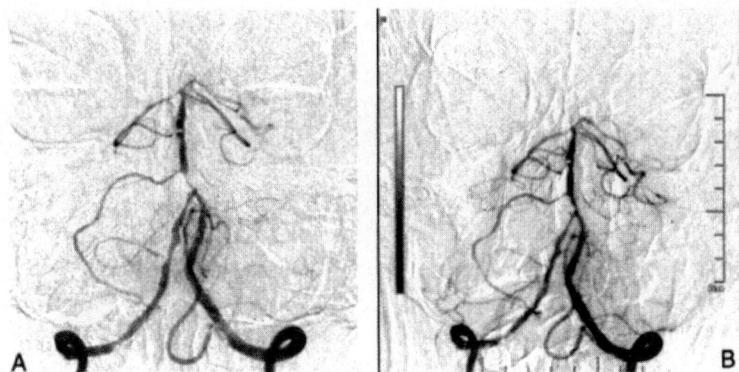

图 10-55　女性,60 岁,步态不稳 3 年,眩晕、呕吐 1 个月。造影显示基底动脉近段重度狭窄,行单纯球囊扩张术后症状缓解。A. 左椎动脉造影显示基底动脉近段重度狭窄。B. 给予 Gateway 球囊(2.0mm×9mm)扩张之后,血流改善

　　球囊扩张支架置入术克服了单纯球囊扩张的缺点,其安全性及疗效已得到初步肯定。优点是操作简单,适用于局限性、不成角、入路相对平直的病变(图 10-56)。缺点是:①再狭率较高。②球囊扩张支架柔顺性相对较差,有时很难通过颅内迂曲血管到达狭窄部位。③球囊扩张时可能导致动脉破裂。④急性支架内血栓形成。⑤支架部位穿支动脉闭塞。

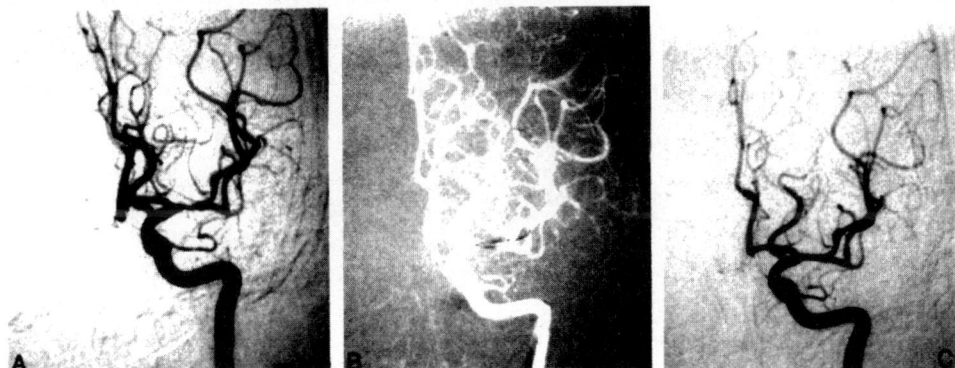

图 10-56　男性,59 岁,发作性右侧肢体活动障碍 40 余天。频繁发作,口服阿司匹林、氯吡格雷、阿托伐他汀后仍有发作。神经系统查体未见异常,评分正常。行 LM1 支架术后未再发作 TIA。A. 造影显示左侧大脑中动脉 M1 段重度狭窄。B. 置入球囊扩张式支架 Apollo 2.5mm×8mm。C. 术后造影,显示 LM1 支架内血流通畅,残余狭窄为 0,前向血流 3 级

　　文献报道球囊扩张支架置入治疗症状性大脑中动脉狭窄的技术成功率达 96.46%;围术期死亡率和脑卒中发生率为 4.42%;在平均 29 个月的随访期间,仅有 6.74% 的患者再次出现缺血症状,再狭窄率为 20.25%。

　　球囊预扩张＋自膨式支架置入术采用比目标血管直径略小的球囊完成亚满意扩张后,再置入比目标血管略粗的自膨支架。优点体现在:有较好的柔顺性,易达目标血管,支架涂有亲水层减少了对血管内膜的损伤,预先的球囊亚满意扩张减少了血管的破裂。迄今尚没有关于 Wingspan 支架和球囊扩张支架置入治疗有效性进行直接比较的研究。荟萃分析显示,Wingspan 支架再狭窄率高于球囊扩张支架置入(24.2%~45.2%),但二者的再发脑卒中事件无明显差异(图 10-57)。

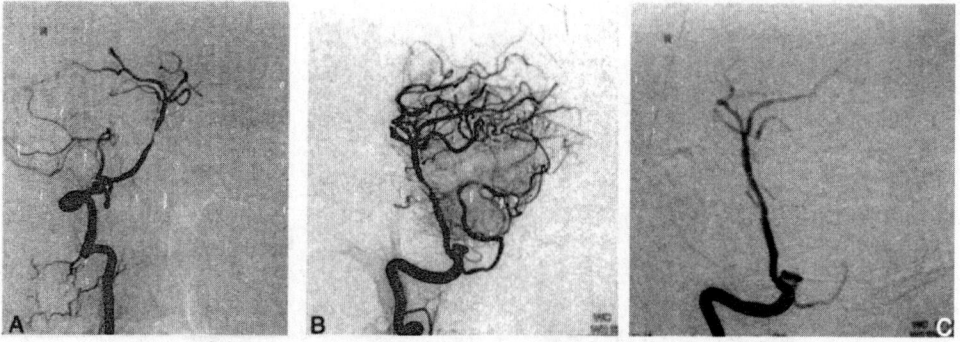

图 10—57　男性，65 岁，反复发作吐词困难伴四肢乏力半年。右椎动脉 V4 段至基底动脉近段重度狭窄，狭窄＞70％，该病变长度较长，局部轻度成角，入路迂曲，故选择球囊扩张＋自膨式支架置入。A. 造影显示右椎动脉 V4 段至基底动脉近段重度狭窄（同侧斜）。B. 造影显示右椎动脉 V4 段至基底动脉近段重度狭窄（对侧斜）。C. 球囊扩张＋自膨式支架置入术后，Gateway 球囊（2.0mm×9mm）＋Wingspan（3.0mm×15mm）

　　对于一些小于 5mm 的局限的较短病变，一般使用单纯的球囊扩张，选择球囊一定小于血管的管径，以避免夹层的形成或血管的破裂。当一些短的病变经过球囊扩张后形成了夹层，病变血管不是很弯曲时，选择球囊扩张支架可能更好，残余狭窄率较低，操作也更简单。自膨胀式支架的残余狭窄率比较高，因此再狭窄率也较高。但自膨胀支架的优点在于比较柔软，对血管迂曲的患者更为合适。应根据不同的病例选择不同的材料和技术（图 10—58）。

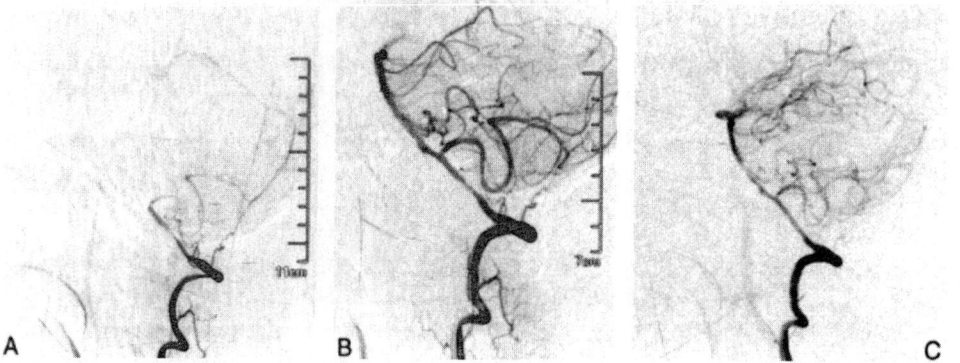

图 10—58　男性，60 岁，发作性眩晕、复视、言语不利 6 个月，肢体无力 2 个月；查体无阳性体征；危险因素有高血压病、吸烟。A. 术前造影显示右椎动脉 V4 段重度狭窄。B. Gateway 2mm×9mm 球囊扩张后。C. Apollo 2.5mm×13nm 球囊扩张式支架置入术后

　　针对颅内支架存在的诸多问题，目前还有许多新的探索值得关注：借鉴于冠状动脉所用的药物涂层支架以降低再狭窄发生率；入路迂曲和成角病变试用针对动脉瘤设计的 Neuroform 自膨支架以利用其良好的通过性和贴壁性；这些都有待进一步的临床研究证实其疗效。

六、术后管理

　　术后常规立即行颅脑 CT 检查。如患者出现头痛、呕吐、烦躁、兴奋、谵妄等高灌注症状，或出现意识障碍、偏瘫、失语、感觉障碍等神经功能缺损症状时，还需立即复查颅脑 CT 平扫。CT 可确诊脑出血，高灌注时可观察到水肿。如出现局灶性神经功能缺损的症状或体征，CT 检查阴性怀疑发生急性脑梗死时，推荐行颅脑 MR 检查。弥散 DWI 可发现新发的颅内缺血病灶，MRA 可发现相关血管病变。

患者术后进入 NICU 监护 24h,监测心律、脉搏、血压、血氧饱和度等生命体征,密切观察神经系统症状、体征变化,观察穿刺点情况。术后 24h 常规复查肾功、血常规和凝血功能。

严格控制血压,如不合并其他血管狭窄,收缩压一般控制于 120mmHg;如合并有其他未处理的血管狭窄,过度控压有发生相应动脉供血范围低灌注的可能,应控制收缩压于 120～140mmHg。

术后常规抗凝治疗,一般术后当日持续肝素化 800U 肝素静脉推注,每小时 1 次。24h 后给予低分子肝素 0.4mL 皮下注射每日 2 次,共 3～7d。

鉴于颅内动脉狭窄患者较高的脑卒中复发率和颅内支架术后较高的并发症发生率,对所有术后患者均应加强随访。随访时间可定在术后 1、3、6 个月和以后每 6 个月间隔随访 1 次。随访内容参见出院医嘱。

七、并发症及其处理

颅内支架相对较高的并发症发生率成为制约其发展的瓶颈,SAMMPRIS 研究 Wingspan 支架置入术 30d 内脑卒中和死亡率为 14.7%,Neurolink 球囊扩张支架术后 30d 脑卒中发生率为 6.6%,Apollo 支架为 6.5%。因此有效预防和控制相关并发症才能为颅内血管狭窄介入治疗带来新的希望。颅内支架的并发症分为两大类:出血性和缺血性。

（一）出血性并发症

出血性并发症一旦发生死亡率高,发生原因有以下几种。

1.高灌注　高灌注一般发生于支架术后数小时至 2 周,因远端灌注压升高而缺血区域扩张的血管暂时丧失了自动调节功能所致。表现为头痛、癫痫发作、脑水肿、严重者可出现脑实质或蛛网膜下腔出血。一旦发生严重的脑或蛛网膜下腔出血很难挽救。常发生于狭窄供血区没有建立较好的侧支循环,合并高血压,同时使用多种抗血小板药物合并抗凝治疗增加出血风险。术后可以 TCD 监测,一旦监测到靶血管血流速度明显高于术前和术中,就应该开始有效的治疗。灌注 CT 可见术后 CBF 和 CBV 升高,MTT、ITP 正常。CT 用于监测有无颅内出血(图 10-59)。

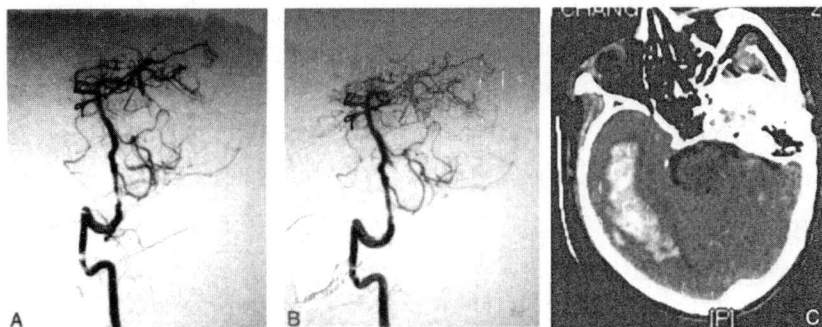

图 10-59　术后高灌注导致脑出血。A. 右椎动脉 V4 段重度狭窄。B. 右椎动脉 V4 段 2.5mm×8mm Apollo 支架置入术后。C. 术后患者烦躁,头颅 CT 提示有蛛网膜下腔及脑实质出血

2.血管穿孔　血管穿孔多由于导丝头穿透动脉壁所致。导丝头端走太远,头端位置不合适,路径迂曲后撤球囊、支架输送系统时导丝"前窜"穿破远端血管。如果路径不是非常迂曲,只要提供足够支撑力即可,导丝头端不需要走太远;导丝头端应避免置于基底动脉尖、大脑中动脉分叉处等易于穿出部位,尽量置于一段较为平直的血管内;交换动作时一定注意观察导

丝头端位置保持不动。如能造影发现明确的出血点，可急诊用弹簧圈或 Onyx 胶栓塞。

3.血管破裂、穿支撕裂　球囊、支架选择过大、快速扩张可导致血管破裂；严重钙化病变、反复球囊扩张也可致血管破裂；路径迂曲，导丝、球囊、支架送入时导致血管移位过大，可导致穿支撕裂出血；成角病变，球囊扩张、支架释放也可导致穿支撕裂出血；导丝进入穿支引起穿支痉挛、暴力牵拉也会拉断穿支引起出血。预防需要熟练、精细、规范的操作，选择合适的术式。预扩球囊及球扩支架稍小于靶血管直径，压力泵缓慢加压，推荐亚满意扩张。转动扭控子时导丝头端摆动不好，回撤时有阻力，透视下导丝位置远离路径图，提示导丝进入穿支，此时不可暴力牵拉导丝，否则可能拉断穿支。一旦血管破裂可立即充盈球囊进行封堵止血，必要时可考虑弹簧圈闭塞，也可选择开颅血管修补术或动脉夹闭术。

对于导丝嵌顿，我们没有太多经验。2013 年天坛会议上多位大师讨论到这个问题，虽然罕见也需要引起大家重视。嵌顿多考虑导丝进入穿支动脉后引起痉挛所致，故不可强行暴力拉拽，否则极易发生出血。暂时留滞待痉挛缓解后取出可能是一种解决方案（图 10-60）。

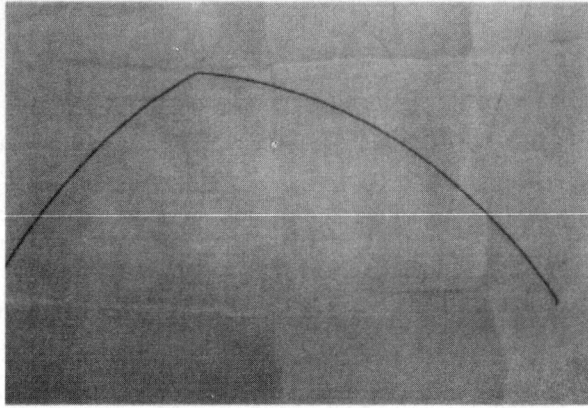

图 10-60　另一例患者导丝撤出时有阻力，尝试数次后放弃，暂时留滞导丝。告知家属后次日再次造影复查，原计划剪断导丝尾端将其留置于体内，操作中导丝突然轻松弹出。图为嵌顿的导丝次日撤出后局部可见弯折

无论原因如何，一旦发现出血，需立即停用肝素并用鱼精蛋白中和，停用抗血小板药物，必要时输血。保持全麻插管状态，严格控制血压在 110/70mmHg 以下，规范脑出血和蛛网膜下腔出血的治疗。

（二）缺血性并发症

缺血性并发症的发生率高，有以下几种。

1.支架内血栓形成　血管内皮损伤引起血小板聚集、支架内血栓形成，可导致动脉闭塞。预防需严格有效的术前抗血小板聚集，术中全身肝素化。可根据血小板功能检查结果选择合理的抗血小板聚集药物方案，预防因氯吡格雷抵抗或阿司匹林抵抗所致急性或亚急性血栓形成。急性血栓形成可行急诊动脉溶栓术、机械再通术或注射血小板 GP II b/III a 受体拮抗剂。

2.血管痉挛　导管、导丝等材料的机械刺激所致。血管痉挛引起远端低血流状态，导致远端缺血事件发生。预防痉挛常规术前尼莫地平泵入，术中需注意导引导管位置不要过高，一般颈内动脉颅内段及大脑中动脉 M1 段治疗，导引导管放置于 C2 段即可；后循环治疗，导引导管放置于 V2 段即可。如果出现导引导管处血管痉挛，需将导管回撤造影观察，尽量在较低位置完成手术。一般回撤导管、导丝，停止刺激后痉挛可迅速缓解。如出现不可恢复的血

管痉挛时需应用球囊成形术或动脉注射钙离子通道阻滞剂。

3.穿支动脉闭塞 支架释放后斑块被挤压移位,导致穿支狭窄或闭塞,即"雪犁效应(snow-plowing)"。危险因素有:血管狭窄程度重、偏心性狭窄、不稳定斑块、位于穿支开口处的斑块、反复球囊扩张,球扩式支架等。预防:严格筛选患者,病因为单纯穿支闭塞所致者,不适合介入治疗干预。如果既有穿支又有低灌注所致者需要充分权衡利弊。术前高分辨核磁检查明确斑块性质、位置、是否位于穿支开口处,DSA病变分析可助于选择适应证的患者。选择合适的材料,球扩支架稍小于靶血管直径,选用低命名压支架,球囊亚满意扩张。发生后可以用扩容、升高血压等方法治疗,谨慎使用动脉内溶栓(图10-61)。

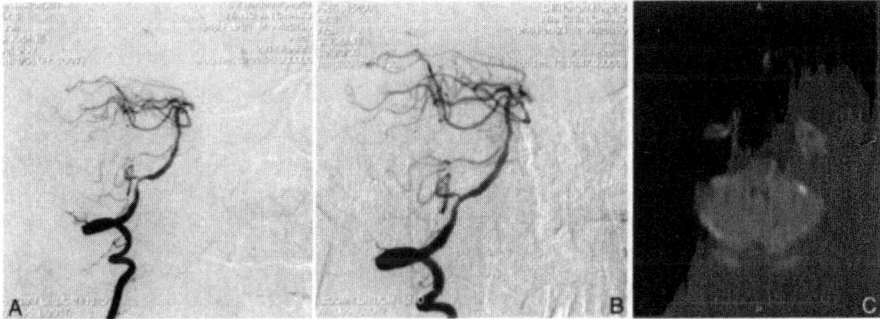

图10-61 穿支事件。A.造影显示右椎动脉V4段狭窄,累及右侧PICA开口。B.右椎动脉V4段支架置入术后,Gateway球囊(2.5mm×9mm)5atm预扩,Wingspan支架(3.5mm×15mm),Gateway球囊(2.5mm×15mm)6atm后扩。C.术后患者即诉头晕,第2d患者仍诉头晕不适,坐起时为著,远视时有视物重影,右侧肢体麻木。查体:双眼向左视时有轻微眼震,右侧偏身痛觉减退,右侧共济欠稳准。考虑穿支动脉受累,DW显示脑干新发梗死

4.动脉夹层 单纯球囊扩张更容易发生动脉夹层,发生率可达20%。预防注意选择稍小的球囊,缓慢、轻柔地充盈和排空。一旦发生需要继续进行支架置入术,术后规范抗凝治疗。

5.远期再狭窄 支架术后内膜过度增生出现大于50%的再狭窄,可引起缺血事件,也可无任何症状。危险因素:残余狭窄率高,治疗前血管直径偏小,合并糖尿病。颈内动脉床突段的支架治疗再狭窄率较高,且多为症状性血管再狭窄。可应用CTA、TCD、DSA随访监测再狭窄(图10-62)。如果无临床症状,可继续随访观察,症状性狭窄综合评估后可使用球囊扩张或支架再次置入(图10-63)。

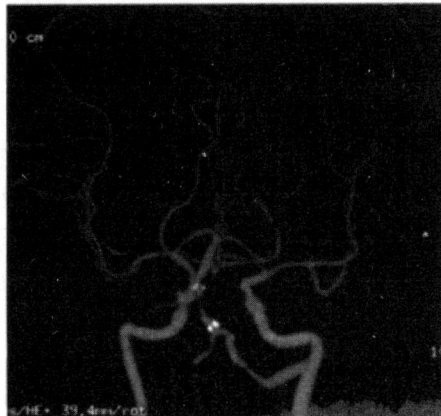

图10-62 CTA显示基底动脉支架内再狭窄

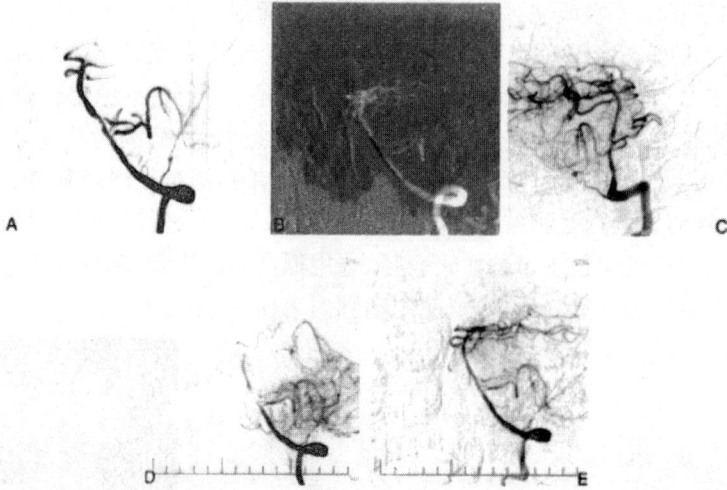

图 10-63 男性,61 岁。发作性眩晕半年,再发 2 个月。半年前无明显诱因出现眩晕,视物成双,伴右侧肢体无力,表现为右上肢持物不稳,右下肢行走无力,行走偏斜,呈发作性,持续 5～6min 可自行缓解。口服阿司匹林、氯吡格雷、阿托伐他汀等药物治疗无效。DSA 检查提示左椎动脉 V4-基底动脉近端重度狭窄,行左椎动脉 V4 段支架置入术(Gateway 2.0mm×9mm,Wingspan 3.5mm×15mm)。术后发作性眩晕缓解,继续服用阿司匹林、氯吡格雷、阿托伐他汀等药物治疗。近 2 个月来(术后 4 个月)再次出现发作性眩晕,伴视物模糊、恶心、呕吐,双下肢无力,持续时间约 10min 左右好转。复查 DSA 显示左侧椎动脉 V4-基底动脉支架内闭塞。行左侧椎动脉 V4-基底动脉支架内闭塞再通术后患者症状缓解。A. 左椎动脉造影显示左椎动脉 V4 段-基底动脉重度狭窄。B. 左椎动脉 V4 段支架置入术(Gateway 2.0mm×9mm,Wingspan 3.5mm×15mm)。C. 左椎动脉 V4 段支架置入术后造影。D. 术后 4 月复查造影显示左椎动脉 V4 段-基底动脉支架内闭塞。E. 左椎动脉 V4 段-基底动脉支架内闭塞再通术后造影显示支架内血流通畅(Soloflex 2mm×15mm,8atm)

八、有关 SAMMPRIS 的讨论

SAMMPRIS 是首项在高危颅内动脉狭窄(70%～99%)患者中,比较强化内科治疗与强化内科治疗+介入治疗对复发脑卒中预防效果的前瞻性多中心随机对照试验。该研究由美国国立神经病学与脑卒中研究院(NINDS)资助,纳入美国 50 个中心,451 例 TIA 或非致残性脑卒中后 30d 内的患者,随机分为强化内科治疗与强化内科治疗+介入治疗(应用 Wingspan 支架)两组,主要复合终点为入组 30d 内脑卒中或死亡,或靶动脉血运重建后 30d 脑卒中、死亡,或 30d 后靶动脉区缺血性脑卒中。结果显示,介入治疗组 30d 脑卒中或死亡率较内科治疗组显著升高(14.7% vs 5.8%,P=0.002);随访 1 年介入治疗组复合主要终点事件发生率较内科治疗组亦显著升高(20.0% vs 12.2%,P=0.009)。结果提示强化内科治疗优于颅内支架置入术,因中期分析提示两组差异十分显著被提前终止。2013 年,SAMMPRIS 研究发布了长达 4 年的随访数据,虽然在远期,药物治疗的疗效有所减弱,但二者的差异依然很大,也就是说,药物治疗仍然优于支架治疗。这个结果无异于一个重磅炸弹,在国际神经介入界引发了广泛的争论。各位大师纷纷撰文就 SAMMPRIS 研究设计、结果分析、后 SAMMPRIS 时代颅内支架的发展方向等做了深入的探讨。

(一)研究设计

SAMMPRIS 研究存在设计上的缺陷:纳入的患者脑卒中发病时间平均只有 7d,缺血事

件后早期颅内血管的稳定性差,更易再发,支架术后颅内更易出血;纳入患者没有区别脑卒中的亚型,有 28 例穿通动脉综合征的患者入组,影响了结果;纳入治疗的血管直径为 2～4.5mm,直径<2.5mm 的血管再狭窄与闭塞的可能性更大。作为预防性手术,支架应该针对急性期以后的患者,不应在梗死 3 周内操作。仅采用一种支架系统,即 Wingspan 自膨式支架释放系统,其他类型支架较 Wingspan 支架是否更安全、有效,不得而知。此外,该研究未能给出单独球囊扩张术的相关数据。

（二）结果分析

支架组 30d 内的不良事件发生高达 14.7%,而药物组却只有 5.8%。有 75% 的事件是发生在术后 24h 以内,包括 4 例导丝穿破血管而蛛网下腔出血,5 例脑出血等。在 SAMMPRIS 29 个月的研究期内,50 家中心仅完成了 200 余例支架置入治疗,平均每家中心 1 年还不足 2 例。即使对医生和医院都有资质的要求,但这样的治疗量确实无法保证医生持续的技术水平。支架操作的医生资质值得怀疑,围术期出血和缺血的发生率过高,直接导致支架的安全性较差。支架组较多应用了氯吡格雷 600mg 作为术前用药,在这部分患者中,氯吡格雷使用与术后出血并发症的发生是否存在联系,现缺乏相关数据分析。

（三）后 SAMMPRIS 时代颅内支架的发展方向

SAMMPRIS 研究证明了颅内动脉狭窄的一线治疗是积极的内科干预,在后 SAMMPRIS 时代,支架置入术应为颅内动脉狭窄患者的二线治疗,其目标人群应是积极内科治疗失败和存在严重低灌注的患者。

在慎重考虑现有的安全性信息之后,FDA 认为这种器械仍然可以用于其他治疗均已不适用的部分患者。目前,Wingspan 系统仅获准用于年龄 22～80 岁、符合以下 4 项标准的患者:尽管接受了积极药物治疗,仍发生≥2 次脑卒中;最近 1 次脑卒中距计划使用 Wingspan 系统治疗的时间超过 7d;狭窄程度介于 70%～99%（由于与复发性脑卒中相关的颅内动脉粥样硬化）;前一次脑卒中后恢复良好,部分定义为采用 Wingspan 系统治疗前的改良 Rankin 评分≤3 分。

在后 SAMMPRIS 时代,我们在手术决策时需要思考更多,如何选择合适的患者,如何替患者选择最合理的治疗方案。一部分患者通过强化内科治疗是有效的,还有很多患者在进行了最强的内科治疗后仍不好转,那么只有介入治疗干预。

虽然 SAMMPRIS 研究揭示了一定规律,但不足以完全证明某个结论。对一种具有风险的治疗性技术,临床试验阳性结果只能证实部分假设,而阴性结果可能更有意义,能帮助我们找到改进的方向。回顾 CAS 与 CEA 的争论,当年 Carotid Wallstent 研究因颈动脉支架置入的高并发症率而被终止,到现在 CREST 试验二者棋逢对手,颈动脉支架置入技术逐渐规范成熟,在脑卒中治疗指南中也已获得与 CEA 几乎相同的治疗推荐。相信数年后,在颅内动脉支架置入领域也会发生类似的情况。面对大量患者,我们有责任为他们去探索最适宜的治疗方式,有责任为世界提供更好的临床证据,这是中国医生的责任和义务。

为了进一步探索在颅内动脉狭窄患者中各种治疗方案的有效性和安全性,以及不同人群或不同疾病阶段的价值,我们将进一步开展与 SAMMPRIS 研究类似的前瞻性随机对照研究。目前正在进行的"中国症状性颅内动脉狭窄支架治疗登记研究"是一项多中心、前瞻性登记研究,评估支架血管内治疗应用于中国症状性颅内动脉狭窄患者的风险和获益。本研究由天坛医院脑血管病中心的缪中荣教授和王拥军教授设计,在 20 余家中国脑卒中中心开展,目前已经纳入患者超过 150 例。我们期待这个研究在后 SAMMPRIS 时代拿出中国人的数据。

（马辉福）

第五节　急性缺血性脑卒中血管内治疗

一、概述

急性缺血性脑卒中（acute ischemic stroke，AIS）治疗的关键在于尽早开通阻塞血管、挽救缺血半暗带。标准静脉溶栓治疗目前仍然是缺血性脑卒中急性期最基本的治疗方法。多项指南推荐缺血性脑卒中发病 3h 内给予有适应证的患者应用静脉 rtPA（重组组织型纤溶酶原激活剂）治疗（0.9mg/kg，最大剂量 90mg）。尽管 ECASSⅢ研究证实了在症状出现 4.5h 内对于经选择患者的有效性，但 rtPA 在中国的应用 CFDA（中国食品药品监督局）仅批准了 3h 内使用的指征。由于公众缺乏对早期脑卒中症状的警觉，只有少于 25％ 的脑卒中患者在 3h 内到达医院。患者到达医院的延迟和有限的治疗时间窗使得静脉 rtPA 在中国脑卒中患者中使用率仅为 1.61％。此外，静脉 rtPA 的血管再通率较低，特别是对于大血管阻塞的患者，血管再通成功率低于 30％，而且治疗效果并不令人满意，90d 死亡率和致残率达 21％ 和 68％。

近年来急诊血管内治疗（动脉溶栓、机械再通、血管成形术）显示了良好的应用前景，一些新的血管内治疗器械（Solitaire 血流恢复装置及 Trevo 取栓器等）相继应用于临床，显著提高了闭塞血管的开通率，为静脉溶栓禁忌或静脉溶栓无效的大动脉闭塞患者提供了一种新的治疗选择。目前认为：对于有静脉溶栓禁忌证的患者，使用动脉溶栓或机械取栓是合理的。对于大动脉闭塞、静脉溶栓失败的患者，进行补救性动脉内溶栓或机械取栓可能是合理的，但需要更多随机试验数据证实。

具体介入治疗方法应根据医生经验、病变特点及患者具体情况选择。推荐血管内介入治疗前快速行主动脉弓及全脑血管造影，了解血管狭窄或闭塞部位、前向血流及侧支代偿情况等信息。基础无动脉重度狭窄的急性闭塞，首选 Solitaire 取栓。基础有动脉狭窄的原位血栓形成引起的血管闭塞，一般首选 rtPA 动脉溶栓，再通后合并狭窄可球囊扩张。扩张后出现弹性回缩、动脉夹层等情况需急诊支架置入术。成功血管再通定义为所有可治疗血管 TICI≥Ⅱb 级。

从症状出现到实现再灌注的时间越短，患者的临床转归越好，应尽量减少治疗前的延误。急性缺血性脑卒中的血管内介入治疗，应该在设备完善、技术力量较强的脑卒中中心，由有经验的神经介入医生组成的团队，在尽可能短的时间内，完成患者的选择、评估和血管内治疗操作（图 10－64）。

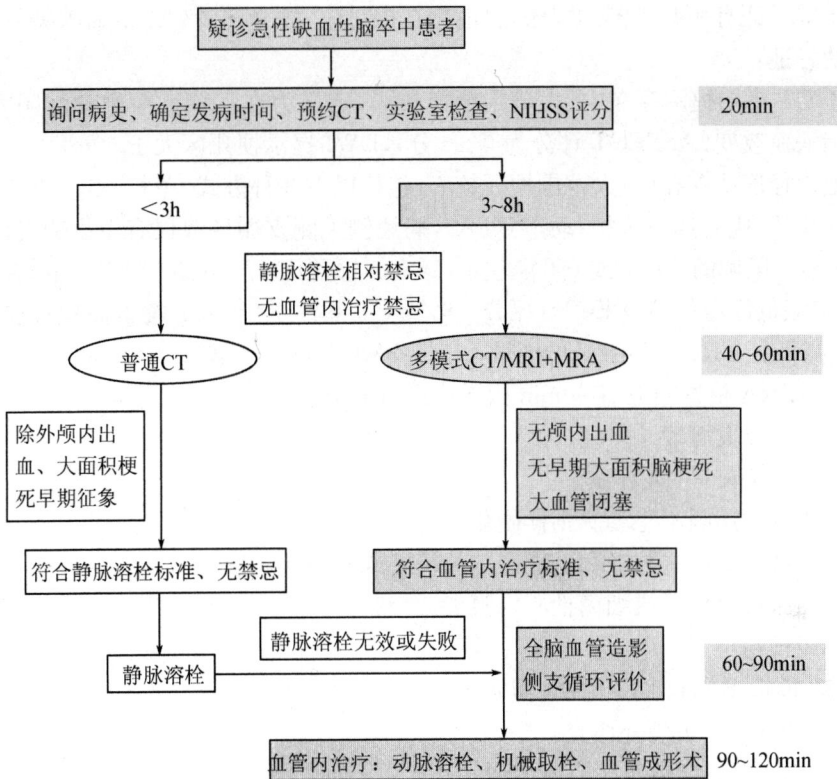

图 10－64　急性缺血性脑卒中急诊治疗推荐流程图

二、适应证和禁忌证

（一）适应证

1. 年龄 18～85 岁。

2. 发病时间 3～8h(后循环可酌情延长至 24h)，神经系统功能症状持续未缓解（NIHSS 评分＞8 分），快速影像学检查证实大血管闭塞且无明确禁忌证的急性缺血性脑卒中患者；动脉溶栓时间窗的标准：前循环发病 6h 以内，后循环可酌情延长至 24h。

3. 静脉溶栓禁忌证或静脉溶栓无效（静脉溶栓失败）的大动脉闭塞患者。

4. 影像学检查排除颅内出血，且无早期大面积脑梗死影像学改变（超过大脑半球的 1/3）。

5. 签署知情同意书。

（二）禁忌证

1. 有出血性脑血管病史，活动性出血或已知有出血倾向病史者。

2. 6 个月内有严重脑梗死或颅脑、脊柱手术史。

3. 严重心、肝、肾功能不全。

4. 难以控制的高血压（＞180/100mmHg）。

5. 有明确的对比剂过敏史。

6. 妊娠。

上述适应证和禁忌证摘自"2014年急性缺血性脑卒中血管内治疗中国专家共识",在其他研究中对于禁忌证有一些不同的提法,目前仍在探讨中,故全部罗列以供临床决策时参考。

相对禁忌证:

1.基于CT平扫提示存在中、大范围梗死核心,定义为在症状性颅内动脉闭塞区域出现广泛的早期缺血改变(ASPECT评分为0~6分),DWI提示梗死区大于50mL。

2.其他途径确认存在中、大范围梗死核心,包括以下3种方式:单相、多相或动态CTA示与对侧灌注相比(优先选择多相/动态CTA),病灶侧无侧支循环或仅有微小侧支循环的区域大于MCA整个区域的50%,或CT灌注示(>8cm覆盖面积);在责任MCA区域,CBV减低且CRF明显减低区域的ASPECTS评分<6,或CT灌注示(<8cm覆盖面积);在责任MCA区域,CBV减低且CRF明显减低的区域大于1/3MCA供血区域。

3.CTA/MRA检查结束后90min内无法进行股动脉穿刺。

4.脑卒中时伴发癫痫。

5.3个月内有脑卒中发作史。

6.血管闭塞的病因不是动脉粥样硬化。

7.患者存在可能影响神经和功能评估的精神或神经疾病病史。

8.可疑的脓毒性栓子或细菌性心内膜炎。

9.生存期预期小于90d。

10.已知ICH、SAH、AVM或肿瘤病史。

11.近3个月内有头颅外伤史。

12.近3周内有胃肠或泌尿系统出血。

13.近2周内进行过大的外科手术。

14.近1周内有在不易压迫止血部位的动脉穿刺。

15.近3个月内有脑梗死或心肌梗死,但不包括陈旧性腔隙性梗死而未遗留相关体征。

16.既往最近3个月内存在增加出血风险的已知疾病,如严重肝脏疾病、溃疡性胃肠疾病。

17.未能控制的高血压,定义为间隔至少10min的3次重复测量确认的收缩压>185mmHg或舒张压≥110mmHg。

18.肾衰竭,定义为:血清肌酐>2.0mg/dL(177μmol/L)或肾小球滤过率<30mL/min。

19.血小板计数低于100×10^9/L。

20.血糖水平<2.8mmol/L或>22.2mmol/L。

21.患者正在接受口服抗凝药物治疗,如华法林,且INR>1.5。

22.在48h内使用过肝素且APTT超过实验室正常值上限。

23.怀疑脑卒中病因为颅内动脉夹层。

24.临床病史,过去的影像或临床判断提示颅内梗死为慢性病变。

25.DSA检查禁忌,严重造影剂过敏或碘造影剂绝对禁忌。

26.妊娠,或患者为育龄妇女且尿或血β—HCG阳性。

27.临床症状迅速好转。

28.患者无法合作。

三、动脉溶栓

发病 6h 内由大脑中动脉闭塞导致的严重脑卒中且不适合静脉溶栓的患者,经过严格选择后可在有条件的医院进行动脉溶栓;对于后循环动脉闭塞导致的严重脑卒中且不适合静脉溶栓的患者,可相对延长时间窗至 24h。动脉内溶栓药物可选择尿激酶和 rtPA。发病 6h 内大脑中动脉动脉溶栓再通率为 66%,症状性脑出血发生率为 10%。

急诊造影明确责任病变的部位及程度(完全闭塞还是部分闭塞)后,立即换导引导管及微导管行选择性溶栓。以微导丝带微导管至闭塞段,头端应该尽量靠近血栓,在闭塞近端注射 1～2mg rtPA。在微导丝引导下小心将微导管穿越血栓,在闭塞远端超选择造影明确闭塞远端血管和血流状况以及血栓的长度。在血栓远端注射 1～2mg rtPA,再将微导管置入闭塞段,余量 rtPA 通过微导管注射入闭塞段内,注射速度通常为 1mg/min,或采用脉冲注射的方法(常用 rtPA 每 10mg 加生理盐水配成 10mL,缓慢推注 10min 内匀速推完,也有医生用 rtPA 25mg 加生理盐水配成 50mL,连接输液泵以 2mL/min 的速度泵入)。每 10min 造影观察血管再通情况,以最小剂量达到血管再通标准为宜。rtPA 剂量一般为静脉溶栓的 1/3,专家共识提出总剂量不超过 40mg。如使用尿激酶动脉溶栓总剂量一般不超过 80 万 U,速度为 1 万 U/min。也有学者指出大多数研究采用的动脉溶栓 rtPA 剂量不超过 22mg,尿激酶最高剂量一般不超过 60 万 U(图 10-65,图 10-66)。

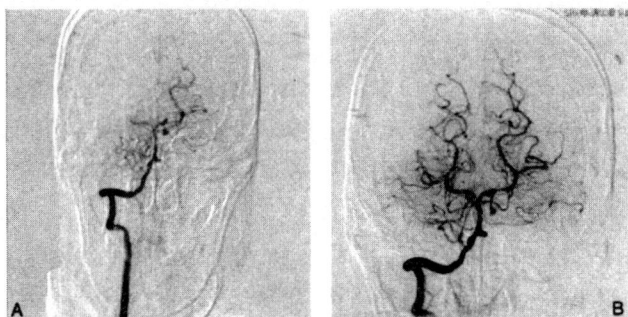

图 10-65　男性,51 岁,构音不清、眩晕、四肢发麻 1h。右侧大脑后动脉 P2 段尿激溶栓后,症状缓解。A. 右椎动脉造影示右侧大脑后 P2 段急性闭塞,前向血流 0 级。B. 通过微导管给予尿激酶 30 万 U 急诊溶栓后造影,右侧大脑后动脉 P2 闭塞段开通,前向血流 3 级。患者构音不清,头晕,四肢发麻症状缓解

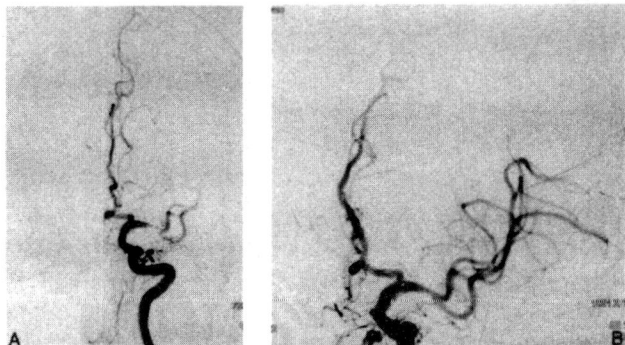

图 10-66　男性,57 岁,突发右肢活动不利伴言语不清 6h,NIHSS 9 分。给予 rtPA 溶栓术后症状好转。次日 HIHSS 7 分,4d 后 NIHSS 2 分。A. 造影显示左侧大脑中动脉 M1 段接近闭塞,局部管腔内可见血栓影。B. 从微导管内注入 rtPA 10mg 后造影,前向血流 3 级

溶栓过程注意事项：

1. 如果动脉迂曲，微导管不能在短时间内到位，应该抓紧时间在上游血管给予溶栓药物。

2. 如果 rtPA 或尿激酶用量超过限度，可以使用机械方法辅助再通。

3. 溶栓后有残余狭窄，可以使用球囊扩张或支架成形技术重建血管。

4. 导丝、导管操作要轻柔，最好在路径图下插管，以防动脉粥样硬化斑块脱落，造成新的梗死。

5. 治疗过程中，要不断地了解患者的状态，决定继续治疗或终止治疗。

6. 在溶栓的过程中如果患者的临床症状加重，应该判断是否有出血，必要时行检查，一旦有出血，立即停止治疗并中和肝素，酌情予以处理。

7. 颈内动脉完全闭塞的患者，在决定打开之前要谨慎，如果准确闭塞时间大于 4～6h，无任何侧支循环，CT 提示闭塞侧半球肿胀，再通后出血的可能性大。

8. 动脉溶栓后临床预后良好的概率可能存在高度的时间依赖性，如果计划进行动脉溶栓治疗，关键在于快速进行患者的选择、转运及临床团队启动。

四、机械再通

急性缺血性脑卒中的急诊机械再通治疗包含：机械碎栓、血栓抽吸、机械取栓。选择机械取栓时，支架取栓器（如 Solitaire 和 Trevo）效果通常优于螺旋取栓器（如 Merci）；与支架取栓器相比，Penumbra 系统相对有效性尚不明确。对于经仔细选择的患者，Merci、Penumbra 系统、Solitaire 和 Trevo 取栓器可单用或与药物溶栓联用，以使血管再通。

起病 8h 内前循环急性闭塞的脑卒中患者 Solitaire FR 取栓装置血管再通率为 79.2%，90d 的临床结局良好率为 57.9%。因此天坛医院最常用其进行机械取栓，具体操作步骤如下：

使用 0.014 微导丝配合 Rebar 微导管或 0.21 微导管（如 Prowler Select Plus；Cordis or Vasco 21；Balt）穿过血栓到达闭塞远端位置。用少量造影剂超选择造影确认微导管的位置及血栓长度。用盐水冲洗微导管内造影剂后，将 Solitaire 装置通过微导管送入。用造影剂血管显影评估 Solitaire 支架位置是否正确和张开程度。支架到位后放置 5～10min，以使支架在血栓内完全张开。将充分张开的 Solitaire 装置与微导管一起轻轻拉出体外。如果使用球囊导引导管，在准备拉栓前，将球囊导引导管球囊使用 50mL 注射器充盈，以逆转靶动脉血流降低血栓栓塞的风险。

如果对于可治疗的血管，取栓操作达 3 次仍不能开放血管达到至少 TICI Ⅱ级的水平，将 Solitaire 支架张开后造影，如果支架释放状态下血管通畅，可以将支架原位释放；如果张开后造影仍然不通则认为治疗失败，应该取出支架。

如果一开始微导管置入困难，微导丝通过后，0.021 微导管通过困难，可能在血栓形成部位存在动脉狭窄。可以换 0.014 微导管尝试通过后超选择造影，明确微导丝位于血管内后撤出 0.014 微导管，用 2mm 球囊进行血管成形术以帮助 0.021 微导管通过。

五、血管成形术

急诊血管成形术技术包括球囊扩张术和支架置入术，已经越来越多地被用于恢复血流。针对责任血管置入支架，特别是在颅内段，对于血流的及时恢复是有效的。

对认真选择的发病时间<8h 的严重脑卒中患者(后循环可酌情延长至 24h),动脉溶栓失败,不适合行血管内取栓治疗,合并颅内动脉基础狭窄的患者,仅推荐在有条件的单位由有经验的神经介入医生施行急诊血管成形术或支架置入术治疗。

当脑卒中的发生是由于颅外段的颈或椎动脉的血流减少或中断所致,如严重动脉粥样硬化或夹层造成的动脉完全或者接近完全的闭塞;或颅外段颈动脉严重狭窄或闭塞妨碍导管进入干预远端的颅内闭塞病变时,可选择急诊颅外段颈动脉或椎动脉血管成形或支架置入术。

动脉溶栓或机械再通后,发现血栓形成部位有高度狭窄(>70%),需重复不同角度的血管造影,确认该狭窄不是血管痉挛或动脉夹层造成的。然后给予 300mg 肠溶阿司匹林,使用 dynaCT 或常规头部 CT 排除出血,进行颅内血管成形术以改善远端血流,降低近期再次闭塞风险。

如果接受了血管成形术,应术后通过口服或鼻饲导管应用氯吡格雷负荷剂量 300mg。静脉血小板表面糖蛋白Ⅱb/Ⅲa 受体拮抗剂(替罗非班)应在支架术前立刻使用。行支架术的患者也应在术后立即给予负荷剂量的氯吡格雷,替罗非班的滴注应在氯吡格雷负荷剂量后 2h 停止。

急诊血管成形也有缺点,行球囊扩张术的过程中,容易发生血管痉挛;放置永久性支架后需要抗血小板聚集治疗,存在出血转化的风险;支架置入术可能引起迟发性的支架内狭窄等。

六、围术期管理

根据导管室条件、医生经验及患者的配合程度可以选择全身麻醉或局部麻醉。如需要可使用清醒镇静;气道塌陷高危的患者需考虑插管;如患者清醒镇静在术中配合也较差或由于患者的疾病情况使用清醒镇静剂高危或气道情况高危,应使用全身麻醉。

在手术结束即刻,应评估 NIHSS 评分和血压情况。

无论是否实现血管再通,在治疗完成后患者应进入 NICU 或卒中单元进行规范化综合治疗。术后至少 24h 心电、血压监护,术后立即复查头 CT,24h 内复查,并行脑血管检查(TCD、MRA、CTA 或 DSA)。应密切观察患者生命体征和神经系统体征的变化。治疗后最初 3h 内每 15min 观测 1 次生命体征,每 0.5h 进行 1 次神经系统评估,行 MRS 和 NIHSS 评分。一旦发现生命体征变化(如血压明显升高或降低等)、神经系统新发阳性体征或原有症状加重,应进行相应检查,明确病因后进行相应治疗。

一般动脉溶栓术后 24h 内不使用抗血小板聚集药物。在随访 CT 判读无颅内出血时,接受了动脉溶栓治疗的患者在 24~48h 内开始使用抗血小板聚集药物。对使用血管内机械开通治疗的患者,在无禁忌时可及早应用抗凝或抗血小板聚集药物。可于术后开始给予持续抗血小板治疗。对需要行血管成形术的患者,可于术前或置入支架后即刻给予阿司匹林 300mg 及氯吡格雷 300mg 的负荷剂量口服或鼻饲,术后给予阿司匹林 100~300mg/d 及氯吡格雷 75mg/d 持续 1~3 个月,之后根据复查情况可考虑改为单抗长期治疗。

急诊血管内治疗术中肝素的使用剂量尚有争论,推荐参考剂量为 50~70IU/kg,静脉团注,维持 ACT>250s。

推荐血管内开通治疗前血压应控制在 180/100mmHg 以下;血管内开通治疗后,收缩压降至正常或比基础血压降低 20~30mmHg。使用气道支持、通气辅助和氧气吸入等措施保持氧饱和度大于 94%。应使用退热药或物理降温的方法处理高体温(体温超过 38℃)。应判读高体温的原因,并给予相应治疗,高温和低温均应进行纠正。深静脉血栓的预防措施也应采用。在48h内,给予患者任何口服药物前,应进行吞咽评估。LDL>100mg/dL(2.6mol/L)应使用他汀类药物治疗。

七、并发症及其处理

（一）出血转化

出血转化是急性缺血性脑卒中溶栓或血管内治疗的主要并发症之一。原因可能与血管壁损伤、再灌注损伤、溶栓药物使用,以及联合抗血小板、抗凝治疗有关,出血多发生在溶栓后36h内。一般认为超时间窗、术前血压偏高(收缩压>180mmHg,舒张压>100mmHg)、脑CT已显示低密度改变的脑卒中患者接受溶栓或血管内治疗易发生出血转化并发症。严格掌握适应证、围术期有效的血压控制、减少溶栓药物使用剂量可以降低出血转化的发生率。处理可参考急性缺血性脑卒中脑出血转化处理原则。

（二）脑过度灌注损伤

脑过度灌注是指阻塞脑动脉再通后,缺血脑组织重新获得血液灌注,同侧脑血流量显著增加,从而导致脑水肿甚至颅内出血发生。围术期有效的血压控制、充分的脑侧支循环评估可减少过度灌注损伤的发生率。癫痫发作及颅内出血被认为是严重过度灌注损伤的表现,一旦出现,应立即停止抗栓治疗。严重者可考虑脑室引流或外科治疗。

（三）血管再闭塞

阻塞脑动脉再通后再闭塞是急性缺血性脑卒中血管内治疗的常见并发症。再闭塞和临床症状恶化有关,早期再阻塞预示长期预后不良,原因可能与血栓分解或血管内皮损伤后脂质核心暴露使血小板被激活聚集、围术期抗血小板药物使用不充分或抗血小板药物抵抗有关。溶栓联合抗血小板治疗可能会减少再闭塞的发生。有报道联合应用GPⅡb/Ⅲa抑制剂可减少再闭塞发生和治疗再闭塞,但尚缺乏相关随机对照研究证据,需审慎使用。

（四）其他并发症

血管夹层、应激性溃疡、心血管并发症、穿刺点损伤、局部血肿形成、对比剂过敏、对比剂肾病等并发症的治疗,参照一般血管内治疗并发症的处理方案。

（张德智）

第六节　颅内动脉瘤介入治疗

血管内介入治疗具有创伤小、疗效显著、手术并发症少等特点,随着神经介入治疗器材的涌现和治疗技术的成熟,已成为颅内动脉瘤首选的治疗方法。对于患动脉瘤的患者开颅手术极其高危、开颅手术失败,或因全身情况及局部情况不适宜开颅手术等,可用血管内栓塞治疗。对于动脉瘤没有上述情况者,也可以先选择栓塞治疗。血管内介入治疗的手术目的在于:利用股动脉穿刺,将纤细的微导管放置于动脉瘤囊内或瘤颈部位,再经过微导管将柔软的钛合金弹簧圈送入动脉瘤囊内并将其充满,使得动脉瘤囊内血流消失,从而消除再次破裂出血的风险。

颅内动脉瘤介入治疗的经典方法包括载瘤动脉闭塞法(parent vessel occlusion,PVO)和弹簧圈栓塞法。载瘤动脉闭塞法以牺牲载瘤动脉为代价,需要行球囊闭塞试验(balloon occlusion test,BOT),适应证要求严格。对于有良好侧支循环代偿的梭形动脉瘤病例,PVO 是首选的治疗方法。而且在椎—基底动脉系统动脉瘤而言,如只累及一侧椎动脉,且侧支代偿良好,不累及小脑后下动脉及脊髓前动脉等重要血管分支,可获得较为满意的疗效。如累及重要分支血管且侧支循环代偿不丰富,PVO 则可能导致包括脑干缺血、远端血流倒灌导致动脉瘤再通等并发症。目前已较少使用。弹簧圈栓塞法以其疗效好、手术风险低、并发症少而成为目前临床最常用的治疗技术。国际蛛网膜下腔出血动脉瘤试验(international subarachnoid aneurysm trial,ISAT)协作小组发表的国际多中心前瞻性随机试验研究结果表明,血管内弹簧圈栓塞治疗动脉瘤的安全性和临床疗效均优于外科手术治疗。与外科手术夹闭相比,其相对危险度和绝对危险度分别下降了 22.6％和 6.9％,并且其无残疾存活转归显著优于外科手术治疗。支架辅助下弹簧圈栓塞术与单纯弹簧圈栓塞及单纯支架置入治疗相比,提高了动脉瘤闭塞率并且保持了载瘤动脉通畅,是治疗颅内复杂动脉瘤的有效方法,临床适应证更加广泛。但这种治疗方法存在的缺点有:①较单纯弹簧圈栓塞及单纯支架置入治疗手术难度增加,并且由于支架的纵向支撑力不够,易于出现支架的移位、变形甚至塌陷,而且弹簧圈填塞时可能经支架网眼逃逸。②手术风险大,尤其是合并假性动脉瘤时,术中易发生动脉瘤破裂出血。③完全致密性填塞困难,不能根本消除复发和再破裂出血的风险。④支架置入术后需要抗凝、抗血小板治疗,如果动脉瘤再次破裂出血则可能是致命性的。

目前最新的治疗理念是,将治疗靶点从动脉瘤瘤腔转移至病变血管或载瘤动脉内,即血管内重建技术(reconstructive techniques),它是在置入血管内支架维持载瘤动脉通畅的前提下,重塑血管、改变动脉瘤腔及载瘤动脉内血流动力学,以预防动脉瘤的生长或者再破裂、促进动脉瘤内的血栓形成。这种方法主要包括单纯支架置入、血流导向装置置入、覆膜支架置入等。单纯血管内支架置入治疗可作为一种可供选择的方法,应用于未破裂梭形动脉瘤的治疗。单纯支架治疗短期内很难完全隔绝动脉瘤腔和阻止血流流入瘤腔,仍有部分动脉瘤可发生再通和破裂,而置入多枚支架则增加了支架内再狭窄和发生血栓形成等不良事件的风险。血流导向装置(flow diversion,FD)置入是新出现的一种治疗颅内复杂动脉瘤的方法,显示出了一定的临床治疗作用,但是其临床相关并发症,如支架内慢性血栓形成所导致的血管闭塞,亦不容忽视,甚至可能引起动脉瘤再破裂出血。同时,由于该装置置入术后存在内漏和抗血小板凝集治疗的风险,对于急性动脉瘤破裂出血的患者,则不适宜采用此种治疗方法。并且由于此支架具有较密网眼,进一步的血管内介入治疗将变得非常困难。覆膜支架可以直接阻断血流进入动脉瘤腔,保持载瘤动脉通畅并且重塑正常的血管形态:恢复病变载瘤动脉的正常血流,促进瘤腔内血栓形成、机化,治愈动脉瘤的同时最大限度地减少了病变所引起的占位效应。而且,覆膜支架置入具有安全性高、操作相对简单等优点。临床使用的覆膜支架主要是冠脉支架,包括 Jostent 球囊扩张式冠状动脉覆膜支架(Abbott Vascular,Redwood City,Calif)、Symbiot 镍钛合金自膨式覆膜支架(Boston Scientific,Natick,MA,USA)和 Willis 覆膜支架(上海微创医疗器械有限公司)。Jostent 支架和 Symbiot 支架具有很高的径向张力,但缺乏柔顺性,这使得支架很难通过迂曲的 ICA 虹吸部并且容易引起夹层甚至破裂等并发症。专为颅内血管性病变设计的球囊扩张式 Willis 覆膜支架的临床应用是近年来血管内重建技术的重要进展之一。该支架在脑血管疾病的治疗中显示了极高的应用价值,相关动物实验的报道亦显示了该支架具有良好的柔顺性、贴壁性及治疗作用。该支架在特殊囊性动脉瘤、巨大动脉瘤、颈动脉海绵窦瘘等的治疗中疗效显著,应用于特定部位颅内梭形动脉瘤的治疗,如颈内动脉脑池段以下的梭形动脉瘤、未累及重要血管分支的后循环梭形动脉瘤,理论上可以在治疗动脉瘤的同时重塑载瘤动脉,取得良好的治疗效果。

一、适应证

外科手术失败或手术难以达到的部位,如椎-基底动脉系统动脉瘤、蛛网膜下腔出血病情危重者,梭形或基底较宽;缺乏清晰可辨的瘤颈,全身及局部情况不适应开颅手术,难以耐受手术及全身麻醉者;急性破裂出血的动脉瘤,手术风险较大者;患者不愿意接受开颅手术。近年来,随着介入技术的进步和介入治疗器械的发展,动脉瘤介入治疗的适应证已经逐渐放大,介入治疗已逐渐成为动脉瘤治疗的首选方法。

二、禁忌证

有严重出血倾向或凝血功能障碍的患者,经处理不能纠正;严重血管痉挛。

三、术前准备

1. 实验室检查　血、尿、粪三大常规,传染病四项,肝功能、肾功能、血糖、电解质和凝血全套。

2. 正位胸片和心电图。

3. 对冲志清醒者讲解手术的必要性及手术中需要患者配合的事项,消除其恐惧心理,对有意识障碍者,术前做好家属的心理护理,使他们了解手术的目的和意义,了解术前准备的内容,以达到配合好手术的目的。

4. 保持患者绝对卧床,避免一切外来的刺激,防止因躁动不安而使血压升高,增加再出血的可能。随时观察生命体征及意识变化,及早发现出血情况。

5. 给予合理饮食,勿食用易导致便秘的食物,必要时给予缓泻剂,保持大便通畅。保持室内通风适宜,防止因着凉而引起患者用力打喷嚏或咳嗽,以免增加腹压及反射性的增加颅内压而引起颅内动脉瘤破裂。

6. 对于伴有癫痫者注意保证其安全,防止发作时受伤,保持呼吸道通畅,给予吸氧,并记录其抽搐时间,按医嘱给予抗癫痫药。

7. CT 和 CTA 确定有无蛛网膜下腔出血。出血急性期,CT 确诊 SAH 阳性率极高,安全迅速可靠。CTA 可提示不同部位动脉瘤,常用于颅内动脉瘤筛选。三维 CT 从不同角度了解动脉瘤与载瘤动脉的关系,为手术决策提供更多的资料。

8. 脑血管造影是确诊颅内动脉瘤必需的检查方法,对判明动脉瘤的准确位置、形态、内径、数目、血管痉挛和确定手术方案都十分重要。经股动脉插管全脑血管造影,可避免遗漏多发动脉瘤。及早造影明确诊断,尽快治疗动脉瘤,可以防止动脉瘤再次破裂出血。首次造影阴性,可能因脑血管痉挛而动脉瘤未显影,高度怀疑动脉瘤者,应在 3 个月后重复造影。

四、操作要点

1. 应用解剖　包括颈内动脉系统和椎-基底动脉系统。

2. 器械准备　具备麻醉及抢救设施、药品的导管室;Seldinger 穿刺器械,包括局部麻醉剂、动脉穿刺针及动脉鞘;动脉造影器械,包括造影管、导引导丝;指引导管,包括交换导丝及指引导管;微导管及导丝,包括漂浮导管或(和)导引导管;其他附件,包括注射器、Y 形接头、连接管、三通接头等;手术包,包内至少应包括敷料、消毒钳、止血钳、手术刀及刀柄、小药杯、弯盘、不锈钢盘等;动脉瘤囊内栓塞材料,如 GDC;宽颈动脉瘤球囊辅助囊内微弹簧圈闭塞时必备的球囊及球囊导管系统。宽颈动脉瘤或梭形动脉瘤血管内支架结合微弹簧圈治疗时必备的血管内支架及支架推送系统。

3. 栓塞材料

(1)微弹簧圈:微弹簧圈的广泛应用标志着栓塞技术的成熟。20 世纪 80 年代末到 90 年代初,意大利学者 Guglielmi 设计了电解可脱卸弹簧圈,被认为是一个革命性进展。金属弹簧圈主要有钨、铂两种,其中又以铂金丝更为柔弱,顺应性更好。电解可脱卸弹簧圈被临床普遍应用,其柔韧性好,可控性强,手术操作方便、安全,成功率高,治疗结果满意;小瘤颈动脉瘤完全闭塞高达 70%～85%,而宽颈或梭形动脉瘤栓塞较困难;有学者采取双弯塑性,横向成篮,篮外填塞及分部填塞技术,瘤颈重塑技术提高了闭塞率;之后又出现超柔软和抗解旋微弹簧圈、机械解脱弹簧圈、新一代机械解脱弹簧圈等,提高了柔韧性和可控性,可针对不同形态的动脉瘤来选择治疗,还可多点解脱,解决了尾端遗留载瘤动脉的问题。

(2)液体栓塞剂:液体栓塞剂栓塞治疗的原理是通过液体栓塞剂进入瘤腔与瘤腔的血液迅速凝集成固体栓塞动脉瘤,目前应用较多的是醋酸纤维素聚合物;液体栓塞剂可以顺应动脉瘤形态固化,减少残留死腔,达到完全闭塞,如果能解决好液体栓塞进入动脉瘤腔后不向远端漂移及栓塞剂毒性的问题,液体栓塞剂是很有前景的。目前多应用球囊保护下注入 Onyx 以减少远端栓塞的风险。

(3)血管内支架辅助弹簧圈:血管内支架主要应用于宽颈或梭形动脉瘤,起到辅助弹簧圈栓塞的作用,以达到致密栓塞动脉瘤的目的。Higushida 等人于 1997 年首先报道了临床上支架置入结合弹簧圈治疗动脉瘤,国内在 2000 年开始开展这种治疗方法。支架置入策略也从早期的微导管穿越支架和支架稳定微导管技术,逐渐发展至 Y 形支架、冰激凌(Waffle－cone)、单纯支架、挽救性支架置入和支架水平释放技术等。

(4)球囊辅助弹簧圈:当宽颈动脉瘤单纯用可解脱弹簧圈栓塞不可行时,应用辅助球囊结合电解弹簧圈才能达到治愈目的。目前常用的球囊有 Hyperglide 或 Hyperform。先将不可脱球囊放置在动脉瘤开口处。接着将微导管插入动脉瘤腔内。充盈球囊封闭瘤开口,经微导管送入弹簧圈填塞瘤腔,排空球囊,若弹簧圈稳定即解脱之。重复上述过程,直到动脉瘤填塞满意为止。球囊再塑形技术适用于宽颈动脉瘤的栓塞。

(5)覆膜支架:支架被覆共聚物薄膜即覆膜支架。其薄膜成分是可降解性共聚物或不可降解性共聚物,与裸支架相比,它有更强的诱导内皮增殖和致血栓的作用。覆膜支架使动脉瘤与载瘤动脉隔绝而闭塞动脉瘤,保留载瘤动脉通畅,而不使用弹簧圈。颅内任何侧支血管的闭塞都可能导致严重或致死性后果,而这正是一般覆膜支架的缺陷。

(6)密网支架(血流导向装置):血流导向装置作为颅内动脉瘤介入治疗的新型器具备受重视,被认为是今后脑动脉瘤介入治疗的发展方向。基于血流动力学考虑的血管重构装置(如国外的 Pipeline 和 Silk 支架、国内上海长海医院和上海微创医疗器械有限公司联合研发的 Tubridge 支架),在动物实验和临床应用中,都展示了良好的初步应用前景。

4. 操作要点

(1)全身麻醉。局部消毒铺巾。股动脉穿刺(或颈动脉穿刺),导入动脉鞘,用空针抽出动脉血证实动脉鞘位于动脉内,动脉灌注系统持续向动脉鞘内滴注生理盐水或肝素盐水。

(2)由动脉鞘或静脉通路给予肝素进行系统抗凝[约 60U/(kg·h)]。给药后每一小时检查 ACT 一次,控制 ACT 为正常的 2.0～2.5 倍,患者发生出血情况时,立即停止肝素,并用同等剂量鱼精蛋白中和肝素(一支 2mL 的肝素为 100mg,12500U)。动脉瘤出血急性期栓塞治疗术中不必肝素化。

(3)行动脉造影(局部或全脑),了解正常及病变部位血管的走行、形态、分布、血管间吻合、毛细血管的染色、静脉及静脉窦的显影及显影时间等各种情况。

(4)将指引导管送入患侧颈内动脉、颈外动脉或椎动脉内。

(5)在导引导丝的导引下将微导管送入动脉瘤内。指引导管造影证实微导管头端位于动脉瘤内。根据动脉瘤的直径及形态选择合适的微弹簧圈。第一个微弹簧圈的直径尽量与动脉瘤的直径相当,这样在送入后能形成网篮状结构,更好地封闭动脉瘤颈。缓慢送入微弹簧圈,在微弹簧圈输送过程中应保证微导管内有肝素持续冲洗。当微弹簧圈完全送入动脉瘤内后,指引导管造影,证实微弹簧圈位于动脉瘤腔内,载瘤动脉无狭窄,且远端动脉无缺失后解脱微弹簧圈。

(6)根据动脉瘤的填塞情况决定是否继续送入微弹簧圈,送入过程同上。动脉瘤微弹簧圈栓塞的原则是尽量使动脉瘤腔内致密填塞。

(7)微导管撤出前应将微导丝送入微导管内,以防微弹簧圈未完全送出微导管或微弹簧圈与导管头端粘连。

(8)微导管撤出后再次行指引导管造影,观察动脉瘤栓塞情况及载瘤动脉和其远端的血管显影情况。

5.并发症　因为脑动脉瘤本身就具有致残率高、死亡率高和并发症多的特点,所以实施动脉瘤治疗甚至在脑血管造影过程中,都有较大的风险和较多并发症,如头痛、眼痛、视力减退或者失明、恶心、眩晕、眼睑下垂、眼球活动受限、癫痫、失语、感觉减退、偏瘫、脑内感染、意识障碍、深昏迷甚至死亡等,造成的原因多为出血压迫脑组织、血管受压和痉挛导致的脑缺血以及脑水肿等。

(1)脑血管痉挛:SAH 引起,血管内导管、导丝的刺激。

(2)血栓形成:未抗凝或抗凝不完全,使用支架前、后没有充分进行抗血小板聚集的治疗,同轴系统没有进行持续灌注。按急症溶栓常规溶栓,应在动脉瘤完全致密填塞后进行溶栓,尽量采用微导管超选择溶栓。溶栓药的剂量尽可能减小,应以影像上血管通畅为标准。

(3)动脉瘤破裂:动脉瘤自然破裂,导管、导丝的操作诱发动脉瘤破裂,弹簧圈过度填塞而导致撑破动脉瘤。要保持镇静。即刻中和肝素,给予止血药物。降低体循环血压,减少破口出血。迅速致密填塞动脉瘤。减少载瘤动脉内造影剂的注射。降低颅内压。栓塞术后常规CT 扫描。

(4)脑缺血:血管痉挛及其他血管病变、大动脉瘤栓塞后机械压迫、载瘤动脉闭塞后侧支循环不足、手术操作时间过长。对于机械性压迫者,给予升压、抗凝、扩容治疗。

(5)弹簧圈断裂、移位:一旦发生,尽可能将弹簧圈从血管内拉出。无法取出者,尽可能将弹簧圈解旋,拉至降主动脉内。取出失败后可给予升压、抗凝、扩容治疗。取出失败时,也可用支架将弹簧圈游离部分贴附至动脉壁上。

6.术后处理

(1)防治脑血管痉挛:维持血容量和血压,必要时给予胶体液扩容、多巴胺静脉滴注,3H

疗法(高血容量、升高血压、血液稀释)在国外较多用于治疗 SAH 后脑血管痉挛。

(2)早期使用尼莫地平等钙离子拮抗剂。

(3)防治脑积水:①给予乙酰唑胺抑制脑脊液分泌,或应用甘露醇、呋塞米等脱水药。②内科治疗无效时可行脑脊液分流术:脑室-心房或脑室-腹腔分流术,以免加重脑损害。

(4)一般护理:严格遵照医生嘱托,尤其对于颅内支架置入后的动脉瘤患者,要定时、定量的按照医嘱口服抗血小板聚集药物,防止支架内血栓形成。抬高床头 15°～30°,以利静脉回流、减轻脑水肿、降低颅内压;术后绝对卧床 2d,限制体力活动 3～4 周,以防弹簧圈移位;给予下肢尤其是腓肠肌处环状按摩,以防止下肢深静脉血栓形成;保持呼吸道通畅,头偏一侧,吸尽分泌物,定时翻身、拍背,以利痰液排出;给予高蛋白、高热量、高维生素、易消化饮食,保持大便通畅;做好口腔皮肤护理,按时翻身,按摩受压部位;留置导尿管者应保持其通畅,按时进行膀胱冲洗和尿道口消毒,防止并发症发生。

(5)病情观察:观察生命体征,尽量使血压维持在一个稳定水平;避免一切可以引起颅内压增高的因素,如情绪激动、精神紧张、剧烈运动、用力排便或咳嗽等;注意观察患者瞳孔的大小、对光反射情况,动态观察意识的变化,并做好记录。对栓塞后可能出现的头痛等情况进行对症处理。

(6)穿刺点的护理:术后穿刺部位加压包扎后予以沙袋压迫 8h,严密观察穿刺肢足动脉搏动情况及下肢温度、颜色和末梢血运情况,观察穿刺局部有无渗血及血肿、瘀斑形成。

(7)癫痫的护理:伴有癫痫者注意保证其安全,防止发作时受伤,保持呼吸道通畅,给予吸氧,并记录其抽搐时间,按医嘱给予抗癫痫药。减少刺激,防止癫痫发作,安装好床栏,备好抢救用药,防止意外发生,尽量将癫痫发作时的损伤减少到最小。

(8)介入栓塞治疗并发症的预防及护理:术后给予尼莫地平 2 周,以防止短暂脑缺血的发生,并注意观察血压的变化;注意观察肢体活动、感觉情况及神经功能缺失症状,以便发现弹簧栓子位置不当,如有异常立即报告医生,以便及时处理。

(马辉福)

第七节　脑动静脉畸形血管内治疗

介入神经放射治疗脑 AVM 的优点是创伤小、相对风险小、后遗症少、术后恢复较快等优点,已经成为治疗脑 AVM 的重要方法。脑 AVM 介入治疗的前提首先是必须先充分认识其构造,有针对性地选择栓塞治疗的方案,做到方案的科学性和安全性。另外,还要考虑栓塞后血流改变的问题。脑 AVM 的栓塞首先须排除易出血因素,易出血因素包括:畸形血管有无深静脉引流,畸形团内有无包含有易破裂的动脉瘤,有无流速较快的瘘口存在等。其次,须考虑栓塞的有效性,有效的栓塞可降低畸形闭的再通率,栓塞一定要在畸形团内进行才有效。总之,脑 AVM 的栓塞,在第一次进行时,即应有一个较科学的方案,先从哪一根动脉开始,然后,再如何逐步分次进行,都应有全盘周到的考虑。

一、适应证

1.病变广泛深在,不适宜直接手术者。

2.病变位于脑重要功能区,如运动区、言语区和脑干,手术后会产生严重并发症和后遗症者。

3.伴有动脉瘤、巨大动静脉瘘等。

4.高血流病变、盗血严重、手术切除出血多或手术后可能发生过度灌注综合征者,可先行部分畸形血管团或供血动脉栓塞术,再行手术切除或放射治疗。

二、禁忌证

1.病变为低血流者,供血动脉太细,微导管无法插入,或微导管不能到达畸形病灶内,不能避开供应正常脑组织的穿支动脉者。

2.超选择性脑血管造影显示病灶为穿支供血,区域性功能闭塞试验产生相应神经功能缺失。

3.严重动脉硬化,动脉扭曲,导引导管无法进入病变血管内。

4.全身衰竭、不能耐受或者拒绝接受治疗的患者。

三、术前准备

1.患者准备　①详细了解病史,进行全面体格检查与神经系统检查。②有癫痫病史者,术前给予抗癫痫药物治疗。③术前根据病情行 CT 平扫加增强扫描,MRI 和 MRA 检查。④术前进行血、尿常规,凝血功能试验,肝、肾功能,胸片,心电图、脑电图等检查。⑤术前禁食,穿刺部位备皮,留置导尿管。

2.特殊器材和器械准备　①Magic 3F/1.8F、3F/1.5F、3F/1.2F 或 Magic 3F/1.8F、3F/1.5F、3F/1.2FMP 导管 1～2 根。②栓塞材料 NBCA,Glubran 或者 Onyx 栓塞系统等。

脑 AVM 的介入治疗主要是采用对畸形血管团进行栓塞的方法。栓塞虽有多种方式,但基本方法都一样,都是采用导引导管内置微导管,将微导管通过 AVM 的供血动脉进入畸形血管团注入栓塞材料,只是采用的栓塞材料有所不同,目前较多采用的主要有 NBCA 生物胶、ONXY 生物胶、弹簧圈及线段等,其中以生物胶栓塞最为有效,也为目前国际上较常通行采用。

四、注意事项

1.本手术成败的关键在于微导管超选择插管是否到达病变供血动脉,进入畸形血管团,并避开供应正常脑组织的穿支血管,这样行血管内栓塞治疗才不致引起并发症和后遗症。高血流病变插管到位一般困难不大,而在病变体积小、血流量不高,又位于颅内末梢血管的畸形血管团则往往插管到位困难。因此应借助:①加大血流动力学,如从导引管内推注生理盐水。②改变血流动力学方向,如欲使微导管避开血流量较大的大脑中动脉而进入血流量较低的大脑前动脉,可让助手在台下压迫对侧颈内动脉,增加大脑前动脉血流量促使微导管到位。③微导管末端塑形成一定弯曲度。④不断充盈球囊。⑤体外旋转导管改变微导管在颅内的前进方向,将微导管插到病灶内。

2.经微导管超选择脑血管造影,对脑 AVM 的血管结构学分析至关重要,因它可精确提供畸形血管团的供血方式,对选择栓塞的适应证、选择栓塞材料以及注射方法提供重要参考依据,因此,一定要做此项检查,尤其在选用 NBCA 及 Onyx 栓塞作为栓塞剂时。

3.手术要在全身肝素化下进行,如用真丝线段作为栓塞剂,要间断经微导管注入罂粟碱溶液,以预防血管痉挛导致拔管困难。

(4)操作要在质量良好的 DSA 下进行,并有一组训练有素、配合默契的专业技术队伍。

五、术后处理

1.严密观察病情变化,尤其注意患者意识状态、语言功能、肢体运动、有无癫痫发作、生命体征变化、穿刺部位出血、穿刺侧足背动脉搏动及肢体血液循环等,并做相应处理。

2.应用抗生素防止感染。

3.应用脱水剂(如甘露醇)及肾上腺皮质激素防治脑水肿。

4.术前有癫痫病史或病灶位于致痫区者,应进行抗癫痫治疗。

5.对高血流病变,或有可能发生过度灌注综合征者,酌情采用控制性低血压。

6.对术后有可能发生脑血管痉挛者,应用抗血管痉挛药物,如尼莫地平(尼莫同)、罂粟碱等。

7.如微导管断于颅内,术后应用肝素化治疗,持续 3~5d。

六、并发症

尽管血管内栓塞治疗已经取得了飞跃的发展,栓塞材料、技术和效果日臻完善,但是脑 AVM 的血管内栓塞治疗仍有一定的风险和并发症。脑动静脉畸形血管内栓塞治疗的主要并发症包括误栓正常脑供血动脉、引流静脉或静脉窦致神经功能缺失、过度灌注综合征、颅内出血、导管断于脑血管内和脑血管痉挛等,这些并发症可导致暂时性、永久性神经功能缺失甚至死亡。

常见的并发症及其预防和处理方法如下。

1.误栓塞 其主要原因有:①微导管插管不到位,没有避开供应正常脑组织的穿支。②脑动静脉畸形的供血方式不是终末供血,而是穿支供血,栓塞时无法避开供应正常脑组织的穿支,为避免这种并发症,一定要将微导管送到位,且如果不能避开供应正常脑组织的穿支时不能实施栓塞治疗。③引流静脉或静脉窦栓塞,多见于高血流病变,动静脉循环时间短,应用 NBCA 栓塞时浓度调配不当,NBCA 很快流入回流静脉或静脉窦将其栓塞,而供应动脉、畸形血管团尚未栓塞,会立即发生颅内出血。为预防此种并发症,在高血流病变应用 NBCA 栓塞时,一定要根据动静脉循环时间来调配好 NBCA 的浓度,或改用真丝线段栓塞,或先用真丝线段、GDC 或 Liquid coil 部分栓塞病变,待其血流由高变低时再用 NBCA 栓塞。

2.过度灌注综合征 主要发生在高血流病变栓塞时,尤其应用 NBCA 栓塞时,由于在瞬间将动静脉短路堵塞,原被病变盗去的血液迅速回流向正常脑血管,因正常脑血管长期处于低血流状态,其自动调节功能失调,不能适应颅内血流动力学的变化,将会出现过度灌注,致严重脑水肿、脑肿胀甚至发生不可控制的颅内出血。为预防此种情况发生,对高血流的巨大病变栓塞时,应逐渐闭塞动静脉短路,每次只能栓塞病变体积的 1/3 或 1/4;同时在栓塞时,甚至栓塞后酌情采用控制性低血压措施,将患者血压降至基础血压的 2/3 水平;或采用真丝线段栓塞逐渐闭塞动静脉短路,慢慢改变颅内血流动力学。对老年人、动脉粥样硬化或者合并高血压患者更应慎重。

3.颅内出血 栓塞术中或术后早期发生颅内出血,这是栓塞治疗最为严重的并发症,其主要原因除见于误栓引流静脉与静脉窦和过度灌注综合征外,也见于以下情况:

(1)畸形团引流静脉受损：栓塞剂损伤引流静脉导致残留畸形团引流不畅，导致残留畸形团内压力增高，是脑 AVM 部分栓塞后引起畸形团破裂的最主要原因。预防及处理：对于术前造影提示有引流静脉狭窄，引流静脉数小于两根者，行血管内栓塞治疗要慎重，若用黏附性液体栓塞材料，则栓塞剂配制浓度应较低，以防止栓塞材料在引流静脉上滞留。若栓塞剂不慎阻塞引流静脉，则术后应给予严格的控制性降压、强力镇静、冬眠治疗、严密监测 72h 以上。并根据患者病情变化，随时复查 CT，必要时手术切除残余畸形团。发生颅内血肿时，根据病情必要时开颅清除颅内出血。

(2)栓塞后畸形团局部血流动力改变，引起畸形团内薄弱部位破裂出血（常为畸形团内伴随的动脉瘤未予处理）；预防及处理：有 10%～20% 的脑 AVM 伴发颅内动脉瘤，AVM 伴发的动脉瘤包括血流相关和血流不相关动脉瘤，其处理方法有所差别。对于血流不相关动脉瘤，应该按颅内动脉瘤的一般原则处理，多可采用血管内栓塞治疗。对于血流相关动脉瘤，有报道认为，畸形血管团处理后，同侧 Willis 上的动脉瘤会自行消失，但是在消失之前存在破裂的风险，因此在栓塞畸形血管团时同时处理相关动脉瘤，否则将会增加术后出血的风险。

(3)微导管刺破血管和畸形团，也是引起栓塞术中出血的原因，常见于供血动脉扭曲且距离远，单一漂浮导管不能到位，必须使用微导丝。预防及处理：应尽量少用微导丝导引。不得不使用时，微导丝最好不要伸出微导管头端，导丝在微导管弯曲处，不要用力强行通过，当微导管接近畸形血管团时，及时拔除微导丝！千万不能在畸形血管团内使用微导丝。

(4)微导管进入病变内，用 NBCA 栓塞导管粘住病变，拔管时牵拉出血。

(5)用真丝线段栓塞时，因导管在血管内停留时间较长，加之推注线段时的刺激，使脑血管痉挛牵住微导管，用力牵拉时将病变血管拉破致出血。为预防脑血管痉挛，在推注真丝线段过程中，应间断从微导管内推注罂粟碱溶液。术中发生出血时的应急处理：首先不要惊慌，沉着冷静，有条理的处理。优先中和肝素，减少肝素对凝血功能的抑止；若有明确出血点，可用弹簧圈或胶闭塞出血动脉，术后根据血肿大小和临床情况决定手术清除血肿或保守治疗。

4.导管断于脑血管内　其原因有：①用 NBCA 栓塞时微导管与病变粘在一起。②用真丝线段栓塞时，因脑血管痉挛致导管不能拔出，牵拉时将微导管拉断。③导管材料存在的质量问题等。

5.脑血管痉挛　是常见并发症之一，认为与出血后的血液分解产物刺激脑血管有关。术中动作轻柔，必要时配合应用罂粟碱或法舒地尔可有效避免。

（马辉福）

第十一章　胸部疾病的介入放射治疗

第一节　大咯血

一、概述

1.常见原因为支气管扩张、肺结核病、支气管肺癌、肺尘埃沉着病等。

2.少见原因为肺动静脉畸形、肺动脉瘤、囊状纤维化等。

3.出血来源主要是支气管动脉。支气管动脉担负着支气管壁、肺间质、胸膜、肺动脉壁及部分纵隔结构的血供,某些少见病变如肺动静脉畸形,肺动脉成为出血的主要来源。出现严重或广泛的肺部病变时,肋间动脉及内乳动脉也可参与供血。

4.支气管动脉发自降主动脉,开口在气管隆嵴水平附近第5～6胸椎高度。

5.有5％左右的人脊髓动脉与肋间动脉、肋间－支气管动脉干或支气管动脉存在交通。

二、介入治疗适应证

1.急性大咯血,内科治疗无效。

2.反复咯血,不适宜手术治疗或拒绝手术治疗者。

3.经手术治疗又复发咯血者。

4.不明原因咯血,纤维支气管镜检查仍不能明确诊断者。

三、介入治疗禁忌证

1.严重出血、感染倾向、碘造影剂过敏。

2.严重心、肝、肾功能衰竭。

3.支气管动脉与脊髓动脉有交通,且导管又不能避开脊髓动脉。

四、介入治疗程序

1.采用 Seldinger 技术股动脉穿刺插管。

2.一般选用 5F 的较高硬度的 Cobra 导管。

3.在透视下将导管口送至胸主动脉气管隆嵴水平寻找支气管动脉开口。

4.咯血原因明确的患者,根据病变位置行一侧支气管动脉插管,若咯血部位不明则需行双侧支气管动脉插管。

5.支气管动脉造影时造影剂用量为4mL,流速1～1.5mL/s。

6.咯血的直接征象是造影剂从支气管动脉分支外溢,间接征象主要包括病变部位支气管动脉扩张、迂曲、小动脉瘤、新生小血管、静脉早显、局部肺染色加深等。

7.确认靶血管与脊髓动脉无交通后方可进行栓塞,一般选用明胶海绵和弹簧钢圈。

8.严密监视下缓慢栓塞直至靶血管血流明显减缓或停止。

9.对其余支气管动脉或肋间动脉等进行全面检查以免漏栓。

10. 如果导管无法避开脊髓动脉或导管不能牢固地楔入支气管动脉,则可向出血的支气管动脉内灌注止血药物。

五、术后处理

1. 单一部位术后即可拔管,复杂病例一般需要保留导管观察 24h。

2. 穿刺点压迫止血后用绷带加压包扎。

3. 使用抗生素预防感染。

六、并发症及防治

1. 脊髓损伤　支气管动脉栓塞最严重的并发症,表现为感觉障碍、尿潴留、偏瘫甚至截瘫。防治措施包括使用非离子型造影剂、超选择性插管避开脊髓动脉、防止栓塞剂反流等。一旦出现,应使用糖皮质激素、神经营养剂配合康复治疗。

2. 异位栓塞　异位栓塞部位多为下肢和肠道。

3. 栓塞后反应　常见反应为发热、胸闷、肋间痛、胸骨后烧灼感、吞咽疼痛等,对症处理。

(朱帝文)

第二节　支气管肺癌

一、概述

1. 病因　与吸烟、空气污染、肺内慢性炎症等有关。

2. 依据肿瘤发生的部位分为中央型肺癌、周围型肺癌和弥漫型肺癌三型。

3. 依据组织学类型分为鳞状细胞癌、腺癌、腺鳞癌、未分化癌、类癌、支气管腺癌。

4. 肺癌的血供主要来源于支气管动脉,部分尚有肺动脉供血。肿瘤越大,接受多支供血的机会越多。

二、临床表现

1. 早期可无任何症状,多在体检时发现。

2. 常见症状为刺激性干咳、痰中带血。

3. 可有胸痛、胸闷、气短、呼吸急促、发热等症状。

4. 晚期肺癌有消瘦、贫血、恶病质及肺外表现。

三、影像学表现

1. 肺门或肺野肿块。

2. 支气管壁增厚,支气管腔内肿块,支气管腔狭窄、阻塞等。

3. 间接征象有阻塞性肺气肿、阻塞性肺炎及阻塞性肺不张等。

4. 肺门纵隔淋巴结肿大。

5. 血供丰富的肿瘤可显示支气管动脉增粗、扭曲、肿瘤血管和肿瘤染色较浓。

四、介入治疗适应证

1. 肺癌晚期,已发生近距离和(或)远距离转移,失去手术治疗机会者。
2. 患者高龄,重要脏器功能不良,不能耐受外科手术治疗者。
3. 拒绝外科手术治疗者。
4. 外科手术治疗后肿瘤复发。
5. 外科手术前介入治疗,以防止肿瘤扩散,便于肿瘤切除。

五、介入治疗禁忌证

1. 严重出血,有感染倾向,碘造影剂过敏。
2. 严重心、肝、肾功能衰竭。

六、介入治疗程序

1. 采用 Seldinger 技术股动脉穿刺插管。
2. 一般选用 5F 或 6F 的 Cobra 导管。
3. 将导管口送至胸主动脉气管隆嵴水平寻找支气管动脉,根据病变位置行病变侧支气管动脉插管。
4. 支气管动脉造影。
5. 确认导管头已避开脊髓动脉开口后灌注化疗。
6. 化疗药物的选用及配伍应根据肺癌的不同组织学类型联合用药,在 30min 内依次灌注。
7. 在超选择性插管基础上栓塞治疗至靶血管血流明显减缓或停止,如果导管无法避开脊髓动脉则不能实施栓塞治疗。
8. 造影复查后拔除导管。
9. 多发、周围性肺癌可采取 CT 导向下经皮穿刺局部消融治疗。

七、并发症及防治

1. 穿刺点出血或局部皮下血肿。
2. 术后水化治疗时输液速度过快可引起肺水肿或左心功能不全。
3. 胸壁疼痛或坏死。
4. 下肢感觉、运动障碍发生率为 $1.5\% \sim 5.0\%$,可采用静脉滴注低分子右旋糖酐和地塞米松、等渗生理盐水置换脑脊液等治疗措施。
5. 异位栓塞与操作技术和栓塞原则把握不准有关。

(朱帝文)

第三节 肺动静脉畸形

一、概述

1. 肺动静脉畸形是在肺动脉和肺静脉之间形成了异常交通血管。

2. 多数为先天性，也可由后天性病变引起。

3. 好发于两肺的下叶，多为单侧病变。在病理上可分为囊型和弥漫型，囊型又分为单纯型和复杂型，为肺动脉与肺静脉直接相连，弥漫型动、静脉之间仅有多数细小瘘管相连。

4. 约95％由肺动脉供血，菲薄变性的血管壁在遇外力或血压作用下易发生破裂，致大出血、血胸，可大咯血。

二、临床表现

1. 肺动静脉畸形症状的严重程度与病变大小密切相关。

2. 常见的且早期出现的症状为反复肺部感染。

3. 呼吸困难、咯血、胸痛、咳嗽、发绀、杵状指（趾）。

4. 可出现由血栓、菌栓等导致的神经系统并发症，如中风、偏头痛、短暂性脑缺血发作、脑脓肿、癫痫发作等。

5. 严重者有肺动脉高压、感染性心内膜炎、贫血、咯血、血胸、红细胞增多症等。

三、影像学表现

1. 局限的肺部结节样阴影且与肺门区有异常的血管相连，弥漫型仅显示肺纹理增强。

2. CT增强呈血管性强化，且可显示供血动脉和引流静脉。

3. CT血管重建和肺动脉造影可明确肺动静脉畸形的部位、形态、累及的范围及程度，主要表现为一支或数支供血动脉增粗、畸形血管迂曲蜿蜒扩张或呈球状扩大、引流静脉粗大、循环速度增快、左心房早显、肺部染色明显。

四、介入治疗适应证

1. 有明显的缺氧、咯血等症状。

2. 曾经发生过脑部感染等并发症。

3. 供血动脉直径≥3mm。

4. 不能耐受或拒绝外科手术者。

5. 外科手术失败或手术后复发。

五、介入治疗禁忌证

1. 造影剂过敏患者。

2. 心、肝、肾功能不佳，不能耐受栓塞治疗者。

六、介入治疗程序

1. 采用Seldinger技术股静脉穿刺插管。

2. 导管经下腔静脉、右心房至右心室插入肺动脉分支。

3. 肺动脉造影，确认病变的位置、范围、数量。

4. 超选择性插管进入病变供血肺动脉分支。

5. 将直径≥3mm的病灶供血动脉锁定为栓塞目标。

6. 若供血动脉逐渐变细或直径一致时，选择金属圈栓塞至病变血管供血停止。

7.造影复查。

8.多支动脉供血应一一栓塞,尤其是直径≥3mm的病灶供血动脉,也可用球囊栓塞治疗。

9.应尽最大可能将所有的供血动脉都堵住。

10.效果满意后治疗即可结束。

七、并发症及防治

1.2%~4%的患者可出现胸膜炎,表现为低热和胸痛。给予口服镇痛药物即可缓解。

2.异位栓塞　一旦出现症状则必须立即行抗凝治疗。

3.心绞痛和心律失常　硝酸甘油、阿托品和一些镇痛药物等即可缓解症状。

4.较少见的并发症包括深静脉血栓形成、一过性神经系统症状、肺动脉高压。

（朱帝文）

第四节　气管支气管狭窄

一、概述

1.气管支气管狭窄的原因主要为肿瘤。

2.其他原因有炎性肉芽肿、瘢痕、结核、外伤、气管软化症、淀粉样变等。

3.依据气管支气管狭窄的病理机制可分为外压型、环气道壁型和腔内型三种。

4.狭窄的主要症状为呼吸困难和缺氧。

二、介入治疗适应证

1.所有失去手术机会或不愿接受手术的恶性肿瘤性狭窄。

2.顽固的良性狭窄。

3.术后气管支气管狭窄。

4.合并明显的呼吸障碍。

5.合并食管支气管瘘。

三、介入治疗禁忌证

1.儿童气管支气管狭窄应谨慎。

2.气管、支气管存在尚未得到控制的严重感染者。

3.患者体质虚弱,不能耐受手术者。

4.安装支架后生存时间过短者。

四、介入治疗程序

1.术中行心电监测及血氧饱和度监测。

2.给予高浓度氧气吸入,或行高频通气。

3.先行咽喉部喷雾麻醉,再行气道雾化吸入充分麻醉。

4.患者取仰卧位或侧卧位,头尽量后仰。

5.结合影像学资料明确病变性质、部位及气管支气管狭窄的长度、程度。

6.在患者体表做好定位标记。

7.将导丝置于造影导管内经口将导丝引入气道并通过狭窄段。

8.透视监测下沿导丝插入支架输送器并准确跨越狭窄部位。

9.定位准确后快速释放支架,退出放送器。

10.透视观察支架扩张情况,若扩张不满意者可用球囊导管扩张。

11.分叉形支气管支架释放时先将分叉支架的长臂释放于相应的支气管内,短臂在气管内前推进入对侧支气管。

12.支架置入成功的关键在于准确定位和快速释放。

13.术后常规抗感染、雾化吸入湿化呼吸道。

14.根据病变性质视情况给予相应的病因治疗。

五、副反应与并发症

1.刺激性咳嗽。

2.分泌物潴留,必要时用纤维支气管镜吸痰及清除痰痂。

3.支架移位 若引起呼吸道阻塞,应设法拔除;若移位的支架不影响通气,可置入第二个支架。

4.出血。

5.肉芽肿或肿瘤引起的再狭窄,可通过重叠置入第二个支架或微波烧灼、激光气化使狭窄解除。

6.食管—气管瘘,可在食管内置入覆膜支架封闭瘘口。

7.感染。

(朱帝文)

第五节 冠心病

一、概述

1.冠心病是动脉粥样硬化造成冠状动脉分支硬化、斑块形成、管腔狭窄闭塞、心肌缺血而产生的一系列临床表现,为心脏病致死最常见原因。

2.冠心病是遗传因素与环境因素共同作用的结果,高血压、血脂代谢异常、糖代谢异常、吸烟、肥胖等为常见的危险因素。

二、临床表现

1.原发性心搏骤停。

2.心绞痛 阵发性心前区压榨样疼痛伴濒死感。

3.心肌梗死 出现持久的胸骨后剧烈疼痛、发热、心肌酶增高及特征性心电图改变。

4.缺血性心力衰竭。

5.心律失常。

6.临床分型　隐性冠心病型、无症状心肌缺血型、缺血性心肌病型、稳定型心绞痛、不稳定型心绞痛及变异型心绞痛等。

三、影像学表现

1.冠状动脉 CTA　冠状动脉钙化,管腔狭窄闭塞及侧支循环,可定量评价心肌血流灌注。

2.放射性核素检查表现为静息或负荷状态下缺血区心肌灌注缺损。

3.选择性冠状动脉造影(CAG)　冠状动脉狭窄、狭窄处溃疡、血栓性充盈缺损、扩张性病变或动脉瘤、冠状动脉夹层、冠状动脉痉挛和侧支循环等。

四、冠状动脉造影适应证

1.中、老年患者心脏扩大、严重心律失常、心力衰竭。

2.无症状但运动试验阳性者。

3.原发性心搏骤停复苏者。

4.不典型胸痛,无创检查提示或可疑心肌缺血。

5.急性或陈旧性心肌梗死。

6.冠心病介入治疗后怀疑血管急性闭塞或支架内亚急性血栓形成者。

五、介入治疗适应证

1.轻度心绞痛患者,单支冠状动脉局限性狭窄超过 70%,负荷试验显示所支配区域心肌缺血。

2.中、重度心绞痛,病变血管支配中至大区域存活心肌。

3.伴有糖尿病的单双支中度及以上的狭窄。

4.伴有 ST 段抬高心肌梗死者。

5.溶栓后仍有明显胸痛,ST 段抬高无显著回落。

6.急性期后,有自发或诱发的心肌缺血,持续血流动力学不稳定者。

六、介入治疗禁忌证

1.拒绝进行冠状动脉造影检查,拒绝签署手术知情同意书者。

2.尚未控制的严重室性心律失常、急性左心衰竭。

3.急性脑卒中、严重肾功能不全、严重碘造影剂过敏。

4.急性心肌炎。

5.严重出血倾向。

6.病变血管仅支配较小区域的存活心肌而没有心肌缺血的客观证据、已经溶栓治疗且发病已经超过 12h、静脉桥完全闭塞、多支静脉旁路移植血管闭塞、左心室功能受损等情况属于相对禁忌证。

七、介入操作常规

1.择期手术者术前两天开始服用阿司匹林(用量为 100～300mg/d),术前一天口服氯吡格雷 300mg。

2. 急诊介入手术者，给予阿司匹林及氯吡格雷各 300mg。

3. 建立静脉输液通道。

4. 选择股动脉或桡动脉穿刺。

5. 导丝引导下插管到达主动脉根部，选择性插入左右冠状动脉开口，推注造影剂。

6. 分析冠状动脉造影图像，结合临床表现判断是否需要继续进行血管内治疗。

7. 经造影导管注入肝素 8000～10000U。

8. 循导丝引入适宜的左或右冠状动脉导引管至预备治疗的冠状动脉开口。

9. 将 PTCA 导丝经导引管送入并跨过病变部位。

10. 选择合适的球囊沿 PTCA 导丝送至冠状动脉病变处，造影确认定位准确后加压扩张数秒，可多次进行直至狭窄解除。

11. 选用与血管直径之比为(1～1.1)：1 的支架球囊导管，沿导丝送至病变部位。

12. 造影确认定位后加压扩张球囊释放支架。

13. 多体位造影评价支架与管腔扩张及血流恢复情况。

14. 拔出导管后无菌加压包扎。

15. 术后注意穿刺局部有无血肿，观察穿刺侧肢体动脉搏动情况。

16. 严密监测心电图，服用阿司匹林、氯吡格雷 1 年。

八、并发症及处理

1. 死亡　发生概率一般在 0.1% 以下，与冠状动脉严重病变、左心室功能低下有关。

2. 急性心肌梗死　多由血栓形成、冠状动脉痉挛和夹层引起。

3. 栓塞并发症　硬化斑块脱落可栓塞任何远端动脉分支。

4. 严重心律失常　心室颤动是最为严重的心律失常，应立即电除颤。

5. 急性肺动脉栓塞　多为术后下肢静脉血栓形成，活动后脱落所致。

6. 冠状动脉夹层　操作中切忌盲目粗暴，扩张后形成的夹层可用支架覆盖。

7. 冠状动脉穿孔　可致心包填塞，应马上穿刺心包腔引流或外科手术修补。

8. 急性或亚急性血栓形成：需要支架充分扩张、完全覆盖夹层、术后用正规的抗血小板药物治疗。

（朱帝文）

第六节　二尖瓣狭窄

一、概述

1. 二尖瓣狭窄(MS)分为后天性和先天性，以前者多见。

2. 最常见的病因为风湿热，2/3 的患者为女性。

3. 风湿热导致二尖瓣结构粘连融合，导致二尖瓣开放受限。

二、临床表现

1. 主要与瓣口狭窄程度有关。
2. 心悸、气急。
3. 严重者可有呼吸困难、咳嗽、咯血和右心衰竭等。
4. 二尖瓣面容、心尖部舒张中晚期隆隆性杂音、心界向左扩大。

三、影像学表现

1. 左心房增大、肺动脉段突出、右心室增大、肺部淤血。
2. 二维超声显示二尖瓣活动性差、瓣口狭窄、瓣膜增厚、左心房增大、右心室增大、左心房血栓。
3. 心导管检查可了解二尖瓣口面积,肺血管阻力及肺毛细血管嵌顿压。

四、介入治疗适应证

1. 超声心动图积分<8分。
2. 二尖瓣面积为 $0.5\sim1.5cm^2$。
3. 不合并二尖瓣反流和主动脉瓣病变。
4. 左心室舒张末内径大于35mm。
5. 左心房内无明显血栓形成。
6. 无明显风湿活动。
7. 不符合上述条件者为禁忌证。

五、介入治疗程序

1. 纠正或控制心功能不全。
2. 术前三天静脉滴注肝素。
3. 股静脉穿刺插管。
4. 房间隔穿刺,成功后引入导丝。
5. 将鞘管在导丝引导下送入左心房进行血流动力学检测。
6. 肝素化应在房间隔穿刺成功后进行。
7. 导丝送入左心房并在左心房弯曲成圈,利用鞘管扩张房间隔后拔出鞘管。
8. 循导丝送入二尖瓣扩张球囊,通过房间隔,主体到达左心房。
9. 注入 $1\sim2mL$ 造影剂使球囊前端部分充盈后跨过二尖瓣进入左心室。
10. 调整球囊导管使其远端的部分与左心室长轴平行向前推送 $4\sim5cm$ 跨过二尖瓣口。
11. 球囊前端充盈及在二尖瓣口固定后,将球囊全部充盈扩张,完成扩张后球囊随即退入左心房。
12. 抽空球囊后连同导丝退出。
13. 穿刺部位包扎。

六、并发症及处理

1. 心包填塞 主要原因是房间隔穿刺失误,需在维持血流动力学稳定的情况下立即行心包穿刺引流或外科心包切开引流术。

2.二尖瓣反流　主要原因包括球囊过大和瓣膜双侧交接部明显增厚钙化。应控制适应证、避免使用超大球囊、避免球囊在瓣下充盈扩张。

3.体循环栓塞　血栓脱落是最主要原因,规范化操作有助于避免栓塞。

4.心律失常　室性心律失常最多见,多为刺激所致;有效地扩张二尖瓣和降低左心房压后房颤可自行转复,必要时应行抗凝治疗。

(朱帝文)

第十二章 腹部疾病的介入放射治疗

第一节 原发性肝癌

一、概述

原发性肝癌(HCC)与多种因素综合作用有关,其中与病毒感染、黄曲霉菌感染、肝硬化等因素关系较密切。

1.60%~80%的 HCC 合并肝硬化,酒精性肝硬化和肝炎性肝硬化更容易发生 HCC。

2.与乙型肝炎病毒(HBV)和丙型肝炎病毒(HCV)有关。

3.黄曲霉素。

4.华支睾吸虫和血吸虫感染可能与 HCC 或胆管性肝癌有一定关系。

5.长期酗酒者、口服避孕药、环境因素、遗传因素和其他致癌物质可能会增加肝细胞癌变的概率。

主要组织类型是肝细胞肝癌和胆管细胞性肝癌。大体标本病理学分型可分为结节型、巨块型、弥漫型。

肿瘤组织以肝动脉供血为主,容易侵犯门静脉和肝静脉而发生肝内或远处转移,也可发生淋巴转移和胆管压迫。晚期可转移至肺、骨骼、肾上腺等器官。

二、临床表现

1.早期一般无临床症状。

2.中晚期表现为消化不良、腹胀、右上腹痛、消瘦、乏力等。

3.肿块出血和破裂可出现急性腹痛。

4.晚期可出现黄疸、肝功能受损,绝大多数 AFP(甲胎蛋白)阳性。

三、影像学表现

1.超声检查在正常肝实质背景中出现异常低回声区,肿瘤周围呈清晰光滑的无回声环形征或模糊的"晕征"、大结节内可见不同回声的小结节、瘤体内可见无回声间隔、小肝癌的强回声小结节。

2.CT 平扫时肝内出现稍低密度或等密度肿块,边界不清或清楚,增强时肿瘤区域明显强化和快速消退。

3.癌灶多呈散在的多中心分布。

4.MR 扫描时 T_1WI 呈低或等信号,T_2WI 呈高信号,增强扫描呈高信号。

5.超过 2/3 的 HCC 合并不同程度的肝硬化,肝脏的代偿能力大幅度下降。

6.门静脉分支侵犯。

四、介入治疗适应证

1. 中晚期肝癌不能手术切除者。

2. 择期手术需要暂时控制肿瘤进展者。

3. 富血液供应肝癌需要减少手术出血和输血者。

4. 肝硬化患者怀疑合并小肝癌而其他检查不能确认者。

5. 肝癌术后复发者。

6. 肝癌术后常规预防性化疗者。

7. 多发性结节性肝癌不能有效切除者。

8. 小肝癌但 AFP 水平明显升高不能排除多发性小病灶者。

9. 肝癌合并出血者。

10. 肝癌合并其他脏器病变不能耐受外科手术者。

五、介入治疗禁忌证

1. 肝功能严重障碍,肝功能属 Child－Pugh C 级。

2. 凝血功能障碍。

3. 大量腹腔积液或重度肝硬化。

4. 门静脉瘤栓伴逆向血流以及门静脉主干完全阻塞。

5. 合并严重的感染。

6. 白细胞$<3\times10^9/L$。

7. 全身已发生广泛转移,机能衰竭者。

六、碘化油栓塞的机制

1. 肿瘤血管壁缺乏神经支配和平滑肌,不能通过挤压排出进入血管分支内的碘化油。

2. 肿瘤的毛细血管床缺乏正常血管的光滑内皮,容易导致细小的油脂滞留。

3. 肿瘤血管发育不良,存在许多局限性扩大的血管瘤腔。

4. 肿瘤的引流静脉发育不全,碘化油不能被快速清运。

5. 肿瘤内存在扩大的窦腔。

6. 肿瘤内存在微小的坏死区。

7. 肿瘤内缺乏正常的淋巴系统和网状内皮组织。

8. 碘化油分子带有负电荷,容易在微细的血管内造成油栓。

七、血管内介入治疗程序

1. 临床病情判断　除可以手术切除的 HCC 外,多数中晚期 HCC 均可施行介入治疗。

2. 详细的影像学检查明确肿瘤大小、具体解剖位置、病灶的数目、门静脉侵犯与否、有无转移等。

3. 术前常规检查,其中肝功能、AFP 可作为手术后判断病情变化和处理并发症的依据。

4. 手术器械、栓塞剂、化疗药物。

5. 常规采用 Seldinger 技术穿刺股动脉。

6. 腹腔动脉和肠系膜上动脉选择性全面的动脉造影是 HCC 血管内介入治疗的必要步骤。

7. 通过肝动脉分支的选择性或超选择性插管造影详细了解肿瘤的大体类型、分布、位置、大小、血液供应情况、有无合并动静脉瘘和门静脉瘤栓等。

8. 常选用阿霉素 40～60mg、丝裂霉素 8～16mg、5－Fu750～1250mg、顺铂 60～80mg、轻喜树碱 10～20mg 等中 3～5 种药物联合灌注化疗。

9. 可采用球囊灌注导管暂时封堵动脉血流、将化疗药物与栓塞油剂混合等增强化疗效果。

10. 将导管超选择性插入肿瘤的供血动脉分支，用碘化油与化疗药物制成混悬液缓慢灌入栓塞肿瘤实质及细小的动脉分支，直至肿瘤区域完全或大部分被碘油填塞。

11. 肝癌介入一般不允许用永久性栓塞剂栓塞大的血管分支。

12. 肿瘤范围广泛时，可采取不同叶段的轮流栓塞，以免同时栓塞后肝脏的过度损害。

13. 栓塞剂量的控制需要参考肿瘤的大小、肿瘤血液供应多少、肝脏功能情况和血管内操作技术是否到位等因素。

14. 造影复查。

15. HCC 时凝血功能较差，拔除导管后要严格压迫止血。

八、特殊情况的处理

1. 肝动脉－门静脉瘘（APF）　主要与癌细胞的破坏、浸润等有关。细小的 APF 无需特殊处理，较大的 APF 需要先用大粒径的栓塞剂堵塞瘘口，以免引起异位栓塞。

2. 门静脉瘤栓形成是 HCC 术后复发和肝内外转移的主要原因，而且可以发生早期转移。侵犯门静脉主干而且造成门静脉血流完全阻断者不适宜进行介入治疗；仅侵犯门静脉主要分支者可以选择性地进行肝动脉内介入治疗；肝动脉和门静脉联合化疗栓塞能有效控制肿瘤生长并防止肿瘤复发。

3. 肝外供血和侧支循环　HCC 造影或栓塞时，出现任何肿块边缘的不规则或不完整、肿块的染色不均匀或缺损均高度提示额外供血的可能，应及时寻找并予以栓塞治疗。

4. 合并肝硬化　大部分原发性肝癌在肝硬化的基础上发生，反复的肝血管内介入治疗也可诱发或加重肝硬化。肝硬化表现明显时，可在肝癌的化疗栓塞同时或间歇期进行脾动脉分支部分栓塞。

5. 肿瘤血管再生　可选择使用抗血管生成药物，使生长旺盛的表层癌细胞和肿瘤血管再生过程终止。

6. 弥漫性肝癌　在一般状况较好、肝功能损害不严重的情况下，可以采取灌注化疗后分叶或分段栓塞。

九、消融治疗程序

1. 经皮穿刺肝癌内直接消融术是通过化学或物理方法直接作用于肿瘤组织，造成肿瘤细胞的变性坏死而达到治疗目的。可选择性地作用于肿瘤局部，在肿瘤组织局部造成卫星病灶和包膜肿瘤细胞无选择性的损伤，在一定程度上相当于手术切除肿瘤。

2. 化学方法包括无水酒精注射治疗、50％醋酸注射治疗、热盐水注射治疗等，物理方法包括微波组织凝固治疗、激光治疗、RF-电烙治疗、聚焦超声治疗和冷冻治疗等。

3.常规采用超声或 CT 引导和检测。

4.选择最短、最安全的途径穿刺进入肿瘤内部。

5.经皮穿刺肝癌内直接消融治疗范围应包括病灶周围 5～10mm 的正常肝组织,以防止肿瘤复发。

6.较大肿瘤必须多次穿刺插入、多点作用、周边和中心同时治疗。

7.可配合血管内介入灌注栓塞治疗。

十、术后处理

1.静卧休息。

2.护肝处理。

3.对症处理　包括镇痛、降温、止吐等。

4.继续治疗和综合处理。

十一、手术并发症与处理

1.严重的栓塞后综合征　防治措施主要是控制栓塞范围,尽量减少粗大血管栓塞,加强护肝和对症处理。

2.肝功能损害　需要积极的护肝、护肾和对症处理。

3.肝脏梗死及凝血功能障碍　主要采取护肝和镇痛、对症处理。

4.肝内胆汁肿形成　经皮穿刺消融治疗的常见并发症,轻微的漏出经保守处理可以痊愈,严重者需要手术处理。

5.肝脓肿和败血症　主要采用抗生素治疗,局限性的脓肿可穿刺引流。

6.肿瘤破裂和腹腔积血　一般仍考虑血管内栓塞止血。

7.胃肠道出血　一般采用保守治疗,出血量较大者可经血管内灌注栓塞止血。

8.胆囊栓塞　预防措施是避开胆囊动脉、栓塞时发现胆囊壁显影后立即停止注射栓塞剂、利胆治疗。发生胆囊穿孔后需要手术治疗。

9.脊髓损伤　主要发生在膈动脉、肋间动脉供血分支化疗栓塞时。

10.肝硬化　反复多次血管内介入治疗后可使原有的肝硬化加重。

(门忠杰)

第二节　肝血管瘤

一、概述

1.肝血管瘤为肝脏最常见的良性肿瘤,为肝动脉分支的畸形,由扩张的大小不等的血窦组成,血供来自肝动脉。病因尚不明确。

2.病理包括肝海绵状血管瘤(CHL)、毛细血管瘤(capillary hemangioma)和血管内皮瘤等。

3.CHL 最常见,由多数扩张的衬以单层内皮细胞的细小异常血管构成,血管壁均无肌肉组织,瘤体内无正常血管、胆管结构和正常肝细胞,瘤周肝组织之肝窦明显淤血扩张成较宽的腔隙,肝细胞索受压萎缩或消失。

二、临床表现

1.肿瘤生长缓慢,病程常达数年以上。

2.50%～70%的患者临床无症状。

3.肿瘤较大(5cm 以上)可出现上腹不适、发热、嗳气、腹胀、腹痛等。

4.体检可触及腹部包块。

5.实验室检查多无异常发现。

三、影像学表现

1.超声检查海绵状血管瘤较大时呈不规则形,边缘锐利,内部回声强弱不等,周边可见强回声带。

2.CT 平扫表现为圆形或卵圆形低密度病变,边界清楚,边缘光滑或轻度分叶。肿瘤较大者中心可见不规则更低密度区。

3.增强扫描动脉期出现边缘增强,逐渐由边缘向中央扩大。较大肿瘤中心可有坏死。

4.MR　T_1WI 均匀性呈低信号或混杂低信号,T_2WI 呈高信号,纤维瘢痕均表现为低信号。

5.DSA　供血动脉来自肝动脉分支,多不增粗;异常血管充盈造影剂形成血管湖,形态学似"爆米花状",局部增强呈"早出晚归"的特点;瘤体较大时可见血管受压、移位。

四、介入治疗适应证

1.肿瘤较大,邻近器官受压移位,引起明显压迫症状者。

2.肿瘤较大引起肝包膜紧张导致疼痛者。

3.肿瘤破裂出血者。

4.手术切除前准备。

5.肿瘤虽小,但一般治疗对疼痛效果不佳者。

6.病灶范围较广,无法手术切除者。

五、介入治疗禁忌证

1.单发或多发性肿瘤,病变直径小于 4cm 且趋于稳定、无临床症状者。

2.病变直径大于 8cm 或合并有动静脉瘘者不适于经皮经肝瘤内注射治疗。

3.有血管造影禁忌证者。

六、血管内介入程序

1.采用 Seldinger 技术经股动脉穿刺插管。

2.行腹腔动脉或肝动脉造影,若疑有解剖变异则需寻找相应的供血动脉分支。

3.超选择性插管进入肝血管瘤的供血动脉支。

4.将平阳霉素与碘化油混合后缓慢灌注栓塞。

平阳霉素和碘化油乳剂进入肿瘤血管后在局部高密度浓聚并缓慢释放,可充分发挥其抑制和破坏作用及抗肿瘤作用,为治疗肝血管瘤的主要栓塞剂。

5.较小的肝血管瘤,可一次性栓塞;巨大血管瘤可分次栓塞。

七、瘤内硬化程序

没有明确的供血动脉、栓塞后侧支循环建立、碘对比剂过敏时可行瘤内硬化治疗。

1.介入器械　主要有经皮穿刺针及注射用导管。

2.在B超或CT引导下直接穿刺肿瘤局部。

3.将药物直接注入瘤体内,尽可能将药物充满所有血窦。

4.可采用多点、多次注入使药物扩散到整个瘤体而达到治疗目的。

5.硬化剂　无水酒精、鱼肝油酸钠、平阳霉素等。

6.用量根据肿瘤大小而定,一般为5～20mL。

八、常见并发症与处理

1.栓塞后后综合征　症状重者可对症处理。

2.不同程度肝功能减退,多在2周左右自行恢复。

3.胆囊梗死　多为超选择性插管困难,栓塞时无法避开胆囊动脉所致。

4.血红蛋白尿,为鱼肝油酸钠用量过大所致。

(门忠杰)

第三节　肝脏转移性肿瘤

一、概述

1.肝脏转移性肿瘤主要来源于腹部恶性肿瘤,经门静脉进入肝脏,也可直接蔓延和通过淋巴道转移。

2.肝脏转移性肿瘤肝动脉供血约占90％,肿瘤增大时门静脉供血比例增加。

3.肝动脉造影时肝脏转移性肿瘤多呈少血管型。

4.肝脏转移性肿瘤的结节数目、大小、部位不一致,多为弥漫性多发性结节。

二、临床表现

1.早期无明显症状和体征。

2.主要表现为肝区闷胀不适或疼痛、全身乏力、食欲减退、体重减轻、发热和上腹包块。

3.晚期可出现黄疸、腹腔积液及其他恶病质的症状和体征。

4.肝脏转移性肿瘤的AFP 90％以上为阴性。

5.已有临床表现者常伴有碱性磷酸酶(ALP)、γ－谷氨酰转酞酶及乳酸脱氢酶的升高。

三、影像学表现

1.CT扫描形态多样,"牛眼征"有一定特征。

2.动态增强多显示为环形轻－中度增强。

3.DSA 血供丰富的肝脏转移性肿瘤原发灶多为具有分泌激素功能的肿瘤；血供中量的肝脏转移性肿瘤原发灶多为结肠癌、乳腺癌、精原细胞癌、黑色素瘤等；血供稀少的肝脏转移性肿瘤原发灶多为胃癌、胰腺癌、食管癌和肺癌等。

四、介入治疗适应证

1.原发肿瘤已无法根治或未能发现。

2.原发肿瘤虽已切除，但肝内转移灶波及一叶以上或肝代偿功能较差。

3.合并肝外多处转移。

4.肝脏转移性肿瘤手术前栓塞。

5.肝癌主灶已切除，肝内仍有转移灶者。

6.肝脏转移性肿瘤破裂出血。

五、介入治疗禁忌证

1.肿瘤占肝脏体积 70％以上者。

2.肝功能严重损害，重度黄疸者。

3.心肺功能严重不全者。

4.凝血功能障碍，有出血倾向者。

5.严重糖尿病血糖未控制者。

6.碘过敏者。

六、介入治疗程序

1.采用 Seldinger 技术穿刺插管。

2.腹腔动脉或肝动脉造影明确转移灶部位、数目及血供。

3.尽可能将导管超选择性插入供血动脉内。

4.按预定方案灌注化疗。

5.根据供血情况适当选择栓塞。

6.DSA 肿瘤血管不明确或不能超选择性插管时，可单纯行灌注化疗。

七、常见并发症及处理

1.栓塞后综合征　对症处理。

2.肝脏损伤　加强护肝。

3.消化道出血　胃黏膜保护剂。

4.异位栓塞。

（门忠杰）

第四节 脾功能亢进

一、概述

1. 原发性脾功能亢进 包括先天性溶血性贫血、自体免疫性溶血性贫血、原发性血小板减少性紫癜、原发性脾源性中性粒细胞减少症和全血细胞减少症等。

2. 继发性脾功能亢进 最常见为肝炎后肝硬化。

3. 脾功能亢进时,脾脏破坏脆弱血细胞和吞噬血小板的数量增加。

4. 脾脏内各动脉分支间无侧支循环形成。

5. 栓塞部分或全部脾动脉,使脾脏部分或全部梗死丧失其功能,减少肝窦及网状内皮对血细胞和血小板的破坏。

6. 部分性脾动脉栓塞可以达到改善血液学及血流动力学状况并避免重大并发症的发生。

二、临床表现

1. 脾脏增大,肋缘下可触及脾下极。

2. 实验室检查可见一种或多种血细胞减少。

3. 骨髓呈增生相改变。

4. 血小板相关免疫球蛋白(PAIgG)增高,血小板生存时间缩短、血小板恢复率下降、脾/肝血小板捕获比率增高。

三、影像学表现

除脾脏体积增大、血供丰富外,无明显特征性影像学表现。

四、介入治疗适应证

1. 肝硬化门静脉高压所致脾功能亢进。

2. 门静脉高压导致曲张静脉出血。

3. 儿童脾功能亢进。

4. 曲张静脉出血后脾静脉血栓形成。

5. 重症地中海贫血(珠蛋白生成障碍性贫血)需长期反复输血治疗者。

6. 肝癌或病毒性肝炎患者,因脾功能亢进导致血象异常,不能进行抗癌药物或免疫治疗者。

五、介入治疗禁忌证

1. 全身感染、脓毒血症患者。

2. 严重肝功能不全伴发黄疸和腹腔积液者。

3. 低蛋白血症和门静脉高压造成的门静脉至脾静脉逆流易导致脾脓肿而未控制者。

4. 全身极度衰竭,严重出血倾向和碘过敏反应等。

六、介入治疗程序

1.采用经股动脉穿刺插管技术。

2.将导管经腹腔动脉选择性插入脾动脉主干造影,了解脾动脉主干形态。

3.将导管插至胰腺动脉发出部位以及远的脾动脉分支。

4.栓塞物质常用明胶海绵颗粒、明胶海绵条块及弹簧圈,明胶海绵在使用前常用庆大霉素浸泡。

5.灌注栓塞必须在 X 线透视下进行,栓塞范围一般不超过 60%。

6.脾脏巨大或患者情况较差时可行分阶段重复栓塞。

7.主干栓塞用于脾切除手术前短期内改善血小板状况,减少手术危险。

8.非选择性部分性脾栓塞用于超选择性插管困难者。

9.选择性部分性脾栓塞将导管头端超选择性插入脾下极动脉分支栓塞,可减轻患者术后反应,降低胸膜和肺等并发症的发生率。

七、术后处理

1.穿刺部位加压包扎,该侧肢体制动 24h。

2.静脉滴注广谱抗生素 2 周以上。

3.予以止痛等对症处理。

八、并发症及处理

1.栓塞后综合征　一过性发热、左上腹疼痛和食欲不振等并发症状。一般经抗生素、止痛、退热、补液等对症处理后,一周左右消失。

2.脾脏脓肿　产生的原因较多,一旦发生,单纯用静脉内抗生素治疗常常难以收到很好的疗效,B超引导下经皮穿刺引流是目前治疗脾脓肿较为理想的方法。

3.左侧胸腔积液、支气管肺炎和肺不张　临床处理包括止痛、合理使用抗生素、加强呼吸道护理、鼓励患者咳嗽排痰等。

4.意外栓塞　多因栓塞剂反流造成。控制栓塞范围是避免意外栓塞的关键措施。

(门忠杰)

第五节　阻塞性黄疸

一、概述

1.阻塞性黄疸是指因肝内或肝外胆管梗阻后引起胆汁淤滞所致的黄疸。

2.良性病因多为胆石症、胆管炎症、先天性胆管异常等。

3.恶性阻塞性黄疸的主要病因为胆管及胰腺肿瘤、壶腹部肿瘤、胆管癌栓形成等。

4.持续的胆管内胆汁淤积可导致肝细胞的泡沫样变及肝实质的局灶性破坏、不可逆的梗阻可导致门静脉纤维化。

二、临床表现

1. 皮肤和巩膜黄染。
2. 瘙痒、尿黄、白陶土样便。
3. 食欲减退、进行性消瘦、凝血功能障碍。
4. 合并感染者可出现寒战、发热、腹痛,甚至休克症状。

三、介入治疗适应证

1. 不能手术切除的恶性肿瘤导致的黄疸。
2. 全身情况差,心、肺、肾功能不全暂不能耐受手术的梗阻性黄疸。
3. 胆道良性狭窄,尤其是胆肠吻合口狭窄。
4. 严重黄疸术前减黄、胆道减压。
5. 急性胆道感染,如急性梗阻性化脓性胆管炎行 PTCD 可快速降低胆道内压力,引流出化脓性胆汁,便于控制感染。

四、介入治疗禁忌证

1. 对造影剂过敏、恶病质、凝血功能严重障碍者。
2. 脓毒血症及败血症是相对禁忌证　非胆道感染引起的败血症给予足量抗生素控制感染后可行 PTCD。
3. 大量腹腔积液患者,在有效控制腹腔积液以后可进行。
4. 毛细胆管性阻塞及硬化性胆管炎造成的胆道广泛狭窄。
5. 疑为肝包虫病者。

五、介入治疗程序

1. 术前完善相关检查,禁食 4h。
2. 术前 15min 可给予吗啡 10mg 肌内注射。
3. 患者仰卧于检查床上,局部消毒铺巾。
4. 穿刺点在腋中线肋膈角下方两个肋间隙或剑突下 2cm 处。
5. 在选定肋间隙下一肋的上缘屏气后进针。
6. 针头朝向 $T_{11\sim12}$ 椎体方向进针至脊柱旁 2cm 处。
7. 抽吸见到胆汁或注射造影剂显示胆道。
8. 经穿刺针套管将 J 形导丝引入胆管。
9. 沿导丝置入引流管使侧孔全部在胆管内。
10. 若需置入内引流管时,将导丝通过狭窄段,将塑胶内管沿导丝推进直至该内管恰好位于狭窄段。
11. 支架置入时沿导丝引入金属支架释放系统准确释放于狭窄段,撤出输送器后再置入外引流管保留 1～2d。
12. 术后 24h 内严密观察患者的生命体征和有无腹部症状。
13. 单纯外引流者每天胆汁流出量在 400～2500mL 之间,必要时用生理盐水冲洗引流管。

六、并发症及处理

1.菌血症及败血症　规范使用抗生素治疗。

2.逆行胆道感染　定期更换引流管,冲洗胆道。

3.胆道出血　使用止血药物后一般可治愈,必要时可进行肝动脉栓塞治疗。

4.胆汁漏　多需要重新调整引流管位置。

5.引流管或内管脱落、堵塞　重新引流或冲洗。

(门忠杰)

第六节　结肠癌与直肠癌

一、概述

1.结肠癌与直肠癌是胃肠道中常见的恶性肿瘤。

2.病因与饮食习惯、遗传因素关系较大。

3.半数以上位于直肠,其次位于乙状结肠。

4.90%～95%为腺癌,其余的包括鳞癌、神经内分泌肿瘤和未分化肿瘤。

5.进展期分为隆起型、浸润型、溃疡型和胶样型。

二、临床表现

1.粪便形状改变。

2.腹部肿块与肠梗阻。

3.贫血、全身乏力、消瘦、低热等。

三、影像学表现

1.肠腔内实质性肿块。

2.肠壁局限性增厚、肠腔狭窄。

3.肿瘤向肠壁外浸润、邻近组织和脏器受侵。

4.淋巴结转移。

5.肿瘤靶血管迂曲、增生、增多、扩张,出现肿瘤染色。

四、血管内介入治疗适应证

1.外科手术择期前化疗。

2.失去外科手术机会的患者。

3.术后或术后复发者。

4.导致消化道出血或侵犯盆腔脏器行栓塞化疗。

5.无绝对禁忌证,严重凝血功能障碍、全身广泛转移、全身重要脏器功能衰竭、碘过敏者禁忌。

五、介入治疗程序

1. 术前常规准备。

2. 术前 4～6h 禁食。

3. 采用 Seldinger 穿刺股动脉。

4. 选择性插入肠系膜上动脉插管、肠系膜下动脉插管、骶正中动脉或髂内动脉插管。

5. 造影观察肿瘤供血来源及供血情况。

6. 超选择性插管后动脉灌注化疗。

7. 直肠癌适合栓塞化疗,一般选择直肠上动脉,栓塞剂选用明胶海绵颗粒。

六、并发症及处理

1. 疼痛　一般止痛可控制。

2. 化疗药物的毒副反应如恶心、呕吐、发热、肝功能损害等。

3. 消化道出血,使用促凝血药。

七、支架置入术适应证

1. 各种原因引起的结、直肠管腔狭窄。

2. 外科手术预后不佳,狭窄或外科手术吻合口狭窄。

3. 结直肠肠瘘形成。

4. 严重多脏器功能衰竭、广泛肠道粘连、急性肠炎、重度肛肠静脉曲张者禁忌。

八、支架置入术程序

1. 内镜检查或结直肠造影检查。

2. 术前 24h 服缓泻剂,术前 1d 禁食,必要时留置胃管减压。

3. 术前肌内注射 10mg 安定。

4. 患者侧卧。

5. 将超滑导丝置入导管内,经肛门送入肠管。

6. 轻轻旋转导管顺应结直肠推进导管及导丝到达梗阻段或越过狭窄梗阻部位。

7. 超滑导丝进入或越过狭窄梗阻部位。

8. 经导管造影显示病变长度、狭窄内径、远近段肠管扩张程度。

9. 插入超硬导丝,越过狭窄段,经导丝送入适合型号的支架。

10. 准确定位后释放内支架,覆盖范围须超过狭窄梗阻段两端 2cm。

11. 复查造影观察狭窄梗阻段肠管通畅情况。

九、并发症及处理

1. 出血　少量出血无需处理。出血量大时可静脉给予止血剂。

2. 肠管穿孔撕裂　立即终止操作,禁食、胃肠减压、补液抗感染治疗,必要时行外科手术修复。

3. 支架移位脱落　脱落后可自行排出,不能排出者需取出。

4.支架再狭窄 积极经导管灌注或栓塞化疗治疗原发肿瘤,必要时再置入内支架。

(门忠杰)

第七节 肾脏及肾上腺肿瘤

一、概述

1.肾脏肿瘤多为恶性,肾癌最常见。

2.肾上腺良性肿瘤主要指皮质腺瘤,恶性肿瘤包括皮质癌、恶性嗜铬细胞瘤、神经母细胞瘤、转移瘤。

3.肾癌病因至今不明,可能与致癌物质长期刺激有关。

4.肾上腺皮质癌多数认为与内分泌信号通路改变、基因突变有关。

5.肾上腺是乳腺癌、肺癌、肾癌、恶性黑色素瘤等肿瘤好发转移部位。

二、临床表现

1.血尿 无痛性全程肉眼血尿,间歇发作。

2.疼痛 多为腰部钝痛。

3.肿块 在肋缘下触及包块。

4.功能性肾上腺肿瘤主要表现为库欣综合征和/或醛固酮增多症。

5.恶性嗜铬细胞瘤主要表现为持续性、阵发性高血压和代谢紊乱。

三、介入治疗适应证

1.较小的病灶 TACE 联合物理消融达到根治。

2.失去手术机会、无手术指征的姑息性治疗。

3.通过动脉栓塞或 TACE 以达到控制肿瘤、减少手术出血。

4.肿瘤性动静脉瘘,通过动脉栓塞封堵瘘口以减少肿瘤的播散。

5.肿瘤手术后局部残留或肿瘤复发的治疗。

6.辅助诊断,对疑有肿瘤的患者,可通过 DSA 明确肿瘤的血供、肿瘤大小、数目、边界等。

四、介入治疗禁忌证

1.碘过敏者。

2.严重心、肝、肾功能不全者。

3.严重凝血功能障碍者。

4.严重的急性感染。

5.双侧肾或肾上腺均有病变,要控制治疗范围、保护脏器功能。

五、介入治疗程序

1.完善相应影像学检查。

2.术前 30min 镇静、镇痛等。

3.一般选用局麻即可,必要时也可选用全麻。

4.采用 Seldinger 技术股动脉穿刺。

5.可常规进行腹主动脉造影后选择性插管并造影。

6.超选择性插管至肿瘤供血支后进行栓塞与灌注化疗。

7.根据治疗目的不同选用不同的栓塞剂。

8.肾上腺肿瘤术中应进行心电监护。

9.消融治疗穿刺路径多由后外侧进入,超声或 CT 引导对靶区进行穿刺。

10.将电极置入肿瘤内在使用强力镇痛药后开始进行消融。

六、并发症及处理

1.栓塞后综合征　对症处理及支持治疗。

2.非靶器官栓塞　掌握适宜的栓塞剂量和栓塞速度。

3.高血压危象　术中或术后监测血压,及时用药降压。

4.感染　应联合应用抗生素,必要时穿刺引流。

5.肿瘤种植　防止肿瘤复发转移。

(门忠杰)

第八节　上尿路梗阻

一、概述

1.上尿路梗阻可因先天性狭窄、炎症、肿瘤、创伤、手术、结石等引起。

2.梗阻发生后,收集系统压力增高、管腔扩张,继而出现细胞萎缩、肾皮质和肾髓质变薄,严重时可导致肾功能衰竭。

二、临床表现

1.早期主要为原发病的不同症状。

2.肾积水。

3.反复发作尿路感染、腰部疼痛。

4.不明原因的高血压或肾功能衰竭。

三、影像学表现

1.输尿管突然性或局限性狭窄梗阻。

2.梗阻部位以上肾盂输尿管管腔扩张。

3.慢性梗阻时扩张程度一般在中度以上,急性梗阻时扩张不明显。

4.CT、MRI 可较为清楚地显示梗阻的原因。

四、介入治疗适应证

1.各种手术后的输尿管梗阻性病变。

2.局限性炎性输尿管狭窄。

3.先天性输尿管狭窄,如瓣膜、纤维索带牵拉和迷走血管压迫等。

4.肿瘤生长导致的输尿管梗阻。

5.结石合并局限性狭窄梗阻,经取石或碎石处理后仍存在梗阻。

6.巨大的肾脏囊肿。

五、经皮造瘘程序

1.患者常规采取俯卧位或侧卧位。

2.超声引导下确定穿刺点,一般位于后肋弓下方肾脏的后外侧。

3.穿刺点消毒,浸润麻醉。

4.穿刺针从肾脏的后外侧经过肾皮质进入肾盂或肾盏内。

5.确认针尖位置正确后沿导丝逐级扩张穿刺通道。

6.循导丝送入引流管,调整引流管内端处于合适的位置。

7.固定导管,连接集尿袋。

六、腔内成形治疗程序

1.经皮穿刺肾盏。

2.经穿刺针引入导丝进入输尿管上段。

3.将导丝通过狭窄或梗阻段进入膀胱。

4.严重狭窄段需要引入直径 3～5mm 的球囊进行扩张成形。

5.沿导丝引入支架管,调整支架两段分别位于膀胱内和肾盂内的适当位置。

6.将导丝退至肾盂内,支架管的两端逐渐弯曲成设计的形状。

7.循导丝向肾盂内引入导管,造影观察支架管位置及引流情况。

8.保留导管,术后定期冲洗或复查。

9.术后常规使用抗生素。

七、并发症及处理

1.少量出血、引流管周围尿漏和感染:定期冲洗引流管,严重的大出血可栓塞止血。

2.支架管堵塞　均需要进一步介入或手术处理。

(门忠杰)

第九节　膀胱癌

一、概述

1.膀胱癌具体病因不明。

2.肿瘤来源于膀胱的移行上皮,主要是乳头状瘤或转移性上皮癌。

3.可与肾盂、肾盏或输尿管肿瘤同时存在,有明显的复发倾向。

二、临床表现

1. 男性较多见,间歇性加重。
2. 无痛性全程肉眼血尿或尿中有血凝块。
3. 常伴有膀胱刺激症状。

三、影像学表现

1. 为腔内乳头状或菜花状突起。
2. 膀胱壁增厚。
3. 周围侵犯时显示膀胱周围的脂肪层分界不清或出现软组织肿块。
4. 淋巴结转移。
5. 膀胱动脉分支增多、增粗和肿瘤染色。

四、介入治疗适应证

1. 失去手术机会或不愿手术的膀胱癌患者。
2. 膀胱癌术后复发者。
3. 电凝切除术后加强疗效。

五、介入治疗禁忌证

1. 严重肝、肾功能不全者。
2. 严重贫血、恶病质或凝血功能障碍者。
3. 碘过敏者。

六、介入治疗程序

1. 经皮股动脉穿刺插管。
2. 使用 Cobra 导管分别行双侧髂内动脉超选择性插管造影。
3. 选择优势动脉灌注治疗。
4. 膀胱癌常用化疗药物顺铂、多柔比星、丝裂霉素、5－氟尿嘧啶,2～3 种联合灌注。
5. 导管超选择性入膀胱上动脉或下动脉栓塞治疗。
6. 单侧供血仅栓塞单侧,若双侧供血应依次栓塞,禁止使用液体栓塞剂。
7. 拔除导管加压包扎。
8. 使用广谱抗生素 3d。

七、并发症及处理

1. 疼痛　一般可自行缓解,不能耐受者可给予镇痛药。
2. 膀胱梗死　多为栓塞剂选择不当所致。

(门忠杰)

第十节　妇科恶性肿瘤

一、概述

1.妇科恶性肿瘤主要包括子宫恶性滋养细胞肿瘤、子宫癌和卵巢癌。

2.卵巢癌的发病可能与环境、高脂饮食、未孕妇女、慢性月经功能紊乱等因素相关;宫颈癌与宫颈糜烂密切相关。

3.子宫恶性滋养细胞肿瘤包括恶性葡萄胎和绒毛膜癌。

4.子宫癌按发生部位分为宫体癌和宫颈癌。

5.卵巢癌按其细胞起源分成体腔上皮性、生殖细胞性及间质性三大类。

二、临床表现

1.阴道不规则出血。

2.子宫增大。

3.下腹痛,腹部包块。

4.可有贫血、恶病质。

三、影像学表现

1.宫体癌　子宫增大,外形不规则,肿块内坏死区。

2.宫颈癌　宫颈增大、肿块,宫颈管扩大,宫颈外侧缘不规则,侵犯宫旁组织。

3.卵巢恶性肿瘤　为囊实性或实性肿块,形态不规则。

4.恶性滋养细胞肿瘤　结构不均和多血供的肿块。

5.肿瘤供血动脉分支增粗、增多、杂乱,实质期肿瘤染色。

四、介入治疗适应证

1.妇科术前或放疗前的辅助治疗。

2.妇科术后复发或不能手术切除的中晚期肿瘤的姑息治疗。

3.肿瘤所致的不能控制的出血及放疗后并发出血的患者。

4.妇科术后辅助性治疗。

五、介入治疗禁忌证

1.穿刺部位感染。

2.严重凝血功能障碍。

3.严重心、肝、肾功能不全。

4.恶病质或病情危重,生命体征不稳定,不宜搬动的患者。

5.造影剂过敏者。

六、介入治疗程序

1. 经皮股动脉穿刺插管。

2. 行双侧髂内动脉超选择性插管造影。

3. 将导管进一步插入相应的肿瘤供血动脉内超选择性造影。

4. 双侧病变供血动脉内灌注化疗。

5. 超选择性进入动脉分支注入栓塞剂，一般需双侧栓塞，使用小粒径的栓塞剂。

七、并发症及处理

1. 神经损害　化疗药物的神经毒性作用和栓塞导致的神经缺血，对症处理和营养神经。

2. 误栓　需谨慎操作和缓慢灌注。

3. 盆腔脏器坏死穿孔　少见，发生膀胱阴道瘘、直肠阴道瘘时处理困难。

（门忠杰）

第十一节　子宫肌瘤

一、概述

1. 子宫肌瘤的确切病因不清楚，与雌、孕激素过多有关，绝经后肌瘤往往会停止生长。

2. 子宫肌瘤绝大部分生长在宫体部，可生长在肌壁间、浆膜下或黏膜下。

3. 肌瘤常多发，个别肌瘤可恶变。

二、临床表现

1. 子宫出血。

2. 贫血。

3. 压迫症状。

4. 腹部肿块。

5. 不孕。

三、影像学表现

1. 子宫形态和外形不规则。

2. 宫腔受压变形。

3. 境界清楚的实质性肿块，可同步增强。

4. 子宫动脉增粗、延长、迂曲，肿瘤的血管网内血流缓慢。

5. 大多数为双侧供血。

四、介入治疗适应证

1. 育龄期患者症状性子宫肌瘤，经药物治疗效果不佳者。

2. 手术后肌瘤复发者。

3.肌瘤压迫造成不孕或流产,拒绝手术治疗者。

4.因肿瘤造成明显的心理症状者。

5.因身体其他病症而不能耐受手术者。

五、介入治疗禁忌证

1.妇科急慢性炎症未得到有效控制者。

2.心、肝、肾等重要脏器存在严重疾病。

3.凝血功能障碍者。

4.带蒂浆膜下肌瘤、阔韧带游离缘的肌瘤。

5.腹膜腔的寄生性肌瘤。

6.妊娠者。

六、介入治疗程序

1.影像学检查及卵巢功能测定。

2.经期结束后 7~10d 施行。

3.经股动脉穿刺插管双侧髂内动脉造影。

4.子宫动脉内超选择性造影。

5.根据超选择性造影结果选择栓塞剂,常用明胶海绵颗粒。

6.导管超越卵巢动脉分支后缓慢灌注栓塞直至肿瘤分支完全闭塞。

7.拔出导管加压包扎,疼痛明显者给予镇痛药。

8.使用广谱抗生素 3d。

七、并发症及处理

1.栓塞后综合征　对症处理和药物镇痛。

2.肌瘤坏死脱落　若堵塞于宫颈口处可手术取出。

3.阴道出血　防治感染即可控制。

4.闭经　较少见。

5.阴道排液　呈间歇性,可能是肿瘤坏死物排出所致。

6.子宫内膜炎及子宫积脓　多发生于术后 3 周,需行全子宫切除。

（门忠杰）

第十二节　输卵管梗阻

一、概述

1.输卵管梗阻是妇科常见病,常见原因为输卵管炎症、输卵管结核、盆腔炎症、盆腔粘连等。

2.梗阻可发生于输卵管的任何部位,但以峡部和壶腹部多见。

3.输卵管梗阻后,影响卵子或受精卵的运动,从而导致不孕。

二、临床表现

1. 婚后不孕。
2. 可有小腹下坠感、胀痛、压痛。

三、影像学表现

子宫输卵管碘化油造影表现为输卵管僵直、粗细不均；造影剂通过少或完全不能通过，输卵管积水，输卵管瘘管形成等。

四、介入治疗适应证

1. 单侧或双侧输卵管非结核性炎症粘连或发育异常引起阻塞致不孕者。
2. 一般炎症、子宫内膜异位症、子宫黏膜下肌瘤、宫腔内节育器刺激等原因所致输卵管狭窄。

五、介入治疗禁忌证

1. 内、外生殖器炎症活动期。
2. 碘过敏者。
3. 输卵管峡部严重阻塞，导丝无法通过者。
4. 输卵管结扎术后、输卵管结核。

六、介入治疗程序

1. 器材准备　真空同轴导管选择性输卵管造影和再通装置或改良简易同轴导管选择性输卵管造影再通装置。
2. 手术时间选择月经干净后 3～7d，术前半小时肌内注射阿托品 0.5mg。
3. 患者仰卧于介入手术台上，取膀胱截石位。
4. 常规妇科检查子宫位置后消毒铺巾，然后用窥阴器显示宫颈并擦洗。
5. 经宫颈送入双腔气囊子宫输卵管造影导管行常规子宫输卵管造影。
6. 借助 J 形导丝将导引管及导管引入宫腔，固定导引管于宫颈管，将导管在 J 形导丝导引下送入子宫角输卵管开口部做选择性造影。
7. 经 5F 导管注入 2％利多卡因 2～3mL 防止输卵管痉挛。
8. 送入软导丝和 3F 导管并超出 5F 导管口，轻轻推进导丝通过阻塞段，再沿导丝送入 3F 导管使之通过间质部。
9. 双侧输卵管阻塞患者，另一侧同样实施再通术。
10. 向疏通的输卵管灌注疏通液（庆大霉素 8 万单位，地塞米松 5mg，α—糜蛋白酶 5g，生理盐水 40mL）。
11. 常规子宫输卵管造影复查。
12. 术后 2～3d 及第 2、3 个月经周期月经干净后宫腔重复通液，并口服抗生素。

七、并发症及处理

1. 腹痛、出血　应密切观察，必要时使用止血药。

2.感染　术前应常规检查与治疗盆腔感染,术后常规使用抗生素治疗。

3.浆膜下输卵管穿孔　一般不必处理可自愈。

4.输卵管妊娠。

(门忠杰)

第十三节　异位妊娠

一、概述

1.异位妊娠指受精卵在宫腔以外着床。

2.异位妊娠分为输卵管妊娠、宫颈妊娠、子宫瘢痕部位妊娠、腹腔妊娠等。

3.凡可延迟或阻止受精卵进入宫腔的因素均应视为宫外孕的病因。

二、临床表现

1.有停经史。

2.不规则阴道流血。

3.腹痛,子宫旁触及包块。

4.实验室检查可见血 $\beta-HCG$ 显著升高。

三、影像学表现

超声检查可见宫腔内空虚,宫旁出现低回声区,其内探及胚芽及原始心管搏动。

四、介入治疗适应证

1.停经时间<70d。

2.要求保留生育功能者。

3.无或少量腹腔出血,生命体征平稳者。

4.血 $\beta-HCG<3000IU/L$ 。

5.血肿形成的包块最大直径在 5cm 左右,子宫直肠窝积液深度在 3~5cm。

五、介入治疗程序

1.采用 Seldinger 技术穿刺股动脉。

2.超选择性插管至患侧子宫动脉分支进行造影。

3.输卵管妊娠血管造影显示患侧子宫动脉增粗,子宫动脉的输卵管支增粗,子宫旁可见环状或不规则团块状染色。

4.于患侧子宫动脉缓慢注入氨甲喋呤 50~100mg+生理盐水 100mL。

5.明胶海绵颗粒对患侧子宫动脉进行完全性栓塞。

6.对侧子宫动脉和输卵管支造影排除有无血管供应孕囊。

7.术后常规给予抗感染、水化等综合治疗,定期复查血 HCG 及 B 超。

8.术后 1~2 月禁止性生活。

9. 月经恢复 1～2 月后行子宫输卵管造影及再通术。

六、并发症及处理

1. 栓塞后综合征　对症处理。

2. 急性盆腔感染　加大抗生素用量。

3. 卵巢功能衰退、闭经　少见。

4. 孕囊破裂　可行孕囊滋养动脉化疗栓塞术止血。

（门忠杰）

第十三章　脊柱骨关节疾病的介入放射治疗

第一节　椎间盘突出症

椎间盘突出症是临床最常见的疾病之一，主要发生在青壮年男性。

一、概述

常见病因为椎间盘退变、慢性劳损、外伤和先天性发育异常、其他各种造成脊柱突然受力加重的生理性活动和病理状态。主要病理改变如下。

1.突出的椎间盘直接压迫脊神经根。

2.扩大的椎间盘纤维环压迫刺激相邻的神经末梢。

3.纤维环退变修复导致局部神经末梢敏感度增强。

4.纤维环内的神经末梢所受到的压强增大。

5.突出物或损伤后的炎性刺激造成局部充血水肿。

6.纤维环膨大导致相邻的静脉回流障碍，血流淤滞。

7.纤维环和小关节退变失稳造成局部脊柱和韧带应力增加。

二、临床表现

1.颈椎间盘突出症　颈背部疼痛、酸胀，四肢无力、沉重、跛行、步态不稳；颈部僵硬，压颈试验、压头试验和神经根牵拉试验阳性，神经支配区感觉减退和肌肉萎缩。

2.腰椎间盘突出症　腰腿痛，下腰部疼痛多先于腿痛，呈放射状钝痛或触电感；双下肢根性疼痛、会阴部疼痛和感觉障碍、大小便异常和阳痿；肢体麻木，间歇性跛行；直腿抬高试验阳性等。

三、影像学表现

1.椎间盘髓核退化、气化。

2.椎间盘纤维环向四周扩张或局限性向外突出。

3.硬膜囊前缘受压变形。

4.椎间盘与硬膜囊外脂肪间隙消失或不对称。

5.侧隐窝狭窄。

6.髓核舌状突出或脱出。

7.神经节或神经根受压变形或肿胀。

8.硬膜外静脉受压。

四、临床治疗选择

1.无症状的椎间盘突出无需治疗。

2.椎间盘突出症的症状多可以通过适当的休息和调理自然缓解。

3.需常规采用保守治疗,多数可以得到缓解或减轻。

4.单纯保守治疗效果欠佳时,可以酌情采取一些微侵入性的治疗。

5.经保守治疗效果欠佳或症状严重者,首选各种介入治疗。

6.保守治疗和介入治疗无效、髓核完全游离于椎管、合并严重的椎间关节病变和脊柱失稳者,需要外科手术治疗。

五、介入治疗原理

1.通过机械或物理的方法减少椎间盘内髓核物质体积。

2.降低椎间盘纤维环内压力、减小椎间盘突出或膨出的程度。

3.促使增多和敏感的神经末梢被封闭、抑制。

4.改善局部循环和减轻局部水肿。

5.矫正姿势或改变压力传导方向,从而减轻张力。

六、介入治疗常用方法

1.切割与抽吸术。

2.臭氧注射术。

3.射频消融术。

4.低温射频髓核成形术。

5.胶原酶溶核术。

6.激光气化术。

七、介入治疗适应证

1.坐骨神经痛　患者有明确的腰痛史,但腿痛比腰痛更剧烈。

2.颈肩背部疼痛　疼痛部位固定而范围不精确。

3.上、下肢感觉和运动障碍,严重影响生活和工作。

4.脊神经受压体征检查阳性并能定位。

5.影像学检查确诊为椎间盘突出且突出部位与临床表现相符。

6.排除合并严重的骨性椎管狭窄、黄韧带肥厚、后纵韧带钙化和骨质增生。

7.经过 4～6 周正规的保守治疗无效或效果不明显,或病史虽短但疼痛严重,患者迫切要求缓解病痛。

八、介入治疗禁忌证

1.曾经进行过开放性外科手术治疗。

2.合并严重的骨质关节增生退变和韧带肥厚钙化。

3.髓核完全游离于椎管内。

4.穿刺部位有软组织感染。

5.患者有神经官能症或精神病。

6.临床表现与主要的影像学检查结果明显不符。

7.合并心、肺、脑、肾功能不全,难以耐受手术。

九、介入治疗程序

1.体位 颈椎患者采取仰卧位;腰椎患者采取俯卧位或健侧向下的侧卧位。

2.定位 穿刺点定在距腰椎棘突10～14cm处或颈动脉与气管之间。

3.消毒与麻醉 用2%利多卡因皮下浸润麻醉。

4.穿刺 颈椎间盘穿刺时用手指尽量分开颈动脉和气管,在钩椎关节内侧刺入椎间盘前侧缘;腰椎穿刺经腰椎间盘后外缘进入椎间隙的后部;后侧径路穿刺针尽量贴近椎弓根内缘穿刺进入椎间盘后部。

5.留置工作套管 套管的理想深度是刚好进入纤维环内缘。

6.处理髓核 颈椎间盘介入时器械远端不超越椎间盘后1/4,腰椎间盘介入时器械不超越椎间盘前侧和对侧1/4。分别采用钳夹法、切割抽吸法、激光气化法、射频消融法、化学消融法或臭氧注射法处理髓核。

7.拔管包扎 拔除穿刺针或套管,局部加压包扎,检查患者的症状和体征变化情况。

十、术后处理

1.静卧休息。

2.药物处理 必要时抗感染或使用糖皮质激素和脱水剂。

3.定期随访复查。

4.康复治疗 强调综合治疗,手术后3d即可进行。

十一、并发症与处理

1.椎间盘炎 抗感染、脱水治疗。

2.神经根损伤 维生素神经营养治疗,局部理疗等康复处理。

3.血管损伤 止血处理,极少数情况下需要手术止血。

4.药物过敏。

5.刺激性感觉异常,对症处理和康复治疗。

(朱帝文)

第二节 脊椎疾病的经皮椎体成形术

经皮椎体成形术包括经皮穿刺椎体成形术(PVP)和经皮脊柱后凸成形术(PKP)。

一、概述

1.肿瘤、外伤、感染、代谢异常等。

2.病变向椎体和椎弓根外扩展,直接压迫神经根。

3.病变区域张力增大,直接压迫周围的感觉神经末梢。

4.病变内血管壁渗透性变化导致压力增大。

5.病变局部血流动力学压力增大。

6.相关肌肉韧带的应力性痉挛收缩。

7.周围肌肉韧带的炎性刺激或由脊柱结构变化传导的压迫和牵拉。

8.脊髓压迫造成局部缺血性水肿。

9.病变造成椎管内组织反应性增生,加重脊髓和神经根的压迫。

二、临床表现

1.脊背部疼痛。

2.肢体感觉和运动异常。

3.脊柱变形。

4.局部压痛。

三、影像学表现

1.X线平片检查　椎体楔样变形,椎体骨质密度减小,肿瘤可见椎体骨质破坏。

2.CT扫描　可以显示椎体内骨折线、骨质破坏的范围和边界,同时可以判断骨折线或肿瘤是否侵及椎体后缘和脊椎的附件。

3.MRI扫描　主要显示骨折或炎性组织的充血性水肿,从而判断椎体骨折的新旧程度。

四、临床治疗选择

1.无症状的骨质疏松、无症状的陈旧性椎体骨折和较小的血管瘤,一般无需治疗。

2.轻微的椎体压缩性骨折,以卧床休息和局部固定的保守治疗为主。

3.有症状的骨质疏松、椎体骨折、肿瘤,均可行椎体成形术治疗。

4.严重的椎体骨折影响椎管的完整性、造成脊髓压迫者,首先考虑外科手术治疗。

5.恶性肿瘤放射治疗时疼痛缓解期出现慢、不能加强椎体强度和可能造成脊髓损伤。

6.除第1～4胸椎外的各节椎体的相关病变均可考虑行椎体成形术治疗。

五、介入治疗适应证

1.骨质疏松症。

2.转移性肿瘤。

3.骨髓瘤。

4.侵袭性血管瘤。

5.原发性脊椎恶性肿瘤。

6.外伤性压缩性骨折。

六、介入治疗禁忌证

1.椎体严重压缩为相对禁忌证。

2.爆裂骨折或骨折线明显累及椎体后缘者。

3.成骨性转移。

4.严重的凝血功能障碍。

5.严重的心脑血管疾病　除急性心脑血管疾病需要谨慎手术外,一般不是严格的禁忌证。

七、椎体成形术的机制

1. 骨水泥机械固化。
2. 骨折固定。
3. 稳定微环境。
4. 神经阻滞。
5. 椎体复位。

八、介入治疗程序

1. 体位　颈椎采取仰卧位或侧卧位,胸椎和腰椎采用侧卧位或俯卧位。
2. 穿刺路径的选择　①颈椎经过颈前外侧路径。②胸椎和腰椎通过椎弓根路径穿刺。
3. 定位　颈椎可直接对准椎体穿刺,腰椎穿刺时需考虑椎弓根的走行方向。
4. 麻醉　1‰利多卡因 10~20mL,重点是麻醉皮下组织和椎板骨膜。
5. 穿刺　向颈椎椎体前侧面或胸腰椎体侧后面穿刺,采用旋转方法穿透骨皮质并进入椎体。
6. 椎体骨髓腔造影。
7. 调制骨水泥　粉剂、单体、造影剂调制比例为 4:2:1,充分搅拌均匀或骨水泥呈较稀薄的糯糊状时,抽入耐压注射器。
8. 注射骨水泥　在透视监测下,将骨水泥缓慢加压注入椎体骨髓腔内。
9. 骨水泥定型　骨水泥注射结束应 10min 左右完全凝固硬化。
10. PKP　椎体穿刺后,引入扩张球囊进行扩张,再行骨水泥填充。

九、术后处理

1. 卧床休息。
2. 影像复查。
3. 疗效评价　骨水泥注射量一般在 2~10mL,疼痛缓解,后突畸形的纠正,解除和缓解对神经的压迫,部分肿瘤的治愈。

十、并发症及处理

1. 骨水泥泄漏　少量泄漏无需处理,压迫神经血管引起症状者需要减压。
2. 肺栓塞　危险并发症,预防为主,改善通气和给氧。
3. 神经根热损伤　神经营养治疗和康复。
4. 感染少见。
5. 局部疼痛加重,继续保守治疗和对症处理。

(朱帝文)

第三节 股骨头缺血性坏死

一、病因与病理

股骨头缺血性坏死（ANFH）是临床常见疾病之一，发病机制可能与以下因素有关。

1. 外伤直接破坏或间接压迫股骨头上支持带动脉。
2. 大剂量的激素。
3. 大量酗酒。
4. 股骨头上方不均衡的受力、减压病等。
5. 镰形细胞性贫血等血液系统疾病。
6. 微血管水平的血液淤滞、细小动脉痉挛以致闭塞。
7. 病理学变化主要是循环障碍、骨小梁断裂、骨细胞核消失、骨陷窝空虚。
8. 典型病理变化分为滑膜炎期、缺血坏死期、再生修复期和残余后遗期。

二、临床表现

1. 多数起病隐匿，缓慢加重，好发于 30～50 岁。
2. 往往以髋关节外展困难伴局部疼痛开始或为主。
3. 疼痛为持续性，活动后加剧，以髋关节及腹股沟区域较明显。
4. 跛行和下肢肌肉萎缩。
5. 在服用激素或水杨酸制剂后可以减轻，但停药后病情继续加重并逐渐进展。

三、影像学表现

1. 股骨头颈部内压测定　少用，骨髓腔压力超过 30mmHg 或冲击注射时压力增加超过 5min 为阳性。

2. 骨髓腔造影　仅在介入减压时使用，多支静脉显影不良或不显影、向骨干方向反流、滋养静脉粗大扭曲、造影剂局部滞留超过 5min。

3. 骨闪烁摄影　早期显示为冷区，坏死修复后可见的浓聚带或表现为大片放射性浓聚。

4. MR 扫描 T_1WI 呈低信号，T_2WI 呈高信号，较重时 T_2WI 可见伴随条状高信号的低信号影（双线征股骨头塌陷后显示形态改变及 T_1WI 呈低信号，T_2WI 呈低信号或高信号。

5. CT 扫描早期显示髋关节滑膜增厚、关节腔内积液；稍晚显示股骨头密度均匀一致性相对增高，其内可见条状硬化骨质。晚期可见骨质密度减低区域、骨折线、碎骨片、骨硬化和股骨头形态改变。

6. DSA　供血动脉痉挛、变细、分支减少或突然中断，股骨头的动脉分支分布不均匀、小动脉分支的远端不规则增粗或缺少，出现明显的侧支循环血管，实质期股骨头浓淡不一或出现囊状空虚区域，其周边可见环状染色带，股骨头颈部静脉逆向引流并长时间滞留。

7. 正常股骨头血液供应

①旋股内侧动脉：股骨头最主要的供血动脉，大多起源于股深动脉，主要供应股骨头上外 2/3 区域。

②旋股外侧动脉：绝大多数起源于股深动脉，主要供应股骨头干骺端外侧及周围肌肉。

③圆韧带内动脉：起源于髋臼动脉，主要供应股骨头的内侧部分。

④臀上动脉：臀上动脉来源于股动脉，一般供应股骨大粗隆的上面和外侧。

⑤滋养动脉：来源于股深动脉的穿动脉，一般仅占股骨头颈部血液供应的1/4左右。

四、介入治疗基本机制

1.治疗原则是避免负重、扩张血管、活血化淤。

2.介入治疗主要是通过股骨头供血动脉灌注扩张血管、溶解血栓、改善渗透性、止痛及活血化淤的药物，常用灌注药物有罂粟碱、尿激酶、复方丹参、低分子右旋糖酐。

五、介入治疗适应证

1.各种原因引起的股骨头缺血性坏死。

2.早、中期股骨头坏死，临床症状较重，一般保守治疗效果欠佳者。

3.临床症状不严重的早期患者。

4.股骨头坏死后塌陷不明显或尚无明显骨性关节炎者。

六、介入治疗禁忌证

1.严重的心、肝、肾功能障碍。

2.严重的凝血功能障碍。

3.近期发生过脑血管或消化道活动性大出血。

4.关节骨性强直。

5.碘造影剂或治疗药物过敏。

七、介入治疗程序

1.采用 Seldinger 技术经病变对侧股动脉穿刺。

2.在导丝引导下，分别进入患侧股动脉近端和髂内动脉进行造影。

3.将导管选择性插入优势的动脉分支行超选择性造影，进一步观察血液循环变化。

4.灌注治疗常用方案是罂粟碱 30mg、尿激酶 25 万～50 万 U、复方丹参 30～60mL、低分子右旋糖酐 200～300mL，灌注时间为 30～60min。

5.造影复查。

6.必要时分别插入其他的血管分支进行灌注治疗。

7.双侧股骨头坏死，可使用柔顺性较大的微导管成袢技术将导管插入同侧股动脉分支进行灌注治疗。

8.局部压迫时间应较长。

9.经皮穿刺髓腔内减压 股骨颈穿刺后抽吸股骨颈部分骨髓组织减轻骨髓腔压力。

10.经皮穿刺髓腔内药物注射 使用活血化淤药物直接注入骨髓腔内发挥效用。

11.经导管灌注结合局部外敷或关节内注射。

12.导管留置持续性灌注 用较小剂量的药物持续灌注 5～7d，可以加强药物疗效。

八、术后处理

1. 严格卧床休息。
2. 术后继续静脉使用药物 5～7d。
3. 一旦发生消化道出血，应立即停用扩张血管药物等。

九、并发症及处理

1. 主要并发症是穿刺点和内脏器官的出血，偶尔可出现部分药物的过敏反应。
2. 应严密监测，一旦出血立即停止治疗并对症处理。

（朱帝文）

第四节　肢体与骨关节恶性肿瘤

一、概述

1. 常见的恶性肿瘤包括骨肉瘤、软骨肉瘤、滑膜肉瘤、恶性纤维细胞瘤等。
2. 肿瘤组织内或表层富含新生血管网。

二、临床表现

1. 早期的深部隐痛及晚期的剧烈疼痛，进行性加重，静息痛突出。
2. 肿块及肢体畸形和功能障碍。
3. 晚期可出现静脉怒张。

三、影像学表现

1. 骨质破坏。
2. 骨膜反应。
3. 软组织肿块。
4. 周围组织的侵犯或压迫。
5. 特征性的血液循环变化为肿瘤血管、肿瘤染色，血管壁受侵蚀破坏。

四、介入治疗适应证

1. 肿瘤晚期失去外科手术机会或复杂部位手术难以完全切除者。
2. 肿瘤外科手术前的辅助治疗。
3. 肿瘤外科手术后复发或作为外科手术后的综合治疗方法之一。

五、介入治疗禁忌证

无绝对禁忌证，但对一般情况极差、明显出血倾向者应慎重。

六、介入治疗程序

1. 一般可在局麻下进行。

2. 一般选择股动脉入路穿刺插管。

3. 肿瘤区域供血动脉近端血管造影。

4. 超选择性插管造影了解肿瘤循环细节。

5. 将导管置于肿瘤供养血管或主要供养分支的近端进行灌注化疗。一般选择三种以上敏感药物联合应用。

6. 若肿瘤血管丰富可考虑碘化油和直径 1～2mm 的明胶海绵颗粒行动脉栓塞治疗。

7. 将导管固定到相应的血管分支近段,保留持续灌注 3～5d。

8. 需要手术切除者,一般在介入治疗后 2～3d 进行。

9. 同时采取放射等综合治疗可增强介入治疗的效果。

七、并发症及处理

1. 胃肠道不良反应　对症处理即可。

2. 骨髓抑制　应常规给予利血生等药物。

3. 异位栓塞　主要采取促进侧支循环建立的措施。

4. 感染　采用大剂量抗生素防治。

5. 局部化学性皮炎和溃疡　谨慎选择栓塞,注意护理,防治感染。

（朱帝文）

第十四章 外周血管疾病的介入治疗

第一节 主－髂动脉疾病的介入治疗

肾下腹主动脉及髂动脉是慢性动脉硬化闭塞症的最常见部位,占外周动脉疾病(PAD)的1/3。此部位主动脉疾病的标准外科治疗方法是主股旁路,即将 Y 型人工血管的一端连接于病变动脉近心端末梢,两条臂分别连接于正常的股动脉(CFA)上(图 14－1)。当股动脉存在病变时,需要将 Y 型人工血管臂连接于股深动脉(PFA)。其他一些不常见的外科治疗方法包括针对髂动脉局部病变所采用的动脉内膜剥脱术;针对病变主动脉远端闭塞或者多发性病变所采用的腋股旁路手术(图 14－1)。对于单侧髂动脉病变的患者,可以采用股股旁路或者髂股旁路手术(图 14－1)。

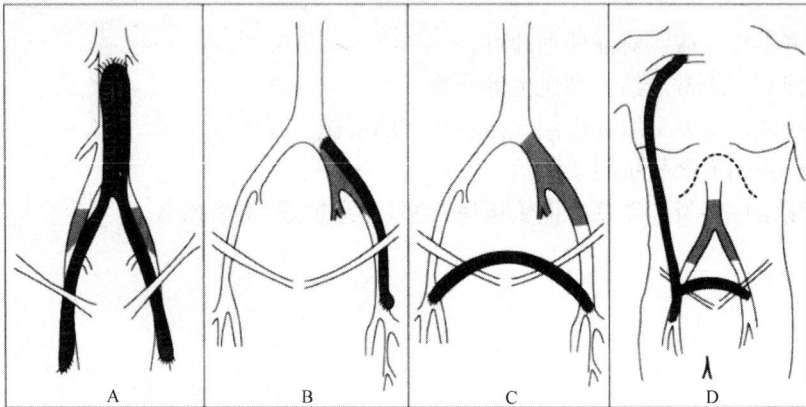

图 14－1　主－髂动脉的旁路手术

A. 双侧主股动脉旁路;B. 髂－股动脉旁路;C. 股－股动脉旁路;D. 腋－股动脉旁路合并股－股动脉旁路

一项在 23 个中心开展的对 8000 例在 1975—1995 年之间进行的主动脉－双股动脉旁路手术病例进行的 meta 分析显示:20 世纪 70 年代的早期手术累计死亡率为 4.6%;20 世纪 90 年代的晚期手术累计死亡率为 3.3%。两个时间段内各自的累计死亡率分别为 13% 和 8%。跛行患者 5 年和 10 年血管通畅率分别为 91% 和 87%;而严重肢体缺血患者 5 年和 10 年的血管通畅率分别为 87% 和 82%。对于通畅率,早期和现在的研究结果没有明显区别。主－髂动脉内膜切除术后通畅率 1 年为 88%～94%,5 年为 60%～80%。但是,因为内膜剥脱术治疗效果最好的是髂动脉局部病变,所以这项技术几乎已经被血管腔内介入治疗所取代。腋股旁路术后通畅率 1 年为 78%～93%,5 年为 50%～80%。主－髂动脉的经皮介入治疗已成为大多数主－髂动脉粥样硬化性疾病的治疗方式。本节将对该术式进行探讨。

一、解剖

髂总动脉(CIA)起于腹主动脉远端(图 14－2),向下走行分为髂内动脉(IIA)和髂外动脉(EIA)。IIA 供应盆腔各器官,EIA 自腹股沟处移行为 CFA。CIA 和 EIA 的直径范围分别为8～10mm 和 6～8mm。由于肠系膜动脉、腰动脉及 IIA 间具有丰富的侧支循环,导致肢体坏死的缺血罕见,即使腹主动脉远端完全闭塞,也没有出现严重的股－腘动脉及胫动脉病病变。

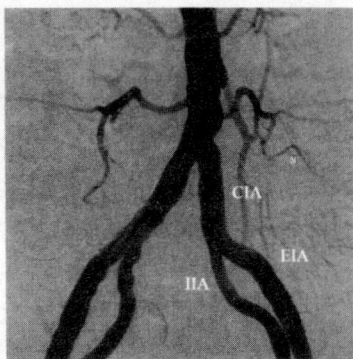

图 14－2　腹主动脉远端的正常解剖,正常的髂动脉(CIA),髂内动脉(IIA),髂外动脉(EIA)

肾下腹主动脉及髂动脉粥样硬化可以分为 3 种类型(表 14－1 和图 14－3)。Ⅰ型包括肾下腹主动脉及 CIA,占 PAD 的 5％～10％。Ⅱ型包括肾下腹主动脉、CIA、EIA,部分可以延伸到 CFA,此型占 PAD 的 35％。Ⅲ型是最常见的类型,包括肾下腹主动脉、髂动脉、股动脉、腘动脉以及腘动脉以下的动脉。

表 14－1　主－髂动脉粥样硬化分型

疾病类型	发病率(％)	病变部位
Ⅰ型	5～10	肾下腹主动脉
		髂总动脉
Ⅱ型	35	肾下腹主动脉
		髂总和髂外动脉
		股动脉
Ⅲ型	55～60	肾下腹主动脉
		髂总和髂外动脉
		股动脉和股浅动脉
		腘动脉和腘动脉以下动脉

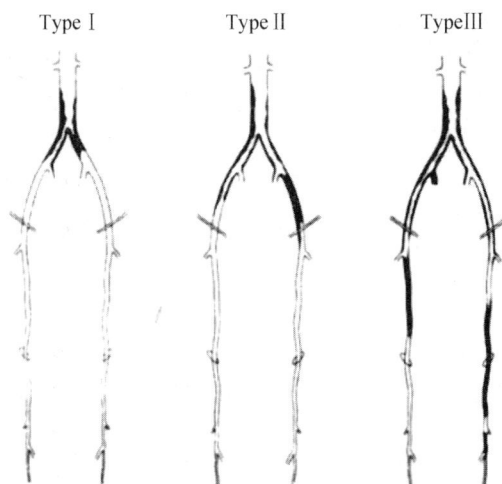

图 14－3　累及肾下腹主动脉以及髂动脉的典型动脉粥样硬化病变类型,如表 14－1 所示

二、病例选择

主－髂动脉闭塞性疾病患者经常会出现影响生活的跛行。然而,运动后腓肠肌痛是股腘动脉疾病的主要症状。累及主－髂动脉的患者除了腓肠肌痛外,很少出现典型的症状如后背、髋部、臀部及大腿部疼痛。这些情况经常被误诊为后背部或者髋部病变,以致延误诊断多年。由于该病缓慢进展的自然过程,从而可以形成丰富的侧支循环,以致原由股－腘动脉、胫动脉供应的组织仍有血液供应,而很少发生严重缺血。这种情况即使在主动脉远端闭塞(勒里什综合征)的情况下亦比较罕见。

对可能患有髂动脉疾病的患者进行的最重要的体格检查是 CFA 搏动情况的评估。股动脉搏动消失提示同侧髂动脉或者 CFA 闭塞(图 14－4)。常规体检要包括血流动力学评估[包括踝肱指数(ABI),肢体节段性测压(SLP),脉搏容积记录(PVR)和运动测试]。髂动脉病变患者的典型血流动力学表现为 ABI 下降,SLP 测压中腘动脉血压明显高于股动脉血压(降低的股腘指数),这和在 PVR 测量中腘动脉容积明显高于股动脉容积相关。运动测试对于有提示髂动脉病变的跛行症状、但静息状态下血流动力学评估正常的患者非常有用。

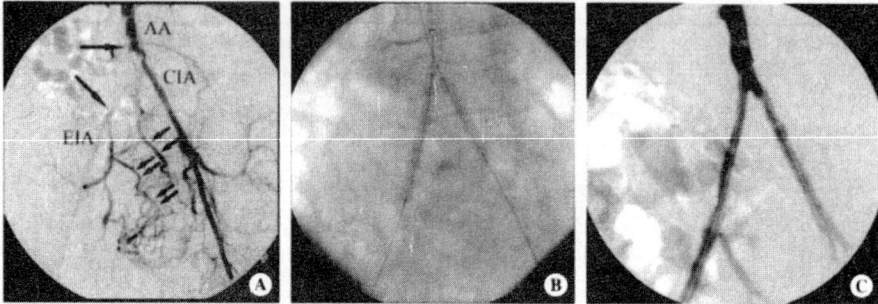

图 14－4　右侧髂总动脉(CIA)闭塞(箭头所示)的顺行血管腔内介入治疗

A. 术前盆腔血管造影,采用左肱动脉入路,显示右侧 CIA 闭塞以及左侧 CIA 起始部的严重狭窄。箭头所示右侧髂内动脉的侧支充盈以及随后的右髂外动脉(EIA)侧支充盈。AA,腹主动脉;B. 在主动脉分叉处进行 kissing 支架置入术,采用双侧动脉入路,从左侧肱动脉穿刺进入治疗右侧 CIA 闭塞(注意 90cm 套管的顶端应位于主动脉分叉处)以及左股总动脉穿刺逆行进入治疗左侧 CIA 狭窄;C. kissing 支架置入术后的最终血管造影结果

多普勒超声可以观察到患者髂动脉的通畅情况。当无法显示盆腔区域的清晰图像时,CFA 的多普勒血流分析评估可以提供有用的信息。CFA 生理性三相波形的出现,提示没有血流动力学相关的髂动脉狭窄的可能。

通过 CTA 或者 MRA 对髂主动脉进行解剖学评估是非常有效的。该技术除了对疾病诊断具有较高的灵敏度和特异性外,还可以用于引导经皮血管成形术。

如果血管造影显示髂股动脉管腔狭窄≥70％,则一般认为此时远端狭窄将会产生血流动力学影响。对于可疑病例,跨病变压力阶差会有助于诊断。虽然用于血流动力学诊断的明确压力梯度尚未确定,但是一般认为通过 4 或者 5 英寸诊断性导管测量收缩压峰值梯度≥血管舒张前 10mmHg 或者＞血管舒张后 15mmHg 即具有诊断意义。病例的选择,患者一般状况的评估,主－髂动脉病变的位置、形态、生理作用,以及术者的经验,是血管腔内介入治疗实施恰当与否的关键因素。

泛大西洋国际协会(TASC)工作组在 2000 发表了一篇有关 PAD 分类和治疗指南的综

述,同时也包括髂动脉疾病的分型和治疗指南。最近,新的主-髂动脉疾病 TASC Ⅱ 分类对这些定义和指南进行了更新(图 14-5)。简单病变(TASC A-B 病变)适合采用血管腔内治疗,非常复杂的病变(TASC D 病变)适合采用外科手术治疗,对于 TASC C 型病变的治疗尚缺乏统一意见。因此,应根据患者的临床表现、是否合并其他疾病、病变形态以及术者的经验来选择个体化的治疗方案。尽管有这些治疗指南,但是由于缺乏对外科手术治疗和介入治疗在血流重建率方面的比较数据及血流重建技术和设备的不断进步,导致不同医疗机构之间治疗策略的明显差异。在有经验的中心,对复杂主-髂动脉疾病经常首选血管腔内介入治疗,只有对血管腔内治疗失败或者无法实行血管腔内治疗(比如复杂的动脉瘤、严重的 CFA 病变)的患者实行手术治疗。

A型:CIA单侧或双侧狭窄
　　　EIA单侧或双侧单个缩短狭窄(≤3cm)

B型:肾下腹主动脉缩短狭窄(≤3cm)
　　　单侧CIA闭塞
　　　单个或多个狭窄总长度3~10cm,累及至EIA,并未
　　　累及CFA
　　　单侧EIA闭塞并未累及ⅡA起始部或者CFA

C型:双侧CIA闭塞
　　　双侧EIA狭窄总长度为3~10cm,未累及CFA
　　　单侧EIA狭窄累及CFA
　　　单侧EIA闭塞上累及ⅡA起始或者CFA
　　　单侧EIA闭塞合并严重钙化,累及或不累及ⅡA起始部
　　　或者CFA

D型:肾下主-髂动脉闭塞
　　　累及腹主动脉和双侧髂动脉的多发性需治疗的病变
　　　多发性狭窄累及单侧CIA、EIA和CFA
　　　单发闭塞累及CIA和EIA
　　　双侧EIA闭塞
　　　髂动脉狭窄合并腹主动脉瘤,无法行介入治疗或者
　　　因为其他病变需要腹主动脉或髂动脉外科手术治疗者

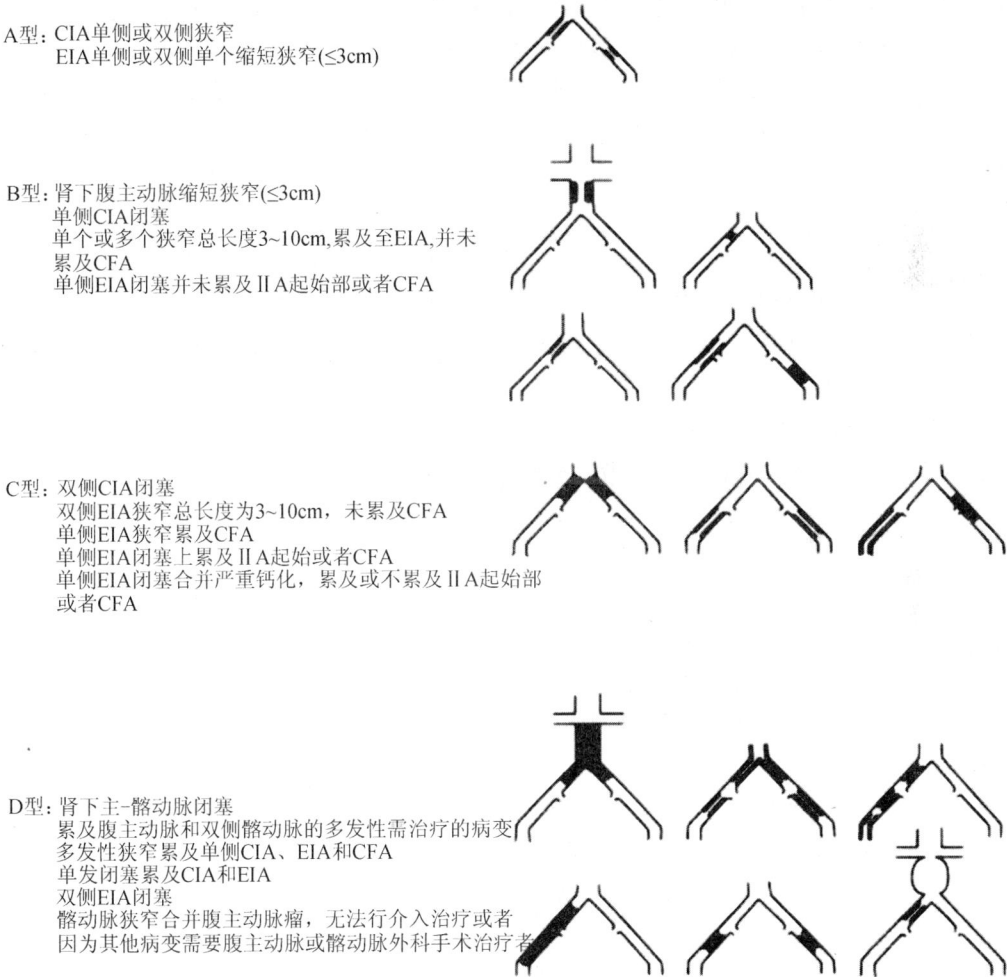

图 14-5　髂动脉病变 TASC Ⅱ 形态学分型

三、诊断性血管造影术

(一)入路

一般来说,主-髂动脉区域诊断性血管造影术是通过 CFA 逆行进入对侧有症状肢体的股动脉,进而显示血流动力学状况。如果已行多普勒超声、CTA、MRA 等影像学检查,则可

以根据这些影像学检查结果来选择穿刺入路。在这种情况下,待治病变的位置是决定穿刺入路的最重要因素。比如 EIA 狭窄,特别是 EIA 远端狭窄,常常采用交叉的方式从对侧 CFA进入。而 CIA 狭窄则由同侧 CFA 逆行进入。髂动脉闭塞性疾病治疗时,穿刺进入点的选择需要慎重考虑,由于解剖特点的不同,一些病例需要从同侧 CFA 进入,一些则需要从对侧进入。

（二）视角和导管

由于髂动脉经常出现明显弯曲以及主－髂动脉病变区粥样硬化斑块的偏心性生长特点,观察角度[30°～35°右前倾(RAO)以及 30°～35。左前倾(LAO)]对提高操作的灵敏度非常重要。LAO 视角可以提供右侧 CIA 起始部以及 CIA 分叉部的最佳图像。RAO 视角可以提供左侧 CIA 及左侧 CIA 分叉部的最佳图像。LAO 视角和 RAO 视角都可以提供左 EIA 远端以及左 CFA 分叉部的最佳图像。在大多数病例,盆腔诊断性血管造影可以通过 5 英寸或者 6英寸猪尾巴管来完成。导管定位于 L3 水平,采用机械辅助装置或者数字减影血管造影(DSA)技术,将 20～30mL 的造影剂以 10～15mL/s 的速度注入,可以得到主－髂动脉区域的清晰图像。

四、介入治疗

（一）抗血小板药物和抗凝药物

进行血管再通手术的患者应该在术前至少 48h 服用阿司匹林,或者在进行股动脉穿刺之前口服 325mg 阿司匹林。是否在髂动脉介入治疗前服用氯吡格雷尚未达成一致意见;但是在治疗髂动脉闭塞时应避免使用,因为它可能导致对并发症(如穿孔)的处理复杂化。依据笔者的经验,髂动脉支架置入术后给予患者氯吡格雷 75mg/d,连续服用至少 1 个月,可以替代终生服用阿司匹林。但是值得强调的是,某些治疗中心并不使用氯吡格雷,特别对于那些髂动脉较粗或者是出血风险比较高的患者。

介入治疗理想的外周血管病变(包括主－髂动脉病变)类型以及抗凝治疗的程度依然没有定论。大多数研究人员在主－髂动脉介入治疗时使用普通肝素,维持 ACT 为 200～150s。获得 FDA 批准的可供选择的其他抗凝药物有凝血酶直接抑制剂如比伐卢定或低分子量肝素。若使用后者,由于目前尚无合适的拮抗剂,不主张在介入治疗髂动脉闭塞时应用,以免发生穿孔的风险。

（二）主－髂动脉狭窄的介入治疗

目前,在训练有素的血管介入治疗专家的努力下,主－髂动脉狭窄性疾病的介入治疗变得越来越简单,治疗成功率接近 100%。狭窄部可以通过 0.035″导丝,并且可以使用 0.035″的球囊和支架来治疗。尽管目前还缺乏支持在所有病例实行支架置入术的可靠数据,但是大多数医生都采用支架置入术来治疗所有髂动脉病变。在对主－髂动脉区域狭窄性疾病实施介入治疗时,应该考虑的主要问题是病变的位置。

1. 髂总动脉开口和主动脉分叉部的介入治疗　单侧 CIA 开口部的病变很容易通过同侧逆行 CFA 穿刺到达。在多数情况下,笔者倾向于施行主－髂动脉分叉部 kissing 血管成形术/支架置入术,目的是防止斑块在支架展开的时候转移至对侧 CIA。该术式需要双侧逆行CFA 入路。主动脉分叉部病变的所有病例均需通过双侧逆行股动脉入路进行 kissing 血管成形术/支架置入术。主－髂动脉分叉部的支架置入术通常采用球囊扩张支架,因为其容易精确定位并且具有更大的支撑力量(图14－3)。7英寸的球囊扩张支架可用于大多数病例。

穿刺套管移除后,0.035"导丝继续向前穿过一侧或两侧CIA进入腹主动脉。支架置入前建议使用小号的球囊进行预扩张。支架的放置需要在引导下完成。引导可以通过腹主动脉远端猪尾巴管,或者先于支架从CFA穿刺套管侧臂注射来完成。采用kissing支架置入术,支架可以在腹主动脉远端定位张开。支架放置在主－髂动脉分叉部上方的确切位置主要取决于腹主动脉末端病变的位置,因为治疗的目的是支撑腹主动脉远端的病变部位。如果没有病变,那么一般将支架放至分叉部以上5mm。显然,这种方法不能升高主动脉分叉,并可能妨碍今后对侧穿刺入路;但若支架位置放置适当,这种情况很少发生。

Kissing支架置入术中,支架直径的选择需要认真考虑。支架的直径是由同侧CIA的直径以及腹主动脉远端的直径决定的。两个环形支架分别放在两侧的CIA然后延伸至远端腹主动脉,位于腹主动脉内的合并起来的两个支架直径的估计按照以下方法:$0.8(D_1+D_2)=D_3$(D_1和D_2代表两个CIA支架的有效直径,D_3代表位于远端腹主动脉的两个支架的直径)。当远端腹主动脉管径相对较小时,需要适当减小CIA支架的直径,以减少腹主动脉破裂的危险。笔者唯一的一次在主－髂动脉分叉处使用自膨式支架是双侧髂总动脉管径都较大而远端腹主动脉管腔较小,无法容纳两个kissing支架(图14－6)。

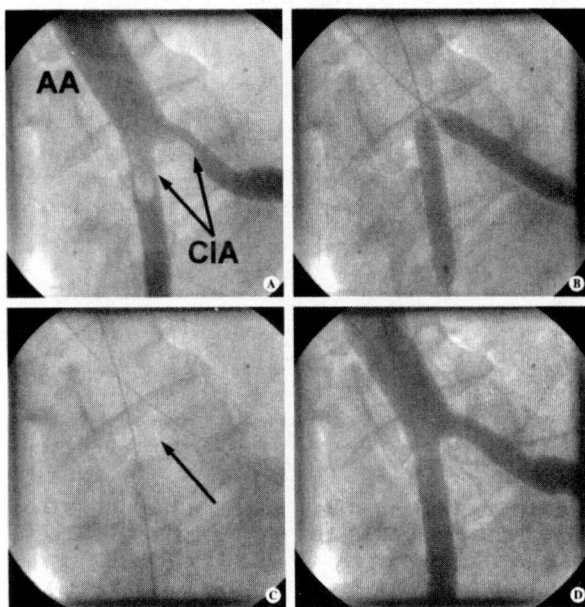

图14－6 主－髂动脉分叉部病变的介入治疗

A.术前盆腔血管造影显示双侧CIA入口处严重狭窄。AA,腹主动脉;B.双侧CFA逆行入路进入,0.035"导丝继续前行到达腹主动脉。同时行双侧髂总动脉kissing支架置入术;C.主动脉远端没有斑块出现,因此没有将支架放置到此处。这也是为以后的交叉操作考虑。CIA支架凸起的位置如箭头所指;D.最后的造影结果

2.非髂总动脉开口和近端髂外动脉介入治疗 CIA(开口以外)和近端髂外动脉狭窄部位可以通过同侧逆行CFA入路到达(图14－7)。病变部位支架置入术可以通过球囊扩张支架或者自扩张支架完成。这个部位支架选择的决定因素是血管直径的大小。如果病变部位血管近端和远端直径相同,则可以选用球囊扩张式支架。但是如果近端和远端直径相差较大,则自膨式支架会更合适,这种支架会比血管最大直径大1～2mm。

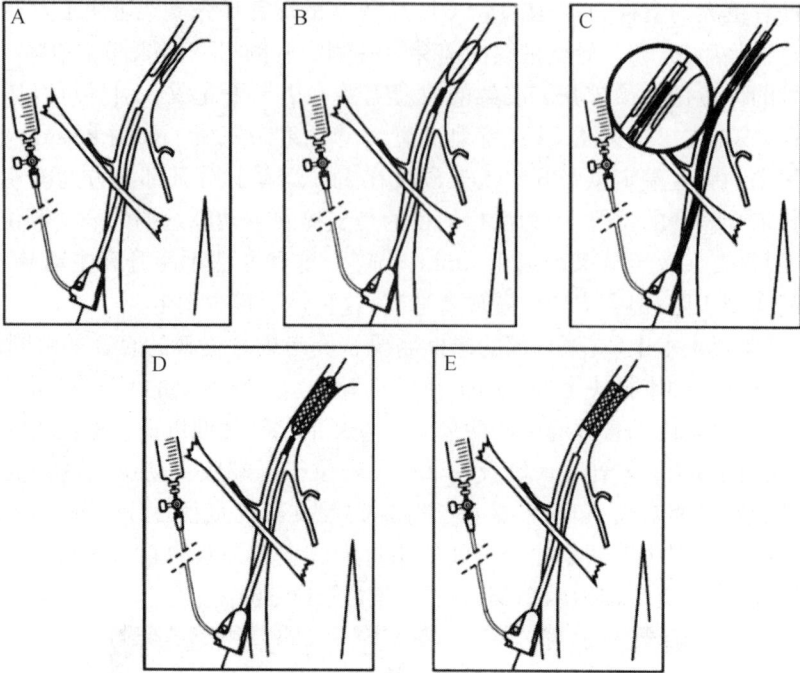

图14-7 同侧逆行股动脉入路血管成形术和血管置入术治疗右侧髂总动脉狭窄示意图

3.髂外动脉远端狭窄介入治疗 当狭窄出现在 EIA 远端时,无法从同侧逆行 CFA 进行手术,因为病变部位和穿刺进入部位距离太近。此时可以通过交叉技术从对侧 CFA 穿刺进入(图14-8 和图14-9)。此部位的支架置入术应采用自膨式支架,因为 EIA 远端非常接近髋关节而且容易发生明显的血管结构的改变,而这将会增加球囊扩张式支架移植失败的危险。

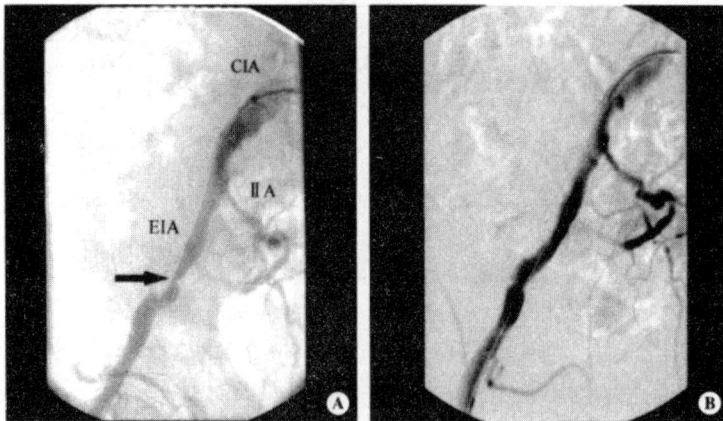

图14-8 右髂外动脉 EIA 远端狭窄的介入治疗

A. 采用左股动脉 CFA 逆行入路置入交叉导管,前端位于右髂总动脉。术前血管造影显示右侧髂外动脉 EIA 远端严重狭窄(箭头所示)。IIA,髂内动脉;B. 使用自膨式支架行 EIA 支架置入术后血管造影

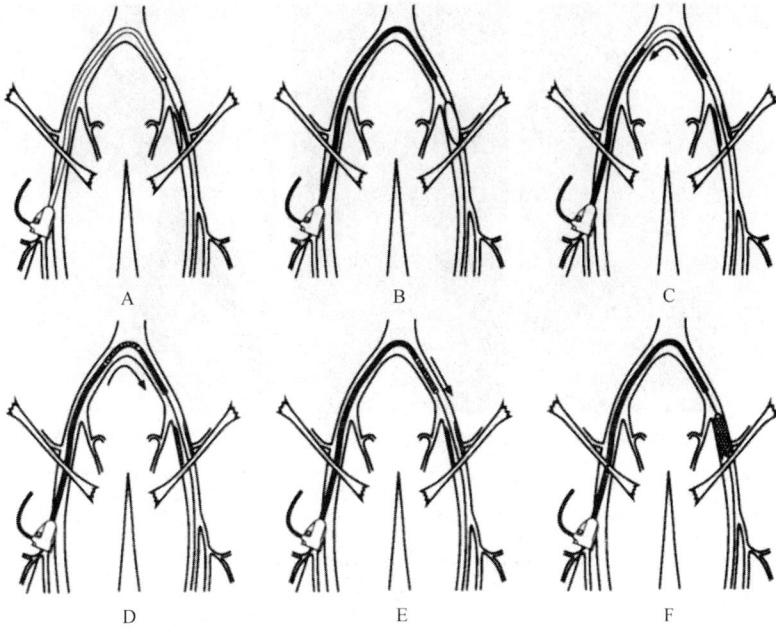

图14－9　对侧逆行股动脉入路血管成形术和血管置入术治疗左侧髂外动脉狭窄示意图

(三)髂动脉闭塞的介入治疗

主－髂动脉闭塞的介入治疗相对于狭窄的治疗而言,是一个完全不同的新的挑战(图14－10和图14－11)。入路的选择和操作技术都具有挑战性,对上肢入路、双侧逆向CFA入路、双侧上肢和单侧逆向CFA入路提出了更高的要求。通常需要通过CFA远端到达髂动脉闭塞位置,这增加了成功通过CFA的难度。

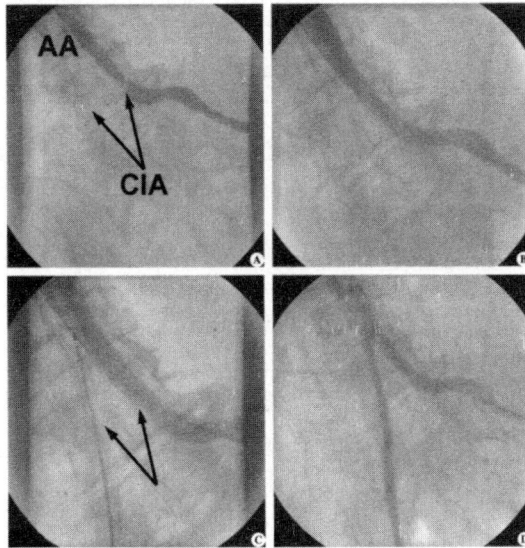

图14－10　右侧髂总动脉(CIA)闭塞的介入治疗(逆行方法)

A. 猪尾巴管左侧CFA入路术前造影显示右侧CIA完全闭塞,左侧CIA严重狭窄;B. 左侧CIA置入球囊扩张式支架后的血管造影;C. 右侧CFA逆行入路,右侧CIA以逆行方式通过,使用球囊扩张式支架在主－髂动脉分叉部完成kissing支架置入术(箭头所指为支架位置);D. 术后最终的血管造影结果

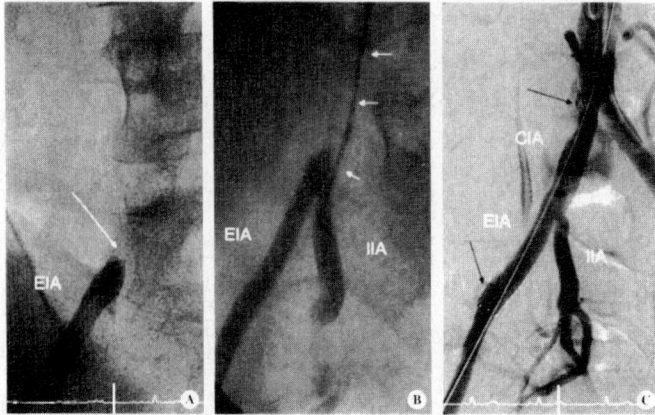

图 14-11　右侧髂总动脉（CIA）闭塞的介入治疗（顺行方法）

A.逆行右侧股动脉入路行右侧髂外动脉（EIA）造影显示：右 CIA 远端闭塞（箭头所示）；B.左肱动脉入路，90cm 长的梭形导管伸入到腹主动脉远端。在 125cm 长的 5 英寸 Judkins 右侧导管（如白色箭头所示）的支撑下，使用一个亲水性 0.035"滑动导丝通过右侧 CIA 闭塞部（IIA,髂内动脉）。在造影剂的对比下，管腔内导管的位置得到了确认；C. CIA 和靠近髂外动脉部支架置入术后（使用自膨式支架）造影结果

在治疗髂动脉闭塞之前，首先需要强调的一个问题是术者是否希望通过顺行或者逆行方法到达阻塞部位。方法的选择通常取决于阻塞部位的解剖。例如，CIA 广泛堵塞需要逆行的入路，而 CIA 闭塞近端尚有残留时则顺行或逆行方法均可。顺行的方法可以将腹主动脉远端破裂或穿孔的危险降到最低。但是根据笔者的经验，在临床中这并不是主要问题。逆行方法操作娴熟后，同样可以避免这些危险的发生。

当使用顺行方法治疗髂动脉闭塞时，需要选择肱动脉入路或者对侧 CFA 入路。采用腋动脉入路治疗这类疾病是具有挑战性的，应该由有经验的介入医生来完成。应该优先选择左侧腋动脉入路。因为左侧腋动脉入路可以更直接地进入降主动脉，而且可以将大脑栓塞的风险降到最低，这是由于唯一一条有交叉的大脑动脉是左侧椎动脉。在位于肘窝上方的肱动脉末端进行穿刺，将动脉压向肱骨几秒后可以形成血栓止血。在左肱动脉穿刺放入短套管后，将 0.035"导丝插入腹主动脉远端。导丝是用于将短套管替换成 6 英寸长梭状套管，此套管的前端定位于腹主动脉远端。这种方法的一个优点在于考虑到将套管和闭塞部位进行更好的同轴对齐，这样可以更加顺利地通过闭塞部位并且释放支架。这种方法的缺点包括穿刺过程要特别小心谨慎（监测缺血性并发症）。除此之外，肱动脉与闭塞部位之间的距离过长有时会减弱导丝和套管的推进能力，导致其无法通过复杂的钙化闭塞。最后，因为球囊和导管长度的限制，身材高大的 EIA 远端病变患者不适合采用腋动脉入路。

当采用对侧 CFA 逆行入路顺行穿过髂动脉闭塞部位时，有两个方案值得说明。

1.CIA 或者 CIA/EIA 闭塞的治疗。在这种情况下，笔者通常使用西蒙斯 1 或 2 号导管来进入对侧 CIA。这些导管需要在胸主动脉中塑形并且小心退出来进入对侧 CIA。通过对侧 CFA 入路，使用 0.035"滑动导丝从下面通过闭塞部。然后采用逆行方法完成血管成形术或支架置入术。

2.EIA 闭塞的治疗（图 14-12）。在这种情况下，可以置入 7 英寸导管，其前端可以到达 CIA 远端，接近 EIA 闭塞部。笔者通过同侧 IIA 来完成对侧导管的放置。当对侧导管放置到位后，可使用 0.035"滑动导丝或 0.035"支撑导管通过闭塞部。如果导丝在 CFA，则可以通过顺行方法完成后续血管成形术和支架置入术。

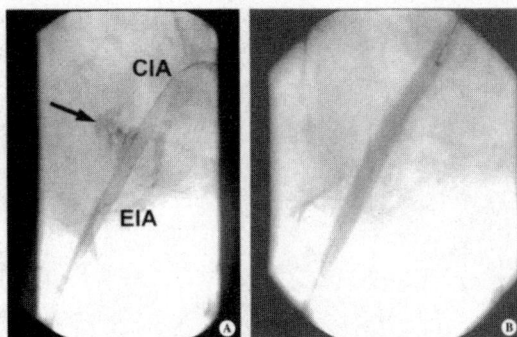

图 14-12　右侧髂外动脉(EIA)闭塞介入治疗时的髂动脉穿孔

A. 慢性完全性 EIA 闭塞再通和支架置入术后造影。箭头指示为穿孔部位;B. 球囊即刻闭塞穿孔,鱼精蛋白对抗肝素,覆膜支架放置后血管造影显示穿孔已被有效封堵

如果髂动脉闭塞可以采用逆行方法通过,则需要采用逆行 CFA 入路。根据笔者的经验,如果可以在超声引导下穿刺,或者通过在 CFA 内注入造影剂直达闭塞部远端显示穿刺路径来引导穿刺,那么从 CFA 远端穿刺进入到髂动脉闭塞部将变得更加容易。

无论采用何种方法(顺行或者逆行),在不同具体情况下使用何种类型支架的考虑与髂动脉狭窄治疗中描述的相类似,都是主要取决于闭塞发生的解剖部位。

(四)远端腹主动脉疾病的介入治疗

腹主动脉远端疾病的介入治疗通常使用单侧逆行 CFA 入路完成。如果采用双球囊技术来完成球囊扩张或支架扩张,则可以采用双侧逆行 CFA 入路。动脉穿刺后,8~12 英寸(取决于动脉直径)短导管插入,可以得到术前主动脉造影图片。使用 0.035″亲水性或者疏水性导丝穿过动脉远端狭窄部位。如果使用球囊扩张支架,笔者通常选择帕尔马滋支架,这种支架是手工安装到大直径球囊上的,用于放置这些器械的导管型号为 8~12 英寸。因为直径为 20~25mm 的大动脉球囊只能允许低压充气(如 2~4 个大气压),两个球囊(直径为 8~12mm)充气后可以在此部位完成最佳的支架扩张(图 14-13)。需要采用双侧逆行 CFA 入路来完成双球囊充气。自膨式支架的最大直径比手工安装的球囊扩张式支架小,所以自膨式支架只能用于治疗主动脉远端疾病。该部位动脉直径比自膨式支架的直径小 1~2mm。但是如果采用 14mm SMART 支架和 12mm 球囊,通过一个 7 英寸指引导管可以安全顺利地完成整个手术(图 14-14)。

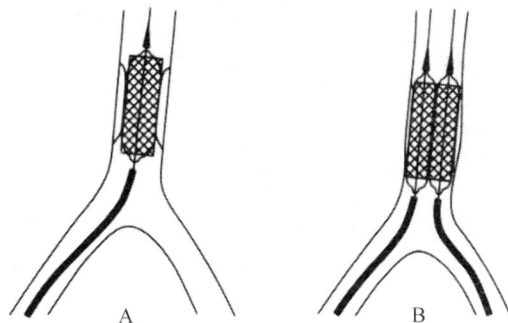

图 14-13　腹主动脉远端狭窄的介入治疗图示

A. 选择逆行 CFA 入路,使用一个大的球囊扩张式支架治疗腹主动脉远端狭窄;B. 对侧逆行 CFA 入路,双球囊充气后完成了支架的最佳扩张

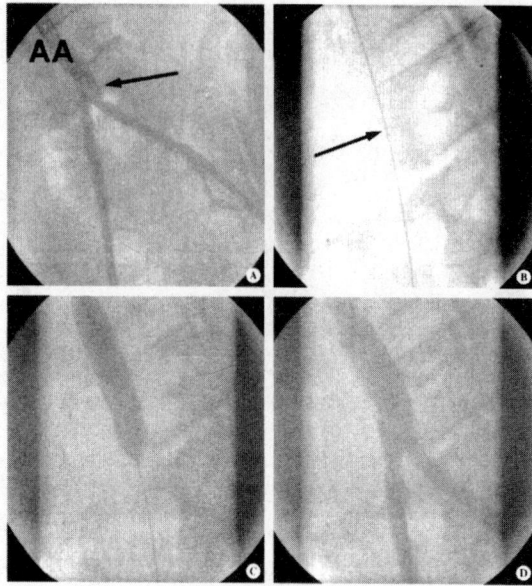

图 14—14　腹主动脉远端狭窄的介入治疗

A. 术前血管造影示腹主动脉远端狭窄(箭头所示);B. 选择逆行右股动脉入路,0.035"导丝(箭头所示)插入动脉中;C. 自膨式支架放置于腹主动脉远端;D. 术后最终血管造影结果

（五）肾下腹主动脉闭塞的治疗

Leriche 综合征涉及腹主动脉的完全闭塞,绝大多数是位于肾下腹主动脉的闭塞。患者会出现典型的影响生活方式的双侧跛行,因为疾病进展比较缓慢,所以病变外周的血管可以形成侧支循环。在男性患者中,因为双侧髂内动脉血流减少,常导致阳痿。外科手术也通常作为肾下腹主动脉闭塞的治疗方法。但是在专科中心,通常采用血管腔内治疗,特别是针对一些手术风险较高的患者。这种治疗方法需要上肢入路和单侧或双侧 CFA 入路(图 14—15)。

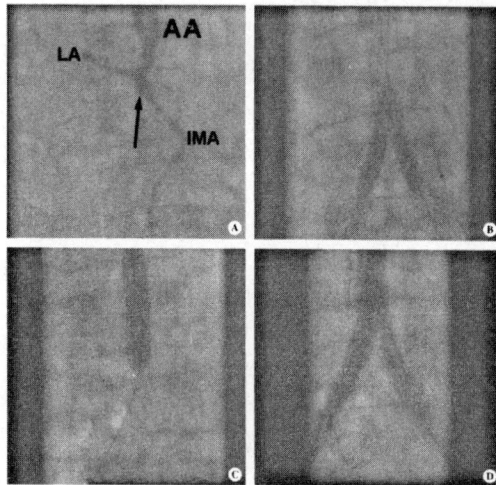

图 14—15　肾下腹主动脉闭塞的介入治疗

A. 左侧肢动脉入路行血管造影示腹主动脉远端闭塞(箭头所示)以及外周大量的通过肠系膜下动脉(IMA)和腰动脉(LA)形成的侧支循环。AA,腹主动脉;B. 采用顺行的方法将支架放置于腹主动脉远端,从而实现了闭塞的成功再通;C. 采用肱动脉和股动脉入路,在主—髂动脉分叉部行 kissing 支架置入术;D. 术后最终血管造影结果

（六）支架

第一篇关于支架应用于髂动脉的包括 15 个病例的文章发表于 1988 年。因为经皮腔内血管成形术（PTA）可能造成血管大范围剥离，残留压力梯度以及术后需要治疗可能出现的完全闭塞或者再狭窄，FDA 在 1991 年批准球囊扩张式 Palmaz308 支架应用于髂动脉介入治疗。此后，又有 3 种支架获得 FDA 批准，分别为自膨式不锈钢支架（Boston Scientific）、自膨式镍钛合金 SMART 支架（Cordis）和球囊扩张式 LD 支架（Boston Scientific）。此外，许多获得 FDA 批准用于胆道或者支气管的支架已经应用于髂动脉循环。在临床实践中应用的支架种类远远多于 FDA 批准的种类，而且支架还大量应用于血管开口部的长的严重钙化的病变（表 14-2）。放置支架通常成为髂动脉疾病的常规治疗方法。一项包括超过 800 例接受髂动脉阻塞性疾病治疗患者的 meta 分析显示，采用血管成形术和（或）血管支架置入术所获得的治疗成功率大于 90％，3 年即时和继发通畅率分别为 80％左右和 90％左右。

表 14-2　主-髂动脉支架置入手术适应证

针对 PTA 术后疗效不佳而进行的暂时性支架置入术
大范围的血管剥离
残留压力梯度≥10mmHg
完全闭塞
PTA 术后再发
血管开口部病变
严重的钙化
所有主-髂动脉病变的可选择的主要治疗

主-髂动脉介入治疗过程中，在支架置入前先行球囊预扩张的价值仍然有争议。一些学者常规行球囊预扩张，另一些则直接行支架置入术。用小号的球囊轻微地进行预扩张可能对血管开口处或者严重钙化病变的支架置入治疗特别有帮助，因为预扩张有利于支架的放置和扩张。除此之外，球囊可以为选择合适的支架提供重要信息，比如病变长度，血管大小以及病变特点。

直接行支架置入术理论上的优点是可以降低血管剥离及远端栓塞的发生率。在慢性髂动脉完全阻塞性病例中观察血栓形成情况是特别重要的，因为很难预计出现在阻塞部位的血栓数量。在这些病例中，选择和血管直径相配的球囊，用正常的压力进行充气后，行血管成形术后远端栓塞的发生率高达 24％。因此，我们建议在慢性完全阻塞性疾病中所有合适的病例均采用直接支架置入术，术后行合适的扩张术来确认支架放于合适的位置。这种治疗方案使得慢性髂动脉闭塞再通术后远端栓塞发生率降低到 1％。ACC/AHA 指南建议在髂总动脉和髂外动脉病变中，所有条件合适的病例均首先进行支架置入术。

1. 球囊扩张式支架　Palmaz 开槽不锈钢支架是一种典型的球囊扩张式支架。和自膨式支架相比，采用这种支架治疗主-髂动脉病变具有很多优点。较大的辐射状支撑力使其适合于治疗严重钙化的病变。支架展开时微小的垂直变形使其适合于动脉开口处的病变。最后，球囊扩张式支架可以在初次展开后通过使用更大的球囊使其进一步展开（1～2mm），直到达到理想的直径大小。现在绝大多数的支架已经预先安装到球囊上，改善了支架的灵活性，因此可以通过交叉技术来实现支架的放置。这种支架应用于髂动脉时的一个潜在缺点是可能导致动脉边缘内膜撕裂，特别是在严重钙化的血管或者是由于支架直径过大。由于球囊扩张式支架不具有弹性，因此在较大压力存在时支架可能变形破裂。因此，这种支架不应该放置于 CFA,而且也不应该放置于 EIA 远端。由于目前使用的外周球囊扩张式支架大多数是由不锈钢制作而成,因此在 MRA 下可以导致严重的伪影(信号缺失)。

2.自膨式支架　自膨式支架最与众不同的一个特点是它的弹性和柔韧性。当支架从压缩状态释放开后,便可以展开到其正常直径。一般来讲会选择一个稍微大号的支架(大 1～2mm)以达到对血管壁支撑的最佳效果。支架的柔韧性好,有利于使用交叉技术放置支架。支架展开后通常行扩张术,使得支架能够实现对血管壁的良好支撑。自膨式支架的缺点在于对血管的支撑力度不够大以及支架展开时可能会出现不同程度的垂直变形。因此,这类支架不适合应用于血管开口部病变的治疗。自膨式支架适合应用于 CIA 病变(开口部除外)以及所有的 EIA 病变。

这类支架的原代产品(Wallstent)是由不锈钢制作而成,而新一代的支架是由镍钛合金制作而成。与不锈钢支架相比,镍钛合金支架增强了支撑血管的力量,使得展开时的垂直变形实现最小化。在第二代镍钛支架中,支撑血管的力量得到了进一步的增强,这使得在严重钙化的病变部位都可以完成支架的完美展开。与不锈钢支架相比,镍钛支架的另外一个优点是可以行磁共振扫描,但可引起 X 线可见度的降低。

据我们所知,现在只报道过一次对治疗髂动脉疾病的不同类型自膨式支架的随机对比研究。在 1998—2001 年,CRISP(the Cordis Randomized Iliac Stent Project)对 203 例有症状的髂动脉疾病以及血管成形效果欠佳患者应用镍钛支架(SMART)或不锈钢支架(Wallstent)进行了随机临床试验。镍钛支架手术成功率显著高于不锈钢支架(98% vs 87%);12 个月时首次再通率相似(分别为 95% 与 91%)。

3.覆膜支架　覆膜支架是由金属支架覆盖人造移植材料所组成的复合支架。由于覆盖在支架上的移植材料较多,因此需要更大的传送器械将支架送至病变部位。这些支架还没有获得 FDA 批注用于髂动脉阻塞性疾病。但是,覆膜支架已经用于治疗动脉瘤以及髂动脉医源性破裂和动静脉瘘。孤立的髂动脉瘤并不常见,占腹部动脉瘤的 2%～7%。用于髂动脉的最常见的覆膜支架包括 wallgraft(Boston Scientific)、Viabahn(Gore)、Fluency(Bard)的自膨式支架和 iCAST(Atrium)的球囊扩张式支架。自膨式支架比 iCAST(Atrium)球囊扩张式支架具有更好的柔韧性,但是需要更粗口径的传送导管,这将在治疗髂动脉穿孔时成为难以解决的问题,因为没有更换导管的时间。iCAST(Atrium)球囊扩张式支架由 316L 包被了 PT-FE 的不锈钢支架组成,这样的结构可以使不锈钢支架不直接接触血管壁。尽管这种支架的柔韧性不够好,但是与自膨式覆膜支架相比仍然具有其优点,比如直径达 10mm 的支架仍然可以通过 7 英寸的导管来放置。这种支架越来越多地应用到髂动脉闭塞性疾病的治疗。初步数据显示,这种支架治疗后的再狭窄率低于没有覆膜的球囊扩张式支架治疗后的再狭窄率。

五、结果

(一)主-髂动脉介入治疗

1.PTA 与支架置入术　最近的一项 meta 分析总结了主-髂动脉闭塞性疾病腔内介入治疗的疗效,其中血管成形术的病例为 1300 例,支架置入术的病例为 816 例。PTA 和支架置入术在手术成功率差异上没有统计学意义(分别为 91% 和 96%)。总体而言,术后全身并发症发生率平均为 1%(0%～3.5%),局部并发症发生率平均为 9%(2.7%～17.8%)。需要进行治疗的严重并发症发生率平均为 4%(1.6%～10.8%)。住院死亡率为 0%～2.7%。术后平均 ABI 支架组高于 PTA 组(分别为 0.87 和 0.76)。跛行患者术后 4 年通畅率 PTA 组为 65%,支架组为 77%;完全闭塞的病例术后相对通畅率分别为 54% 和 61%。在出现严重肢体缺血的患者中,术后 4 年通畅率 PTA 组为 53%,支架组为 67%;完全闭塞的病例术后相对通畅率分别为 44% 和 53%。尽管存在病例纳入数量、血管腔内治疗技术以及结果分析方面存在一些缺陷,但该分析仍然显示,在早期成功率和远期通畅率方面,支架置入术均优于 PTA 术。

DIST(the Dutch Iliac Stent Trial)选择了 279 例由主-髂动脉病变引起的中度跛行的患者,随机将他们分到常规支架置入术组和血管成形术组(如果 PTA 术后效果不佳则使用临时性支架)。在 PTA 组中,根据以前血管成形术后跨病变血管平均压力差＞10mm 的标准,有 43% 的患者使用了临时性支架。在手术成功率和并发症发生率方面,两组无明显差异;术后两年通畅率(常规支架组为 71% 与临时支架组为 70%),再次介入手术率(7% 与 4%)相似。这些数据显示:在绝大多数主-髂动脉病例中,单纯行 PTA 术无法获得良好的血流动力学结果。但是,如果没有术后跨病变压力差以及并发症的发生,单独行 PTA 可以替代常规的支架置入术。

欧洲的一个多中心试验评价了使用球囊扩张式支架(Perflex,Cordis)行支架置入术治疗髂动脉疾病的价值。该试验包括 126 个病例,这些病例均为血管成形术效果不佳(术后跨病变血管压力差≥10mmHg)或者血管完全闭塞。支架置入术后 6 个月血管通畅率为 94%,12 个月为 89%,这证明支架置入术是治疗髂动脉阻塞性疾病的良好方法。最近美国的一项包括 365 例患者 505 处主-髂动脉病变的调查给我们提供了关于支架置入术短期和长期疗效的更多信息。如果以术后平均跨病变血管压力差≤5mmHg 为标准,则手术成功率为 98%。术后严重并发症(比如支架血栓、远端栓塞、动脉破裂或者急性肾衰竭)的发生率为 7%,其中 2% 需要手术治疗。30d 内病死率为 0.5%。在平均为 3 年的随访观察期内,需要做旁路手术的为 6%,1% 的患者需要行同侧低位截肢。随访 8 年,即时和继发通畅率分别为 74% 和 84%。ACC/AHA 和 TASCⅡ指南建议,髂总动脉和髂外动脉病变首选支架置入术治疗。

2.介入治疗与外科手术　目前还没有对仅患主-髂动脉阻塞性疾病的患者行介入治疗和常规外科手术疗效的对比研究,但是已经形成共识的是单一病变应采用介入治疗。对于复杂病变到底采用哪种治疗方法仍然存在争议。一个单中心回顾性分析评价了支架置入术(136 例)和外科手术(52 例)治疗复杂主-髂动脉病变(TASC B 或 C 型)的疗效。髂动脉支架置入术后 1、3、5 年通畅率为 85%、72% 和 64%;外科重建手术后为 89%、86% 和 86%。尽管目前还没有对更加复杂病变(TASC C 或 D 型病变)的治疗建议,但是首先采用经皮介入治疗似乎是更合理的。如果介入治疗失败,则需行血管外科手术。这种首选介入治疗,失败后再行血管外科手术治疗的方法适用于复杂的 TASC D 型病变。在专科治疗中心,较高的手术成功率和术后通畅率使得这种治疗方法得到了肯定。

3.复杂病变的介入治疗结果　最近有多家中心报道了血管腔内介入治疗 TASC C/D 型病变的长期疗效。Balzer 等报道了 89 例 TASC C/D 型病变治疗的成功率为 97%,并发症发生率为 5.6%。ABI 从术前平均为 0.51 升高到介入手术完成当天的 0.79 以及随访 3 年后的 0.81。TASCC 组患者临床症状改善率为 97%,TASC D 组为 88%。随访 3 年,血管通畅率为 90%。

Sixt 等回顾性地比较了在 TASC A/B 型病变组和 TASC C/D 型病变组血管腔内介入治疗的早期和长期疗效,一共包括 375 例患有主-髂动脉疾病的有症状的患者。TASC A/B、C 和 D 组病例分别占总数的 59%、26% 和 15%。残留狭窄小于 30% 表示手术成功。结果显示:手术成功率在 TASC A 型中为 100%,TASC B 型中为 96%,TASC C 型中为 93%,TASC D 型中为 100%。术后 1 年通畅率各组间无明显差异,平均为 86%。TASC C/D 组和 TASC A/B 组中 5 年无病生存率差异有统计学意义(57% vs 70%)。介入治疗后卢瑟福分级和 ABI 在所有的 TASC 分组中均得到改善,并可以维持最多 1 年。术中放置 1 个或多个支架取决于狭窄再发(HR0.51,P=0.008)的可能性大小。最后作者总结,如果医生的操作技术熟练,在所有的 TASC 病变组中均能够成功完成血管腔内介入手术,并且长期疗效良好。

(二)完全阻塞性病变

经皮腔内介入治疗应用于髂动脉治疗慢性完全阻塞一直受到局限。在一个 PTA 治疗 82 例髂动脉慢性完全闭塞患者的报道中,手术成功率为 76%。除外初期失败的病例,3 年手术成功率为 59%。另外一项包括 59 个病例的报道显示手术成功率为 92%,2 年血管通畅率为 73%。并发症发生率为 6%,包括 4 例动脉栓塞以及 1 例大出血。晚期并发症发生率为 12%,包括 9 例支架完全闭塞和 1 例严重再狭窄。

最近的一项单中心调查评估了准分子激光治疗技术用于 212 例髂动脉闭塞患者的疗效。严重并发症发生率为 1.4%,包括 1 例动脉破裂和 2 例动脉栓塞。手术成功率为 90%。即时通畅率 1 年为 84%,2 年为 81%,3 年为 78%,4 年为 76%;继发通畅率 1 年为 88%,2 年为 88%,3 年为 86%,4 年为 85%。总的来说,支架置入术是治疗髂动脉闭塞性疾病的有效治疗措施。与传统外科手术相比,具有较低的病死率和复发率。但是,外科手术后长期通畅率一般要比介入治疗高。最近,一项针对 66 例 TASC D 型髂动脉病变所作的分析指出,支架置入术手术成功率为 100%(以残留狭窄<30% 为诊断标准),术后 1 年通畅率为 85%。在这些病例中,支架是防止血管再狭窄的独立的保护因素。

(三)主-髂动脉分叉部病变

一系列关于 kissing 支架置入重建主-髂动脉分叉的文章已经发表。一项来自德国的关于 48 例患者治疗效果的报道显示手术成功率为 100%,没有发生手术相关的并发症,两年内的通畅率为 87%。一项来自澳大利亚的关于 25 例患者治疗效果的报道显示手术成功率为 86%,两年内通畅率为 65%。围手术期并发症发生率为 20%,其中包括两例动脉远端撕裂(保守治疗)以及 3 例 CFA 假性动脉瘤。术后 30d 无死亡病例。一项来自 Milwaukee 的关于 50 例患者治疗效果的报道显示手术成功率为 100%,20 个月内通畅率为 92%。急性并发症发生率为 4%,且均与动脉远端栓塞有关,一个患者需要手术治疗,无死亡病例。术后随访,100% 的患者无需截肢,92% 的患者未发生影响生活的跛行。总体而言,经皮腔内介入治疗主动脉分叉部的病变具有病死率低,术后并发症发生率低的特点,且中位随访期疗效良好。

Kissing 支架置入术具有良好的血管成形效果,但是,正如之前所说,可能会妨碍以后的对侧入路手术操作。

(四)肾下腹主动脉狭窄

位于肾下腹主动脉的狭窄相对来说并不常见,而且主要发生于吸烟的年轻女性(图 14-19)。直到 20 世纪 80 年代,腹主动脉远端狭窄才通过内膜切除术或旁路手术得到治疗。现在,在不合并其他严重髂动脉疾病的情况下,PTA 和(或)支架置入术成为短段腹主动脉狭窄的治疗措施。手术失败主要是由于血管弹性阻力、阻塞性内膜撕裂或者迟发型再狭窄。在一项关于血管成形术治疗 102 例主动脉远端病变的报道中，手术成功率（以残留狭窄<50% 或者术后跨病变血管压力差<10mmHg 为判断标准）仅为 76%。支架置入术仅用于少数 PTA 疗效不佳的病例（12%）。没有严重并发症的报道。随访 10 年，临床及血流动力学通畅率分别为 72% 和 46%。

还有一些关于血管成形术治疗主动脉远端疾病失败后行临时性支架置入术的报道。55 例行 PTA 术及 19 例 PTA 术后失败行支架置入术的治疗效果相比较。结果显示 3 年临床和血流动力学通畅率 PTA 组为 85% 和 79%，支架组为 69% 和 43%。多元建模后，结果上的差异消失，提示支架置入术是治疗 PTA 失败病例的良好选择。

尽管目前还没有关于主动脉远端常规支架置入术和临时性支架置入术的前瞻性研究，常规支架置入术仍然被建议用于治疗复杂的病变（比如不规则、偏心的、溃疡的、钙化的病变）以及动脉闭塞。在球囊扩张之前，用支架覆盖病变部位可以将远端栓塞的风险降到最低，而且可以降低血管破裂风险。

治疗动脉远端疾病时球囊扩张支架（如 Palmaz）和自膨式支架（如 Wallstent，Smart）的选择仍然存在争议。球囊扩张式支架的优点在于定位精确，可以治疗直径较大动脉的病变；由于其自身的径向辐射力，自膨式支架可以逐渐展开，因此允许使用较小的传送球囊和导管，使急性血管创伤的风险最小化，并需要较小的导入套鞘。除此之外，因为尺寸较小，自膨式支架像 Wallstent 可以在展开时更加有效地捕获粥样硬化栓子，有助于减少动脉远端栓塞的风险。

六、并发症

主—髂动脉介入治疗的并发症主要包括内膜撕裂、突发性血管闭塞、穿孔以及远端栓塞。每种并发症发生的可能性大小如前所述，取决于病变和手术的类型。从长期来看，血管再通后并发症的发生率在完全闭塞的病例中高于部分闭塞的病例。大面积髂动脉内膜撕裂可以采用自膨式支架治疗。血管破裂（图 14—16）时即刻行球囊扩张闭塞破口，鱼精蛋白中和残留肝素后用覆膜支架封堵漏口。与此同时，应该交叉配血并输血，如果腔内介入治疗失败，则即刻行血管外科手术治疗。如果怀疑远端栓塞，应立即行血管造影，并且根据造影结果和临床表现指导下一步治疗（延长肝素化时间、融栓、取栓、手术治疗）。

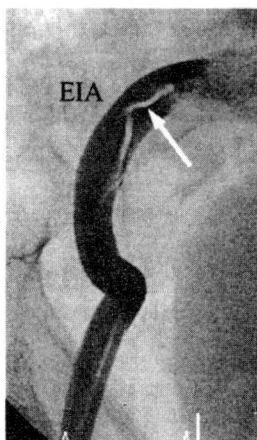

图 14—16　由 5.30″导丝导致的髂外动脉（EIA）内膜撕裂（箭头所示），已保守治疗

如果以同侧逆行法行介入手术治疗髂动脉病变的同时发生远端栓塞(图 14-17),则可以从对侧 CFA 进入,以交叉入路方法治疗并发症。并不建议在相同的入口处从逆行方法转变为顺行方法。尽管这样做在技术上很容易完成,但将严重损伤 CFA 入口血管。另外一个方法是采用顺行入路治疗远端栓塞(除外急性肢体缺血)。因为没有主-髂动脉 PTA 术后随访的动脉造影结果,所以再狭窄的真正发病率未知。虽然如此,血管重建率的低下及非侵入性研究的数据提示,再狭窄依然是一个巨大问题。正因为这些原因,覆药支架一直(没有应用到主-髂动脉病变的治疗中。

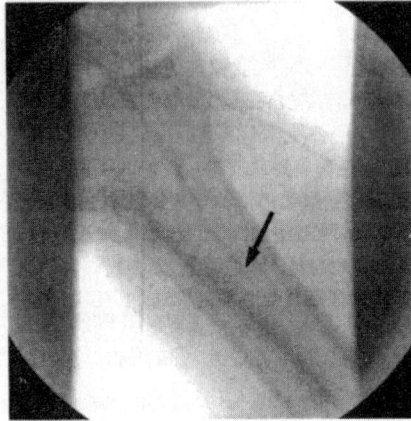

图 14-17 髂动脉介入治疗后血管栓塞。逆行血管再通治疗右髂外动脉和髂总动脉慢性完全闭塞时发生腘动脉分叉部远端动脉栓塞(如箭头所示)。远端栓子在术后第二天通过同侧顺行入路成功取出

七、长期随访

髂动脉介入治疗后,所有的患者都必须终生进行肝素治疗。支架置入术后建议服用氯吡格雷至少 4 周。到目前为止,没有证据证明延长两种抗血小板治疗(肝素和氯吡格雷)的时间可以改善 PAD 介入治疗的预后。在随访中,应该通过症状、CFA 脉搏情况以及 ABI 等指标对再狭窄的患者进行筛选。如果这些指标中的任何一个提示再狭窄,则需要进行进一步的评估,以保证治疗部位血管的通畅。

八、关键性原则

在最近的 20 年间,血管腔内介入治疗应用于主-髂动脉的适应证逐渐扩大。散在的髂动脉狭窄比较容易治疗,但是长段的髂动脉完全闭塞或者腹主动脉分叉部病变的血管腔内介入治疗仍然具有挑战性。依据不同的病变类型、部位及主动脉分叉部的解剖特点,可以选择不同的入路。逆行 CFA 入路是治疗局限性髂动脉狭窄病变最简单、创伤最小、成功率最高的方法。对于完全闭塞或者累及 EIA 远端的病例,应该首选交叉入路。严重的主-髂动脉分叉部的病变通常选择双侧逆行股动脉入路 kissing 支架置入术来治疗。腋动脉入路通常仅用于少数的主-髂动脉介入治疗,并且应该由经验丰富的术者完成。

对于不连续的、没有钙化的非开口处狭窄,PTA 术后如果有良好的血管造影和血流动力学结果,则不需要行支架置入术。支架置入术适用于长段病变、血管开口部病变、完全阻塞性病变以及 PTA 治疗失败后。也有些学者不考虑病变特点,将支架置入术作为髂动脉疾病的常规治疗措施。根据支架类型特点,支撑力强且垂直变形较少的球囊扩张式支架适用于髂动

脉开口部及严重钙化的病例;柔韧性和灵活性更好的自膨式支架适用于血管走行弯曲的长段病变。因为较低的并发症发生率和良好的长期治疗效果,在多数主-髂动脉阻塞性疾病的病例中,经皮血管腔内介入治疗已经取代了传统手术治疗。按照 TASC Ⅱ 建议,TASC A-B 型病变采用经皮血管腔内介入治疗,TASC C 型应按照病变部位的解剖特点及术者的经验,选择经皮血管腔内介入治疗或者外科手术治疗,TASC D 型应选择外科手术治疗。最近有报道称,由于仪器设备的改进以及医生技能的提高,即使是 TASC D 型病变,采用经皮血管腔内介入治疗仍然是安全和有效的。

(袁少华)

第二节　股腘动脉疾病的血管腔内治疗

股腘动脉,即股浅动脉和腘动脉的总称。正常成年人平均长度约为 50cm。股腘动脉粥样硬化的特点是:弥漫性分布、闭塞概率高、严重钙化倾向且粥样斑块负荷重。此外,股腘动脉跨过两大关节:近端的髋关节及远端的膝关节,穿过大腿肌肉部分(收肌管)。因此,股腘动脉处于严重扭曲、弯曲、轴向及纵向的外力多重作用下,最终导致血管壁发生显著重构。以上因素令股腘动脉腔内治疗面临巨大的挑战。

尽管面临挑战,股腘动脉的经皮重建血流手术依然迅速发展起来。1996—2006 年,每 10 万医保患者中,接受股腘动脉腔内治疗的人数由 69 人上升至 184 人。这占据了所有下肢动脉腔内治疗总数的 55%,说明对于外周动脉疾病患者,股腘动脉受累的概率较高。股腘动脉腔内治疗发展背后的重要始动因素是腔内治疗器械的不断完善,使得安全、有效地治疗解剖日趋复杂的病变成为可能。一个有趣的现象是,股腘动脉手术例数的增加与经皮腔内斑块切除术(是指一类通过消融或切除的方式来去除斑块的治疗技术)的增加是平行一致的。然而不能忽视的是,随着技术升华,更新一代的金属裸支架及覆膜自膨式支架不断发展,为股腘动脉腔内治疗进步作出了巨大的贡献。

本节将阐述如何通过腔内治疗处理股腘动脉疾病,包括最常用的技术以及股腘动脉腔内治疗大量随访结果的综述。

一、解剖概要

股三角内,股浅动脉是由股总动脉于股深动脉开口处直接延续而来(图 14-18 及图 14-19)。股总动脉通常是在股骨头下缘水平过渡为股浅动脉。股浅动脉起始端位于股深动脉的前内侧。通过股三角后,股浅动脉向下延伸至收肌管。在收肌管内,股浅动脉被大腿肌肉包裹:后侧是长收肌和大收肌,前侧是缝匠肌,内侧是股内侧肌。股浅动脉通过大收肌腱开口(收肌管裂孔)穿出收肌管到达腘窝,即股骨远端后方。在该水平,股浅动脉更名为腘动脉。腘动脉于股骨下 1/3 的后方下行至腘窝内(图 14-19),止于胫骨平台后方,通常向下分出胫前动脉和胫腓干动脉。

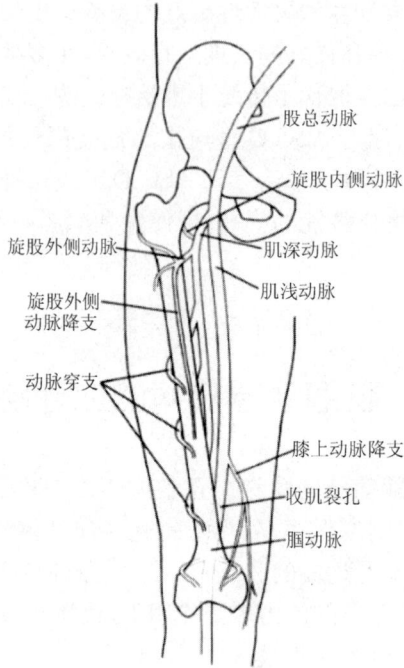

图 14-18　股腘动脉解剖图示(右腿)

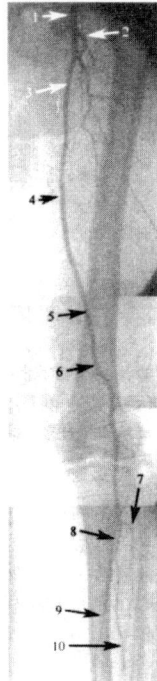

图 14-19　左下肢动脉造影

(1)股总动脉;(2)股深动脉;(3)股三角处的股浅动脉;(4)收肌管处的股浅动脉;(5)收肌管裂孔;(6)腘动脉;(7)胫前动脉;(8)胫腓干;(9)胫后动脉;(10)腓动脉

区别股浅动脉的重要特征之一是其全程缺少重要分支。这使得该血管具有均一的管径,通常为5~7mm。当股浅动脉存在狭窄或闭塞病变时,其外周可出现若干细小的肌支及粗大的侧支动脉。股浅动脉唯一具有固定名称的分支是膝降动脉,它通常出现在收肌管区域,并最终汇入膝关节侧支循环。

　　腘动脉属支供应膝关节囊及膝关节韧带的血流,膝支及腓肠支供应小腿肌肉。当腘动脉或胫腓动脉出现严重病变时,膝支能够提供重要的侧支循环血流至胫腓动脉。

　　因为股深动脉在股腘动脉存在病变时提供了重要的侧支循环,而且,当制订股浅动脉开口病变治疗决策时必须考虑股深动脉血流,所以涉及股腘动脉腔内治疗时,对股深动脉解剖进行简要描述是十分必要的。股深动脉发自股总动脉外侧并向后延伸至股浅动脉外侧,并于近端分出两条主要属支:旋股内侧动脉及旋股外侧动脉。这两支动脉之一或全部均可能直接发自股总动脉(15%～20%)。股深动脉中远段一般发出 3/4 支穿动脉供应大腿肌肉。近端的旋股内外侧动脉及第一穿动脉与髂内动脉间存在侧支沟通(臀上动脉、臀下动脉及闭孔动脉)。在远端,旋股外侧动脉及穿动脉与膝关节侧支网络形成重要沟通,因而间接与腘动脉及胫腓动脉相通。通过近远端的属支连接,股深动脉为股腘动脉严重病变患者的腿部及足部提供了重要的侧支血流。

二、股腘动脉硬化闭塞症的分级

　　泛大西洋团体共识(TASCⅡ)根据病变长度、病变数量以及狭窄闭塞程度,将股腘动脉疾病分为 4 型(A 至 D 型)。见图 14-20。

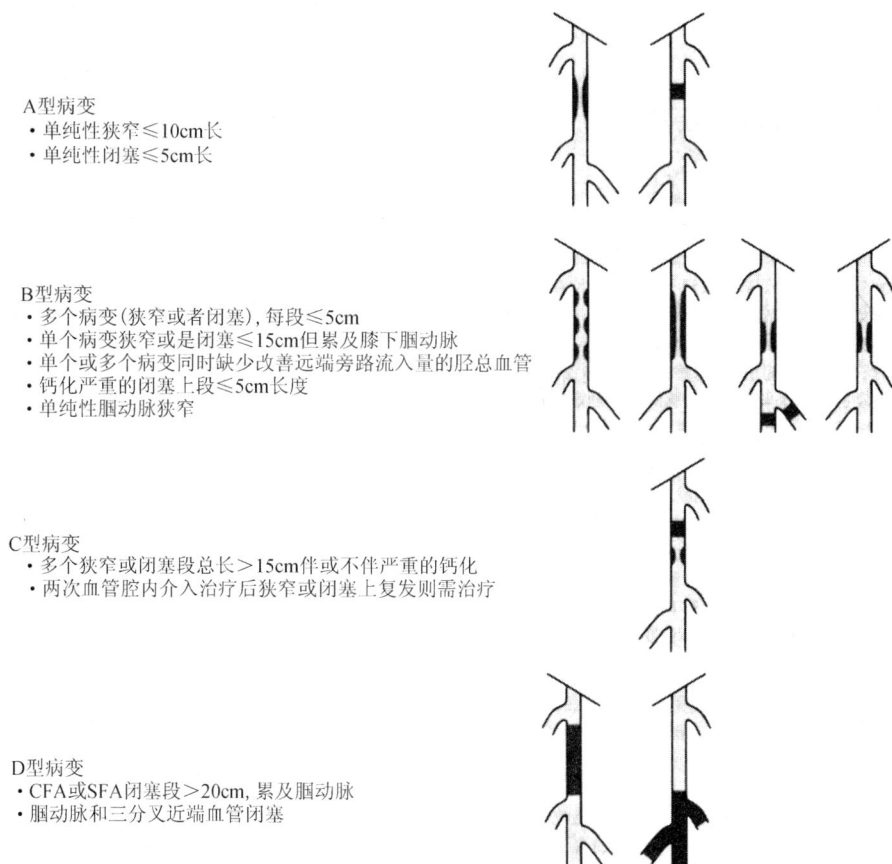

A型病变
• 单纯性狭窄≤10cm长
• 单纯性闭塞≤5cm长

B型病变
• 多个病变(狭窄或者闭塞),每段≤5cm
• 单个病变狭窄或是闭塞≤15cm但累及膝下腘动脉
• 单个或多个病变同时缺少改善远端旁路流入量的胫总血管
• 钙化严重的闭塞上段≤5cm长度
• 单纯性腘动脉狭窄

C型病变
• 多个狭窄或闭塞段总长>15cm伴或不伴严重的钙化
• 两次血管腔内介入治疗后狭窄或闭塞上复发则需治疗

D型病变
• CFA或SFA闭塞段>20cm, 累及腘动脉
• 腘动脉和三分叉近端血管闭塞

图 14-20　股腘动脉病变 TASCⅡ分型

　　该分型是从对各种病变选择最合理的重建血流方式角度来制定并达成共识的，有助于开展股腘动脉腔内治疗的调研，便于比较。

三、适应证

　　股腘动脉血流重建一直以来仅限使用于具有缺血性症状的一部分患者：严重影响生活的间歇性跛行、缺血性静息痛或缺血性组织缺失。以上指征反映出血管外科医生试图在具有严重合并症患者治疗高风险与潜在获益间取得平衡的思路。例如：股腘动脉旁路术的手术死亡率是 1.3％～6％，围手术期心肌梗死的发生率是 1.9％～3.4％，伤口并发症率是 10％～30％。以往相对于外科的血流重建技术，更推荐保守治疗方式的另一个原因是，当时主流观点认为 75％有症状的外周动脉患者的病情会趋于平稳甚至是改善，保守治疗方式诸如功能锻炼、药物治疗、危险因素控制的方法可以明显改善患者症状，延长患者行走距离。

　　借助腔内技术的优势，即使是高危患者股腘动脉血流重建的安全性也被显著提高了，腔内技术相关的主要并发症率不到 1％。这导致在满足上述治疗指征时，趋向于采取经皮血流重建治疗的转变。腔内治疗极高的安全性，使得对其较开放手术长期疗效优劣的争论变得渺小。

　　可以理解，经皮股腘动脉血流重建术引起的风险获益比转变，使得更多症状较轻的患者接受了治疗。来自该患者群的非随机数据显示：相对于药物治疗，血流重建改善了功能储备、下肢症状以及生活质量，从而肯定了腔内治疗效果。但是，如果能够获得随机数据，将会提供令人信服的证据来说明广泛使用股腘动脉腔内治疗重建血流，对于症状较轻的患者是合适的。

四、股腘动脉腔内治疗

（一）诊断性造影

　　对于怀疑存在股腘动脉疾病的患者，通过高质量的下肢动脉造影评估是重要步骤之一。评估股腘动脉近端流入道及远端流出道，从而决定患者是否适于腔内治疗并制定最合适的治疗策略。随着现代无创造影技术的发展（多普勒超声、电脑断层扫描血管造影、磁共振成像血管造影），有创造影已经不再被用于检查评估。

　　如无条件实施无创检查或无创检查并非最佳选择，有创造影检查就是必要的。对于诊断研究来说，症状较轻侧的股总动脉多作为入路（假设症状为双侧不对称的），如需要腔内治疗，便可直接利用同一入路尝试腔内血流重建。经导丝置入猪尾导管于腹主动脉远端，行腹主动脉分叉水平至股总动脉的盆腔静态造影（同侧及对侧斜位像）（高压注射器条件：总量 30mL，速度 15mL/s）。如果股总动脉分叉处显影不清，则可行同侧斜位造影，常能明确股浅动脉及股深动脉起始端情况。

　　此时，可使用两种方法对腹股沟以下动脉造影：①多水平序贯重叠静态数字减影成像。笔者多采用此方法：经对侧股总动脉入路置入一多侧孔造影导管（例如 straight flush 导管）于治疗侧髂外动脉或股总动脉内。行同侧斜位下肢动脉造影（总量 9～12mL，速度 3～4mL/s）。如果行入路同侧选择性造影，可经穿刺侧股总动脉鞘注射成像，方法同上。②步径图技术。通过此方法，注射的造影剂"弹丸"可在向远端流动的过程中被追踪持续显影。经腹主动脉末端猪尾导管注射可完成双下肢动脉成像（高压注射器条件：总量 90mL，速度 15mL/s），经同侧髂外动脉或股总动脉内多侧孔直冲造影导管可完成单侧下肢动脉成像（高压注射器条件：总量 45mL，速度 15mL/s）。如行双下肢动脉造影，需 15 英寸（至少）图像增强。如图像增强小于 15 英寸，则应分别行一侧肢体造影。

现代成像系统已很少需要在双腿间及腿外侧放置遮挡板。建议：下肢动脉成像过程中，在显影区放置硬质显影标尺或软质显影标带，以便于参照分析病变长度，定位腔内治疗器械。

（二）药物治疗

股腘动脉腔内治疗期间的药物辅助治疗与其他外周血管手术相似。临床治疗中，患者术前服用阿司匹林。可选择普通肝素抗凝，活化凝血时间调整在 250s 左右。对于涉及长段闭塞性病变的复杂股腘动脉腔内治疗，笔者常将活化凝血时间调至 250~300s。在特殊情况下可使用低分子肝素或凝血酶抑制因子，但没有数据支持其常规应用。对于血栓形成的复杂病例，大多数术者最终可选用糖蛋白Ⅱb/Ⅲa抑制因子。

（三）腔内治疗之入路

腔内治疗能够顺利成功实施，依靠治疗前为之搭建的平台（图 14-21）。首先便是动脉入路的选择（表 14-3）。

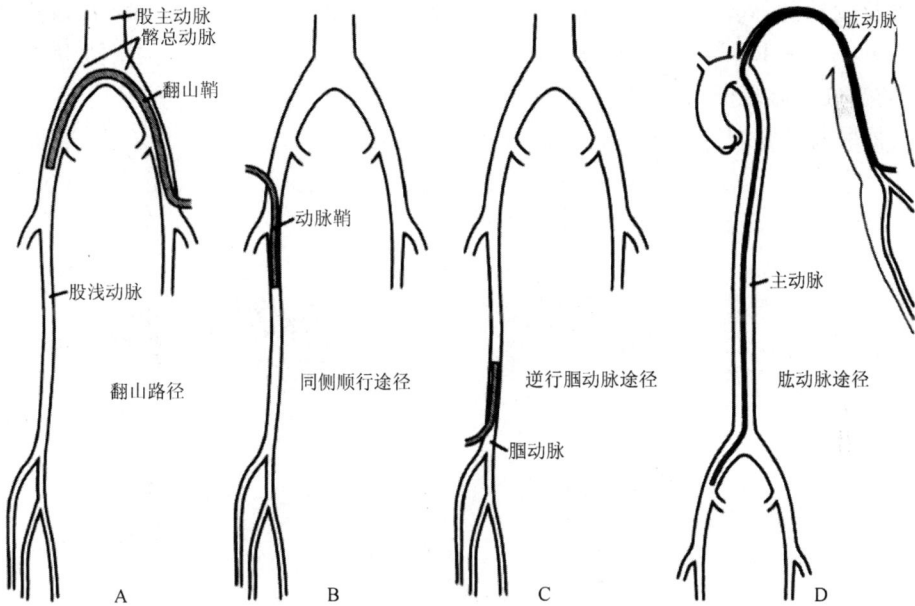

图 14-21 股腘动脉腔内治疗不同的入路方式

表 14-3 股浅动脉腔内治疗入路及选择的影响因素

入路	内容
对侧股总动脉-逆行	最常用且技术灵活度高
同侧股总动脉-顺行	适应证
	1.腹主动脉分叉呈锐角
	2.髂动脉严重迂曲或存在严重病变
	不适于股浅动脉开口处及近端病变
腘动脉入路-逆行	可考虑用于对侧股总动脉或同侧股总动脉入路禁忌的患者当顺行入路无法成功穿越股浅动脉闭塞病变时，通过逆行入路常常可完成
肱动脉-逆行	可考虑用于对侧股总动脉或同侧股总动脉入路禁忌的患者仅适于治疗股浅动脉近段及中段病变

1.对侧股总动脉逆行入路　处理股腘动脉病变最常见且技术上简单方便的是对侧股总动脉逆行入路(图14-22)。行改良的 Seldinger 穿刺,建立对侧股总动脉入路。

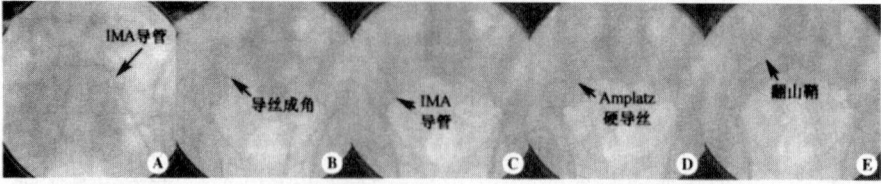

图14-22　将翻山鞘经左侧股动脉(CFA)置入右侧股总动脉

A. IMA 导管置于右侧髂总动脉开口处;B. 以弯头导丝超选入右侧股总动脉;C. 导丝导引下将 IMA 导管置于右侧股总动脉;D. 将弯头导丝交换为 1cm 头端的 Amplatz 加硬导丝。注意 Amplatz 加硬导丝置入后腹主动脉分叉后的形态变化;E. 经 Amplatz 加硬导丝置入翻山鞘

经导丝导入导管(如 IM,Sos,Simmons)至腹主动脉远端,选择对侧髂总动脉开口。而后小心送入硬质成角导丝至股总动脉,再将造影导管沿此导丝送至股总动脉。撤出原导丝并交换入支撑导丝(例如:SupraCore,具有 1cm 柔软头端的 Superstiff Amplatz 导丝)。保留导丝,撤出导管及股动脉短鞘,置入 40～50cm 抗打折长鞘(例如:Balkin Contralateral,Pinnacle Destination,Ansel,Raabe)至对侧股总动脉。输送过程中应始终保持在扩张器引导下置入动脉鞘,以防造成髂血管损伤。

2.同侧股总动脉顺行入路　对于髂动脉存在特殊解剖问题的患者,包括:髂动脉严重迂曲或存在严重病变,因发育、外科旁路人工血管(腹主至双股动脉旁路术)、经皮髂动脉支架(kissing 支架)造成主髂动脉分叉角度呈小锐角(图14-23),可采用同侧股总动脉顺行入路治疗。

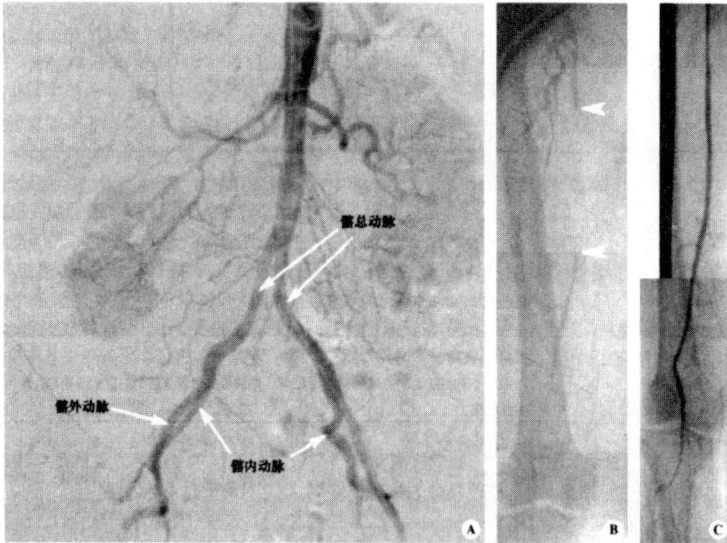

图14-23　当腹主动脉分叉及髂动脉存在解剖影响因素或股浅动脉入路区域存在病变时,股腘动脉腔内治疗的入路策略

A. 盆腔动脉造影显示腹主动脉分叉成角锐利而且右侧髂外动脉迂曲严重;B. 造影显示右侧股浅动脉中段闭塞(两白色箭头之间)。据病变解剖条件,右股浅动脉闭塞近端存在足够的空间顺行置入动脉鞘。建立上述入路后,以 0.035″导丝穿越闭塞病变,以 5.0～100mm 球囊扩张,置入 7.0～120mm 自膨式镍钛合金支架,并以 6.0～60mm 球囊后扩张;C. 最终的造影结果

　　尽管顺行入路相对于对侧股总动脉入路可提供较为有力的支撑，但是股腘动脉腔内治疗中该方法并不因此而常用。当患者存在股浅动脉开口处或近端病变时，由于股总动脉缺乏足够的容鞘空间而不能稳定留置动脉鞘，导致顺行入路存在相对禁忌(图14-24)。

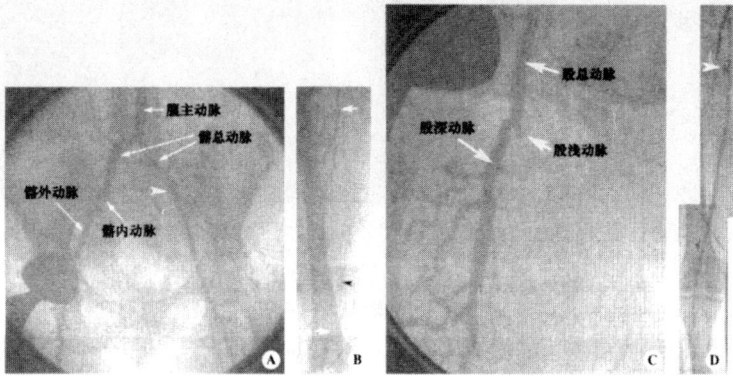

图14-24　右股浅动脉复杂性闭塞病变的治疗

　　A. 盆腔动脉造影显示腹主动脉分叉及髂动脉解剖条件允许对侧入路翻山治疗；B. 股浅动脉造影显示右侧股浅动脉自开口处闭塞，闭塞段延续至腘动脉中段(箭头)。注意股浅动脉远端前期置入的支架(箭头)。闭塞延续至腘动脉中段，使得穿越闭塞段返回真腔处应恰到好处，这一点十分重要；C. 右前斜位显示股总动脉分叉远端存在短段股浅动脉"残腔"。经左侧股总动脉入路将翻山鞘置入右股总动脉内。以弯头加硬导丝经内膜下层面穿越闭塞病变。远端以 Pioneer 导管返回真腔。以 6.0～10mm 球囊扩张，置入直径为 7.0mm 的自膨式镍钛合金支架。以直径 6.0mm 的球囊后扩张；D. 完成后，造影复查发现股浅动脉近端存在轻微造影剂外溢(血管破裂)，遂以球囊延时扩张，并以药物拮抗抗凝

　　肥胖患者采用顺行股总动脉入路时应尤其小心，由于出血风险较高，对于病理性肥胖患者，该方法属于相对禁忌。

　　3. 同侧腘动脉逆行入路　同侧腘动脉逆行入路在股腘动脉腔内治疗中很少采用。但是，当对侧股总动脉及同侧股总动脉入路均存在禁忌时(例如：严重的髂动脉迂曲，股浅动脉开口处或近端病变)，就会需要此入路。腘动脉入路一个重要的适应证是股腘动脉存在顺行无法通过的闭塞病变。这可能是由于股浅动脉存在齐平闭塞病变(图14-25)，或是由于股腘动脉远端闭塞而近端残腔与远端腔隙间形成了粗大的桥接侧支或分支连接(图14-26)，导致从近端顺行通过病变困难。如果远端存在明确的足够长度的腘动脉残腔，允许安全留置动脉鞘，那么就适于腘动脉逆行入路治疗。

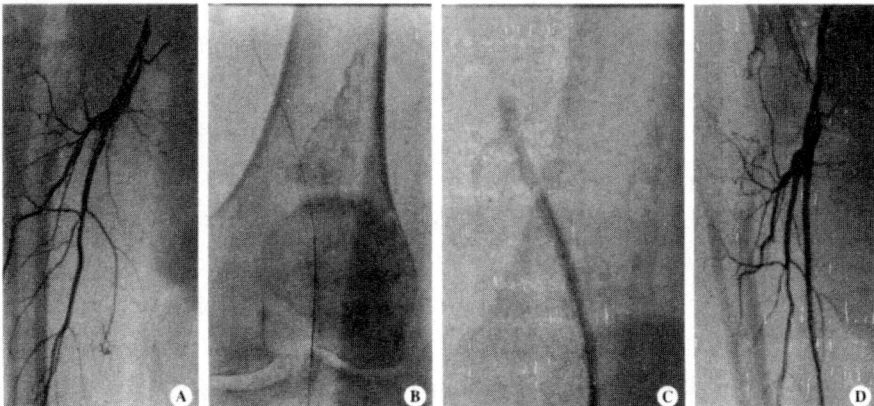

图14-25　(A)右侧股浅动脉齐头闭塞需要腘动脉逆行入路(B,C)成功完成血流重建(D)

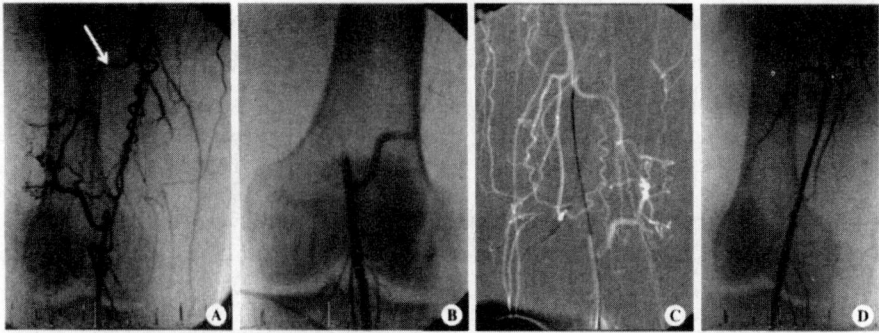

图14-26 股浅动脉远端闭塞,缺乏主干"残腔",取而代之的是粗大紊乱的侧支动脉(箭头),解剖条件不利于顺行入路治疗(A)。成功建立逆行腘动脉入路(B)。经逆行入路,成角导管支撑下导丝通过闭塞病变(C)。再经顺行入路以Silverhawk LX-M系统及球囊(5.0~100mm)重建血流(D)

通常,经腘动脉逆行入路通过股腘动脉病变,而在实施扩张成形及释放器械时是通过顺行入路完成的,因为这样可以在腘动脉使用最细的动脉鞘来最大限度地减少损伤。

4.肱动脉入路 肱动脉入路对于股腘动脉腔内治疗来说并非十分实用。目前通过此入路主要的限制来自腔内治疗器械输送系统的长度(能否到达病变部位,例如治疗支架内狭窄),而非股腘动脉病变类型对球囊型号的限制。支架输送器、粥样硬化斑块切除装置(除激光导管外)、返回真腔内系统的最大长度均为135cm,这使得通过肱动脉入路无法治疗股腘动脉中远段病变。

5.胫腓及足背动脉逆行入路 当患者存在腘动脉闭塞病变并累及胫腓动脉起始端时,可通过胫后动脉、足背动脉(少数情况下通过腓动脉)的逆行入路穿越病变,而后通过顺行入路重建血流。

(四)腔内治疗技术

在实施股腘动脉腔内治疗前,术者首先应确认入路所用动脉鞘的型号与治疗病变的腔内器械口径相匹配。一般而言,如果使用对侧股总动脉入路,笔者多采用7F动脉鞘。这样所有的球囊(4~5F)、自膨式金属裸支架(5~6F)、自膨式覆膜支架(7F)、返回真腔系统(6~7F)以及专门用于股腘动脉粥样硬化斑块切除的系统(7F)都可以兼容。当使用顺行入路时,应尽量选择最小口径的动脉鞘,以便将穿刺点出血概率降至最低;笔者多采用6F动脉鞘,但如果预计使用斑块切除系统或覆膜支架时,则选用7F动脉鞘。

1.狭窄病变的治疗 获得动脉入路后,股腘动脉狭窄病变的治疗较直接(图14-27)。多使用0.035"软头导丝(例如:Magic Torque或Wholey导丝),也可在头端成角导管(例如:Glidecath导管)支撑下前进,常能顺利通过病变。使用0.035"导丝的目的是在病变处置入支架,因为大部分股腘动脉支架都是0.035"兼容系统。有时也可采用0.014"加硬软头导丝(例如:GrandSlam,Abbott Vascular)配合0.014"或0.018"兼容球囊导管支撑。偶尔,也需要0.014"高扭控导丝(例如:MiracleBros3.0,Abbott Vascular)通过弥漫性偏心性病变。一旦通过病变,立即以软头导丝置换该导丝。由于所有斑块切除导管只兼容0.014"导丝,因此如预计使用斑块切除系统,应选择0.014"导丝。导丝头端应置于腘动脉远端或胫腓动脉近端,以便在输送器械时提供足够的支撑力。应注意胫腓动脉内的导丝,尤其当局部血管存在病变时。很少需要高扭控亲水涂层导丝(例如:floppy导丝,成角硬头导丝)。通过病变后应立即以软头非亲水导丝置换出该导丝,因为频繁使用该导丝的动脉损伤概率较高。

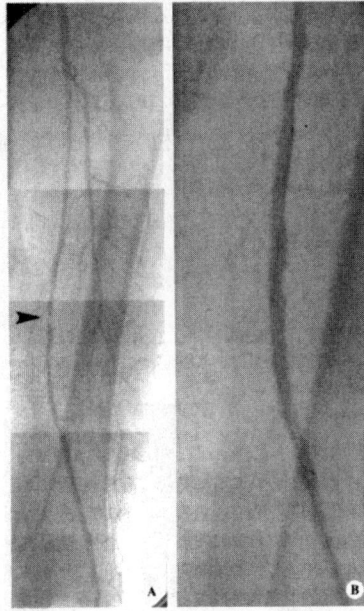

图 14-27　股浅动脉狭窄病变的治疗

A. 左股浅动脉造影显示其中段局限性严重狭窄(箭头)，近远端中度弥漫性狭窄病变。以 4.0～40mm 球囊扩张严重狭窄病变，置入 7.0～100mm 自膨式镍钛合金支架，并以 5.0～80mm 球囊后扩张；B. 最终造影结果

2. 血管成形术　血管成形球囊的口径和长度应分别与血管口径(球囊动脉比约为 1)及股腘动脉病变长度相匹配。对于大部分患者，球囊直径为 5～6mm。病变长度应通过专用显影尺或显影带在同一视野下测量。通常，笔者选择的球囊要能够完全覆盖病变，其长度要比病变两端均多出至少 1～2cm。扩张应使用尽可能小的压力以减少管壁气压伤程度。如果对靶血管直径不确定，为谨慎起见，建议采用较小型号的球囊逐渐增加压力扩张。延长持续扩张成形时间至 1min 以上，多可获得明显的影像学改善。

扩张后应仔细造影，复查是否存在血流限制性夹层。夹层产生较为常见，但通常血流限制性夹层较为少见。数字减影血管造影易于低估夹层的严重性，因此强调对非减影血流图像认真评估是十分重要的。扩张成形后测量病变处血流动力学压力梯度是评估工作中重要的一部分。无论造影的影像学结果如何，如果病变不存在明显压力梯度差〔通过 4F 端孔导管或压力导丝(例如：FloWire，Volcano 或 Pressure 导丝，St Jude-早期 X 线检查医疗系统)〕，就应该考虑接受当时的扩张成形结果。对于局限性病变，扩张成形通常可获得满意的即刻结果，而且其效果持久。然而，对于弥漫性病变，扩张成形后病变处常存在明显的压力梯度差，而且其效果较短暂。

3. 支架置入-自膨式镍钛合金裸支架　关于股腘动脉辅助性支架置入，目前仍存在广泛争论。球扩式 Palmaz 支架及不锈钢 Wallstent 支架初期的使用经验令人失望(见"股腘动脉腔内治疗中的'临床疗效结果'")。这导致自膨式镍钛合金支架在此区域得到应用及发展。目前的自膨式镍钛合金支架无疑是相当安全而且便于操作的，相对于球囊扩张成形，它能够提供十分可靠且有效的即刻影像学结果，对于长段复杂性病变尤其明显。支架置入主要的局限性是其长期通畅率不够理想(见"股腘动脉腔内治疗中的'临床疗效结果'")。尽管如此，关于现代自膨式镍钛合金支架与球囊扩张成形疗效比较的4项随机对照试验结果表明,对于中等长度病变(5~10cm)(图14-28),支架置入较球囊扩张具有明显的优越性。不幸的是,上述研究的随访期相对有限(12~24个月),远期来看,支架通畅率逐步下降,到4~5年时通畅率可能会降至40%。没有关于更长病变的随机对照试验,而对于更短的病变(长度小于5cm),支架置入较球囊扩张成形被认为无明显优势。比支架高再狭窄率更棘手的是,没有有效的方法治疗支架内再狭窄。就目前报道而言,无论采取哪种治疗方式,再狭窄的发生率都会高达70%以上。

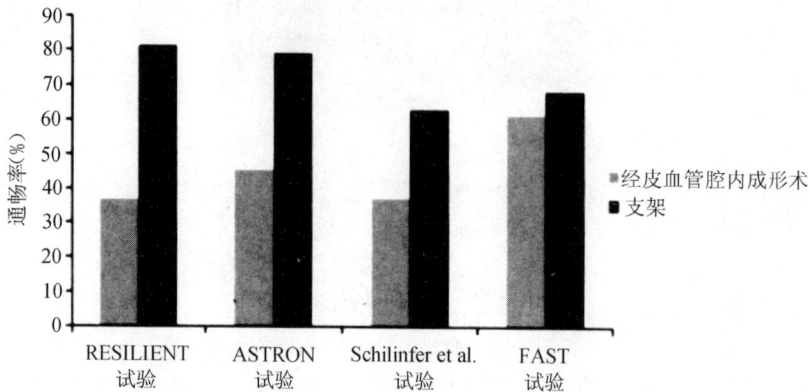

图14-28 目前已公布的四大试验-股腘动脉病变单纯球囊扩张成形与自膨式镍钛合金支架置入术后最初12个月的通畅率(经血管多普勒超声)比较

这些数据对于股腘动脉支架置入的临床指征具有重要指导意义。显然,当球囊扩张成形及其他腔内技术不能提供满意的即刻结果时(例如:存在明显的压力梯度差、血流限制性夹层、意外闭塞、严重的残余狭窄),适于置入支架。对于较年轻的间歇性跛行患者,治疗前应考虑支架置入后较高的再狭窄率和再干预率。对于严重肢体缺血的患者,支架置入是合理的,因为它在最初的6~9个月中提供了可靠而有效的血流动力学结果,为伤口完全愈合提供了充足的时间。由于维持组织完整存在所需的血流量明显低于愈合伤口所需的血流量,因此再狭窄发生时往往没有症状。然而对于缺血性静息痛的患者,再狭窄往往会出现明显的症状反复。

目前股腘动脉腔内治疗可采用的自膨式镍钛合金裸支架品种繁多。其中,FDA批准的股腘动脉支架仅有IntraCoil和LifeStent支架。前者在目前临床治疗中很少应用。除上述支架之外而被用于股腘动脉腔内治疗的自膨式支架目前均未被临床试验认可。大多数支架都是0.035"输送系统,但也可经支撑性能高的0.014"导丝输送(如果病变解剖条件允许)。股腘动脉常用的支架口径一般为5~7mm。相对来说,男性患者的股腘动脉直径较女性患者为粗。通常选择较靶血管直径粗至少1mm的支架置入。由于病变多为长段病变,因此多选择较长的支架治疗(可达150~220mm)。一般认为使用单独一枚长支架优于使用多支架重叠的方式。虽然有些术者喜欢首先置入股腘动脉支架(不预扩张),但笔者通常习惯于首先预扩张而后置入支架。后扩张时采用与靶血管口径一致的球囊行支架内扩张。如不确定,笔者建议保守选取后扩张球囊的型号,因为支架本身的持续外向扩张力不容忽视。许多支架释放的即刻形态不佳,但在后期随访中多恢复了圆柱体外观。完成充分后扩张后,如无明显压力梯度且顺行血流迅速,那么就可以结束了。过度后扩张将会增加血管破裂的风险,应尽量避免发生。

　　大多数术者均有自己喜好的常用股腘动脉自膨式镍钛合金裸支架,实际上对于大多数导管室来说,都不会同时配备各种不同类型的支架。但是,笔者认为:应同时配备具有高径向支撑力的支架(如:SMART,Cordis)和高顺应性的支架(如:LifeStent,Bard),这样比较合适。高径向支撑力支架适于治疗高度钙化的病变,而高顺应性支架适于置入股浅动脉远端和腘动脉内,这些区域承受着比股浅动脉中上段更高的力学应力。

　　4.支架置入－自膨式覆膜支架　股腘动脉自膨式镍钛合金裸支架的高再狭窄率,使得大家对于置入自膨式覆膜支架的兴趣日渐浓厚。理论上,覆膜材料能够避免新内膜内向性生长,而这恰恰是自膨式镍钛合金裸支架无法做到的。随着临床实践中不断发现覆膜支架的边缘裸露区好发再狭窄这一现象,上述的再狭窄机制得到了进一步支持。既然 Viabahn 支架是目前唯一经 FDA 批准的股腘动脉覆膜支架,以下将主要围绕该支架进行讨论。一项关于 Viabahn 支架与股腘动脉人工血管的随机对照试验显示:2 年的随访通畅率 Viabahn 支架组与人工血管组都不错,且无明显差别;其他的一系列观察研究也支持覆膜支架置入这一策略。

　　关于何时使用股腘动脉自膨式覆膜支架,已有许多重要的临床文献阐述。选择合适的病例治疗是至关重要的,这与支架内血栓形成风险息息相关。治疗段以远必须具备良好的流出道。至少需要一支胫腓动脉具备通向足部的直线血流。此外,覆膜支架近远端的裸支架区应尽量位于相对无病变区。这样就常常导致支架置入至股浅动脉开口水平,或者需要多支架重叠放置。不推荐在直径小于 4mm 的股腘动脉段使用覆膜支架,理想的靶血管口径应至少大于 5mm。对于顽固性病变,预扩张后无明显改善或对其他的腔内治疗方式(如斑块切除系统,见后)无反应的病变不建议置入覆膜支架。以上这些限制使得覆膜支架可治疗的疾病谱十分有限。最后,对于术后无法持续服用抗血小板药物(如阿司匹林及氯吡格雷)至少 3 个月的患者,不能置入覆膜支架。

　　股腘动脉覆膜支架置入的弊端之一是在释放后将会导致病变附近重要的侧支血管闭塞。对于股浅动脉中上段,这通常显得不那么重要,因为万一支架闭塞,仍然残留了足够长度的股浅动脉及腘动脉可与来自股深动脉的侧支形成沟通。然而,对于股浅动脉远端特别是腘动脉区域,这就显得十分重要了。一旦覆膜支架闭塞,由于同时丧失了重要的侧支动脉血供,患者很可能会出现比治疗前更严重的肢体慢性缺血症状。此外,虽然目前的 VIBRANT 试验初步数据显示,Viabahn 支架失败后诱发急性缺血症状的概率与自膨式镍钛合金裸支架相差无几,但是覆膜支架内血栓形成确实可导致患者出现明显的急性缺血症状。总之,决定股腘动脉内置入覆膜支架前,需要仔细评估患者及病变解剖本身,做到对治疗意义全面彻底地理解。

　　就实践操作而言,Viabahn 支架应通过加硬的 0.035″导丝(如 SupraCore,加硬的 Amplatz 导丝)输送。Viabahn 支架的直径选择十分重要,相对而言,自膨式镍钛合金裸支架的直径选择并非那么严格,如果直径过大也很少引起严重的后果。选择 Viabahn 支架时,绝不要超过靶血管直径加 1mm 的上限。Viabahn 支架口径过大会导致支架内衬折叠,进而增加支架内血栓形成的风险。有些术者采用血管内超声精确测量血管内径,以避免错误评估。由于需要将覆膜支架放置在恰能覆盖近远端相对正常的血管段之间,因此应选择足够长的支架来治疗。准确定位支架后,助手应牢牢握住动脉鞘后的支架输送器近端,术者应握住输送器远端支架承载内芯,以确保支架不再移位。通过平稳缓慢后撤支架承载内芯侧臂的释放带释放支架。如能按以上标准完成操作,支架多能稳定精确释放。值得注意的是,一旦支架开始释放，就不能再重新定位。该支架不会像自膨式镍钛合金裸支架一样释放后缩短，这一特性对于治疗股浅动脉开口处病变十分有用。建议使用与靶血管口径一致的非顺应性球囊后扩张。

5.粥样斑块切除　本节简短讨论关于股腘动脉段的相关治疗。

几乎没有一项技术能像粥样斑块切除一样，能在外周血管领域产生如此两极分化的观点。然而在笔者看来，这项技术无疑相对于传统球囊和支架能治疗更广阔区域的股腘动脉病变，减少了支架置入的可能性，并可获得满意的影像学和血流动力学结果。

对于以下股腘动脉特殊病变部分，斑块切除技术是有效的。

(1)股浅动脉开口处病变：股浅动脉开口处斑块切除术可降低斑块翻转入股深动脉的概率。例如利用 Silverhawk 导管的指向性治疗就十分合适。

(2)严重钙化病变：笔者喜好使用 Diamondback360°以及 TurboHawk 导管。Diamondback 用于局部严重钙化病变，而 TurboHawk 用于弥漫性钙化病变。

(3)弥漫性病变：TurboEliteLaser 以及 Jetstream® 导管治疗弥漫性病变有独到之处，因为它们具备单次输送导管即可完成长段病变治疗的特点，而且其栓塞概率较 Diamondback360°为低。Silverhawk 导管也能治疗弥漫性病变，但由于需要反复多次输送后撤导管，过程耗费时间且可导致导管相关器械故障。

(4)腘动脉病变：由于此区域使用自膨式镍钛合金裸支架相对禁忌，而任何斑块切除或斑块消融装置均可在该区域获得理想的影像学及血流动力学结果，并且不需要置入支架，因此较单纯的球囊扩张成形更具优势。

目前没有关于股腘动脉斑块切除技术与传统的球囊扩张成形支架置入技术疗效的随机对照试验。较为普遍的观点是：就远期再狭窄率而言，该技术与球囊扩张成形支架置入技术并不会存在显著差异。该技术确有其相关并发症(见"股腘动脉腔内治疗并发症"部分)。特别是远端栓塞问题应尤其注意。尽管病变性质(病变的长度，是否存在血栓)、远端流出道的数量、手术的临床指征(间歇性跛行，严重肢体缺血)不同患者间存在差异，笔者在使用斑块切除系统时尽可能地使用远端防栓塞装置，以最大限度地避免栓塞发生。以笔者的经验，在使用斑块切除系统后，常能发现栓塞的证据(滤网内存在充盈缺损)，而此后的球囊扩张成形支架置入往往会加重栓塞程度，有时甚至可导致血管内血流完全停滞。在这种情况下，笔者会很小心地部分回收滤网，仅使滤网近端的网口收入回收鞘内，而后再撤出滤网。这样做的目的是在滤网撤除过程中，尽量避免栓子脱落至远端循环中。

当使用防栓塞装置时，笔者喜欢选择 Emboshield® Nav(Abbott Vascular)或 Spider(ev3)滤网。Emboshield® Nav⁶ 滤网可使用它自带的 BareWire 导丝或使用 0.023″Viper 导丝(0.023″头端可卡住滤网，防止其向远端脱落)。这样使得它成为与 Diamondback360°系统配合起来最理想的滤网。上述两款滤网与其余的斑块切除系统均可配合使用。

6.闭塞病变的治疗　股腘动脉闭塞病变的治疗相对于狭窄病变而言要更具技术挑战性。这些闭塞病变通常很长，由股浅动脉近端 1/3 起延续至收肌管水平，有时甚至更远至腘动脉(图 14—29)。在穿越闭塞病变的过程中，有 3 项工作需要完成。

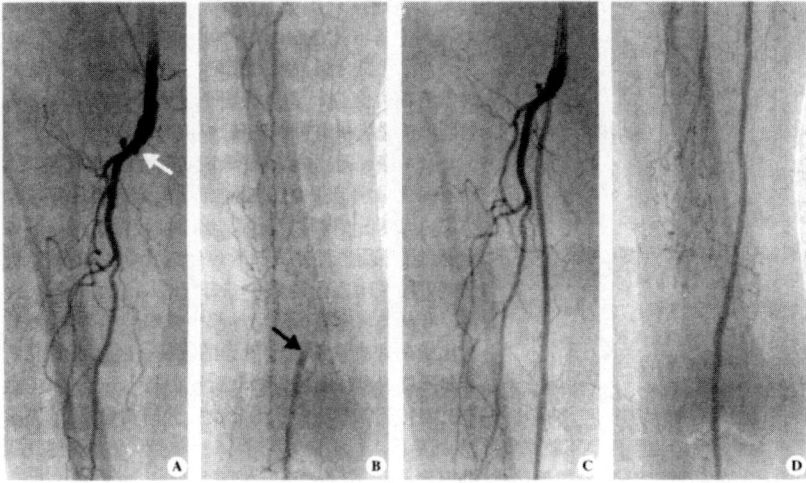

图 14—29 股腘动脉闭塞

A,B. 治疗前造影显示股浅动脉开口处(白箭头)至膝上腘动脉(黑箭头)长段完全闭塞;C,D. 股腘动脉重叠式置入多枚镍钛合金裸支架后的造影结果

(1)撕裂近端纤维帽:在大部分情况下,近端纤维帽通过直头加硬导丝配合 4F 或 5F 的成角导管,很容易被撕裂。如果闭塞病变长度超出了股浅动脉远端,选择 125cm 长度的导管来交换导丝就十分重要了。笔者的经验是:将成角导管置入股浅动脉近端残腔,再以直头加硬导丝啄击纤维帽。一旦纤维帽被撕裂,便将导管沿导丝送入闭塞近端,为贯通病变建立隧道。

如此处技术失败,可有几种选择。选择之一是设法为导丝导管提供更好的支持。将翻山鞘尽可能地前送,以缩短与近端残腔间的距离,如需要,可在翻山鞘与导管间导入一 6F 指引导管(通常是多功能导管),并送至近端残腔,以增加导管叠套层数的方式增加更强的支撑力(图 14—30)。

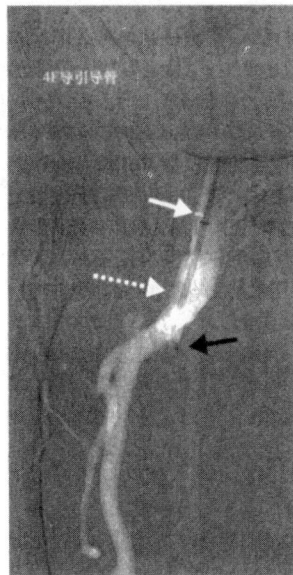

图 14—30 股腘动脉腔内治疗时建立足够的支撑力。以翻山鞘(实心白箭头)、多功能导引导管(虚箭头)及 glide 导管(黑箭头)三层套叠式支撑股浅动脉"残腔"内的 glide 导丝

第二种选择是使用 Frontrunner 系统(Cordis),在其专用微导管支撑下尝试撕裂近端纤

维帽。这是一款钝性分离工具,其头端处于关闭状态的分离钳可直接嵌插入纤维帽。通过向 Frontrunner 系统及其微导管施加前向压力,其分离钳从而张开以撕裂纤维帽。该过程可能需要重复多次,最终才可将纤维帽撕裂。将微导管头端塑形呈弧形,有助于操控 Fontrunner 系统选择纤维帽的不同部位尝试嵌插,以提高成功概率。以笔者的经验,Frontrunner 系统在大多数复杂病例中都是十分有效的,但并非常规使用器械。另外,该系统更容易拓展出内膜下腔隙,因此如果术者选择该器械时,就应做好闭塞病变内膜下成形的准备。

对于大部分慢性严重钙化的闭塞性病变,上述两种策略很可能都需要。特别是股腘动脉旁路人工血管闭塞的患者最有可能遇到这样的情况。

(2)穿越闭塞病变:据笔者的经验,穿越股腘动脉闭塞病变时常选用直头加硬导丝配合成角导管向前推进。大部分病例以这种导丝配合导管支撑均可顺利通过闭塞段。即使导丝通过病变十分顺利,导丝仍很有可能在闭塞段的其中一部分中通过了内膜下腔隙。导丝经过内膜下时可见其形成螺旋样弯曲,并具有比所在管腔预期直径更大的周径。时刻注意直头导丝不要偏离预期的股腘动脉路径是十分重要的(血管钙化影像有助于判断)。如果出现偏离,就可能需要将直头导丝交换为弯头导丝,该导丝通常能呈袢状沿血管内膜下腔隙前行,从而确保走行正确(图 14-31)。许多术者在穿越股腘动脉闭塞病变时首选弯头加硬导丝,并有意识地将导丝头端操控呈袢状,以完成内膜下贯通。

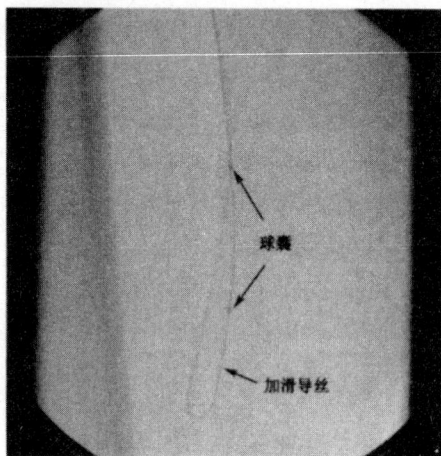

图 14-31　内膜下成形技术。注意加硬导丝头端呈"U"形使得导丝的加硬部分向前撕裂内膜下层

有时,导管并不能随导丝跟进。这时,Quickcross(Spectranetics)系列导管十分有用。最新一代的导管(Quickcross® Extreme® 及 Quickcross® Select)具有亲水涂层(输送性得以改善)、不锈钢编织主体(增强了推送性)以及低剖面锥形头端(使得导丝导管间无缝过渡),这样便大幅提高了导管穿越病变严重累及部位时的跟进性。

少数情况下,需要球囊扩张内膜下腔隙,以便于导管沿导丝向前跟进。至少部分扩张内膜下路径以减少阻止导管输送的摩擦力。一些病例中,剖面较大的 0.035" 系统球囊无法输送,需要使用 0.014" 系统的导丝及球囊。

(3)超过闭塞远端纤维帽后返回真腔:一旦导丝前进超过远端纤维帽水平后,术者就应判断导丝位于真腔还是内膜下腔隙。如果是使用直头导丝穿越闭塞病变,那么必须交换入一根头端可操控导丝。据笔者的经验,先将导管送至闭塞远端纤维帽水平以下,而后交换入一根 GrandSlam 导丝。如果该导丝可轻松送入远端血管及其分支,那么就可断定导丝已经进入真腔。如果 GmndSlam 导丝头端卷曲且前进阻力明显,那么导丝就处于内膜下。这里的主要目的是获得返回真腔的路径,同时尽量避免进一步产生内膜下腔隙。

在早期没有返回真腔系统的条件下,术者往往耐心探索尝试,以变换直弯头加硬导丝与支撑导管组合的方式,寻找内膜下腔隙至真腔的方向。在有些病例中,应用 0.014″加硬非亲水涂层冠状动脉导丝更容易操控成功(Miracle Bros 和 Confienza,Abbott Vascular)。当闭塞病变累及腘动脉时,术者应尤其小心,切勿在上述操作过程中延伸内膜下腔隙,因为这样可能毁坏潜在的旁路术远端吻合口。

对于手法操作无法成功和禁忌延展内膜下腔隙超过闭塞段远端残腔的病例,可使用两种返回真腔系统,帮助导丝从内膜下腔隙返回到真腔内:Pioneer Plus 导管和 Outback® 导管。

Pioneer Plus 导管(Medtronic)可通过 6F 动脉鞘(早一代产品与 7F 动脉鞘兼容),其头端具有一 64 元相控阵的血管腔内超声探头,探头近端有一 0.014″口径的穿刺针,穿刺针可径向推送 3～7mm。

要使用该装置,术者必须了解该导管具有两个管腔:①管腔一与导管同等长度,从近端深度尺水平至远端穿刺针尖结束(穿刺针腔便于导丝通过)。②管腔二从导管头端以单轨式延伸至导管远端手杆,以便于输送导管(输送腔便于轨道导丝通过)。两管腔均仅兼容 0.014″导丝。

一旦 0.035″导丝经内膜下腔隙推送至距远端血管重建水平以远大约 2cm 的位置,便以 300cm 长的 0.014″强支撑性导丝[GrandSlam,Ironman,Balance Heavy Weight,Thunder(说明书建议)]交换出 0.035″导丝。该导丝作为轨道,将 Pioneer Plus 导管输送至闭塞段最远端。

将血管内超声导管与 Volcano 血管内超声工作台连接后,在 ChromoFlo 成像系统(近似于彩色多普勒成像)的帮助下可获得真腔的超声图像。经股动脉鞘注入血液与生理盐水的混合物,可显著增加真腔内血流的可视性。旋转导管,使真腔位于视屏成像的 12 点位置。测量假腔至真腔中心的垂直距离,以设置导管穿刺针的深度尺。一般的深度为 4～5mm。将穿刺针推送至真腔内,用另一根 300cm 长的 0.014″导丝[Cougar(说明书建议)]经穿刺针腔送至真腔内。

如果成功穿入真腔内,导丝将会很容易推送至腘动脉和胫腓动脉。后撤穿刺针,撤出轨道导丝,经穿刺针内导丝交换撤出 Pioneer Plus 导管,置入一球囊导管至腘动脉。将原 0.014″导丝交换成选定的治疗用导丝。偶尔需要用冠状动脉球囊扩张返回真腔处,以便于交换导丝。

Outback 导管与 Pioneer Plus 导管十分相似,只是其没有超声引导。它是一根单腔 4.8F 导管,经 0.014″导丝输送,可通过 6F 动脉鞘。在其头端配备有一根 22G 中空弧形的镍钛合金穿刺针,可通过导管近端控制钮激发(图 14-32)。与上述 Pioneer 导管操作技术相同,将 0.014″导丝头端置于闭塞段远端残余真腔旁的内膜下腔隙末端,沿导丝送入 Outback 导管(穿刺针处于回撤状态)。通过位于导管头端穿刺针出口远端的显影标记,精确定位和调整导管相对于彼侧真腔的位置,如下:选择导管头端与远端真腔并列位的视角,旋转导管使得其头端显影标记呈"L"形(图 14-33)。旋转视角 90°使得导管位于真腔正上方,这时如果位置正确,应可见导管头端显影标记呈"T"形(图 14-33)。而后,返回"L"位视角,控制穿刺针穿破内膜进入真腔(该技术因此被称为"LTD 技术")。选择 0.014″导丝,经导管手柄端送入,最后通过穿刺针进入真腔。后撤穿刺针,保留导丝并撤出导管,选择治疗用导丝交换出 0.014″导丝,最后完成其余操作。

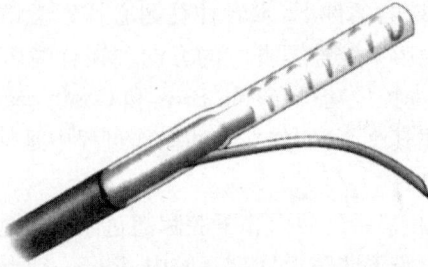

图 14—32　Outback 导管

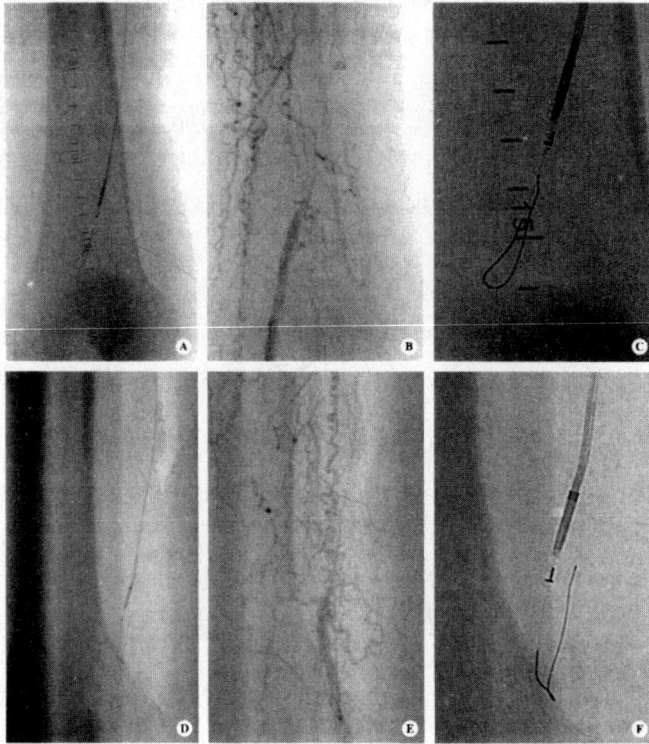

图 14—33　利用 LTD 技术将 Outback 导管穿刺针与股腘动脉闭塞远端真腔建立通路

A,B. 未放大的图像造影前后显示 Outback 导管头端位于真腔旁;C. 放大图像显示导管头端"L"形显影标记。导管头端"L"形与真腔并列位;D,E. 未放大的图像造影前后显示 Outback 导管位于真腔上方;F. 放大的图像显示导管头端显影标记变为"T"形

　　虽然返回真腔系统的使用过程听上去简单,似乎在现实操作中很容易掌握,但实际上是具有挑战性的。

　　(1)使用这些装置前,首先评估导丝所在内膜下层面的深度是十分重要的。少数情况下,有可能导丝位于内膜下层面太深。在使用 Pioneer 导管时,如发现真腔内彩色血流难以看清,就可推断存在上述情况。在使用 Outback 导管时,尽管反复尝试,穿刺针仍无法进入腔(图 14—34)。无论如何,直观地看来,在极深层内膜下重建管腔会增加穿破血管壁的风险,这种情况下,笔者建议于闭塞段的更近端重新尝试寻找新的内膜下层次,使其距真腔更贴近。另一种选择是等到 2~3 周后,其内膜下腔隙已愈合,再次尝试内膜下重建管腔。

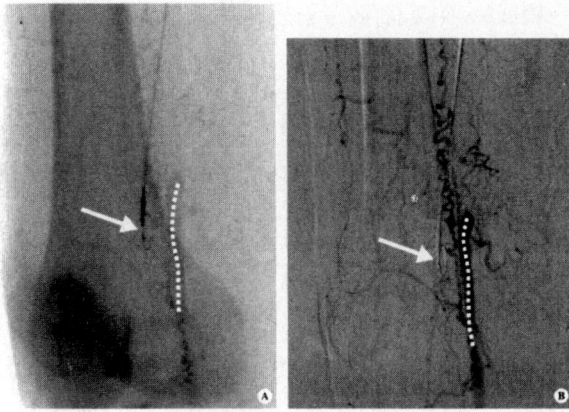

图 14－34　Outback 导管位于过深的内膜下层次的影像表现

A. 透视影像；B. 减影图像。Outback 导管头端，白箭头所示。血管真腔，虚线所示。两者间距离过远不便于穿刺针穿刺，而且还存在后期的其他风险

（2）使用以上两种系统时，由于严重钙化的病变在穿刺针通过时会产生巨大的阻力，因此在执行穿刺步骤时，应（由助手）向前牢牢顶住导管。

（3）Outback 导管主要的缺陷是无法精确控制穿刺针穿刺的深度。如果穿刺针已被完全推送至最远端而导丝仍无法送入真腔，应将穿刺针缓慢后撤，同时向前轻柔推送 0.014″导丝。由于最初穿刺位置过深，因此通过上述手法就有可能使导丝重新进入真腔。

（4）尽管 Outback 系统的 LTD 技术在大部分病例中都很有效，但有时确实无法在垂直位上获得良好的"L""T"位置。这种情况下，术者不得不尽可能调整导管以获得最佳的"L""T"位置，经过反复的尝试和失败，以不同角度旋转导管，以期进入真腔。

7. 股腘动脉闭塞病变的腔内治疗　一旦成功穿越病变，闭塞段便可通过上述腔内治疗手段（球囊扩张成形、支架置入、斑块切除术）治疗。所有关于股腘动脉狭窄病变的球囊扩张成形技术均可应用于股腘动脉闭塞病变的治疗。另外，考虑到时效性，对于长段闭塞性病变，最好使用 150～220mm 的长球囊（如 SAVVY，Cordis）。在内膜下球囊扩张成形的过程中，应尤其注意患者的不适反应。此时，过度的球囊扩张成形会增加血管破裂的风险。

关于股腘动脉闭塞病变的支架置入，笔者通常以支架覆盖闭塞段全程，如为内膜下重建管腔，则应确保返回真腔处被支架完全覆盖。

使用斑块切除系统治疗股腘动脉闭塞病变时应尤其小心。笔者通常选择使用同轴系统，如 Jetstream 斑块切除装置及激光消融装置，避免使用 Diamondback360°，小心谨慎地使用 Silverhawk 系统。如已成功使用返回真腔系统，通常要避免使用斑块切除系统，因为使用返回真腔系统意味着已通过较深层次的内膜下腔隙重建管腔，此时使用斑块切除系统会增加血管壁破裂的风险。

8. 股浅动脉开口处病变　值得一提的是股浅动脉开口处病变。这些病变之所以棘手是因为其毗邻股深动脉，而股深动脉是大腿的主要供血动脉，当股浅动脉病变严重时，股深动脉经侧支动脉负责供应小腿及足部的血流。治疗该区域的主要风险是斑块翻转入股深动脉开口，从而影响血流。在评估斑块翻转入股深动脉的风险时，笔者尤其注意股深动脉的口径、股深动脉开口处是否存在病变以及股深动脉与股浅动脉间的夹角。如股深动脉口径较粗、开口处不存在病变且股深股浅动脉夹角大于 45°，那么实施任何腔内治疗方案都比较安全。但是

如果以上三要素中有一项或一项以上存在问题,笔者多会考虑利用斑块切除系统实施减负治疗(图 14—35)。

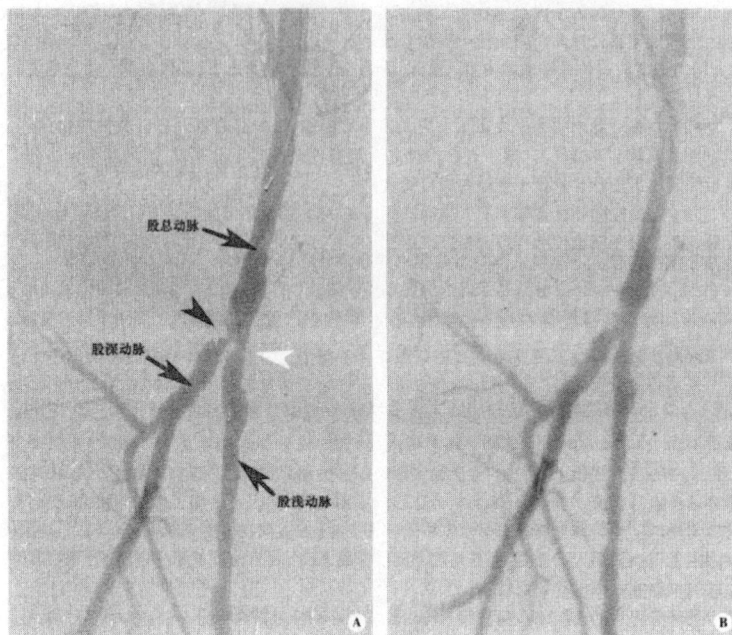

图 14—35　股浅动脉开口处病变的治疗

A. 股总动脉造影证实股浅和股深动脉均存在严重的开口处病变;B. 以 Foxhollow 斑块切除系统治疗两动脉开口处病变,股深动脉开口未受影响,造影结果满意

在股浅动脉开口处置入支架时,大多数术者建议支架应高于股浅动脉开口 1～2mm(即进入股总动脉远端),以确保开口处被完全覆盖。在置入较长的自膨式金属裸支架时,试图精确覆盖股浅动脉开口是十分困难的。由于治疗股浅动脉病变段时往往需要置入多枚支架,解决上述问题的方法之一是选择合适长度的支架进行组合,以便最后置入的那枚支架恰好能覆盖近端股浅动脉及其开口处这一短段区域(2～3cm)。选择一枚 40mm 长的支架治疗股浅动脉近端及开口处病变具有显著降低支架短缩率和便于更精确释放的优势。从这一点出发,由于 Viabahn 覆膜式支架具备零短缩率的特性,因此十分适合治疗股浅动脉开口处病变。

如股浅动脉开口处经腔内治疗后出现斑块翻转入股深动脉的严重情况,应将导丝放置在股深动脉内,以低压球囊延时扩张成形。如扩张后股深动脉残余狭窄小于 50%,且顺行血流迅速,那么结果就可接受。

9. 腘动脉病变　腘动脉是股浅动脉与胫腓动脉间的过渡部分,这就是腘动脉腔内治疗的方式之所以具有变化性的原因。对于膝上腘动脉病变,所使用的腔内技术和器械与股浅动脉的十分相似。对于膝下腘动脉病变,尤其是当病变延续至胫腓动脉时,所用的腔内技术便开始与胫腓动脉的治疗技术接近。后者意味着可能需要实施一些较复杂的腔内干预措施。下面是笔者处理此类病变的一些基本理念:

(1)通常应避免在腘动脉内置入支架,因为在下肢活动状态下,该段血管会发生显著的形变。

(2)在腘动脉内实施斑块切除术应尤其小心谨慎,因为存在腘动脉破裂的风险(很可能继发骨筋膜室综合征)。这一点在治疗完全闭塞性病变时十分明显,因为术者无法确认通过闭塞段的治疗导丝处于管腔内的位置。

（3）在治疗腘动脉远端累及胫腓动脉的闭塞性病变时，很可能需要逆行胫腓动脉/足背动脉入路。对于间歇性跛行患者实施该治疗时应仔细考虑，需要谨慎权衡该方法的风险收益率。

（五）股腘动脉腔内治疗－临床疗效结果

股浅动脉重建血流的经典方式仍是以自体静脉或人工血管（如 PTFE）行旁路手术治疗。无论转流方式如何，膝上水平自体静脉桥血管的 1 年及 4 年初期通畅率分别为 81％和 70％（表 14－4）。分析比较各种桥血管的结果，静脉桥血管可使患者显著受益（5 年通畅率分别为 75％ vs 60％）。而对于膝下桥血管而言，该差异更加明显（5 年通畅率分别为 75％ vs 30％）。根据上述数据，通常建议股腘动脉旁路术时，无论膝上还是膝下水平，均采用静脉桥血管转流。然而，自体静脉旁路转流术相对耗时复杂，增加了伤口并发症风险，而且手术使用了今后其他血流重建需要的静脉资源（如冠状动脉旁路术）。基于以上原因，许多术者仍然采用人造血管，尤其是膝上动脉旁路术时，因为在此水平，人造血管与静脉桥血管的长期通畅率差异相对较小。

表 14－4　股浅动脉病变外科及腔内治疗一期和二期通畅率数据汇总

重建技术	6 个月		1 年		2 年		3 年		4 年	
	一期	二期	一期	二期	一期	二期	一期	二期	一期	二期
膝上自体静脉旁路术	87	90	81	89	77	86	71	82	70	81
膝上人造血管旁路术	85	91	77	86	66	73	59	68	51	61
覆膜支架（除 Hemobahn 腔内人工血管外）	62	79	54	75	—	—	—	—	—	—
Hemobahn 腔内人工血管	81	89	74	85	73	84	64	80	—	—
金属裸支架（球扩式）	81	84	65	75	55	60	50	50	37	52
镍钛合金支架	93	96	85	93	—	—	—	—	—	—
球囊扩张成形	73	80	58	69	51	63	47	53	40	53
内膜下成形术	55	—	46	—	36	—	—	—	—	—

外科旁路术的通畅率指标被用于评估腔内治疗的疗效诚然十分必要，然而应强调的是，在作出采用外科旁路术还是腔内治疗的临床决定之前，不仅要考虑上述数据，同样也要考虑到相应治疗方式的潜在并发症率及病死率，综合考虑再作出最后决定。

1.球囊扩张血管成形术　单纯球囊扩张血管成形术对于局限性股浅动脉病变具有理想的疗效，1 年及 5 年通畅率分别在 80％以上和 70％以上。利用跨病变的压力梯度这一血流动力学指标指导球囊扩张成形，可有效提高上述结果。但是，对于弥漫性病变及远端流出道较差的患者，单纯球囊扩张成形疗效不佳。Dorrucci 对此类患者回顾分析，指出单纯球囊扩张成形其 1 年及 4 年通畅率分别为 58％和 40％。据随机试验数据 meta 分析显示，平均长度为 8.7cm 的股浅动脉病变，球囊扩张成形治疗后 12 个月的初期通畅率为 33％。这些数据体现了对于股腘动脉复杂病变，单纯球囊扩张成形的通畅率不理想，特别是间歇性跛行的患者，症状反复意味着治疗失败。

2.支架置入　早期的研究表明，股浅动脉置入球囊扩张式支架结果不佳，与单纯球囊扩张成形无明显差异。该类型的支架明显不适合置入股浅动脉中，因为球囊扩张式支架可诱发异常剧烈的内膜增生反应，并且更易在外力作用下受压变形。这就导致了不锈钢自膨式支架的应用(如 Wallstent)。然而,此类支架的早期结果同样令人失望,与单纯球囊扩张结果无明显差异。回顾性研究批评关于此支架的实验腔内技术拙略,围手术期药物治疗欠妥当。尚不清楚如果利用现代的技术及目前优化的围手术期抗凝、抗血小板治疗方案是否能显著改善不锈钢自膨式支架的结果。

当代股腘动脉支架置入主要使用镍钛合金自膨式支架,少部分使用覆膜式支架。Intra-Coil 支架经 FDA 批准可用于股腘动脉内。然而,此支架具有诸多局限性:高剖面;通过钙化病变时(必须预扩张)输送困难,因为缺少与之相匹配的外鞘辅助;支架释放机制瑕疵导致精确置入困难。因此,笔者目前没有使用此支架。

目前应用于股腘动脉的自膨式镍钛合金裸支架中,有一个品牌(LifeStent,Bard)已经得到了 FDA 的批准,同意其置入股腘动脉内;其余品牌已允许应用于胆道系统(表 14-5)。但是,大量关于其余品牌的股腘动脉注册试验正在进行,以便获得该部位的置入资格。

表 14-5 股浅动脉自膨式镍钛合金支架

名称	生产厂家	支架直径(mm)	支架长度(mm)	动脉鞘型号(英寸)	导丝(")
Zilver518	Cook	6~10	20,30,40,60,80	5	0.018
Zilver635	Cook	6~10	20,30,40,60,80	6	0.035
Sentinol	Boston Scientific	5~8,10	20,40,60,80	6	0.035
Luminexx	Bard	4~10,12,14	20,30,40,50,60,80,100,120	6	0.035
SMART	Cordis	6~10,12,14	20,40,60,80,100,150	6,7	0.035
ABSOLUTE	Abbott Vascular	5~8	20,30,40,60,80,100,120,150	6	0.035
Protege EverFlex	ev3	5~9	20,30,40,60,80,100,120,150	6	0.035
LifeStent	Bard				
• FlexStar	Bard	6~10	20,30,40,60,80	7	0.035
• FlexStar XL	Bard	6,7	100,120,150,170	7	0.035
Supera	IDev	4~10	40,60,80,100,120	7	0.018
Complete	Medtronic	4~10	20~150	6	0.035

股腘动脉自膨式镍钛合金裸支架的最可信数据来自现代镍钛合金支架置入与单纯球囊扩张成形的四大随机对照试验中支架组部分以及一项前瞻性支架注册试验(表 14-6)。不同于观察性分析,这些试验经过了严格的判定以及核心实验室的专业评估,从而避免了观察性试验的明显偏倚。考虑到全世界已置入的此类支架数以十亿,而上述严格试验中接受支架置入的患者总数仅为 493 例,数据间存在着巨大的差异。实验组中平均病变长度属中等(4.5~13.2cm),随访时间相对较短(12~24 个月)。1 年初期通畅率为 65.6%~81.3%,其中只有 1 个试验随访期为 2 年,而其 2 年初期通畅率仅为 54.3%。尽管四大随机试验中有 3 项都录入了较长病变的患者,结果也显示自膨式镍钛合金裸支架较单纯球囊扩张成形存在优势,但是股腘动脉支架的通畅率相对冠状动脉支架的通畅率而言相去甚远,发人深省。再者,4~5 年的预期通畅率对于较年轻的间歇性跛行患者来说具有重要的临床意义,而目前仍不甚清楚。

表14－6　股腘动脉自膨式镍钛合金裸支架及覆膜支架试验结果汇总

实验	样本量(N)	支架	随访时间(月)	病变长度(cm)	翻山率(%)	一期通畅率(%)
镍钛合金裸支架						
RESILIENT	134	LifeStent	12	7.1	40.3	81.3
Schillinger	51	Absolute	24	13.2	32	54.3
ASTRON	34	Astron	12	9.8	26	65.6
FAST	123	Luminexx	12	4.5	11	68.3
DURABILITY	151	EverFlex	12	9.6	N/A	79.1
覆膜支架(Viabahn)						
McQuade	40	Viabahn	24	25.6	N/A	63
Saxon	97	Viabahn	12	7	N/A	65

在股腘动脉覆膜支架领域，具有主导地位的是 Gore 公司的 Viabahn 腔内人工血管，它是由聚四氟乙烯内衬和外层的镍钛合金框架构成。该支架不同于以往将人造血管与球扩式支架结合的传统覆膜支架构建模式，因而避免了股腘动脉段高并发症率及高再狭窄率。其次，Viabahn 的最可信数据结果出自两项随机试验的支架组(表14－6)。这两项试验的样本量适中(总例数137例)，随访时间有限(12～24个月)。但是 Baylor 试验中的病变长度为25cm，远远超过了其余股腘动脉试验的病变长度，这样也能够更明显地反映出临床实践中复杂的股腘动脉解剖条件产生的影响。就通畅率而言，Viabahn 较镍钛合金裸支架存在优势，但两者间缺乏直接的正面比较。Baylor 试验结果表明，置入 Viabahn 支架与外科旁路人造血管的24个月初期通畅率无明显差别(63% vs 64%)。Saxon 等报道 Viabahn 支架组较单纯球囊扩张成形组具有更高的1年通畅率(65% vs 40%，P=0.0003)。另外，VIBRANT 试验现已终结，相关补充数据值得期待，而 VIPER 注册试验目前正处在录入阶段。

3.短距离放射治疗　受21世纪早期短距离放疗预防冠状动脉支架内再狭窄成果的鼓舞，该技术被满怀热情地投入到股腘动脉病变的腔内治疗中。相关试验主要是测试短距离放疗作为股腘动脉球囊扩张成形辅助措施的疗效。然而，支架内再狭窄的病理变化与球囊扩张成形后再狭窄的病理变化是不同的。支架内再狭窄完全是由于内膜过度增生所致，球囊扩张成形起效后产生再狭窄则是由于弹性回缩、紧缩重构以及内膜过度增生综合作用的结果。

目前已完成了多项关于短距离放疗作为球囊扩张成形辅助措施的试验，这些试验的主要目的是评估短距离放疗预防股浅动脉再狭窄及治疗球囊扩张成形术后再狭窄的疗效。Vienna－2试验入选113例间歇性跛行或严重肢体缺血的患者，其病变特点：未经治疗的股腘动脉5cm以上狭窄或闭塞病变，球囊扩张成形术后股腘动脉再狭窄病变(无长度限制)。试验使用备有10mm防护段的偏心性输送器输送铱－192(^{192}Ir)。术后6个月随访结果：球囊扩张成形组再狭窄率为54%，球囊扩张成形辅以短距离放疗组再狭窄率为28%。然而，术后5年随访结果令人失望，辅助性放疗组的再狭窄率后期迅速上升，导致两组结果持平(均为72.5%)。

与 Vienna－2试验相仿，外周动脉放射治疗试验(PARIS)评估了以中心型导管输送^{192}Ir防治股腘动脉再狭窄的疗效。该试验中患者的狭窄性病变长度为5～15cm，闭塞性病变在5cm以下。不幸的是，这项随机对照试验因为入组困难而早早结束(数据未报道)。而对于已经入组的患者进行随机对照评估则显示：辅助性放疗组与单纯球囊扩张成形组无明显差异(再狭窄率：28.6% vs 27.5%)。

VIENNA—5试验针对股腘动脉支架置入术后辅助性短距离放疗的效果进行了研究。结果再次令人失望,两组再狭窄率相近(单纯支架组为35％,辅助性放疗组为33％)。令人关注的是:辅助性放疗组存在较高的早期和晚期血栓闭塞率(早期17％,晚期7％)。

综上所述,目前的数据并不支持股腘动脉球囊扩张成形术后或支架置入术后实施辅助性短距离放射治疗。

4.药物洗脱球囊及药物洗脱支架 目前有两项关于紫杉醇药物洗脱球囊与普通球囊治疗股腘动脉病变的随机对照试验。试验数据显示了一定的生物学优越性,但是需要更严格的大样本试验侧重具有临床意义的终点加以证实。

雷帕霉素洗脱支架SMART以及依维莫司洗脱支架Dynalink经试验证实治疗股腘动脉病变的效果令人失望。紫杉醇涂层的Zilver支架令人期待,但须经随机对照试验证实。

五、股腘动脉腔内治疗的并发症

在外周血管腔内治疗领域,股腘动脉腔内治疗属于相对安全的治疗方式。并发症率主要与以下因素有关:患者自身合并症、腔内治疗的指征、靶病变的复杂程度(狭窄性病变或闭塞性病变、短段闭塞或长段闭塞、非开口处病变或开口处病变、动脉粥样硬化血栓形成性病变或动脉粥样硬化性病变)、腔内治疗技术以及术者的经验。上述诸因素的不一致性导致了目前文献报道的并发症率参差不齐。入路相关并发症是最常见的负面事件,包括:出血、血肿、假性动脉瘤以及动静脉瘘形成。一些"翻山鞘"(Balkan动脉鞘)相对较硬,在输送时容易在病变处以及迂曲的髂动脉内形成夹层(图14-36)。

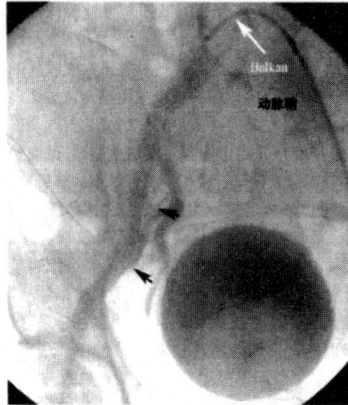

图14-36 右股浅动脉腔内治疗后造影显示的右髂总动脉及髂外动脉。注意向右股总动脉置入Balkan动脉鞘的过程中造成右髂外动脉夹层形成(白色箭头)

股腘动脉腔内治疗时确实会发生严重的肢体远端动脉栓塞。由于前述的并发症率相关影响因素,栓塞率主要与腔内治疗后是否严格地造影复查远端流出道有关。在笔者看来,目前的栓塞率存在低估的可能性。股腘动脉腔内治疗相关的远端栓塞部位常见于胫腓动脉分叉处、胫腓动脉病变严重处以及足部的小动脉(足背动脉及足底动脉分支)。在股腘动脉腔内治疗中若使用防栓子滤网,则有可能发现滤网内大量栓子造成的充盈缺损影像,有时在使用斑块切除系统时也可见到。谨慎小心地实施腔内治疗、复杂病变时积极抗凝(普通肝素抗凝使ACT达到250～300s)以及适当放宽使用防栓装置的指征是预防此类事件的关键。在治疗方面,由于栓子物质常由动脉粥样硬化斑块以及血栓物质混合而成,因此处理时具有一定的挑战性。根据经验，使用血栓抽吸术十分有效（Export 导管，Medtronic）。球囊扩张成形有时起效明显，有时效果较差。如果以上治疗无效，而栓塞明显影响足部血流灌注，可采取溶栓治疗。

治疗部位形成夹层较为常见，但一般都不会影响血流。夹层腔隙轴向延展可破坏动脉中膜，导致血管破裂。如动脉外膜未遭受破坏，管壁会处于相对稳定期－"不完全性"破裂。此后可能发生延迟性动脉破裂或延迟性假性动脉瘤（图 14－37 及图 14－38）。以笔者的经验，使用斑块切除系统是诱发血管破裂的最常见原因。术中夹层延展贯穿外膜，形成"完全性"血管破裂。股腘动脉"完全性"破裂一般有两种不同的形式：①动脉完全破裂并与大腿骨筋膜室相通；一旦发生，建议立即予以局部球囊扩张控制出血并于破裂处置入覆膜支架，以防止骨筋膜室综合征发生（图 14－39）。②动脉完全破裂并与毗邻深静脉相通。一般为相对良性并发症。其成因是股腘动脉与股腘静脉为同一血管鞘包绕，动脉粥样硬化会导致血管鞘内弥漫性炎症反应，使得动脉壁与静脉壁同时受累而粘连。由于没有血流外溢至大腿骨筋膜室，因此不存在骨筋膜室综合征的风险，故预后良好。根据笔者的经验，这样的动静脉瘘发生大部分都无需治疗，可以自行缓解消失（图 14－40）。置入自膨式金属裸支架可有效封闭此型动静脉瘘，支架的径向压力使动静脉间管壁的不规则裂口闭合，动静脉间的沟通得以封闭（图 14－41）。

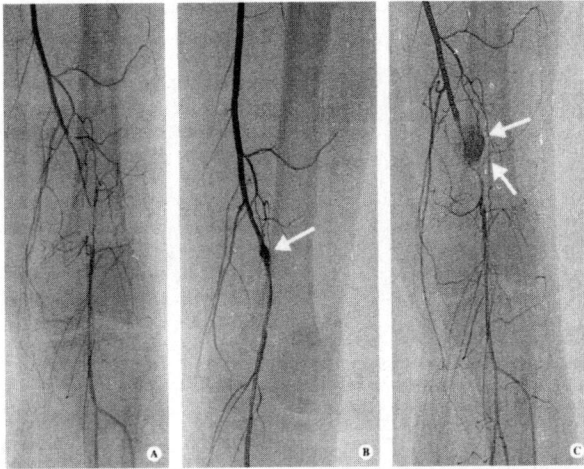

图 14－37　股腘动脉斑块切除过程中导致假性动脉瘤形成

A. 治疗前造影显示股浅动脉远端及膝上腘动脉闭塞；B. 斑块切除及球囊扩张后造影提示血管壁受损（白色箭头）；C. 1 周后造影显示局部形成假性动脉瘤。患者此后接受了外科旁路术

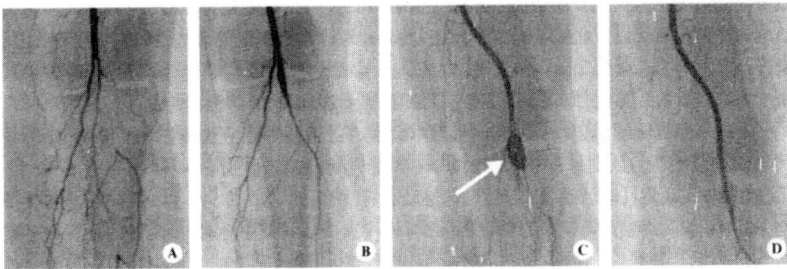

图 14－38　股腘动脉斑块切除术后延迟性血管破裂

A. 治疗前造影显示膝下腘动脉闭塞（左下肢）；B. 斑块切除（Silverhawk MS－M）及球囊扩张术后造影；C. 1d 后患者突发腘窝处肿胀疼痛，造影证实腘动脉破裂；D. 重叠式置入 5～50mm（远端）及 6～50mm（近端）Viabahn 覆膜支架后的造影结果

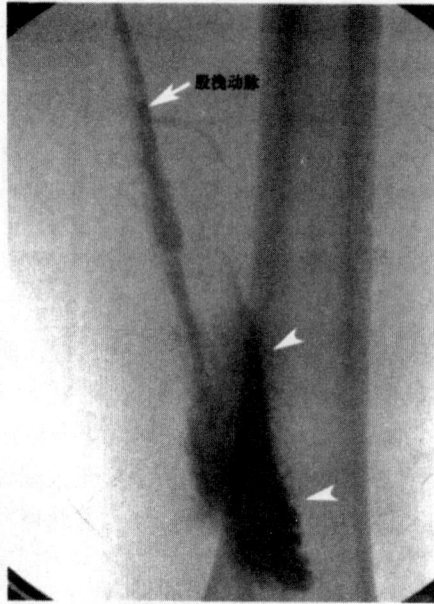

图14-39 股浅动脉复杂性破裂。造影证实左侧股浅动脉远端血管破裂严重,造影剂外溢入大腿(白箭头所示)。如无法封堵破口,患者出现骨筋膜室综合征的风险较高

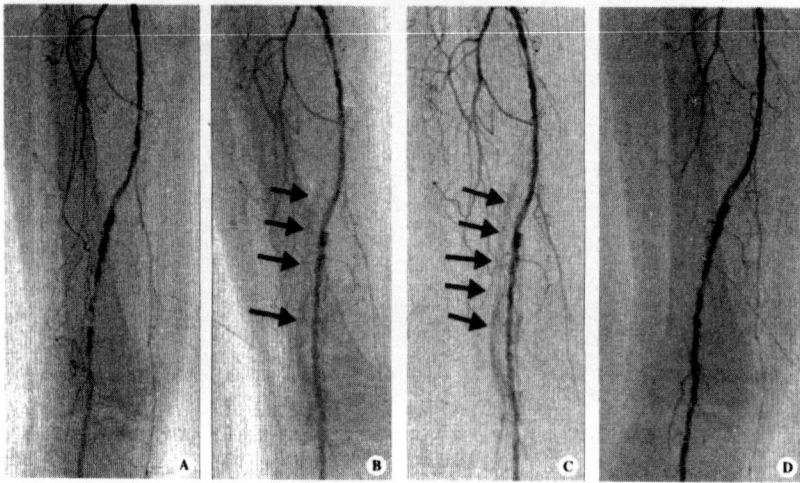

图14-40 股腘动脉腔内治疗术后动静脉瘘形成

A. 治疗前造影显示膝上腘动脉病变严重;B,C. 以 Jetstream 导管斑块切除后,摄影条件及减影条件下均可见深静脉迅速显影(黑箭头),提示动静脉瘘形成;D. 术后6周,造影显示动静脉瘘消失,患者无症状

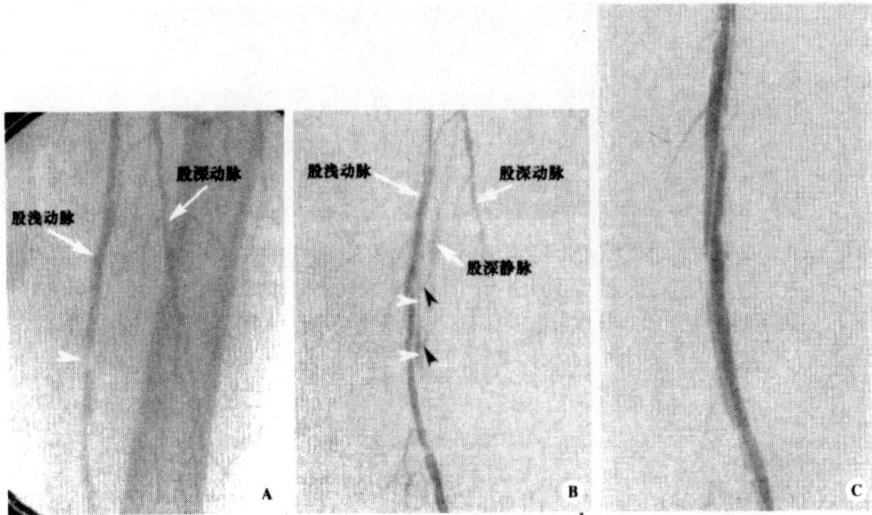

图 14-41　股浅动脉良性破裂

A. 治疗前造影显示左侧股浅动脉中段严重狭窄；B. 球囊扩张成形后造影显示股浅动脉外膜处造影剂充盈（白箭头），毗邻深静脉显影迅速（黑箭头），即股浅动脉破裂；C. 股浅动脉自膨式支架置入术后最终造影结果

　　股腘动脉置入自膨式支架后，随之而来的支架断裂问题目前较为常见。有文献建议将股腘动脉支架断裂的严重程度进行分级评估（图 14-42）。尽管一些研究结果提示股腘动脉支架断裂与支架内再狭窄存在一定的联系，但根据笔者的经验，支架断裂的区域常常并非是支架内再狭窄的区域（图 14-43 及图 14-44）。然而，研究显示支架断裂与局部血栓性闭塞或假性动脉瘤形成确有区域相关性，这种情况多见于支架断裂导致局部支架段严重移位时。目前新型的自膨式镍钛合金支架具有与以往完全不同的构型设计，理论上可大幅降低支架断裂的概率，但仍被居高不下的支架内再狭窄率所困扰。很明显，完成零支架断裂率的目标是可能的，但是否能因此显著提高支架的长期通畅率，这一点无法确定。

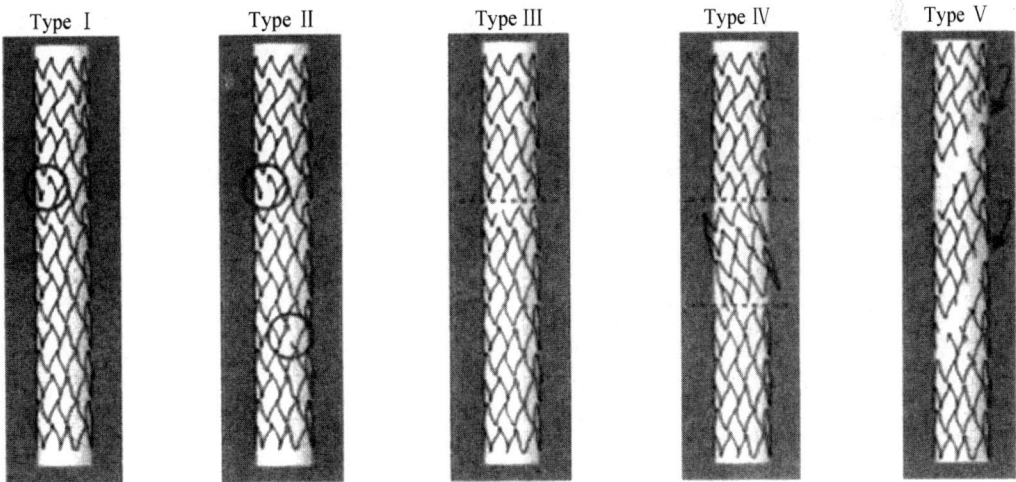

图 14-42　股腘动脉支架断裂推荐分型

Ⅰ. 单齿断裂；Ⅱ. 多齿断裂；Ⅲ. 支架单元间一处完全断裂；Ⅳ. 支架单元间多处完全断裂；Ⅴ. 支架螺旋结构的支撑轴断裂

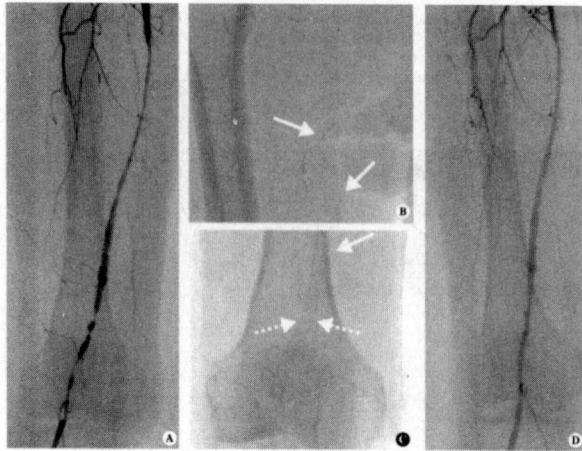

图 14—43　股腘动脉支架置入术后支架断裂

A. 治疗前造影显示支架内弥漫性狭窄；B,C. 透视图像放大可见近远端支架分别出现二级（实心箭头）和三级（虚箭头）支架断裂；D. 以 Jetstream 导管斑块切除并行球囊扩张成形后的造影结果

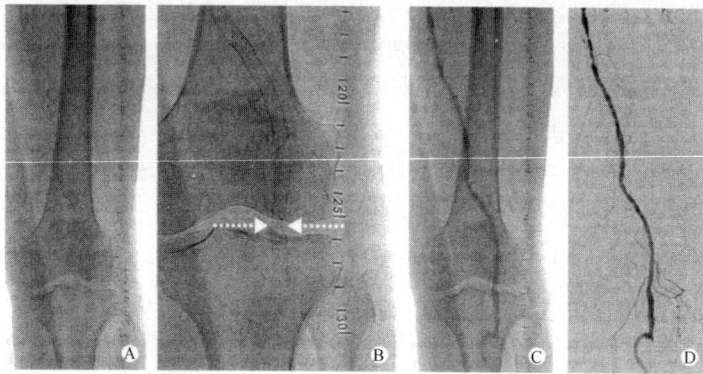

图 14—44　股腘动脉支架置入术后支架断裂

A. 治疗前透视影像；B. 图像放大显示膝关节处存在三级支架断裂；C,D. 透视及减影条件下的动脉造影显示支架内再狭窄与该支架断裂处相距甚远

六、随访评估

积极地随访评估是股腘动脉腔内治疗体系的重要部分。根据笔者所在中心惯例，腔内治疗后（1～4 周），须测量患者静息状态下的 ABI 以及复查经治血管的多普勒超声。这些检查为日后慢性肢体缺血复发时提供了数据的比较基线。

通常，按照术后 3 个月、6 个月、9 个月及 12 个月的规律随访患者，如果术后 12 个月复查仍然通畅，则以 6 个月或 12 个月的间隔继续随访。在每个时间点，患者需要回答症状是否复发，并且要接受 ABI 及股腘动脉多普勒超声的检查。在发现再狭窄方面，血管多普勒超声比主观的临床不适及 ABI 检查要敏感得多。病变部位收缩期血流峰速＞200cm/s 或病变以远＜45cm/s 说明该病变狭窄程度＞50％。利用现代的腔内治疗技术及器械，通过积极的随访检查，可将股腘动脉腔内治疗的二次通畅率提升至 90％左右。然而，二次腔内治疗后的再狭窄率高达 70％，这对于临床症状以间歇性跛行为主的大多数年轻患者来说是不可接受的。如果再狭窄频繁出现，应考虑采用其他的腔内治疗方式（自膨式覆膜支架置入术）、外科旁路手术或积极的多疗程药物治疗辅以功能锻炼。股腘动脉腔内治疗术后的药物治疗主要依靠经验。腔内治疗后,笔者一般建议患者至少服用1个月的阿司匹林及氯吡格雷。对于严重肢体缺血及远端流出道较差的患者,建议长期服用两种不同的抗血小板药物。由于上述群体存在较高的心血管事件发生率,因此建议对其二级风险积极预防。

(朱伟)

第三节　膝下动脉血管腔内治疗

经皮腔内治疗技术的不断发展,为症状性外周血管疾病的患者提供了全新而重要的治疗选择。先前腔内治疗对于膝下动脉区域无计可施的窘境已彻底改变,随着技术的不断提高,治疗经验的不断积累,膝下动脉腔内治疗已经成为一项并发症率低、技术成功率高、既稳定又可靠的治疗技术。

一、腔内治疗的指征

严重肢体缺血(critical limb ischemia,CLI),即缺血性静息痛或组织缺损,存在较高的截肢风险,目前是膝下动脉腔内治疗的最主要临床适应证。对于老年患者,其风险更高,截肢将导致患者失去独立生活的能力并降低其生活质量。目前的研究显示,任何能够避免患者大型截肢的治疗都是值得的,对于患者本人和社会都是有益的。对于大多数严重肢体缺血患者,其风险获益率与间歇性跛行的患者截然不同;由于严重肢体缺血患者存在较高的截肢风险,因此病情相对复杂且风险相对较高的患者,其腔内治疗或外科手术的适应证反而相对较宽。另外,在大多数情况下,肢体伤口完全愈合后即使再狭窄发生往往也没有任何临床症状,因此一些疗效持久性较低的方式也被较多地采用。该理念的依据是:难愈性溃疡及坏疽的组织修复需要高于正常水平的氧气和营养供应。至少有一支连续的直达足部的胫腓动脉供血(与完整的足部动脉弓相通)才可满足修复所需的氧供。然而,当组织修复阶段完成后,其维持完整性所需的氧供水平随之明显下降。因此,伤口愈合后如发生动脉再狭窄或再闭塞,大部分患者足部组织依然完整且下肢功能无明显影响。如患者接受了正确的足部护理指导,同时有效避免足部损伤或感染,即可成功保持伤口的长期愈合。

无论采取药物、手术还是腔内治疗,制定膝下动脉病变的治疗决策都是一个十分复杂的过程。需要考虑的因素有以下几方面。①肢体因素:组织损伤的水平及程度,是否存在软组织及骨组织的感染,是否需要清创和皮肤移植。②患者整体因素:这一点对于决策制定至关重要,患者的合并症,如心肺疾病、糖尿病或肾功能不全,患者的整体功能状态和活动状态,是否具备合适的自体静脉桥血管以便外科旁路手术。③解剖因素:下肢动脉粥样硬化病变的分布、程度以及病理性质,这一点在评估重建血流技术的成功率方面十分重要。应该明确的是:治疗远端肢体缺血的首要目的并非寻求血流动力学方面的成功,而是安全有效地避免截肢,挽救功能尚存的肢体。

回顾历史,传统的股动脉至膝下动脉自体静脉旁路术已达到了成功挽救肢体的目的。但是,当缺乏自体静脉桥血管时,问题常常十分棘手。近期出现的肝素黏附式人造血管在疗效方面取得了一定的成功,但仍需要进行大量的试验证实其有效性。在临时急需时,通常是不得已才采用人造血管行膝下动脉旁路术。即使是具备合适的自体静脉桥血管,是否行远端旁路术仍然充满了争议。尽管个别中心报道的相关结果令人振奋,但是在试验监督下,其他中心却无法获得相近的数据。有关移植物伤口感染、术后必须重症监护数周等常见问题(发生率10%~30%)却很少被提及。有趣的是,通过术后动脉造影复查,膝下动脉旁路桥血管的通畅率要明显低于实际的肢体挽救率。与腔内治疗后再狭窄相似,伤口愈合后发生的桥血管闭塞很少导致严重缺血。

随着球囊扩张成形技术的出现,膝下动脉腔内治疗的经验体会就已被不断报道,但直到今天,资料量仍然十分有限。与早期的资料相比,目前的研究已证实腔内治疗重建血流是十分安全、有效的方式。该技术是否应广泛应用于临床依然充满争论,质疑点主要集中于缺乏血流动力学的长期随访结果,缺乏随机对照试验。然而,腔内治疗技术依然迅速发展,它具有良好的可重复性,并且对于合并症较多的患者可实施快捷安全的治疗。尽管再狭窄问题对于膝上动脉腔内治疗来说不可轻视(主要为治疗间歇性跛行),但是对于膝下动脉腔内治疗来说并不是那么重要(主要为挽救肢体而治疗)。

目前大部分评估膝下动脉腔内治疗的研究都是针对存在缺血相关性截肢风险的患者进行的。应该明确的是:除糖尿病以外,肢体濒临坏死常常是由血管多阶段闭塞病变引起的。尽管这类病变通常是经传统的外科手术治疗,但是以笔者的经验,多阶段病变可通过腔内技术成功治疗。有些专家也指出:实施膝下动脉腔内治疗可为股腘动脉腔内治疗提高远期通畅率。

二、解剖

腘动脉在膝关节水平以下分支为胫前动脉和胫腓干。该"二分叉"常被错误地称为"三分叉"。胫前动脉向外向前延伸并穿过小腿骨间膜,向邻近肌肉发出分支,同时也发出小分支穿过小腿骨间膜,营养小腿后方深层肌肉(图14-45)。胫前动脉在前小腿骨筋膜室内下行至踝关节延续为足背动脉。胫前动脉约有3.5%的变异概率而未延伸至足部或逐渐演变为十分纤细的血管。

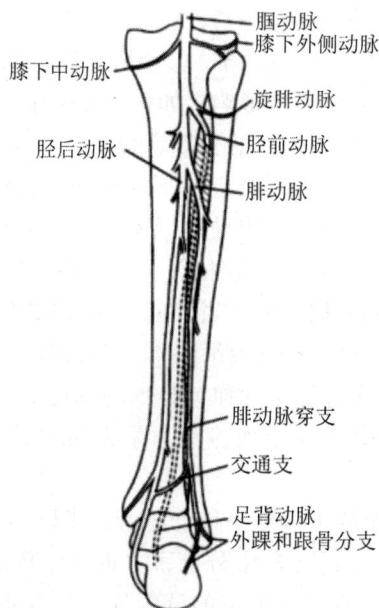

图14-45 膝下动脉示意图(后面观)

胫腓干长度并不固定,向下延续为腓动脉和胫后动脉,二者均位于后小腿骨筋膜室内。

胫后动脉沿胫后肌表面向小腿内侧下行。当达到足底平面时,胫后动脉分成两支,分别为足底内侧动脉及足底外侧动脉。通常,足底外侧动脉较足底内侧动脉粗,处于足底内侧动脉水平以下,是足底弓的主要供血动脉。腓动脉偏向小腿外侧下行,于胫后肌表面延续,行经小腿骨间膜与腓骨之间,并发出分支穿过小腿骨间膜,营养小腿前部肌群。大约有10%以下的个体存在胫腓动脉解剖变异(图14—46)。最常见的变异类型为胫后动脉发育不良或完全缺失,胫前动脉发育不良或完全缺失,腘动脉真性三分叉以及高位开口胫前动脉。了解这些血管变异,有助于理解动脉造影成形结果。

1.腘动脉

2.胫前动脉

3.胫腓干

4.腓动脉

5.胫前动脉

6,7.腓动脉分支

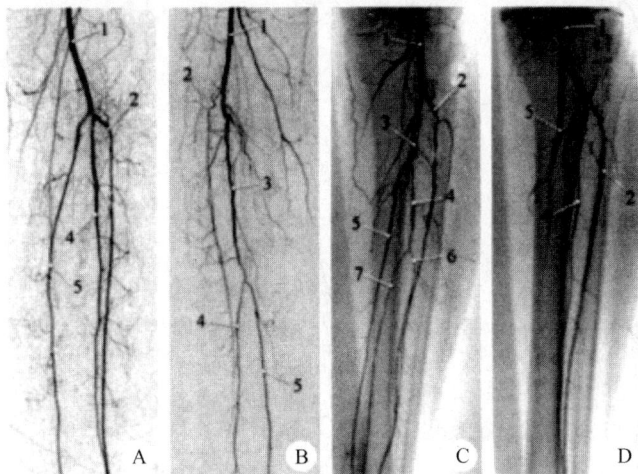

图14—46　膝下动脉解剖变异造影图示

A.腘动脉真性三分叉。B.长胫腓干。C.二分叉型腓动脉。D.胫腓干缺失,腘动脉第一支为胫后动脉,而后是腓动脉及胫前动脉。(1)腘动脉;(2)腔前动脉;(3)胫腓干;(4)腓动脉;(5)胫后动脉;(6,7)二分叉型腓动脉。其中一分支供应足底内侧动脉

三、入路

大多数膝下动脉狭窄性病变都可通过对侧股总动脉入路治疗。使用5F或6F的翻山鞘,由对侧股总动脉置入同侧髂外动脉的远端(图14—47)。膝下动脉腔内治疗可以通过短翻山鞘完成,但是这样往往会使整个过程变得很烦琐,因为远端鞘口与膝下动脉间存在较长的距离。再者,这样就需要注入更多的造影剂才能使远端血管床显影。为方便操控,可使用6F的多功能冠状动脉指引导管,经翻山鞘置入同侧股浅动脉远端或腘动脉中段(图14—47)。而膝下动脉需要的大部分腔内器械都可以通过该6F指引导管。也可以选用目前高顺应性亲水涂层的5F或6F动脉长鞘,该长鞘可由对侧股总动脉置入到同侧股浅动脉远端或腘动脉中段,可提供相同的操控性。

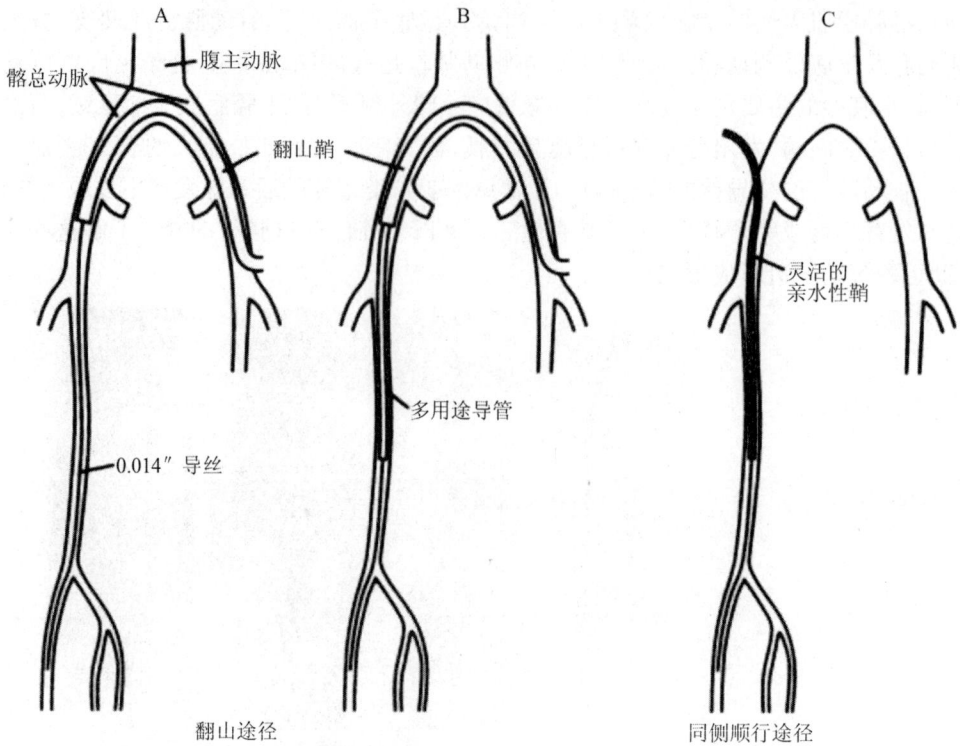

图 14—47　膝下动脉腔内治疗入路策略

　　治疗复杂性膝下动脉闭塞病变或严重的弥漫性病变可采用同侧股总动脉入路(图 14—47)。在通过复杂的狭窄性病变或完全闭塞性病变时,同侧股动脉顺行入路的优势在于可有效降低所操控导丝的体内长度,以提高操控灵活性。该入路也便于治疗胫腓动脉远端的病变,而如果通过对侧股动脉入路,就会因为一些腔内器械的输送系统长度不足而受限。同侧入路同样也便于术者处理发生在足背动脉或足底动脉内的栓子,而通过对侧入路是很难做到的。选择不同长度的 5F 或 6F 高顺应性动脉鞘(通常 11～30cm 长),可在射线监视下将其送至股浅动脉或腘动脉近端。不幸的是,对于巨大腹围的患者,使用同侧顺行入路并不容易成功。这时如果患者同侧股浅动脉适于置鞘,可在超声引导下经股浅动脉近端顺行置入动脉鞘。这样做理论上可降低入路相关并发症的风险,如腹膜后血肿。

四、诊断性造影

　　数字减影血管造影(digital subtraction angiography,DSA)是评估外周血管疾病患者血管病变的金指标。研究显示,如果错误使用 DSA 技术,将会导致严重误判膝下动脉病情。膝下动脉造影时,正确、合理地使用 DSA 技术可分别将整体的灵敏度和特异度提升至 96％和 92％。

　　膝下动脉造影成像的最佳方式:通过同侧股浅动脉远端或腘动脉中段内的选择性导管注入造影剂(3～4mL/s,总量 9～12mL)。通过同侧髂外动脉远端或股总动脉的导管注射造影剂很可能无法充分灌注膝下动脉,令评估依据不足。常用导管包括 4F 或 5F 直头或弯头造影导管(glide 导管,Bernstein,直冲式,多功能)。血管扩张剂(硝酸甘油、维拉帕米、硝普钠)能使小动脉管壁舒张,可用于提高血管成像效果。

对于大部分患者,经前后位成像即可明确膝下动脉病情。若胫前动脉开口处显影不佳或胫骨、腓骨的骨皮质重叠而影响判断,可使用同侧斜位 30°显示膝下动脉二分叉。偶尔,在小腿中段水平需要使用对侧斜位视角,以便将重叠的腓动脉和胫前动脉分开观察。外侧水平位可用于观察腘动脉远端,尤其是当患者存在膝关节假体时十分必要。膝下动脉造影最重要的环节之一是仔细评估足部动脉的病变解剖,以制订合理的治疗方案,这一点对于严重肢体缺血的患者尤为重要。大部分导管室采用一大角度的对侧斜位观察足部动脉。然而,前后位视角同样重要,该视角可将对侧斜位下重叠的足底内侧动脉和足底外侧动脉分开,在足背区域前后位便于区分足背动脉与侧支动脉(图 14-48)。

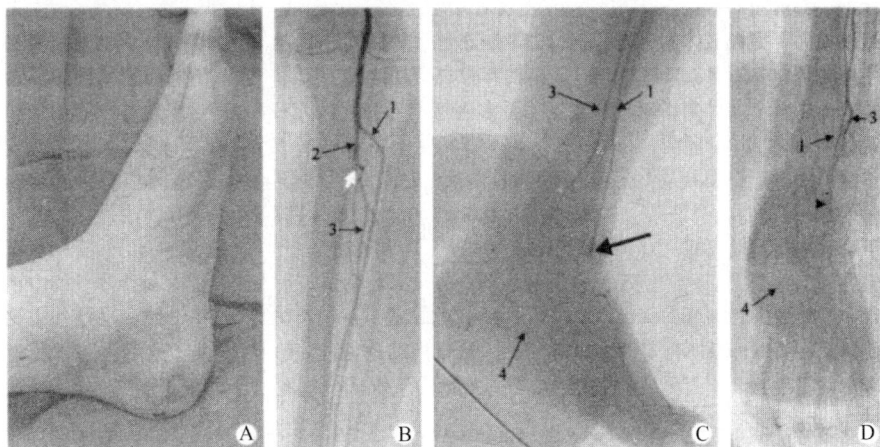

图 14-48　一左足跟内侧溃疡患者的膝下及足部动脉造影

A. 左足跟溃疡照片。B. 膝下动脉造影提示胫后动脉闭塞(白箭头)。C. 侧位造影提示足背动脉闭塞(箭头),侧支供应足底动脉。D. 前后位造影证实侧支供应的是足底内侧动脉,足背动脉闭塞(箭头)

一般而言,低渗透压非离子型造影剂在外周动脉造影时可将患者的不适感降至最低。但也有另外一种选择,钆剂是磁共振成像时常用的造影剂,它也可用于完成膝下动脉造影。经腘动脉中段选择性导管注入钆剂,可提供足够清晰的膝下动脉血管床影像。

五、腔内治疗

(一)总策略

膝下动脉腔内治疗的主要对象是缺血性静息痛或组织缺损的患者。很少有患者因为单纯的膝下动脉病变而产生明显影响生活的间歇性跛行。仔细询问病史对于明确发病时间是至关重要的,这有助于发现急性缺血患者并首先给予溶栓治疗。应进行细致的体格检查,以及时发现局部组织感染或深部的骨髓炎迹象,这些合并症会对腔内治疗的效果造成严重影响。可通过核素扫描或磁共振成像这些重要的辅助诊断方式来明确是否存在骨髓炎。

除非患者已完成 CT 或 MR 血管成像检查,否则都应通过对侧股总动脉或肱动脉入路行治疗前动脉造影检查。应该强调的是:由于目前无创造影检查存在相对局限性,因此对于CLI 患者应常规实施有创的血管造影检查,以便精确评估膝下动脉病变程度。明确动脉病变后,便可着手制订入路及干预方案。对于位于近端的局限性狭窄病变,采用对侧股总动脉入路常可完成治疗。对于长段闭塞性病变、严重钙化病变或远端病变(小腿中段以远),应采用顺行入路。

通常,应至少重建一支直达足部的膝下动脉,才可能有效缓解静息痛并促进溃疡愈合。由于静息痛通常集中于足前端,因此针对这类病患首要的治疗目标是重建足部动脉弓。若患者局部组织缺损,则应重建受损区域的血流。若足趾受损(最常见的情形),仍应重建足部动脉弓血流。一些少见的损伤部位如足跟或踝部,需要通过细致的造影检查明确其供血动脉并对其施治。可见,应根据临床症状分析选择与之关系最密切的目标血管加以重建,而不是根据操作难度来主观臆断地选择治疗目标。对于同一缺血区域功效相同的两支供血动脉,可选择治疗病变相对较轻的一支。有时,如不会过多拖延手术时间、病变简单或风险较低,也可同时重建两支动脉血流。

(二)抗凝抗栓治疗

不同的膝下动脉病变(局限性狭窄或弥漫性病变)所需的抗凝、抗血小板治疗强度并不相同。另外,患者的临床症状(急性或慢性)往往决定其药物治疗方案。

抗血小板治疗方面:患者术前应服用阿司匹林和 ADP 受体抑制剂(噻氯吡啶或氯吡格雷)。对于膝下动脉弥漫性病变的患者,如计划使用斑块切除系统或准分子激光治疗,经静脉给予糖蛋白 Ⅱb/Ⅲa 抑制剂,理论上可有效防止血小板凝聚及无复流现象。另外,对于组织缺损需要挽救肢体的患者,其长段病变仅通过球囊扩张成形治疗是相对不足的,也应考虑使用糖蛋白 Ⅱb/Ⅲa 抑制剂。但是在推荐常规使用之前,仍需要进一步的研究数据加以证实。由于膝下动脉粥样硬化病变常累及多血管床,因此可考虑腔内治疗术后长期服用阿司匹林和 ADP 受体抑制剂。

普通肝素已常规应用于膝下动脉腔内治疗抗凝。手术开始时,经静脉将普通肝素以 50~70U/kg 的比例输入,调整 ACT 于 250~300s。虽然在冠状动脉腔内治疗方面低分子肝素应用便捷可靠,但目前膝下动脉腔内治疗使用低分子肝素抗凝的经验仍然有限。有关外周动脉腔内治疗时使用低分子肝素抗凝的效果评估试验正在进行。在膝下动脉腔内治疗中直接使用纤维蛋白酶抑制剂抗凝的研究已完成一注册试验:外周动脉腔内治疗中比伐卢定相关性血管事件(APPROVE)。该试验结论为:比伐卢定在各类血管腔内治疗过程中可提供持续相似的抗凝效果,患者住院及术后 30d 内缺血或出血性事件发生率低。

(三)指引导管及动脉鞘

如采用对侧股总动脉入路(跨越腹主动脉分叉),可以翻山鞘作为指引导管,尤其适合治疗近端局限性狭窄病变。目前可用的高顺应性翻山鞘(抗打折型)为 4~6F。使用时,应将动脉鞘的远端置入同侧髂外动脉远端或股总动脉中段。如对侧股总动脉入路下遇到膝下动脉复杂病变时,可直接选用 4~6F 的动脉长鞘或经动脉鞘套叠式置入一 6F 的多功能冠状动脉指引导管,将长鞘或指引导管远端置于股浅动脉远端或腘动脉中段水平。如股浅动脉存在严重病变影响鞘管置入,可先处理该病变,而后再置入鞘管。

如采用同侧顺行入路治疗膝下动脉病变,可选用高顺应性亲水涂层的 4~6F 动脉长鞘,其长度为 30~55cm。将其远端置于股浅动脉远端或腘动脉中段水平。同侧顺行入路适于治疗复杂病变,如完全闭塞性或长段弥漫性病变。

(四)导丝

膝下动脉腔内治疗常采用以 0.014"导丝为平台的冠状动脉腔内治疗器械(球囊、斑块切除系统、支架、激光消融等)。0.014"导丝的选择主要根据治疗病变的类型决定(狭窄性、闭塞性、局限性、弥漫性)。局限性狭窄病变,常采用 floppy0.014"冠状动脉导丝(Asahi Soft－Abbott Vascular,圣克拉拉,美国加利福尼亚州)。该导丝在同轴式 0.014″冠状动脉球囊导管(Maverick－Boston Scientific,波士顿,美国马萨诸塞州)或 0.014″/0.018″低剖面导管(Quickcross 导管－Spectranetics)的支撑下更易被操控。完全闭塞性病变,可选头端加硬穿越闭塞病变专用的 0.014″冠状动脉导丝(Miraclebro,Conflanza－Abbott Vascular)。也可选择亲水涂层的 0.018″或 0.035″导丝。笔者常用远端带有黄金标记的 0.018″弯头亲水涂层导丝(Terumo 生产),在 0.018″Quickcross 导管支撑下通过完全闭塞性病变。通过病变后,以支撑型 0.014″冠状动脉导丝(Grand Slam 导丝－Abbott Vascular)交换出 0.018″导丝,并以此为平台实施腔内治疗。

　　当顺行方向无法通过完全闭塞病变时,Dorros 及其同事报道他们采用切开远端胫腓动脉的方法建立逆行入路,成功通过了 2 例闭塞病变。类似病例中,笔者通过微穿刺技术成功建立了胫腓动脉远端的逆行入路,并以 0.018″亲水导丝穿越闭塞病变。而后,在腘动脉水平以抓捕器抓捕导丝,并经近端顺行入路的动脉鞘送出导丝头端。撤出胫腓动脉鞘后,通过近端顺行入路实施腔内治疗(图 14－49 及图 14－50)。

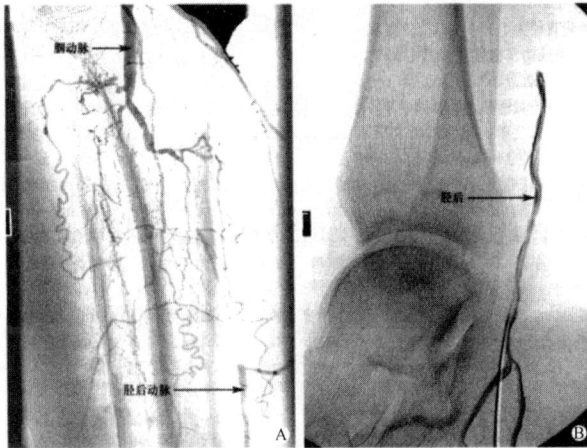

图 14－49　A. 治疗前右下肢动脉造影(右前斜 30°)证实膝下动脉闭塞,侧支供应胫后动脉。B. 经右踝穿刺右侧胫后动脉成功,以便逆行通过胫后动脉闭塞病变(见后)

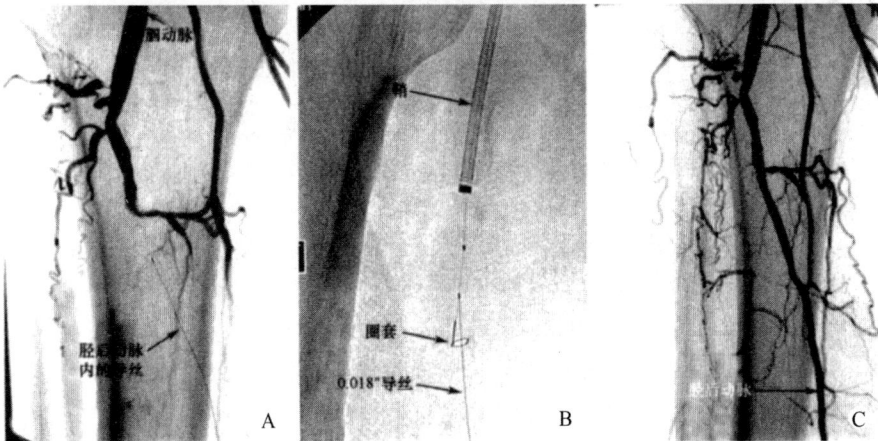

图 14－50　患者胫后动脉腔内治疗
　　A. 右下肢前后位造影证实逆行的 0.018″导丝进入近端胫后动脉。B. 经股动脉入路于右侧股浅动脉近端水平抓捕逆行导丝。C. 经常规斑块切除及球囊扩张成形后,行前后位造影显示胫后动脉通畅

（五）球囊扩张成形

对于膝下动脉局限性狭窄病变，若决定单纯球囊扩张成形，常采用 0.014" 低剖面球囊导管，球囊直径为 1.5～4mm。在富有经验的治疗中心，膝下动脉局限性狭窄球囊扩张成形的初次即刻成功率极佳，大约为 98%。而对于完全闭塞病变，其成功率稍低。临床结果令人满意。据报道，经球囊扩张成形治疗的患者，其术后 2～5 年肢体疼痛消失或避免截肢的总比率达到 84%。

一般而言，单纯球囊扩张成形治疗膝下动脉弥漫性、长段病变的临床成功率较低（3 年为 57%）。幸运的是，目前球囊及导管的性能得到了长足的发展和明显的改善，现在有膝下动脉专用的球囊可选择。新的设计特点包括：极低剖面锥形 0.014" 球囊导管、加长球囊（长度为 120mm、150mm 及 220mm）。因具有良好的推送性和追踪性，单轨式平台操作效率更高，球囊导管也因此以同轴式为主。新型球囊还具有以下重要技术特点：顺应性低、中高压力维持性好，这使得球囊扩张成形时，血管塑形效果提升，尤其是延时扩张时更加明显。

Graziani 等利用新一代的长球囊，治疗透析期长段胫腓动脉病变的 CLI 患者，取得了瞩目的临床疗效。即刻技术成功率达到 97%，累积性肢体挽救率（平均随访期为 22 个月）在 12 个月、24 个月、36 个月及 48 个月分别为：96%、84%、84% 及 62%。同一肢体一期治疗保肢率为 70%，二期治疗保肢率为 87%。

笔者曾使用冠状动脉切割球囊治疗复杂性膝下动脉狭窄病变，如位于分叉处病变或严重钙化的病变（图 14-51）。切割球囊（波士顿科技，波士顿，美国马萨诸塞州）通过纵向安装于球囊外侧的切割刀片，在扩张过程中切割硬化狭窄病变。这样可有效扩张撕裂内膜，同时减少附加在管壁上的张力。

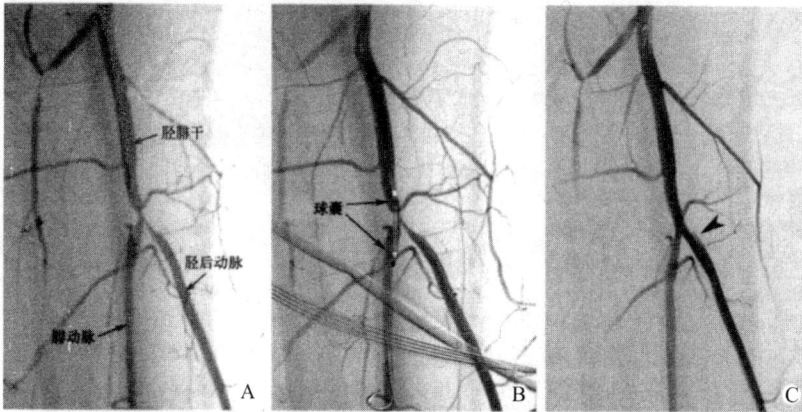

图 14-51　切割球囊治疗胫腓动脉分叉处病变

A. 前后位造影显示右侧胫腓动脉分叉处严重狭窄。B. 前后位显示切割球囊已置于腓动脉病变处。C. 切割球囊治疗后影像。胫后动脉处存在非血流限制性夹层（箭头）

另一款是"雕刻"球囊，Angio Sculpt（Angioscore 有限公司，菲蒙市，美国马萨诸塞州），原理是利用半顺应球囊外侧镍钛合金材质的 3 个纵向排列的直角螺旋形切割侧柱来雕刻病变。欧洲一项 43 例非随机的注册试验（由五中心联合）显示该球囊扩张成功率为 90.3%，且无需辅助治疗。无血管破裂发生，轻微夹层率为 10.7%。

笔者经常使用 0.014 英寸测压导丝评估膝下动脉扩张成形的血流动力学效果，发现其初期结果显著。长期随访结果显示其 1 年保肢率为 89.5%。需要再次强调的是：为获得预期的疗效,治疗目的应是重建至少1条直达足部的胫腓动脉血流。仅增加侧支灌注并不能促进伤口愈合。

(六)低温冷凝成形术

另一种通过球囊重建膝下动脉血流的方式是低温冷凝成形术。低温冷凝球囊导管(波士顿科技,波士顿,美国马萨诸塞州)是将球囊扩张成形技术与速冻技术结合,对管壁扩张的同时迅速冷凝。膝下 Chill 试验(BTK Chill)结果证实:即刻技术成功率为97%,术后6个月的肢体挽救率为89.3%。正如选择切割球囊一样,当难以置入支架时(如分叉处病变),也可选择低温冷凝成形术治疗。

(七)支架

由于顾忌内膜过度增生及血栓形成,膝下动脉支架置入一般而言仅限于治疗血流限制性夹层。笔者在治疗膝下动脉时,很少遇到那种因血流限制性夹层形成或严重的弹性回缩需要应急性置入支架的情形。目前可使用冠状动脉改进型支架置入膝下动脉,但其实并不合适,因为膝下动脉多为长段弥漫性病变。

因此开展了关于小血管加长型自膨式镍钛支架的研究。VIVA1/EXCELL 试验是前瞻性多中心注册试验,其患者因 CLI 而置入 Xpert 自膨式镍钛支架(Abbott Vascular,圣克拉拉,美国加利福尼亚州)。其初期研究终点为12个月的肢体免截肢率,二期研究终点为造影发现的支架再狭窄率、支架断裂评估、溃疡伤口愈合率及愈合程度。从理论上来说,自膨式支架在易受挤压的部位具有优势,例如胫前动脉进入前小腿骨筋膜室处。

如前所述,金属裸支架在处理应急性病变时可获得理想的即刻效果,再狭窄再闭塞率较高。Siablis 及同事进行了一项非随机前瞻性单中心试验,其目的:当 CLI 患者膝下动脉腔内治疗需要补救性支架置入时,比较雷帕霉素药物洗脱支架(N=29)与金属裸支架(N=29)的疗效差异。术后6个月的随访结果显示,雷帕霉素药物洗脱支架组具有更高的初期通畅率(92% vs 68.1%,P<0.002),更低的支架内再狭窄率(4% vs 55.2%,P<0.001)及更低的同节段再狭窄率(32% vs 66%,P<0.001)。

Leipzig Cypher 膝下注册试验为前瞻性非随机单中心试验。该试验评估症状性膝下动脉局限病变置入雷帕霉素药物洗脱支架后的长期临床结果。所有患者的单处病变均置入一枚33mm 长、直径为3.5mm 的雷帕霉素药物洗脱支架。术后6个月的初期和二期通畅率分别为98.2%、98.2%,术后12个月为94.1%、95.9%,术后24个月为89.2%、95.9%。

(八)斑块切除系统

斑块切除系统被认为具有优势是由于它可以去除堵塞物质,降低斑块负荷,而不是像球囊扩张成形那样仅仅是使其移位。广义的斑块切除系统可分为两类:切除式(去除收集粥样硬化斑块)及消融式(将粥样斑块解离为小颗粒)。

Silver Hawk 斑块切除系统(eV3 腔内有限公司,普利茅斯,MN)在多个非随机单中心注册试验中均显示了治疗 CLI 的有效性。但是这些短期随访结果必须通过随机对照试验进一步检验,并明确其长期结果及远期安全性。Silver Hawk ES 及 DS 系统可用于大多数胫腓动脉,而 Silver Hawk SS 及 SX 系统可用于治疗腘动脉远端及粗大的胫腓动脉近端病变。使用该装置时应尤其小心成角迂曲的动脉(如胫前动脉近端),导丝偏移易导致过度切割导丝偏向管壁的一侧,增加并发症风险(如血管破裂)。严重的血管钙化病变也会影响该装置在膝下动脉内的使用。

斑块旋切系统问世后很快便证明效果不佳。冠状动脉方面的数据显示，联合运用糖蛋白Ⅱb/Ⅲa抑制剂和阿昔单抗，可获得疗效的明显改善。笔者曾报道使用该装置连续治疗15例患者的观察结果，病变为完全闭塞或胫腓动脉弥漫性受累，肢体存在严重缺血（图14－52）。平均随访1年，仅1例患者截肢。使用斑块旋切系统时，运用阿昔单抗可防止严重的栓塞事件发生，也可防止复流不足现象。

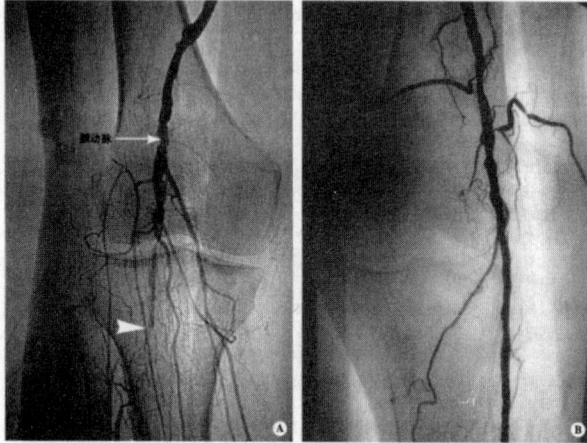

图14－52　A.治疗前，前后位造影显示右侧腘动脉远端及胫腓干完全闭塞（箭头）。B.斑块切除术后右腘动脉造影结果

目前有一种新问世的斑块消融装置已进入临床领域。该装置利用偏心性钻石帽以机械性研磨的方式去除粥样硬化斑块（Diamondback360°轨道切除系统及心血管系统有限公司，St. Paul,MN）。与旋切使用0.009″导丝不同，轨道切除是通过一根具有0.023″弹簧式头端的0.014″专用导丝（Viper导丝）完成。最终的管腔直径主要由消融过程中选择的钻石帽型号及旋切速度（每分钟转数：80万～200万转）决定。当钻石帽旋转，轨道随之增加，离心力使得钻石帽挤压研磨病变，这样沿着每一条轨道都可消融一小部分的斑块。笔者发现，严重钙化的膝下动脉病变经过单纯的旋磨即可获得满意的疗效，而相对松软的粥样硬化斑块往往需要辅助性球囊扩张成形治疗。

（九）激光血管成形术

激光是治疗膝下动脉弥漫性病变较理想的选择。一般而言，胫腓动脉使用直径为1.4mm和1.7mm的激光导管，而2.0mm的激光导管对于口径较大的胫腓动脉近端也可以使用。激光导管治疗后往往需要球囊扩张成形辅助治疗。

在多中心试验中，准分子激光血管成形术已被系统地研究过（Laser Angioplasty for Critical Leg Ischemia,LACI2）（图14－53）。LACI2结果显示：准分子激光血管成形辅以球囊扩张血管成形治疗胫腓动脉病变，术后6个月肢体挽救率为90%以上，仅有16%的胫腓动脉需要置入支架。LACI2的患者均不适于外科旁路术治疗。

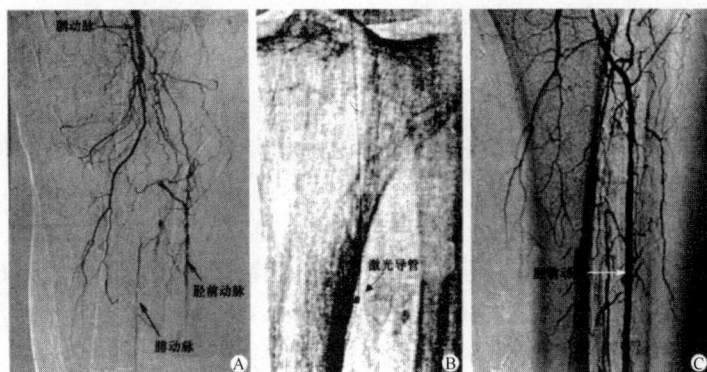

图14-53　A.术前前后位造影显示左侧膝下3支动脉均完全闭塞。B.2.0准分子激光导管置于左侧胫前动脉近端。前后位。C.激光消融术后前后位造影显示左胫前动脉通畅

六、手术相关并发症

(一)血管痉挛

置入导丝前,经动脉注射足量的硝酸甘油或钙通道拮抗剂可有效防止血管痉挛。一旦血管痉挛发生,经动脉注射足量的硝酸甘油或钙通道拮抗剂同样可以治疗血管痉挛。经动脉注入 $100\sim20\mu g$ 的硝酸甘油(也可用维拉帕米、尼卡地平),通常可获得很好的效果。腺苷也可用于治疗血管痉挛。对于顽固性痉挛,要将导丝从痉挛的血管处移出,这一点是十分必要的。同时要仔细辨认是否存在隐性夹层。

(二)无复流现象

正如冠状动脉腔内治疗所见,无复流现象在膝下动脉腔内治疗中也可出现,尤其是治疗急性肢体缺血时。对于冠状动脉循环而言,无复流现象是多诱因造成的,公认的因素有:远端栓塞、血管痉挛及肌肉水肿。当然也要考虑隐性夹层及血栓形成可能。当膝下动脉出现无复流现象时,需要有条理地在上述因素中寻找并加以治疗。如不存在其他潜在因素,无复流现象通常可通过使用血管扩张剂(硝酸甘油、腺苷、维拉帕米、地尔硫草)得到治疗。有些专家也使用糖蛋白Ⅱb/Ⅲa抑制剂。

(三)血栓形成

膝下动脉腔内治疗中出现的血栓可通过机械性的血栓抽吸术治疗。其专用导管名为 0.014"XMI Angiojet 导管(Medrad/Possis)(Minneapolis,MN)。动脉血栓发生时,术者应首先确认是否已经完成足量的抗凝和抗血小板治疗。仔细地辨认造影图像以除外隐性夹层。如血栓抽吸术后仍然出现血栓,而且已除外其他血栓诱因,如不存在禁忌,可考虑溶栓治疗。

(四)血管破裂

动脉破裂常见于治疗长段完全闭塞性病变以及使用旋切装置时。膝下动脉破裂常用的处理方式是以球囊在破裂处延时扩张。很少需要对抗凝或抗血小板治疗进行拮抗。对于危及肢体的血管破裂,通过延时球囊扩张往往很难逆转,建议采用冠状动脉覆膜支架进行治疗(如 JoStent)。这种情况极其罕见。

(五)血流限制性夹层

处理膝下动脉血流限制性夹层的首选方式是延时球囊扩张。如果失败,可采取支架置入进行补救。如先前所述,多采用 0.014"系统的冠状动脉支架。如解剖位置处于潜在受压段

(胫前动脉起始端),可采用自膨式支架(如 Xpert)治疗。

七、长期随访评估

既往远端肢体腔内治疗技术存在的局限性之一就是缺少紧密的随访评估及无创血管检查。相比之下,血管外科医生却能够敏锐地意识到旁路术后随访的重要性。以笔者的经验,腔内治疗后如能够完成连续的随访,肢体挽救率就会随之而提高。重要的是,在发现病变复发和再狭窄方面,无论临床症状还是标准的 ABI 检查,都没有血管多普勒超声检查敏感。病变部位收缩期血流峰速>200cm/s 或病变以远<45cm/s,说明该病变狭窄程度>50%。鉴于膝下动脉腔内治疗日趋频繁,术后检查应包括:出院前的 ABI 检查,术后 3 个月、6 个月、12 个月的血管多普勒超声检查。严格完成血管多普勒超声复查计划比单纯临床随访更能有效地提高二期通畅率。

不能被忽视但也不能被过分强调的原则是:如果有证据显示血管病变复发且伤口仍未愈合,那么必须实施再次的腔内治疗。富有经验的术者实施膝下动脉腔内治疗很少会影响后期的旁路手术,也很少会影响先前的手术计划。

八、小结

膝下动脉腔内治疗技术不断提高,在大多数患者中获得了成功的肢体挽救率。经皮腔内技术的可重复性往往在争论时被忽略,而这恰恰是为什么腔内治疗技术的长期通畅率没有必要与外科旁路术的长期通畅率相匹敌的原因。维护肢体活动功能、降低手术及远期病死率是严重肢体缺血患者的主要治疗目标。合理掌握适应证,外科旁路术和腔内治疗同样可使患者受益。然而,应尽量避免影响愈合、延长住院时间的手术。

治疗计划应详细具体。团队合作,腔内治疗医生与血管外科医生应具有紧密的工作关系,这样才能明确治疗目的,获得预期的治疗结果。无论采用哪种技术,治疗的原则是重建直达足部的直线血流,若可触及远端动脉搏动则更为确切。应紧密随访患者,促进伤口早期愈合,通过无创血管检查及时发现再狭窄。同时应有规律地坚持心、脑血管疾病的病情评估。应指导患者完成适度的锻炼计划,如有需要,还应向患者提供戒烟计划。

(朱伟)

第四节　腹主动脉瘤血管腔内治疗

在美国,腹主动脉瘤是导致死亡的第 13 位原因,这与动脉瘤破裂所致的高病死率(高达 80%)有很大关系。尽管如此,治疗未破裂腹主动脉瘤的成功率超过 95%,这揭示了在腹主动脉瘤破裂前早期诊断与治疗的重要性。直至今日,对腹主动脉瘤唯一可行的治疗模式是开放手术修补,这需要全身麻醉及开放剖腹手术。第一例成功的腹主动脉瘤外科修补术是由 Dubost 等在 1952 年完成的。从那以后,腹主动脉瘤外科修补有了重大进展。近来研究报道显示,采用开放选择性修补术的外科病死率仅为 2.1%～5.8%。尽管如此,值得注意的是,施展大型开腹手术除了病死率外,仍有其他许多风险。这些风险包括更为长时间的住院、康复及性功能障碍。除此之外,尚有许多患者因为同时患有其他疾病而无法进行手术。因此,腹主动脉瘤患者需要损伤更为轻微的治疗方式。这导致了腹主动脉瘤腔内修复的发展,而 Juan

Parodi 在 1990 年完成并报道了第 1 例腹主动脉瘤腔内修复。腔内修复技术使得腹主动脉瘤患者不再需要大型开腹手术及全身麻醉。从那以后,腔内修复相关的技术及设备得到了显著的发展。目前,FDA 已批准通过了 5 种支架用于腔内修复。

本节概述了腹主动脉瘤外科修补的一般适应证,腔内修复的特殊适应证,目前可用于治疗腹主动脉瘤的各型支架及腔内修复的主要技术。

一、腹主动脉瘤外科的一般适应证

目前,腹主动脉瘤开放修补与腔内修复的尺寸标准(如最大瘤体直径)应一致,因为目前尚无数据可供修正腔内修复的尺寸标准。1966 年第一次报道了开放修补治疗腹主动脉瘤的瘤体直径标准。通过检查得出的瘤体直径大约 6.0cm 时应进行开放修补。从那以后,开展了更多深度的研究以制定治疗的标准。

基于评估所得的破裂风险与瘤体直径的关系(表 14-7),存在这样一个共识,即腹主动脉瘤瘤体直径>5.5cm 需行开放修补术。正是因为这样的共识,没有进行涉及瘤体直径>5.5cm 的患者队列的随机对照临床研究。

尽管瘤体尺寸是评估腹主动脉瘤破裂风险的重要因子,仍有其他重要的因子。以下所列的因子均被认为是腹主动脉瘤破裂的独立危险因子。

①慢性阻塞性肺疾病。

②高血压。

③女性。

④吸烟。

⑤症状:腹痛或背痛。

表 14-7　单从腹主动脉瘤直径预测每年的破裂风险

直径(cm)	Nvitt et al	Reed et al	Brown et al	Scottetal	Jonesetal	ADAM	专家共识
<4.0	0%	0%	0.3%	0.7%	—	—	0
4~4.9	0%	1%	1.5%	1.7%	—	—	0.5%~5%
5~5.9	5%	11%	6.5%	10%	12%	9.4%	3%~15%
6~6.9	—	26%	—	—	14%	10.2%	10%~20%
7~8.0	—	—	—	—	—	32%	20%~40%
>8.0	—	—	—	—	—	—	30%~50%

其他非独立危险因子包括:

①腹主动脉瘤患者的 1 级亲属(根据患腹主动脉瘤 1 级亲属的数量,破裂风险升高 15%~35%)。

②腹主动脉瘤瘤体直径与本地平均数值的比值。

③腹主动脉瘤的形状。囊状腹主动脉瘤相比梭状腹主动脉瘤具有更高的破裂风险。这可能与血管壁应力的升高有关,偏心形动脉瘤更容易扩张及破裂。

④扩张的程度。这一直被认为是破裂的危险因子。1 年内扩张超过 0.6cm 的动脉瘤破裂风险更高,这需要更早地修补。吸烟、高血压及附壁血栓均与快速扩张有关。

为了明确瘤体直径小于 5.5cm 患者的最佳治疗,开展了以下两个前瞻性随机多中心研究:UKSAT 及 ADAM。在每项研究中,瘤体直径为 4.0~5.5cm 的无症状腹主动脉瘤患者被随机分为两组,一组进行早期选择性开放手术(早期手术组,N=563 及 569),一组采用超声或 CT 每 3～6 个月进行监测(监测组,N=527 及 567)。所有组别的平均随访时间分别为 4.6 年(UKSAK)及 4.9 年(ADAM)。如果瘤体直径超过 5.5cm,腹主动脉瘤 1 年内扩展超过 1.0cm,或者患者出现症状,则按原则进行外科修补。死亡是研究的主要终点,并按意向处理分析。

所有试验分组具有相同的心血管危险因素基线。研究结束时,早期手术组中 90% 的患者进行了外科修补,监测组中仅有 60%。两组在 2 年,4 年,6 年的病死率并无统计学差异。尽管如此,UKSAT 研究中,早期手术组 30d 手术病死率为 5.8%,这对研究的生存造成了不利。ADAM 研究中,术后病死率仅有 2.7%,但早期手术组中动脉瘤相关病死率与监测组并无统计学差异(3.0% vs 2.6%)。年龄、性别或初始动脉瘤大小不改变总体风险率。两项研究的结论是,对于小型腹主动脉瘤(4.0～5.5cm),以影像学监测并在后期开展手术更为安全,早期手术对长期生存率并无益处。

基于近期研究,对腹主动脉瘤治疗的指南进行了修正。修正前的指南建议,腹主动脉瘤大于 4.0cm 者行手术治疗。现这一界定值被修正为 5.5cm。

二、腔内治疗对比开放修复

(一)短期结果

直观地看,腔内治疗由于创伤更小,相比开放修复更为安全。尽管如此,两项随机研究 DREAM 和 EVAR-1 对比较腔内治疗及传统开放手术修复起到了重要的评估作用。两项研究将腹主动脉瘤患者随机分为腔内治疗及开放修复两组。两者均给出了一致的结果,即腔内治疗组相比开放手术组,30d 病死率下降了 1/4～1/3(EVAR-1:1.7% vs 4.8%,DREAM:1.2% vs 4.6%,两项研究均具有统计学差异)。在随访期间,有许多患者死于心脏、肺部疾病或癌症。因此,两组的总生存率相近。尽管如此,治疗后 4 年,开放手术患者相比腔内治疗患者,腹主动脉瘤相关死亡多出 3%,这与上述背景干扰无关(如非腹主动脉瘤相关死亡)。

除了手术死亡,进行开放修复的患者需要数周的时间恢复。20%～30% 的患者合并有并发症,这主要包括肺炎、心肌梗死、肠梗阻、出血、肾梗死及外周血管栓塞。Williamson 等分析了 139 名进行开放修复的患者,发现其中 36% 术后生活不能完全自理,而 11% 患者术后需要转移至护理病房护理 4 个月或更久。除此之外,80% 患者术后还出现了性功能障碍。

基于以上可信的结果及相关观察性研究,腔内治疗在解剖允许的情况下已成为当前治疗腹主动脉瘤的"默认"标准治疗。事实上,在美国估计每年 60000 例腹主动脉瘤患者中超过一半进行了腔内治疗。

(二)中长期结果

涉及长期结果,开放修复由于其作为长期存在的治疗手段,已被广泛研究。尽管其长期结果可以接受,但值得注意的是,开放修复相比腔内治疗监测水平更为低下,因此开放修复的远期并发症发生率很有可能被低估。例如,Conrad 等开展的近期研究中,269 例开放手术患者中仅有 57% 进行了影像学随访(如 CT 或 MRI)。基于此,在 5～10 年的随访中,开放修复后的再次操作率为 3%～15%。为了确保精度及减少失访率,Hallett 等进行了一项研究,该研究的参与者均是居住在医院附近的。此研究报道了在平均随访期为 5.8 年的随访中,

9.4%的患者发生了与开放修复或主动脉人工血管移植相关的并发症。开放修复后的晚期并发症包括人工血管感染、解剖旁路动脉瘤、主动脉肠瘘、人工血管栓塞、肠梗阻及切口疝。尽管上述并发症的发生率并不太高，但一旦发生，手术治疗常常非常困难，且二次手术的病死率报道为15%。

腔内治疗的主要限制为耐久性。事实上，报道的二次介入率很高。尽管如此，应该认识到这些不良的结局出自使用国产或第一代置入物的相关研究。近期研究显示，目前的置入物优于早期的设备。EVAR-1及DREAM研究均显示，使用第二代置入物后，预后有所改善。同样来自美国非FDA批准通过的临床试验也证实了这点。在5年的随访期内，开放修复组（99例）及腔内治疗组（235例）均无动脉瘤破裂的报道。考虑到主要不良反应的发生率，腔内治疗5年随访的情况优于开放修复。此外，并无支架移位、支架破裂及肢体栓塞的报道。

腔内治疗后失败率低下的一个独特方面是，二次介入通常可基于导管技术，因此非常安全且创伤小。

当出现以下任一情况时，开放修复的手术病死率将会显著提高（Canadian Aneurysm Study，UKSAT）：

1. 提示缺血的心电图改变。

2. 充血性心力衰竭。

3. 慢性阻塞性肺疾病，1min内最大呼气量低于70%者。

4. 血清肌酐升高超过1.8mg/dl。

5. 年龄大于75岁。

基于上述因素的影响，30d内手术病死率为2%～50%。可依据上述因素决定合适的治疗方案。

腔内治疗的病死率很低。其并发症的发生率相对减少30%～70%，这有助于减少麻醉时间，减少失血及减少心脏并发症。腔内治疗由于较小的创伤（例如，避免了剖腹手术及腹膜后腔隙的暴露）及小切口（局限在腹股沟区），其胃肠并发症及术后疼痛较低，且患者可更早地清醒及恢复饮食。而麻醉时间的减少，切口疼痛的减少，早期清醒均可有效地减少术后肺部并发症的发生。最终结果导致了住院时间缩短。腔内治疗与开放修复最显著的差异是恢复时间。开放修复患者中有高达30%在术后34个月仍未完全恢复，而18%的患者表示倘若知道术后恢复的过程，不会再进行开放修复手术。开放修补后性功能障碍发生率为60%～80%。腔内治疗由于没有离断盆腔神经，性功能障碍并不常见。就算是刻意翻入髂内动脉，性功能障碍的发生率也低于1%。早期腔内治疗向开放手术的转换率已从10%降至2%，且介入相关设备已更为高级，外科医生或介入医生的技术也更为熟练。目前报道的晚期转换率为每年1%～2%。常见的原因是动脉瘤扩大，置入物移位，置入物结构失效及晚期动脉瘤破裂。二次转换与较高的患病率及病死率相关。以上因素导致年轻患者进行开放修复更为理想，因为他们的手术风险并不高。Bush等研究了具备高危开放手术风险的患者。他们发现在介入治疗后，患者的结局很好，且操作安全。患者自身的选择仍是选择治疗方式的重要因素。

三、腹主动脉瘤腔内治疗的指征

血管腔内治疗（EVAR）自1991年以来，已为人们所认同和运用。然而，并非所有患者的解剖条件适宜进行腔内治疗。决定患者能否进行腔内治疗的关键解剖因素包括以下内容（图

14-54)。

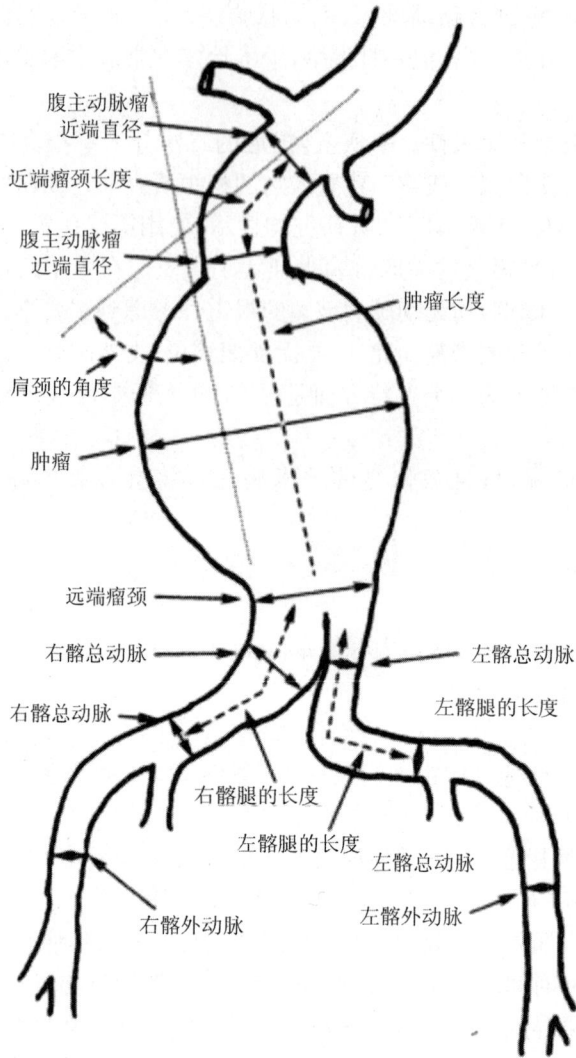

图 14-54　示每个腹主动脉瘤患者都要测量的直径、长度、角度，以评估患者行 EVAR 的可行性和选择合适的支架及支架组成部分的大小。这些一般都是通过 3D 成像获得的

1. 肠系膜上动脉(superior mesenteric artery,SMA)或腹腔干保持通畅。

2. AAA 的颈段直径即肾动脉以下与瘤体之间的动脉直径应小于 32mm。因为目前的移植体最大直径通常不超过 36mm。而术中为获得移植体与动脉壁最好的贴壁性，移植体直径通常相当于 AAA 瘤颈段动脉直径与 10%～20%AAA 颈段动脉直径之和(Cook,Zenith;)。

3. 瘤颈近端长度应为 10～15mm,同时应考虑到支架对动脉壁的对抗应在合理有效的范围内。

4. 瘤颈成角应为 45°～60°,以降低 1 型内漏的发生率。

5. 瘤颈内的钙化和附壁血栓的环包范围大于 90°的瘤体周径时,不宜实施 EVAR 治疗(图 14-55)。

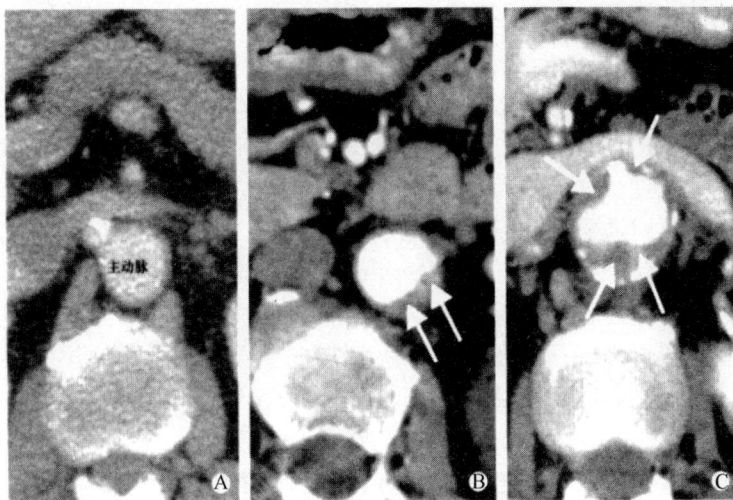

图 14—55　近端瘤颈的质量

A. 理想的近端瘤颈没有斑块和附壁血栓。B. 行 EVAR 可接受的瘤颈,血栓占管壁的 1/4。C. 近端严重附壁血栓,不考虑 EVAR

6. 瘤颈粗细不等的变形情况超过 10% 时,1 型内漏发生率显著增高。

7. 髂外动脉的最小直径应为 6～7mm,以保证相关装置入路的通畅。美国市场上的支架主体输送系统的最小口径是 18 英寸(Excluder,W. LGore)。

8. 正常动脉远近端的固定要求血管长度应为 10～15mm。

9. 髂总动脉(common iliac artery,CIA)的长度可以小于 20mm。如果 CIA 直径大于 20mm,则使用"套箍"(cuff 短支架)置入髂外动脉腔内,同时用螺卷栓塞髂内动脉。

以上总结了选择 EVAR 治疗的患者所必需的一些自身血管的解剖条件。长短期随访提示,不具备以上条件的患者不宜选择 EVAR 治疗。诸如短瘤颈、成角瘤颈以及宽大的瘤颈等 AAA 瘤颈,不应该选择 EVAR 方式治疗 AAA。

四、术前影像评价

(一)计算机断层摄影

增强对比计算机断层摄影(computer tomography,CT)可提供 EVAR 治疗前标准的动脉影像形态。高质量的扫描还可以制作成三维图像。

CT 图像的优势包括以下几点:

①具有评估血管壁钙化和附壁血栓的状态。

②与通常惯用的血管造影相比,具有无创特点,且仅从外周静脉内给予对比剂。

③CT 不能精确测算腹主动脉瘤的直径、长度、瘤颈成角的角度以及髂血管的情况,而三维 CT 可准确测算 AAA 的相关数据。CT 工作站可将 CT 照片制作成三维图像,并能在矢状面、冠状面、轴线上旋转图像,因而可以获得与移植物相匹配的各种数据(图 14-3)。也可以提供 AAA 的体积数据和准确定位以及显示邻近分支血管开口处的病变(这里主要是指腹腔干、肠系膜上下动脉、肾动脉以及髂内动脉)。

CT 的缺点包括以下几点:

①出现 1%～2% 的过敏反应,因造影剂引发。

②肾病,因造影剂引起。

③CT血管造影术(CT angiography,CTA)的缺陷或陷阱。使用CT轴向面成像所造成的一个严重缺陷是没有注意到主动脉颈段的偏移情况,这种情形是血管病理性扩大和延长致血管扭曲和偏移所造成。这将导致过大估计瘤颈直径(例如,当主动脉腔为卵圆形而非圆形时)而过低估计瘤颈长度。这可以通过成像时曲线重排,在管腔正中绘制正交线来减少其误差。如果无法重排,这时需要评估额外长度的角度因素。为了防止过大评估瘤颈直径,应选用瘤颈较小的直径。笔者使用 Aquarius NetStation(TeraRecon,Inc,动力成像的创新)精确测量了瘤颈的长度。CT工作站可对感兴趣的动脉节段进行模拟3D成像,多层面重建,最大密度投影,最小密度投影,透明成像(RaySum),增厚的多层面重建,3D预览及曲线平面重建。曲线二维重建主要用于测量近端瘤颈长度、低位肾动脉至髂内动脉的长度及远端瘤颈的长度(图14—56)。

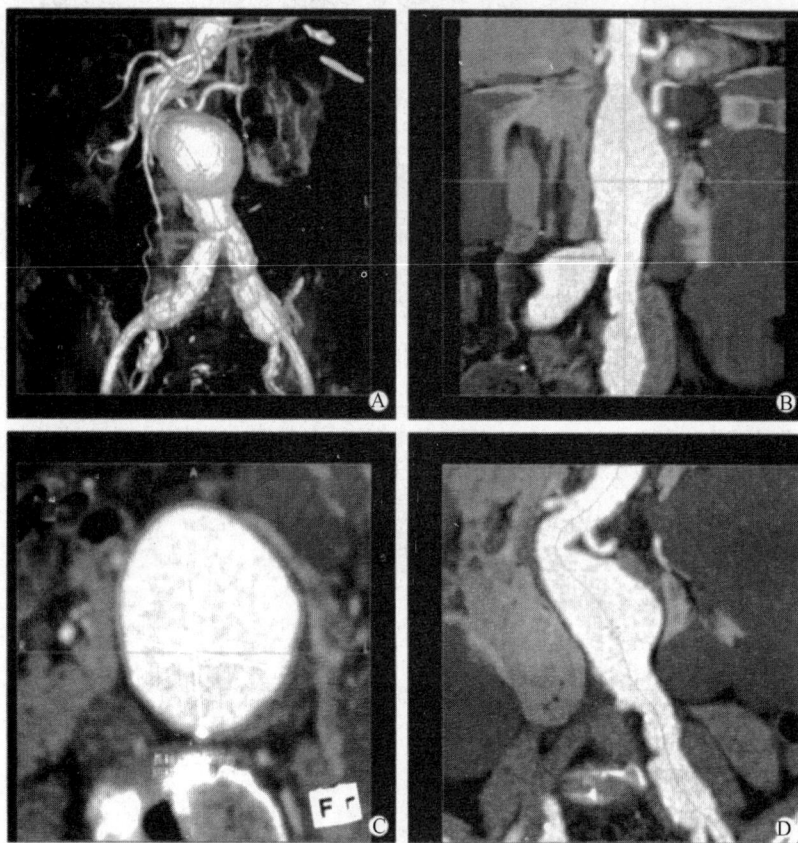

图14—56　腹主动脉瘤3D重建

A. 3D重建图像。B.曲面二维重建将腹主动脉瘤显示在一条线上,可以精确计算近远端瘤颈。C. 轴面图像。D. 多平面重建图像

(二)常用血管造影

对大部分病例来说,高容量CT扫描成像足以评估腹主动脉瘤解剖及选择适宜置入物。少数情况下,术前血管造影更为适宜。尽管如此,这也可在腔内治疗时进行。术前血管成像对初级介入者更为适合。

普通血管成像的优点包括可更好地评估主髂动脉阻塞性疾病及大分支(包括主副肾动脉

及肠系膜动脉)狭窄。尽管如此,血管造影在评估血管钙化方面不如CTA,且不能精确地评估瘤颈直径,因为其不能探测瘤颈内的血栓。

(三)磁共振血管造影

磁共振血管造影(magnetic resonance,MRA)是另外一种诊断方法,且具有不需使用放射线粒子的优点。

其缺点包括:

①对脊柱的成像MRA较CT差。

②在10%～15%的患者中,由于金属置入物或患者有幽闭恐怖症,MRA无法开展。

③MRA相比CTA价格更加昂贵。

④MRA不能显示血管壁钙化。

(四)超声

超声主要用于监测,因为其易得且经济。尽管如此,超声不能提供足够精确的信息,因此不能测量重要的血管长度、直径及角度。而且其与操作者关系很大。

五、术前临床评估

尽管腔内治疗可在局麻或全麻下安全地开展,操作者也无法保证成功。一旦介入术中遇到难题,术者需要决定继续进行手术还是转为开放手术。如果并不知道患者开放修补的风险,术者将不会转向开放修补,因此,术前心肺功能的评估十分重要。

体格检查

扪及搏动或非搏动的动脉瘤在术前评估中十分重要。一旦进行了腔内治疗,应该评估腹主动脉瘤腹部触诊相比术前的变化。这可提供疗效的依据。出于同样的原因,术者应在腔内治疗术前进行下肢动脉搏动的触诊。

六、置入物的种类

腔内治疗的经验与置入物的设计及性能相关。

1.直径小于20英寸、小的、锥形的、可示踪的传输系统常难以翻过髂动脉。

2.跨壁毛刷对近端锚定最为安全。

3.组合置入物相比一体式置入物更为普适。

4.全支架支持置入物分支相比非支架支持不容易形成栓塞。

5.长躯干短分支系统相比短躯干长分支系统更为稳定。

6.低孔度或通透性材料可减少非内漏导致的动脉瘤扩张。

7.未抛光镍钛合金置入物更容易破裂。

在美国,FDA已批准通过了大量的工业生产置入设备,这包括AneuRx、Zenith、Excluder、Powerlink、Talent支架置入物。

七、获得FDA认证通过的腔内治疗设备简介

参见表14-8。

表 14—8 附件组成

| 公司 | 产品 | 主体附件 | | 髂腿附件 | | 主单髂转换器 | | 封堵器 |
		长度（cm）	直径（mm）	长度（cm）	直径（mm）	长度（cm）	近端直径（mm）	直径（mm）
CookMed-ical	Zenith	3.9,5*5.8,7.3*	22,24,26,28,30,32,36	5.5	8,10,12,14,16,18,20,22,24	8,8.2*	24,28,32,36	14,16,20,24
	Renu	4.3,5.4*6.2,7.*8.1,10*	N/A	N/A	N/A	9.1,9.9,*10.8,11.3,11.6,*12.2,12.7,*13.3*14.4,*14.7,16.1*	22,24,26,28,30,32,36	N/A
Endologix	Powerlink	5.5,7.5,8,9.5,10	25,28,34	5.5,6.5,8.8	16,20,25	N/A	N/A	N/A
Medtron-icVascular	AneuRx-AAA Ad-vantage	4	20,22,24,26,28	5.5,8.5	12,13,14,15,16,18,20（20,22,24distalflare）	N/A	N/A	N/A
	Talent Abdominal	2.6,2.8,2.9,3.0	22,24,26,28,30,32,34,36	7.4,7.5,7.9,8.0,8.1,14	8,10,12,14,16,18,20,22,24	N/A	N/A	N/A
W. L. Gore&Associates	GORE Exclu der AAA Endoprosthesis	3.3,4.5	23,26,28.5,32	7,9.5,11.5,13.5	10,12,14.5,16,18,20	N/A	N/A	N/A

*此长度只限 36mm 直径的支架;美国以外有此型号;此长度仅限 16mm、18mm、20mm 直径的支架

（一）AneuRx(Medtronic 公司)

AneuRx 是美国第一个组合置入物。它具有自扩张镍钛支架,是一种低孔度 Dacron 材料的固定装置。它主要包括置入物及散在的对称分支部分。支架位于置入物的外侧,这有利于增加其与血管的固定。多能性是其最大的特点。公司配套了 12～28mm 口径的近端及远端膨胀式套囊,这可适用于大部分远端着陆区。当主体展开后,对称的分支通过对侧的股动脉嵌入并展开。AneuRx 在 2004 年推出了材料增强的版本。其他的改进包括结合了 Xpedient 传输系统,展开变得更为精准和简单,使用高密度 Dacron 材料可有效地消除 4 型内漏,且可用于近端及远端着陆区较大的大型动脉瘤治疗。传输系统中主体及侧肢的外径分别为 21 英寸和 16 英寸。AneuRx 适用于近端主动脉瘤颈直径为 20～28mm 且髂动脉直径为 12～16mm 的血管。

（二）Excluder（W. L. Gore 公司）

Excluder 同样选用了镍钛支架作为固定装置，它使用 PTFE 材料。腔内治疗后，囊缩率的不同取决于置入物材料的孔度及通透性。低通透性的 Excluder 设备产于 2004 年。附加的胶片层减少了扩张式 PTFE 设备的总体通透性。Excluder 是一个组合装置，它包括主体及散在的侧肢。该设备的主要特点是分叉汇合部较小，使得主体及侧肢的外径分别为 18 英寸和 12 英寸。这有助于治疗髂血管口径较小的患者。由于其支架置入物的弹性，可用于血管极度扭曲及瘤颈角度较大的患者。此外，直接通过薄层 PTFE 材料附着于置入物而非缝合，这使得置入物置入失败的风险减少。主体由外包裹固定，并通过开伞索释放。Excluder 不具备独立的主动脉－单侧髂动脉变换器，但需要时刻使用相同尺寸的两个主动脉套囊。

（三）Zenith（Cook 公司）

Zenith 是另一种组合置入物，它的不同之处在于使用了不锈钢支架。Zenith 引入了 2 个对接组合的侧肢，这使得使用者可更好地根据锚定需要（如主动脉、同侧髂动脉、对侧髂动脉）使用。同时，Zenith 还具有一个大肾上支架，用于展开肾动脉出口。此外，肾上支架具有 16 个毛刷，可有效减少置入物移位的发生。上述特征使得 Zenith 在治疗短瘤颈时更为有利。此外，Zenith 可匹配大部分髂动脉直径，可用于治疗髂动脉直径较大的腹主动脉瘤。美国临床研究显示，使用 Zenith 后 2 年随访期内置入物移位（＞10mm）率为 0%，且囊缩率高达 98%。用于治疗肾旁动脉瘤的带窗带分支置入物正处于生产阶段。

FDA 于 2004 年批准通过了 Cook 公司的下一代置入物产品 Zenith Flex。该系统为增强弹性而专门设计，可促进置入物与主动脉、髂动脉更好地结合。

（四）Powerlink（Endologix 公司）

Endologix 公司的 Powerlink 是最近引入美国腔内治疗组的产品，于 2004 年被批准通过在美国使用。该置入物引入了多种腔内治疗技术。Powerlink 为单体分叉自扩展式置入物，它可有效减少组合分支失连接导致的并发症。其内骨架为连续钴铬合金导丝编织形成的双脊网格，不具备固定结构及焊接。内骨架由 ePTFE 所制的置入物包被。与所有置入物相同，Powertink 也是基于支架的设计产品，但其支架在置入物内侧，只有头端及尾端的部分才露出置入物外，这使得置入物随着支架的扩展而扩张，同时也能减少枝架的腐蚀。但因为其没有用于固定的钩或毛刷，早期使用时易发生移位。随着置入物的发展，区域固定技术已弥补了这一缺陷。该技术涉及主体分叉完美地安置在主动脉分叉处，这使得置入物很好地安放于主动脉分叉处。该设备的另一优点是只需暴露一侧股动脉，而对侧的肢体可通过经皮穿刺的方法放置置入物。这样可有效减少腹股沟区损伤的发病率。

（五）Talent（Medtronic 公司）

FDA 在 2008 年批准通过了 Talent® 腹部置入物用于修补主动脉瘤。该系统由多个自扩式镍钛合金支架缝合于薄层涤纶置入物的内面形成。它使用肾上裸支架固定，但同样没有钩或毛刷。髂分支的镍钛支架置于置入物的外侧。它适用于瘤颈直径 22～32mm 及髂动脉直径 8～20mm 的情况。它通过 20～24 英寸外径的主体鞘及 18 英寸外径的髂分支鞘传送。该系统的优势是可用于治疗大瘤颈腹主动脉瘤。

完全地认识了解置入物各方面的特性及其缺点十分重要。还有一些用于欧盟的置入物，同时还有下述置入物正在进行临床试验：

Anaconda（Vascutek Ltd.，Terumo 公司，苏格兰伦佛鲁郡）；

Aorfix(Lombard Medical,英国牛津郡);

Aptus 腹主动脉瘤腔内修复系统(Aptus Endosystems,美国加利福尼亚州桑尼维尔市);

Endurant(美国 Medtronic 公司);

Nellix 囊填充式锚定假体(Nellix Endovascular,美国加利福尼亚州帕洛阿尔托市);

TriVascular2(Santa Rosa,CA)。

八、腔内治疗所需设备

目前大部分腔内治疗在使用便携式 C 臂数字荧光检查器或具有减影功能的固定荧光检查器的手术室进行。在操作或手术室进行腔内操作的基本要求如下：

1. 当情况需要时,可即刻转为开放大手术。

2. 严格的无菌环境,因为目前腔内操作需要外科暴露股动脉,同时也需将置入物感染的风险降至最低。

3. 具有同时进行开放操作的条件,如建立管道以开放髂通道,或者股股旁路联合腔内置入物的置入。

尽管如此,随着经验的不断增长,紧急的外科变得没有太大必要,因此,腔内治疗大都在具有合适无菌环境的心导管室或血管造影室进行。

操作或手术室的基本配置

由于设备的改进及经验的提高,紧急转为开放手术变得越来越少。尽管如此,还是建议从患者的乳头水平消毒至大腿上部,这样术者可根据需要快速地转为开放手术。术者及第一助手通常站在患者右侧,同时显示荧光造影图像的显示器在对侧,这样操作者可直接面对显示器。手术台应是射线可透的,同时也应能被术者控制。拓展的手术台可接于手术台的尾部,从而为长导丝及导管提供平台支持。拓展的手术台可具有轮子,这样它可随着手术台一起移动。或者,也可以选择站在手术台的尾部进行操作。

九、介入技术

(一)建立血管通道的技术

目前的装置一般均需要外科暴露血管及进行动脉造口,因为介入系统的规格较大。接近腹股沟韧带的斜行切口比常规股腘旁路更为常用,为了分离出髂外动脉,可缩短或部分分离腹股沟韧带。这样的技术有助于拉直扭曲的髂外动脉,这在复杂性腹主动脉瘤并不少见。此外,这有助于建立通往髂动脉更大部分的通路。

暴露动脉后,血管环放置于穿刺口的近端及远端,并靠近邻近的动脉分支。没有必要分离出股深动脉的起源。通常使用 18-gauge 的穿刺针进行动脉穿刺,然后将 0.035" 的导丝通过穿刺针引入。然后抽出穿刺针并沿着导丝置入引导鞘(7~9 英寸,10~25cm 长)。采用同样的步骤建立对侧的股动脉通路。

或者,术者也可经皮穿刺进行介入操作。尽管没有如同腔内治疗输送系统一样的大的用于闭合穿刺口的闭合器,通过在置入置入物之前放置缝合介导的闭合装置有助于提高操作成功率。这通过使用 Prostar XL 设备实现,也被称为"预闭合"技术。并不是所有的患者均适合这样的经皮方式。患有股动脉小病变、存在股动脉斑块及钙化以及患有股动脉瘤的患者应进行开放通道。经皮通路的优势在于,可在小量抗凝或无抗凝的状态下进行腔内治疗,此外还可避免外科切口。

（二）主动脉造影

一个带标记的猪尾巴管置入腹主动脉的肾动脉以上水平。如果导管放置在肠系膜上动脉近端，肠系膜上动脉将会阻塞右肾动脉开口及近端瘤颈。猪尾巴管应从主要置入物放置侧的对侧置入。应按 15mL/S 的速度，以造影剂注射器注入造影剂。如果术前没有进行血管造影，应在术中确定近端及远端瘤颈直径及置入物的长度。因为髂内动脉自髂总动脉向内向后延伸，对侧斜投影位最适用于观察髂内动脉的开口。或者，笔者使用血管内超声对瘤颈近端及远端直径和长度进行测定，甚至还适用于测定其他解剖学因素（如血管钙化、附壁血栓及夹层）。

（三）髂内动脉线圈栓塞

如果髂总动脉已被动脉瘤累计而缺乏合适的着陆点，术者可将置入物的分支延伸至髂外动脉。一般认为，双侧的髂内动脉阻塞会增加结肠或盆腔缺血的风险。尽管如此，如果无法避免上述情况，可进行髂内动脉线圈栓塞，其相关并发症发生率低，其中 30%～40% 的患者会发生臀部疼痛。线圈栓塞可在腔内治疗时或治疗前进行。为了尽可能地保留侧支血管，线圈应靠近髂内动脉开口放置（图 14－57）。

如果髂外动脉扭曲，选择通过同侧通路进行髂内动脉插管将变得十分困难。这时，选择对侧通路进行插管更为有效（图 14－57）。不要求即刻完全地停止前进行血流，因为置入置入物分支后，前进行血流通常会被阻断。

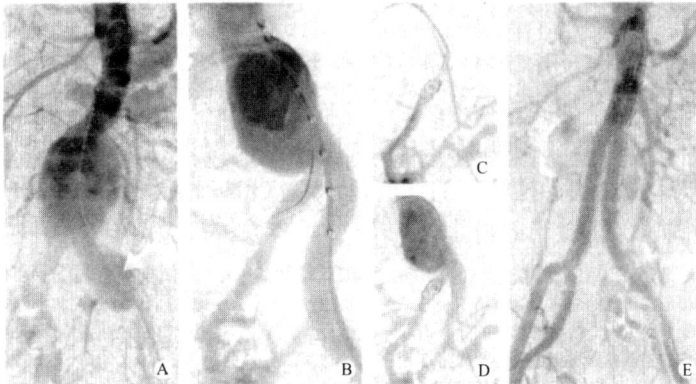

图 14－57　弹簧圈封堵左髂内动脉

A. 初始造影显示腹主动脉瘤和左髂内动脉瘤（箭头）。B. 应用 KMP 导管对侧入路行选择性左髂总动脉置管。C、D：弹簧圈放置于血管开口处以保留侧支循环，避免臀部间跛。E. 完成造影

（四）决定引入置入物的股动脉通路位点

一旦决定了进行了腔内治疗，超刚性导丝（如 Amplatz 及 Lunderquist）将从放置置入物的地方引入。这有助于拉直通路上任何扭曲的血管，并增加置入物进入的通畅度。导丝的尖端应在荧光透视下细心放置，通过主动脉弓置入升主动脉。当导丝到达此位置时，导丝的尾端应标记于手术台，作为后续的参考。选择置入置入物主体的股动脉通路位点时，应考虑髂动脉的大小、扭曲度及钙化程度。应选择管径大的、扭曲度低的及钙化程度低的髂动脉。如果两侧髂动脉情况相似，从右侧髂动脉入路将更为方便。

（五）腔内置入物的置入

置入置入物前应全身注入肝素（通常计量为 100U/kg）（图 14－58）。目标活化凝血时间为 250～300s。用于置入置入物的股动脉将被夹闭鞘管插入部位的近端及远端，同时短鞘管

被拔出。然后通过手术刀建立水平的动脉开口，以用于置入包含置入物主体的大型鞘管。

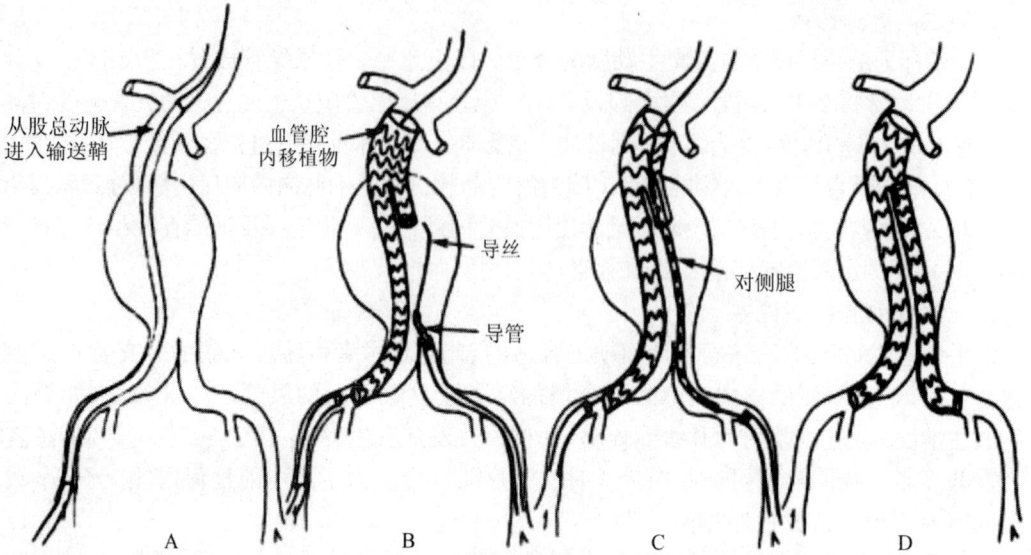

图14-58　主动脉瘤内套膜支架的释放

A.从股总动脉进入输送鞘。B.在确认了覆膜支架在正确位置（如短腿对着对侧）和肾动脉的最低位置后释放支架。C.短腿从对侧套入。D.释放对侧腿完成手术

置入鞘管时，可能会因为多种原因而变得十分困难。首先，髂动脉可能存在病变或太小。这种情况下，可对病变部位使用球囊扩张。应避免使用支架，因为置入置入物时可能会破坏支架。此外，支架也可能会损坏传输系统。

如果是由血管扭曲导致的困难，术者应使用推拉技术。即在置入置入物的同时将超刚性导丝拉出。该项技术需要购买足够长的导丝，且导丝尖端已放置在升主动脉段。或者，术者可通过外部施加压力，纠正血管的扭曲（图14-59）。

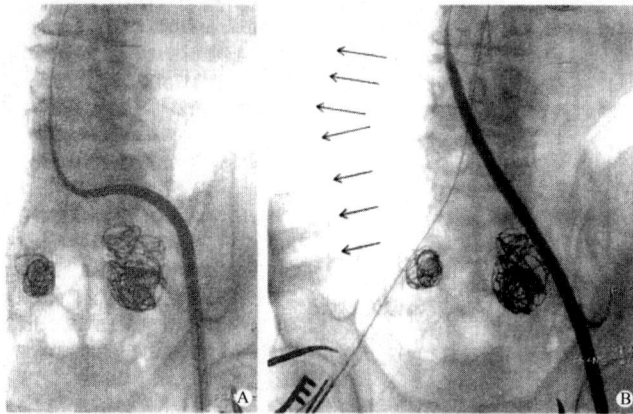

图14-59　外部压力帮助支架输送

A.造影显示因血管成角导致支架输送系统通过左髂动脉困难。B.在腹壁上施加外部压力避免输送系统的扭曲有助于输送。注意手（箭头）压在腹主动脉和髂动脉管壁上

如果上述技术均无效，pull-through法可能奏效。在右肱动脉置入4英寸短鞘管后，Radifocus导丝置入升主动脉。然后由股动脉置入圈套器以捕捉Radifocus导丝。将Radifocus导丝由股动脉拔出。通过拖拽导丝的两端，置入置入物的传输性将大大提高（图14-60）。

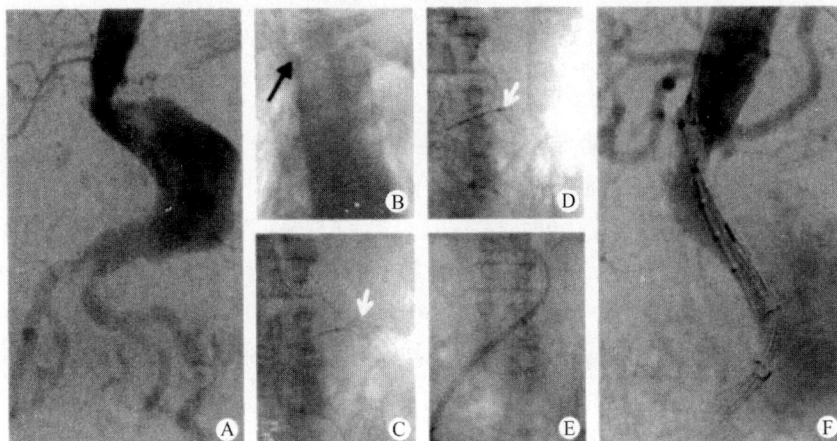

图 14—60　"Pull—through"方法图

A. 由于曲折而难以安全放置支架。B~D:导丝(黑箭头)从右肱动脉进入,被从同侧进入的抓捕器(白箭头)抓住,并反映出同侧股动脉的走形。这一会师技术有助于安全释放支架。E,F:靠着两端拖拽导丝末端,支架的示踪性和可退进性增加,使得支架可以安全成功释放

最后,通过腹膜后暴露髂总动脉,为病变的髂外动脉建立旁路。可通过吻合血管移植物于髂总动脉建立临时通路,或者通过在髂动脉造口以将置入物直接置入。如果仍旧存在困难,且患者又适合开放手术,术者应考虑进行标准的开放修补术。

(六)置入物的放置

一旦引导鞘管到达了腹主动脉瘤的近端瘤颈,应通过对侧插入的猪尾巴管进行血管造影,以明确最低位的肾动脉位置。放大图像及将肾动脉置于图片中心有助于减少视差。同时,如果血管与近端瘤颈存在前后成角,应将成像增强器放置在合适的位置(如垂直于瘤颈)(图 14—61)。此外,术者应将成像增强器放置在合适的斜行角度以看清楚肾动脉的开口(左前斜位或右前斜位)。通过血管造影图,含有支架置入物的鞘管位置将被修正。每一种置入物有其独特的置入方法,术者应根据说明书进行放置。

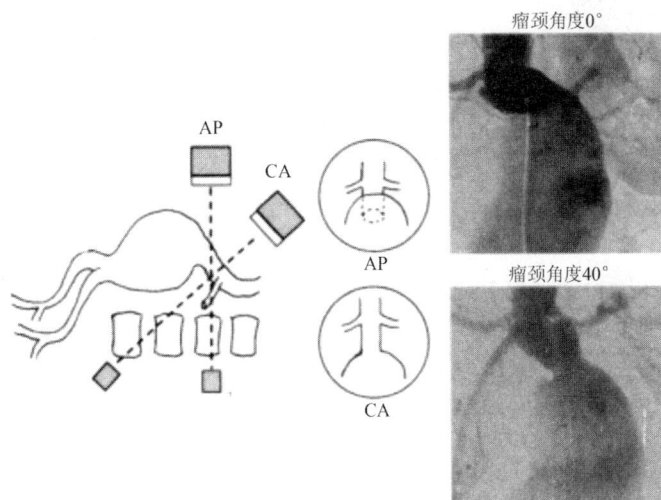

图 14—61　在一个瘤颈有严重前后成角的患者的合适图像增强器位置。如果图像增强器位置放置不正确(如垂直前后入路),可能无法正确评估瘤颈的长度。合适的颅角提供最佳的非缩短的瘤颈视野

（七）对侧分支的放置

对于组合置入物，对侧髂分支的置入也十分重要。应向动脉瘤囊腔置入 7 英寸的鞘管。这有助于拉直髂动脉，以使得朝向主体的插管变得更为可控。一般来说，使用诸如 RIM，Vertebral 或 Bernstein 等单一的弯曲导管已足够。成角导管联合方向导管以促进插管。为了增加对侧插管的成功率，方向导管常置于髂动脉开口附近并远离主体的短侧肢。

通过改变导管的方向及位置，同时通过扭曲导管，对侧通路的插管可用于多种情况。尽管如此，在某些情况下，此方法十分困难且耗费时间。由于进行此操作时很容易忽略时间，导致 C 臂荧光检查器过热，进行此步骤时最好进行计时。如果此步骤花费超过 10min，应尝试更换方法。其他方法包括对侧 up－and－over 技术及肱动脉通路。对于对侧通路，一个弯曲的导管如 SH 或 RIM 导管，被放置于置入物的血流分流器上，同时一个滑导丝被置入囊内，在这里导丝可被圈套而从对侧股动脉通路拉出。如果可以引导此导丝到对侧髂动脉，在髂动脉圈套导丝更为容易。在某些情况下，还可将导丝引入对侧鞘管（图 14－62）。如果术者决定将导丝引入囊内，Microvena 鹅颈圈套器或 Ensnate 有助于导丝的圈套。

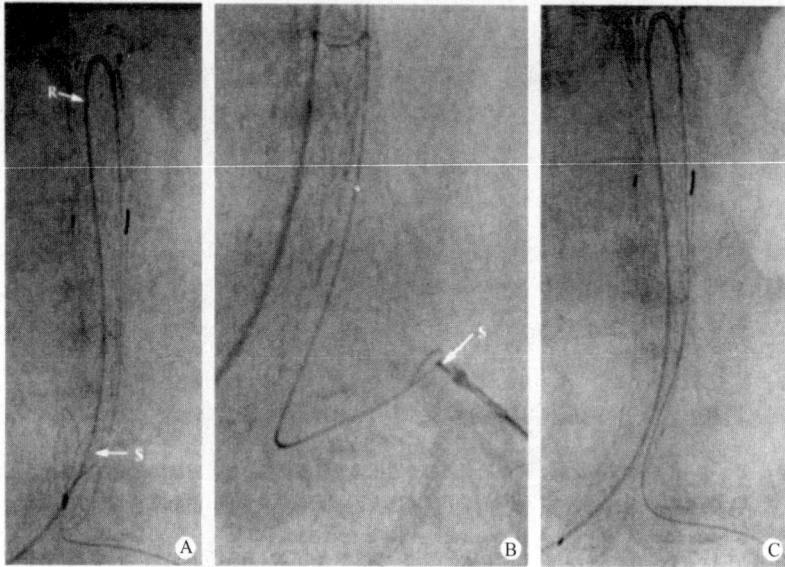

图 14－62　在一个无法从对侧股动脉入路插入短腿到主体的患者应用上翻方法
A. 应用 RIM 导管导丝从同侧进入对侧（R）。B,C:抓捕器（S）从对侧进入，确保导丝在腔内。导丝穿过对侧鞘使管腔形象化

一旦完成插管，应注意确保导丝在置入物内而不是在外面（如在近端支架与主动脉壁之间）。同时，术者需要确认导丝没有穿过支架及置入物材料。通过导丝引入猪尾巴管，然后在近端支架内进行"旋转试验"。如果导管可自由地无阻力旋转，说明导管在置入物内。

下一步为注入对侧分支。需要通过血管造影进行最后的长度及直径的确定。标记的猪尾巴管可用于测量主体短肢到髂内动脉起始部的距离。应注意行对侧斜位造影以明确髂内动脉的开口。同时，由于插入传输系统后血管造影图难以获得，术者应通过短残端及髂内动脉在同一位置进行造影。通过这样造影及在荧光屏上标记两个目标位点或使用路标功能，术者可传输并放置对侧侧肢于预期位置，而不需要移动手术台或成像增强器。在某些情况下，可能无法对短肢插管并放置对侧侧肢。这可能发生在短肢开口阻塞、对侧髂动脉阻塞或远端

主动脉过小而不适合两个侧肢的情况。在这种情况下,可使用 AUI 转换器,建立股股旁路并阻塞对侧髂总动脉(图 14—63)。

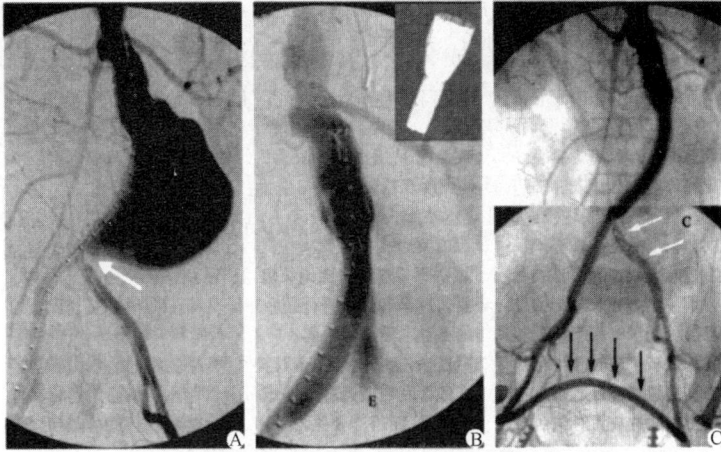

图 14—63 在一个无法放置对侧髂腿的患者应用主单髂转换器

A. 术前造影显示一个巨大腹主动脉瘤且腹主动脉分支处较窄,无法放置(箭头)。B. 因主动脉分支狭窄,无法放置对侧髂腿。C. 放置主单髂支架。股股旁路和弹簧圈栓塞左侧股总动脉,手术完成

当遇到远端着陆区过大的情况时,术者需要使用"bell bottom"技术。该技术通过在远端附着位点放置一个过大的近端扩张套囊来实现。术者需要将先进入的侧肢置于着陆区以上 3~4cm 的地方,因为后进入的过大的支架需要一定的空间以释放(图 14—64)。

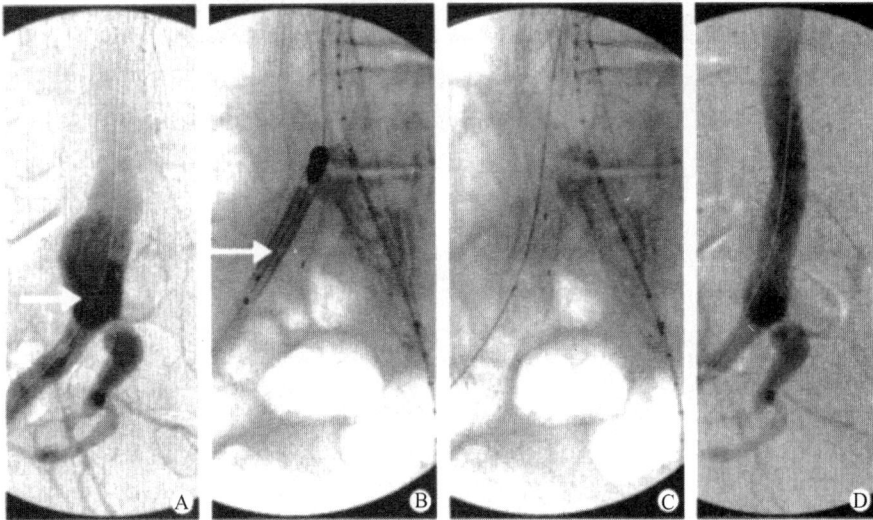

图 14—64 用于治疗大型髂动脉的"bell bottom"技术

A. 选择使用较短的主体置入物以使置入物远端位于髂内动脉上方 3cm 处。箭头指示置入物远端的 1 型内漏。B,C:髂内动脉上方合适大小的近端扩张套管被展开。D. 操作完成后的血管造影显示结果良好

(八)置入物的球囊扩张

尽管所有的支架均是自扩式,仍需要球囊扩张以加固稳定。该技术需要在近端及远端附着点施行。同时,组合部件的接合点也需要扩张。应使用柔性度大的球囊,以避免过高压力扩张导致的置入物及血管损伤。此外,应通过超刚性导丝引入球囊,并在球囊扩张时保持球囊导管稳定。这样做的目的是为了防止球囊在扩张时向下移位,因为这可能使得已放置好的

置入物向远端移位。

(九)操作完成后血管造影

操作完成后血管造影应通过强力的注射器进行。应注意观察晚期及早期成像,以发现潜在的内漏,如小型的1型或3型内漏,或2型及4型内漏(图14-65)。在操作完成后血管造影之后,在置入物主体进行了管腔内超声检查,以辅助发现置入物的皱缩或扭折,这通过常规的血管造影通常无法发现。腔内超声还可很好地发现髂动脉夹层。如果发现了置入物的皱缩或扭折,进一步的球囊扩张有助于改善,而髂动脉夹层则需要置入髂内支架。此后所有的鞘管及导丝都应移出,并对股动脉开口或穿刺口进行连续缝合。对于股动脉过小或存在病变的情况,可对动脉切口进行膜片闭合。

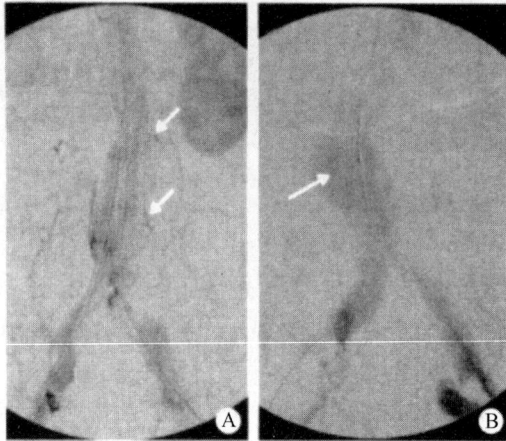

图14-65 操作完成后的延迟血管造影有助于发现各型内漏

A.2型内漏(箭头指示腰血管分支)。B.箭头显示4型内漏持续性地充盈动脉瘤囊

十、腔内介入治疗相关问题的处理

(一)内漏的诊治

内漏分为5种类型。各型内漏的诊治如下文及参见图14-66及图14-67。

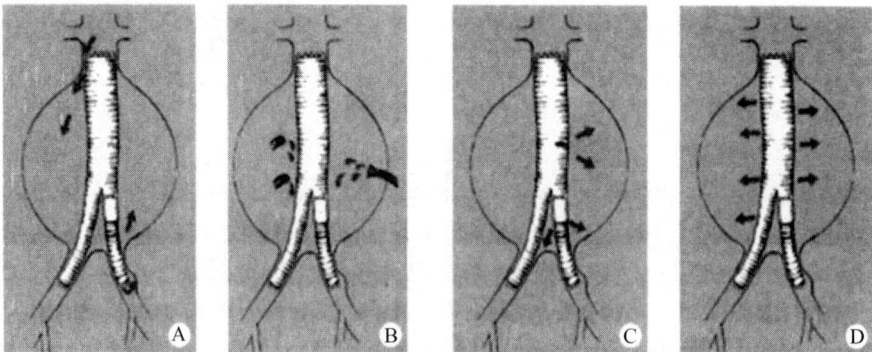

图14-66 各型内漏意图

A.发生在锚定区近端或远端的1型内漏。B.来自通畅的腰动脉、肠系膜下动脉或髂内动脉逆流形成的2型内漏。C.由置入物覆膜缺口、封闭不严或组合置入物部件不吻合形成的3型内漏。D.由置入物覆膜通透性形成的4型内漏

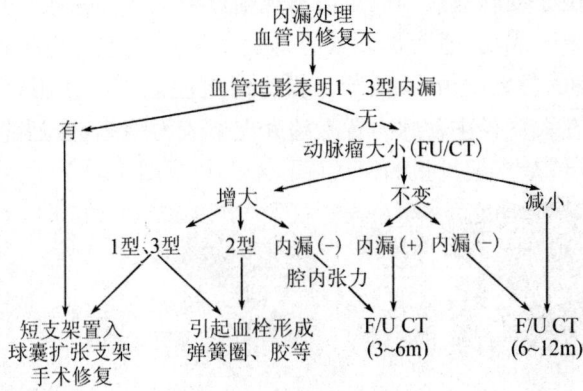

图14—67　各型内漏的治疗总结 BE,球囊扩张支架;EL,内漏

1.1型内漏　1型内漏出现在近端或远端附着点。其原因包括:①所用支架尺寸过小。②贴壁性较差。③瘤颈扩张。④支架折断或分离。⑤患者情况不适合(如动脉瘤瘤颈过短、成角或形状不规则)。如果出现了1型内漏,一般认为需要紧急处理。尽管如此,也有例外。如果内漏渠道直径及长度均较小,其在栓塞后压力会明显减少,因此如果难以处理的话,可不对此进行处理。如果1型内漏出现在置入物很低的位置,可尝试置入一个额外的近端套囊。这需要术者清楚置入物的长度(图14—68)及套囊的长度,因为套囊的远端需要放置在血流分流器的上方。在进行此步操作时,在血流分流器上放置一个弯曲的导管以显示其位置,有助于避免将套囊远端置入同侧侧肢(图14—69)。

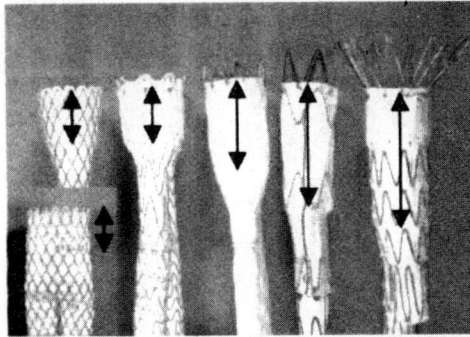

图14—68　近端套管表面的凹陷。每种置入物均有各种长度。置入置入物时应注意置入物长度,以免将远端套管置入髂分支或覆盖肾动脉。箭头显示 AneuRx 扩张套管自置入物的延伸方向

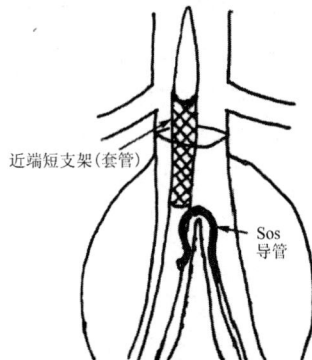

图14—69　置入近端套管时,应在分流器上置入弯曲导管以显示其位置

如果1型内漏是由于动脉瘤瘤颈成角或不规则导致支架无法很好地对位而产生的,可尝试使用球囊扩张。如果不成功,通常需要放置球囊扩张式支架。笔者倾向于使用带有 Maxi LD 球囊或 Bmun 球囊的超大 Palmaz 支架。操作时应注意避免使用打球囊的肩部对髂动脉侧肢进行扩张。由于在大管径主动脉内置入超大支架较为困难,强烈建议在插入支架时在患者体外进行试验,并弄清楚支架扩张的模式(图14—70及图14—71)。

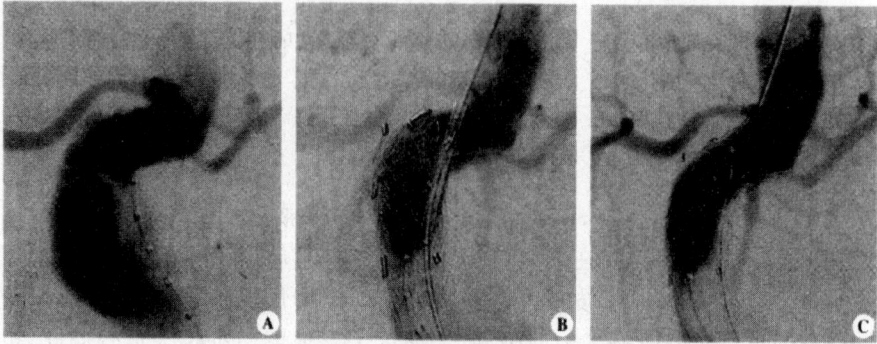

图14—70 由瘤颈严重扭曲造成的1型内漏的治疗

A. 术前造影显示动脉瘤近端瘤颈严重扭曲。B. 严重的瘤颈扭曲使得支架无法贯穿瘤颈,即使使用球囊扩张剂置入额外的主动脉套管,均无法避免1型内漏的发生。C. 在近端支架处置入大型 Palmaz 支架,术后造影显示结果良好

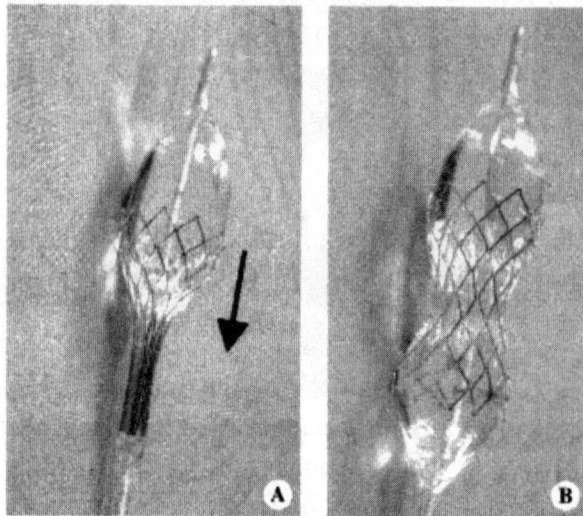

图14—71 大型球囊扩张支架的置入及合适锚定区的重要性

A. 如果支架没有合适地锚定,在球囊扩张时它将会向近端或远端移位。B. 合适的支架置入

远端1型内漏可按照近端1型内漏的方法进行处理(如使用合适尺寸的支架或套囊)。

2.2型内漏 2型内漏是腰动脉或髂内动脉逆向充盈至动脉瘤囊内的结果,它与1型或3型内漏相比,预后较好。因此,其治疗的指征存在争议。尽管如此,多数人认为导致动脉瘤囊扩大的2型内漏应进行处理。治疗选择包括经动脉栓塞、经腰栓塞以及腹腔镜下或开放手术进行相关血管结扎。笔者推荐进行经腰通道,因为其成功率高且损伤小。

经腰通路在患者俯卧位的情况下进行。使用荧光透视引导,患者的各种骨性标志,如腰脊、髂嵴,以及置入物可在患者皮肤表面标记。与骨性标志相关的内漏病灶也应在体外标记。

　　ATLA针用于经皮穿刺至动脉瘤囊内。穿刺部位应在中线外旁开4指的宽度处,同时穿刺针应向内朝向动脉瘤囊。如果内漏病灶无法通过该穿刺针建立通道,这时应向动脉瘤囊内置入鞘管,以使用合适方向的导管。一旦导管置入内漏病灶,应放置足够数量的线圈以扰乱内流及外流血管的交通(图14-72)。不需要选择性栓塞每一条供给血管。

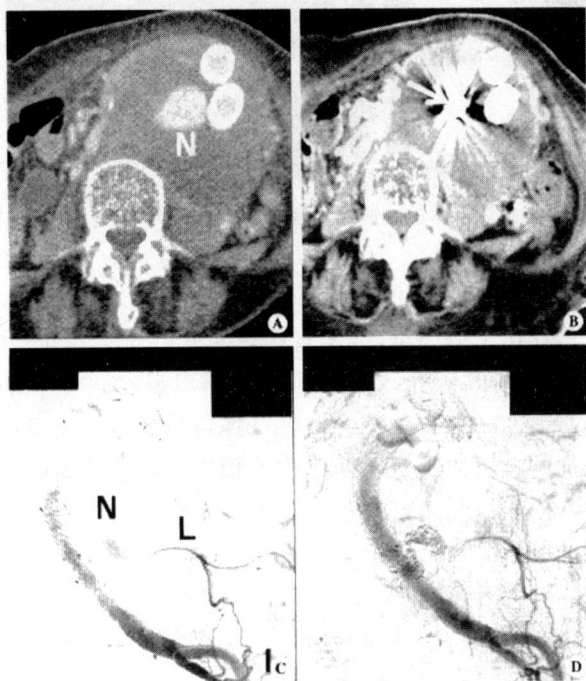

图14-72　A.CT扫描显示明显的2型内漏。B.术前血管造影显示起源于髂内动脉及腰动脉的2型内漏。C.术后血管CT造影,箭头所示钢圈位于病灶内。D.术后血管造影,栓塞使得囊内2型内漏减少

　　3.3型内漏　3型内漏是由于分支分离或面料破损导致。根据内漏的部分,放置额外的套囊效果较好。如果内漏位于血流分流器附近,套囊将难以放置,这时可考虑进行外科或AUI处理。

　　4.4型内漏　此型内漏是由于面料的孔度造成的,常见于使用薄壁Dacron面料后。目前对4型内漏的治疗仍存在争议。多数人认为动脉瘤囊会自然地栓塞而不会继发任何临床后遗症。治疗4型内漏的选择包括在置入物内使用套箍(即cuff)。如果内漏距离血流分流器较近,将无法进行封闭。在这种情况下,如果选择开放手术治疗,则建议择期进行,因为在腔内治疗的同时进行开放手术具有更高的并发症发生率。

　　5.5型内漏(内张力)　内张力(如5型内漏)是指无明显内漏情况下的内囊(例如,介于主动脉置入物与血管之间的空隙)压力升高,可在延迟对比CT扫描中观察到。关于内张力的确切病因及自然演变过程尚不清楚,因此尚无有效的处理方法。内张力的可能原因包括漏诊的内漏、已栓塞的内漏、水囊瘤、感染、高渗透压导致的液体积聚以及进入置入物和血流(图14-73)。

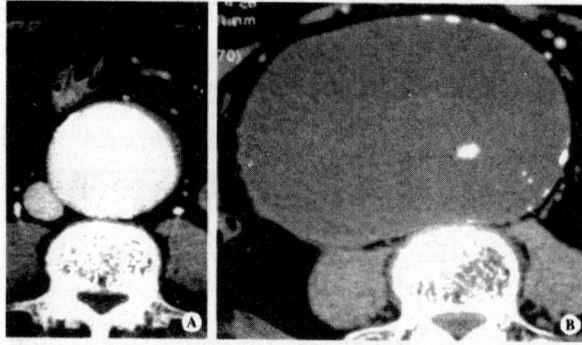

图 14-73　A,B:内压增高示意图。术前动脉瘤直径为 5.5cm,3 年后在无明显内漏情况下扩增为 16cm

（二）髂动脉损伤

由于更为小型、具有弹性的设备的发展,通道血管发生夹层及穿孔的发生率逐渐减少。一旦损伤的诊断确立,治疗将十分简单,但术者很容易忽略此并发症。当进行了介入完成后动脉造影后,股血管通常被夹闭,因此,髂外动脉变得难以观察。这种情况下建议在夹闭前移出导丝并向髂外动脉内置入 5～7 英寸鞘管以进行逆行造影。一旦发现了夹层,只要导丝仍在通路内,立即置入合适的自扩式支架有助于改善预后。对于髂动脉穿孔,建议置入覆膜支架。当术者在准备覆膜支架时,应注意使用合适的球囊暂时封堵破口。因为其易用性、高弹性及型号规格多样,Viabahn 或 Wallgraft 均是不错的选择(图 14-74)。

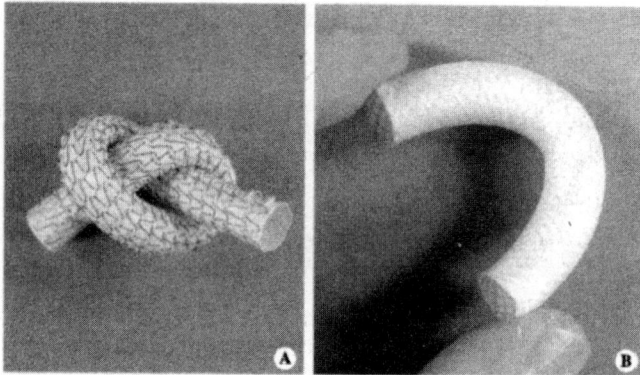

图 14-74　覆膜支架

A. Viabahn endoprosthesis。B. Wallgraft

（三）栓塞

栓塞可在介入操作的任何步骤发生。其最常发生于下肢血管,但也可见于脏器、肾脏及髂内动脉。由于栓塞的治疗十分困难,其预防显得尤为重要。建议轻柔地进行介入操作,同时注意避开近端瘤颈或远端胸主动脉段的附壁血栓。对比术前及术后的下肢动脉搏动对于发现下肢动脉栓塞十分重要。如果怀疑下肢动脉存在栓塞,应进行下肢血管造影明确,并在患者离开手术室前进行相应的处理。

（四）腔内置入物分支扭曲

扭曲可因为之前存在的髂动脉扭曲或狭窄引起,同时它也可由主动脉远端过小而引起。这种情况下,建议置入自扩式或球囊扩张式支架。如果扭曲是由主动脉远端过小引起,应在置入物内进行 K 型血管成形术。对于某些病例,由于血管造影只提供单层面图像,置入物扭曲的诊断十分困难。这时,使用血管内超声将有助于诊断。或者,术者还可在股动脉夹闭且外流重建后进行撤出压力梯度试验。

十一、晚期失败

腔内治疗可以多种形式失败,急性期治疗后的成功并不能让成功长期维持。出于此原因,对低危且适合进行开放手术治疗的患者是否应进行腔内治疗尚存在争议。由于腔内治疗后的患者常常需要再次进行手术,且持续存在破裂风险,应对其终生随访。除了定期的体格检查外,常使用多种影像学组合进行监测,包括 CT 联合静脉造影剂增强,MRA 或 MRI,KUB 放射造影以及多普勒超声造影。如果发现腔内治疗失败,应进行血管造影。

尽管晚期置入物失败及内漏被认为是腔内治疗的要害,值得注意的是,大部分腔内治疗后失败可通过腔内治疗处理,而不应视为临床失败。例如,Arko 等显示开放手术的总体动脉瘤相关死亡为腔内治疗的 7 倍。这与腔内治疗较低的围手术期死亡率相关,同时腔内治疗后再次进行手术的预后也较好。

十二、展望

从以往经验已知,近端支架的移位是腔内治疗后最严重的失败,且其难以处理。AptusEndoStapling 置入物正是为了防止此严重的并发症而发展起来的。置入物的主体并不含有不必要的支架,且置入物的固定几乎完全依赖内钉设备,它如同外科缝合一般,将置入物与主动脉的全部 3 层结构缝合在一起。传送系统的小型化同样得到进展。Cordis 正在研发一种可通过 13 英寸鞘管(外径)传送的置入物。该置入物具有完全通过经皮途径传送的潜能而不需要血管切开。此外,诸如髂动脉夹层或破裂等并发症将由于传送系统型号的减小而大大减少。

如前所述,腔内治疗的开展受到多种解剖因素的限制。其中近端瘤颈过短是最为常见的限制因素。带窗的或分叉置入物已被研发以解决近端瘤颈过短或看不见的情况(如肾旁腹主动脉瘤或胸腹主动脉瘤)。

腔内治疗的一个缺点是患者需要终生进行放射线成像监测。不应低估患者终生进行放射造影的放射及造影剂累积剂量所带来的不良反应。为了解决此问题,发明了无线压力传感器。该传感器可在置入置入物时置入置入物外侧的囊内。通过监测囊内压力,可减少患者进行放射造影的次数,同时因为可更频繁地测量囊内压力,有助于早期发现致命的失败。

尽管破裂腹主动脉瘤患者的转运、麻醉、术后监护有了很大的进步,其外科手术死亡率在近 4 个世纪仍无明显改善,仍高达 40%~50%。因此,对于其诊治仍有很大的空间。对于此类患者,腔内治疗的选择显而易见,但仍有许多技术及逻辑上的问题。为了克服这些问题,笔者总结了如下特征的要点:①保持患者在可接受范围内的低血压。②使用胸段阻塞球囊。③使用同规格且适合大部分解剖条件的置入物。以笔者有限的经验估计,对于未经选择过的腹主动脉瘤破裂患者,进行腔内治疗后的病死率为 8%,这与开放手术相比具有显著提高。

(刘军伟)

第五节 胸主动脉瘤血管腔内治疗

与传统的开放手术相比,使用腔内支架技术极大地改善了降主动脉瘤(TAA)患者的治疗效果。其严重的并发症(如截瘫等)在腔内支架治疗时的发病率较在传统的开放性手术明显下降(3% vs 15%),病死率也显著下降。然而,应用腔内支架治疗而产生的一系列新并发症,也在一定程度上阻止了该治疗方法的进一步推广。尽管如此,笔者认为,这些新并发症是可以通过细心的患者选择、详细的操作前计划以及进行操作时关注各个细节而避免。

最近,在美国开始临床应用的有 3 种新的覆膜支架,每一种支架有其与输送系统相关的特点。许多医生认为降主动脉是无分支的管道,使用覆膜支架治疗降主动脉瘤较治疗肾下腹主动脉瘤要更为简单,但是在通过 FDA 认证时,胸主动脉支架明显滞后于腹主动脉支架。本节主要总结了应用覆膜支架治疗降主动脉瘤的基本原则,重点指出使用技巧及避免常见失误,并不对各种支架使用的技术步骤进行详述。

一、动脉入路

在覆膜支架治疗降主动脉瘤时,必须选择管径足够大的血管以放入大直径的支架,因此,如何选择动脉入路是主要的技术难关(图 14-75)。最常见的并发症是在髂动脉置入导管鞘,放置覆膜支架时发生髂动脉损伤或血栓形成,其发生率在美国一项有关胸主动脉支架的多中心Ⅱ期研究中为 14%,而Ⅲ期研究中的发生率为 6%。这些并发症常见于使用 24 英寸导管鞘时,患者髂动脉直径不够大。髂动脉管径过小、钙化以及血管迂曲等都会增加髂动脉夹层或破裂发生的概率。因此,在设定手术方案前,必须进行包含股动脉的 CT 扫描,增强与非增强的 CT 扫描有助于对股总动脉以及髂动脉的最小直径及钙化程度进行测量与估计(图 14-76),而使用 CT 三维重建或传统的血管造影,对血管的迂曲将会有更佳的评估(图 14-77),使用传统血管造影结合 CT 结果进行血管评估更为有效。

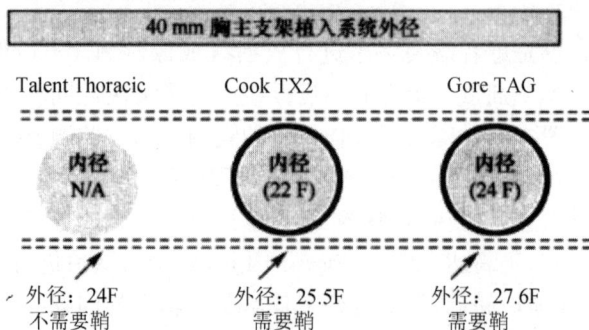

图 14-75 使用胸主动脉覆膜支架需要大管径的导管鞘

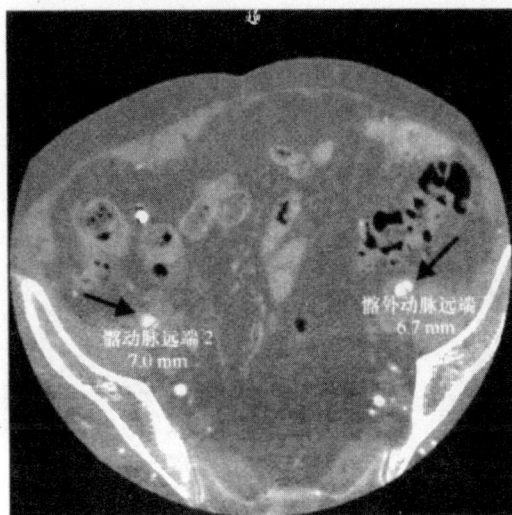

图 14-76　利用 CT 扫描测量髂外动脉直径图

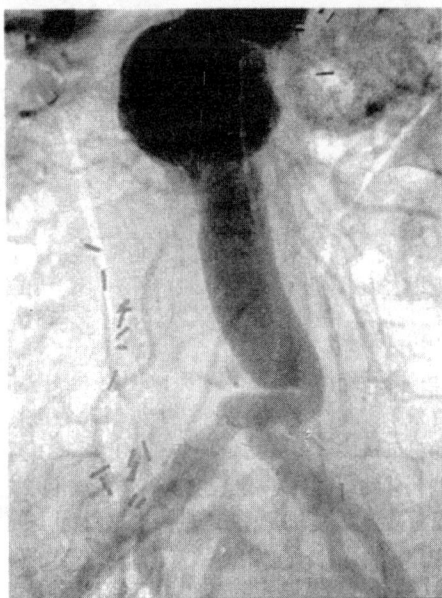

图 14-77　腹主动脉与髂动脉诊断性血管造影显示明显的髂支迂曲

　　在进行操作时,必须在透视下连续观察导管鞘进入主动脉,而使用导丝指引导管鞘(如 Lunderquist 或 Meier)的进入,会使操作更为顺利。如果在置入导管鞘时遇到阻力而强行进入,很容易导致髂动脉撕裂。另一方面,对髂动脉的重大损伤常常发生在拔出导管鞘的时候(图 14-78)。当取出导管鞘时遇到阻力,可以暴露髂动脉以观察套管位置,或者从有足够管径的髂动脉侧支——股动脉取出(12 英寸),同时准备主动脉阻塞球囊(如 Reliant 或 Coda)以在必要时控制主动脉出血。在发生髂动脉损伤而未能及时进行修复时,可先不取出导丝,利用导丝重新置入导管鞘和扩张器可充当暂时的填塞压迫作用。

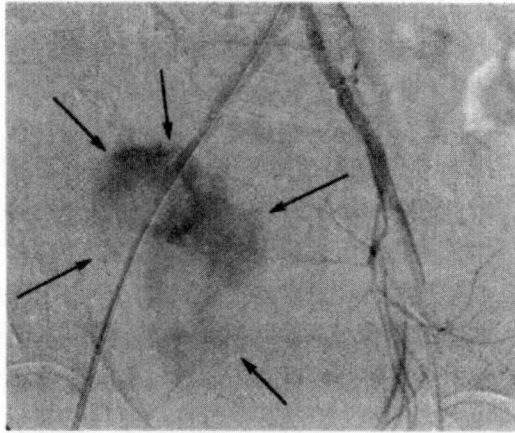

图 14-78　导管鞘取出后有髂外动脉破裂

在导管鞘取出时,术者可能会发现管端上带有部分血管内膜瓣,在这种情况下关闭股动脉切口后,应利用对侧股动脉或肱动脉进行完整的盆腔动脉造影,以早期发现髂动脉假性动脉瘤,而避免术后迟发型髂动脉破裂(图 14-79)。在必须使用两个或两个以上的覆膜内支架的病例中,应该应用更长的套管,以避免置入支架对髂股动脉的反复损伤。

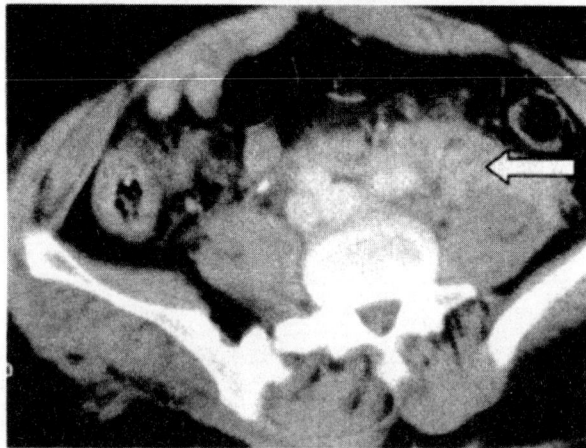

图 14-79　由于髂动脉假性动脉瘤未被发现而出现破裂导致迟发型腹膜后血肿

二、导管的使用

在临床实践上,医生常常会使用导管处理不理想的动脉通路。在 TAG 临床记录(1999年 1 月)中,15％的患者都曾应用导管置入主髂动脉以改善动脉通路。术中,先选择左髂总动脉左胁腹处切开,缝合一直径 10mm 的涤纶导管以端对侧缝合,并从下腹部导出,通过导管可以轻易地使输送系统进入髂总动脉。而夹闭导管的远端亦可以有效地控制出血。该技术让术者可以在导管上做出与导管鞘直径一致的切口,而导管与脐静脉建立回流可以减少置入导管鞘后的失血。完成手术后,笔者常常把导管转为髂股动脉分流,以备于将来延期介入手术时的需要。

髂总动脉直径不足的病例不多,而在这些病例中,笔者需要对主动脉直接连接导管。根据笔者的经验,这通常只在年轻且有创伤性胸主动脉假性动脉瘤而髂动脉细小的患者才需要应用。

三、输送系统以及锚定

尽管降主动脉瘤的位置有所不同,临床上常规使用超硬导丝前端靠紧主动脉瓣,以便于输送系统的置入。一旦导丝的位置在透视下被确定,需要固定手术台,并把导丝尾端在手术台上位置标记。由于胸主动脉覆膜支架可有 20cm 长,而限制于各手术室影像系统规格差异,单个影像透视可能不能完全捕捉到操作的过程。如一长 20cm 的覆膜支架必须马上置入腹腔干近端,而这一覆膜支架的近端可能并不能在操作中获得透视观察;此时,固定导丝的位置可以防止由于无法观察而导致的不可逆转的导丝远端移位。一方面,支架近端脱离导丝可能导致支架在血管瘤内返折以及随后导丝无法穿出支架进行修整。图 14—80 显示了第一个胸主动脉覆膜支架的置入,由于导丝没有固定至该点,导致支架近端在血管瘤内返折。另一方面,保持透视观察整个操作过程也是保证操作成功的关键。任何时候均不建议在无提前观察下对支架进行移动。

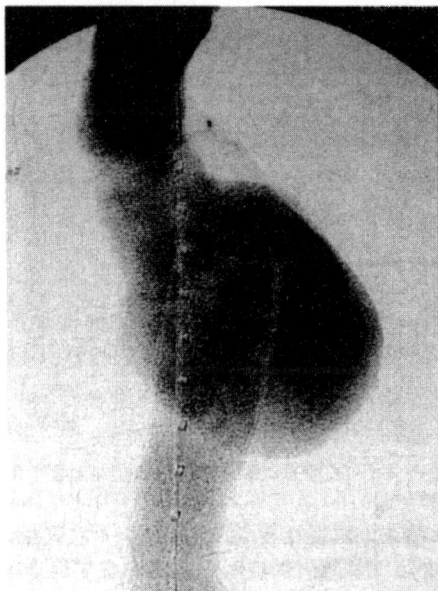

图 14—80　保持导丝位置直至第二个血管支架的置入以防止第一个血管支架移位至血管瘤

四、输送系统的置入

某些情况下,降主动脉的急性痉挛可妨碍置入输送系统到达所需的位置。临床上有多种方法可以帮助解决,例如可以使用超硬导丝(如 Lunderquist),将其放置在一尽可能近的近端位置(如主动脉根部)以帮助置入;也可以使用另一条超硬导丝从对侧的股动脉进入,帮助纠正胸主动脉的形态;如果上述方法均不成功,使用"肱股动脉"导丝可以解决降主动脉对导丝的阻力作用("body—floss"技术)。而笔者倾向于选择通过经皮穿刺作左侧动脉置入导管鞘。尽管右侧肱动脉入口可能因为在术者的同一边而操作得更为方便,但由于导丝必须穿过右颈总动脉而导致大脑前半球缺血的发生率上升。因此,笔者尝试从肱动脉入口,引导导丝进入胸降主动脉而非升主动脉,从而降低脑血管意外的发生。在主动脉弓异常的病情更为复杂的患者,可以选择 Sos 或 Cobm2 导管引导导丝从锁骨下动脉至降主动脉。当导丝被捕获并穿出髂股动脉入口时,使用 6 英寸 Pinnacle 的导管鞘从左肱动脉置入并置于锁骨下—主动脉交界处。而外在的导丝则通过从髂股动脉入口的肱股交换导管而换成 Lunderquist 导丝。使用 6 英寸 Pinnacle 导管鞘置于锁骨下－主动脉交界处是为了防止在操作过程中,对锁骨下－主动脉交界处的切割和撕裂。上述技术可将输送系统置于一严重迂曲的胸降主动脉而导丝不发生返折。如果手术计划必须将左锁骨下动脉覆盖,则应选择右肱动脉入路。某些情况下,从髂股动脉入路对左锁骨下动脉进行选择性插管,并把超硬导丝置入左肱动脉,已经可以提供足够的帮助将输送系统置于严重迂曲的降主动脉。

五、内支架的固定

一旦选好了内支架的直径及长度,内支架置入的预定封堵区域远近端都必须进行详细的影像学检查,内支架过小或过大都可能导致支架的破裂、内漏、内折以及压陷。因此,笔者建议严格遵守操作指南的规定(临床上 7%～18% 内支架直径过大)。

在以下的情况中,可能需要应用多个支架:

①预定封堵区域长度(动脉瘤总长度)超过单个支架的长度。

②近端与远端的直径不一致,且不能被同一个支架的直径范围所覆盖。

③如果内漏可见并需要治疗。如果所需治疗的长度小于 10cm,近端和远端的直径必须能被同一个支架的直径范围所覆盖,因为使用的支架的最小长度为 10cm。另一方面,尽量不要把相似直径的内支架重叠放置,笔者发现该操作与后期的支架移位以及Ⅲ型内漏的发生有着密切的关系。当使用多个支架时(图 14－81),应先置入小直径的支架,并把较大直径的支架内重叠于小支架中。一般选择两支架相差 1～2 个直径单位,且两支架的重合长度最少为5cm(图 14－81C)。如果选用 3 个支架,先置入近端与远端的两个支架并以球囊撑开,最后在两支架之间的间隙置入一较大直径的支架(图 14－82A～D)。

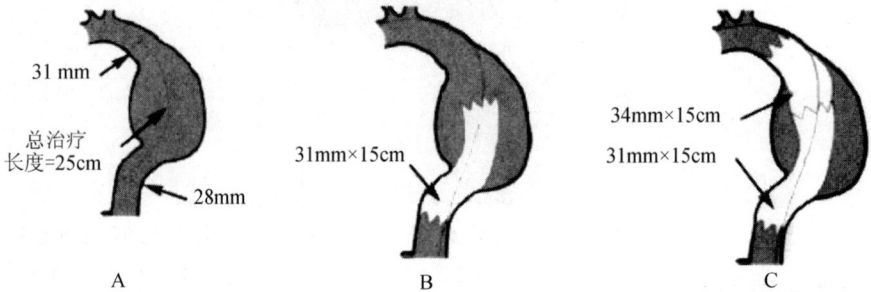

图 14－81　A. 使用两个重叠的支架治疗胸主动脉血管瘤。B. 先置入小直径支架。C. 后置入大直径支架且与前一支架有至少 5cm 的重叠区域

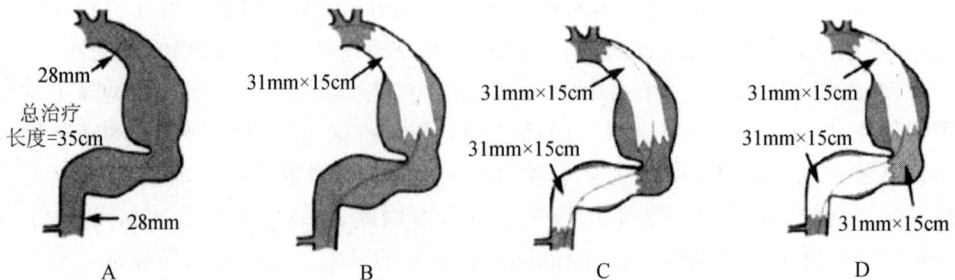

图 14－82　A. 使用 3 个支架治疗胸主动脉血管瘤。B. 先置入近端支架。C. 再置入远端支架。D. 置入大直径支架并连接前两支架

　　值得注意的是,预定封堵区域的远端与近端必须留有至少 2cm 作为缝合,以防止支架的移位。在近端固定区中,由于主动脉弓的弯曲,测流预留长度最好以小弯侧为标准。如果选用大弯侧进行测量,则可能导致近端缝合的位置不足。

　　置入支架时,应先把支架向预定封堵区域近端推进,超出预定封堵区域后再往回牵拉支架,从而释放输送支架的前推力以防止移位。在固定支架前,应再进行一次的血管造影以帮助确定位置。此时的平均血压应控制于 70mmHg 以下,以防止支架固定过程中的移位。当使用一较大管径的支架且需要固定于一个非常近心端的位置时,可以使用腺苷诱导心肌停搏,以防止支架向远端移位。使用不同的材料可能需要在固定技术中进行轻微的改动,而严格遵循每一种材料的使用指南有助于防止支架相关性并发症的发生。一般情况下,锁骨下动脉是可以被封堵的,而在以下几种情况下则应避免封堵锁骨下动脉。

　　①曾应用左乳内动脉进行冠状动脉搭桥。

　　②明显的单一左椎动脉供血(图 14-83)。

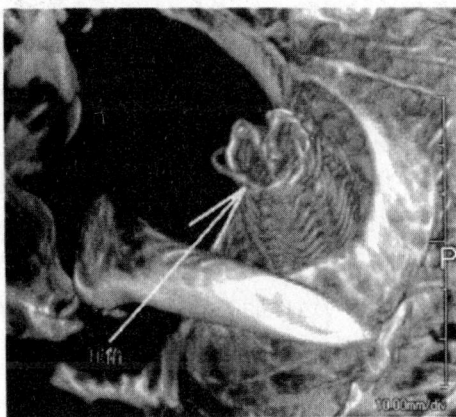

图 14-83　由于使用过大直径(超出血管直径 30%)的支架导致胸主动脉支架压陷

　　③左椎动脉支架从主动脉弓分支(图 14-84)。

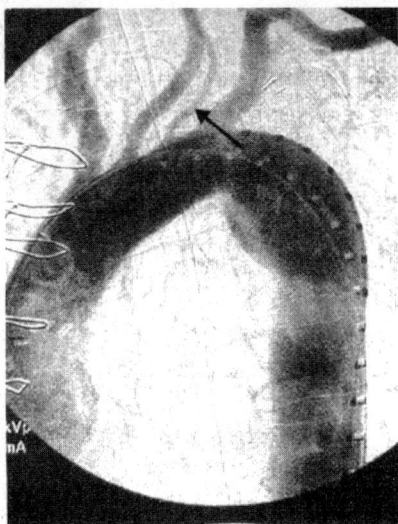

图 14-84　左椎动脉直接从主动脉弓变异开口

　　④对侧锁骨下动脉或潜在的动脉闭塞及硬化。

⑤已知的左肱动脉闭塞。

⑥左椎动脉在大脑后动脉处开口。在准备进行锁骨下动脉封堵的患者中，笔者为了防止椎基底动脉卒中，必须了解左椎动脉情况而需进行头颈 CT 或 MR 的血管造影。而在需进行紧急手术的病例中，可以在术中对左锁骨下动脉及左椎动脉进行 CT 或 MR 的血管造影。在确实不能进行锁骨下动脉封堵的病例中，可以结扎锁骨下动脉近端并建立颈—锁骨下动脉搭桥或锁骨下动脉移位重建术。一些患者的腹腔干紧邻封堵区域的远端，则必须对腹腔干动脉开口进行详细的影像学检查，而这最好在侧位下进行。同样的，支架应先稍微超过预订封堵区域，再往回牵拉至预定区域。若远端明显成角，则可能导致置入过程中近端支架的移位，并需要置入第二个支架。

六、球囊成形

在胸主动脉覆膜支架的案例中，并不建议进行常规的球囊扩张成形，特别是在近端锚定区域，因为这可能增加脑血管意外的风险。笔者只在进行血管造影后，对有内漏以及支架扩张不全的病例中使用球囊扩张成形。若使用标准球囊，其平均血压必须控制在 70mmHg 以下，以防止支架向远端移位。由于 TAG 支架系统使用三叶球囊，该球囊扩张时血流可以从叶间流过，从而防止了支架的移位（图 14－85）。使用该系统时，应先扩张远端颈以固定支架。并将三叶球囊扭转 60°后再次扩张，以保证全管腔的接触。在支架的近端进行同样的操作。在使用多个支架时，应注重对重叠区域的扩张成形。而保持球囊持续的推进压力可以防止支架的远端移位。笔者认为，在某些区域，如紧邻做颈总动脉的近端锚定区，尤其在有主动脉弓病变的患者中不应使用球囊扩张，因为这可能将近端的栓子碎片释放而发生栓塞性卒中。不过，当患者出现较大的 1 型内漏时，则不受上述的限制。在进行裸支架近端置入以及有主动脉夹层的病例中，笔者同样认为应避免球囊扩张。

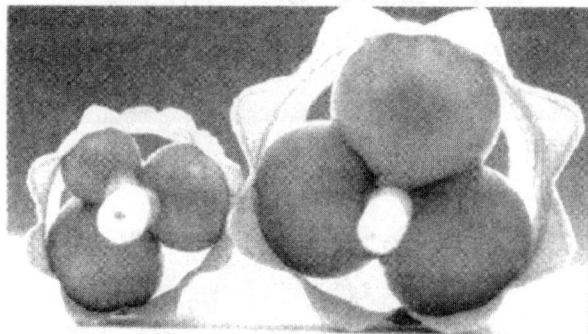

图 14－85　在胸主动脉支架内的扩张的三叶球囊，在球囊扩张时血流可继续通过，从而降低支架向远端移位的可能

随着胸主动脉覆膜支架的技术创新以及外科医生手术技术的积累，胸主动脉疾病介入治疗的效果也在不断提高，而这使得不少患者可以在术后第二天就可以出院。然而主要与动脉入路相关的并发症仍然需要我们的重视，而大部分的并发症都可因为术前详细的计划以及对术中操作细节的注意而得到避免与解决。

（刘军伟）

第六节　肾动脉介入治疗

一、指征和关键试验

(一)肾动脉狭窄的自然病程

据估计,在高血压患者中肾动脉狭窄的发病率为1%～5%;然而,血管造影则提示这种发病率可能被低估了。在患有外周动脉粥样硬化性疾病的患者中,肾动脉狭窄的发病率可能高达30%～40%。

血管纤维肌性发育不良和动脉粥样硬化是肾动脉狭窄最重要的两种病因。血管纤维肌性发育不良在肾动脉狭窄患者中约占10%,主要发生于年轻女性(年龄<50岁),在血管造影中表现为典型的"串珠样改变"(图14-86)。年轻女性新近发生的急进性高血压或者对抗高血压治疗不敏感时,提示血管纤维肌性发育不良的诊断。

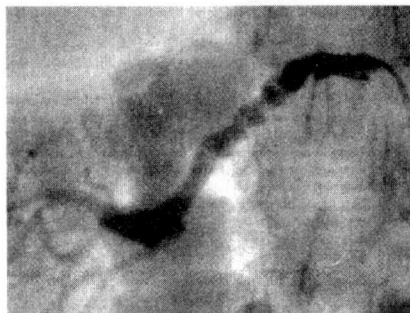

图14-86　一例40岁女性患者右肾动脉造影显示管腔"串珠样"改变,诊断为血管纤维肌性发育不良

动脉粥样硬化约占肾动脉狭窄患者的90%,主要见于有血管危险因素的老年人(年龄>50岁)。这些患者没有明显的性别差异,可能有不同的表现:包括难治性或急进性高血压,肾功能进行性恶化,血管紧张素转化酶抑制剂(ACEI)所致的肾衰竭,一过性肺水肿,或者在进行其他检查时偶然发现。

肾动脉狭窄的自然病程在很大程度上取决于病因。纤维肌性发育不良可能发生于血管的内膜、中膜或外膜,其中中膜病变占绝大多数(大约90%)。1/3的中膜纤维肌性发育不良表现为进行性狭窄;但是极少发展至完全闭塞。与之相反,动脉粥样硬化性肾动脉狭窄是一种进展性疾病,并可最终发展至血管闭塞。一项研究发现,在肾动脉的初始狭窄度<60%的患者中,每年约有20%的患者发展为更严重的病变(狭窄度>60%)。在肾动脉的初始狭窄度>60%的患者中,约有5%和11%的患者在1年及2年内发展为完全闭塞;然而,这些研究均未能揭示肾动脉狭窄的严重程度与肾功能之间的关系。如果没有造成肾功能不全,肾动脉狭窄可能不会被发现。从根本上说,肾脏需要供血来保持正常的肾功能,所以,可以绝对地说,严重的肾动脉狭窄或闭塞会导致肾功能丧失。

为什么肾动脉狭窄的程度与肾功能之间的关系很难确定呢? 很明显,除了肾动脉狭窄之外,还有其他因素影响肾功能。有一些是与肾动脉狭窄相关的,包括病程长短、粥样栓子、对侧肾脏高血压性肾硬化、肾素-血管紧张素系统的激活,以及狭窄的特点(包括病变的长度,最小的管腔直径等)及其对肾脏血流和肾内压的影响。此外,其他一些因素如原发性高血压、糖尿病、合并用药、全身性动脉粥样硬化的程度以及年龄,都会对肾功能有一定的影响。

（二）肾动脉重建

一项早先的非随机对照研究认为,严重的肾动脉狭窄可从外科手术血管重建中获益;但是外科治疗的围手术期并发症发生率和病死率较高。大多数肾动脉狭窄患者合并其他血管系统的病变,使得他们的手术风险高,因此,经皮腔内肾动脉成形术(PTRA)成为一个有吸引力的替代方法,尤其是外科手术治疗与PTRA直接比较起来效果相当。回顾性研究表明PTRA有助于血压控制及抗高血压药物的减量。然而,PTRA在病变累及肾动脉开口的患者中有较高的再狭窄率,80%～85%的动脉粥样硬化性肾动脉狭窄都发生在开口部位。随着支架的出现,血管腔内成形的这个问题将可能得到解决。

Rees等报告,采用Palmaz®支架治疗开口病变有96%的技术成功率,更重要的是,两者相比支架治疗表现出优于单纯PTRA的效果。基于这些理由,支架治疗成为肾动脉开口部位动脉粥样硬化性病变的主要治疗方式。

经皮肾动脉重建的数据支持肾动脉重建的首要目标是控制难治性高血压及保持或改善肾功能(表14-9)。

表14-9　经皮肾动脉血管重建的指征

难治性高血压	严重的双侧肾动脉狭窄
需使用≥3种抗高血压药物并且是最大剂量	严重的单侧肾动脉狭窄
肾动脉纤维肌性发育不良所致的显著高血压	有受累肾脏滤过减低的证据
血管紧张素转化酶抑制剂所致的急性肾衰竭	对侧肾脏超滤(如单侧化)
未控制的高血压所致的复发性一过性肺水肿	亚急性肾衰竭(<6个月)
孤立肾的严重肾动脉狭窄	尤其是当肌酐<3.0mg/dl并且肾脏长径≥9cm

普遍的共识是,PTRA或支架治疗对前述双侧肾动脉狭窄的患者有益,而对于单侧肾动脉狭窄,采用PTRA或支架治疗的指征仍存在许多争议。

有3个随机对比临床试验比较了球囊扩张和药物治疗的效果,两治疗组比较血压的控制和血肌酐改变没有差异;然而,在3组试验中都发现血管成形术后患者所需的抗高血压药物减少。治疗方式的频繁变换(如从药物治疗改为血管成形治疗)、患者的数目较少、血管狭窄的程度不显著以及没有采用支架治疗,限制了这些试验的意义。新近进行的肾动脉狭窄的血管成形及支架治疗(ASTRAL)试验是第一个随机对照试验,该试验对比了当前运用支架行肾动脉重建并加上最佳药物治疗与单纯采用最佳药物治疗之间的差异。该试验共收集了806例诊断为肾动脉狭窄的患者,并且医生对他们是否能从肾动脉血管重建中获益并不确定。研究的主要终点是随着时间改变的肾功能变化,计算方法是采用血肌酐浓度的倒数。结果显示两组患者之间没有显著的差异。同样,对预先设定的次要终点包括血压的控制、距离发生第一次肾性事件的时间、距离第一次发生大的心血管事件的时间以及病死率等的比较,两组之间也没有显著的差异。这个试验受到了肾血管重建倡导者们的强烈批评。最主要的批评在于该试验在选择患者进行肾血管重建时手术指征不确定,这使得肾血管重建的临床获益很难显现出来。试验选择的主要终点—肾功能下降程度也存在问题,因为该试验25%的患者肾功能正常,且还有15%的患者肾功能接近正常。该试验中相当大比例的患者没有显著的狭窄,40%的患者肾动脉狭窄程度≤70%。由于该试验没有一个核心实验室,这可能出现肾动脉重建的临床获益被低估的情况。最后,该试验中介入治疗的术者能力也是有疑问的,因为它的主要并发症的发生率为 9%，而同期其他关于支架肾动脉重建的文献报道为 2%。由于这些原因，公平地说，ASTRAL 试验的主要发现是常规的肾动脉重建不能用于没有明确指征的患者。正在进行的"肾动脉粥样硬化性损害的心血管结果试验（CORAL）"提出了一些 ASTRAL 试验的缺陷，并可能在将来确定肾动脉血管重建在肾动脉狭窄治疗中的作用。

二、患者的选择

由于缺乏明确的随机对照试验数据来指引肾动脉狭窄患者治疗方式的选择，介入医生必须评估每一位患者是否适合于肾动脉重建。对每一位患者必须问两个基本的问题：①患者的临床症状是否是由肾动脉狭窄引起的？②根据患者的情况，是否能从肾动脉重建中获益？对患者强调其临床症状可能是由肾动脉狭窄引起的，但并不一定能从肾动脉重建中获益非常重要。例如，患者可能由于严重的肾动脉狭窄导致肾严重缺血而致肾萎缩。如果血管重建的目的是为了恢复肾功能，那么血管重建对肾脏萎缩的患者可能不会提供任何益处，这种患者应该采取药物治疗。

为了回答这两个关键问题，需要综合分析患者的各种资料，包括病史和体格检查、血肌酐浓度（包括血肌酐浓度的变化趋势）、尿蛋白以及影像学资料。拥有明确的临床指征是非常重要的。如果一个年轻的女性被诊断为血管纤维肌性发育不良所致的肾动脉狭窄，那么行肾动脉血管重建的指征就是高血压。同样，对于肾动脉粥样硬化所致的肾动脉狭窄患者，进行肾动脉重建的临床指征包括难治性高血压、血管紧张素转化酶抑制剂所致的肾衰竭、伴随高血压出现的复发性一过性肺水肿、原因不明的高钾血症、亚急性起病（如 6 个月）的肾功能不全或者偶然发现的肾脏体积的缩小。

血浆肌酐浓度是动脉粥样硬化性肾动脉狭窄患者需要检查的一个重要指标。如前所述，患者从肾动脉重建中获益是指能改善或者保持肾功能，包括新近的肾功能恶化。肾功能恶化的速度越快（假定没有其他的病因），肾动脉重建后肾功能恢复的可能性越大。在一段时间内，肾功能有显著波动的患者则很难恢复，因为导致肾功能波动的原因可能不是肾动脉狭窄。然而，需要认识到血肌酐作为肾功能的一个标志是有缺陷的，特别是对单侧肾动脉狭窄的患者。在这种患者中，因为是一侧肾受累，对侧肾往往出现超滤，尽管受累的肾脏已有显著的损害，而血肌酐浓度却在一个相对正常的范围。

尿蛋白浓度是评估肾实质功能的一个粗略的指标。尿蛋白浓度 >1g/24h 提示显著的肾实质损害，并且预示肾动脉血管重建可能难以获得满意的临床效果。

影像学数据可能来自纯粹的解剖学测量（如 CT 或磁共振血管造影）或来自超声，后者可同时提供解剖学和功能学数据。从解剖上评估肾动脉狭窄的严重程度非常重要，因为大多数在解剖上有显著狭窄的患者其肾功能也有严重损害，可能有更多的机会从肾动脉重建中获益。通过上述这些方式测量的肾脏垂直长度也是一个重要的指标，可以通过它粗略评估肾实质功能。大多数的专家认为，肾脏垂直长度 <8cm 提示严重的肾实质损害和最小的肾功能储备，应提高血管重建的门槛。

已经有很多文章提及肾脏实质阻力指数（RI）在肾脏血管重建中的价值。RI 的计算方法是 $1-EDV/PSV$（EDV，舒张末期血流速度；PSV，舒张期血流速度峰值）。EDV/PSV 分别在双肾的上端、中部、下端采用多普勒波形测定。RI 升高（如 >0.8）被认为是严重肾实质损害的指征，并且难以从肾血管重建中获益。然而，这种测量需要严格审查，因为它受各种因素的影响。例如,严重的主肾动脉狭窄可能表现为缓慢上升的波形(如 PSV 测量的减低),从而导致 RI 的减低。然而,对于同时存在严重的肾实质疾病和主肾动脉狭窄的患者,由于这两者对 RI 影响的相互平衡,可能会表现为 RI 测量正常。其他影响 RI 的因素还包括心脏瓣膜疾病(如:主动脉缩窄—降低 RI,主动脉瓣关闭不全—增加 RI,主动脉硬化—增加 RI)。不幸的是,许多介入医师和普通内科医师对 RI 的理解不深。它应该被视为患者整体信息的一部分,同时也应该清楚它存在缺陷。

图 14-87 列出了常规筛查和治疗肾动脉狭窄的方法。

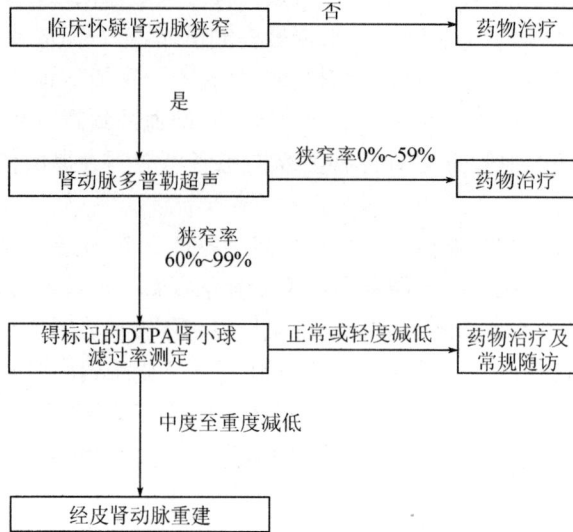

图 14-87　临床怀疑肾动脉狭窄的诊疗步骤

三、解剖

双侧肾动脉在第 1 到 2 腰椎水平起自腹主动脉的外侧面,略低于肠系膜上动脉的起始点。右肾动脉的起始点往往稍高于左侧。主肾动脉走形一段长度后分成肾段动脉。肾段动脉进一步分为叶间动脉,进而再细分为弓状动脉和小叶间动脉。弓状动脉和小叶间动脉再分为更小的穿支动脉进入肾皮质和髓质(图 14-88)。

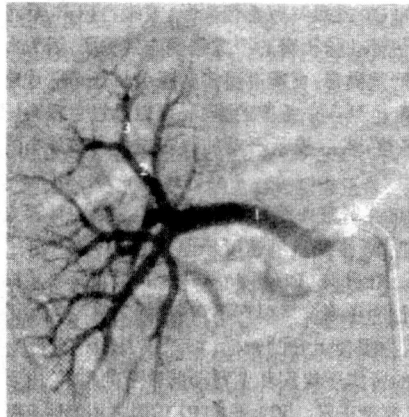

图 14-88　右肾动脉 DSA 所示(1)主肾动脉。(2)肾段动脉。(3)叶间动脉

需要注意肾动脉解剖上的一些变异。最常见的变异是存在副肾动脉,其发生率高达30%,管径通常较主肾动脉小,且通常起始于主肾动脉的下方(图14-89)。副肾动脉通常起于腹主动脉,但也有可能起源于髂总动脉,肠系膜上、下动脉以及肝右动脉。有时副肾动脉的管径与主肾动脉相近,提供肾脏血供的一大部分。在这种情况下,需要行副肾动脉重建。

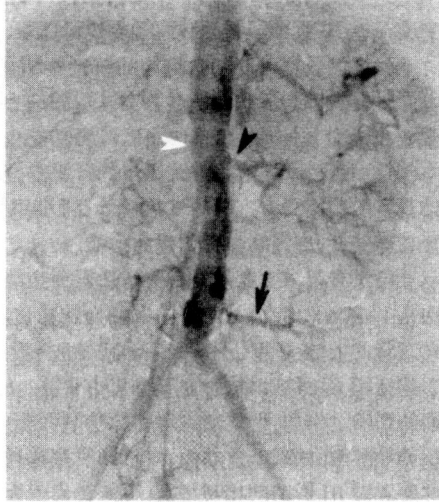

图14-89　腹主动脉造影显示左下方的副肾动脉(黑色箭头)。该患者存在左上方肾动脉的近端损害(黑色箭头)及右肾动脉闭塞(白色箭头),最可能是由动脉粥样硬化所致

第二个变异是主肾动脉近端分支(图14-90)。通常,在分成一定数目的肾段动脉之前,主肾动脉保持几厘米的长度。在一些患者中,主肾动脉起始后马上分出肾段动脉,使得肾动脉血管重建更具挑战性。

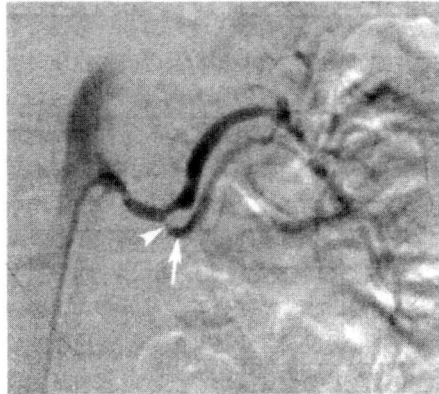

图14-90　左肾动脉 DSA 显示肾动脉起始处分出的肾段动脉(白色箭头)。在这个分支的起始处有一个严重的狭窄(白色箭头)

四、肾动脉介入治疗

(一)入路

在大多数情况下,肾动脉血管成形术采用通过股总动脉的逆行入路,采用改良的 Seldinger 技术置入一个 4～6 英寸的动脉鞘。如果在髂股动脉通路存在中度的动脉粥样硬化病变,可采用一个长鞘(如约 35cm)以避免在交换导管的过程中损伤这些血管。在双侧主髂

动脉严重病变或肾动脉起始段存在大的下行角度时，或同时合并腹主动脉瘤时，则采用经肱动脉或桡动脉的顺行入路。

（二）诊断性血管造影

一般的原则是，在行选择性肾动脉造影之前先行腹主动脉造影（图14—91）。腹主动脉造影可以提供一些重要的信息，包括肾动脉开口的位置、肾动脉开口部位有无严重狭窄、是否存在副肾动脉或其他解剖异常、邻近肾动脉开口的主动脉壁的钙化程度和动脉粥样硬化程度，以及腹主动脉是否存在瘤样扩张及其程度。通常，在轻度左前斜位（10°～15°）或前后位角度上可以获得最佳的肾动脉造影图像。

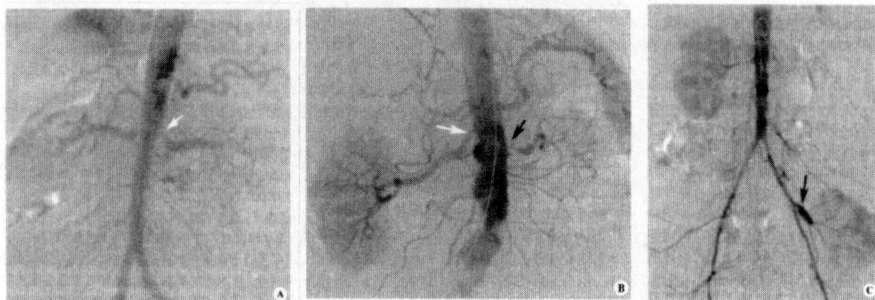

图14—91　在行肾动脉造影之前先行腹主动脉造影的突出效用

A.腹主动脉造影显示相对光滑的主动脉管腔，右肾动脉近端的轻度狭窄，以及左肾动脉起始段的重度狭窄（白色箭头）。B.腹主动脉造影显示左肾动脉开口部位狭窄（黑色箭头）伴有延迟显像，右肾动脉近端轻到中度狭窄（白色箭头）伴有正常的显像，以及与严重动脉粥样硬化导致主动脉管腔的弥漫性不规则改变。C.一例已知为纤维肌性发育不良患者的腹主动脉造影。先前曾行支架置入的左肾动脉已经闭塞，并以将其肾脏及肾动脉移植至骨盆，肾动脉与左侧的髂总动脉相吻合（黑色箭头）。右肾动脉起始段可见狭窄

推荐采用4～6英寸的诊断性导管来超选肾动脉。通常采用的诊断性导管包括 internal mammary（IMA）、renal double curve（RDC）、Judkins Right@（JR4）、SOS@ 及 Corba@ 导管。肾脏电影血管造影的时间应该足够长，以使得造影剂进入肾皮质（如肾图），从而获得有关肾脏的大小和功能区域等其他信息。术者应该慎重选择对比剂，首选低渗的、非离子型的对比剂。

（三）总体策略

肾动脉介入治疗的目标是，通过最少的主动脉和肾动脉开口的导管操作来达到有效的肾动脉重建。对于大多数动脉中膜纤维肌性发育不良的患者，单纯球囊成型而不置入支架扩张已经足够；而对于动脉粥样硬化性狭窄的患者尤其是病变涉及肾动脉开口，需要放置支架以获得最好的疗效。

（四）介入治疗

通常，患者在进入导管室之前应给予足量的阿司匹林（如325mg）和静脉水化。一旦动脉通路已经建立，应予以肝素化，使活化凝血活酶时间达到250～275s。不推荐常规使用抗血小板糖蛋白Ⅱb/Ⅲa受体拮抗剂；然而，在发生急性血栓形成或远端栓塞时，这种药物可能是有用的。介入治疗后，患者必须服用至少30d的双联抗血小板药物，包括阿司匹林和氯吡格雷。如果患者需要接着做其他的大手术，单用阿司匹林通常也是足够的。推测肾动脉支架术后单用阿司匹林抗血小板治疗效果良好是由于肾动脉流速较高。

（五）指引导管/导鞘

指引导管或导鞘被用于提供通路以输送器械到达肾动脉。指引导管通过常规的动脉鞘插入。导鞘是有尖端塑形的长鞘，其最大的优点在于可以在腹股沟部位采用管径较小的鞘管。然而，导鞘最大的缺点在于对其尖端的操作没有指引导管容易。指引导管或导鞘的选择取决于以下几个因素：狭窄的位置、肾动脉与主动脉的角度以及术者的偏好。大多都采用6英寸的导管，最常采用的指引导管包括有 IMA、JR4、renal standard curve（RSC）、RDC 及hocky stick。指引导管的导入有两种基本的技术：直接导入和间接导入。

1. 直接导入　轻柔地操作指引导管，直至将其置入肾动脉开口。对大多数病变来说这是安全的；而对于肾动脉开口严重狭窄或毗邻的主动脉严重病变，采用这种技术会增加夹层、栓塞或急性闭塞的发生机会。采用"无接触"技术可能更加安全，这种方法是在腹主动脉中置入一个 0.035"导丝，同时向肾动脉开口操作指引导管。当接近于肾动脉时，撤出导丝，让指引导管进入肾动脉。

2. 间接导入　一个长的 4～5 英寸的诊断性导管通过一个短的 6 英寸的指引导管间接导入。诊断性导管和指引导管都是通过 0.035"导丝导入腹主动脉，采用诊断性导管来进入肾动脉开口。先通过诊断性导管导入一个可操控的介入导丝穿过动脉狭窄处，再通过诊断性导管和导丝导入指引导管，然后撤去诊断性导管。这可以将指引导管在主动脉腔内和肾动脉开口的操作降到最少。

（六）导丝

导丝的选择首先是根据操作者的喜好。肾动脉介入治疗可以选择的导丝有 0.035"、0.018"及 0.014"导丝。无论直径的大小，用于通过肾动脉狭窄部位的导丝应具有扭矩能力，并具有柔软的尖端，从而最大限度地减少远端栓塞并避免损伤血管。最近的趋势是采用 0.014"导丝（如 Asahi Soft，Asahi Prowater；Abbott Vascular）。稍后将会讨论到，远端栓塞保护装置（EPD）正越来越多地被利用，而这种装置大多都是采用 0.014"导丝。

（七）球囊和支架

球囊的选择主要是根据肾动脉直径的大小。肾动脉平均直径为 5～7mm；然而，也可能有较大的变异。推荐在没有狭窄及狭窄后扩张且邻近病变的部位测量动脉直径，并采用诊断性导管或指引导管当做参考。许多术者建议第一次扩张时采用比管腔测量直径小 1mm 的球囊。如前所述，对于血管纤维肌性发育不良所致的肾动脉狭窄，单纯球囊扩张就已足够；而对于动脉粥样硬化所致的肾动脉狭窄，尤其是病变累及肾动脉开口，则需要放置支架。

对于开口部位的病变，最好采用球囊扩张式支架；而对于血管中段的狭窄病变，则应该考虑使用自膨式支架。推荐在肾动脉开口部位释放支架之后，再次导入球囊，使其长度的一半进入肾动脉开口并使用较高的压力行后扩张。在支架释放以及后扩张的过程中，对患者主诉的任何疼痛（如常常是背部疼痛）都应非常警觉，因为这反映肾动脉的扩展，更进一步的扩张会增加肾动脉或主动脉破裂的风险。

有 3 种支架被批准用于球囊扩张失败的患者：Palmaz$^{@}$ stent（Cordis）、Express SD$^{@}$（Boston Scientific）以及 Bridge Extra Support（Medtronic）；然而，许多术者经常采用其他的球扩式支架用于肾动脉，如常采用胆道支架（图 14—92）。

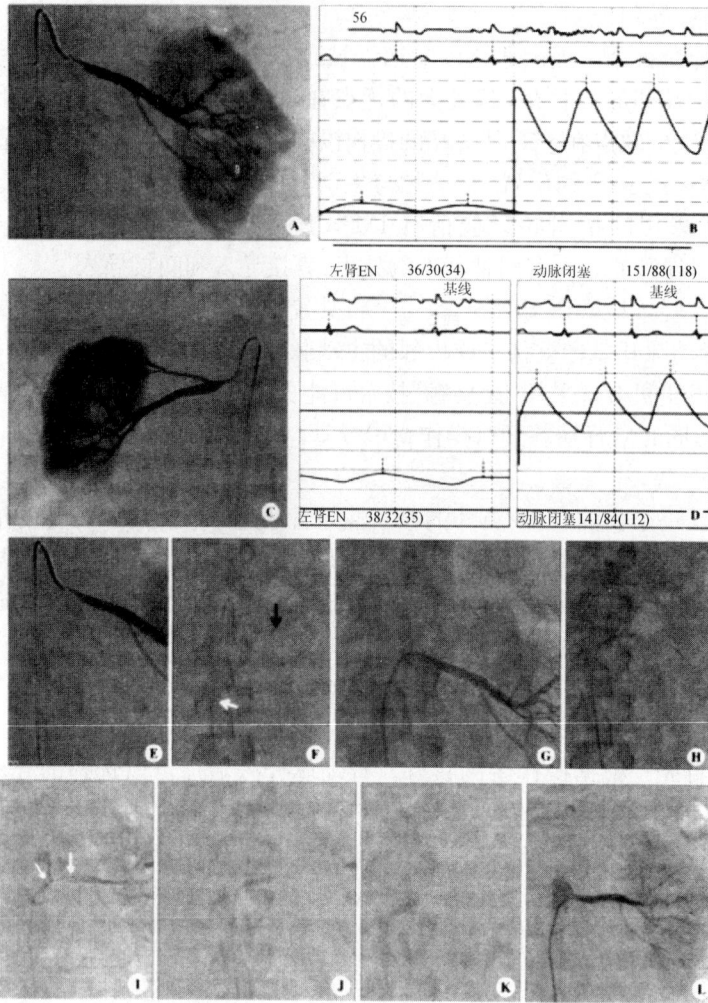

图 14-92　一例 53 岁肾功能亚急性恶化、血肌酐基线在 1.5～2.7mg/dl 的男性的左肾动脉介入治疗

A. 左肾动脉造影显示严重的开口部位狭窄。B. 左肾动脉病变两侧记录到的压力梯度变化,平均压力由主动脉内的 118mmHg 下降到左肾动脉内的 34mmHg(采用 4 英寸 Sos 导管)。左侧肾脏垂直长度 9.9cm,肾脏轮廓轻度不规则,这与肾实质病变的表现一致。C. 右肾动脉造影显示严重的开口部位狭窄。D. 右肾动脉病变两侧记录到的压力梯度变化,平均压力由主动脉内的 112mmHg 下降到左肾动脉内的 35mmHg(采用 4 英寸 Sos 导管)。右侧肾脏垂直长度 8.8cm,肾脏轮廓严重不规则,这与严重肾实质病变的表现一致。E-L: 左肾动脉介入治疗。根据 A～D 的发现,决定行左肾动脉血管重建,因为从感觉上左侧肾脏要比右侧肾脏健康,更有可能通过血管重建来实现改善肾功能的目的(患者的主要临床表现)。E. 采用 4 英寸 Sos 导管的左肾动脉造影。F. 撤出 Sos 导管,套入 7 英寸 RDC 指引导管。重新导入 Sos 导管并通过腹主动脉远端的 RDC 导管的尖端重新导入左肾动脉开口(白色箭头)。通过 Sos 导管将一个 0.014"Asahi 软导丝插入左肾动脉(黑色箭头)。G. 撤出 Sos 导管,通过 Asahi 软导丝将 RDC 导管送入肾动脉开口,从而将指引导管在主动脉腔内的操作降到最少。H. 用一个 4mm×20mm Maverik 球囊(monorail)对开口部位病变行预扩张。I. 6mm×18mm Express SD 支架被置入病变部位,覆盖肾动脉开口部位时要小心(白色箭头指示的是支架的近端和远端标记)。J. 采用一个 6mm×20mm Aviator 球囊对支架行后扩张。K. 后撤球囊使其近端标记位于主动脉腔内而远端标记位于支架中段,确保贴附支架的开口。L. 左肾动脉介入治疗的最终造影图。患者的血肌酐在治疗后7d 降至基线水平以下

（八）栓塞保护装置

在动脉粥样硬化病变中行球囊扩张或支架置入，可能会导致颗粒状碎片脱落栓塞远端的血管床。在复杂的冠状动脉疾病中（如富血栓性病变或隐静脉移植物的介入治疗），发生血栓栓塞的风险很大，且发生心肌梗死或没有血液回流的情况很常见。同样，外周血管介入治疗也可能会发生栓子脱落而导致远端组织缺血或坏死。

近年来已经有几种栓塞保护装置被用于减少栓塞损害。这些装置包括两种类型：球囊阻断装置（如 Percusurge Guardwire®、Medtronic）或滤过装置（如 FilterWire® EZ，Boston Scientific）。到目前为止，这些装置仅被批准用于隐静脉移植物的介入治疗；然而，许多研究者已经在外周血管介入治疗中采用这种装置。肾动脉介入治疗所致的远端栓塞可能会导致缺血性肾病，从而导致肾功能恶化，以致不能实现改善或稳定肾功能的目的。

还没有一个前瞻性研究来评估栓塞保护装置在肾动脉介入治疗中的作用；然而，病例报告显示，其在捕获大量的颗粒栓子上有较高的技术成功率。肾动脉介入治疗中栓塞保护装置的应用可能会受到解剖方面的限制。如果主肾动脉有一个近端分支，就必须选择最大的肾段动脉来放置这种装置，在这种情况下就不可能做到完全的保护。

（九）并发症

肾动脉介入治疗可能会有以下并发症（表 14—10）。

表 14—10　肾动脉介入治疗的并发症

肾梗死	肢体远端血管栓塞	出血
肾功能恶化	肠系膜血管栓塞	支架栓塞
肾动脉远端栓塞	肾动脉/主动脉破裂	感染
肾动脉夹层	肾周血肿	
胆固醇栓塞	肾动脉闭塞或血栓形成	

置入指引导管、导丝、球囊或释放支架的过程中可能会发生夹层或急性闭塞等血管损伤。对于急性闭塞，可以尝试用导丝通过闭塞处。肾动脉开口部位的夹层常常需要放置支架，而对于发生在远端的夹层，则采用球囊扩张就可以取得良好的效果（图 14—93）。

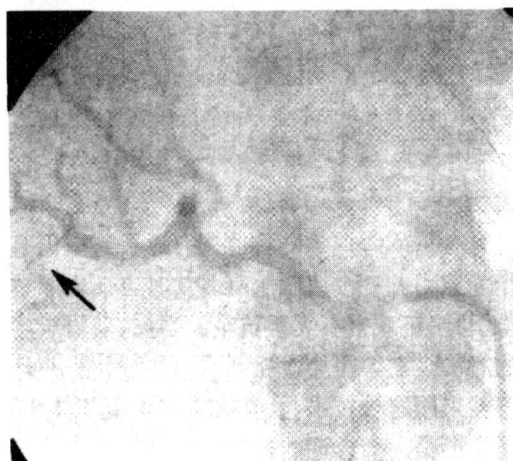

图 14—93　导丝所致的叶间动脉分支局部动脉夹层使管腔血流受阻

通常认为肾动脉瘤性病变的破裂风险较大，而罕见的破裂也可能发生在其他情况下，如置入较正常管径大的支架、过分的支架后扩张或者血管壁的钙化斑块撕脱。这种情况一般可以通过长时间的球囊扩张,加或不加用逆转抗凝的方法来解决。在大多数情况下,采用大型号的球囊行低压力的扩张,仅仅止住出血就可以了。对于球囊扩张填塞无效的患者,则应该考虑置入覆膜支架(如 JOSTENT GraftMaster、Abbott Vascular 或 iCAST、Atrium)。对这些方法均无效的,需要行急诊手术。

导丝穿透肾实质可以通过颗粒或弹簧圈栓塞以及逆转抗凝来解决。肾动脉介入治疗中,远端栓塞可能会导致肾梗死或加重肾缺血性病变。由于认识到血小板糖蛋白Ⅱb/Ⅲa受体拮抗剂在冠状动脉介入治疗中对远端栓塞的良好效应,一些术者主张在有肾动脉远端栓塞时采用这种药物。然而,目前还没有相关的数据支持。对于严重的动脉粥样硬化的主动脉,在腔内操作导管可能会发生远侧肢体或内脏血管的胆固醇栓塞。同其他的介入治疗一样,出血和穿刺点相关并发症是最常见的并发症。

五、远期效果

血管纤维肌性发育不良所致肾动脉狭窄血管成形术后再狭窄,基本都是由于管壁弹性回缩,发生率大约10%。这种再狭窄对再次球囊扩张仍有效。内膜增生所致的支架内再狭窄(ISR)发生在 10%~20% 的置入支架的患者(图 14-94)。对支架内再狭窄的主要治疗方法是球囊扩张。有些中心采用 γ 射线近距离放射疗法作为球囊扩张的补充,然而这种治疗方法在很多地方不能开展。外周血管的药物洗脱支架被认为有很大希望用于降低再狭窄率,但是目前还没有可用的支架。

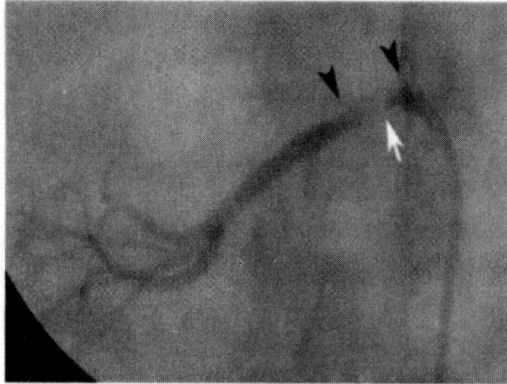

图 14-94　右肾动脉造影显示血管近端先前置入的支架(黑色箭头)发生严重的支架内再狭窄(白色箭头)

六、长期随访监测

肾动脉介入治疗后,患者应该由一个对肾动脉狭窄、肾血管性高血压和缺血性肾病富有经验的医生长期随访。患者可能会因为血栓栓塞、再狭窄或其他原因引起肾病进展,导致发生迟发的肾功能不全;因此,长期随访评估肾脏功能是明智的。相似的,术前表现为高血压的肾动脉狭窄患者有继续存在高血压的风险,或者由于再狭窄使高血压复发;因此,推荐行规律的血压监测。

是否采用影像学随访监测有无再狭窄仍有争议。一些术者仅随访血压和肾功能,当这两个参数中的一个或两个有恶化时再行影像学检查。其他医生则在治疗后 6 个月到 1 年行影像学检查,观察有无再狭窄。当前,采用双功能多普勒超声检测肾动脉血流速度是一个首选的方法。它不需要对比剂,没有放射线,并且可以提供诊断性的数据;然而,并非所有的中心都能采用这种技术,且有一些患者由于体型的原因不宜行超声检查。在这种情况下,CT 血管造影是一个合理的选择。由于人工金属材料影响支架置入部位的显影,磁共振血管成像的应用受到限制。

七、关键原则

(1)行血管重建之前应记录患者的临床表现、无创的解剖学及功能学检查结果以及肾功能。

(2)对于存在肾功能不全的患者,应该在围手术期给予水化治疗及 N-乙酰半胱氨酸。

(3)释放支架前确定是在最佳位置,确保覆盖肾动脉开口。

(4)不要对心脏导管术中偶然发现的肾动脉狭窄行常规的介入治疗。应该先行解剖学及功能学检查。

(5)不要同时行两侧肾动脉的支架置入。当然也可以有例外,然而对于绝大多数有指征行双侧肾动脉支架置入的患者,治疗应该分期进行。

(6)不要常规对血管纤维肌性发育不良所致的肾动脉狭窄患者行支架置入治疗。单纯球囊扩张与其效果是等同的,支架治疗应用于发生夹层的情况下。

(袁少华)

第七节　肠系膜血管疾病介入治疗

肠系膜血管疾病的介入治疗主要针对肠管缺血进行治疗。虽然急性肠系膜缺血(acute mesenteric ischemia,AMI)和慢性肠系膜缺血(chronic mesenteric ischemia,CMI)在临床表现、病因学和治疗方面存在差异,但二者均源于系膜血管的灌注不足,最终导致肠管坏死。负责诊治的血管介入医生应该对现代影像设施、腔内治疗和处理系膜缺血分别有完整、系统的认识,这一点非常关键。本节将主要对肠系膜缺血的相关解剖、诊断评价、介入技术和当前的研究进展进行阐述。

一、解剖因素

人体的小肠、大肠是由腹主动脉前方发出的 3 个主要动脉分支进行供血,包括腹腔干、肠系膜上动脉(superior mesenteric artery,SMA)和肠系膜下动脉(inferior mesenteric artery,IMA)。根据胚胎发育学起源,腹腔干供应从食管到十二指肠远端部分的前肠区域的肠管;肠系膜上动脉供应从近端空肠和横结肠中段的中肠区域的肠管;而肠系膜下动脉供应横结肠中部至直肠的后肠区域的肠管。在正常个体中,血管的分布也存在广泛的变异。

腹腔干是腹主动脉的第一个主要分支,从 T_{12} 水平发出。2/3 以上的情况下,腹腔干走向前方 1~2cm,在发出胃左动脉分支前,分出脾动脉和肝总动脉(图 14-95);大约 1/3 的情况下,腹腔干发出 3 个分支;极少数情况下,腹腔干与肠系膜上动脉融合共干,形成腹腔肠系膜干(图 14-96)。

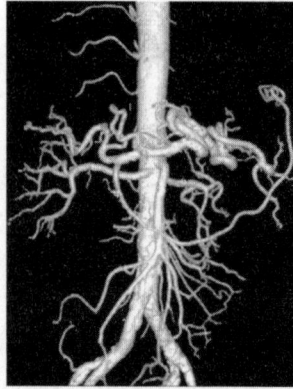

图 14—95　正常系膜动脉解剖的 CT 影像

表面投影重建显示典型的解剖形态。(1)胃左动脉。(2)肝总动脉。(3)脾动脉。(4)胃十二指肠动脉。(5)肠系膜上动脉。(6)肾动脉

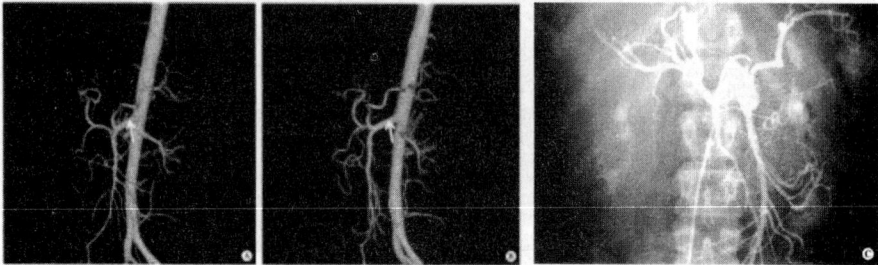

图 14—96　腹腔系膜动脉干

A、B. 表面投影重建 CTA 显示腹腔系膜动脉干(箭头)。C. 传统血管造影显示的腹腔系膜动脉干

典型情况下,脾动脉发自于腹腔干 2cm 范围内,朝向左侧后方的脾门迂曲走行。其第一分支是胰背动脉,恰如名称所述,供应胰腺后部的血流,并发出胰横动脉,供应胰腺体、尾部。成人中,39％的胰背动脉起源于脾动脉,但 61％起源于其他血管,如肝右动脉、肠系膜上动脉或腹腔干。脾动脉远端发出多支胃短动脉和胃网膜左动脉,供应胃区和大网膜血流。

肝总动脉走向右前方,发出肝固有动脉的胃十二指肠动脉(图 14—97)。肝固有动脉再发出左、右肝动脉,而约 19％的患者肝右动脉源于 SMA,并被归类于变异的肝右动脉。同样,在不足 2％的情况下,整个肝总动脉源于 SMA,称为变异的肝总动脉。此外,胃十二指肠动脉发出分支供应胃、胰腺和近端十二指肠,75％发源于肝总动脉,但可发自肝左动脉(11％)或肝右动脉(8％)。

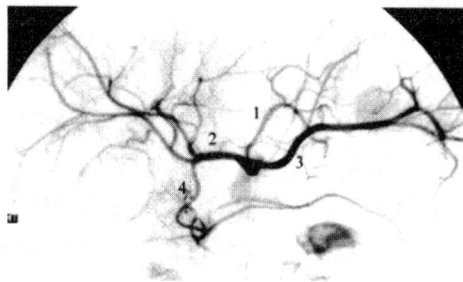

图 14—97　腹腔干系统的解剖。选择性血管造影显示典型的腹腔干解剖

(1)胃左动脉。(2)肝总动脉。(3)脾动脉。(4)胃十二指肠动脉

　　SMA 通常发自 L_1 水平,在腹腔干下方约 1cm、肾动脉上方发自腹主动脉(图 14-98)。其起始部位于胰腺和脾静脉的后方,然后朝向十二指肠第三段向前方走行。SMA 在跨越十二指肠第三段时位于 SMV 左侧,在进入肠系膜后通常走行于 SMV 后方。

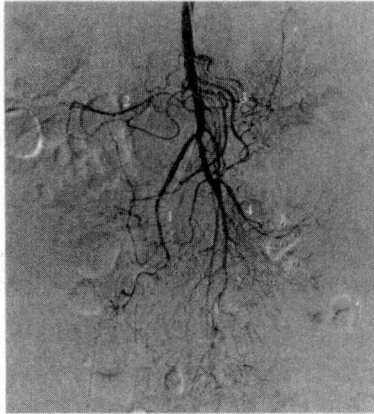

图 14-98　肠系膜上动脉的解剖选择性血管造影显示典型的肠系膜上动脉解剖
(1)回结肠动脉。(2)右结肠动脉。(3)空肠分支。(4)回肠分支

　　SMA 供应许多分支,从主干右侧发出胰十二指肠下动脉、中结肠动脉、右结肠动脉和回结肠动脉,以及从主干左侧发出多支空肠、回肠动脉。胰十二指肠下动脉与胃十二指肠动脉的分支吻合,以两个单独的分支或以共干的形式发自 SMA。而中结肠动脉和右结肠动脉发自 SMA,分别供应横结肠和升结肠的血流。52% 情况下,右结肠动脉作为一分支,发自结肠中动脉。回结肠动脉作为 SMA 的最恒定分支,可作为造影图像的重要标志。回结肠动脉供应末端回肠、盲肠和右侧结肠近半的血流。从 SMA 发出变异的动脉分支很常见,包括肝动脉、胆囊动脉、脾动脉、胃十二指肠动脉以及胃左动脉等。

　　IMA 通常在 L_3 水平发自腹主动脉,较腹腔干和 SMA 明显细小(图 14-99)。IMA 走向左侧,发出分支供应横结肠左半、降结肠和乙状结肠,最终分为两支直肠上动脉(或痔动脉)。从 IMA 主干左侧发出左结肠动脉、乙状结肠动脉和直乙动脉。左结肠动脉是 IMA 的首个和主要分支,邻近 IMV 走行,在脾曲部位分叉。

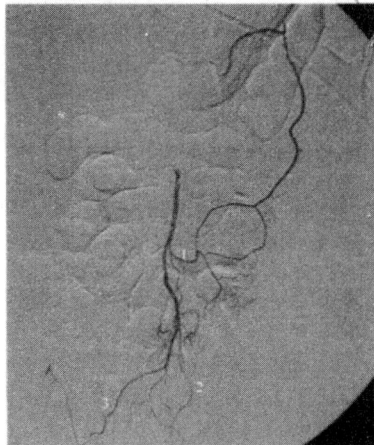

图 14-99　肠系膜下动脉的解剖选择性血管造影显示降结肠和乙状结肠的动脉灌注。
(1)左结肠支。(2)乙状结肠分支。(3)直肠上分支

　　肠系膜血管之间的侧支联系已经充分明确,这是当系膜主要血管闭塞或外科结扎后维持足够血流灌注所必需的基础。进行腔内血流重建时,必须充分了解系膜血管间的侧支循环。在 SMA 和 IMA 之间,主要的侧支循环弓包括 Drummond 边缘动脉和 Moskowitz 弯曲动脉,由回结肠动脉、右结肠动脉、中结肠动脉、左结肠动脉的分支构成(图 14－100)。在没有动脉闭塞的情况下,在动脉造影上 Drummond 边缘动脉并不能清晰显示,而当 SMA 或 IMA 闭塞时可明显增粗。Riolan 弓是指在脾曲部位中结肠动脉和左结肠动脉之间的侧支吻合弓,如果在此弓范围内可见 Moskowitz 迂回动脉,强烈提示 SMA 或 IMA 闭塞(图 14－101)。腹腔干和 SMA 之间的侧支循环主要通过胰十二指肠动脉弓(图 14－102)。在一部分患者,腹腔干和 SMA 之间存在直接交通,称为 Buehler 弓(图 14－103)。

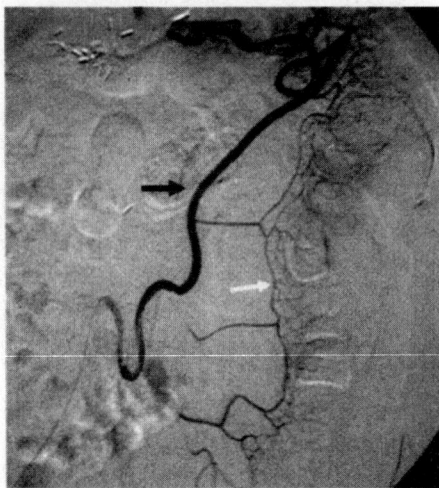

图 14－100　肠系膜下动脉血管造影显示迂回动脉由左结肠动脉的升支(黑箭头)和边缘动脉构成(白箭头)

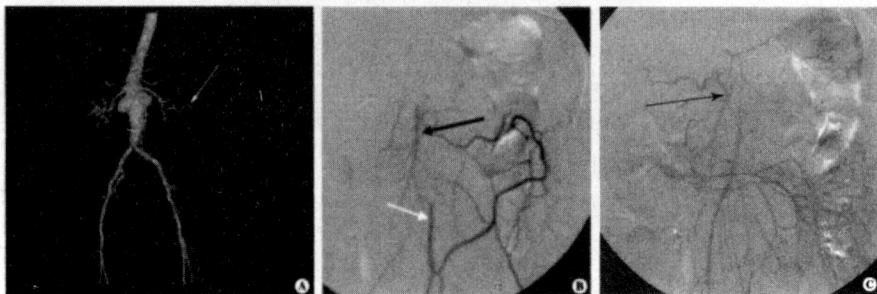

图 14－101　腹腔干和肠系膜上动脉闭塞的患者出现 Moskowitz 迂回动脉肥大

　　A.表面投影重建 CTA 显示增大的侧支动脉(白箭头)。B.选择性肠系膜下动脉血管造影通过肠系膜下动脉的侧支(白箭头)显影出肠系膜上动脉(黑箭头)。C.肠系膜下动脉的延迟像显影出腹腔干的动脉分支(黑色箭头)

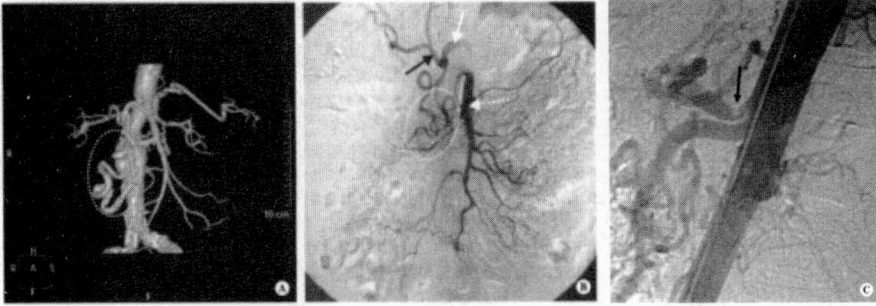

图 14－102　腹腔干闭塞患者胰十二指肠动脉弓肥大

A. 表面投影重建 CTA 显示增大的胰十二指肠动脉弓（白色圆环内）。B. 传统肠系膜上动脉（间断白箭头）血管造影通过胰十二指肠动脉弓（白色圆环内）显影出肝总动脉（黑箭头）和肝固有动脉。C. 侧位造影显示腹腔干高度狭窄（黑箭头）

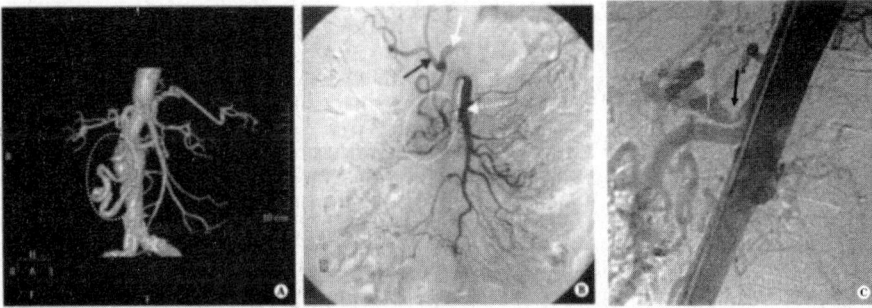

图 14－103　Buehler 弓。肠系膜上动脉血管造影显示肠系膜上动脉和腹腔干通过 Buehler 弓交通（白箭头）

在肠系膜静脉循环中，SMV 通常由左右侧多个静脉（如：回结肠静脉、右结肠静脉和中结肠静脉等）组成的单支血管。而在其余患者，左右侧的静脉分支并不构成单支 SMV，而可能单独汇入脾静脉，形成门静脉。同样，IMV 在接收各系膜分支血流后可能汇入脾静脉或 SMV。

二、急性肠系膜缺血

AMI 是一种潜在的、致命性的急性血管病，需要早期诊断和处理，以恢复血流及防止肠管坏死。虽然现代诊治技术不断发展，对临床医生来说，主要因为临床表现的非特异性，因而诊断 AMI 仍然是个难题。延误诊断导致高发的肠管坏死率及与此相关的高达 60%～80% 的病死率。

诊断 AMI 的关键在于对高危个体（表 14－11）保持高度的临床关注。影像并非总能有所帮助，X 线平片作用有限，因为系膜增厚和拇指指纹样表现并不特异，常是晚期表现。比较特异性的表现如门静脉积气和肠壁积气通常发生于肠管坏死，预后很差。此外，由于急性期表现不特异，其他的无创检查如 MRA 和多普勒超声在 AMI 诊断中通常无法发挥重要作用。然而，近来的研究表明，CT 血管造影（CTA）已成为替代传统血管造影而用于诊断 AMI 的无创手段。多排 CT 扫描结合矢状面重建可以良好显示近端系膜血管。在一项前瞻性研究中，62 名患者进行了双相多排 CT 扫描，在所有 26 名最终确认为 AMI 的患者均获得 CT 诊断确认。值得注意的是，这些患者中只有 8 人在 CT 血管造影中显示动脉异常，强调诊断时参照肠管相关表现的重要性。CT 表现中肠管壁增厚、肠壁或门静脉积气、实质脏器梗死或肠壁缺乏强化,均有助于系膜缺血的诊断。但是,必须认识到 CTA 的局限性,与传统造影相比仍然无法评价远端分支情况,而且 CTA 通常无法诊断非闭塞性肠系膜缺血(nonoccu—lusive mesenteric ischemia,NOMI)。

表 14—11　急性肠系膜缺血的危险因子

年龄＞50 岁	瓣膜疾病	脓毒症
心脏疾病	近期心脏手术	高凝状态
充血性心力衰竭	血管收缩药物治疗	既往动脉或静脉栓塞
心律失常	低血容量	血管炎
近期或并发心肌梗死	低血压	外伤

虽然近来 CTA 的关注度很高,但诊断 AMI 的金标准仍然是数字血管造影。由于早期诊断和治疗 AMI 以防止肠管坏死非常重要,血管造影可以提供 CT 无法提供的快速诊断信息,并能同时进行治疗。前后的正位相最有助于确认远端系膜血管的血流和侧支循环情况,而侧位相能更好地观察主要内脏血管的起始部情况。

(一)病因和急性肠系膜缺血的造影表现

虽然 AMI 有多种病因(表 14—12),但主要有 4 种原因:SMA 栓塞、NOMI、SMA 血栓和肠系膜静脉血检(mesenteric venous thrombosis,MVT)。而 AMI 最常见的原因是 SMA 栓塞(图 14—104),占所有 AMI 患者中的 40％～50％。栓子通常来源于心脏,来自高危患者的心动过缓、瓣膜赘生物或心律失常引起的附壁血栓。而 15％的动脉栓塞来源于 SMA 的起始部,绝大多数位于 SMA 第一个主要分支,即中结肠动脉的远端。由于在急性 SMA 闭塞情况下缺乏侧支循环,首发症状通常为剧烈腹痛、发热、呕吐和腹泻(有时为血便)。典型的表现是严重的腹痛与患者的临床体征不相符。然而,继发于肠坏死出现急腹症,包括腹膜炎体征和低血压的患者并不少见。由于大量体液丢失,实验室检查可以发现包括代谢性酸中毒伴随乳酸水平升高、白细胞增多和血液浓缩等变化。急性肠动脉栓塞的血管造影表现包括造影剂充盈缺损、凸面状闭塞及在 SMA 起始部 3cm 以远的闭塞等。与此相对应,SMA 血栓通常在原有狭窄病变的基础上发生于 SMA 起始部,且通常不累及动脉远端。

表 14—12　急性肠系膜缺血的病因

动脉闭塞(50％)	外伤	静脉闭塞(10％～15％)
栓塞—通常为肠系膜上动脉	非闭塞性缺血(25％～35％)	血管以外的病因(＜5％)
血栓性闭塞	全身低血压	绞窄疝
主动脉瘤	心力衰竭	肠扭转
血管炎	感染性休克	肠套叠
纤维肌性形成不良	肠系膜血管收缩	肠粘连

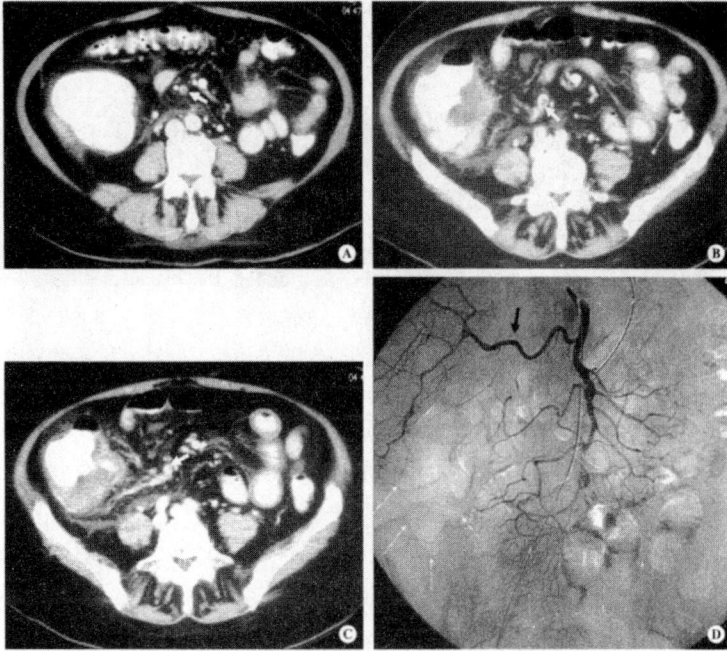

图 14—104 肠系膜上动脉栓塞导致肠管缺血

A～C. 轴位增强 CT 显示空肠和远端小肠壁明显增厚,肠系膜上动脉的回结肠动脉分支存在圆形的充盈缺损(白箭头)。D. 血管造影显示回结肠动脉分支未显影,回肠完全没有血流灌注(白箭头)。注意变异的肝右动脉(黑箭头)

NOMI 占所有 AMI 病例中的 20％～30％,病死率约达 50％。NOMI 的发病机制不清,但涉及一段时间的全身低血压及广泛的系膜血管收缩。在低流量状态下,末梢血管舒张伴有肠管血液的(向外)分流。这种内脏血管收缩最终导致肠管缺血和坏死。充血性心力衰竭、主动脉瓣膜功能不全、肝肾疾病或应用血管活性药物,如可卡因、洋地黄类和多巴胺,已证实可促发患者发生 NOMI。与 SMA 动脉栓塞发病急剧不同,NOMI 的患者通常病程迁延。因为该病通常发生于病情严重的患者,部分患者无法描述症状而表现为难以解释的病情加重,病情较轻的患者可表现为非特异性的腹痛。NOMI 的血管造影表现为广泛的动脉痉挛影像、动脉流量下降及造影剂由 SMA 向主动脉逆流,系膜血管末梢变细或呈扩张和狭窄交替的影像。

急性肠系膜动脉血栓形成约占 AMI 的 25％,绝大多数在严重动脉硬化基础上发生。虽然可发病急骤,类似于 SMA 动脉栓塞,但大多数 SMA 血栓形成的患者症状隐匿,表现为进食后腹痛、恶心和体重减轻。由于动脉硬化慢性进展形成了重要的侧支循环,通常这样的患者能耐受主要系膜动脉的闭塞。作为这种慢性闭塞的反映,多数动脉造影显示侧支循环血管与 SMA 远端分支交通。典型表现为 SMA 在距离起始部 1～2cm 的近端闭塞,但通过侧支循环向远端延续(图 14—105)。

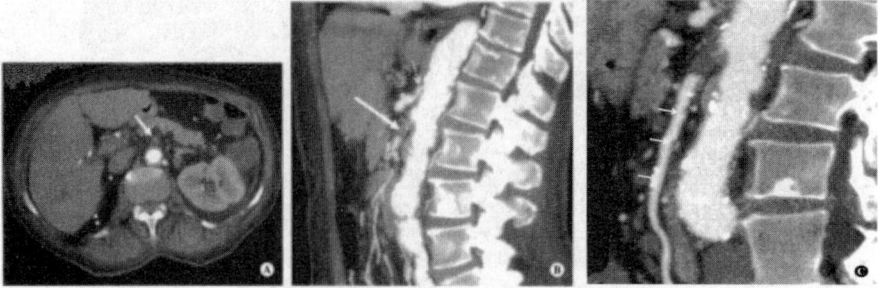

图 14-105　肠系膜上动脉血栓形成

A. 轴位增强 CT 显示肠系膜上动脉近端血栓(白箭头)。B. 矢状位 CT 显示肠系膜上动脉近端血栓(白箭头)和腹腔干高度狭窄(虚线白箭头)。注意腹主动脉存在广泛钙化和粥样硬化。C. 矢状位 CT 显示肠系膜上动脉远端通畅无血栓(白箭头)

MVT 在 AMI 中不足 5‰,通常局限于 SMV(图 14-106)。在急性静脉血栓形成的基础上没有足够的侧支循环形成,发生肠管黏膜水肿并抑制系膜动脉灌注。MVT 通常与血液高凝状态、门脉高压症、口服避孕药物及近期外科手术有关。除了某些极其严重的病例外,MVT 的患者通常发病较晚,表现为非特异性腹痛伴有食欲减退、发热、腹泻等。MVT 的血管造影包括动脉血流阻力增大、肠壁黏膜影像延迟及增强、动脉期系膜动脉痉挛及肠系膜静脉和门静脉的充盈缺损。

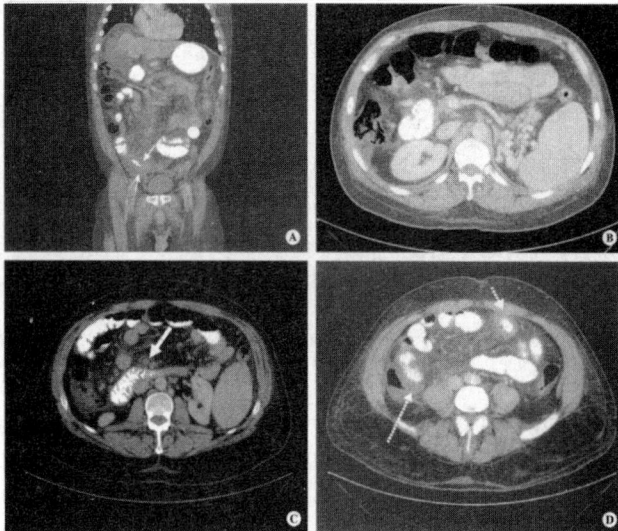

图 14-106　肠系膜静脉血栓形成

A. 冠状位 CTA 显示小肠水肿(白箭头)和右下腹部积液。B～D. 轴位 CT 影像显示肠系膜上静脉血栓(宽白箭头)和肠壁水肿(虚白箭头)

（二）急性肠系膜缺血的治疗

AMI 的治疗主要根据发病基础和疾病的进展情况来决定。对所有患者,初期治疗应包括给予晶体和血液制品进行足够的静脉内液体复苏,并应快速输注以纠正血容量不足和全身低血压。此外,建议经验性应用广谱抗生素,因为缺血更容易导致通过肠管壁的细菌移位。怀疑 AMI 的患者应早期进行诊断性血管造影,以明确内脏血管闭塞的范围及评价整体系膜循环情况。存在腹膜刺激体征通常表明肠管梗死而非仅存缺血,需要急诊开腹探查手术。对于表现为腹膜炎体征的患者,通常需要取栓术或系膜血管旁路移植等外科操作以保留剩余存活肠管,并减少病死率。

在 AMI 的治疗中,腔内治疗可作为辅助治疗,而在某些特殊情况下则成为唯一的治疗方式。在急性闭塞性系膜缺血(如 SMA 栓塞、动脉或静脉血栓形成)的情况下,在术前、术中及术后经动脉应用罂粟碱可防止系膜动脉的持续性血管收缩并减少肠管梗死范围。在笔者所在医院,通常在动脉造影诊断 AMI 后,具备通过腔内应用血管扩张剂的条件下,拟将患者从介入手术室运送至手术室时应用这种治疗方案。研究报道显示,与单独应用手术相比,伍用罂粟碱可降低病死率达 45%～50%,并能缩短手术切除肠管的范围。再者,对于没有腹膜刺激征的患者,在近期报道的急性闭塞性肠系膜缺血病例中,不通过外科手术,腔内血管溶栓治疗和球囊导管扩张术已经获得成功。在进行球囊导管扩张时,必须牢记,在某些病例中,如果近端血栓剥离可能不可避免地导致远端动脉栓塞而使患者预后更差。对于这种情况,虽然没有应用远端栓塞保护装置的资料,但却是这些装置的理想应用场所。由于在许多肠系膜缺血的患者无法确切除外肠管梗死,限制了溶栓治疗的广泛应用。肠管梗死是经导管溶栓治疗的禁忌证。虽然技术上可行,但确认已经发表的、有关溶栓治疗的近期综述性文章仅仅包括 43 名患者,得出的结论是确认其疗效需要更多的证据。如果实施腔内溶栓治疗而不手术,主要对象是血流动力学稳定、伴有多种合并症而手术风险很大的患者。最后,对于症状轻微而动脉内仅有少量血栓或 MVT 患者,抗凝治疗和支持治疗即已足够。

与急性闭塞性肠系膜缺血不同,NOMI 通常不需要手术处理,除非出现腹膜炎体征。治疗的主体是纠正患者的基础病变,调整心血管状态,腔内经动脉输注罂粟碱 12～24h,并持续到所有系膜缺血的症状和体征消失为止。而在全身低血压或低血容量时禁用罂粟碱,因为这可能导致血压的进一步下降。

(三)罂粟碱经动脉腔内治疗 NOMI

1.患者的选择和准备　适合的对象包括有 AMI 风险且腹痛已持续几小时的患者。主要救治方法是恢复足够的循环血容量及控制心力衰竭。由于心源性休克合并充血性心力衰竭需要全身血管收缩治疗,这种治疗可能加重或促进肠系膜缺血。对于处理这些临床表现复杂的患者,多学科的紧密协作非常重要。

2.入路和介入操作　股动脉入路很适合,笔者通常采用右侧股总动脉入路。应用 5F 或 6F 导鞘维持通路及交换导管,通常不需要指引导管及导鞘。笔者优先采用 0.035″导丝配套系统。应用非碘离子造影剂 30～40mL,以 15～20mL/s 的速度进行正位和侧位造影,如前所述,侧位造影能更好地显示肠系膜血管近端的病变。

然后进行选择性内脏动脉插管,以分析内脏动脉血流是否足够以及内脏血管收缩程度。笔者先采用 RC-1 弯曲导管进行腹腔干和 SMA 插管,用 RIM 弯曲导管进行肠系膜下动脉插管。如果插管困难,特别是在近端狭窄的患者,应用短递归导管,如内脏选择性导管 1(VS-1)可能有所帮助。依笔者经验,对特别困难的解剖情况,应用亲水性导管、导丝以及应用辅助性插管技术,如 Waltman 套圈会有帮助,但通常也可能帮助不大。

大多数 NOMI 的典型血管造影表现包括广泛的内脏血管呈收缩状态,伴有远端动脉呈截断状(或剪枝状)并偶有局部动脉呈现扩张和痉挛影像。如果适合,则开始通过同一 5 英寸导管,在 SMA 近端应用罂粟碱以扩张动脉。导管尖端应越过 SMA 起始部几厘米以促进扩张效果。将罂粟碱用生理盐水稀释为 1mg/mL,开始时可推注 30～60mg 的罂粟碱,然后以 30

～60mL/h的速度经动脉输注。可以根据患者的液体情况进行浓度的调整,而肝素不应混合加入输注药液中,因为肝素不能与罂粟碱配伍应用,导鞘和导管应在腹股沟区保留。在笔者的医院,导鞘通常原位保留并用胶带固定导管。由于动脉输注通常需要持续12h以上,在导管进入导鞘的位置用记号笔标记好,有助于床旁发现导管的不当脱出。

根据输注时间和患者的状态,通过间断重复的血管造影可进行疗效的评价。在重复血管造影前及终止治疗前,药物剂量可逐渐减少或用生理盐水替代罂粟碱。动脉输注通常持续24h,但某些患者需要持续数日。

3.并发症和预后　AMI具有很高的病死率,罂粟碱输注虽然不是确定治疗,却是很好的辅助治疗。采用积极、早期的介入治疗,有报道表明生存率已达到50%。可能的并发症包括造影剂导致的急性肾衰竭。出现突发全身低血压,医生应该注意导管位置不当使罂粟碱直接灌注入腹主动脉。床旁腹平片可迅速评价导管的位置。动脉血栓栓塞性并发症的概率很低,通常发生于下肢动脉,对主动脉和髂动脉严重动脉硬化的患者,这种风险会增加。由于介入操作通常与外科手术联合,可根据术后患者的需要进行随访评价。

三、慢性肠系膜缺血

CMI并非常见疾病,主要由肠系膜动脉的动脉硬化性狭窄或闭塞引起。虽然动脉粥样硬化比较常见,但CMI少见的原因在于肠系膜血管具有丰富的侧支循环,并可逐渐发展以供应肠管。肠管具有发展侧支循环的很大潜力,Drummond边缘动脉和Moskowitz迂回动脉就是例证。通常认为动脉闭塞至少累及3支主要肠系膜动脉(腹腔干、SMA和IMA)中的两支才会引起临床症状,但目前观点认为3支肠系膜血管中的一支或多支病变均可引起CMI。糖尿病或终末期肾脏疾病的患者侧支循环形成的能力很差,这就可以解释为何这样的患者单支肠系膜动脉闭塞就可出现症状,而在其他患者,存在3支病变也可能无明显症状。除动脉硬化病变以外,其他如纤维肌性发育不良、血管炎和放疗后狭窄等原因,也可以导致CMI。

由于症状隐匿,CMI通常难以诊断。典型的表现为餐后腹痛、腹泻、恐食症(食物恐惧)和相关的体重减轻。此时,肠系膜血流尚能满足静息状态下肠管的代谢需求,但病变的血管无法满足进食状态下肠蠕动、分泌以及吸收时的代谢需求。患者年龄通常在60～70岁,女性略为多发。主要的危险因素包括动脉粥样硬化、高血压、糖尿病、高脂血症以及吸烟史等(表14－13)。而且,48%～63%的患者在体格检查时可以发现上腹部血管杂音。CMI的鉴别诊断包括多种肠吸收障碍性疾病、炎症性肠疾病、主动脉夹层以及肿瘤性疾病,如胰腺癌或腹膜后淋巴瘤等。

表14－13　慢性肠系膜缺血的

年龄(>50岁)
高血压
糖尿病
高脂血症
冠状动脉疾病
肾脏疾病
吸烟
肥胖
久坐式生活习惯

　　CTA、MRA 及多普勒超声等非侵袭性检查可用于 CMI 的初始影像学评价。虽然血管造影仍然是诊断 CMI 的金标准，但目前主要用于诊断远端血管病变或与腔内治疗同时进行。特别是随着多层 CT 的发展，可以详细评价肠系膜血管近端的病变和血流。应用 CTA，可以重建任何方向的投影和平面，以分析狭窄的程度和血管的解剖结构。近来的研究表明，CTA 和数字血管造影均可很好地发现肠系膜动脉的狭窄。然而，如果临床上高度怀疑肠系膜缺血，特别是考虑存在远端血管病变时，即使 CT 检查阴性，也不能排除采用选择性血管造影进一步诊断。

　　对于有肾功能不全或对碘造影剂有严重反应史的患者，肠系膜血管的超声多普勒检查可替代 CT。虽然检查结果因操作者的经验、患者的体态及肠管胀气的影响而变化，但有报道表明，超声多普勒确认肠系膜动脉近端狭窄的准确性超过 90%。当收缩期血流速度的峰值超过 275cm/s 或舒张末血流速度超过 45cm/s 时，即高度考虑存在 70% 以上的狭窄。此外，近来 MRA 作为诊断工具来评价 CMI 也获得关注。与超声类似，MRA 作为无创检查，无需暴露于放射线之下。有报道表明，应用钆增强的 MRA 诊断近端肠系膜血管病变的敏感性和特异性均超过 90%。

　　(一)慢性肠系膜缺血的治疗

　　对于存在一支或多支肠系膜动脉闭塞或明显血流动力学狭窄的 CMI 患者，如果存在相关的症状，应行血管再通术。如果不处理，CMI 会进展而导致肠坏死和死亡。在过去，CMI 的首选治疗是外科血流重建术，进行旁路血管手术或内膜剥脱术。然而，近年来，对于没有肠坏死的肠系膜动脉狭窄，腔内血管治疗已经取代开放外科手术成为首选治疗。与开放手术相比，腔内血管治疗损伤很小，包括单独应用经皮腔内血管成形术，或伍用支架置入术。研究报道表明，腔内血管介入治疗的病死率和并发症率均低于开放手术。

　　虽然腔内介入治疗的一期成功率高达 88%～100%，但 1 年的通畅率降至 70%～80%。最近在 Mayo Cline 的一项对外科和腔内治疗的回顾性研究表明，腔内治疗发生再狭窄的风险是手术的 5 倍，并且再处置的可能性也是手术的 4 倍。与单纯 PTA 相比，肠系膜动脉支架可以提供抑制动脉壁弹性回缩的结构性支持。实际上，文献综述表明，支架置入后的肠系膜动脉通畅率优于单纯球囊血管成形术。最近，对于肠系膜动脉完全闭塞而手术相对高危的患者，少量的文献支持采用腔内血管重建术。然而，对于这样的患者，栓塞导致的肠坏死是主要问题，应该考虑栓塞预防性措施。

　　(二)慢性肠系膜缺血的腔内血流重建术

　　1.患者的选择　通常，诊断 CMI 是通过排除法。多数情况下，患者应该具有体重减轻、腹痛、食物恐惧症或几种症状的共同存在，通过微创影像学检查证实存在肠系膜血管近端的闭塞性病变。在笔者的医疗机构，多普勒超声通常作为筛查手段，几乎所有患者均通过 CTA 确诊。在某些医院，根据当地的实际情况和专门经验，MRA 可替代 CTA 诊断 CMI。

　　2.入路和介入治疗　穿刺股总动脉，插入 30～45cm 的长 6 英寸导鞘(如 Balkin 或肾弯鞘)。导鞘不仅发挥"支柱"的作用以通过坚硬的肠系膜动脉狭窄段，而且在球囊、导丝和支架跨过狭窄段时作为造影剂注射的通路。当对于明显下方朝向的系膜动脉，有时需要采用肱动脉入路(采用多功能弯曲鞘)。我们首先采用股动脉入路，因为穿刺部位的并发症少，很少需要采用(少于 5%)肱动脉入路。导鞘通过股动脉进入肾下腹主动脉，到达肠系膜动脉下方 10～15cm 的位置。

如果患者肾功能正常,在肠系膜动脉水平进行侧位主动脉造影以全面观察目的动脉起始部和近端的情况。强化影像应该轻度偏斜而不是完全侧位,以与肠系膜动脉开口垂直,正确的角度易于通过 CTA 影像来确定。强化影像必须与目标病变垂直,通常位于动脉的起始部。对于肾功能不全的患者,如果有 CTA 或 MRA,可能需要应用二氧化碳造影或省略主动脉造影。如果主动脉造影证实闭塞,则可确定需要血流重建的适当血管。虽然对每位患者血管的选择都必须具体分析,多数情况下,SMA 从技术上比较容易处理。

经动脉应用 5000U 肝素。有些介入医生愿意采用"非接触"性插管方式,而这种方法更适用于采用远端栓塞保护装置的情况下。笔者愿意采用反曲导管(reverse-curved catheters)而不常规应用远端栓塞保护装置。应用短反曲导管(如内脏选择导管 1 号,Cook,Blooming-ton,IN)插入腹主动脉,在肠系膜动脉开口以下做型,如果导管未在腹主动脉内自己做型,则可进到降主动脉,在邻近主动脉弓处做型。不同于如 Simmons 2 号长反曲导管,这种短反曲导管在胸主动脉重做型,使其在技术上易于操纵。在主动脉弓附近做型后,插入软头导丝通过头端外,随导丝拉回至肾下腹主动脉内。导丝的作用在于可防止误入如脊椎动脉等的近端动脉以及牵拉导管通过主动脉斑块。

然后,导管连同导丝向头侧插入(假定导管能在系膜动脉开口以下做型),指向目标系膜动脉的开口,直到导丝进入目标动脉开口。导丝通过术者指尖轻柔旋转,以使导管能推向远端、通过病变区域。导管的"膝部"或弯曲顶端置于系膜动脉开口水平(图 14-107)。对于非常严重的狭窄或闭塞,在试用肱动脉入路前,可能需要亲水性导丝,偶尔采用较长的反曲导管。然后,导鞘进达系膜动脉的开口附近以提供力学支撑,撤去导丝,向反曲导管内注射少量稀释造影剂确认腔内位置,并排除夹层的可能性。造影剂注射确认腔内导管头端的位置非常重要,即使采用非创伤方式通过病变,这也不能省略。如果需要,可在此点测量压力,明确导管是否加重病变区的狭窄程度(例如,如果压力梯度小于 10%,则此处病变并无明显的血流动力学意义)。硬性、短头的"工作导丝"送入系膜动脉远端,笔者在治疗时通常应用 0.035" 的 Rosen 导丝或 0.018" 的 McNamara 导丝作为工作导丝(图 14-108)。

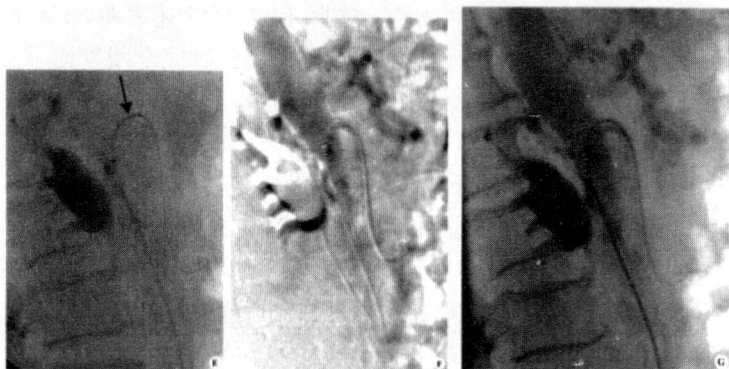

图 14-107　肠系膜上动脉高度狭窄的介入治疗

A. 多普勒超声检查显示肠系膜上动脉的峰值收缩期流速升高,约 200cm/min。B. 侧位主动脉造影显示肠系膜上动脉狭窄(黑箭头)。C. 跨狭窄病变梯度超过 35mmHg。D. 0.035"导丝已经通过肠系膜上动脉的狭窄部位,通过引导造影导管完成主动脉造影(黑箭头)。E. 透视影像显示支架置于狭窄两侧(黑箭头)。F. 支架支撑后通过导管进行的数字减影造影。G. 非减影造影显示支架部位血流增宽

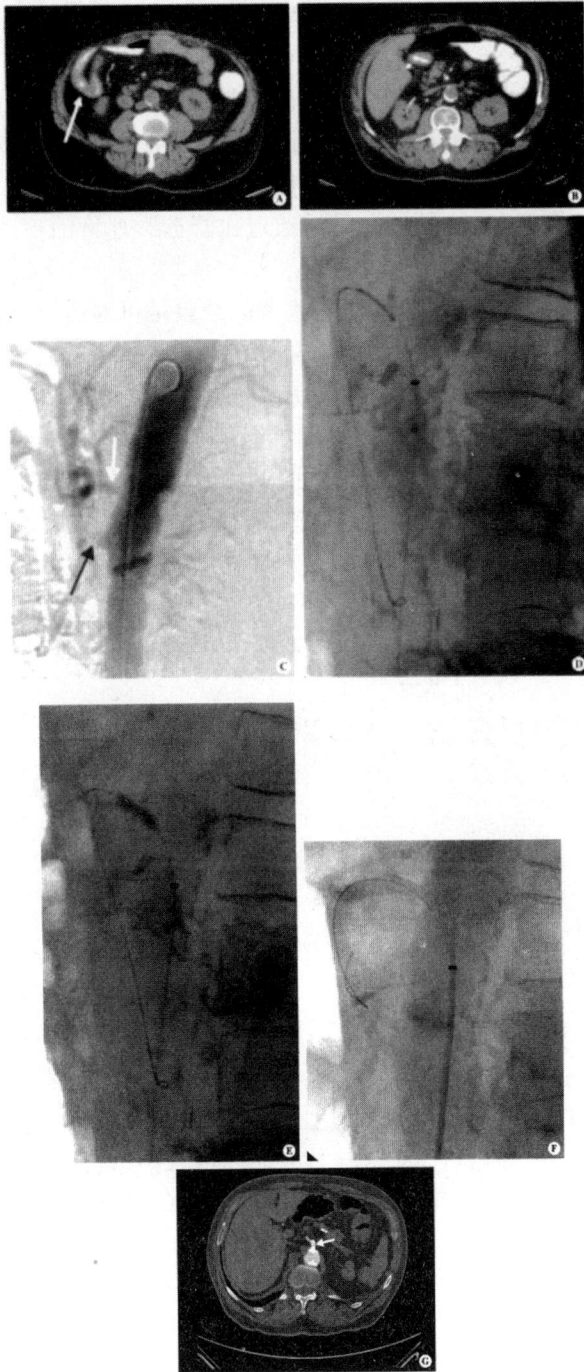

图 14-108 在急性或慢性肠系膜动脉缺血患者的腹腔干放置支架

A. 轴位 CT 显示小肠水肿（白箭头）。B. 非增强 CT 显示肠系膜上动脉管腔明显钙化。C. 侧位造影显示肠系膜上动脉闭塞（黑箭头）和腹腔干高度狭窄（白箭头）。D. 透视影像显示跨过腹腔干狭窄的支架定位，采用 0.018"导丝。E. 透视影像显示支架置放。F. 支架置入后造影显示支架血流通畅。G. 1 年后轴位增强 CT 显示腹腔干支架血流通畅（白箭头），并有主动脉侧方钙化斑块。此患者 1 年随访无缺血症状

笔者对所有开口部病变均采用支架置入术。对于目前的预装支架，通过导鞘进行前扩张

通常已无必要。通过省略前扩张,笔者相信远端斑块栓塞发生率会降低(虽然尚存争论)。另一方面,少见情况下,在前扩张很困难或不可能的时候,提醒术者不应尝试支架置入术。将5mm 或 6mm 的球囊扩张支架(笔者对大多数患者常用直径 6mm×17mm 长的支架)伸入主动脉 2~3mm 的程度,用少量稀释的造影剂确认合适位置,然后用球囊缓慢膨胀以展开支架。球囊的两端应该先膨胀(像个哑铃),使支架在展开过程中不会发生移位。像所有动脉扩张操作一样,导丝必须一直维持于病变原位。最后通过血管造影评价治疗效果及除外夹层,如果效果良好,撤去导管及导丝。

对于腹腔干和 SMA 都狭窄的患者,虽然笔者的经验是可通过同样的方式同时处理双支病变,但开通一支动脉通常可以明显改善症状,而开通 IMA 很少进行。当凝血指标正常后或封闭器应用后可拔去鞘管。笔者常规让患者在治疗当晚住院,第二天早晨出院。出院后,患者接受 3~6 个月的氯吡格雷(75mg/d)治疗和小剂量阿司匹林(81mg/d)终生治疗。

3.随访评价 采用多普勒血管超声检查可用于评价肠系膜血管的循环状态,可在 6 个月后及每年进行。CTA 也可用于定期的检查,特别是血管病变多发的情况下更为适合。

4.并发症 并发症包括穿刺部位血肿、医源性夹层、破裂和远端闭塞。医源性夹层少见(图 14-109),一旦发现,可通过球囊导管扩张以促进夹层活瓣复位、支架置入或观察病变发展,后者适用于夹层不影响血流的情况。总体来说,并发症的发病率不高,为 0%~10%,主要为穿刺部位的并发症。

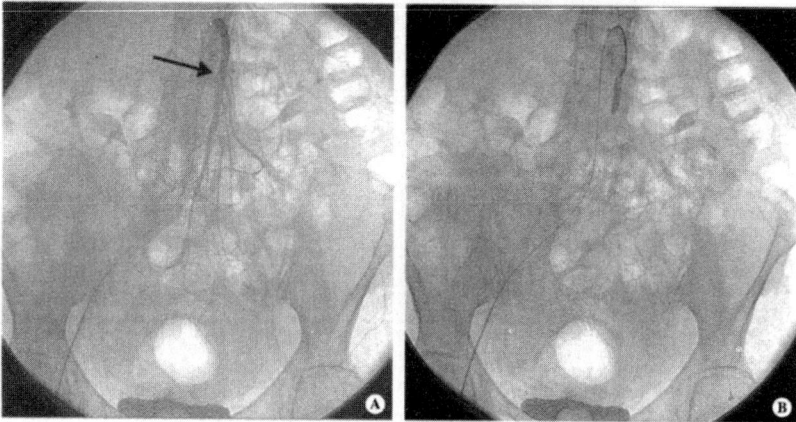

图 14-109 肠系膜上动脉的医源性夹层

A.造影显示肠系膜上动脉近端螺旋形夹层(黑箭头尖部)。B.肠系膜上动脉造影延迟期显示医源性夹层的假腔内造影剂淤滞

四、正中弓形韧带综合征

正中弓形韧带综合征是连接左右半膈的纤维带,出现于 20% 的人群中。在腹腔干和SMA 之间存在广泛的侧支循环情况下,主要通过胰十二指肠动脉弓相连,正中弓形韧带压迫腹腔干导致腹部症状的观点仍存争论。已经证明,压迫可限制肠管的血流及腹腔灌注,这两种情况均可导致腹痛。血管造影是确认正中弓形韧带综合征的最好诊断方法,可以通过吸气和呼气的影像动态确认腹腔干的压迫情况。然而,对于无症状的患者,压迫腹腔干也可能表现正常,这也颇具特征对于年轻患者具有难以解释的腹痛、正常的上消化道内镜影像、正常的化验结果,特别是女性患者具有腹部血管杂音(来源于部分闭塞的腹腔干)时,应考虑正中弓

形韧带综合征。在治疗上,目前无明确证据支持采用血管成形术和支架置入术来治疗正中弓形韧带综合征,而采用外科手术松解正中弓形韧带应该是治疗的首选。由于慢性、反复压迫腹腔干会导致纤维性狭窄,对于韧带松解后仍有持续症状的患者,如果有腹腔干狭窄的明确证据,笔者采用血管成形术及支架置入进行处置(图14—110)。外科手术后预后良好的影响因素包括年龄(40～60岁,77％治愈)和体重下降20磅(1磅＝0.45359kg)或以上(67％治愈)。

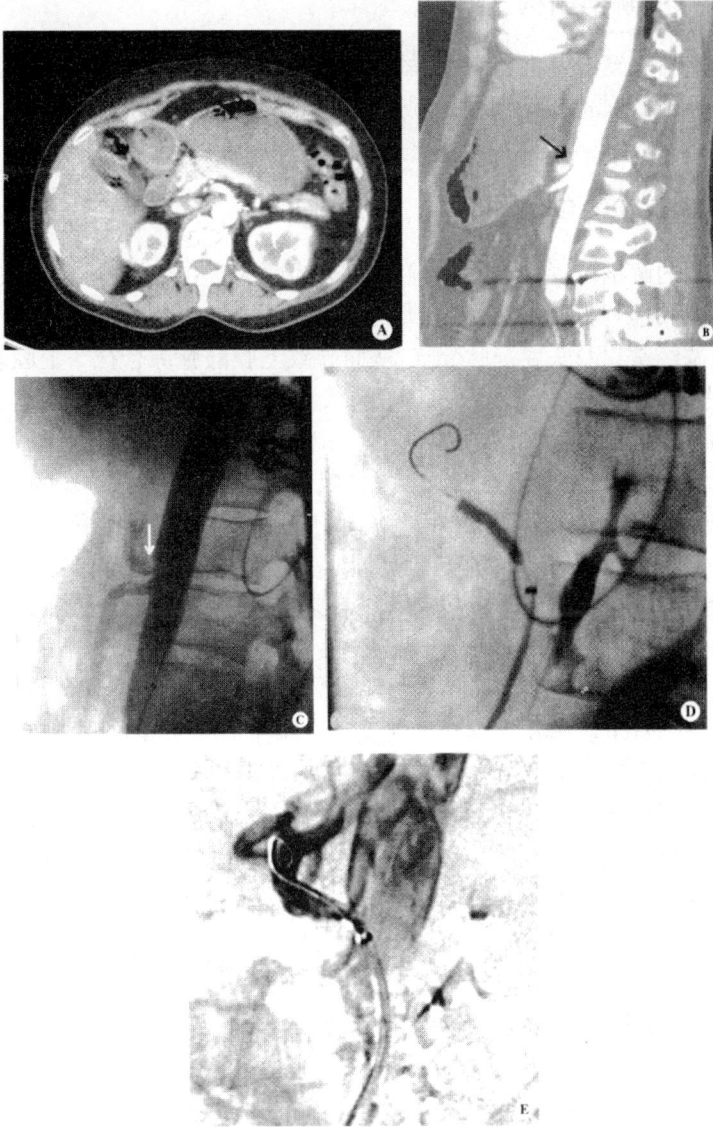

图14—110　正中弓状韧带松解后腹腔干置入支架

A. 轴位CT显示腹腔干近端束带状狭窄。B. CT血管造影的矢状位影像显示腹腔干高度狭窄(黑箭头)。C. 经过腹腔镜韧带松解,侧方造影显示腹腔干仍存狭窄(白箭头)。D. 透视影像显示支架置放。E. 减影造影显示腹腔干近端血流改善伴有狭窄后扩张

(门忠杰)

第八节　中心静脉阻塞

中心静脉阻塞是指各种原因所导致的胸腔内的静脉受压或闭塞,其中包括相关疾病所导致的上腔静脉及其主要分支受压或闭塞。

一、中心静脉的解剖结构

上腔静脉由左右头臂静脉汇合而成,每条头臂静脉分别由同侧的颈内静脉及锁骨下静脉汇合而成,而锁骨下静脉是同侧上肢肱静脉及腋静脉的延续,腋静脉走行经过第一肋骨后更名为锁骨下静脉。

二、中心静脉阻塞的病因

根据阻塞发生的解剖位置,中心静脉阻塞可分为两大类:上腔静脉阻塞或腋静脉/锁骨下静脉阻塞,而头臂静脉阻塞不包括在这两类之中。

上腔静脉阻塞经常累及头臂静脉分支,从而导致上腔静脉综合征。上腔静脉综合征中超过90%的病例是因支气管肿瘤所导致,其中,鳞状上皮细胞肿瘤与非鳞状上皮细胞肿瘤相比,更易导致上腔静脉综合征。而淋巴瘤、转移瘤、胸腺瘤等肿瘤较少引起上腔静脉综合征。

腋静脉/锁骨下静脉闭塞常因原发或继发性疾病所导致,其中最主要的原发疾病是Pager—von Schroetter综合征(即血栓形成性胸廓出口综合征)。该综合征常发生在男性(约占70%)优势一侧的上肢(约占70%),常与重复性或不常见的上肢活动有关。另外,因解剖结构异常导致的胸廓出口受压的发生率也较高。1821年,Sir Astley Cooper首次描述了因颈肋压迫所导致的腋静脉/锁骨下静脉闭塞的相关症状。1875年,James Paget报道了因锁骨下静脉血栓形成所导致的临床症状(如上肢水肿、疼痛等)。1884年,von Schroetter认为上肢静脉病变相关的症状是因锁骨下静脉在胸廓出口处受压或血栓形成所导致的。因此,胸廓出口处静脉血栓形成即是胸廓出口综合征或Pager—von Schroetter综合征。

导致腋静脉/锁骨下静脉闭塞的常见继发性病因包括:长期放置中心静脉导管及心脏起搏器电极、潜在的恶性肿瘤、血液高凝状态、创伤、感染。一些研究人员发现,心脏起搏器置入术后,有31%～50%的患者会出现静脉阻塞。上述继发性因素也同样会导致上腔静脉阻塞。

三、诊断

腋静脉/锁骨下静脉闭塞表现为:上肢水肿、静脉充盈、疼痛。由于置入心脏起搏器或中心静脉置管而引起的静脉闭塞,临床症状较明显。上述症状体征结合影像学资料,可以对Pager—von Schroetter综合征进行诊断。当未发现静脉受压的明确证据时,可根据静脉血栓的类型进行诊断。

上腔静脉闭塞的症状体征包括:呼吸困难、颈部及胸壁静脉充盈肿胀、双侧上肢及颈部面部水肿、声嘶、头痛。CTA及其他无创影像学检查如MR等,对中心静脉阻塞的诊断具有重要意义(图14—111)。DSA仍是诊断中心静脉阻塞的金标准,它可发现静脉闭塞的具体部位以及血管旁路的建立情况。上腔静脉堵塞后,上半身血液回流主要通过4条静脉旁路(图14—112)。第一条也是最重要的旁路是奇静脉系统,具体包括奇静脉、半奇静脉与肋间静脉相连接所组成。第二条旁路是内乳静脉系统与上下腹壁静脉相连接所组成。第三、四条旁路是胸长静脉与股静脉及椎静脉连接所组成。当上腔静脉发生堵塞时,即使有上述血管旁路,患者上胸部的静脉压仍会升高(图 14-113)。

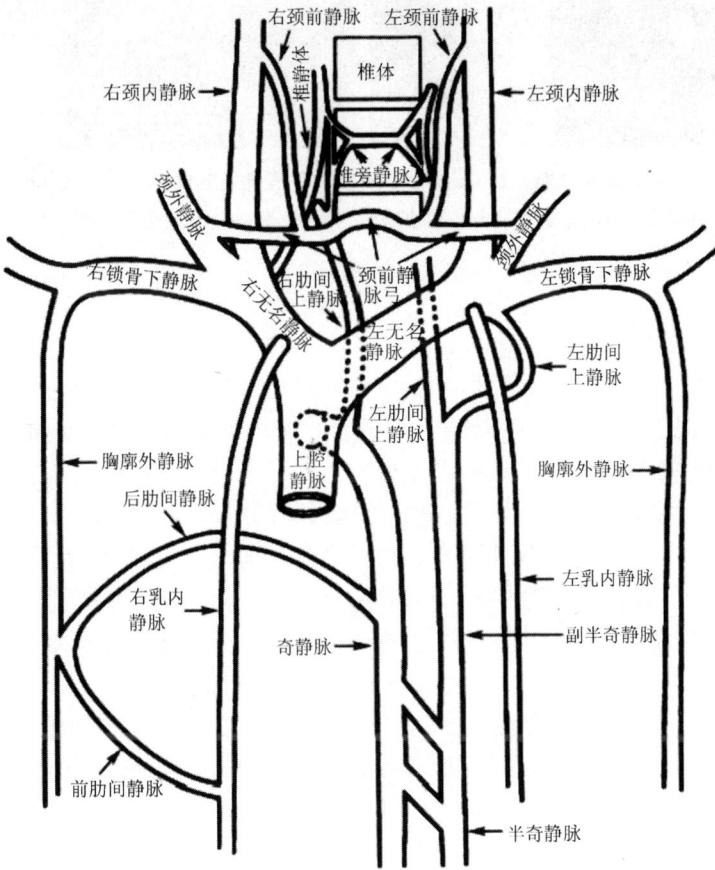

图 14-111　中心静脉阻塞时代偿性血管旁路解剖图

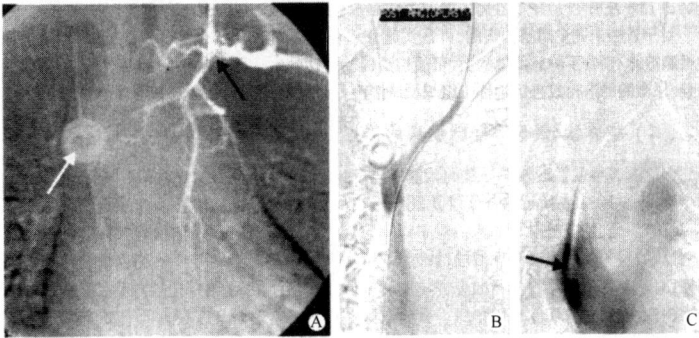

图 14-112　A. 左上肢静脉造影,该患者右侧胸部可见中心静脉导管(白箭头),堵塞部位位于左头臂静脉和左锁骨下静脉(黑箭头),造影显示左胸和肩部大量静脉旁路形成。B. 采用左颈内静脉入路行血管腔内成形术,闭塞静脉管腔再通。C. 通过左颈内静脉放置血液透析导管,导管头端位于上腔静脉内

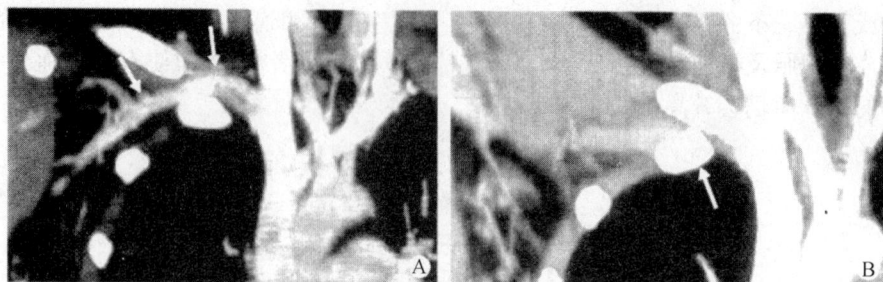

图 14-113　A.右侧上肢内收位 CTA 图像显示右锁骨下静脉通畅(白箭头)。B.同一患者右上肢内收并外旋位 CTA 图像显示在第一肋骨及锁骨连接处腋静脉/锁骨下静脉受压,该患者诊断为胸廓出口综合征

四、治疗

(一)中心静脉阻塞再通

对于血栓形成所导致的中心静脉堵塞,全身肝素化是缓解症状的第一步。肝素化不能使血栓溶解,但可以促进血液经旁路回流,从而减轻水肿。如果中心静脉内血栓形成或闭塞是因机械性原因(如中心静脉置管或起搏器电极置入),那么应尽可能拔除置管或电极。但遗憾的是,对于许多患者来说,这些置管或电极是不能拆除的。

若要考虑行介入治疗,必须先实现受累静脉管腔再通。在超声引导下,进行股静脉或颈静脉穿刺,放置鞘管,然后将 5 英寸椎动脉或多用途导管或者 6 英寸导管送至闭塞部位。我们通常采用 0.035″的软导丝绕过闭塞部位,如果无法通过,可改用硬质导丝。有时因血栓形成时间较长或血栓机化,管腔再通则极为困难。在治疗失败的病例中,因导丝无法通过闭塞部位的病例占 15%左右。中心静脉闭塞的节段越长,治疗失败的风险就越高。

对于管腔未完全闭塞的病例,可在实施介入治疗前先采取溶栓治疗。有 76%～84%的原发性腋静脉/锁骨下静脉闭塞病例,可通过溶栓治疗达到血栓完全溶解的效果。对于慢性血栓,尿激酶的溶栓效果远远好于组织型纤溶酶原激活剂(tPA)(图 14-114、图 14-115 和图 14-116)。

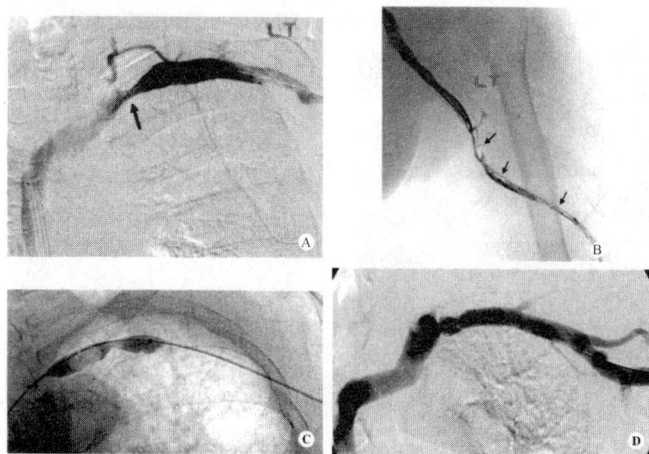

图 14-114　A、B.慢性血液透析患者左上肢静脉造影显示左锁骨下静脉明显狭窄(黑箭头),从而导致左肢静脉血流减少血栓形成。C.将溶栓药物注入患肢肱静脉内,然后采用 10mm 和 14mm 球囊导管行管腔内成形术,狭窄处锁骨下静脉内血流明显增加。D.操作结束后静脉造影显示左锁骨下静脉仍有狭窄,但血流量明显增加,可保证血液透析的顺利进行

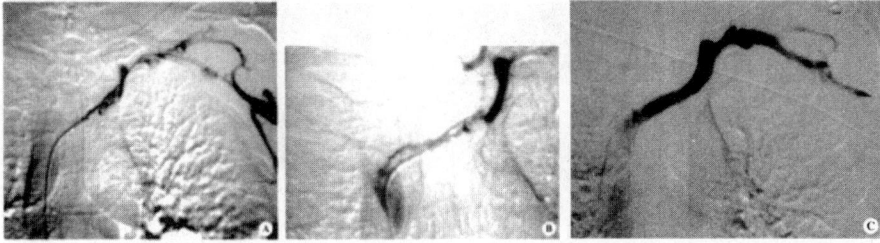

图 14—115　A. 左上肢静脉造影显示左锁骨下静脉和左头臂静脉不完全闭塞。B. 行血管腔内成形术后，仍可见残余血栓。术后注射溶栓药物治疗一夜。C. 溶栓治疗后行静脉造影显示大部分血栓溶解消失，无需再行血管腔内成形术

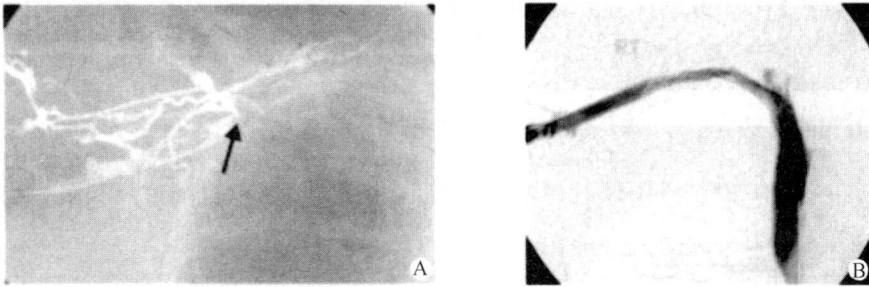

图 14—116　A. 治疗前静脉造影显示右锁骨下静脉闭塞（黑箭头）。B. 静脉腔内成形术后静脉造影图像

（二）腋静脉/锁骨下静脉疾病的治疗

因原发或继发性因素所导致的腋静脉/锁骨下静脉血栓性闭塞分别有不同的治疗策略。对于 Pager—von Schroetter 综合征，利用导丝穿过闭塞部位或采用溶栓治疗的目的都是为了实现管腔再通，恢复静脉内血流。对于病程超过 10~14d 的患者，溶栓效果往往不佳。有研究显示，对于这些患者采用溶栓治疗后均无法将血栓完全溶解。无论溶栓治疗效果如何，对于存在解剖结构异常的患者应及时采取手术治疗，手术治疗包括：切除第一肋骨、切开胸锁韧带、切开或切除前斜角肌。有研究证实手术可有效治疗该疾病。然而溶栓治疗之后何时可行手术治疗，目前仍有争议，多数医生是在溶栓治疗结束 4 周之后再行手术治疗。

对于因继发性因素所导致的头臂静脉、锁骨下静脉、腋静脉闭塞，最常用的治疗方式是血管腔内成形术和（或）支架置入术。腔内成形术常采用 0.035″的球囊导管（直径范围为 5~15mm），非顺应性球囊效果更佳。许多医生根据扩张的静脉来选择球囊的型号。对于复杂的病变，可考虑采用切割球囊。总而言之，采用血管腔内成形术或切割球囊治疗中心静脉狭窄是较安全并且失败率较低的治疗方式。有回顾性研究发现，球囊成形术后 12 个月，一期通畅率为 22%~29%；二期通畅率为 63%~73%。因此，对于该疾病的治疗需要考虑多种治疗方式。切割球囊腔内成形术后通畅率并不高于腔内成形术，也未增加同侧血液透析通道的寿命。

如果血管腔内成形术失败，我们将考虑置入支架。对于头臂静脉、腋静脉、锁骨下静脉闭塞的病例，推荐采用自动扩张支架（图 14—117）。支架的选择及置入的相关原则包括：避免选择尺寸过小的支架、在头臂静脉或锁骨下静脉内放置支架时，应避免支架超过颈内静脉与上述静脉的汇合点；在头臂静脉内放置支架时，应避免支架超过头臂静脉与上腔静脉的汇合点。如果支架超过了上述静脉汇合点，将会对中心静脉置管或置入大口径血液透析管带来极大困难。不同文献中所报道的支架置入后静脉通畅率的差异较大，术后 6~12 个月通畅率为 29%~88%。

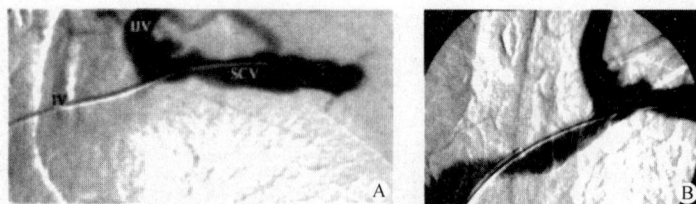

图 14-117　A.静脉造影显示左头臂静脉慢性完全闭塞,采用股总静脉入路导管成功通过闭塞部位。IJV,颈内静脉;SCV,锁骨下静脉;IV,无名静脉。B.腔内成形术后管腔仍严重闭塞,遂置入自动扩张支架

有些医生采用覆膜支架治疗该疾病,但具体治疗效果不详。仅有一些小规模的研究发现覆膜支架易出现折断、通畅率差(术后 12 个月一期通畅率为 29%)等问题。

另外还有一些不常用的治疗方式,包括:激光消融、机械性斑块切除。但这些方法尚未被广泛接受,因为这些方法可能导致静脉破裂或导管缠绕等严重后果,并且其术后通畅率也不优于静脉腔内成形术。

（三）上腔静脉疾病的治疗

许多上腔静脉疾病是因恶性肿瘤压迫导致,因此常需要置入支架保证管腔通畅,并且同时需要采用化疗或放疗来治疗肿瘤。对于血栓量较大的病例,常需要先行溶栓治疗或采用机械性取栓术来降低肺栓塞的风险。

球囊扩张支架和自动扩张支架可用于治疗上腔静脉阻塞。如果需要在特定部位精确置入支架,则应考虑采用球囊扩张支架。由于上腔静脉直径较大,因此需要测量支架的尺寸,使其适合上腔静脉的尺寸。采用自动扩张支架通过狭窄或闭塞部位时需要非常小心,因为这种支架在释放后会明显变短,并且有从狭窄区域向正常区域移动的趋势(图 14-118)。当头臂静脉和上腔静脉都出现闭塞时,仅对左右头臂静脉中的一支以及上腔静脉置入支架即可。支架置入术的整体成功率较高,一期通畅率>80%,临床成功率达 68%~100%。支架置入能够明显缓解相关症状,并且不会影响抗肿瘤治疗。相关症状一般在支架置入术后 24~72h 后即可消失。支架置入术同样适用于终末期肿瘤患者,因为该方法可迅速缓解症状,并可保证患者顺利渡过放化疗前的 3~4 周时间。血管旁路手术需要开胸进行,并且术后并发症较多,因此不适用于肿瘤终末期患者。

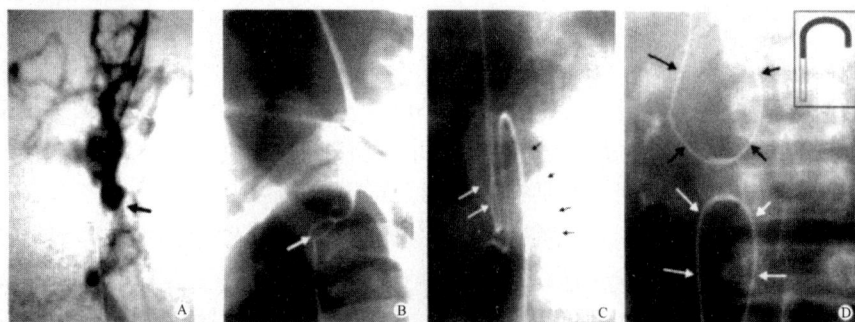

图 14-118　A.上腔静脉综合征患者右颈内静脉(白箭头)入路静脉造影显示右头臂静脉及上腔静脉(黑箭头)完全闭塞。B.右股总静脉入路置入圈套(白箭头),将经由右颈内静脉置入并通过闭塞部位的导丝套住。C.右颈内静脉入路行静脉腔内成形术后管腔仍严重狭窄,需要置入支架。16mm Wallstent 在上腔静脉释放后,支架移位进入右心房(白箭头及黑箭头描绘出支架轮廓)。当支架进入右心房后,支架直径增大,无法被圈套所捕捉。D.此时需要两支 RIM(Rosch inferior mesenteric)导管来保证有两条导丝控制支架,右颈内静脉置入的导丝通过支架中心后逆向将支架拉向颈内静脉(黑箭头);股总静脉置入的导丝(白箭头)也采取类似的操作。上述操作可将移位的支架拉入下腔静脉中,然后通过股总静脉取出

对于非肿瘤疾病导致的上腔静脉综合征,同样可采用血管腔内成形术或支架置入术治疗(图 14-119)。根据笔者的经验,对于上腔静脉狭窄的患者可采用腔内成形术,闭塞的患者可采用支架置入术。支架置入术后一期及二期通畅率分别为 67%,100%。

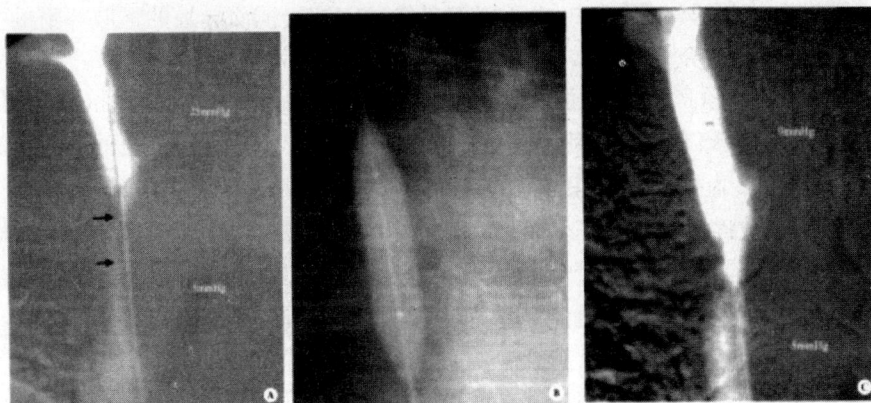

图 14-119　心脏起搏器电极所导致的上腔静脉综合征

A. 下腔静脉入路置入导管,导管通过上腔静脉后造影显示上腔静脉高度狭窄(白箭头),狭窄上下两端压力梯度为 20mmHg,但未发现血栓形成。B. 采用 14mm 球囊导管行腔内成形术。C. 术后压力梯度降至 4mmHg,相关症状缓解

(四)并发症

中心静脉血管成形术和支架置入术后并发症包括:穿刺部位血肿、上腔静脉破裂、心脏压塞、肺栓塞、支架移位,但并发症发生率不高,为 3%～7%。

静脉破裂是极为严重的并发症,其发生率为 1%～5%。静脉破裂通常发生在手术操作过程中,也有文献报道静脉破裂发生在手术之后(术后 15min～6 个月)。因为存在静脉破裂的风险,所以术中要始终保证导丝通过治疗部位并且在股静脉处放置较大的鞘管,当静脉破裂时,上述措施可保证覆膜支架的顺利置入。

对于合并有心脏疾病的患者需要加强监护。围手术期血流动力学监测(例如使用漂浮导管)可有效预防支架置入术后心力衰竭、肺水肿等并发症的发生。

(刘军伟)

第九节　深静脉血栓的治疗

静脉血栓栓塞,包括深静脉血栓形成(DVT)以及肺动脉栓塞(PE),具有较高的发病率及病死率。在美国,静脉血栓栓塞是第 3 位的心血管疾病致死的主要原因,仅次于心肌梗死和脑卒中,而每年的静脉血栓栓塞病例大约有 600000 例。

DVT 形成可以发生在全身任何的深静脉中,但更常见于下肢的深静脉。如果诊断错误或治疗延误,将会引起一系列的急、慢性并发症。如肺动脉栓塞则是最常见的急性并发症。临床上 26%～67%近端 DVT 形成而未治疗的患者发生肺动脉栓塞,若未予及时发现与处理,其病死率高达 11%～23%。据估计,40%～50%近端 DVT 形成的患者发生了隐性肺动脉栓塞。

急性股青肿(痛性蓝色型水肿,Phlegmasia cerulea dolens)是另一种 DVT 形成罕见但严

重的急性并发症,在髂股静脉血栓形成的患者中发病率为 1%,而这常见于广泛的髂股静脉血栓形成。其临床症状包括大面积组织急性水肿、发绀以及剧烈疼痛。急性股青肿的高危因素包括进展性的恶性疾病、严重感染、手术、骨折等。潜在的严重并发症包括肺动脉栓塞,其发病率可高达 33%。而在某些报道中,由于引起骨筋膜室综合征而导致的下肢坏疽的发病率可高达 50%。以下将会对介入治疗 DVT 形成与血栓形成后综合征进行讨论。

血栓形成后综合征(PTS)是下肢 DVT 形成的主要慢性并发症。持续性的静脉回流障碍将导致静脉高压,其临床发病率在髂股静脉血栓形成的患者中约有 50%,而在小腿深静脉血栓形成中约有 33%。血栓形成后综合征的危险因素包括近端 DVT、男性、高 D-二聚体。典型的临床表现为下肢疼痛以及肿胀。而长期站立以及体力活动可能导致并加重静脉性跛行。静脉性跛行常发生于使用标准抗凝治疗的髂股静脉血栓形成的患者。这是因为大部分的髂股静脉血栓形成通过常规的抗凝治疗后再通不完全,而持续性的近端静脉回流减少,将会导致患者在活动时肌肉收缩而引起血压升高。有血栓后综合征的患者,其反复静脉血栓栓塞的发病率比非复杂性腹股沟以下深静脉血栓形成的患者高。而下肢溃疡是血栓形成后综合征的远期表现之一。

一、解剖学因素

静脉的数量以及直径都比动脉要大很多。而静脉系统的容量储备能力也比动脉系统庞大。临床上将下肢静脉的静脉循环分为三部分:深静脉系统、浅静脉系统以及穿通、交通静脉系统。深静脉系统包括胫前、胫后静脉,腓静脉,腘静脉,股静脉以及髂静脉。而上述的这些静脉又可以根据部位的不同分区为:髂股区(髂静脉与股静脉)、股-腘区(股静脉与腘静脉)、腘下区(腓静脉,胫前、胫后静脉)。这些深静脉负责下肢静脉血量的 90%～95% 回流。

下肢静脉中除了髂静脉,其余的所有深静脉都有静脉瓣。静脉瓣数量繁多,且常常存在于远端的、细小的静脉之中,因为这些静脉中的重力作用更为强大。而静脉瓣的主要作用就是确保静脉血向心回流而防止反流。在静脉瓣的外周,血流速度常常会减慢,而静脉瓣近端的管壁因为压力而轻度扩张,从而导致了大部分的静脉血栓在瓣膜后窝形成。

二、病理学因素

1856 年,德国病理学家 Virchow R 提出导致静脉血栓形成的 3 个因素:血液高凝状态、血流淤积及血管壁内皮损伤。并同时提出了相应的 3 个临床原因:高龄、长期卧床以及重大手术。老年人静脉血栓栓塞的发病率较年轻成人要高 20 倍,因此年龄为一个重要的危险因素。而腹部的重大手术以及各种骨科手术(如全髋关节、膝关节置换术)等也是危险因素。其他的危险因素包括:静脉血栓病史、恶性疾病、创伤、慢性静脉功能不全、怀孕以及产后、口服避孕药、原发及继发的血液高凝状态(肾病综合征)。肥胖症也逐渐成为另一个重要的高危因素,肥胖症患者较健康人的静脉血栓栓塞发病率高 2～3 倍。

三、自然病史

DVT 形成常常发生于腓肠肌的静脉窦内,但也可以发生于下肢的近端静脉。某些病例中,还可见血栓栓子从腓静脉延续至近端髂股静脉。约有 25% 未治疗的腓静脉血栓发展为近端髂股静脉血栓形成,而后者更容易发生血栓栓塞。约50%近端深静脉血栓栓塞发生了肺动脉栓塞,相反的,腓静脉血栓栓塞则很少发生明显的肺动脉栓塞。

四、诊断性检查

临床诊断下肢DVT形成相当不准确,典型的临床症状与体征在有深静脉血栓栓塞的患者和无DVT栓塞的患者几乎一样多。因而对怀疑DVT形成的患者,必须进行客观的检查以确认诊断。

D-二聚体是纤维蛋白降解的产物,其水平在急性DVT栓塞的患者显著提高。但D-二聚体的水平也会因其他因素升高,例如近期大手术、出血、创伤、怀孕、恶性疾病以及急性动脉血栓等。因此,D-二聚体的高敏感度有助于排除DVT栓塞,但D-二聚体的低特异性则要求在D-二聚体检测阳性后,进一步行非侵入性的诊断学检查。

逆行静脉造影曾经是临床上诊断急性DVT栓塞的金标准。然而,静脉造影作为侵入性检查,可重复性低,而且有9%~14%的患者无法进行检查或D-二聚体的结果无法解读。同时,10%~30%的病例不能由静脉造影观察所有的静脉情况。4%~10%的临床研究不建议进行逆行静脉造影。目前在急性DVT栓塞诊断性检查中,逆行静脉造影已经逐渐被静脉多普勒超声检查所替代。

在有症状的近端DVT栓塞病例中,静脉超声检查的敏感度为97%,特异度为94%。对下肢静脉完整的超声检查应该包括静脉可压缩性的评估、腔内回声、静脉血流特点以及管腔着色。静脉可压缩性降低,或在探头轻微压迫后管壁不能完全贴合,是目前最广泛应用的诊断急性DVT的标准。正常的近端静脉血流,应该表现为自主的与呼吸活动相关联的血流,吸气时降低而呼气时增加,静脉腔内的血栓回声影以及由于急性血栓栓塞造成的管腔扩张常表现为额外的灰色回声区。

其他下肢DVT栓塞的非侵入性检查包括MRV(磁共振静脉造影)以及CT血管造影。这些检查可获得与静脉超声检查基本相同的诊断结果,但不能在床边应用。此外,CT血管造影有造影剂过敏以及辐射的风险,而MRV需要使用钆而导致肾功能不全的患者不能耐受。同时,这两项检查都要比静脉超声检查更加昂贵。

综合临床表现、D-二聚体和静脉超声的检查结果进行判断,无论是确认还是除外DVT的诊断都是相当可靠的,结果阴性时,对怀疑DVT的门诊患者的阴性预测值几乎为100%。

五、治疗

治疗下肢DVT的4个主要目的是:①减轻下肢症状,缩短持续时间。②防止肺动脉栓塞。③降低静脉栓塞的反复发病风险。④防止PTS。为了预防血栓蔓延和PE,应用抗凝药物治疗DVT患者是必需的。静脉用的普通肝素曾经是临床常用药物,但低分子肝素(LMWH)已逐渐成为DVT抗凝治疗的最佳选择。尽管两种肝素对于下肢DVT的治疗都是安全且有效的,然而由于LWMH生物利用度高和可预见的抗凝效果,从而得以应用于门诊患者的治疗。肝素治疗后的严重并发症,如肝素导致的血小板减少症以及骨质疏松(长期应用)在LWMH中也比较少见。无论普通肝素还是LWMH治疗,都是应用华法林治疗的诱导治疗,后者在确诊 DVT 后的 24h 内必须开始使用。此时的 INR 必须保持在 2.0～3.0。对于华法林的最佳应用时间,医学界存在不少的争议,并认为必须与临床表现相结合:有症状的单一腓静脉血栓栓塞应用华法林 6～12 周;而首次 DVT 发作则应用 3 个月;对于有可逆的或有时限的血栓形成危险因素性疾病,如创伤或手术等,则应在第一次特发性 DVT 发生开始应用 6 个月;而反复特发性 DVT 并或有血栓形成持续性风险的患者,则应使用华法林 12 个月以上,或者终身使用。由于最近的口服血栓直接抑制剂—达比加群(dabigatran)获得批准,对于治疗 DVT 的建议可能会有很大的改动。达比加群的对有心房纤颤患者的防止脑梗死的效果与华法林基本相同,但不需要进行常规的凝血功能检查,且不受饮食的影响。因此,在对 DVT 的慢性治疗中,达比加群可能会替代华法林而成为一线药物。

尽管药物抗凝治疗是下肢 DVT 的主要方法,许多患者,特别是有髂—股静脉血栓栓塞的患者,由于严重持续的下肢水肿、疼痛以及活动受限等一系列由于血流回流障碍而导致的静脉血压升高所导致的临床症状,仅仅使用药物抗凝并不能很快解决静脉回流障碍的问题。血栓回缩仅仅在约 50% 的髂—股静脉血栓栓塞患者中出现。因此,血管腔内治疗,包括导管溶栓术(catheter—directed thrombolysis,CDT)、机械性血栓切除术及支架置入术,对其股静脉血栓栓塞的治疗提供更为实用的选择。

(一)导管溶栓术

髂—股静脉血栓栓塞的治疗包括系统性抗凝、系统性溶栓以及外科的静脉取栓术,但选择将 CDT 作为替代治疗方案的可能性,是 Semba 和 Drake 在 20 世纪 90 年代初期首次报道的。

导管溶栓术,即将溶栓药物直接输送到血栓进行溶栓,比系统性治疗有更明显的优势。后者常常因为无法到达或穿透已经阻塞的静脉节段而失败。由于溶栓药物在血栓内直接激活纤维蛋白溶酶原,直接输送溶栓药物到达栓塞部位可以明显提高治疗效果。CDT 可以将高浓度的溶栓药物输送到需治疗的部位,提高溶栓效率,降低治疗时间以及由于系统性溶栓治疗而引起的并发症。CDT 的成功有助于保留静脉瓣的功能,清除栓塞的血栓,由此降低 PTS 的发病率。另一方面,由于可以对任何的静脉阻塞性病变进行检查、血管球囊扩张成形治疗以及支架置入,腔内治疗将有效降低该病的复发率。

至今没有任何用于 CDT 的溶栓性药物通过 FDA 的批准,临床上现在应用的所有导管内溶栓的溶栓药物都是"无认证标签"的。美国有 5 种溶栓药物在 CDT 治疗 DVT 时应用,每种物质的特性有所不同,在临床的适用范围也不同,并没有真正地确认任何一种溶栓药物作为一线应用或最佳选择。由于 CDT 治疗 DVT 缺乏前瞻性的随机对照试验,对于溶栓药物的选择也往往只能靠外科医生的判断。

国家静脉血栓溶栓注册研究是已发布的最大宗 CDT 研究,该研究用尿激酶治疗 287 名患者并进行随访 1 年。患者中为治疗髂股静脉 DVT 的病例占 71%,其中血栓完全溶解的患者占 31%,血栓部分溶解的患者占 52%。1 年时静脉的一期通畅率为 60%。血栓完全溶解的患者中,静脉瓣功能保存率为 72%。表 14—14 是 CDT 治疗 DVT 的临床研究经验。

表 14-14　CDT 治疗 DVT(单中心的病例研究)

作者	病例数	溶栓药	溶栓效果(%)	出血(%)	
				大	小
Molina et al.	12	UK	95	0	0
Comerota et al.	7	UK	71	0	0
Semba and Drake	27	UK	92	0	0
Bjarnason et al.	87	UK	86	6.9	14
Patel et al.	10	UK	100	0	0
Ouriel et al.	11	rPA	73	0	0
Castaneda et al.	25	rPA	92	4	4
Chang et al.	10	tPA	90	0	0
Horna et al.	10	tPA	90	0	30
Razavi et al.	36	TNK	83	2.7	8.3

UK,尿激酶;rPA,重组纤溶酶原激活剂;tPA,纤溶酶原激活剂;TNK,替奈普酶。

实施 CDT 治疗下肢 DVT 需要个体化,取决于患者的风险/效益比,治疗下肢 DVT 的技术尚未标准化,但治疗的首要目标是要将溶栓药物置入静脉血栓。

(二)入路

下肢 DCT 发生的位置以及患者的症状决定了静脉入路位置的选择。对于大部分髂股静脉 DVT 的患者,在临床状况允许的情况下,较多选用同侧的腘静脉作为入路。术中患者选择俯卧位,在超声引导下使用小口径回声针(如 21G 口径穿刺针)。若同侧腘静脉已血栓栓塞,则选用同侧胫后静脉进行插管。腘静脉插管以后,置入 5 英寸导管鞘。随后通过导管鞘获得基础静脉造影图像,并置入 0.035″复合导丝穿过静脉阻塞区域。当导丝以及随后的导管都穿过静脉阻塞的区域后,重复一次静脉造影以确认导管在静脉腔内。随后将导管更换为 5 英寸同轴注入系统,其包括一个近端多空的注入导管(如 Cragg-McNamara,ev3)以及一个远端注入导丝(ProSteam,ev3)。Cragg-McNamara 注入导管有 4 或 5 英寸两种规格,两种规格都有 40cm 与 135cm 的两种总长度,以及可注入长度 5~50cm 两种规格。相似的,ProSteam 注入导丝总长度有 145cm 与 175cm,以及可注入长度 6~12cm 两种规格。在导管与导丝的选择中,必须有足够的长度直接到达栓子的位置,并对阻塞部位的纤维蛋白溶酶原激活最大化(足够的可注入长度以覆盖整个栓子)。

CDT 治疗下肢 DVT 时,置入下腔静脉滤网可预防游离血栓脱落引起栓塞的并发症,而随着可回收下腔静脉滤网的发展,应该对髂股静脉 DVT 而进行 CDT 治疗的患者常规应用下腔静脉滤网。尤其是当患者静脉造影中出现真正的游离髂静脉栓子或有明显的肺动脉栓塞、心肺功能差的患者更应该应用,以防止引起严重的并发症。表 14-14 是 CDT 治疗 DVT 的单中心病例研究。

在置入导管/导丝和(或)下腔静脉滤网后,患者将在介入复苏室进行溶栓。由于不少患者的栓子较大,整个溶栓过程很可能超过 24h。因此,应该每隔 12h 进行一次静脉造影,确定导管的位置,并同时推进或重置导管到剩余的血栓以进行进一步溶栓。尽管长时间溶栓有一定的出血风险,但是还是应该尽可能地进行充分溶栓(图 14-120)。

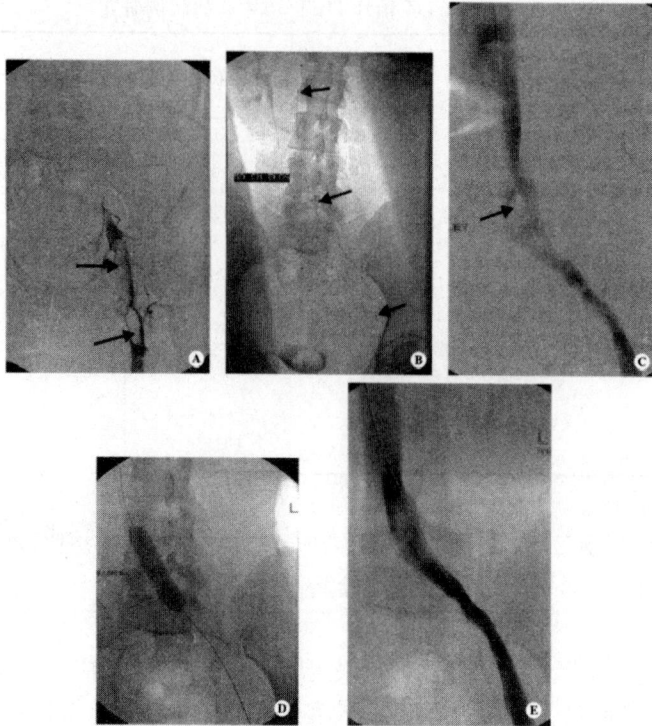

图 14－120　左侧股总静脉和髂静脉血栓栓塞的介入治疗

A. 4 英寸的微小穿刺鞘置入俯卧患者的左腘静脉。诊断性静脉造影发现一个大的栓子位于左股总静脉和髂静脉(箭头处)。B. 将长 50cm 的 EKOS 导管(箭头处)从左股总静脉置入下腔静脉。C. 左髂总静脉(箭头处)行 EKOS 术和 AnjioJet 栓子切除术后的少量残余栓子。D. 利用 12mm×40mm Cordis P3 气球行左髂总血管成形术。E. 静脉造影结束,未发现左髂总静脉内压力差

当静脉再通后,若无明显的静脉狭窄/闭塞性病变时,可停止溶栓,开始抗凝治疗。然而在髂静脉狭窄导致明显的血流动力学改变时,应该考虑进行腔内支架治疗。尽管腔内支架的长期好处并没有得到确认,然而明显的髂静脉狭窄而不予治疗,其早期再发血栓栓塞的风险将会明显提高。

在髂静脉以及下腔静脉等中心静脉使用金属支架治疗静脉狭窄有良好的效果。在 CDT 成功后,由于可能继发的髂静脉压迫不能被单纯的血管成形术所防止,此时应该应用腔内支架治疗。髂静脉压迫(May－Thurner 综合征),通常发生于右髂总动脉跨越左髂－下腔静脉交汇时对左髂静脉的压迫。由于自扩支架其纵轴弹性较好,可以适用于各种静脉而得到广泛应用。笔者常常使用直径 10～16mm 的自扩型支架,而 12～14mm 的则更为常用。置入支架后进行球囊再次扩张成形时,应该注意减少患者的痛苦。而在选用型号时,应该注意适当的支架以及扩张球囊是达到满意治疗效果的关键,过小的支架或球囊,其治疗后的再次闭塞以及再发血栓栓塞风险较高。同时,值得注意的是,应该避免支架穿过股总静脉,尤其是隐－股静脉交汇处以防止损伤。

(三)经皮机械性血栓切除术

应用导管内溶栓治疗下肢深静脉血栓栓塞有一定的缺点:治疗时间长,具有出血风险;需要重症监护监测,耗费高。另一方面,经皮机械性血栓切除术(pecutaneous machanical thrombectomy,PMT)可以在短期到达静脉再通,缩短了住院时间,降低了出血风险,同时也

减少溶栓药物的使用以及住院的费用。

　　PMT装置按照机械学原理可分为旋转、水压、超声引导3种。表14-15总结了现今可用的PMT装置。因而,在进行溶栓治疗的同时使用PMT,可称之为药物-机械血栓切除术。

表14-15　目前机械性栓子切除装置

设备	制造商
接墙式装置	
Arrow经皮血栓切除仪	Arrow International,Reading,PA
Solera	Bacchus Vascular,Santa Clara,CA
Cleaner	Rex Medical,Forth Worth,TX
MTI-Castaneda Brush	Microhterapeutics,San Clamente,CA
Fino	Bacchus Vascular,Santa Clara,CA
Cragg Brush	Microhterapeutics,San Clamente,CA
Prolumen	Datascope,Maheah,NJ
水压碎裂血栓切除装置	
Amplatz血栓切除仪	Microvena,White Bear Lake,MN
Rotarex导管	Straub Medical,Wamgs,Switzerland
PMT血栓宽带交换机	Edwards Lifesciences,Irvine,CA
流变式血栓切除装置	
AngioJet	Possis Medical,Minneapolis,MN
Oasis血栓切除系统	Boston Scientific,Watertown,MA
Hydrolyser	Cordis Corporation,Warren,NJ

　　旋转血栓切除器包括一个高速转动的篮子或叶轮,向前推进时将血栓粉碎。应用PMT前的评估,主要是能否去除血栓和损伤静脉瓣。在一个研究中,Arrow-Trerotola(Arrow公司)的PMT装置在直径7mm以上的静脉中不会引起明显的生理性损伤。而在一些病例中,进行旋转血栓切除式产生的细小颗粒(栓子碎片)可能会阻塞肺动脉循环。由于旋转血检切除器具有对静脉内皮的潜在损伤性,Bacchus Vascular公司研发了Bacchus Fino装置,通过一个镍合金支架将血管壁与旋转的阿基米德螺旋管分隔开。螺旋管可粉碎血栓,并通过管口的螺旋运动将碎片吸走。

　　水压重循环装置(hydrodynamic recirculation devices)已成为一种下肢DVT的常用治疗工具。在目前的经皮机械性血栓切除器中,AnjioJet系统已经被证明可有效去除畸形血栓。这种装置是基于"文丘里效应"(Venturi effect)设计的,通过将装置尖端的生理盐水快速吸走,产生局部真空,从而将入水口外周栓子吸至导管内。这种装置的主要优点在于血栓切除导管可以通过6英寸插管鞘置入,从而减少置入处的并发症。流变式多重循环装置(rheolytic reirculation devices)包括一个水化器(Hydrolyser,Cordis Corporation)和Oasis血栓切除系统(Boston scientific)。水化器通过管腔,利用传统的高压法注入生理盐水,因此喷管的尖端压力降低,形成一个360°的漩涡,将外周的血栓碎片吸入管腔中,最后流入收集袋。Oasis血栓切除系统与AnjioJet类似,亦是利用文丘里效应将血栓粉碎的。但是,AnjioJet系统可用更大规格的导管,能够吸出更大量的血栓。

尽管经皮机械性血栓切除系统已有了长足的发展，仍然没有完全解决血栓带来的影响。新的辅助溶栓治疗－超声引导的注射系统，如 EkoSonic 血管内皮系统（EKOS Corporation）应运而生。该系统将高频、低能的超声跟实时导管内溶栓结合，加快了血栓的裂解速度。当血栓暴露在非裂解的超声中时（non－fragmenting ultrasound），血检不会裂解，但将超声与局部溶栓注射结合后，则可加快血栓的溶解。加快血栓溶解的机制，是高频、低能超声松动了血栓团块，从而使溶栓剂进入血栓深处发挥作用。此外，超声的能量亦可透过静脉瓣，促进血栓的排出。

EKOS 系统包含了 5.2 英寸的多腔给药导管（1 个中心腔，3 个加药腔，见图 14－121），每个导管跟一条插入中心腔的超声导丝配套。当导管放置在血栓位置后，开始注入溶栓药及开动超声，通过生理盐水散热。

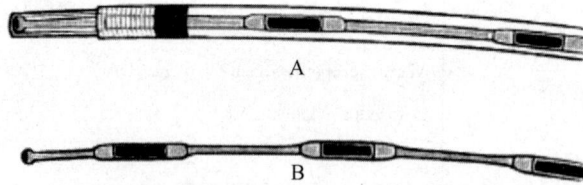

图 14－121　EkoSonic Endovascular System
A. 药物置入导管。B. 通过中心腔置入的超声导管

另一个以超声消融为基础的系统是 OmniSonics Resolution Endovascular System（OmniSonics Medical Technologies）。目前，超声消融技术主要应用于泌尿系结石、主动脉瓣钙化和白内障治疗。考虑到血栓的性质，超声消融的能量模式尚需进一步研究。在血管内超声导管置入方面，空腔化、超微束和机械效应是溶栓的主要方法。

OmniSonics Resolution Endovascular 系统利用 OmniWave 技术，通过导丝末端以超声形式发出持续的横波（图 14－122）。同时水泵驱动的灌注以保持治疗区域温度小于 41℃。该系统目前已得到 FDA 的许可，应用于血透器官的溶栓治疗。目前正在大动物模型上试验股髂动静脉的使用。

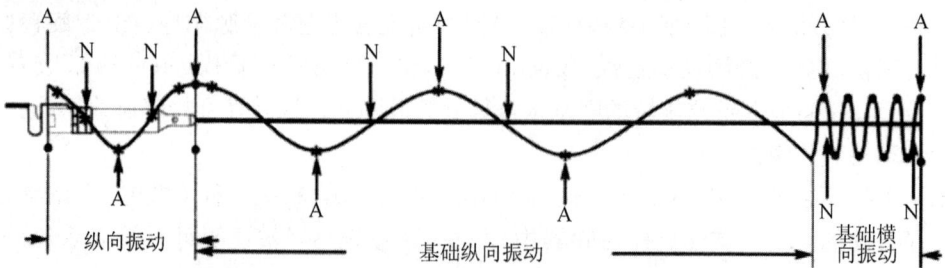

图 14－122　OmniSonics OmniWave 技术在导丝末端形成持续的横波，可扩大超声作用的范围

药物机械性血栓切除，即同时进行药物溶栓和 PMT，实现了真正意义上的"联合治疗"。用 AngioJet 系统（Possis Medical 公司）和 Trellis 系统（Bacchus Vascular 公司）的 PMT 的联合应用治疗结果已有报道（图 14－123）。

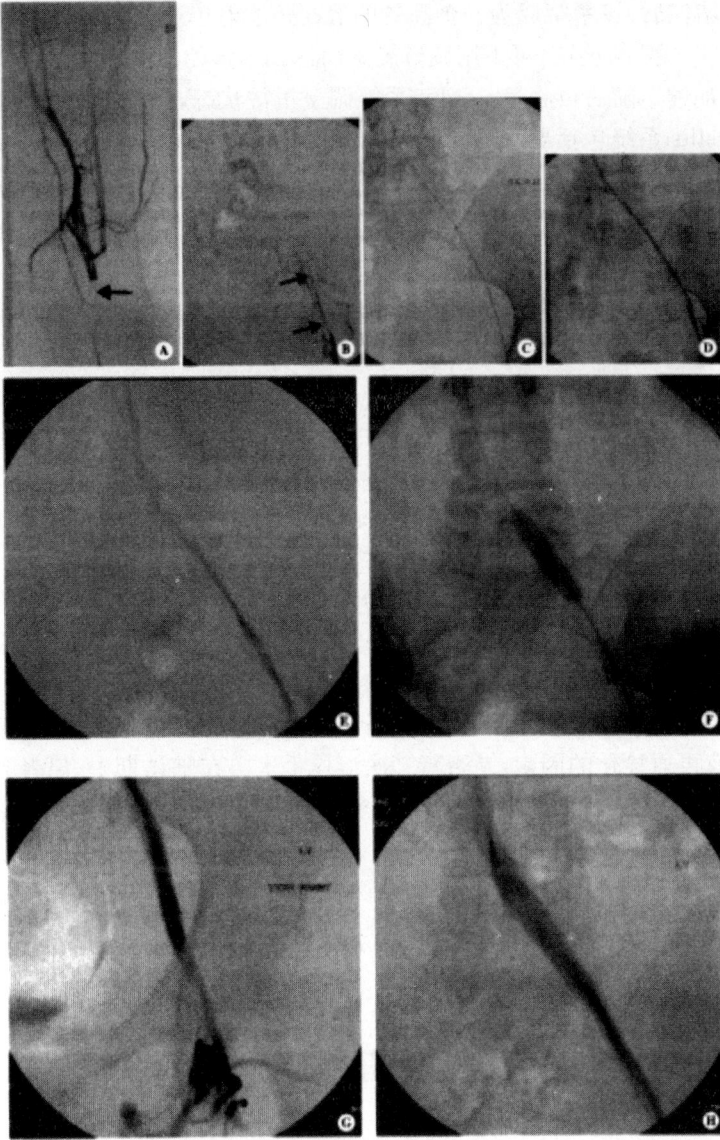

图 14—123 左侧股髂静脉深静脉血栓的介入治疗

一位 46 岁的女性患左侧股髂静脉深静脉血栓 10 周,有持续左侧末端肢体疼痛、长期站立后肿胀,准备行介入手术。A. 患者处于仰卧位行血管成像,在超声引导下,一个 4 英寸的微穿刺鞘置入左腘静脉。B. 静脉成像示左侧髂总和髂外静脉大段血栓栓塞(箭头处)。C. 利用 Expeditor AngioJet Catheter,在"脉冲喷雾"状态下于左侧髂总和髂外静脉注入 5U 瑞替普酶。D. 10min 后,静脉成像显示左侧髂总和髂外静脉血流。E. 再过 20min,左侧髂总和髂外静脉的血栓开始逐渐溶解。F. 通过重叠使用 12mm×60mm 和 12mm×30mm 自伸展镍支架,再应用 12mm×40mm 气球进行左侧髂总静脉扩张处理。G. 完整的左侧髂外静脉造影。H. 完整的左侧髂总静脉造影。术后:该患者在移除导管鞘后静脉应用 1h 肝素。左侧肢体肿胀在 24h 内完全消失。患者术后病情稳定,当患者 INR 2.7 时出院,出院后使用弹力袜

Uppot 等报道了例数不多的研究,将溶栓药在经皮机械性血栓切除治疗术中通过 Angio-Jet 系统注入。24 位患者均获得了完全或暂时的血栓去除。如果操作者的经验较为丰富,还能在 AngioJet 的返回口处放置调节旋塞,可防止栓子和溶栓药在高压脉冲时倒流。当 AngioJet 的排水口堵住后，该系统成为一个高效的溶栓药注射单通管。最新一代的 AngioJet 系统具有一个"脉冲喷雾"的选项，可不用调节旋塞而达到同样的效果，当溶栓药置入后，需 $30 \sim$ 45min 等待栓子崩解。随后再将 AngioJet 系统调至正常状态，打开排水口将栓子碎片吸除。

Bacchus Trellis 系统包括导管和导管鞘，导管的近端和远端各有一个气球，导管鞘则用于吸走两个气球之间的内容物。一个窦状镍导丝放置于导管中，通过旋转混合气球间的血液。Trellis 系统则包含了高浓度的溶栓药和机械溶栓工具，已成功应用于深静脉血栓的治疗。导管的两个气球可放置血栓和溶栓物质流入其他血管，因此可降低出血和肺栓塞风险。

上述这些复合治疗策略仍处于发展和研究状态，还需要进一步观察它们在深静脉血栓治疗中的效果。

六、手术后处理

静脉介入治疗结束，静脉导管鞘应在临床确定溶栓结束后尽早取出。放置导管鞘的部位需要有经验的医务人员进行护理，并发症的发病率很低（持续抗凝也 $<2\%$）。如果导管鞘大于 6 英寸，在导管移除前需先继续使用 1h 肝素治疗。

导管鞘移除后，通过肝素抗凝治疗，将部分凝血酶原时间稳定在正常值的 $1.5 \sim 2.5$ 倍，直至华法林可获得理想的 INR 控制。最合适的 INR 和华法林使用时间与深静脉血栓的位置、成因和个人因素有关。

患者的血栓相关症状和腿肿将在血栓治疗成功后 24h 内慢慢消退。若患者的症状未缓解，应考虑是否有再血栓化的因素，是否行二次溶栓手术。在随访期中，患者需及时处理高凝状态，并于第 3 个月、6 个月、12 个月接受超声多普勒检查。我们目前随访患者的期限为 $3 \sim$ 5 年。

术后家庭护理的一个重要环节是应用循序加压弹力袜，它可降低 PTS 在高危患者中的发生风险。

（朱帝文）

第十节　静脉曲张的介入治疗

静脉曲张是指下肢浅静脉和（或）小静脉的扩张，该疾病是下肢浅静脉系统最为常见的疾病。静脉曲张的患病率非常高，据估计，在发达国家男性静脉曲张患病率为 $2\% \sim 56\%$，女性为 $1\% \sim 73\%$。尽管如此，在医学院学习及住院医师培训阶段，浅表静脉疾病的诊治并未成为学习和实践的重点。本节将介绍浅静脉的解剖，描述静脉曲张的发病机制，并介绍浅静脉疾病的介入治疗措施。

一、下肢静脉的解剖

下肢静脉系统可分为三部分：

1. 深静脉系统　位于深筋膜内，其走行靠近股骨和胫骨。

2. 浅静脉系统　走行于浅筋膜内。

3. 交通静脉系统　将深静脉与浅静脉相互连接。

小腿的深静脉系统包括：一对胫前静脉、胫后静脉及与相应动脉伴行的腓静脉。比目鱼静脉和腓肠肌静脉位于小腿肌肉间隔内。所有小腿的静脉都在膝关节水平以下汇入腘静脉，再向上汇入股静脉(原先称之为股浅静脉，目前该名称已废除)。股深静脉与股静脉在腹股沟韧带下方汇合成为股总静脉。

浅静脉系统主要包括：大隐静脉、小隐静脉，这些静脉起始于内、外侧足背浅静脉弓。大隐静脉沿内踝前部-小腿及膝关节内侧-大腿前内侧走行，最终在腹股沟韧带下方汇入股总静脉。在靠近大隐静脉及股-隐静脉连接处还有前副隐静脉、后副隐静脉，它们收集大腿前、后侧的血液然后汇入大隐静脉。大隐静脉与股总静脉汇合点的位置存在很多变异，在对静脉曲张进行腔内治疗时，了解这一点可以很好地避免并发症的发生。小隐静脉沿外踝后方-小腿后方走行，在膝关节后方汇入腘静脉。大、小隐静脉之间还存在很多吻合支，将二者联系起来，其中较为重要的是回转静脉(即 Giacomini 静脉)，它位于大腿，是小隐静脉的延伸，最终汇入大隐静脉。

交通静脉将浅静脉系统和深静脉系统连接起来，其中踝关节内侧、小腿内侧及大腿的交通静脉将大隐静脉与深静脉连接；小腿外侧的交通静脉将小隐静脉与深静脉相连接。

二、正常情况下的静脉血流

释放氧气后的血液经皮肤及皮下的血管网络汇入网状静脉，然后再汇入大隐静脉或小隐静脉。网状静脉位于大腿浅筋膜间隔中的低压力部位，其中的血液直接流向隐-股、隐-腘静脉汇合处。深静脉位于深筋膜间隔内的高压力部位，深静脉内的血液主要通过小腿肌肉收缩挤压作用泵回心脏。交通静脉穿行于肌肉筋膜之间，将深静脉系统与浅静脉系统相连接。正常情况下，交通静脉内的瓣膜可阻止深静脉内高压力的血液反流到浅静脉内。当小腿肌肉放松时，深静脉系统中压力下降，浅静脉内的血液可流入深静脉。静脉瓣膜的功能主要是控制血流的方向。

三、慢性静脉功能不全及静脉曲张发生的病理生理学改变

浅静脉疾病发生的病理生理学改变可大致分为以下几方面。

1. 反流　浅静脉、深静脉及交通静脉内瓣膜功能不全可以是原发性的，也可以继发于静脉壁扩张之后。反流常发生在浅静脉系统，可导致单核细胞诱导下的静脉壁扩张、血液倒流和受累静脉远端压力升高。

2. 堵塞　深静脉及浅静脉系统中的血栓可导致静脉血液流出道的纤维化或堵塞，这可导致堵塞部位远端静脉内血液反流，进而破坏静脉瓣膜。血栓形成还可导致静脉瓣膜形成瘢痕(没有堵塞或纤维化)，导致继发性的静脉反流。这一综合征称之为"静脉血栓后综合征(PTS)"。反流和阻塞同时导致的慢性静脉功能不全比其单一因素导致的静脉功能不全更难治疗。

在细胞水平上，静脉高压会导致白细胞的聚集和激活以及红细胞沉积，从而引起毛细血管扩张、通透性增加、蛋白质漏出导致水肿。含铁血黄素的沉积会导致皮肤色素沉着。在小间隙内可见纤维蛋白袖套形成。皮下组织增厚是由脂肪组织坏死以及脂质硬化所导致。如果静脉高压持续存在，就会导致静脉性溃疡的发生，溃疡多位于内、外踝区域。大隐静脉反流一般会导致内踝部位溃疡；小隐静脉反流一般导致外踝部位溃疡。

四、症状、体征及临床病史

静脉性跛行的症状包括:疼痛、疲劳感、沉重感、酸痛感、跳动感、烧灼感、针刺感、痉挛性疼痛。除了上述症状之外,患者还可出现外周性水肿、瘙痒、不宁腿以及腿部麻木感。这些症状在长时间站立后会加剧,当患者走路或抬高患肢后症状会缓解。

目前临床上常用的静脉曲张评分系统有:CEAP评分系统(Clinical,Etiologic,Anatomic,Pathophysiologic)和VSS评分系统(Venous Severity Scoring)。其中CEAP系统由美国静脉论坛制订,是最为常用的评分系统(表14—16)。

表14—16　CEAP分类系统

"C"临床表现	描述	"C"临床表现	描述
C0	无明显的静脉疾病的体征	C5	皮肤出现相应病变,溃疡已愈合
C1	毛细血管扩张或网状静脉扩张	C6	皮肤出现相应病变,活动性静脉溃疡
C2	静脉曲张	"E"病因学	原发性或继发性
C3	水肿	"A"解剖部位	病变累积部位:浅静脉、深静脉、交通静脉
C4	皮肤出现相应病变,但无溃疡	"P"病理生理学	反流、堵塞、反流与堵塞同时存在

静脉曲张病变早期主要表现为网状静脉扩张和毛细血管扩张,毛细血管扩张又被称为"蜘蛛静脉",这些改变并不会导致患者出现不适症状,但这些病变会进一步发展。网状静脉又叫馈线静脉,是哪些位于皮肤下方扩张的蓝色或绿色的静脉。虽然网状静脉扩张不会引起不适的症状或并发症,但会影响美观。静脉曲张是指大隐静脉、小隐静脉、前副隐静脉、后副隐静脉条索样扩张。另外,静脉曲张的患者行曲张静脉抽剥术后若干年,这些曲张静脉的分支静脉也可出现曲张改变。

关于静脉曲张的病史记录应包括静脉曲张发生的时间,从而鉴别是原发性还是继发性的静脉曲张;同时还应记录是否有深静脉血栓形成史、浅静脉炎、外伤等病史。患者之前是否接受硬化剂治疗、消融治疗、手术治疗等信息也非常重要。另外,还要排除其他可能导致下肢水肿、不适的病因,但是如果患者存在其他导致下肢水肿的病因,则还要接受相关合理的辅助检查以明确诊断,并将相关病情告知患者。

五、无创性血管检查

无创性的超声检查对于评估浅静脉疾病很有价值,在制订治疗方案前,详细解读超声检查结果是非常重要的,此外,超声检查可以很好地指导治疗方案的选择。

表14—17总结了在超声检查过程中需要记录的信息,这些信息可以帮助医生选择合适的腔内治疗方案。血管彩色多普勒超声检查的使用也是十分必要的,7～13MHz的高频线性排列传感器较适合用于下肢浅静脉的检查,3.5～5MHz的曲线样排列传感器更适合用于肥胖的患者。通过B型超声检查,我们可获得浅静脉(图14—124)及深静脉的纵切面及横切面图像。另外,超声科医生应该熟知下肢静脉的解剖变异情况以及这些解剖变异在超声图像上的表现,这也是很重要的。

表14-17　浅静脉疾病超声检查时需要记录的信息

1. 记录功能不全的隐静脉图像
2. 隐静脉内血液反流的程度和隐静脉的直径
3. 功能不全的交通静脉的数量、部位、直径及功能情况
4. 出现反流的曲张的分支静脉情况
5. 静脉发育不良、闭锁、缺失等情况；旁路手术或抽剥手术去除隐静脉的术后改变情况
6. 深静脉系统的情况：包括是否有瓣膜功能不全，是否有深静脉血栓（注意是急性、慢性还是亚急性期）

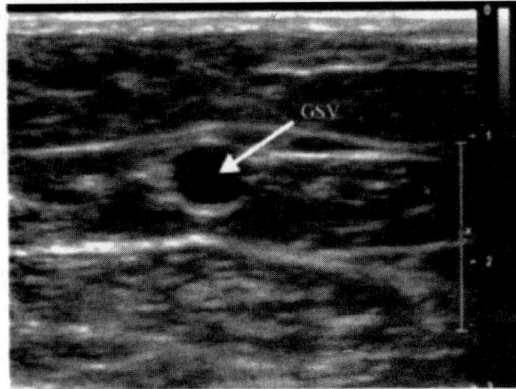

图14-124　在隐筋膜部位的大隐静脉的横断面

静脉功能不全或静脉反流的检查

患者处于反 Trendelenburg 体位时，挤压小腿远端（增加静脉血流）可判断是否有远端血液反流。一般认为在超声检查时，远端反流持续超过 2s 即可诊断为静脉反流。除此之外，Valsalva 运动也可用于探查是否有反流，当做 Valsalva 运动时远端静脉出现反向流动的血液，即可诊断为静脉反流。

但是，国际静脉联合会（UIP）的共识建议：患者站立接受反流的检查时，受检的肢体不应负重（图14-125），如果反向血流持续超过 0.5s 可诊断为反流（图14-125）。另外，还可通过挤压小腿引出近端静脉的反流，或挤压足部引出小腿静脉的反流。我们在对患者进行静脉反流检查时，如果能耐受空气加压带的，均采用空气加压带来挤压或放松小腿。

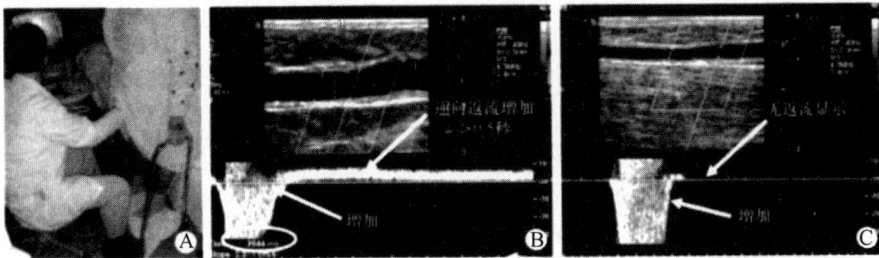

图14-125　A. 站立位静脉反流试验。B. 增加血流后超声显示大隐静脉内血液反流超过 0.5s。C. 增加血流后超声显示大隐静脉内没有血液反流

六、浅静脉疾病的保守治疗

浅静脉疾病的保守治疗措施包括：运动、抬高患肢、压迫疗法。踝关节屈曲、行走、跑步等运动可加强小腿肌肉静脉泵的功能，对于浅静脉疾病患者建议每天运动至少 30min。

抬高患肢,虽然对于大多数患者而言不容易做到,但每次坚持 15～20min,每日进行多次,可以减轻患肢的水肿;睡觉时垫高足部也可以改善患者的下肢水肿。

其他内科疾病或心脏疾病导致的下肢水肿应给予相应治疗;此外,还应注意患者是否合并有椎管狭窄或下肢动脉疾病,若存在这些疾病,我们应根据患者病情采取个体化的治疗方案。

压迫治疗是治疗静脉疾病的重要措施之一,患者应该详细了解压迫治疗的好处以及正确的压迫治疗方法。压迫治疗主要是改变患者的生活方式,患者了解压迫疗法的详细情况后,可大大提高治疗的依从性。压迫疗法可减小静脉管腔直径(提高血液流速)、激发纤溶活性、促进淋巴回流。此法可以减少静脉反流、防止踝关节处静脉血瘀滞,降低静脉压力以减轻水肿。

对于可以行走的患者,不应该采用抗血栓(TED)袜和 ACE 包扎敷料来治疗静脉疾病。不合理地应用压迫疗法,可导致"止血带效应"的发生。目前,有多种不同级别压力的弹力袜可供使用(表 14-18)。

表 14-18　弹力袜的种类

弹力袜的压力(mmHg)	使用指征
15～20	轻度水肿或疼痛,毛细血管扩张,无法耐受更高压力的老年或较虚弱的患者
20～30	肢体疼痛或肿胀,毛细血管扩张,网状静脉扩张,中度的静脉曲张
30～40	有症状的静脉曲张患者,静脉性溃疡,静脉炎后综合征
40～50	静脉性溃疡,静脉炎后综合征,淋巴水肿

其他压迫治疗方法还包括中、短伸展绷带,无弹力包扎敷料(如 CIRCAID 包扎敷料),多层包扎敷料。静脉介入治疗医师应详细了解各种压迫治疗的相关知识,以便为患者提供合适的治疗方案。

七、浅静脉疾病的微创治疗

(一)静脉腔内消融术

静脉腔内消融术由于操作较简单,而且可在门诊完成,是目前较为流行的治疗方法。静脉腔内消融可采用激光消融或射频消融,患者对该两种消融方式的治疗效果满意度较高(表 14-19)。

表 14-19　目前可用于治疗浅静脉疾病的激光和射频消融设备

激光消融设备

AngioDynamics—www.angiodynamics.com

Biolitec—www.biolitec.com

Diomed—www.diomedinc.com

Domier MedTech—www.dornier.com

Vascular Solutions—www.vascularsolutions.com

射频消融设备

VNUS Medical Technologies—www.vnus.com

激光一词"Laser"是"light amplification by stimulated emission of radiation"的缩写。激

光治疗装置的头端可产生大量的蒸气泡,对静脉壁造成热损伤,引致静脉非血栓性的闭塞。激光治疗还可导致静脉壁的碳化。目前,有多种波长的激光可供使用,包括:810nm、940nm、980nm、1064nm 和 1320nm。

VNUS® 是美国唯一生产射频消融设备的公司,VNUS Closure™ 导管在治疗过程中需要持续的回拉,而 2006 年上市的 ClosureFast™ 导管可以分段对病变静脉进行消融治疗。射频消融装置通过头部的双极导管来产生热量,通常加热的温度可达 85～120℃,导管内置的探头可探测静脉壁的阻抗,以便于能量的传输能作相应调整。

一般情况下,静脉腔内消融治疗都在门诊进行。患者进入门诊手术室,患肢采用酒精或碘伏消毒,医师谨慎应用口服地西泮或采用围手术期镇静药物。我们通常采用静脉注射咪达唑仑和芬太尼等镇静药物。如果使用镇静药物,需要对患者进行监护。

1. 射频消融及静脉腔内激光消融操作的一般步骤

(1)实施消融前应标记出隐静脉的轮廓,上至腹股沟处,下至小腿。在隐筋膜处识别出隐静脉并在其相应的体表处进行标记。副隐静脉及腹壁上静脉也应标记出来。

(2)静脉的穿刺部位位于膝关节下方,常在超声引导下采用 21 号微穿刺针穿刺,然后置入 0.018″导丝并撤出穿刺针。

2. 静脉腔内激光消融治疗的具体步骤

(1)置入 5F 的鞘管套过 0.018″导丝,然后退出 0.018″导丝。

(2)将 0.035″的 J 型导丝从鞘管置入。

(3)再将 4F 的鞘管套过 J 型导丝。

(4)退出 J 型导丝,置入激光光纤。

(5)通过超声引导确定激光光纤头端距离隐－股汇合点、隐－腘汇合点不少于 2cm。

3. 静脉腔内射频消融治疗的具体步骤

(1)利用 0.035″导丝置入 7F 的鞘管;射频导管经鞘管置入。

(2)通过超声确定射频导管头端距离隐－股汇合点、隐－腘汇合点不少于 2.5cm。

置入射频消融导管的头端或激光消融光纤的头端后,需要进行肿胀麻醉,麻醉药物为 0.1％利多卡因(100～300mL)＋碳酸氢钠溶液。麻醉药物应沿隐静脉走行注入隐筋膜内。0.1％利多卡因中加入 1∶1000000 的肾上腺素也可用作肿胀麻醉。利多卡因的最大安全用量为 35mg/kg。麻醉药物可采用注射器注入,也可使用输液泵注入以节省操作时间。肿胀麻醉有 3 个功能:①保证局部麻醉。②消融治疗后可导致静脉的收缩和塌陷。③可以吸收激光或射频消融过程中产生的热量,保护外周结构及皮肤不被烧伤。

肿胀麻醉实施后,将患者置于 Trendelenburg 体位(这对于射频消融治疗尤为重要,因为在射频消融治疗过程中需要射频导管与静脉壁的接触,以确保能探测阻抗和产热情况)。射频导管每隔 7cm 节段回拉一次,而激光光纤需连续回拉,在回拉过程中射频或激光的能量得到输送,静脉可闭塞。

其他的辅助治疗(如:泡沫硬化剂治疗、点式静脉切除术等),经过其手术医师的具体分析考虑,可同期进行,也可分期进行。术后需要对患肢进行加压包扎,以吸收术后患肢产生的水分。加压主要通过在敷料外套弹力袜来实现(用 15～20mmHg 或 20～30mmHg 压力的弹力袜)。

术后患者必须进行适当活动,术后 3～5d 需要复查超声并拆除包扎的敷料。虽然消融术后深静脉血栓形成及肺栓塞(PE)的发生率较低,但仍有一些医院在术后对患者采取皮下注射1周的预防性抗凝药物(如普通或低分子量肝素),但预防性抗凝治疗是否合理,目前还没有相关数据支持。术后1周应进行随访以评估并发症情况(表14-20)。

表14-20 静脉腔内消融治疗的并发症

深静脉血栓形成及肺栓塞
静脉炎
擦伤
皮神经损伤－常见于小腿处大隐静脉或远端小隐静脉的消融治疗
色素沉着
皮肤烧伤
瘀斑
感觉异常
垂足见于小隐静脉消融术后

(二)成功率

手术成功是指消融术后闭塞的静脉腔内无血流。激光消融治疗术后3年的一期成功率>95%,射频消融治疗术后4年的一期成功率>90%(用老一代的Closure™导管)。新一代的射频导管消融(Closure-FAST)治疗术后2年成功率可达94%。

(三)硬化剂治疗

液态硬化剂可用于治疗毛细血管扩张和网状静脉扩张,表14-21列出了可供使用的硬化剂种类。治疗过程是采用3mL注射器+30或33号针头,将硬化剂注入病变静脉,治疗过程中有其他医生或护士的辅助会更便于该操作。

表14-21 硬化剂的种类

去污剂	高渗的含离子溶液
1.鱼肝油酸钠	1.高渗盐溶液
2.油酸单乙醇胺	sclerodex(一种葡萄糖和高渗盐水的混合物)
3.十二烷基硫酸钠	
4.聚多卡醇	3.多碘化碘
5.甘油	

泡沫硬化剂治疗 硬化剂中混入空气或二氧化碳后会产生泡沫,使用低浓度的泡沫硬化剂可产生与传统液态硬化剂同样的治疗效果。采用泡沫硬化剂治疗过程中也可使用超声引导,本节并未详细探讨该技术。对于隐静脉主干接受消融治疗后,如果其分支静脉迂曲或有较粗大的网状分支静脉,采用超声引导下的泡沫硬化剂治疗是很有帮助的。介入医生应参加相应的培训课程,以及时掌握有关硬化剂治疗的最新进展并熟悉该治疗的潜在副作用。

高浓度的泡沫硬化剂可用于治疗主干曲张的隐静脉以及较大的曲张静脉,而且还可用于治疗交通静脉功能不全。

(四)经皮显微静脉切除术

门诊静脉穿刺撕脱术、门诊静脉切除术、微静脉切除术、Muller静脉切除术、经皮显微静脉切除术等均是可在门诊进行的手术,这些手术是通过多个小切口将曲张的静脉剥除。

　　术前可嘱患者站立,然后对曲张静脉进行标记,也可使患者躺在手术台上,采用超声进行定位标记。麻醉同样可采用肿胀麻醉(如前所述)。手术切口应与事先标记的曲张静脉平行,每隔5～10cm做一个几毫米的小切口,用静脉切除钩将曲张静脉钩住,再用止血钳将静脉钳夹拉出体外,然后将静脉破坏后剥除,直至完全剥除曲张静脉后手术才完成。术后可用"Steri－Strips"闭合切口。静脉切除可单独进行,也可配合隐静脉消融术进行。

　　静脉切除术最常见的并发症包括:水泡形成、色素沉着、毛细血管扩张、红斑等。术中还可能无意中将神经当做静脉钩出体外,但这种情况并不常见。因此,熟悉浅静脉的解剖是非常重要的。

　　手术结束后,需要对患肢进行加压包扎,具体包扎方法与消融术后相同。

　　(五)交通静脉功能不全的治疗

　　与开放式手术结扎交通静脉相比,内镜筋膜下交通静脉结扎术(subfascial endoscopic perforator surgery,SEPS)具有很显著的优势,但是该手术仍然面临术后感染等并发症以及无法处理远端交通静脉等诸多问题。射频消融技术(用 VNUS ClosureRFS 导管,San Jose,CA)是一种创伤较小的闭合交通静脉的方法,但是该操作需要术者具备较高的超声检查操作技术。许多超声科医生并不检查交通静脉的功能情况,因此,对于静脉曲张的患者,应让其坐在床边,双足下垂,然后利用超声检查其交通静脉情况,并可采用挤压小腿或足部的动作来观察是否有静脉反流。

　　激光消融和泡沫硬化剂也可用于治疗交通静脉功能不全。但本节中只介绍得到了美国FDA 批准的 Closure RFS 射频消融导管(VNUS;Medical Technologies,Inc,San Jose,CA)治疗交通静脉功能不全的相关技术。该技术的优势在于可同时处理远端、小腿外侧及大腿的交通静脉。该装置的探针可用于探测血管壁的阻抗情况以及确定其在管腔中的位置。另外,射频消融的能量输送相对较为局限,因此不易损伤到与交通静脉较为接近的伴行动脉。

　　(六)相关技术

　　1.患者坐在检查椅上,取反 Trendelenburg 体位。

　　2.膝关节以下常规消毒。

　　3.利用超声探查交通静脉的位置,并在皮肤做标记。

　　4.在超声图像上,从横切面和纵切面来观察交通静脉,如果实施超声检查的医生很有经验,那将对手术操作非常有利,尤其是对刚开始开展该技术者。

　　5.1％的利多卡因 1～2mL 进行局部麻醉。

　　6.采用微穿刺针进行穿刺,然后置入 0.018″的导丝。

　　7.射频消融装置套入导丝。

　　8.用手术刀做个小切口,以便于置入射频消融装置。

　　9.将射频消融装置置入血管后,可见有血液回流,并且测得阻抗<400Ω。

　　10.将射频消融装置的头端置于深筋膜以下,并且保证头端距离皮肤表面和深静脉至少 5mm。

　　11.将射频消融装置头端的套管取下。

　　12.在体外按压超声探头以排空相应区域的血液,保证电极与血管壁的接触。

　　13.在需要处理的静脉外周注入 1％的利多卡因 2～4mL。

　　14.将患者摆成 Trendelenburg 体位。

15.将射频消融的能量发射温度设为 85℃。

16.射频消融装置的能量释放部位位于 3 点钟、6 点钟、9 点钟、12 点钟方向,每次释放时间为 60～90s。

17.超声下交通静脉内无血流则表示消融成功。

18.将 4cm×4cm 的纱布覆盖于相应的交通静脉的部位,从踝关节至膝关节处采用加压包扎(如前所述)。

19.术后 1 周需要复查血管超声,以排除有无深静脉血栓形成,并了解静脉管腔是否闭塞。

Hingorani 等首次报道了射频消融治疗交通静脉功能不全的疗效情况,在 32 名患者中,共有 82 条功能不全的交通静脉,术后 1 个月成功率为 88%,未发现局部或全身的并发症。

几乎所有的浅静脉、交通静脉反流均可采用同期或分期的血管腔内治疗,并且手术成功率较高。在行腔内治疗前,医生需要详细了解静脉的解剖、生理、超声表现等相关信息。对于哪些管径较大、较迂曲及动脉瘤样扩张的浅静脉、静脉曲张合并动静脉畸形的病例,往往需要开放式手术治疗。

(朱帝文)

第十五章　肿瘤介入治疗

第一节　肝癌

一、肝癌射频消融治疗

肝癌是最常见的恶性肿瘤之一,肝癌切除术是根治性治疗的最有效手段。但肝癌发病初期无特殊表现,早期诊断困难。因受肿瘤的部位、大小、数量、肝外转移、肝功能、身体衰竭等因素的影响,大部分患者不能进行手术治疗。近年来射频消融治疗发展迅速,为这类患者提供了新的治疗方法。

以射频消融为代表的局部消融治疗是借助影像技术的引导对肿瘤靶向定位,用物理或化学的方法杀死肿瘤组织。影像引导技术包括超声、CT 和 MRI。治疗途径有经皮、经腹腔镜手术和经开腹手术三种。射频消融治疗的特点:一是直接作用于肿瘤,具有高效快速的优势;二是治疗范围局限于肿瘤及其周围组织,对机体影响小,可以反复应用。局部消融治疗在过去的 20 年左右发展迅猛,已经成为继手术切除、TACE 后的第三大肝癌治疗手段,而且由于其疗效确切,特别是在小肝癌的治疗方面,射频消融疗效与手术切除相近,因此被认为是小肝癌的根治性治疗手段之一。

1. 适应证

(1)通常适用于单发肿瘤,最大径≤5cm;或肿瘤数目≤3 个,且最大直径≤3cm。

(2)手术后复发者或 TACE 治疗后残留肿瘤。

(3)无血管、胆管和邻近器官侵犯以及远处转移。

(4)肝功能分级为 Child-Pngh A 或 B 级,或经护肝治疗达到该标准。

(5)对于不能手术切除及不愿手术者,局部消融可以作为姑息性综合治疗的一部分,但是需要严格掌握。

2. 禁忌证

(1)肿瘤巨大或弥漫型肝癌。

(2)合并门静脉主干至二级分支癌栓或肝静脉癌栓、邻近器官侵犯或远处转移。

(3)位于肝脏表面,其中 1/3 以上外裸的肿瘤。

(4)肝功能分级为 Child-Pugh C 级,经护肝治疗无法改善者。

(5)治疗前 1 个月内有食管胃底静脉曲张破裂出血。

(6)不可纠正的凝血功能障碍和明显的血象异常,具有明显出血倾向者。

(7)顽固性大量腹水,恶病质。

(8)合并急性感染,尤其是胆管系统炎症等。

(9)肝、肾、心、肺等重要脏器功能衰竭。

(10)意识障碍或不能配合治疗的患者。

同时,第一肝门区肿瘤应为相对禁忌证;肿瘤紧贴胆囊、胃肠、膈肌或突出于肝包膜为经皮穿刺路径的相对禁忌证;伴有肝外转移的肝内病灶不应视为绝对禁忌,有时仍可考虑采用局部消融治疗控制局部病灶发展。

3. 术前准备

(1)治疗前完善检查:血常规、生化常规、凝血功能、肿瘤标志物、心电图、胸片、超声检查,必要时进行心肺功能检查。

(2)超声(有条件者尽量选择超声造影检查)、肝三期 CT/MRI 等评价肿瘤情况,选择合理的引导方式和消融治疗仪器。

(3)明确诊断,必要时行穿刺活检。

(4)签署手术知情同意书:手术治疗前每位患者签署知情同意书,告知手术过程、风险及预后。

4. 操作程序　肝癌射频消融治疗可以经皮、经腹腔镜或开腹术中进行。这里阐述在超声或 CT 引导下经皮穿刺射频消融治疗肝癌。

(1)术前禁食 8h,详细超声检查(或阅读 CT 片),明确肝脏病灶情况,制定合理的进针路径和布针方案。

(2)麻醉方案应视情况选择穿刺点局部麻醉、静脉镇痛、静脉麻醉、硬膜外麻醉和气管麻醉等镇痛麻醉方式。

(3)手术区域常规消毒、铺巾。

(4)再次全面超声或 CT 扫描,确定进针点、进针角度和布针方案。尽量选择先经过部分正常肝脏,再进入肿瘤。

(5)尽量选择肋间进针,超声/CT 引导下,穿刺应准确定位,避免反复多次穿刺,导致肿瘤种植、损伤邻近组织或肿瘤破裂出血等;如果进针过深,不应直接将电极针退回,而是应该在原位消融后,再退针重新定位,避免肿瘤种植;一般情况下,应先消融较深部位肿瘤,再消融较浅部位肿瘤。

(6)参照各消融治疗仪的说明,进行消融治疗,逐点进行。为确保消融治疗的效果,消融范围应该力求达到超过肿瘤边缘 0.5cm 的安全边界,边界不清、形态不规则的肿瘤至少超过肿瘤边缘 1cm。并以一针多点的重叠消融方式消融,保证完整消融,减少漏空的发生。消融完成后,争取在拔针时进行针道消融,防止术后出血和肿瘤沿针道种植。

(7)治疗结束前再次超声/CT 全面扫描肝脏,确定消融范围已经完全覆盖肿瘤,力求有 0.5~1.0cm 的安全消融边界,排除肿瘤破裂、出血、(血)气胸等并发症可能。

5. 术后处理

(1)穿刺点用无菌纱布覆盖。

(2)术后常规禁食,监测生命体征 4h,卧床 6h 以上。

(3)注意监测血常规、尿常规、肝功能、肾功能等。

(4)给予保肝、预防感染、镇痛、止血等治疗。

(5)发生并发症应积极处理。

6. 并发症的预防和处理

并发症的分类及分级:可以分为轻度并发症和重度并发症。

轻度并发症(minor complication):

A 级:无需治疗,无不良后果。

B 级:需少许治疗,无不良后果,包括仅需一夜的观察。重度并发症(major complication)：

C 级：需要治疗、住院时间延长<48h。

D 级：需要大量治疗、增加了医护级别、住院时间延长>48h。

E 级：导致了长久的后遗症。

F 级：死亡。

射频消融具有很高的安全性，死亡率为 0%～1%，并发症发生率为 0%～12%。轻度并发症发生率约为 4.7%，主要有发热、疼痛、皮肤浅Ⅱ度烧伤、少量胸腔积液、少量气胸等；重度并发症发生率约为 2.2%，主要有感染、消化道出血、腹腔内出血、肿瘤种植、肝功能衰竭、肠穿孔等。充分术前准备、严格操作规范、准确定位和减少消融次数是减少并发症发生率的重要方法。

常见的不良反应与并发症及处理：

①射频消融后综合征：主要表现为发热、疼痛等，少见的有血尿、寒战等，具体原因不明。处理主要是术后加强监护，输液，止痛，对症处理，定期检测肝肾功能等。

②感染：主要有肝脓肿、穿刺点感染等。预防：严格无菌操作，应用抗生素预防感染。

③消化道出血：主要原因是：食管下段静脉曲张出血或者应激性溃疡出血。预防性处理：伴有严重门静脉高压的患者，术前先行处理门静脉高压；术后常规使用制酸剂，预防应激性溃疡出血。出血后治疗：检测生命体征，禁食，积极扩容、输液、止血、输血、制酸、升压等，必要时内镜下止血。

④腹腔内出血：临床表现取决于出血量。少量出血无明显症状。出血量大时，常有腹胀、腹痛，严重时有冷汗，血压下降及休克症状。原因主要是肿瘤较为表浅，穿刺后肿瘤破裂；或者患者凝血功能差，肝脏穿刺点出血。预防：严格掌握适应证，对于肝硬化凝血功能差的患者，纠正后再治疗；对于表浅病灶，最好采用腹腔镜下或者开腹直视下进行，经皮射频消融治疗时，尽量减少穿刺次数，消融结束前进行针道消融，消融结束后应再次超声或者 CT 扫描，排除有无肿瘤破裂、出血等表现。治疗：检测生命体征，积极扩容、输液、止血、输血、升压等，必要时手术探查止血。

⑤肿瘤种植：主要为反复多次穿刺造成。预防：穿刺应准确定位，避免反复多次穿刺；如果进针过深，不应直接将电极针退回，而是应该在原位消融后，再退针重新穿刺。

⑥肝功能衰竭主要原因是治疗前肝硬化程度重，肝功能差；或者发生严重并发症（如感染、出血等）。预防和治疗：严格掌握适应证，肝功能 Child-Pugh C 级、大量腹水、严重黄疸等病例均为禁忌证；术后注意预防其他并发症的发生，预防感染，积极保肝治疗。

⑦邻近脏器损伤：肿瘤邻近胆囊、胃肠、胆管、膈肌等或位于第一肝门区、肝包膜下等部位时，进行经皮穿刺路径下消融治疗容易热损伤邻近脏器或脉管。对于这些部位的肿瘤，应该尽可能采用腹腔镜下或者开腹手术直视下射频消融治疗，对邻近的脏器进行隔离保护。

7.疗效评价　评估局部疗效的规范方法是在消融治疗后 1 个月，复查肝脏 CT/MRI 扫描，或者超声造影，以评价消融疗效。疗效可分为：①完全消融(complete response，CR)，经肝脏三期 CT/MRI 扫描或者超声造影随访，肿瘤所在区域为低密度（超声表现为高回声），动脉期未见强化。②不完全消融(incomplete response，ICR)，经肝脏三期 CT/MRI 扫描或者超声造影随访，肿瘤病灶内局部动脉期有强化，提示有肿瘤残留。对治疗后有肿瘤残留者，可以进行再次消融治疗；若 2 次消融后仍有肿瘤残留，视为消融治疗失败，应放弃消融疗法，改用其他疗法。

8.随访 术后前2个月每月复查肝三期CT/MRI,或者超声造影,以及肝功能、肿瘤标记物等,观察病灶坏死情况和肿瘤标记物的变化。之后每2~3个月复查肿瘤标记物,超声造影,或者肝三期CT/MRI(超声造影和CT/MRI相间隔)。两年后每3~6个月复查肿瘤标记物,彩超造影,或者肝三期CT/MRI(超声造影和CT/MRI相间隔)。根据随访结果判断肿瘤复发和进展情况如下:

(1)局部肿瘤进展(local tumor progression):肿瘤完全消融后,在消融灶的边缘出现新的病灶,新病灶与消融灶相连。

(2)新病灶(new lesion):肝内其他部位新发生的病灶。

(3)远处转移(distant recurrence):出现肝外的转移灶。

9.注意事项

(1)高风险部位肿瘤的射频消融:肿瘤邻近胆囊、胃肠、胆管、膈肌等或位于第一肝门区、肝包膜下等部位,均为危险部位。这些部位的肿瘤进行射频消融治疗存在热损伤邻近脏器或脉管、肿瘤破裂、出血等风险,因此要特别小心。对于高风险部位的肿瘤,应该尽可能采用腹腔镜下或者开腹手术直视下进行消融治疗,以便对邻近的脏器进行隔离保护。也有报道在人工胸水、人工腹水、或者特殊的手法(如提拉法)下行射频消融治疗的报道。尽管如此,危险部位的肿瘤射频消融治疗的疗效与其他部位的肿瘤治疗效果没有明显的差异。

(2)肿瘤距肝门部肝总管、左右肝管的距离应至少为5mm。不推荐对>5cm的病灶单纯施行消融治疗。对于多个病灶或更大的肿瘤,根据患者肝功能状况,采取治疗前肝动脉化疗栓塞(TACE或TAE)+射频消融联合治疗明显优于单纯的射频消融治疗。

(3)消融范围应力求包括5mm的癌旁组织,以获得"安全边缘",彻底杀灭肿瘤。对于边界不清晰、形状不规则的浸润型癌或转移癌灶,在邻近肝组织及结构条件许可的情况下,建议适当扩大消融范围。对于血供丰富的肿瘤,可以考虑先凝固阻断主要滋养血供再消融肿瘤以提高灭活效果。

(4)对于2~3个癌灶位于不同区域、肝功能差不能进行切除手术者,包括肝功能Child-Pugh B级或经保肝治疗后可达B级者,可以考虑局部消融治疗。对于肝脏深部或中央型≤3cm的肝癌,局部消融可以达到手术切除疗效,获得微创下根治性消融,可以优先选择;对于3~5cm的肝癌,通过选择适宜的仪器针具、掌握合理的消融技术和积累一定的治疗经验等,可以提高治疗效果。一般认为,局部消融后多数患者还需要采用综合性辅助治疗。目前还缺乏局部消融治疗与肝移植、解剖性肝切除术相比较的研究数据。对于体积较大的肝癌(>5cm),是否可以多位点或分次消融或开腹或腹腔镜下消融,也缺乏充分的循证医学证据可供参考,不作推荐。

(5)要有适宜的综合治疗方案和科学合理的随访计划:治疗后应定期随访复查,以及时发现可能的局部复发病灶和肝内新病灶,利用经皮消融微创安全和简便易于反复施行的优点,有效地控制肿瘤进展。

(6)射频消融联合其他治疗方法:射频消融联合肝动脉栓塞化疗(TACE)、瘤内无水乙醇注射(PEI)等,可以提高疗效;特别是对于肿瘤大于3cm或者多个肿瘤,联合治疗是最合理的选择。对于射频消融治疗失败者,应选择其他治疗方式,如手术切除、肝动脉栓塞化疗、分子靶向药物如索拉非尼等;伴发远处转移者,应考虑联合应用有效的全身性药物治疗。

二、肝癌经皮微波凝固治疗

微波凝固治疗以其热效率高、热场较均匀、凝固坏死彻底、作用时间短、经济方便等优点在肿瘤的热消融中发挥着重要作用。成为肝癌非血管内介入治疗的主要方法之一。

（一）适应证

微波消融对于原发性肝癌、肝癌术后复发及转移性肝癌均可适用。基于病情，根据治疗目的不同，适应证可分为：根治性治疗、亚根治性治疗、姑息性治疗。

1. 根治性治疗采用微波治疗，一次达到肿瘤完全坏死。

（1）单发肿瘤，肿瘤最大直径小于 4cm。

（2）多发肿瘤，肿瘤数目小于 3 枚，肿瘤最大直径小于 3cm。

（3）无血管、胆管癌栓及肝外转移。

（4）肿瘤距肝门部总胆管、左右肝管或胃肠道的距离大于 5cm。

（5）肝功能 Child 分级 A 或 B 级，无腹水或少量腹水。

2. 亚根治性治疗

（1）单发肿瘤大于 4cm，小于 8cm。可先行肝动脉插管化疗栓塞，阻断肿瘤供血血管，再行微波治疗。

（2）多发肿瘤，肿瘤数目小于 5 枚，肿瘤最大直径小于 5cm。

（3）有门静脉癌栓，但门静脉癌栓局限于门静脉三级分支以下，通过微波可以直接阻断该段血流，先凝固癌栓，再凝固病灶。

（4）肝转移性肿瘤，无论单发或多发，需与化疗或内分泌治疗等联合治疗。

（5）肿瘤靠近肝门部胆管、胃肠道时，为预防微波高温区造成上述结构的损伤，或肿瘤靠近大血管时，形成局部冷区，留有残癌，采用乙醇注射、肝动脉化疗栓塞、粒子植入等与微波治疗结合使用。

3. 姑息性治疗　主要针对肿瘤较大，既无法手术治疗，采用肝动脉化疗栓塞又无明显效果的患者。治疗的目的是降低肿瘤负荷，减缓病情发展，减轻痛苦并延长生存时间。

（二）禁忌证

1. 有严重的凝血功能障碍，血小板 $<40×10^9/L$，凝血酶原时间 $>30s$，凝血酶活动度 $<40\%$，经输血、给予止血药等治疗仍无改善。

2. 大量腹水，经保肝、利尿等治疗后拟定的肝穿刺通道周围仍有较多腹水。

3. 肝性脑病较重，神志恍惚者。

4. 肿瘤体积过大如超过肝脏体积的 2/3，或弥漫性肝癌。

5. 有全身任何部位的急性或活动性的感染病变，待感染控制后方可治疗。

6. 肿瘤距离肝门部、胆总管、左右肝管、胆囊不足 0.5cm 者慎用。

（三）术前准备

1. 相关检查　包括肿瘤的相关影像学检查包括超声及 CT、MRI 增强检察、血常规、凝血常规、肝肾功能、肿瘤相关血清学标记物及心电图等，必要时行组织病理学检查。

2. 器械准备　引导设备如 CT 扫描仪、超声仪或开放式磁共振扫描仪；微波治疗仪及不同规格微波刀头；心电监护仪；相关的抢救药品如多巴胺及镇痛药等。

3. 签订手术协议书。

4.建立静脉通路,术前肌内注射地西泮 10mg、盐酸哌替啶 50～100mg。

5.患者呼吸训练,以有利于穿刺配合。

4.操作程序 先经肝脏超声检查或 CT、MRI 扫描定位,确定凝固范围,明确皮肤穿刺点和穿刺路径。穿刺路径应该无大血管、大胆管,穿刺点与瘤体间的距离尽可能的短。凝固治疗需进行麻醉,通常采用局部麻醉或局部麻醉＋基础麻醉,也有应用硬膜外麻醉或静脉麻醉。穿刺局部常规消毒铺单,然后将皮肤切一小口,在超声和(或)CT 扫描引导下插入穿刺引导针。患者屏气,将 14G 引导针插至肿瘤深部边缘,对≤3cm 的肿块可将其置于中心,再退出针芯,送入微波天线,再将天线与电缆线相连。根据仪器的性能和相应的病灶大小确定微波功率和凝固时间,根据病灶的情况适当追加穿刺次数、延长凝固时间或插入多根微波天线。为防止皮肤烫伤,在穿刺皮肤处敷以湿盐水纱布,并保持其湿润状态。术中严密监测患者的生命体征和疼痛情况,一旦出现生命体征变化,立即停止治疗。治疗结束退出天线,用腹带将胸腹部加压包扎,预防穿刺局部出血。

5.术后处理及观察内容

(1)术后继续止痛和酌情使用抗生素。

(2)靠近胃肠道病变术后禁食 1～2d。肝脏病变术后加用保肝治疗。

(3)术后 24h 严密监测生命体征变化。

(4)肝肾病变术后 3d、7d,观察肝肾功能变化。

(5)术后 2 周、1 个月及随后的每月检测血清肿瘤标记物。

(6)术后即刻、2 周、1 个月、3 个月、6 个月以后每 4～6 个月行 CT 或 MRI 检查,观察肿瘤坏死和大小的变化及有无复发和转移,必要行穿刺活检已明确病变复发、残留情况。

6.不良反应和并发症 一般并发症以短期肝区疼痛、持续时间少于 3 周的低热(<39℃)最为常见,多数情况无需特殊处理可自行缓解,其他包括:恶心、皮肤烫伤、胸腔积液、呼吸困难、肝包膜下血肿、小胆管狭窄等。有学者将患者最常出现的低热和不适及伴有寒战、疼痛和恶心等症状称为消融后综合征。严重并发症较为少见,包括:需治疗的腹腔内出血、针道种植转移、肝脓肿、胃肠道穿孔和血胸等。可能造成死亡的原因有:多器官衰竭、败血症休克、肿瘤破裂、胆道严重损伤和肝衰竭等。

7.临床疗效的影像学评价 微波治疗肝癌的疗效一般采用综合指标来评价,包括治疗过程中温度的监测、治疗后影像学检查、病灶的组织病理学检查、临床肿瘤标记检验及患者症状、体征的改善等。其中穿刺活检是评价的金标准,但因其为有创检查,难以重复进行,因此影像学评价通常被认为是最重要的评价方法。

三、肝癌氩氦刀冷冻治疗

CT 或超声引导下经皮穿刺肝癌冷冻治疗早在 20 世纪 80 年代,Omik 首先报道超声引导经皮治疗肝癌。1999 年 10 月,我国南方医科大学珠江医院张积仁教授在国内首先用氩氦刀经皮治疗肝癌。近年来,冷冻治疗作为诸多微创治疗的一种,已被较多应用于无法手术切除肝癌的治疗,并有令人鼓舞的效果。随着冷冻设备及影像设备的改进,影像引导下经波穿刺肝癌冷冻治疗得到迅速的发展。

1.适应证

(1)原发性小肝癌不愿意外科手术者。

（2）肝内病灶不超过 4 枚，肝外无转移病灶。

（3）大肝癌具备以下一项以上条件者：①患者全身情况较好，无明显恶病质，超声、CT 等影像学检查排除肝内大血管有明显癌栓存在以及肝外存在多处转移癌者。②病灶局限的直径＜10cm。③与其他肝癌非手术疗法如肝动脉插管栓塞、肝动脉或门静脉化疗、放射治疗等联合使用，以进一步提高疗效。④因受肿瘤部位或患者病情所限，不宜进行其他方法治疗者。⑤合并肝硬化的原发性肝癌，无顽固性腹水，肝功能为 Child A 级或 B 级。

2. 禁忌证

（1）患者一般情况差，具有明显恶病质或肝脏萎缩，重度黄疸、中等量以上腹水，特别是肝前腹水，提示有肝功能衰竭倾向者，凝血机制差，凝血酶原时间明显延长者（即使是肿瘤直径在 5cm 左右的肝癌）。

（2）肝癌肿瘤巨大，占据肝脏面积超过 70%，且经影像学检查提示肿瘤无包膜，呈浸润性方式生长，或肿瘤虽小，但是肿瘤数目众多（发现的肿瘤数已超过 5 个以上）。

（3）肝癌病灶位于某些特殊部位，如肝右叶膈顶部，细针穿刺将难以击中靶标，可能损伤肺组织引起气胸等。

（4）肝内、外大血管如门静脉、肝静脉、下腔静脉等处存有癌栓充填或者全身多处存有转移瘤证据者。伴有门静脉癌栓者不作为绝对禁忌证，但需同时对门静脉癌栓进行治疗。

3. 术前准备

（1）术前全面检查：应详细询问病史、仔细体检，常规检查胸片、腹部 B 超、CT 或 MR 等，检查肝功能、凝血功能、甲胎蛋白（AFP）等。以利对患者伴发疾病有一个全面的了解，完善诊断，并做出相应的评估和处理，以确保手术的安全。术前最好取得病理诊断。

（2）术前常规给予支链氨基酸，维生素 K 静脉滴注。如有低蛋白血症或贫血应予以纠正，保肝、改善凝血功能，使肝功能分级达到 Child A 或 B 级。

（3）术前常规手术讨论，严格掌握手术适应证，设计冷冻治疗方案，评估术中困难和可能出现的各种并发症的预防和处理。

（4）全身状况较差，伴有严重贫血、水电解质紊乱、酸碱失衡及营养不良者，应予相应纠正后再手术。

（5）手术前 12h 禁食。术前半小时肌内注射阿托品 0.5mg，苯巴比妥 0.1g。

4. 操作程序（以超声引导下经皮穿刺肝癌冷冻消融为例）　根据病灶所在部位，可采取仰卧位，取右前斜位时，可在病员侧背部垫一枕头或塑型真空床垫，以利操作。参考肝脏 CT 或 MRI，先用常规探头探测并核对病变所在。穿刺点的选择除应选取最短途径外，应使穿刺针经过一小段正常肝组织；在确定肋间穿刺进针点时，还应避免穿过肺组织、胸膜腔和胆囊；在肋缘下进针时，则应避开胆囊和消化道；如病变较深时，应注意避开大血管。对于靠近横膈的病变，有时从肿瘤下缘穿刺所取角度过小，距离过长，不易使穿刺准确进入病变部位，以取肋间进针为佳。如有多发性病变，则应选取距穿刺点较近的病灶进行穿刺。穿刺针无大量血液涌出方可引入扩张管和氩氦刀。冷冻模式条用 2 次冻融模式：冷冻 15min，复温 3min，重复冷冻一次。术中 B 超检测冰球大小以及与皮肤胆囊等重要器官的距离，控制冷冻靶区。冷冻结束退出冷冻刀，针道内充填明胶海绵条或止血棱。穿刺部位压迫少血 5min 后，腹带加压包扎。

5. 术后处理　术后第一天至少平卧 6h，持续吸氧，床边心电监护 8～24h，一级护理，测血压脉搏,严密监测生命体征变化及有无出血。观察伤口有无渗血,观察尿量和颜色,禁食6～12h后改进半流质饮食。

(1)止血剂的应用:术后常规预防性使用止血剂1～3d。

(2)根据预防感染使用抗生素原则酌情使用抗生素,不宜选用对肝功能有害的药物。

(3)术后常规复查尿常规、肾功能、电解质等改变并做出适当调整处理。

6.并发症预防及处理 肝癌在氩氦刀治疗后,并发症发生率是10%～30%,精确穿刺、适形布针,实时监测可以避免并发症的发生。

(1)发热:冷冻治疗后常出现发热症状,发生率为25%～30%。体温多在37.5～38.5℃,最高可达39℃,可持续3～5d。术后发热的原因多为组织坏死、周边组织水肿渗出刺激机制而产生,无需使用抗生素治疗,用解热镇痛类药物即可得到良好控制。

(2)肝破裂及腹腔出血:发生率在1%左右,系冰球在迅速解冻过程中产生压力,冰球邻近肝表面发生破裂所致。肝破裂后血液胆汁溢入腹腔,故腹痛腹膜刺激症状较为明显。可通过影像监测,了解出血情况。超声引导下操作时,拔针通过超声监测血流信号,观察邻近血供情况。较少的出血,应用止血药物后,严密观察病情。如出现以下情况:①患者收缩压稳定在90mmHg,脉率低于100次/min。②患者无明显腹痛及腹膜炎体征。③经输液或输血300～500mL后,血压脉率很快恢复正常,并保持稳定。④反复B超检查,肝损伤情况稳定,腹腔内积血量未增加或逐步减少。可继续观察,行保守治疗。反之,可在输血、抗休克处理同时,做好开腹手术止血或经皮穿刺肝动脉造影及出血动脉栓塞治疗准备。

(3)胸腔积液:发生率为4%～5%。胸腔积液多发生在右侧膈顶附近病灶患者,多为少量或中等量,无症状,不需治疗,原因可能为膈下刺激所致,必要时可行胸腔引流。

(4)冷休克常表现为寒战,肢体温度低,脉搏细速,血压下降,呼吸困难等,与冷冻范围较大有关。采取以下方法可减少发生:术前在足背建立静脉通道,以保障组织灌流;术中注意保暖,持续低流量吸氧,心电监护,严密监测生命体征,观察四肢末梢循环;适量给予地塞米松5～10mg;对于较大瘤体可采取分次冷冻。

(5)肠梗阻:多为不全性肠梗阻。在术后48h出现,可能原因有:术前肠道清洁不够充分;因为疼痛及24h卧床影响肠蠕动;吗啡类止痛药物及术中阿托品的使用减慢肠蠕动。一般经胃肠减压,禁食处理后可缓解。

(6)皮肤冻伤:多表现为Ⅰ度和Ⅱ度冻伤。Ⅰ度冻伤表现为局部皮肤暗红、水肿、有渗出,应保持局部干燥并局部消毒,无菌纱布包扎,1周后皮肤会干燥、红肿吸收痊愈,常不出现感染;Ⅱ度冻伤表现为局部水疱,除保持创口干燥皮肤局部消毒外,必要时应予5～6L氧气局部喷射,5～10min/次,5～10d后水疱可干燥、形成黑痂脱落后痊愈。预防皮肤冻伤的关键在于术中观察皮肤的颜色、局部活动度等,适当给予温盐水外敷。

7.疗效评价 对于肝癌氩氦刀冷冻治疗疗效的评价应该是影像学与临床相结合,进行综合性评价,不能单纯从形态学的大小评价是完全缓解(CR)、部分缓解(PR)、稳定(SD)还是进展(PD)。更重要的是要了解肿瘤细胞的坏死程度,残留组织的代谢活动,这方面PET的价值更高。MRI的弥散、灌注以及波谱分析对疗效评价具有广阔前景,值得深入研究。

(樊玉祥)

第二节 肺癌

一、肺癌介入治疗路径

肺癌的介入治疗已有近30年历史,包括经动脉化疗灌注及栓塞、经皮消融和放射性粒子等,但由于缺乏大样本的多中心的随机对照的临床试验,无与其他学科治疗进行比较的客观数据,目前尚未得到普遍认可,因此本路径(图15-1)仅为非小细胞肺癌肺内病灶介入治疗的推荐方案,供参考,并不包含其他学科的治疗意见。

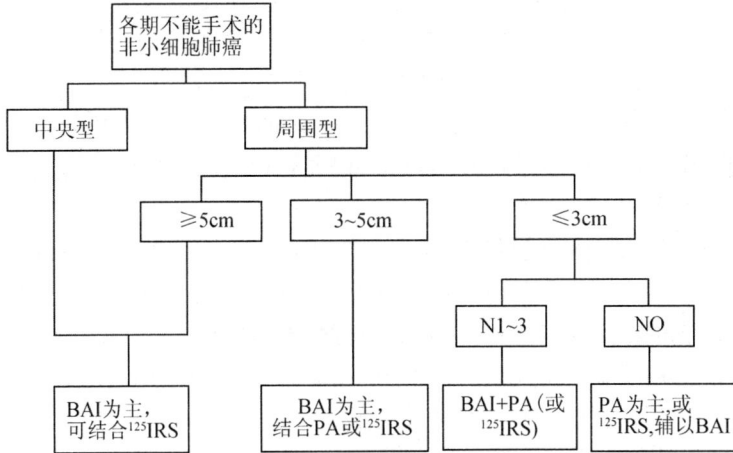

```
           ┌──────────────────┐
           │  各期不能手术的     │
           │  非小细胞肺癌       │
           └──────────────────┘
            ┌──────────┴──────────┐
        ┌───────┐            ┌───────┐
        │ 中央型 │            │ 周围型 │
        └───────┘            └───────┘
            │      ┌──────────┼──────────────┐
            │  ┌───────┐  ┌───────┐      ┌───────┐
            │  │ ≥5cm  │  │ 3~5cm │      │ ≤3cm  │
            │  └───────┘  └───────┘      └───────┘
            │      │          │       ┌──────┴──────┐
            │      │          │   ┌───────┐    ┌──────┐
            │      │          │   │ N1~3  │    │  N0  │
            │      │          │   └───────┘    └──────┘
       ┌────────┐┌──────────┐┌──────────┐┌─────────────┐┌──────────────┐
       │BAI为主, ││BAI为主,  ││BAI+PA(或 ││PA为主,或     │
       │可结合    ││结合PA或   ││¹²⁵IRS)   ││¹²⁵IRS,辅以BAI│
       │¹²⁵IRS   ││¹²⁵IRS    ││          ││             │
       └────────┘└──────────┘└──────────┘└─────────────┘
```

图15-1 肺癌介入治疗路径

BAI(Bronchial Artery infusion±Embolization),支气管动脉等体循环动脉的灌注化疗及栓塞;PA(percutaneous ablation),经皮消融;¹²⁵I RS(¹²⁵I radioactive seed),¹²⁵I放射性粒子;N,区域淋巴结分期

二、肺癌供血动脉内化疗栓塞

(一)概述

肺癌是最常见的恶性肿瘤。发病率和死亡率都占恶性肿瘤第一位。虽然手术仍然是治疗肺癌的主要手段之一,但大多数患者在发现时已失去了手术根治的机会,而传统放化疗的疗效也不理想,靶向治疗还有待于进一步研究。经支气管动脉灌注化疗栓塞作为一种局部治疗手段,应被视为肺癌综合治疗中值得选择的疗法。

(二)适应证

1.中晚期的中央型与周围型肺癌为主要对象。

2.虽能手术切除,但有手术禁忌或拒绝手术者。

3.手术前需局部化疗提高疗效者。

4.虽有胸内外转移,但不接受全身化疗者。

(三)禁忌证

1.恶病质或心、肺、肝、肾功能衰竭。

2.高热、严重感染或白细胞计数明显低下(低于$3×10^9/L$)无法纠正。

3.严重出血倾向和碘过敏等血管造影禁忌。

（四）术前准备

1. 明确诊断和分期

（1）胸部正侧位平片和 CT 增强检查，明确肿瘤部位，大小和范围。胸部 CT 增强检查时，扫描范围应从胸廓入口至膈脚水平，并做 CT 血管成像，明确支气管动脉等体循环供血动脉的起源、数量、粗细、走行、有无异常交通等，为手术中寻找供血动脉提供导引，缩短手术时间，提高疗效。

（2）支气管镜、肺部穿刺活检、痰或胸水细胞学检查等，以获得组织学和（或）细胞学诊断；

（3）头颅 CT 或 MRI、上腹部超声或 CT 或 MRI、骨扫描，以及 PET－CT 等检查，明确有无全身转移。

2. 患者准备

（1）血常规、出凝血时间、肝肾功能、电解质、癌胚抗原（CEA）、神经元特异性烯醇化酶（NSE）、心电图等入院常规，KPS 评分，ECOG 评分。

（2）术前与家属说明病情、治疗经过及可能的并发症，并签订手术协议书。

（3）术前禁食 4h，给予日服艾司唑仑 10mg 或肌内注射苯巴比妥 0.1g。

3. 器械和药物准备

（1）导管：推荐 Cobra 导管，管径应在 5F 以下，远端逐渐变细，导管弯曲直径应大于主动脉宽度 10%。其他导管如 RLG、Simon、Mikaelsson、Shepherd's hook 等多种导管均可根据操作者的习惯和动脉的实际情况选用，导管头应有朝上、朝下两种。备用微导管。

（2）对比剂：应选用非离子对比剂，浓度 45% 左右。原则上禁用高渗离子型对比剂。

（3）化疗药：化疗药物根据细胞类型决定，选择抗癌药，制定化疗方案。可参照不能切除的 NSCLC 的以铂类药物为主的一线化疗方案。

（4）栓塞剂：$300\sim1000\mu m$ 明胶海绵颗粒。PVA 颗粒以及各种药物微球亦可使用。

（5）止吐药：昂丹司琼 8mg（或枢丹、康权等）或甲氧氯普胺 20mg。

（6）减少过敏和化疗反应药：地塞米松 10mg、盐酸异丙嗪 $25\sim50$mg 等。

（7）其他：如铂类药物除卡铂外需要水化和利尿，升白细胞药，心电监护仪、急救器材和药物。

（五）操作程序

1. 动脉入路　常规以股动脉入路。心电监护下常规会阴部消毒、铺巾，取腹股沟韧带下方 $1\sim2$cm、股动脉走行上方皮肤为穿刺点，局部麻醉后行 Seldinger 技术穿刺，引入导管鞘。当股动脉穿刺有困难者可选择肱动脉等。

2. 支气管动脉插管和造影

（1）经导管鞘插入 $4\sim5$F Cobra 导管，透视下将导管头送至降主动脉水平，经导管或静脉通路灌注地塞米松 10mg 和止吐药。

（2）导管头在胸$_5$至胸$_6$椎体水平，即左主支气管与主动脉交叉上下各一椎体范围内的主动脉各壁依次上下缓慢移动，当导管头有嵌顿感或挂钩感时推注少量对比剂，判断是否是供应肿瘤的支气管动脉。

（3）当证实为靶血管后，轻微转动和上送导管头，根据导管头的固定情况，以 $1\sim2$mL/s 的速度注入 $45\%\sim60\%$ 的非离子型对比 $5\sim10$mL，行数字减影血管造影（DSA），了解支气管动脉的走行、分布和肿瘤、淋巴结染色情况、有无脊髓动脉分支和其他侧支交通。

(4)找不到供血支气管动脉时:①扩大寻找范围。②更换导管。③有无迷走的动脉供血,如胸主动脉、邻近的肋间动脉、内乳动脉、锁骨下动脉、腹主动脉、膈动脉、肾动脉、无名动脉、甲状颈干等体循环动脉,必要时可做主动脉造影。

(5)找到一支供血动脉并造影后,仔细观察肿瘤血管和肿瘤染色的分布,若肿瘤内有染色缺失区,则说明可能还有其他供血动脉,应该扩大寻找范围,尽力找到另外一支或几支供应动脉,如其他支气管动脉、邻近的肋间动脉、内乳动脉、膈动脉等。

3.供血动脉的化疗药物灌注

(1)灌注范围应包括纵隔内受累的淋巴结。支气管动脉—肋间动脉共干时,尽可能避开肋间动脉或用明胶海绵将其栓塞,应避免导管管径与血管直径相似时影响远端的血流,提倡有条件时(常规使用)应用微导管。有脊髓营养动脉时必须避开(在此强调DSA的重要性)。

(2)有多支肿瘤供应血管时应根据每条动脉供血的比例将化疗药分成若干份注入。

(3)参考全身化疗的方案,推荐以铂类为主的二联疗法,用量为静脉化疗总量的$1/2\sim2/3$(若为中晚期肺癌应予静脉补充剩余化疗剂量)。药物稀释后经动脉缓慢推注,也可利用动脉泵经导管维持滴注$1\sim2h$。老年或总体状况较差的患者,可酌情减少化疗药物的用量。

(4)个别病例找不到供血动脉时在降主动脉起始处推注。

4.供血动脉栓塞

(1)适用于:肿瘤血供丰富;供血动脉较粗;有支气管动脉—肺动脉或肺静脉瘘;无脊髓营养动脉。

(2)透视下经导管将明胶海绵等颗粒和对比剂的混合液缓慢推注,流速明显减慢时即可停止。

(3)避免反流或过度栓塞主干造成永久闭塞而影响下一次灌注。

5.其他 原则上前4次治疗间隔$3\sim4$周,以后可酌情延长。可根据病情和患者耐受情况等决定是否其他局部治疗(如消融、粒子植入)、手术、放疗或全身化疗。

(六)术后处理

1.拔出导管和导鞘后,局部穿刺点压迫$15\sim30min$,加压包扎。

2.液体量应在1500mL以上,对症处理包括止吐药、利尿剂、升白细胞药等。

3.24h后拆除止血包扎,观察3d至1周出院。

(七)并发症及其及防治

脊髓损伤是不常见但较严重的并发症,其原因为支气管动脉与脊髓动脉吻合,多发生于右支气管动脉与肋间动脉共干时,由于高浓度对比剂,尤其是高渗离子型对比剂、药物直接损伤脊髓,或微小颗粒阻塞根髓动脉造成脊髓缺血。应当强调的是,由于化疗药的化学毒性,支气管动脉化疗药物灌注时脊髓损伤和气管支气管或食管损伤的可能性远高于咯血治疗时单纯的栓塞,另外,行内乳动脉和肋间动脉化疗灌注时,还可出现皮肤坏死的可能。因此,应充分稀释化疗药并缓慢灌注,原则上避开肋间动脉,多运用微导管技术和保护性栓塞技术。

1.脊髓损伤的表现 术后立刻或者是数小时开始出现横断性脊髓损伤症状,损伤平面以下感觉、运动功能减低或消失:如下肢麻木,大小便障碍,双下肢活动不灵,如损伤平面较高,甚至出现呼吸肌麻痹而出现呼吸衰竭。

2.预防

(1)禁止使用离子型对比剂,非离子型对比剂也需稀释,注射压力不宜过高。

（2）支气管动脉造影发现"发夹征"时一定要超选才能治疗，原则上避开肋间动脉，多运用微导管技术和保护性栓塞技术。

（3）化疗药充分稀释并缓慢灌注，切忌反流。

3. 处理　术后需要密切观察下肢感觉，运动和大小便情况，如及时发现，需立即给以地塞米松 10～20mg、甘露醇 125～250mL、维生素、活血化瘀药物和神经营养药物以尽早促进神经功能恢复。同时，密切监视神经损伤层面，如出现呼吸肌肉麻痹，需立刻采取呼吸机辅助呼吸等急救措施。

（八）疗效评价

疗效评价应包括近期疗效（完全缓解、部分缓解、稳定、进展）、生存时间和 Karnofsky 评分等。

三、肺癌射频消融治疗

肺癌是全球最常见的恶性肿瘤，每年约有 120 万新增病例，其中非小细胞肺癌约占 80％。尽管肺癌外科治疗已经微创化，但仍有部分肺癌患者因为身体原因或其他非医疗因素，不能或不愿接受外科手术切除肿瘤，如一些高龄肺癌患者不能耐受全身麻醉手术。肿瘤射频消融技术的出现为这部分患者带来了希望。

（一）适应证

NCCN 指南对淋巴结阴性的肺癌患者不愿手术或因心血管风险、肺功能及其他合并症不能耐受手术者，可选择射频消融治疗。适应证为：

1. 不能手术的非小细胞周围型肺癌。

2. 心、肺功能差或合并全身其他疾病，不能耐受手术者。

3. 转移性肺癌，单侧肺内病灶少于 5 个。

4. 手术探查不能切除的肺癌。

5. 放化疗或其他治疗不佳者。

6. 病灶离主要血管和气管 1cm 以上。

（二）禁忌证

1. 重要脏器功能严重衰竭者。

2. 肺门病变伴有较大空洞者。

3. 中央型肺癌合并严重阻塞性肺炎者。

4. 肺癌转移到颈、胸椎，椎体破坏严重有截瘫危险者。

5. 肺部弥漫性转移病灶者。

（三）术前准备

在射频消融前，需检查患者心肺功能，以及是否存在出血倾向和肺部感染，是否正在使用抗凝药物或支气管扩张药。

（四）操作过程

1. 确定进针位置　目前较多是在 CT 引导下进行，首先根据病灶部位决定患者体位（仰卧或俯卧），确定经皮穿刺点、进针方向及深度，穿刺路径选择与活检相同；沿肋骨的上缘刺入以免损伤肋间神经和动静脉；避免穿入大血管和气管，尽量避开叶间胸膜和肺大疱。

2. 麻醉　穿刺点局部麻醉至胸膜。如果肿物贴近胸膜，胸膜处尽量麻醉彻底，否则容易出现胸膜反应。

3.穿刺　按所测定距离和角度将电极刺入肿瘤组织内部,再行 CT 扫描,调整射频电极针位置。

4.消融　电极针位置满意后进行消融,瘤灶较大或肺内多灶者可视患者身体情况行多点治疗或多点穿刺治疗。完成肿瘤消融后,对穿刺针道进行消融,防止针道种植转移。再次 CT 扫描,除外有无气胸、出血等改变。

5.电极选择　目前应用最多的是锚状电极和冷电极,都能产生大约 5cm 的凝固性坏死灶。锚状电极是将弹性良好的多个细针状电极置于 14～19 号活检穿刺针壳内,制成同轴共壳电极。导入实体组织后,然后通过针柄上的推进装置,将电极推出针壳展开排成锚状阵列,从而扩大了消融范围;冷电极采用 14～18 号电极,中空双腔设计,针尖内有循环冷却系统,治疗时不断带走热量,使针尖温度保持在 16～20℃,避免针尖周围组织炭化,使热损毁的范围增加。

(五)术后处理

1.穿刺点无菌纱布覆盖。

2.必要时应用抗生素。

3.补液、对症治疗。

(六)并发症及其防治

1.气胸　是最常见的并发症,多为电极针穿刺所致,少量气体可不予处置,中至大量气体可胸穿抽气或放置胸腔闭式引流装置。

2.肺内出血与咯血　一定量的肺内出血表现为咯血,多由射频电极针穿刺损伤血管所致,与消融无关。多数患者治疗后都有少至中等量咯血多为自限性,必要时可应用止血药。如果大量咯血要防止发生窒息。

3.术后胸膜炎和胸腔积液　少量胸腔积液大多数是自限性,与胸膜受刺激有关,多可自行吸收,严重者需行胸腔引流。

4.胸痛　与壁层胸膜受刺激有关,特别当肿瘤靠近胸壁更易发生,可于术中给予哌替啶止痛。对术后出现的胸痛应查明原因,给予对症处理。

5.肺部感染、心包积液　多发生在中央型肺癌患者,该型肿块常包裹支气管、大血管或与支气管及大血管相粘连而使这些重要脏器容易损伤,必要时抗感染等对症治疗。

(七)疗效评价

1.CT　一般认为:近期术后 3 个月复查,CT 增强检查在治疗部位出现残留强化灶,低密度周围环绕不规则强化环,则认为治疗不满意;远期术后 6 个月复查,肿瘤坏死区明显缩小,其周边环绕清晰锐利的强化环,表明肿瘤无明显重新生长,则认为 RFA 治疗得当。CT 图像仅能显示病变的形态学变化,RFA 治疗后早期肺部肿瘤并不能显著缩小甚至完全消失。因此不能仅凭形态学变化判定 RFA 疗效。建议评估疗效以 RFA 治疗后 1 个月的肿瘤大小为基线进行评估。

2.FDG－PET 和 PET－CT　RFA 治疗后肿瘤的形态学变化往往迟于代谢变化,因此 FDG－PET 比增强 CT 扫描判定疗效更为准确。通过比较 RFA 治疗前后肿瘤组织代谢情况的变化,可以准确判断 RFA 近期治疗效果,为进一步的放疗或再次 RFA 治疗提供更加精确的治疗靶区。

3.肿瘤标记物　细胞角蛋白19片段(CYFRA21-1)、癌胚抗原(CEA)、神经元特异性烯醇化酶(NSE)是肺癌最有诊断价值的肿瘤标记物,其表达水平对肺癌的诊断、监测、治疗均有重要参考价值。RFA治疗后肿瘤标记物水平多有明显下降,如随访过程中肿瘤标记物再次升高,应高度警惕肿瘤复发或转移的可能,如确定为肿瘤局部复发,可再次行RFA治疗。

(八)随访

射频诊治后定期随访和进行相应检查。具体检查方法包括病史、体检、血液学检查、影像学检查、内镜检查等,旨在监测疾病复发或治疗相关不良反应、评估生活质量等。术后前2个月每月复查CT,以及肿瘤标记物等,观察病灶坏死情况和肿瘤标记物的变化。之后每2~3个月复查肿瘤标记物,或者CT/MRI。两年后每3~6个月复查肿瘤标记物,或者CT/MRI。根据随访结果判断肿瘤复发和进展情况如下:

1.局部肿瘤进展(local tumor progression):肿瘤完全消融后,在消融灶的边缘出现新的病灶,新病灶与消融灶相连。

2.新病灶(new lesion):肺内其他部位新发生的病灶。

3.远处转移(distant metastasis):出现肺外的转移灶。

四、肺癌微波消融治疗

1.适应证　目前认为适应证为:

(1)不能手术切除的原发或转移病灶,病灶数目≤3个,最大径≤3cm。

(2)手术切除后的复发病灶。

(3)肿瘤边缘距离肺门等重要位置≥0.5cm。

(4)对放疗和化疗有严重反应的患者。

(5)要求消融而无禁忌证的患者。

2.禁忌证　严重的心肺功能障碍,肺气肿、肺大疱、肺部感染,凝血功能障碍,严重出血倾向。特殊部位如靠近心脏、大血管者应慎重。

3.术前准备　需常规进行必要的实验室化验及影像学特别是胸部CT、心电图、心肺功能、骨扫描等检查。充分术前讨论,排除手术禁忌证,向患者详细告知治疗方法、目的、预期目标及可能的风险、并发症等,并签署知情同意书。

4.操作程序

(1)设计穿刺:多在CT引导下进行。根据病灶部位决定患者体位(仰卧、俯卧或侧卧),兼顾术者穿刺操作方便和患者舒适。做好体表定位标记,扫描,确定穿刺点、进针方向及深度,穿刺路径选择:沿肋骨的上缘刺入以免损伤肋间神经和动静脉;避免穿入大血管和气管,尽量避开叶间胸膜和肺大疱。

(2)麻醉:穿刺点局部麻醉至胸膜。如果肿物贴近胸膜,胸膜处尽量麻醉彻底,否则容易出现胸膜反应。

(3)穿刺:按所测定距离和角度将电极刺入肿瘤组织内部,再行CT扫描,必要时调整电极针位置。

(4)消融:电极针位置满意后进行消融,瘤灶较大或肺内多灶者可视患者身体情况行多点治疗或多点穿刺治疗。完成肿瘤消融后,对穿刺针道进行消融,防止针道种植转移。再次CT扫描,除外有无气胸、出血等改变。

5.术后处理

(1)穿刺点无菌纱布包扎。

(2)必要时给予止血、抗生素治疗。

(3)适当补液、止痛、退热等对症治疗。

(4)如有气胸发生,给予必要的胸腔引流等。

6.常见并发症及处理 几乎无明显不良反应和并发症。只要定位准确,严格掌握适应证,可达到满意的治疗效果。微波凝固的治疗属微创治疗,除穿刺局部创伤、肿瘤及周围少量正常肺组织的热损伤外,对机体影响不大。常见并发症有气胸、出血、一过性发热、局部疼痛、皮肤烫伤。治疗中大部分患者有热感,个别患者轻度咳嗽,术后即刻 CT 检查,可出现胸腔少量积气,1 周后可吸收,如气胸超过 30％、患者有胸闷气急症状应当给予胸腔引流。术后一过性低热,持续 3d 左右,应密切观察,若体温超过 38.5℃有感染者,给予抗感染退热处理。其他还可能有咯血等。

7.疗效评价 微波凝固治疗后要定期随访和进行相应检查。具体检查方法包括体检、血液学检查、影像学检查等,监测肿瘤灭活、复发情况或治疗相关不良反应、评估生活质量等。术后 2 个月每月复查 CT、肿瘤标记物等,观察其动态变化。之后每 2～3 个月复查肿瘤标记物,或者 CT/MRI。两年后每 3～6 个月复查肿瘤标记物,或者 CT/MRI。根据随访结果判断肿瘤复发和进展情况:

(1)局部肿瘤进展(local tumor progression):肿瘤完全消融后,在消融灶的边缘出现新的病灶,新病灶与消融灶相连。

(2)新病灶(new lesion):肺内其他部位新发生的病灶。

(3)远处转移(distant metastasis):出现肺外转移。

(樊玉祥)

第三节 胰腺癌

一、胰腺癌供血动脉灌注化疗与栓塞治疗

(一)概述

因为所有治疗方法对胰腺癌的疗效均不尽人意,对中晚期胰腺癌治疗的目的在于改善生存质量,因此不提倡采用较大不良反应、疗效不大的过度治疗手段和药物。经动脉介入治疗近期疗效好,患者相关症状改善明显,同时不良反应小,因此,近年来在中晚期胰腺癌的治疗中具有明显优势。但受到胰腺癌自身特殊血供方式及疗效相对欠佳的限制,胰腺癌的介入治疗与肝癌的介入治疗相比较,不管是应用范围还是临床医生接受程度上都明显不足。

(二)适应证

1.不能手术切除的胰腺癌或不愿手术的胰腺癌患者。

2.作为胰腺癌术前、术后辅助治疗。

3.伴有严重梗阻性黄疸,可在 ERCP 内支架置入、鼻胆管引流或 PTBD 有效引流、黄疸基本消退后行 TAI。伴有肝转移者可同时行肝脏 TACE。

4.与其他姑息性治疗手段如放射性碘粒子植入、消融等联合应用。

（三）禁忌证

胰腺癌 TAI 无绝对禁忌证,原则上只要能行静脉化疗的就可以行动脉灌注化疗。相对禁忌证包括:

1. 极度恶病质或严重心、肝、肺、肾功能受损。

2. 严重出血倾向者。

3. 骨髓造血功能严重受损,白细胞($\leqslant 3.0 \times 10^9$/L)、血红蛋白($\leqslant 60g$/L)或血小板($\leqslant 50 \times 10^9$/L)低下。

4. 近期(一般 1 个月以内)做过静脉化疗的。

5. 大量腹水。

6. 恶病质或广泛转移。

（四）术前准备

1. 辅助检查 必需的实验室检查包括血常规、肝肾功能及凝血酶原时间等,其他术前检查包括血压、心电图、X 线胸片等,根据检查结果是否符合介入治疗的适应证或相对适应证来决定是否进行相关治疗并选择相应的药物及栓塞剂。

2. 碘过敏试验 理论上说,用非离子对比剂可以不做碘过敏试验,但目前国内医护常规仍将其列为常规,故仍应进行试验,不过有一条原则,即用同一种对比剂做过敏试验,否则可能出现假阳性。

3. 谈话、签字 需将病情、治疗情况及可能出现的问题向患者家属讲清,根据患者的心理承受能力向其适当介绍一些治疗过程中的一些细节以取得配合,并签署知情同意书或委托书。

4. 患者准备 备皮时只需将局部毛发剃去即可,患者焦虑者可于术前半小时肌内注射 10mg 地西泮;术前 4h 禁食;因操作时间相对较短,一般不需要留置导尿管。

5. 器械、药物准备 根据肿瘤所在的部位选择相应的导管,一般用 4～5F RH 肝动脉导管、RS 脾动脉导管或 Cobra 导管,并准备 2.4F 或 3F 同轴微导管,导管鞘及超滑"J"形导丝。

选用药物与静脉化疗相仿,主要包括铂类抗癌药(如顺铂 40～60mg),氟尿嘧啶 500～1000mg、丝裂霉素 10～20mg、吉西他滨 1000～1600mg 等。上述化疗药物常以 2～3 种联合使用,常用的方案有 GFM(GEM＋5－FU＋MMC)、GFA(GEM＋5－FU＋ADM)等,目前常用 FUDR 取代 5－FU,EPI 取代 ADM 以减少心脏毒性,有条件的患者可选用 GFM 或 GFA 方案加静脉化疗,即动脉灌注化疗术中使用 GFM 或 GFA 方案,术后第 8d 静脉滴注 GEM 一次,可提高疗效,近年来用吉西他滨与奥沙利铂联合应用疗效较好。

为提高疗效,少数多血供病灶在超选择插管后,在靶动脉内栓塞,栓塞剂可用碘化油、明胶海绵及 PVA 颗粒等,栓塞剂应少量、慎用。

（五）操作程序

常规消毒、铺单麻醉后,经股动脉穿刺插管至腹腔动脉、肠系膜上动脉造影,根据肿瘤位置及供血动脉情况然后决定是否超选择插管至更深一级的靶动脉,进行造影、灌注化疗及栓塞治疗。

胰腺头颈部肿瘤应该选择性插管至胰背动脉、胃十二指肠动脉(胰十二指肠上动脉)、肠系膜上动脉(胰十二指肠下动脉);胰体尾部肿瘤则还需要插管至脾动脉(胰大动脉、胰尾动脉),因为胰腺的动脉较细、来源较多且吻合支丰富,有时无法超选择插管至远端靶动脉,可以就在腹腔动脉及肠系膜上动脉内进行药物灌注。

因为胰腺癌的血供相对较少,可以考虑在行动脉灌注化疗时可经导管先注射一些缩血管药(肾上腺素 $10\sim20\mu g$),正常动脉就会收缩变细(维持 $5\sim10min$),而肿瘤血管因缺乏平滑肌收缩不明显,这样进入肿瘤组织的药物就会大大增加。

（六）术后处理

1.局部处理 穿刺侧肢体伸直局部加压包扎 $6\sim8h$,时间太长易造成局部缺血、皮肤破溃。

2.对症处理 急性疼痛可用 $5\sim10mg$ 吗啡肌内注射,持续性疼痛依据 WHO 癌症三阶梯止痛治疗原则及 NCCN 指南处理。因平滑肌痉挛者可用 10mg 山莨菪碱静脉滴注。发热多因肿瘤坏死、栓塞剂吸收,不需特别处理,体温过高可用吲哚美辛栓纳肛或服用百服宁。

胰腺癌动脉灌注时往往难以完全避开胃、十二指肠的动脉,常有纳差、恶心、呕吐,故应补充足够的热量、液体及抑酸、止吐治疗。

3.其他 若用栓塞剂,为防止胰腺炎的发生,宜禁食 $2\sim3d$,并预防性应用生长抑素(奥曲肽)及酌情使用抗生素。

（七）并发症及其防治

胰腺癌经动脉介入治疗的并发症与其他部位恶性肿瘤的动脉灌注、栓塞治疗的并发症类似,但因作栓塞治疗相对较少,所以与栓塞有关的并发症也相应较少,具体为:

1.化疗栓塞术后综合征 恶性肿瘤经动脉化疗栓塞术后出现局部疼痛、恶心、呕吐、发热等,称为化疗栓塞术后综合征。胰腺癌因动脉栓塞较少应用,疼痛较少出现,发热等也相对轻微,但合并肝脏转移而同时行肝脏 TACE 时,可因药物、栓塞剂进入胆囊动脉内引起急性胆囊炎而造成上腹痛。腹痛、呕吐一般 $2\sim3d$ 后缓解,有时可持续 1 周以上。临床上主要是对症处理,可给予美施康定片口服、芬太尼贴剂外敷等止痛。甲氧氯普胺、格雷司琼、昂丹司琼等止吐药物肌内注射或静脉注射缓解恶心、呕吐症状。若无特殊不适,发热可不予特殊处理,体温特高者可给予吲哚美辛栓纳肛或门服百服宁等退热,一般不需要用抗生素。

2.急性胆囊炎 在胰腺癌单纯的 TAI 时并不会出现非靶动脉栓塞,但并发肝转移时常需同时进行肝脏 TACE,此时可造成胆囊动脉栓塞,引起急性胆囊炎。发生原因是碘油和抗癌药物进入胆囊动脉所致。患者表现为胆囊区疼痛、莫非氏征阳性,症状、体征同急性化脓性胆囊炎。处理方法:山莨菪碱 $10\sim20mg$ 静脉滴注,必要时应用抗生素,防止在化学性胆囊炎基础上并发细菌感染,并密切观察患者症状体征及血常规变化。胆囊坏死及穿孔是严重的并发症,极少发生,一旦确诊,用内科治疗无效必须立即手术。

3.消化道出血、溃疡 在胰腺癌的 TAI 时容易发生,主要为抗癌药物流入胃左、右动脉或胃十二指肠动脉,造成胃、十二指肠溃疡。可在治疗后静脉用质子泵抑制剂、H_2 受体抑制剂等制酸药物减少溃疡发生。一旦发生上消化道出血,应立即给予禁食、抗酸、止吐、止血治疗,出现低血压者给予静脉补液、输血维持血容量。

4.骨髓抑制 白细胞下降较常见,常在化疗后 2 周可达到峰值,以后逐渐回升。Ⅰ度骨髓抑制用一般升白细胞药物即可,如利血生、鲨肝醇、地榆升白片等;若出现Ⅱ度以上应用粒细胞集落刺激因子(G—CSF)或粒细胞/巨噬细胞集落刺激因子(GM—CSF)治疗,并及时复查血常规。对于Ⅱ度以上血小板减少应当用药处理;可用维血宁、IL—11、TPO治疗,血小板升至 $100\times10^9/L$ 时停药。

5.肝、肾功能损害　肝功能损伤较少发生,但在胰腺癌 TAI 后尤其同时行肝脏 TACE 后常规进行保肝治疗是必要的,使用吉西他滨时更是如此。肾功能损害也较少发生,在用大剂量顺铂后若未充分水化、碱化可能会出现肾功能损害,充分水化利尿并用硫代硫酸钠或碳酸氢钠碱化尿液可减轻甚至避免发生。

6.胰腺炎　在超选择插管灌注化疗及栓塞后尤其是用碘化油混合化疗药物行胰背动脉或胰大动脉栓塞后,容易发生,表现为上腹痛、腰背痛及白细胞、淀粉酶升高等,需要禁食、应用生长抑素,并补充足量的液体。

（八）疗效评价

因为胰腺癌恶性程度特别高,转移发生较早,很容易引起黄疸,对所有治疗反应较差,患者往往很快就死亡,故经动脉介入治疗通常作为综合治疗的一个组成部分,总体上说,胰腺癌介入治疗后疗效评价包括：

1.临床受益,即生活质量改善包括饮食增加、疼痛减轻、睡眠改善等。

2.生存期可以有一定程度的延长,总体上中位生存期可达 8～10 个月。

3.影像学上肿瘤大小的改变可能并不明显。

二、胰腺癌组织间近距离放射治疗

（一）概述

胰腺癌常规治疗如化疗、外放疗等疗效均有限,不能延长患者的生存期和改善患者的生存质量。由于胰腺癌的放射敏感性较低,而且胰腺位于腹膜后,又处于放射耐受性较低的胃、十二指肠、小肠、大肠、肝、肾、脊髓的包绕之中,因此外放射治疗对病变区精确定位难度较大。通常剂量射线可能达不到肿瘤组织,即使达到肿瘤组织也能对周围正常脏器组织损伤较大,达不到预期效果,导致治疗失败。^{125}I 粒子植入组织间放射治疗是采用低能量密封型放射源微粒,经过三维治疗计划系统精确计算,提供与肿瘤高度适形的剂量分布曲线和治疗方案,以介入的方式或在术中直视下将其植入到胰腺肿瘤内,通过放射源的持续衰变,释放放射线来达到杀灭肿瘤细胞的作用,克服了上述缺点。射线在肿瘤组织内分布合理,对正常脏器损伤小,效果确切。与手术相比适应证广、创伤小、恢复快,为患者带来了希望。

（二）适应证

1.经病理证实手术不能切除的胰腺癌。

2.胰腺癌累及后腹膜区出现明显疼痛的患者。

3.肿瘤最大径小于 6cm。

4.无全身衰竭症状。

（三）禁忌证

1.胰腺癌已有全身广泛转移。

2.肿瘤最大径大于 6cm。

3.预期生存时间小于 3 个月。

4.全身衰竭。

5.出血倾向。

（四）术前准备

术前 CT 增强检查以清晰显示病灶与血管,并将图像资料输入到计算机,启动 TPS 制订治疗计划,以确定放射性粒子植入的数量和分布。术前检查包括血常规、出凝血时间、血小板、心电图等;术前6~8h禁饮食、清洁灌肠,治疗前一天进少渣饮食。对于精神紧张者给予适量的镇静剂。

(五)操作过程

1.CT引导定位方法　选取适当体位,根据病灶的位置,兼顾最近距离、最佳层面、无重要器官(如胰腺周围大血管等)取仰卧、侧卧或俯卧位。扫描前用自制栅格贴于进针大体位置,定位后常规消毒,铺无菌巾,局麻。

2.植入过程　按照拟定的进针点、方向及深度穿刺至肿瘤内,CT扫描明确针尖到达肿瘤病灶最深处(距离肿瘤边缘约1m),回抽无血后,植入1粒粒子,缓慢退针0.5~1cm,再植入1粒粒子,依次按此方法植入。术后即刻扫描观察:观察的重点是有无血肿、籽源的位置,若图像显示粒子分布不均要及时补种,直到符合TPS预定的布源计划为止。植入完成后常规包扎穿刺孔处,并加压5~10min。

植入术的关键:治疗前利用TPS系统给出预期的剂量分布,以确定选用粒子的活度、粒子的数量、导针数量以及布源方式等参数。治疗时,还需根据肿瘤大小、位置及周边情况进行实时计划,以选择进针路径和穿刺角度,并根据当时情况修正布源方案,以使处方剂量曲线完全包绕靶区。实际操作中若能完全按照TPS方案往往效果很好。但由于可能出现大血管、脊柱、肋骨、肠管等阻挡,穿刺路径受到影响,治疗剂量不能充分实施,因布源不足而出现"冷区",必然在一定程度上影响疗效。穿刺路径的选择也很重要,有学者认为,对于胰头、胰体区病灶,采用仰卧位,前腹壁经横结肠旁进针,或者穿过横结肠、肝左叶进针;胰尾区病灶采用仰卧位左侧或前腹壁经脾上缘进针,胰体区病灶,还可采用俯卧位脊柱左侧肾门水平内缘上方进针。

(六)术后处理

1.局部处理　穿刺点无菌纱布覆盖适当加压包扎2~3d,一般无需换药。

2.对症处理　急性疼痛可用5~10mg吗啡肌内注射,持续性疼痛可用芬太尼透皮贴剂2.5~5mg敷贴(需事先使用)。

3.其他　术后继续禁食2~3d,并预防性应用生长抑素(奥曲肽)及酌情使用抗生素,化验胰酶、淀粉酶正常后逐渐开放饮食。

(七)并发症的预防和处理

1.血管损伤　植入过程中,穿刺针有可能穿破血管引起出血,要在CT引导下边穿刺边扫描,尽量不要伤及血管,尤其是动脉。

2.粒子移位　粒子有随血管或胆胰管迁移到周边肠管、肝组织或肺组织内的可能。手术后1周应拍常规X线片,如条件允许应做CT检查,了解放射性粒子的分布情况及是否丢失,以便及时补救。

3.胰瘘　胰瘘是胰腺癌粒子植入治疗最常见的并发症,在粒子植入时应避开胰管,胰瘘发生后应采用内科治疗,应用抑制胰腺分泌的药物。

4.淀粉酶增高　胰腺粒子植入对胰腺是一种损伤,腹腔引流液中淀粉酶可能增高,不需作特殊处理,1周左右即可正常。

5.胃肠道反应　也经常发生,因植入的粒子与胃及十二指肠较近,引起胃、十二指肠放射性炎症而出现不同程度的胃肠道症状,如恶心、呕吐、食欲差。

6.消化道出血　因粒子植入造成胃、十二指肠应激性溃疡,出现消化道出血。植入粒子时应尽量远离胃肠道,与其保持一定的距离可减少此类并发症的发生。

（八）治疗评价

影像学评价:采用 RECIST 制定的实体瘤疗效评估标准。完全缓解（CR）:肿瘤完全消失,影像学检查不能显示肿瘤或仅有条索状影像,CA1－19 正常,至少持续 1 个月;部分缓解（PR）:肿瘤消退 30％及以上;稳定（SD）:肿瘤变化在 PR 与 PD 之间;进展（PD）:肿瘤增大超过 20％或有新病灶出现。

影响疗效的因素:①肿瘤的大小是影响疗效的因素之一。肿瘤体积大,需要植入粒子量多,穿刺次数多,肿瘤若得不到充分剂量射线照射,必然出现坏死不彻底或继续生长现象。其次,穿刺过多,胰瘘、出血等并发症的概率大大增加。②肿瘤进展快慢、有否腹膜后淋巴结转移也是影响疗效的因素之一。肿瘤进展快,远处转移机会增加,虽然肿瘤本身得到抑制,但其他脏器出现同样严重影响预后。另外,③术者的穿刺水平也影响疗效,因为技术原因不能合理地按 TPS 计划排布粒子必然出现治疗盲区,这可通过提高技术水平加以改善。

胰腺癌是一种神经浸润性生长的恶性肿瘤。放射粒子既可以使肿瘤局部变件坏死,实体瘤张力变小,也可以破坏一鸣周围的腹腔神经丛,因此粒子植入有比较确切的止痛效果,可以明显改善患者的生活质量。张长宝等采用^{125}I 粒子植入治疗 33 例胰腺癌,肿瘤最大径 1.5～6.6cm,平均 3.7cm。术后止痛有效率为 60.6％,术后 3 个月 CT 复查,部分缓解（PR）8 例。疾病稳定（SD）13 例,疾病进展（PD）8 例,总有效率 27.6％。全组生存时间 2～19 个月,中位生存时间 5.1 个月,随访中无胰瘘和胃肠道出血等严重并发症。Peretz 等对 98 例胰腺癌患者进行了粒子植入组织间放射治疗,治疗后疼痛缓解率为 64.9％,中位生存期为 7 个月,$T_1N_0M_0$ 患者的中位生存期可达到 18.5 个月。王忠敏等采用 CT 引导下^{125}I 粒子植入治疗 21 例胰腺癌,肿瘤平均直径为 5.9cm。治疗后随访 2～25 个月,平均术后 2～5d 疼痛开始缓解。术后 2 个月 CT 随访,肿瘤完全缓解（CR）2 例,部分缓解（PR）12 例,稳定（SD）5 例,进展（PD）2 例。总有效率（CR＋PR）为 61.9％。

CT 引导下植入^{125}I 放射性粒子治疗胰腺癌,近期疗效确切,具有很好的姑息性止痛疗效,能改善患者的生活质量,是一种安全、有效、并发症少的微创治疗方法。

（樊玉祥）

第四节　肾癌

一、肾癌介入治疗路径

肾癌约占成人恶性肿瘤的 2％～3％。肾细胞癌起源于肾实质泌尿小管上皮系统的恶性肿瘤,又称肾腺癌,简称为肾癌,占肾脏恶性肿瘤的 80％～90％。包括起源于泌尿小管不同部位的各种肾细胞癌亚型,但不包括来源于肾间质以及肾盂上皮系统的各种肿瘤。

肾癌的介入治疗已有 30 多年历史,文献已经积累大量经验,对于术前栓塞及急诊控制肾癌破裂出血、姑息治疗具有积极意义（图 15－2）。

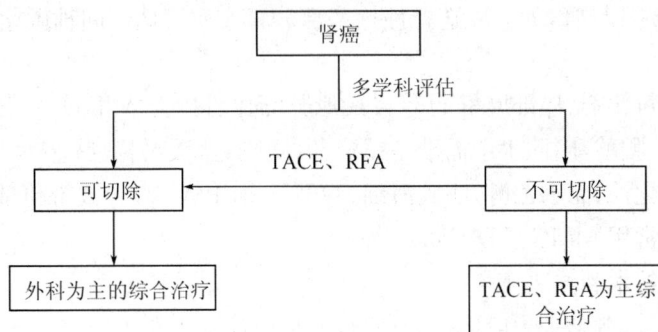

图 15-2　肾癌介入治疗路径

二、肾癌肾动脉化疗栓塞

肾动脉化疗栓塞对不可切除肾癌可以获得二期手术切除机会,对肾癌破裂出血可急诊栓塞控制出血及栓塞肿瘤,也可对肾癌行姑息性治疗。

(一)适应证

1.肾癌术前准备　肾癌切除术前行肿瘤供血动脉栓塞术,可使肾脏肿瘤缩小,手术中出血量明显减少,手术时间缩短,一些巨大的肾癌明显缩小,肾周围包膜水肿,使手术剥离由困难变得容易,由于肾动脉栓塞,传递到肾静脉的压力下降,则肾内或肾静脉的癌栓在术前、术中向肾外特别是双肺播散机会明显减少。大大提高了肾癌的手术切除率和安全性。

2.无手术指征患者的姑息治疗　对于已经无法手术切除的肾癌患者,肾动脉栓塞能够使得肿瘤在相当时间内体积缩小、并能够有效控制肾癌引起的出血及内分泌症状。

(二)禁忌证

1.碘过敏患者。

2.严重心、肺、肝功能不全患者。

3.严重凝血功能障碍患者。

4.双侧肾脏病变患者或肾功能不全患者。

5.全身情况差或恶病质患者。

6.严重泌尿系统感染患者。

(三)术前准备

1.患者准备

(1)全身体格检查。

(2)完成各项常规检查及特殊检查项目,包括三大常规、生化检查、出凝血系列检查、胸片、心电图、腹部 B 超等,必要时行 CT、MR、骨扫描检查。

(3)向患者及家属解释介入手术方法及目的,术中及术后可能发生的并发症、不良反应,以取得理解合作。

(4)穿刺部位备皮。

(5)术前碘过敏试验。

(6)术前 2h 禁食。

(7)术前 30min 肌内注射地西泮 10mg。

2.器械准备　与其他肿瘤血管内治疗基本相同,导管多选用 5F Cobra 导管,也可选用

Yashiro 或 SimmonsⅡ导管,如需要选择性栓塞部分肾实质可选用同轴微导管。

3.药物准备

(1)常用药物:对比剂、局部麻醉药等与其他肿瘤血管内介入相同,因肾动脉栓塞后患者常出现剧烈的腰痛、腰酸,因此术中需准备镇痛药(吗啡、盐酸哌替啶)。

(2)栓塞剂:碘化油、无水乙醇、明胶海绵、弹簧钢圈、PVA 微粒或带药微球等。

(3)化疗药物:常用 MMC、ADP、DDP 等。

(四)介入治疗技术和方法

1.动脉穿刺插管、造影　一般选择股动脉,如果股动脉入路不宜穿刺或插管困难者,可选择桡动脉或锁骨下动脉入路。采用 Seldinger 穿刺技术,穿刺成功后,经导丝引入导管,电视监视下,先用猪尾巴导管行腹主动脉造影,对比剂总量 30～40mL,注射速率为 5～10mL/s。造影时观察:①患肾动脉的主干及其分支情况,肾动脉有否受压移位或被肿瘤侵犯,肿瘤血供及实质期染色。②通过静脉期显示肾静脉及下腔静脉内有否癌栓。③患侧肾有无侧支供血及供血程度。④健侧肾大小形态,分泌排泄功能是否正常。如果术前明确肿瘤位置,也可导管直接进入患侧造影,并进行治疗。

2.动脉栓塞　患肾动脉及相关侧支供血动脉选择性插管,经造影确认导管位置无误后,可注入栓塞物质,整个栓塞过程必须在透视监视下完成,防止栓塞剂反流,尤其需要注意的是栓塞后血管造影时,高压注射器注射压力需要适当降低,并注意导管头端的位置,防止栓塞剂被冲刷反流入主动脉。对于手术前栓塞的肾癌患者可选用明胶海绵、PVA 微粒或弹簧圈进行肾动脉栓塞,栓塞的位置应当尽量远离肾动脉开口处,防止术中肾动脉主干内大量血栓形成,增加手术难度。对于无法手术的肾癌患者在栓塞前灌注化疗药物,并用化疗药与超液化碘油混悬液注入癌组织内,再行其他栓塞物质栓塞往往能取得更好的效果。

3.栓塞材料　用于肾癌栓塞的物质分为暂时与永久两种,前者为明胶海绵及带药微球,后者有金属钢圈、PVA、氰基丙烯酸异丁酯(IBC)以及无水乙醇。值得推荐的是:①明胶海绵,可使肾动脉主干堵塞,栓塞效果迅速,作为手术切除前的准备,优于其他栓塞剂。②带药微球,达到末梢血管栓塞,且缓慢释放药物起到抗癌作用,治疗肿瘤效果明显。③金属钢圈可达到永久性主干栓塞之目的,但要完全栓塞,还需在注入钢圈前先用明胶海绵、PVA 微粒或丝裂霉素 C 微球囊栓塞,最后再注入钢圈。④无水乙醇,其为永久性栓塞剂。可顺血流到达末梢血管。因其为液体且具有蛋白凝固作用,能导致毛细血管和细胞水平的逆行性栓塞,使肿瘤组织完全坏死,肾动脉形成永久栓塞,若注射乙醇后再用明胶海绵栓塞肾动脉主干,可使栓塞更为彻底。此外,在尤水乙醇中混入少量碘油(乙醇:碘油=3:1)既增加栓塞作用,又能显示乙醇的行踪,以免逆流到非靶器官内。⑤碘化油可与其他化疗药物乳化后进行栓塞,能够比较完全的栓塞肿瘤血管床,达到栓塞血管和局部化疗的作用。

(五)术后处理

介入术后给予患者保肝、利尿、止吐、镇痛等对症治疗 3～5d,酌情使用抗生素,静脉应用制酸药 3d。对于介入治疗后肿瘤坏死所致发热,可用吲哚美辛等解热药物退热。

(六)并发症及防治

操作所致并发症如内膜损伤等与一般血管内介入操作相同。栓塞所致并发症可分为:①

非靶器官栓塞所致,如下肢动脉栓塞、肠系膜上、下动脉栓塞等,主要是注射时栓塞物反流所致,避免的方法是导管尖位置正确,注射压力适当,混入对比剂或碘油在电视下监控。②栓塞综合征:多数病例有一过性腹痛、腰痛、发热、嗳气、呕吐等,是机体对栓塞物的异物反应和肿瘤变性肿胀及坏死所致。完全栓塞反应较部分栓塞重,使用无水酒精反应较明胶海绵、金属圈轻。并发症一般在 5～7d 内消失,用镇痛剂、解热剂、激素等对症治疗,效果良好。③其他偶有栓塞后一过性血压升高,不经处理可于数小时内恢复正常。还有少数栓塞后肾化脓的报道,故主张术前预防性使用抗生素。

（七）疗效评价

肾癌肾动脉栓塞术 1～3d 后行手术切除。切除标本的分析可以客观帮助了解栓塞术疗效。

不能手术肾癌肾动脉栓塞术后主要观察:①症状体征,如腰腹痛、血尿、腹部包块有否改变。②生存时间是否有统计学上的延长。③影像学,如 CT、MRI、超声、DSA 等复查,有否客观改善。

不能手术的肾癌可考虑重复治疗,间隔时间不定,原则上以症状体征改善后又再次复发,或影像学上癌灶增大,这时可考虑再次肾动脉造影和化疗栓塞。

三、肾癌射频消融

射频消融治疗肾癌已经积累了较为丰富的临床经验,尤其射频消融联合肾动脉化疗栓塞治疗肾癌安全可行、疗效确切,文献报道不少见。

（一）适应证

1.通常适用于单发肿瘤,最大径≤5cm;或肿瘤数目≤3 个,且最大直径≤3cm。

2.手术后复发者或 TACE 治疗后残留肿瘤。

3.无血管和邻近器官侵犯以及远处转移。

4.对于不能手术切除及不愿手术者,局部消融可以作为姑息性综合治疗的一部分。

（二）禁忌证

1.肿瘤巨大或多发癌。

2.合并肾静脉主干及下腔静脉癌栓、邻近器官侵犯或远处转移。

3.不可纠正的凝血功能障碍和明显的血象异常,具有明显出血倾向者。

4.顽固性大量腹水、恶病质。

5.合并急性感染。

6.肝、肾、心、肺等重要脏器功能衰竭。

（三）术前准备

1.治疗前完善检查 血常规、生化常规、凝血功能、肿瘤标志物、心电图、胸片、超声检查,必要时进行心肺功能检查。

2.超声(有条件者尽量选择超声造影检查)、CT/MRI 平扫＋增强扫描等评价肿瘤情况,选择合理的引导方式和消融治疗仪器。

3.明确诊断,术前行穿刺活检。

4.签署手术知情同意书　手术治疗前每位患者签署知情同意书,告知手术过程、风险及预后。

(四)操作程序

肾癌射频消融治疗可以经皮、经腹腔镜或开腹术中进行。这里阐述在超声或CT引导下经皮穿刺射频消融治疗肾癌。

1.术前禁食8h,详细超声检查(或阅读CT片),明确肝脏病灶情况,制定合理的进针路径和布针方案。

2.麻醉方案应视情况选择穿刺点局部麻醉、静脉镇痛、静脉麻醉、硬膜外麻醉和气管麻醉等镇痛麻醉方式。

3.手术区域常规消毒、铺巾。

4.再次全面超声检查或CT扫描,确定进针点、进针角度和布针方案。尽量选择先经过部分正常肾脏,再进入肿瘤。

5.尽量选择肋间进针,超声/CT引导下,穿刺应准确定位,避免反复多次穿刺,导致肿瘤种植、损伤邻近组织或肿瘤破裂出血等;如果进针过深,不应直接将电极针退回,而是应该在原位消融后,再退针重新定位,避免肿瘤种植;一般情况下,应先消融较深部位肿瘤,再消融较浅部位肿瘤。

6.参照各消融治疗仪的说明,进行消融治疗,逐点进行。为确保消融治疗的效果,消融范围应该力求达到超过肿瘤边缘0.5cm的安全边界,边界不清、形态不规则的肿瘤至少超过肿瘤边缘1cm。并以一针多点的重叠消融方式消融,保证完整消融,减少漏空的发生。消融完成后,争取在拔针时进行针道消融,防止术后出血和肿瘤沿针道种植。

7.治疗结束前再次超声/CT全面扫描肝脏,确定消融范围已经完全覆盖肿瘤,力求有0.5~1.0cm的安全消融边界,排除肿瘤破裂、出血、腹腔积血、(血)气胸等并发症可能。

(五)术后处理

1.穿刺点用无菌纱布覆盖。

2.术后常规禁食,监测生命体征4h,卧床6h以上。

3.注意监测血常规、尿常规、肝功能、肾功能等。

4.给予保肝、预防感染、镇痛、止血等治疗。

5.发生并发症应积极处理。

(六)并发症的预防和处理

射频消融具有很高的安全性,充分术前准备、严格操作规范、准确定位和减少消融次数是减少并发症发生率的重要方法。常见的不良反应与并发症及处理如下:

1.射频消融后综合征　主要表现为发热、疼痛、血尿等。处理主要是术后加强监护,输液,利尿,止痛,对症处理,定期检测肝肾功能等。

2.感染　主要有肾脓肿、穿刺点感染等。预防:严格无菌操作,应用抗生素预防感染。

3.腹腔内出血　临床表现取决于出血量。少量出血无明显症状。出血量大时,常有腹胀、腹痛,严重时有冷汗,血压下降及休克症状。原因主要是肿瘤较为表浅,穿刺后肿瘤破裂;或者患者凝血功能差,穿刺点及针道出血。预防:严格掌握适应证,对于肝硬化凝血功能差的患者,纠正后再治疗;对于表浅病灶,最好采用腹腔镜下或者开腹直视下进行,经皮射频消融治疗时,尽量减少穿刺次数,消融结束前进行针道消融,消融结束后应再次超声或者 CT 扫描,排除有无肿瘤破裂、出血等表现。治疗:检测生命体征,积极扩容、输液、止血、输血、升压等,必要时手术探查止血。

4.肿瘤种植　主要为反复多次穿刺造成。预防:穿刺应准确定位,避免反复多次穿刺;如果进针过深,不应直接将电极针退回,而是应该在原位消融后,再退针重新穿刺。

5.邻近脏器损伤　肿瘤邻近胆囊、胃肠、胆管、膈肌等或位于第一肝门区、肝包膜下等部位时,进行经皮穿刺路径下消融治疗容易热损伤邻近脏器或脉管。对于这些部位的肿瘤,应该尽可能采用腹腔镜下或者开腹手术直视下射频消融治疗,对邻近的脏器进行隔离保护。

(七)疗效评价

评估局部疗效的规范方法是在消融治疗后 1 个月,复查肾脏 CT/MRI 平扫＋增强扫描,或者超声造影,以评价消融疗效。疗效可分为:①完全消融(complete response,CR),经肾脏 CT/MRI 平扫＋增强扫描或者超声造影随访,肿瘤所在区域为低密度(超声表现为高回声),动脉期未见强化。②不完全消融(incomplete response,ICR),经肾脏 CT/MRI 平扫＋增强扫描或者超声造影随访,肿瘤病灶内局部动脉期有强化,提示有肿瘤残留。对治疗后有肿瘤残留者,可以进行再次消融治疗;若 2 次消融后仍有肿瘤残留,视为消融治疗失败,应放弃消融疗法,改用其他疗法。

(樊玉祥)

第五节　骨与软组织恶性肿瘤

骨与软组织恶性肿瘤是严重危害人类健康及生命的疾病,近年来发病率逐渐上升。原发恶性骨肿瘤多见于青少年和中年人。常见的有骨肉瘤、尤文肉瘤、软骨肉瘤、恶性纤维组织细胞瘤、脊索瘤等。软组织肉瘤 50% 见于肢体,主要包括恶性纤维组织细胞瘤、脂肪肉瘤、平滑肌肉瘤及未分化肉瘤、滑膜肉瘤及恶性周围神经鞘膜瘤,但也有 50% 的病例呈现为组织学亚型状态。骨转移癌多见于中老年人,常见的原发肿瘤是肺癌、乳腺癌、肾癌、前列腺癌及甲状腺癌等。骨与软组织肿瘤的治疗方法很多,如手术、化疗和放疗等,但治疗效果均不理想。20世纪 70 年代以来,骨与软组织肿瘤的介入治疗,包括血管内介入诊疗(血管造影、肿瘤供血动脉灌注化疗、栓塞)和非血管介入诊疗(穿刺活检、注射药物、消融治疗、骨成形术等),已成为综合治疗的重要组成部分。本部分重点介绍骨与软组织肿瘤供血动脉内化疗栓塞术、消融术和骨成形术。

一、骨与软组织恶性肿瘤介入治疗路径

骨与软组织肿瘤的介入治疗渐趋成熟,已经广泛应用于临床,但尚缺乏高级别的循证医学证据。图 15-3 参考 2012 版《NCCN 骨肿瘤临床实践指南》及相关文献,仅为从业介入治疗医师提供参考。

骨与软组织肿瘤(原发性或转移性)

全身状况
PS评分 → 0~2 / 3~4

肿瘤数目 → ≤3个 / ≥4个

肿瘤大小 → ≤5cm / ≥5cm

治疗方式 →

可首选手术切除或局部消融,也可选用骨水泥、放疗或放射性^{125}I等粒子植入

可首选TAI/TACE或TAI/TACE+局部消融或系统化疗或术前新辅助治疗

支持对症治疗或进入临床试验

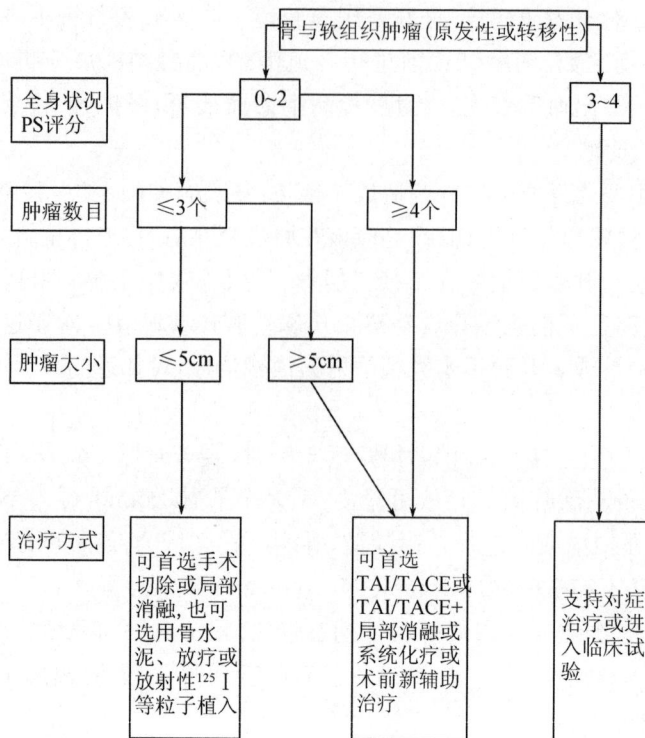

图 15-3　骨与软组织恶性肿瘤介入治疗路径

二、骨与软组织恶性肿瘤动脉内化疗栓塞术

肿瘤供血动脉内化疗栓塞术已经广泛用于骨与软组织肿瘤的术前新辅助治疗、姑息治疗及切除术后的辅助治疗。

（一）适应证

1.凡临床、影像学或病理学考虑或明确诊断骨与软组织肿瘤者均可行动脉造影,以了解肿瘤供血靶血管、侧支循环、供血状态、有无动静脉瘘、肿瘤的形态、大小及其与周围组织器官的关系,利于介入性药物灌注、栓塞及手术前了解血管解剖、便于术中止血等。

2.凡血供丰富的原发性骨与软组织恶性肿瘤及局部单发性或多发性骨转移瘤均适宜做术前动脉内灌注化疗及栓塞治疗,或达到姑息性治疗的目的,如骨肉瘤、尤文肉瘤、横纹肌肉瘤、脂肪肉瘤、纤维肉瘤等。

3.血供丰富的良性骨肿瘤和软组织肿瘤或肿瘤样病变可行栓塞治疗,如骨巨细胞瘤、动脉瘤样骨囊肿、血管瘤、血管畸形等。

4.骨与软组织肿瘤切缘阳性或术后复发亦可行动脉内灌注化疗、栓塞做姑息性治疗或再次手术切除前治疗。

（二）禁忌证

除患者血象过低;凝血功能障碍;严重心肺、肝肾功能损害;恶病质、极度衰弱的患者外,通常无绝对禁忌证。但是,对化疗药物不敏感的恶性肿瘤应列为灌注化疗相对禁忌证。如有丰富侧支吻合,栓塞可能导致邻近组织器官、肢体、皮肤缺血坏死或已作动脉结扎者不能作灌注化疗栓塞。

（三）术前准备

1.影像学检查　术前完善 X 线平片、超声、CT、MR、ECT 等检查可以全面评估肿瘤的部位、起源、大小、性质及必要的治疗手段,最终确诊需要细胞学或病理学诊断。一般认为 CT 适合胸、腹、盆腔,MRI 适合颅脑、脊柱及肢体肿瘤。观察骨破坏情况要优选 CT,常规检查胸部 X 线片以排除转移。PET-CT 可根据情况采用,尤其可应用于全身转移,怀疑多发转移性骨肿瘤及播散性上皮样肉瘤等。

2.实验室检查

（1）血常规、尿常规和大便常规检查。

（2）肝功能、肾功能、电解质和凝血功能检查。

（3）肿瘤标志物检查:骨肿瘤一般无特异性肿瘤标志物,但对于转移性骨肿瘤有意义,通常检测 CEA、CA19－9、AFP、PSA 和 CA125 等指标。

（4）乙型肝炎病毒、丙型肝炎病毒标志物及梅毒、艾滋病抗体检查。包括乙型肝炎病毒表面抗原（HBsAg）、表面抗体（anti－HBs）、e 抗原（HBeAg）、e 抗体（anti－HBe）、核心抗体（anti－HBc）、乙肝病毒的脱氧核糖核酸（HBV－DNA）、丙型肝炎病毒抗体（ami－HCV）、梅毒血清特异抗体、HIV 抗原抗体等。

（5）血糖水平测定。

（6）心电图检查,必要时心、肺功能检查。

3.治疗设备及药物准备

（1）常用血管造影器械:包括穿刺针、导管鞘、导管、导丝以及 3F 及以下微导管等。

（2）药物:①血管造影对比剂,常用非离子型对比剂。②肿瘤化疗药物,常用铂类、阿霉素、丝裂霉素、环磷酰胺、异环磷酰胺、氟尿嘧啶类等。③栓塞材料,如碘油（常用 38% 超液化碘油）、无水乙醇、明胶海绵、聚乙烯醇（Polyvinyl alcohol,PVA）、微球、弹簧圈。④止吐药,5－HT_3 受体拮抗剂,如格拉司琼、昂丹司琼等。⑤镇痛药,如盐酸曲马多缓释片、盐酸羟考酮缓释片、硫酸吗啡缓释片、芬太尼透皮贴剂、盐酸吗啡注射液、盐酸哌替啶注射液等。⑥其他药物,如地塞米松、罂粟碱、利多卡因、阿托品、硝苯地平、硝酸甘油、肾上腺素、多巴胺等。

4.签署知情同意书　与患者和（或）患者家属谈话,介绍骨或软组织肿瘤介入诊疗的必要性、疗效、手术操作过程和术后可能发生的并发症及风险,签署介入治疗的知情同意书。

5.术前 4h 禁饮食。

（四）手术操作

1.常规行局部皮肤消毒,铺无菌巾,在腹股沟韧带下方 1～2cm 股动脉搏动最强处用 2% 利多卡因做局部浸润麻醉。

2.按 Seldinger 插管技术行股动脉或其他动脉插管。

3.插管至肿瘤供血动脉干造影,判断肿瘤供血靶血管及其数目、侧支循环、供血程度、有无动静脉瘘、肿瘤与周围组织器官的关系,然后将导管头端尽可能超选插管至供血动脉的远端。

4.动脉插管到位后,行化疗和栓塞治疗。根据治疗目的,一般联合使用多种化疗药和多种栓塞剂,但是不主张用弹簧圈栓塞供血动脉主干。对肢体肿瘤栓塞前务必辨认靶动脉发出的皮支,以防误栓致皮肤缺血坏死。

5.栓塞结束后再行供血动脉造影,了解栓塞情况,必要时补充栓塞。

6.拔除导管及导管鞘,压迫穿刺部位止血,加压包扎。患者仰卧,穿刺侧下肢伸直、制动 6～12h。若采用缝合器或其他止血器成功止血后,右下肢制动时间可缩短至 2h。

（五）术后处理

1.穿刺点局部加压包扎,穿刺侧下肢制动 6～8h,卧床 24h,观察足背动脉搏动情况。

2.观察穿刺部位有无出血、血肿。

3.根据需要适当补液、水化、利尿及必要的对症止痛、止吐等处理。

（六）并发症及防治

1.化疗不良反应　动脉内局部灌注化疗的副作用明显少于相同剂量的全身静脉化疗,可出现胃肠道反应或轻度骨髓抑制。灌注药物前可预防性给予止吐、补液、胃肠道保护治疗是必要的,术后继续维持治疗 3～5d,至症状缓解。

2.栓塞后综合征　主要见于四肢骨与软组织肿瘤。表现为病变部位疼痛加重、肿胀、发热等,一般栓塞后 1 周内较重,2～5d 缓解。严重栓塞后并发症少见,有异位栓塞、血栓形成和局部皮肤皮疹、坏死,特别是误栓脊髓根髓动脉致截瘫。因此,栓塞时要熟悉栓塞部位的血管解剖,选择合适的导管和栓塞剂,操作要轻柔,掌握注射压力,切忌在供血动脉开口处漂注颗粒性栓塞剂。栓塞过程要严密透视监视,以防栓塞剂反流。

栓塞疗法的严重并发症是异位栓塞和血栓形成,术后要密切观察肢体的血供情况,以便早期发现、及时处理、防止发生皮肤坏死或神经症状。必要时给予活血药物、适当扩容等治疗。

（七）疗效评价

骨与软组织肿瘤的经动脉介入性化疗栓塞治疗的疗效标准可参照:

1.栓塞后切除术中出血多少、剥离难易程度。

2.介入后临床症状缓解情况以及患者功能状态改善情况,可按照 PS 评分标准评价。

3.肿瘤客观缓解情况　采用实体肿瘤疗效评价标准 1.1 版(RECIST1.1)评价。

4.生存期观察　无进展生存期(PFS)、生存期(OS)。

三、骨与软组织恶性肿瘤消融治疗

对融骨性破坏为主的骨及软组织恶性肿瘤可以实施局部消融治疗,以控制肿瘤,缓解症状。常用的消融方法有物理性射频消融、微波消融、冷冻消融及化学性乙醇消融等,由于多种消融治疗有较多相同之处,本章仅以射频消融为例介绍局部消融技术,其他方法可参照。

（一）适应证

1.全身各部位以溶骨性骨破坏为主的原发或转移性骨与软组织肿瘤,病灶数目在 3 个以内,最大直径小于 5cm 者(但要考虑消融后骨骼的承重能力)。

2.多发骨与软组织肿瘤的减瘤治疗。

3.无手术或放、化疗机会,或拒绝手术和放、化疗者。

（二）禁忌证

1.椎体超过 2/3 骨破坏,消融后严重影响椎体负重,有截瘫危险者。

2.肿瘤邻近关节、大血管、神经干,消融可能影响其功能者。

3.成骨性转移瘤。

4.弥漫性转移者。

5.凝血功能障碍者。

（三）术前准备

1.影像学检查及实验室检查　同动脉内化疗栓塞术,根据需要完善 CT、MRI、ECT 或 PET－CT 等影像学检查,明确肿瘤部位及侵犯范围,特别是骨破坏的范围、性质(成骨性、溶骨性或混合性)及与邻近重要结构(椎管、神经、关节、大血管等)的关系。

2.药物准备

(1)局麻、镇痛药:2%利多卡因溶液、盐酸吗啡注射液、盐酸哌替啶注射液等。

(2)其他药物,如地塞米松、罂粟碱、利多卡因、阿托品、硝苯地平、硝酸甘油、肾上腺素、多巴胺等。

3.器械准备　射频消融治疗肿瘤采用的射频设备由电脑程序控制消融时间和温度。直径 3～5cm 的病灶使用 StarbnrstXL 型多头电极针,直径大于 5cm 的使用可展开的 Star-burstXLi 型多头电极针,其消融范围可达 4～7cm。Star－biinstXLi 型多头电极针,针尖展开后形成 9 个弧形的电极针,其展开直径由暴露的长度控制。这个电极针系统还包含了持续控制温度的集成热电偶。

4.引导设备　影像引导常采用 X 线透视、CT、MRI 及超声,术前确认肿瘤位置,并确定进针方向、角度和深度。术后随访大多用 CT,可尽早发现肿瘤是否残留、复发,以便及时补充治疗。

5.签署知情同意书　与患者和(或)患者家属谈话,介绍消融术的目的、必要性、疗效、手术操作过程和术后可能发生的并发症及风险,签署知情同意书。

（四）操作程序

1.体位　根据术前影像学资料,确定患者摆放体位,在患者舒适的同时,尽量利于术者操作。

2.确定进针点及穿刺路径　根据患者肿瘤部位,在 X 线透视、CT、超声或 MRI 的影像指导下选定穿刺点,根据肿瘤的部位、大小及形态决定射频针的数量及穿刺途径。对于体积较小的肿瘤,注意呼吸运动、胃肠蠕动等可能造成的移位。对较大瘤体要设计采用多位点、多电极组合布针的消融方法。

3.消毒、局麻　推荐全麻或静脉复合麻醉,配合局麻、镇静。

4.穿刺病灶　将锚状电极射频针按事先测得的方向和角度,在影像学引导下逐步穿刺到病变部位。穿刺针进入的深度以病灶外缘为宜,然后再进行扫描,观察针尖是否为最佳位置,否则进行必要的调整。

5.消融　针尖位置合适后,按下穿刺针尾端使锚状电极从穿刺鞘针尖端呈"伞"状弹出,再次扫描观察电极在病灶中的位置。如位置不理想,收回射频电极,调整位置,重新弹出电极。射频针尾部连接射频发生器,开始消融。一般消融温度设定在 90℃。根据病灶大小设定出针长度、功率、时间。多点位温度监测,确保完全消融肿瘤,不要过度消融,避免炭化。为保证肿瘤细胞的彻底灭活,在安全的前提下,消融范围尽量包括病灶周围 0.5～1cm 以上的正常组织。

6.退针　消融完毕冷却后收回射频针,针道消融,拔出穿刺针,包扎穿刺点。再进行扫描,观察病灶有无变化和邻近组织情况,有无相关并发症,确定患者无异常后将患者护送回病房。

（五）术后处理

1.穿刺点用无菌纱布覆盖、包扎。

2.术后常规禁食，监测生命体征 4h，卧床 6h 以上。

3.注意监测血常规、尿常规、肝肾功能等。

4.给予保肝、预防感染、镇痛、止血等治疗。

5.发生并发症应积极处理。

（六）并发症及处理

1.局部疼痛　术中全麻或静脉复合麻醉镇痛效果较好，术后疼痛给予一般对症止痛治疗即可。

2.局部血肿　与穿刺部位、消融器官、消融范围有关，术前注意纠正凝血功能，术后适当给予止血药物、加压包扎处理即可。

3.发热　多为一过性，与消融后肿瘤坏死吸收有关，应用非甾体抗炎药治疗有效，一般在 3d；左右可缓解。

（七）治疗效果及评价

骨与软组织肿瘤的消融治疗尚缺乏大宗病例及高级别循证医学证据支持，应严格掌握选择适应证，在多学科协作框架下，有针对性实施消融治疗。根据消融技术对肝脏、肺脏等实体瘤消融治疗的经验，临床应用是安全有效的。对肿瘤治疗的疗效评价可参照以下原则：

1.介入后临床症状缓解情况以及患者功能状态改善情况，可按照 PS 评分标准评价。

2.肿瘤客观缓解情况　采用实体肿瘤疗效评价标准 1.1 版（RECIST1.1）评价。

3.生存期观察　无进展生存期（PFS）、生存期（OS）。

四、骨与软组织恶性肿瘤放射性粒子组织间植入治疗

放射性粒子组织间植入治疗骨与软组织恶性肿瘤已经具备较为成熟经验。[125] I 粒子作为放射性粒子的代表，近距离治疗具有创伤小、并发症较低、治疗方便、患者痛苦小、生存质量高和延长生存期等优点。

（一）适应证

1.骨与软组织恶性肿瘤的根治性放疗。

2.骨与软组织恶性肿瘤术后残余组织的进一步治疗。

3.骨与软组织恶性肿瘤或术后孤立性肿瘤转移灶失去手术机会者。

4.无法手术的骨与软组织恶性肿瘤的姑息性治疗。

（二）禁忌证

1.放射性治疗不宜（如血液病等）及有麻醉禁忌患者。

2.病灶范围广泛。

3.恶病质、全身衰竭。

4.肿瘤部位有活动性出血、坏死或溃疡。

5.严重糖尿病。

（三）术前准备

1.仔细询问病史、进行体格检查。行胸部 X 线片、肿瘤部位 CT 或 MRI、核素骨显像、心电图、血尿常规、肝肾功能生化检查。

2.CT 影像下确定治疗靶区,图像输入 TPS,根据三维 TPS 给出预期的剂量分布,确定植入粒子的数量、分布和种植方式。

3.检查仪器及设备

(1)治疗计划系统,可核查术前计划及术中图像实时传送。

(2)CT 设备。

(3)植入器和粒子植入针。

(4)备用的粒子放在铅罐中,并高温高压消毒,固定架上的模板亦必须高温高压消毒。

4.患者准备

(1)术前患者或家属签署放射性粒子永久植入治疗知情同意书。

(2)骨盆肿瘤患者需术前留置导尿,必要时向膀胱注射少量对比剂以增加膀胱对比度,预防膀胱损伤。

(四)手术操作程序

1.手术途径　经 CT 引导下确定植入路径,可以具备较好的软组织及骨组织分辨率。

2.手术步骤

(1)局部麻醉或联合静脉复合麻醉。

(2)体位固定:选择患者舒适、术者操作方便的体位。

(3)穿刺区域消毒铺巾。

(4)安装固定架、模板和步进器。

(5)CT 扫描获取清晰的图像。连接治疗计划系统,核查治疗计划并根据情况进行实时调整。

(6)固定穿刺区域:插植数根粒子植入针。

(7)根据治疗计划插植粒子植入针。

(8)植入粒子。

(9)检查是否有粒子丢失。

(10)清点手术器械,结束手术。

(五)术后处理

1.对症处理

(1)穿刺点用无菌纱布覆盖、包扎。

(2)术后注意监测血常规、尿常规、肝、肾功能等。

(3)必要时给予预防感染、镇痛、止血等治疗。

(4)发生并发症应积极处理。

2.放射防护　术后 1 年内嘱患者不要与孕妇或儿童长时间身体接触。

3.定期随访　术后前 3 个月每 2～4 周随访 1 次,以后每 3 月随访 1 次。随访 X 线片、CT 扫描及核素骨显像、心电图、血尿常规、肝肾功能等。

(六)并发症及处理

1.出血　发生于针道及穿刺区域,局部加压包扎及适当止血药物治疗即可。

2.疼痛　因穿刺创伤及局部肿胀所致,给予适当止痛药物即可。

3.粒子迁移　粒子迁移发生率 5%～14%,一般无明显临床症状,危害不大。

(七)疗效评价

术后 1 个月行 CT 扫描,评价粒子的分布,以显示剂量不足或过高的部分,便以调整剂量,评估预后。肿瘤评价：

1.临床症状缓解情况　与骨与软组织恶性肿瘤相关的临床症状获得缓解。

2.功能状态改善情况　按照 PS 评分标准评价。

3.肿瘤客观缓解情况　采用实体肿瘤疗效评价标准 1.1 版(RECIST1.1)评价。

4.生存期观察　无进展生存期(PFS)、生存期(OS)。

五、骨肿瘤经皮骨成形术

经皮椎体成形术(percutaneous vertebroplasy,PVP)已广泛应用于临床治疗椎体血管瘤、骨质疏松性椎体压缩性骨折和椎体肿瘤,并证明具有良好的临床疗效。经皮骨成形术(percutaneous osteoplasty,POP)作为 PVP 的衍生技术,泛指全身各部位骨骼疾病的经皮骨水泥注射治疗技术,一般是指在影像设备引导下,经皮穿刺病变骨骼,将骨水泥注射到病变部位,从而达到加固骨骼,灭活肿瘤,缓解疼痛的目的。

(一)适应证

1.全身各部位以溶骨性骨破坏为主的原发或转移性骨肿瘤,疼痛症状显著者优选。

2.病理性骨质破坏造成病理性骨折或存在骨折危险者。

3.肿瘤病理性骨折后不愈合或囊性变。

(二)禁忌证

1.绝对禁忌证

(1)椎体骨折越过后缘或椎体后缘破坏、不完整。

(2)椎体骨髓炎或硬膜外脓肿。

(3)凝血功能障碍者。

(4)对骨水泥材料过敏者,或体质极度虚弱不能耐受手术者。

2.相对禁忌证

(1)与椎体压缩骨折无关的神经压迫引起的根性痛。

(2)脊柱骨折或肿瘤侵入硬膜外腔造成椎管容积变小者。

(3)严重的椎体骨折,椎体高度压缩 70% 以上,难以恢复者。

(4)稳定性骨折无疼痛已超过 2 年者。

(5)需同时治疗 3 个以上脊椎节段者。

(6)关节部位骨傲骨皮质缺损直径>5mm。

(7)病变骨骼靠近大血管、神经等重要组织结构。

(8)成骨性转移瘤。

(三)术前准备

1.影像学检查及实验室检查　同动脉内化疗栓塞术。根据需要完善 CT、MRI、ECT 或 PET-CT 等影像学检查,明确肿瘤部位及侵犯范围,特别是骨破坏的范围、性质(成骨性、溶骨性或混合性)及与邻近重要结构(椎管、神经根、关节、大血管等)的关系。

2.药物准备

(1)血管造影对比剂:常用非离子型对比剂。

(2)局麻、镇痛药:2%利多卡因溶液、盐酸吗啡注射液、盐酸哌替啶注射液等。

(3)其他药物,如地塞米松、罂粟碱、利多卡因、阿托品、硝苯地平、硝酸甘油、肾上腺素、多巴胺等。

3.器械准备

(1)穿刺针:一般由外套管和针芯组成。常用的Cook公司的PVP专用穿刺针,根据针尖形状分两种:MuphyⅠ即针芯前端为斜面,MuphynⅡ即针芯前端为菱形。根据病变深度选用不同长度和直径的穿刺针。颈椎和上胸椎一般用13～18G穿刺针,下胸椎和腰椎一般用10～11G穿刺针。

(2)注射器:应使用PVP专用注射器。如常用的Cook公司的壁硬、注射压力大的1mL注射器(美国)。或者是PVP专用螺旋加压注射装置,如Hi－Visco Flow骨水泥高压注射器(Disc－O－Tech公司,以色列)。优点是容易注射骨水泥和减少术者的X线辐射。

(3)骨水泥:最常用的骨水泥是聚甲基丙烯酸甲酯。它是由粉状(固体)的聚合物和其单体(液体)与助显剂按一定比例混匀后固化而成的高分子化合物。一般经历三个时期:①稀薄阶段。②黏稠阶段。③硬化阶段。

(4)监视设备:最好使用双平面C形臂X线机。使用单平面的C形臂X线机则必须具备高分辨率和图像放大功能。目前,新型平板血管造影机具有旋转透视、三维重建和CT功能,可准确定位穿刺针位置,为定位、穿刺过程及注药提供了更可靠的保障。

(5)监护设备:至少应包括心电监护仪,供氧装置以及一些必要的急救设备。术中可能需要镇静剂。某些材料可能引起过敏反应。因此,应做好充分准备,包括一些必要的药物、设备和受过培训的有能力正确处理潜在并发症的人员。

4.签署知情同意书　与患者和(或)患者家属谈话,介绍骨水泥注射术的目的、必要性、疗效、手术操作过程和术后可能发生的并发症及风险,签署知情同意书。

(四)操作程序

1.体位选择　根据体格检查及术前影像学资料确定病变部位,采取适当体位,尽量使患者舒适,术者方便。如胸腰椎病变,一般取患者俯卧位,双手固定置于头两侧。

2.定位　DSA机透视下定位病变部位,选择好穿刺路径和角度,定体表标记。

3.消毒、局麻　皮肤消毒,铺手术巾,2%利多卡因麻醉穿刺通道。对于极少数患者可使用全麻:如极度疼痛、不能忍受俯卧体位的患者或者有心理障碍不能在清醒状态下进行治疗的。局麻时,经穿刺点皮肤向病变方向做穿刺通道全程浸润麻醉。整个针道包括:皮肤、皮下组织,包括骨穿刺点的骨膜都必须得到充分的麻醉。

4.穿刺　透视下穿刺病变部位。如椎体病变,经单侧或双侧椎弓根入路,尽量将骨穿针(11G或13GCook公司,美国)穿至病变椎体前中1/3处或椎体病灶内,正侧位反复透视确定骨穿针尖端位置。

5.造影　经穿刺针注射适量对比剂,明确对比剂有无流溢至外围及邻近危险部位,如椎体造影,明确对比剂流向及椎旁静脉丛显影情况。

6.注射骨水泥　用Hi－Visco Flow骨水泥高压注射器(Disc－O－Tech公司,以色列)将标准调配糊状骨水泥聚甲基丙烯酸甲酯注入病变部位,当骨水泥注射至适宜的量时停止注射。如发现有骨水泥渗漏立即停止注射,注射结束后插入针芯,等待1～2mm后将骨穿针旋转拔出。

7.伤口处理　当骨穿针移除后,应当在穿刺部位局部按压3～5min,以防止局部出血形成血肿。见无血液自伤口冒出后,仔细消毒穿刺点,覆盖无菌敷料。用平板车护送患者返回病房。

（五）术后处理

1.穿刺点用无菌纱布覆盖、包扎。

2.术后注意观察患者疼痛缓解情况。

3.必要时给予预防感染、镇痛、止血等治疗。

4.积极观察并处理并发症。

（六）并发症及处理

1.脊椎感染　十分少见。表现为术后背部疼痛加重和持续的发热。静脉应用抗生素治疗和制动3个月。存在免疫功能抑制者，骨水泥中加入抗生素。

2.疼痛加重　PVP术后疼痛加重较少见（<2%）。可能与手术过程中的操作、高压注射骨水泥或骨水泥引起的炎症反应有关。应用非甾体抗炎药治疗有效，48h内疼痛可以缓解。长骨、扁骨POP术后疼痛较常见，并较严重，可能与刺激骨膜有关，需要应用作用较强的止痛药。

3.一过性发热　较少见。可能与引起一过性疼痛加重的因素有关，也可能与骨水泥质量及个体对骨水泥反应不同有关。应用非甾体抗炎药治疗有效，这种发热在48h内也可以缓解。

4.肋骨骨折　骨折可能是穿刺过程中胸廓被挤压的结果。在骨质疏松症患者应特别注意。

5.神经根症状　如果骨水泥渗漏到椎间孔静脉或椎间孔，会引起神经根的症状。其发生率在恶性肿瘤患者中约3%~5%，而在其他适应证中少于1%，因为肿瘤患者有较高的渗漏性。通常在局部注射类固醇和麻醉药后或口服非甾体抗炎药症状消失。个别病例，神经根症状用药难以解除，可以手术摘除椎间孔骨水泥。

6.脊髓压迫　由于较多的骨水泥渗漏，压迫脊髓所致。近年来，手术经验不足的医师操作增加，脊髓压迫并发症的报道也越来越多。

7.有症状的肺栓塞　肺栓塞可能由于过多注射骨水泥或骨水泥较稀薄，致使骨水泥渗漏入椎旁静脉或其他静脉引起。需要由肺部专科医师处理，措施包括药物治疗和抗凝治疗。发生概率虽少，但一旦出现结果常是灾难性的，应高度重视，认真监测、预防，做好相应治疗的准备。

8.出血　常出现在有凝血功能障碍的患者。表现为脊髓血肿，高钙血症和严重的疼痛。穿刺点出血形成血肿，也可引起腹膜后血肿，注意局部压迫止血，可用注射凝胶封闭止血，为避免此类并发症，凝血障碍宜在行POP前纠正。

9.死亡　迄今为止，与治疗性POP有关的死亡报道极少。

（七）治疗效果及评价

由于POP有较好的近、远期疼痛缓解疗效，因此POP的疗效主要从疼痛强度缓解、服止痛药情况及生活质量改善这三个方面进行评价。随着肿瘤转移患者的生存时间延长，他们对生活质量和疾病的终末阶段能够活动的要求也随之提高。在脊柱转移瘤患者中，PVP能够缓解疼痛并且在结构上加强溶骨破坏的椎体，使患者的痛苦减轻而且能够继续日常的负重活动，其疼痛缓解率在59%~90%。总之，POP属于微创，以其创伤小、效果好、起效快的特点，为脊柱肿瘤，尤其是无手术机会的骨转移瘤患者提供了一个新的治疗途径。

（樊玉祥）

参考文献

[1]张兆琪.临床心血管病影像诊断学[M].北京:人民卫生出版社,2013.

[2]郑一兵.CTA与DSA在诊断脑动脉狭窄病变的临床价值分析[J].医学影像学杂志,
2013(04):602—604.

[3]张建兴.乳腺超声诊断学[M].北京:人民卫生出版社,2012.

[4]单海滨,李光存,李静,李东.螺旋CT诊断颈动脉粥样硬化狭窄的初步探讨[J].医学
影像学杂志,2013(03):383+396.

[5]刘延玲,熊鉴然.临床超声心动图学[M].北京:科学出版社,2014.

[6]朱亮,张希全,孙业全,王义平,潘晶晶,刘焕亮,郝斌,任可伟.急性全下肢深静脉血栓
形成多种介入技术联合治疗[J].介入放射学杂志,2013(07):582—586.

[7]吴卫平.脑部影像诊断学[M].北京:人民卫生出版社,2013.

[8]洪玮,韩鄂辉,郭瑞强.超声诊断与鉴别诊断[M].北京:科学技术文献出版社,2013.

[9]王赛云.超声诊断乳腺疾病的临床分析(附162例报告)[J].医学影像学杂志,2011
(10):1581—1582.

[10]漆剑频,王承缘,胡道予.放射诊断临床指南[M].北京:科学出版社,2013.

[11]李晓陵,姜慧杰,姚家琪.临床常见疾病影像诊断及治疗原则[M].北京:科学出版
社,2010.

[12]陈曦,郑敏娟,宋宏萍,罗璐,赵晓妮.超声心动图诊断冠状动脉瘘分型及心功能分析
[J].中国医学影像技术,2013(06):919—922.

[13]北京协和医院.超声诊断科诊疗常规[M].北京:人民卫生出版社,2012.

[14]朱庆庆,包凌云,朱罗茜,许亮.自动乳腺全容积扫查系统结合乳腺影像报告和数据
系统对乳腺导管内癌的诊断研究[J].医学影像学杂志,2012(08):1336—1340
+1353.

[15]周伟生.临床医学影像学[M].北京:人民卫生出版社,2009.

[16]齐丽萍,陈颖,高顺禹,李艳玲,李晓婷,李洁,张晓鹏.CT肺动脉造影检测肺栓塞:采用
容积螺旋穿梭技术捕捉最佳成像时相[J].中国医学影像技术,2012(03):507—511.

[17]刘士远,陈起航,吴宁.实用胸部影像诊断学[M].北京:人民军医出版社,2012.

[18]武乐斌,林祥涛.影像诊断学[M].济南:山东大学出版社,2009.

[19]陈林,陈悦,庞芸,裘之瑛,柴启亮,朱隽,詹嘉,王海尔.超声自动乳腺全容积扫描在
乳腺占位性病变中的初步应用[J].中国医学影像技术,2011(07):1378—1382.

[20]郭启勇.介入放射学[M].北京:人民卫生出版社,2010.

[21]朱建国,杨亚芳,刘斐,唐继来,沈世田,田俊,顾生荣,万谦,史永平,朱成红.CT灌注
成像联合磁共振扩散加权成像诊断急性脑梗死[J].中国医学影像技术,2011(04):
710—713.

[22]张缙熙,姜玉新.浅表器官及组织超声诊断学[M].北京:科学技术文献出版社,2009.

[23]赵志梅,杨瑞民,辛春.影像诊断学[M].北京:人民军医出版社,2009.